临床疑难危重案例精粹

主编 殷善开 马 昕 贾伟平 陈 方

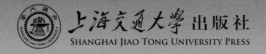

上海交通大学出版社
SHANGHAI JIAO TONG UNIVERSITY PRESS

内容提要

急危重症患者的抢救是医疗工作中的一项重要任务,它反映了一个医院的应急处置能力和整体医疗水平。抢救急危重症患者的关键在于迅速明确诊断,通过多学科协作采取有效措施,避免病情的恶化,从而挽救患者的生命。上海市第六人民医院从近年来医院抢救成功的案例中选取 120 个经典病例,形成这本案例精粹,以便医学相关从业人士参考。同时,本书也可供社会大众开拓视野,对医院中科室的疾病分类、科室间的分工合作形成一定认知,进一步了解急危重症患者的救治过程。

图书在版编目(CIP)数据

临床疑难危重案例精粹/殷善开等主编. —上海:
上海交通大学出版社,2024.9—ISBN 978 - 7 - 313 - 31417
- 8

Ⅰ. R442.9

中国国家版本馆 CIP 数据核字第 20247RX419 号

临床疑难危重案例精粹
LINCHUANG YINAN WEIZHONG ANLI JINGCUI

主 编:	殷善开 马 昕 贾伟平 陈 方				
出版发行:	上海交通大学出版社		地 址:	上海市番禺路 951 号	
邮政编码:	200030		电 话:	021 - 64071208	
印 制:	上海颛辉印刷厂有限公司		经 销:	全国新华书店	
开 本:	787mm×1092mm 1/16		印 张:	40.75	
字 数:	987 千字				
版 次:	2024 年 9 月第 1 版		印 次:	2024 年 9 月第 1 次印刷	
书 号:	ISBN 978 - 7 - 313 - 31417 - 8				
定 价:	198.00 元				

编委会名单

莫一菲　彭咲远　饶宇宁　芮碧宇　石文静　时海波　侍冬成
宋鲁杰　宋陆茜　宋钰萌　孙　建　尚嘉伟　邵　琦　沈成兴
沈　虹　沈　赞　盛晓华　舒麟渊　谭　沁　谭全会　汤正好
唐　如　滕银成　田恒力　王爱忠　王蓓芸　王冬莲　王　枫
王洪成　王介南　王　娟　王鹏军　王蒲雄志　王倩倩　王　韧
王诗韵　王圣明　王旭阳　王延鹏　汪年松　汪　伟　魏　洁
魏　丽　文　根　吴春根　吴　东　吴　量　吴氢凯　吴松华
吴伟铭　肖　静　肖元元　奚　敏　薛丽霞　许　涛　许玉子
许哲远　徐　晨　徐　玮　徐艳红　徐志明　杨传彬　杨佃旭
杨嘉君　杨开超　杨　露　杨冉星　杨晓静　杨庆诚　杨　异
易红良　尹建永　于栋桢　于浩泳　于晓巍　余永胜　袁　方
臧嘉斌　臧国庆　曾琪璎　邹建银　张　炯　张金萍　张　华
张　琳　张　倩　张　毅　张宇杰　张一帆　张维天　张　征
张　增　张正筠　张中伟　赵催春　赵　飞　赵玉武　甄　诚
郑培兵　仲伟喜　周芳芳　周　健　周敏杰　周全红　周月娣
朱金水　朱洪玲　朱卫东　朱晓璐　朱晓光　朱悦琦

序

Forword

百年潮起,医道煌煌。从 1904 年到 2024 年,上海市第六人民医院已然走过 120 年的风雨历程。穿越时空隧道,历史的步履深沉而坚定,120 年记载着六院人脚踏实地、厚积薄发的光辉历程,更昭示着充满希望的明天。翻开岁月的画卷,我们不禁心潮澎湃。

20 世纪 50 年代,周永昌教授以一腔热血和非凡的专注,投身于超声诊断这一新兴领域。周教授组织编著的《超声诊断学》(1961 年出版),不仅填补了国内空白,更为中国超声医学的发展奠定了坚实的基础。20 世纪 60 年代,陈中伟教授以非凡的勇气和智慧,引领了一场医学史上的伟大探险——"断肢再植"。第一例"断肢再植"成功的病例报告最早于 1963 年发表在《中华外科杂志》上,在国内学术界引起很大反响。从此,上海市第六人民医院又添一冠——"中国断肢再植的摇篮"。20 世纪 70 年代,于仲嘉教授接过前辈的接力棒,他发明的"手或全手指缺失的再造技术",不仅获得国家发明一等奖,更为无数患者重塑了生活的希望,被国际友人亲切地称为"中国手"。于教授的学术专著《四肢纤维血管外科学》于 1993 年由曾炳芳教授翻译成为英文版并出版,再次证明了六院人在医学创新道路上的坚定步伐和卓越贡献。除此之外,董承琅教授,作为中国心脏病学、心电学的奠基人,其组织主编的中国第一部心脏病学专著《实用心脏病学》于 1962 年正式出版。周诚浒教授于 1937 年主编中国第一部《眼科名词汇》,为眼科学术的发展奠定了坚实的基础。

科研引领,未来可期。上海市第六人民医院在科研领域同样取得了令人瞩目的成就。1994 年项坤三院士率先在我国开展糖尿病分子病因学系列研究,建立了中国首个糖尿病分子生物学研究样本-信息库,开创了基因诊断用于糖尿病日常临床工作的先例;

编著了中国首部第三种类型糖尿病-特殊类型糖尿病的专著,相继获得国家科技进步二等奖和上海市科技进步一等奖。项院士在糖尿病基因研究领域的重大发现,不仅引领了内分泌代谢科的研究步伐,还为中国乃至全球的糖尿病防治提供了新的思路和方法。这一切从无到有,上海市第六人民医院一步一步走来,在历史的沉淀积累中,在时光的精雕细琢中,以她那独一无二的精气神,展示着她昨天、今天的辉煌成就以及明天的美好蓝图。

值此120周年院庆之际,我们从近年医院抢救成功的疑难危重病例中选取了120例经典病例报道形成了这本《临床疑难危重案例精粹》。它既呈现了上海市第六人民医院医护团队的风采与担当,又见证了她120年来的不懈奋斗与坚持。让我们共同翻开这本书,感受医学的力量,体会医者的精诚,致敬每一位为医院发展、为患者健康默默奉献的医护人员,同时也献上最诚挚的祝福!

祝愿上海市第六人民医院在未来的道路上,继续肩负起为民族健康事业而奋斗的责任,不断创新,不断进步,为更多的患者带来健康与希望!

贾伟平

2024 年 7 月

前 言

Preface

双甲子风雨兼程,九万里风鹏正举。上海市第六人民医院的120年,是一部医院发展的壮丽史诗,它不仅见证了时代的沧桑巨变,也写就了祖国医疗事业的苦难与辉煌。

120年来,上海市第六人民医院始终秉持"病人至上,质量第一"的宗旨,以患者为中心,以技术为支撑,以服务树信誉,不断提升医疗服务质量,不断探索医学科技前沿,为广大患者坚守生命健康的最后一道防线。

急危重症患者救治,是指救治各种原因导致器官与系统功能障碍、危及生命或具有潜在高危因素的重症患者,为他们提供及时、系统、持续、高质量的监护和救治,它是现代医学的重要任务,更是一家医院综合救治能力、质量安全水平和现代医院管理质量的集中体现。急危重症救治面对的往往是发病急、病情复杂、突发情况多的病患,其成功的关键在于快速、精准、明确地诊断,及时有效地实施救治,是对医护人员的医术、身体素质和奉献精神,以及医院诊断、监护和治疗设备的极限考验。

长久以来,急危重症患者抢救都是上海市第六人民医院的优势与特色。为了人民群众的健康与生命,全体六院人义无反顾,在所不惜,谱写了一幕幕壮丽的篇章。值此建院120周年之际,我们从近年来医院抢救成功的疑难危重病例中选取120个经典病例,形成这本《临床疑难危重案例精粹》,谨供各位同仁参考与借鉴。由于涉及学科众多,加之当代医学在持续进展,书中难免存在不妥和疏漏之处,诚恳地希望各位同仁提出宝贵意见和建议。

殷善开

2024 年 9 月

目 录

Contents

第二十七章　重症医学科

案例 1

左侧膝关节色素沉着绒毛结节性滑膜炎合并肺炎支原体肺炎

一、疾病概述及诊疗进展

色素沉着绒毛结节性滑膜炎（pigmented villonodular synovitis, PVNS）是滑膜组织出现结节状或绒毛状进行性增生，并有广泛色素沉着的良性增生性疾病，病变具有炎症和肿瘤两种性质。PVNS 病理特征为结节性滑膜增生和大量含铁血黄素沉积。其发病机制目前尚不清楚，可能与创伤出血、炎症、肿瘤以及脂质代谢紊乱等因素有关。本病很罕见，发病率约为 1/800 000。各年龄段均可发病，但常见发病年龄为 20～40 岁，且多见于女性。

PVNS 最典型的症状是关节肿胀疼痛。但依据病理类型不同，症状会有所不同；同时，累及部位不同，症状也会略有不同。可引起肌肉萎缩及关节破坏等并发症。本病一般仅累及单关节，可以分为局限型和弥漫型色素沉着绒毛结节性滑膜炎两种。局限型 PVNS 通常累及手指和手腕，约占局限型 PVNS 病例的 85%。弥漫型 PVNS 通常累及膝关节，约占弥漫型 PVNS 病例的 75%；余下病例中较多累及髋关节。局限型和弥漫型 PVNS 均较少累及肩、踝、肘等关节。

33% 的 PVNS 患者 X 线检查可见骨骼异常，可协助诊断，通过观察骨受累情况，可大致判断预后。超声可以判断囊性病变中有无血流，还能帮助检出一些小病灶，对诊断有提示作用。磁共振成像（magnetic resonance imaging, MRI）可以清晰地显示关节滑膜增生情况，有助于提示诊断，以及对比治疗效果。关节穿刺出的关节液性状（指颜色、成分等方面的特点）可以提示诊断，穿刺也可以直接获取活组织镜检，明确诊断。病理检查可在组织学上看到滑膜的病理学特点，是诊断的金标准。

PVNS 的治疗以手术治疗为主，放疗为辅，一般不需要药物治疗。手术治疗方式包括以下两种：①滑膜切除术：目的是切除病变组织，尽可能延缓疾病对关节的破坏。根据手术方式又可分为开放性切除术和关节镜下切除术。②广泛切除后关节置换/融合术：目的是切除病变组织，力求治愈疾病。对于不能精确切除病变组织的，可以扩大范围，将周边一些正常组织一起切除，然后根据具体情况，予关节置换或者融合。

PVNS 放、化疗的目的是辅助提高手术效果，降低疾病复发率。通常对于无法切除干净的患者，需要配合术后放、化疗。主要的化疗药物是集落刺激因子-1 受体特异性抑制剂，如伊马替尼、培西达替尼。在一项 120 名患者的 RCT 实验中，培西达替尼组在治疗 25 周时的总缓解率为 39%，而安慰剂组为 0%（$P < 0.000 1$）。根据实体肿瘤评价标准（response evaluation criteria in solid tumors，RECIST），15％的患者完全缓解，24％的患者部分缓解。肿瘤体积分数（tumor volume score，TVS）的总体应答率分别为 56％和 0％（$P<0.0001$）；根据 TVS，培西达替尼治疗的患者 5％完全缓解，51％部分缓解。大多数获得完全或部分缓解的患者在数据截止时保持缓解。在治疗 25 周时有反应的所有患者在至少 6 个月（最长 17 个月）的随访中仍然有反应，没有患者出现进展。培西达替尼治疗导致患者的相对活动范围和身体功能显著增加，僵硬程度有较大改善，且有疼痛减轻的趋势。

二、病历资料

1. 病史摘要

患者，女，7 岁。因"左膝关节肿痛伴活动受限 10 月余"入院。患者约 10 个月前出现左膝关节疼痛，反复膝关节肿胀，活动受限。疼痛程度中等，呈间歇性发作，无肌无力表现，与气候变化无关，无长期发热。患者无发热、盗汗、高热，无游走性关节疼痛，无对称性小关节疼痛。予以保守治疗，效果不佳，外院 MRI（2023 年 5 月）示：左膝关节腔及髌上囊积液（血），左侧股骨下段骨骺及左侧胫骨上段干骺端骨髓水肿、左髌下脂肪垫损伤。遂于我院就诊，门诊予以收入病房进一步诊治。

入院时患者体征：体温 36.6℃，脉搏 88 次/min，呼吸 24 次/min，血压 108 mmHg/68 mmHg，神志清楚，精神尚可，浅表淋巴结未及肿大。皮疹（－）。颈软，双侧咽不红，无齿龈肿胀，双侧扁桃体无肿大，双肺呼吸音粗，未闻及啰音，心音有力，无杂音，腹平软，无压痛及反跳痛，未触及包块，肝脏未触及，脾脏未触及，肠鸣音正常。四肢肌力肌张力正常，神经系统无殊。毛细血管充盈时间 2 s。专科检查：左膝关节肿胀，无内、外翻畸形存在，髌后撞击痛（－），Shelf 征（－），恐惧征（－），髌骨活动度（－），左膝关节关节线压痛（＋）。左膝关节屈曲活动稍受限，无关节内外翻不稳，Lachman 试验（－），前抽屉试验（anterior draw test，ADT）（－），后抽屉试验（posterior draw test，PDT）（－），轴移试验（－），间室压痛（＋），无内、外旋不稳。双大腿周径无差别。无腘绳肌短缩，伸屈膝抗阻试验正常。

入院后各项实验室检查如下。

（1）术前：血常规、尿常规、降钙素原（procalcitonin，PCT）、抗"O"、类风湿因子、感染相关指标、凝血功能、血栓弹力图、炎症因子、生化检查均未见明显异常。

血沉：34 mm/h。

常规心电图：正常心电图。

腹部超声：肝胆胰脾未见明显异常。

下肢血管彩声超声：两下肢动脉未见明显异常，两下肢深静脉未见栓塞表现。

泌尿系统超声：①双肾未见明显异常；②双侧输尿管未见明显扩张；③膀胱壁略毛躁。

下肢血管超声：两下肢动脉未见明显异常，两下肢深静脉未见栓塞表现。

胸部计算机断层扫描（computed tomography，CT）：左肺下叶前内基底段小结节。

心脏超声：各房室大小处于正常范围，未见节段性室壁运动异常。

（2）术后：血培养、尿培养、细菌八项、甲乙流/呼吸道合胞病毒/新冠病毒核酸、凝血功能未见异常。

左膝关节 MRI 平扫：左膝关节术后，关节腔积液，周围组织肿胀，如图 1-1 所示。

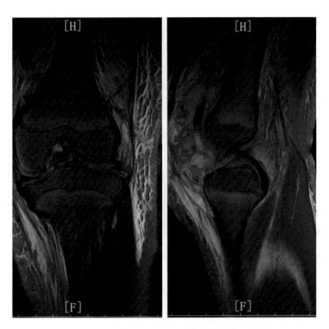

▲ 图 1-1　左膝关节 MRI 平扫表现

左膝关节正侧位:左膝术后,周围软组织肿胀、积气,如图 1-2 所示。

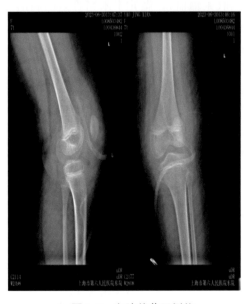

▲ 图 1-2　左膝关节正侧位

左膝关节滑膜病理:200 倍光学显微镜下可见滑膜组织呈绒毛状增生,滑膜上皮细胞增生,间质水肿,含铁血黄素沉积,可见淡染或透亮单核细胞及较多淋巴细胞浸润,可见明显增生血管,如图 1-3 所示。

腹部超声:肝胆胰脾未见明显异常。

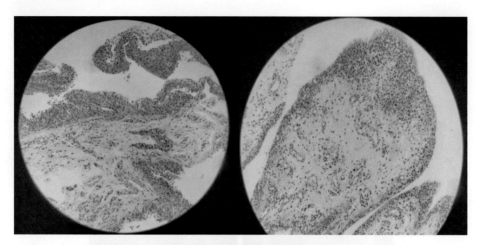

▲ 图 1-3 左膝关节滑膜病理

心脏超声:各房室大小处于正常范围,未见节段性室壁运动异常,右冠状动脉起始段内径 2.0 mm,左冠状动脉主干内径 1.9 mm。

肺部超声:左肺 2 区可及实变,最大约 10 mm×12 mm。

2. 疾病的演变过程和抢救经过

患儿入院后,于 2023 年 6 月 29 日在我院骨科全麻下行关节镜下左滑膜清理＋囊肿内引流＋关节清理术,手术顺利(未输血)。患儿手术当日返回病房后有低热症状,后反复出现发热,C 反应蛋白(C-reactive protein, CRP)逐渐升高,并出现咳嗽、咽喉肿痛症状。于 7 月 5 日转入儿科,完善检查后,予头孢曲松钠抗感染治疗 3 天(7 月 3 日—7 月 5 日)后,予头孢哌酮钠舒巴坦钠继续抗感染治疗 3 天(7 月 6 日—7 月 8 日),患儿仍反复发热,血培养、尿培养均阴性,心脏超声未见异常,左右冠状动脉未见扩张,肺炎支原体滴度升高明显(1∶320),肺部超声提示左肺肺炎,明确诊断为"肺炎支原体肺炎"。予以阿奇霉素静滴 3 天(7 月 9 日—7 月 11 日)抗支原体治疗,予甲泼尼龙静滴 2 天(7 月 8 日—7 月 9 日)减轻全身炎症反应,人免疫球蛋白静滴 3 天(7 月 7 日—7 月 9 日)以免疫支持治疗,予健脾生血片治疗贫血、补液支持等对症治疗。肺炎支原体滴度变化如表 1-1 所示。

表 1-1 术后肺炎支原体滴度变化

	7 月 7 日	7 月 10 日
肺炎支原体滴度	1∶320	1∶160

3. 治疗结果及预后

患儿体温恢复正常,无咳嗽,咽喉红肿消失,肺炎支原体滴度下降(1∶160),予以办理出院,嘱其继续口服阿奇霉素序贯治疗肺炎支原体感染,健脾生血片治疗贫血,至骨科定期随访左膝关节滑膜炎恢复情况。

4. 诊治流程图

左侧膝关节色素沉着绒毛结节性滑膜炎合并肺炎支原体肺炎诊疗流程如图 1-4 所示。

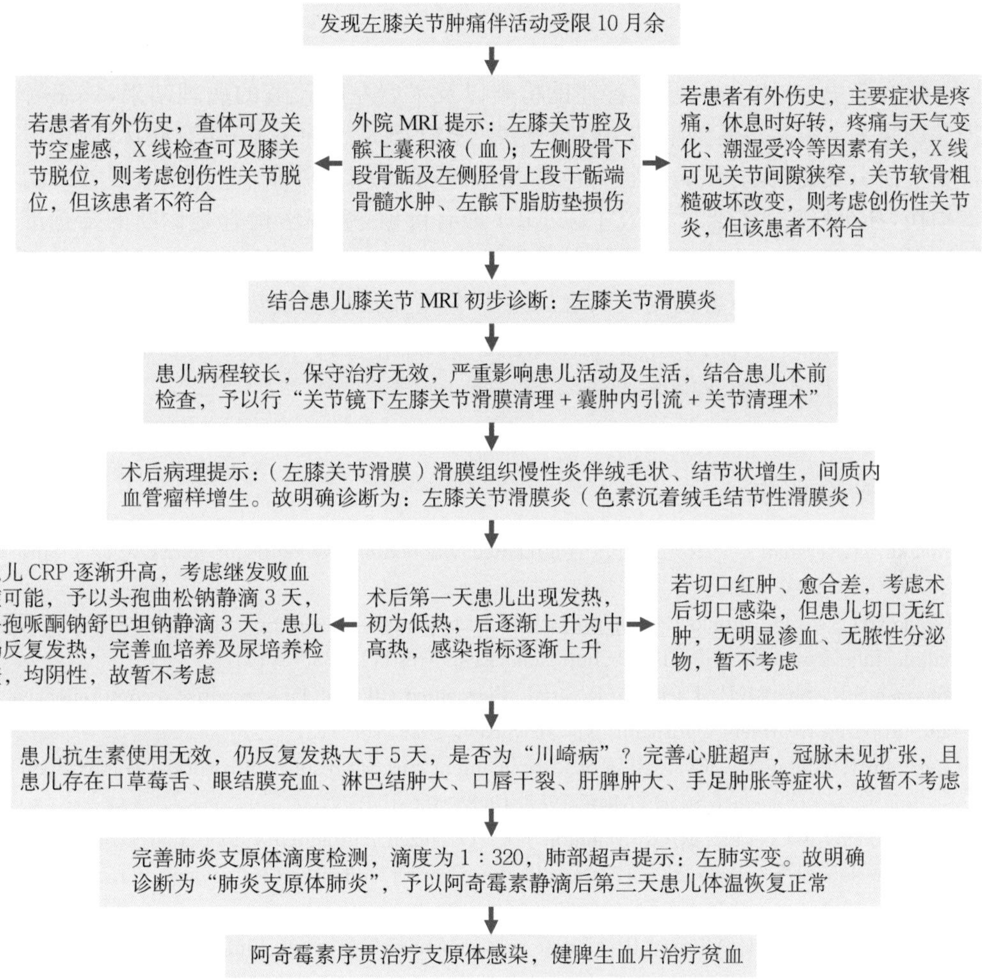

发现左膝关节肿痛伴活动受限 10 月余

若患者有外伤史，查体可及关节空虚感，X 线检查可及膝关节脱位，则考虑创伤性关节脱位，但该患者不符合

外院 MRI 提示：左膝关节腔及髌上囊积液（血）；左侧股骨下段骨骺及左侧胫骨上段干骺端骨髓水肿、左髌下脂肪垫损伤

若患者有外伤史，主要症状是疼痛，休息时好转，疼痛与天气变化、潮湿受冷等因素有关，X 线可见关节间隙狭窄，关节软骨粗糙破坏改变，则考虑创伤性关节炎，但该患者不符合

结合患儿膝关节 MRI 初步诊断：左膝关节滑膜炎

患儿病程较长，保守治疗无效，严重影响患儿活动及生活，结合患儿术前检查，予以行"关节镜下左膝关节滑膜清理 + 囊肿内引流 + 关节清理术"

术后病理提示：（左膝关节滑膜）滑膜组织慢性炎伴绒毛状、结节状增生，间质内血管瘤样增生。故明确诊断为：左膝关节滑膜炎（色素沉着绒毛结节性滑膜炎）

患儿 CRP 逐渐升高，考虑继发败血症可能，予以头孢曲松钠静滴 3 天，头孢哌酮钠舒巴坦钠静滴 3 天，患儿仍反复发热，完善血培养及尿培养检查，均阴性，故暂不考虑

术后第一天患儿出现发热，初为低热，后逐渐上升为中高热，感染指标逐渐上升

若切口红肿、愈合差，考虑术后切口感染，但患儿切口无红肿，无明显渗血、无脓性分泌物，暂不考虑

患儿抗生素使用无效，仍反复发热大于 5 天，是否为"川崎病"？完善心脏超声，冠脉未见扩张，且患儿存在口草莓舌、眼结膜充血、淋巴结肿大、口唇干裂、肝脾肿大、手足肿胀等症状，故暂不考虑

完善肺炎支原体滴度检测，滴度为 1∶320，肺部超声提示：左肺实变。故明确诊断为"肺炎支原体肺炎"，予以阿奇霉素静滴后第三天患儿体温恢复正常

阿奇霉素序贯治疗支原体感染，健脾生血片治疗贫血

▲ 图 1-4　左侧膝关节色素沉着绒毛结节性滑膜炎合并肺炎支原体肺炎诊疗流程图

三、讨论与小结

小儿慢性滑膜炎大体可分为普通型（非特异性）、外伤性、类风湿性、结核性以及色素沉着绒毛结节性等。前几种在临床常见，而色素沉着绒毛结节性滑膜炎（PVNS）多发生于青壮年，发病年龄为 20～40 岁，儿童期发病比较罕见。国内报道该疾病多见于女性，多发生于膝关节，髋关节次之。

PVNS 也称腱鞘巨细胞瘤，涉及关节滑膜、关节囊和腱鞘的特发性增殖性损害，其主要临床表现为关节肿胀、疼痛、活动受限。在本次诊疗过程中，我们发现 PVNS 进展到晚期，病理性滑膜组织侵蚀关节软骨造成不同程度的骨质破坏，最终导致关节活动障碍，难以发挥其正常生理功能，甚至出现永久性功能障碍。因此，恢复膝关节正常活动范围和生理功能是膝关节 PVNS 手术治疗的重点，彻底清除病理性滑膜组织是手术治疗的关键。另外，针对术后反复发热患者，应当多方面考虑发热的可能性，不应思维固化，简单认为术后发热即为术后继发细菌感染，应当尽可能全面地完善病原体检测，做到对因治疗，才能做到有效治疗。

四、科主任点评

结合病史、查体,进一步完善辅助检查以及术后左膝关节的病理结果,该患者诊断为左侧膝关节色素沉着绒毛结节性滑膜炎。PVNS 是一种少见、伴有破坏性、由滑膜异常增生而引发的疾病,该病症状为色素沉着、关节疼痛和肿胀,重者可出现关节功能严重损伤,甚至残疾。影像学检查中以 MRI 最有价值,病理学检查是诊断的金标准。在治疗上,通过手术切除病变部位的滑膜是目前治疗 PVNS 患者的首选方法,但由于病变滑膜很难彻底切除,应警惕复发风险。另外,针对术后反复发热的患者,应当拓展思维,多方面考虑发热的可能性,尽可能全面地完善病原体检测,同时不应忽视合并儿内科疾病的可能,这样才能减少误诊、误治。

五、参考文献

［1］ Mankin H, Trahan C, Hornicek F. Pigmented villonodular synovitis of joints［J］. J Surg Oncol, 2011,103(5):386 – 389.

［2］ Granowitz S P, D'Antonio J, Mankin H L. The pathogenesis and long-term end results of pigmented villonodular synovitis［J］. Clin Orthop Relat Res, 976(114):335-351.

［3］ Stephan S R, Shallop B, Lackman R, et al. Pigmented villonodular synovitis: a comprehensive review and proposed treatment algorithm［J］. JBJS Rev, 2016,4(7):e3.

［4］ Lysholm J, Gillquist J. Evaluation of knee ligament surgery results with special emphasis on use of a scoring scale［J］. Am J Sports Med, 1982,10(3):150-154.

［5］ Talley-Bruns R C, Patel R G, Mangion J E. Localized pigmented villonodular synovitis originating from the lateral meniscus in a 17-year-old: case report and literature review of meniscal-associated localized PVNS［J］. J Knee Surg, 2023,36(4):431-434.

［6］ Robert M, Farese H, Miossec P. Update on tenosynovial giant cell tumor, an inflammatory arthritis with neoplastic features［J］. Front Immunol, 2022,13:820046.

［7］ Wei Y P, Yang S W. Correction: modified posterior approach of the knee in patients with diffuse pigmented villonodular synovitis: case series of a single institution's experience［J］. BMC Musculoskelet Disord, 2022,23(1):542.

［8］ Benner B, Good L, Quiroga D, et al. Pexidartinib, a Novel Small Molecule CSF – 1R Inhibitor in Use for Tenosynovial Giant Cell Tumor: A Systematic Review of Pre-Clinical and Clinical Development ［J］. Drug Des Devel Ther, 2020,14:1693-1704.

作者:马亚男、张金萍、石文静
审阅专家:沈赞

新生儿呼吸窘迫综合征合并败血症

一、疾病概述及诊疗进展

新生儿败血症是病原微生物(如真菌或细菌)侵入血液循环并在其中生长繁殖、产生毒素从而造成的全身性感染,是新生儿期的主要疾病之一。其发病率高、病死率高,致死病例占新生儿总死亡人数的13%。新生儿败血症的早期临床症状不典型,往往累及各个系统,如体温异常、呼吸窘迫、青紫、呼吸暂停、反应低下、喂养困难、惊厥、烦躁不安、循环欠佳、前囟饱满、出血、腹胀、肝脏增大、不明原因的黄疸等。

随着我国新生儿败血症指南的优化,诊断标准也在不断完善,但基本还是依靠临床表现、病原学检查和非特异性实验室指标。血细菌培养被认为是诊断新生儿败血症的金标准,但其耗时较长且阳性率较低,临床上无法用于新生儿败血症的早期诊断。目前国内外学者致力于研发特异性和敏感性更高的指标:研究报道,对常用的实验室单一指标进行监测具有一定的局限性,不能成为诊断新生儿败血症的理想指标。联合炎症因子监测对新生儿败血症诊断具有较大意义,细胞因子、细胞表面标志物等可提高败血症的检出率,但目前尚未找到敏感性及特异性均理想的实验室指标,仍待进一步研究。

新生儿败血症的治疗需尽早应用抗生素,防止病情的进一步发展、恶化,提高救治率。但早期识别困难意味着部分新生儿面临不必要的抗生素治疗,存在抗生素滥用和耐药菌增加的风险。因此,如何快速识别新生儿败血症并进行精准抗感染治疗,是目前新生儿科医生重点关注的问题。本院收治1例以呼吸困难为首发症状,合并肺炎、ABO溶血等疾病的临床败血症患儿,报告如下。

二、病历资料

1. 病史摘要

患儿,女,出生后1小时20分,因"其母孕36周剖宫产分娩,呻吟伴口吐泡沫半小时"入院。患儿母亲系G_1P_1,孕36周,2021年5月26日7:35因"母亲产前发热、胎膜早破"剖宫产娩出,出生体重3320g,Apgar评分10-10-10,羊水清,脐带绕颈一周,胎盘正常。其母产前有发热(39.2℃),B族溶血性链球菌(group B streptococcus,GBS)(+),胎膜早破10天,产前应用地塞米松2天(5mg,q12h),头孢呋辛静滴5天。

2. 疾病的演变过程和抢救经过

患儿出生后5 min开始出现呻吟伴口吐泡沫,监测脉搏氧饱和度(pulse oxygen

saturation，SpO_2）波动在 $91\%\sim92\%$，生后立即予头罩吸氧 $5\,L/min$，约半小时后呻吟较前缓解，SpO_2 上升至 $99\%\sim100\%$，仍有口吐泡沫，于 5 月 26 日 8:55（生后 1 小时 20 分）收治入我科。入院后，箱式吸氧下患儿气促、呻吟、口吐泡沫等呼吸困难表现进行性加重，查体：双肺可闻及湿啰音。9:50 起，予持续气道正压（continuous positive airway pressure，CPAP）辅助通气［压力 $6\,cmH_2O$，吸入气体中的氧浓度分数（fraction of inspiration O_2，FiO_2）21%］治疗。由于患儿母亲产前发热 $39.2\,℃$、GBS（$+$）、胎膜早破 10 天，考虑存在新生儿感染可能，完善炎症因子、血培养、病原学等检查，予氨苄西林钠舒巴坦钠预防抗感染、静脉营养支持、吸痰护理等对症治疗。

实验室辅助检查：①血气分析：pH 7.34，动脉血氧分压（arterial partial pressure of oxygen，PaO_2）$56.0\,mmHg$，动脉血二氧化碳分压（arterial partial pressure of carbon dioxide，$PaCO_2$）$33.0\,mmHg$，乳酸 $5.60\,mmol/L$。②血常规：快速 C 反应蛋白 $41.75\,mg/L$，白细胞计数 $28.4\times10^9/L$，血清淀粉样蛋白 A（serum amyloid A protein，SAA）$63.1\,mg/L$，血红蛋白 $125\,g/L$（表 2-1）。③降钙素原 $25.11\,ng/mL$，白介素-6（interleukin-6，IL-6）$>5\,000\,pg/mL$（表 2-2）。④生化：白蛋白、肝肾功能、心肌酶谱、电解质基本正常。⑤新生儿溶血病筛查：放散试验阳性，能证实为 ABO 血型系统引起的新生儿溶血（表 2-3）。⑥其他：尿粪常规、呼吸道病原、TORCH 阴性。

表 2-1　血常规＋C 反应蛋白（部分）

项目	结果	单位	参考值
血清淀粉样蛋白 A	63.1↑	mg/L	$0\sim10.0$
快速 C 反应蛋白	41.75↑	mg/L	$0\sim10.00$
白细胞	28.4↑	$\times10^9/L$	$3.5\sim9.5$
红细胞	3.47↑	$\times10^{12}/L$	$3.80\sim5.10$
血红蛋白	125↑	g/L	$115\sim150$
血小板	353↑	$\times10^9/L$	$125\sim350$
中性粒细胞百分比	78.3↑	%	$40.0\sim75.0$
中性粒细胞绝对值	22.2↑	$\times10^9/L$	$1.8\sim6.3$

表 2-2　降钙素原＋白介素-6

项目	结果	单位	参考值
降钙素原	25.11↑	ng/mL	$0\sim0.50$
白介素-6	$>5\,000$↑	pg/mL	$0\sim7.00$

次日复查：降钙素原 $78.73\,ng/mL$，白介素-6 $31.69\,pg/mL$（表 2-4），炎症指标进行性升高。胸片示双肺纹理增多，可见渗出影（图 2-1）。病程中黄疸进行性升高，考虑患儿感染加重，警惕感染扩散引起化脓性脑膜炎、坏死性小肠结肠炎等其他器官系统受累可能，予氨苄西林钠舒巴坦钠联合头孢他啶加强抗感染治疗，扩容纠酸，光疗退黄；行腰穿脑脊液检查，结果显示脑脊液常规、涂片染色、生化、培养均为阴性。

表 2-3　新生儿溶血病筛查

分类项目	项目名称	结果
新生儿	新生儿 ABO 血型	B
新生儿	新生儿 RH 血型	阳性
新生儿	直接抗人球蛋白试验	阴性
新生儿	游离试验	阴性
新生儿	放散试验	阳性

表 2-4　降钙素原＋白介素-6(复查)

项目	结果	单位	参考值
降钙素原	78.73↑	ng/mL	0～0.50
白介素-6	31.69↑	pg/mL	0～7.00

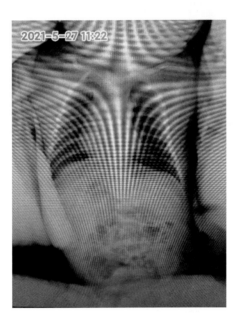

▲ 图 2-1　出生后 1 天胸腹 X 线片

3. 治疗结果及预后

通过抗感染、呼吸、营养支持、积极退黄等治疗,2021 年 5 月 27 日 12:00,患儿逐渐脱离无创呼吸机辅助通气,改为箱式吸氧(5 L/min),呼吸渐平稳,期间未再出现呻吟、口吐泡沫等表现。体温正常,血糖监测正常,黄疸逐渐消退,血红蛋白无进行性下降,逐渐下调氧流量,5 月 29 日停氧,未吸氧下 SpO_2 维持在 95% 以上。逐渐增加喂养量至全肠道足量喂养,体重增长可,营养评估良好。动态监测发现炎症指标逐渐下降并正常,血培养阴性,复查胸片渗出较前明显吸收,感染基本控制。听力筛查双耳通过,颅脑、心脏、腹部、甲状腺等重要脏器功能评估良好。患儿住院 8 天后临床痊愈出院,出院后随访患儿无感染复发,贫血逐渐纠正,髋关节发育正常,智力、运动、体格等生长发育评估良好。出生后31h和6天胸腹X线片变化如图2-2所示。

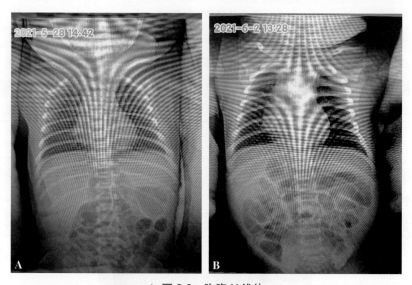

▲ 图 2-2 胸腹 X 线片

(A)出生后第 3 天;(B)出生后第 8 天。

4. 诊治流程图

新生儿呼吸窘迫综合征合并败血症诊治流程如图 2-3 所示。

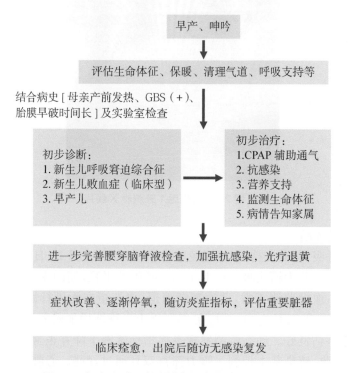

▲ 图 2-3 新生儿呼吸窘迫综合征合并败血症诊治流程图

三、讨论与小结

本病例中的诊断和治疗均符合《新生儿败血症诊断及治疗专家共识(2019年版)》(本案例下文简称《共识》)。该患儿以呻吟、气促伴口吐泡沫、呼吸困难为首发及主要症状,病程中出现非特异性炎症指标及黄疸的进行性升高,根据《共识》建议完善腰穿脑脊液检查,及时调整抗生素应用。呼吸困难症状改善后及时调整呼吸支持方式,停用呼吸机,下调氧流量,避免呼吸机相关性肺损伤或过高氧浓度继发早产儿视网膜病变等并发症;同时,在符合全静脉营养支持停用指征时果断、及早地过渡为经口全肠道喂养。

新生儿期的败血症可导致多种并发症。因新生儿免疫力低、抵抗力弱,故常因严重感染播散而引起全身系统器官受累损伤。炎症细胞因子随着血液循环扩散至全身器官组织,进入肺部后会造成肺部感染,表现为气促、呻吟、呼吸暂停、呼吸窘迫综合征等;感染扩散至颅脑,会继发脑出血、脑室周围白质软化、化脓性脑膜炎等多器官衰竭,病情进展迅速,病死率高。在幸存者中,败血症与严重的长期并发症相关,如脑瘫、认知和精神运动迟缓、听觉和视觉障碍,以及支气管肺发育不良等。

早发型败血症的发生与产前高危因素密切相关。其与母体妊娠期感染后细菌通过胎盘传染给胎儿,或宫内窒迫、生后窒息引发胎儿吸入污染的羊水而引发感染有关。对于有高危因素如早产、GBS定植、胎膜早破>18 h、母体绒毛膜羊膜炎的新生儿,或生后出现气促、心率增快、发热或低体温、反应差等表现者,需警惕新生儿早发败血症,即考虑为疑似早发败血症,并积极使用抗生素,避免新生儿死亡等不良后果发生。

四、科主任点评

新生儿败血症是新生儿科常见且严重的感染性疾病,早期及时诊断、合理规范治疗是治愈新生儿败血症的关键。临床根据患儿的发病时间将新生儿败血症分为早发型和晚发型。其中,早发型败血症与围产期因素密切相关,对于临床上存在不明原因早产、母体产前发热38℃以上、胎膜早破18 h以上、GBS感染等高危因素的新生儿,应注意早期预防。例如,产前抗生素的合理使用对降低GBS所致早发型败血症的发病率有着积极意义。临床上应根据患儿临床表现、实验室指标、药敏结果等,合理筛选抗菌药物以提高早发型败血症患儿的治疗效果;病程中动态监测炎症因子,对于早发型败血症患儿的识别、治疗、减少并发症、降低病死率及改善预后等方面也有着重要意义。

五、参考文献

[1] Dong Y, Basmaci R, Titomanlio L, et al. Neonatal sepsis: within and beyond China [J]. Chin Med J (Engl), 2020,133(18):2219-2228.

[2] GBD 2013 Mortality and Causes of Death Collaborators. Global, regional, and national age-sex specific all-cause and cause-specific mortality for 240 causes of death, 1990 - 2013: a systematic analysis for the Global Burden of Disease Study 2013[J]. Lancet, 2015,385(9963):117-171.

[3] 中华医学会儿科学分会新生儿学组,中国医师协会新生儿科医师分会感染专业委员会.新生儿败血症诊断及治疗专家共识(2019年版)[J].中华儿科杂志,2019,57(4):252-257.

［4］赖秋菊,严争.血清C反应蛋白、降钙素原、白细胞介素-6在新生儿败血症中的表达及早期诊断意义［J］.吉林医学,2023,44(11):3057-3059.

［5］中华医学会儿科学分会新生儿学组,《中华医学会中华儿科杂志》编辑委员会.新生儿败血症诊疗方案［J］.中华儿科杂志,2003,41(12):897-899.

［6］方飞,李云,顾涛.新生儿败血症PCT、hs-CRP、IL-6表达水平与疾病严重程度的关系及其对患儿并发化脓性脑膜炎的预测价值［J］.分子诊断与治疗杂志,2023,15(9):1627-1631.

［7］Yadav P, Yadav S K. Progress in Diagnosis and Treatment of Neonatal Sepsis: A Review Article ［J］. JNMA J Nepal Med Assoc, 2022,60(247):318-324.

［8］Sola A, Mir R, Lemus L, et al. Suspected Neonatal Sepsis: Tenth Clinical Consensus of the Ibero-American Society of Neonatology (SIBEN) ［J］. Neoreviews, 2020,21(8):e505-e534.

作者:许玉子、石文静

审阅专家:沈赞

案例 3
新生儿呼吸窘迫综合征

一、疾病概述及诊疗进展

新生儿呼吸窘迫综合征（respiratory distress syndrome，RDS）为肺泡表面活性物质（pulmonary surfactant，PS）缺乏所致的两肺广泛肺泡萎陷和损伤渗出的急性呼吸衰竭，多见于早产儿和剖宫产新生儿，生后数小时出现进行性呼吸困难、青紫和呼吸衰竭。RDS 的病理出现肺透明膜，又称肺透明膜病（hyaline membrane disease，HMD）。早产儿 RDS 发病率为 5%～10%，胎龄越小发病率越高；择期剖宫产新生儿 RDS 发生率为 0.9%～3.7%。RDS 的核心发病机制为 PS 缺乏，各种原发或继发因素导致的 PS 缺乏（分泌和释放不足、功能障碍、受体缺陷等）均可导致 RDS 的发生。

由于病因不同，发生 RDS 新生儿的胎龄和出生体重不同，不同类型的 RDS 的临床特点有所不同。RDS 的典型临床表现主要见于早产儿，生后 1～2 h 即可出现呼吸急促，继而出现呼吸困难、呻吟、吸凹、青紫，呈进行性加重，至生后 6 h 症状已非常明显；然后出现呼吸不规则、呼吸暂停乃至呼吸衰竭；体检两肺呼吸音减弱；血气分析 $PaCO_2$ 升高，PaO_2 下降，碱剩余（base excess，BE）负值增加。轻型病例可仅有呼吸困难、呻吟、青紫，经无创通气治疗后可恢复。近年来，由于 PS 的早期使用，RDS 典型临床表现已比较少见。

RDS 的诊断依赖于临床表现、胸片及肺部超声等。早产儿 RDS 胸片主要改变为：两肺野透亮度普遍降低，均匀分布的细小颗粒和网状阴影，支气管充气征；重症病例肺野透亮度更低，心缘、膈缘模糊，整个肺呈白肺，支气管充气征更加明显。近年来，越来越多的治疗中心开始应用肺部超声协助诊断 RDS，RDS 肺部超声诊断依据为：①肺实变伴支气管充气征：RDS 最重要的超声影像学表现；②胸膜线异常与 A 线消失；③非实变区呈肺间质综合征样改变；④在轻度 RDS 急性期或重度 RDS 恢复期可有双肺点；⑤15%～20% 的患儿可有不同程度的单侧或双侧胸腔积液。

RDS 的救治依赖于合理的产前管理，产房内稳定、合适的呼吸支持，以及 PS 替代治疗等。合理的产前管理包括宫内转运及产前激素的正确应用。产房内稳定阶段则包括脐带延迟结扎，保暖，持续气道正压（continuous positive airway pressure，CPAP）辅助通气，应用空氧混合仪进行复苏（必要时气管插管、机械通气），以及 PS 的应用。当新生儿被转运至新生儿病房时，早期治疗性应用 PS 是 RDS 的标准治疗，但若生后需要气管插管维持稳定时，可在产房内应用 PS。首剂 200 mg/kg 的猪肺磷脂注射液的效果优于 100 mg/kg。PS 替代治疗常用的技术为气管插管-滴入 PS-拔管（intubation-surfactant-extubation，INSURE），而

RDS 的欧洲共识则指出：如果临床医生有采取微创注入肺表面活性物质（less invasive surfactant administration，LISA）技术的经验，对于有自主呼吸并接受 CPAP 治疗的患儿优先选用 LISA 方法给予 PS。但也有专家指出，LISA 技术可能并不适用于胎龄、体重较大的晚期早产儿。

二、病历资料

1. 病史摘要

患儿，男，出生 40 min。因"其母孕 33^{+2} 周早产，患儿呻吟伴口吐泡沫半小时"入院。

患儿母亲系 G_3P_2，孕 33^{+2} 周。2021 年 9 月 7 日 9:10，患儿于我院产科顺产娩出，出生体重 1 700 g（$P_{10}\sim P_{50}$），Apgar 评分 10 - 10 - 10，羊水清，胎盘正常，脐带正常。生后 10 min 出现呻吟伴口吐泡沫，有气促，产科测未吸氧时 SpO$_2$ 为 95%，未予处理，为求进一步诊治，拟以"新生儿呼吸窘迫综合征、早产儿、低出生体重儿"经绿色通道收入我科。患儿生后无发热，无尖叫、惊厥等。其母无产前发热，无胎膜早破，GBS 未查，产前 3 h 使用 10 mg 地塞米松 1 次，其母有室性早搏史，血型 A+。

入院查体：体温 36.1℃，心率 138 次/min，血压 63 mmHg/39 mmHg，SpO$_2$ 90%～94%（未吸氧下），体重 1 700 g，身长 42 cm，头围 28 cm，胸围 27 cm。早产儿貌，神清，哭声响，有气促、呻吟、口吐泡沫、吸凹，无尖叫、惊厥，反应可。皮肤巩膜无黄染，皮疹（—），无全身浅表淋巴结肿大。前囟平软，颈软，胸骨上吸凹（+），呼吸 73 次/min，双肺呼吸音粗，未及啰音，剑突下凹陷。心腹查体无殊。四肢肌张力正常。拥抱反射弱阳性。毛细血管充盈时间 2 s。

辅助检查：

生化（9 月 7 日）：总蛋白 50.4 g/L，白蛋白 32.2 g/L，谷丙转氨酶［又称丙氨酸转氨酶（alanine transaminase，ALT）］7 U/L，谷草转氨酶［又称天冬氨酸转氨酶（aspartate transaminase，AST）］51 U/L，总胆红素（total bilirubin，TBil）33.6 μmol/L，直接胆红素 4.2 μmol/L，肌酐（creatinine，Cr）60.7 μmol/L，血清钾 4.95 nmol/L，血清钠 135 mmol/L，钙 2.42 mmol/L，镁 1.17 mmol/L，磷 1.42 mmol/L。

肺部超声（9 月 7 日）：双肺野下份大部分肋间融合 B 线，双肺野上份部分肋间少许 B 线；双侧胸腔未见明显积液。

2. 疾病的演变过程和抢救经过

患儿入我科后予告病危，完善相关检查，予心电监护、特级护理、补液、维持血糖稳定等，以及如下治疗。

（1）呼吸：患儿入院后仍有呻吟、气促、口吐泡沫，箱式吸氧（5 L/min）下 SpO$_2$ 可维持在正常范围内，但仍有气促、呼吸费力表现，结合患儿系早产儿，产前地塞米松疗程未足，考虑新生儿呼吸窘迫综合征。予 CPAP 辅助通气（9 月 7 日—9 月 9 日），约 2 h 后，患儿呻吟及气促仍明显，予 PS 340 mg（9 月 7 日）气管内滴入，并予咖啡因（9 月 7 日—9 月 14 日）兴奋呼吸，帮助后续撤机。经治疗，患儿气促、呻吟明显好转。患儿 9 月 8 日出现 2 次呼吸暂停，表现为面色青紫，SpO$_2$ 降至 67%，心率正常，持续 10～15 s，予弹足底刺激后可缓解，继续予咖啡因兴奋呼吸中枢。此后未再发生呼吸暂停，9 月 9 日停 CPAP，改为箱式吸氧（5 L/min），并逐步下调氧流量，9 月 11 日停氧。治疗过程中血气分析如表 3-1 所示。

表 3-1 血气分析

项目	结果				单位	参考值
	9月7日	9月8日	9月9日	9月19日		
pH 值	7.28	7.39	7.37	7.43		7.35~7.45
PaO$_2$	111.0↑	22.0↓	44.0↓	48.0↓	mmHg	80.0~100.0
PaCO$_2$	45.0	39.0	46.0↑	43.0	mmHg	35.0~45.0
乳酸	4.0↑	5.3↑	1.5	1.5	mmol/L	0.7~2.1
碱剩余	−5.6↓	−1.4↓	1.3	4.2↑	mmol/L	−2.3~2.3

（2）感染：结合患儿病史及临床表现，考虑早产、肺泡表面活性物质（PS）不足所致新生儿呼吸窘迫综合征，故未予抗感染治疗，密切随访炎症指标，未见异常。治疗过程中降钙素原（PCT）如表 3-2 所示。

表 3-2 降钙素原

项目	结果			单位	参考值
	9月7日	9月10日	9月19日		
降钙素原	0.154	0.360	0.096	ng/mL	0~0.500

血培养（9月13日）：阴性。胸腹平片结果如图 3-1 和表 3-3 所示。

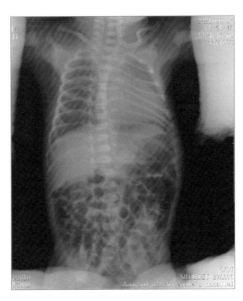

▲ 图 3-1　患儿胸腹 X 线平片（摄于 9 月 7 日生后 4 h 48 min）

表 3-3 胸腹平片

项目	结果		
	9 月 7 日	9 月 8 日	9 月 19 日
胸片	双肺透亮度减低,可见细颗粒影,附见肠道广泛淤张、积气	双肺纹理增多,附见肠道广泛淤张、积气,与 9 月 7 日片(图 3-1)大致相仿	双肺纹理增多,附见肠道广泛淤张、积气,与 9 月 8 日片大致相仿

(3) 营养:生后第 2 天(9 月 8 日)开奶,予母乳喂养,9 月 16 日起加用母乳强化剂(1/4 强化)后出现吐奶,9 月 18 日出现腹胀、肠型,予停用母乳强化剂,9 月 23 日起再次加用母乳强化剂(1/4 强化起),逐步加量至足量强化,耐受可。适时添加维生素 D。

(4) 血液:患儿生后约两周出现血红蛋白下降,9 月 22 日起加用铁剂对症。治疗过程中血常规如表 3-4 所示。

表 3-4 血常规

项目	结果				单位	参考值
	9 月 7 日	9 月 8 日	9 月 20 日	10 月 4 日		
C 反应蛋白	<0.499	0.50	<0.499	<0.499	mg/L	0~10.00
白细胞	11.2↑	8.6	12.0↑	13.0↑	×10⁹/L	3.5~9.5
血红蛋白	166	147	137	117↓	g/L	130~175
血小板	362↑	347	754↑	495↑	×10⁹/L	125~350

(5) 内分泌:完善甲功,示促甲状腺激素(thyroid-stimulating hormone,TSH)显著升高,甲状腺功能如表 3-5 所示。考虑早产儿暂时性低甲状腺素血症。9 月 30 日起予优甲乐口服,嘱其门诊随访甲功。

表 3-5 甲状腺功能

项目	结果		单位	参考值
	9 月 20 日	9 月 30 日		
游离 T3	4.22	4.74	pmol/L	3.10~6.80
游离 T4	22.10↑	17.80	pmol/L	12.00~22.00
TSH	15.70↑	14.00↑	mIU/L	0.27~4.20

(6) 头颅超声(9 月 28 日):右侧侧脑室前角内见无回声区,大小 6 mm×4 mm×3 mm。目前新生儿右侧侧脑室前角内囊性回声,室管膜下囊肿可能。头颅磁共振平扫(9 月 28 日):未见明显异常。

3. 治疗结果及预后

经治疗,患儿病情好转,生命体征平稳,未吸氧下 SpO_2>95%,呼吸平稳,无呼吸暂停发生。经口喂养完成可,体重增长中。出院时矫正胎龄 37^{+2} 周,体重 2 195 g(P_3),头围 31 cm(P_3~P_{10}),身长 47.5 cm(P_{10}~P_{50})。出院后新生儿专科门诊定期随访。

4. 诊治流程图

新生儿呼吸窘迫综合征的诊治流程如图 3-2 所示。

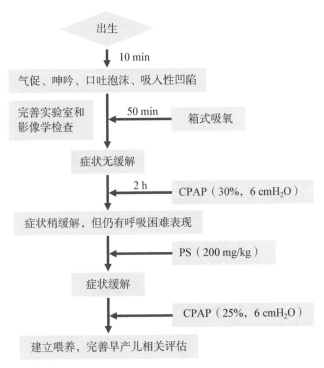

▲ 图 3-2　新生儿呼吸窘迫综合征的诊治流程图

三、讨论与小结

新生儿呼吸窘迫综合征是常见的新生儿呼吸系统疾病之一,也是导致新生儿急性呼吸衰竭的重要原因之一,常见于早产儿,足月儿存在孕母糖尿病、感染、胎粪吸入等情况时也可发生。早产儿肺泡表面活性物质(PS)分泌不足,引发肺泡表面张力增高,肺泡逐渐萎陷并出现进行性加重的呼吸困难,从而导致 RDS 的发生。因此,用合适的气道压力维持肺泡一定程度的扩张,联合 PS 替代治疗,改变肺顺应性是本病的治疗关键。本例患儿为晚期早产儿,顺产娩出,尽管产前已使用地塞米松促胎肺成熟,但用药时间距离出生不足 24 h,药物无法充分发挥作用,患儿生后早期即出现气促、呻吟、口吐泡沫、吸凹等呼吸困难表现,SpO_2 不能维持,呼吸困难呈现进行性加重,胸片见两肺透亮度减低,肺部超声见大量融合 B 线,临床表现及肺部影像学检查均符合早产儿 RDS 的特征。根据患儿的临床表现,我们在其生后 1 h 内给予了 CPAP 辅助通气,通过持续气道正压维持肺泡一定程度的张开,从而改善患儿的通气。但患儿呼吸困难仍未有效缓解,有应用 PS 替代治疗指征,生后约 3 h 予 200 mg/kg 猪肺磷脂注射液经气道内滴入,滴注完成后即拔除气管插管,继续 CPAP 辅助通气。经过治疗,患儿呼吸困难明显好转,氧需求逐渐下降。

对本病例的几点思考:①本病例是一例较为典型的早产儿 RDS,当患儿出现呼吸困难且常压氧疗无法缓解时,排除相关禁忌证后,我们在影像学检查尚未进行或结果尚未回报之前第一时间予以无创辅助通气帮助患儿缓解呼吸困难。②当患儿在无创辅助通气下呼吸困难改善不明显时,我们予以猪肺磷脂注射液进行 PS 替代治疗,取得了很好的疗效。③在本例患儿中,我们使用了肺部超声联合平片来诊断 RDS。肺部超声具有无创、无辐射、可床旁操作等优势,对 RDS 的诊断具有重要价值,值得临床进一步推广。④本例患儿出现呼吸困难后经"绿色通道"转入我科,得到及时的救治。"绿色通道"为我院产科及门急诊收治的新生儿提供了最快速的生命通道,今后产科和儿科应继续通力合作,保证其快速、畅通,为抢救生命赢得时间。

四、科主任点评

　　RDS 是新生儿重要且常见的急危重症之一。近年来,我科对新生儿 RDS 的救治水平逐渐提升,也积累了一定的经验,目前对中、晚期早产儿 RDS 有着较多的救治成功经验,能够熟练应用无创辅助通气及气管插管、PS 气道内滴入等技术。本案例患儿出现呼吸困难后经由"绿色通道"收入我科,得到及时救治。由于早产儿的肺部易受到容量、压力和高氧损伤,中枢神经系统及眼等器官也易受高氧损伤,今后,可推行由儿科医生携 T 组合复苏装置及空氧混合装置至产房待产,"无缝衔接"地应用这些设备对 RDS 早产儿进行救治,更加有利于早产儿的肺保护,避免高氧带来的脏器损伤。我科目前主要应用 INSURE 技术经气道滴入 PS,今后尝试开展 LISA 技术,使患儿可以持续接受正压通气,减少气管插管带来的损伤。

五、参考文献

[1] 陈超,杜立中,封志纯. 新生儿学[M]. 北京:人民卫生出版社,2020.

作者:许哲远、石文静
审阅专家:沈赞

案例 4
鼻腔鼻窦恶性肿瘤伴肺栓塞

一、疾病概述及诊疗进展

鼻腔鼻窦畸胎癌肉瘤是一种罕见的、混杂多种成分的高度侵袭性恶性肿瘤。Heffner 和 Hyams 于 1984 年最早提出畸胎癌肉瘤的概念。2005 年,世界卫生组织(World Health Organization,WHO)正式将其定名为"鼻腔鼻窦畸胎癌肉瘤"。该病好发于成年男性,原发部位常位于鼻腔鼻窦、上颌窦及筛窦,或鼻咽部和口腔部位。鼻腔鼻窦畸胎癌肉瘤发病隐匿,恶性程度极高,易于局部侵犯并向远处转移,且临床及影像学表现缺乏特异性。诊断依靠病理,包括肿瘤上皮表达细胞角蛋白(cytokeratin,CK)、上皮细胞膜抗原(epithelial membrane antigen,EMA)(+),未分化的梭形细胞肉瘤表达波形蛋白(vimentin,VIM)(+)或(-),平滑肌肌动蛋白(smooth muscle actin,SMA)、肌间线蛋白(desmin)均(-),未分化、原始的肿瘤成分 CD99、NSE、CgA、Syn 部分阳性或弱阳性。据文献报道,患者平均生存期为 19 个月,如果早期发现,及时、系统治疗,部分患者生存期可达 5 年以上。目前对于鼻腔鼻窦畸胎癌肉瘤的治疗方法是彻底手术切除后联合放射治疗。

二、病历资料

1. 病史摘要

患者,老年男性,因"反复左鼻出血 2 月余"入院。查体见左侧鼻腔灰白色糜烂样新生物,肿物表面坏死,鼻腔内结构窥不清。2021 年 2 月 1 日于外院行左侧鼻腔肿物活检,病理提示"较幼稚腺上皮、鳞状上皮及间叶组织呈器官样混杂生长,各种组织均可见异型性,可符合癌肉瘤在多形型腺瘤内或畸胎样癌肉瘤"。

患者入院后,于 2021 年 2 月 4 日完善副鼻窦增强 MRI 提示:左侧鼻腔及筛窦占位,累及前颅窝底,增强后可见明显强化,考虑恶性肿瘤可能性大(图 4-1)。全身淋巴结超声检查未见明确淋巴结转移征象。诊断考虑:左鼻腔鼻窦恶性肿瘤(T4N0M0)。拟排除手术禁忌后限期手术治疗。

2. 疾病的演变过程和抢救经过

患者完善相关检查后,拟安排于 2 月 7 日进行全麻下手术,手术当天心电监护提示心律失常,心房扑动(2:1~7:1下传)。请心内科会诊,会诊意见提出患者目前情况下不能耐受长时间全麻下手术,拟转心内科行经导管心脏射频消融手术。排除手术禁忌后我科限期手术。患者于 2 月 8 日在局麻下行经导管房扑射频消融手术。术中见房速为非三尖瓣环折

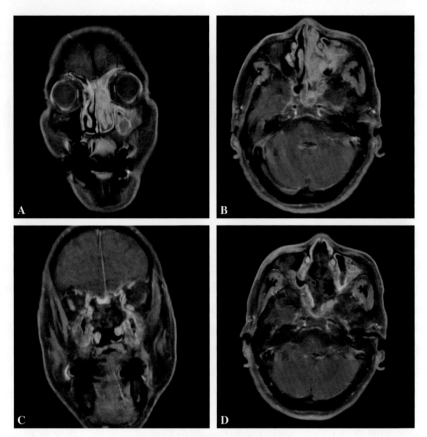

▲ 图 4-1　副鼻窦增强 MRI 图像

（A—B）术前 MRI 增强；（C—D）术后复查未见肿瘤残留，颅底修复黏膜瓣强化良好。

返房速，上腔静脉为最早激动传出点，遂于上腔静脉最早激动处消融，消融即刻房扑终止，再行环上腔静脉电隔离。术后复查心电图提示窦性心律。

2 月 10 日患者转回我科，全麻下行内镜下颅底肿瘤切除术、内镜下鼻腔鼻窦肿瘤切除术、内镜下带蒂鼻中隔瓣颅底缺损修复术，术中病理提示畸胎癌肉瘤。术后转入重症监护病房监护一晚，次日转回我科普通病房继续治疗。

术后第 2 天晚查房，患者诉有背部疼痛，否认胸闷、气促、呼吸困难。查体：血压 164 mmHg/91 mmHg，呼吸 13 次/min，SpO_2 94%，心率 92 次/min。双肾叩击痛阴性。予急查有关血指标，提示白细胞 10.1×10^9/L ↑，C 反应蛋白 79.74 mg/L ↑，D-二聚体 7.81 mg/L FEU ↑，心肌肌钙蛋白-I（cardiac troponin I，cTnI）0.020 μg/L，肌酸激酶同工酶 13.6 μg/L ↑，N 末端脑钠肽前体（N-terminal pro-brain natriuretic peptide，NT-proBNP）264.4 ng/L ↑。血气检查提示：$PaCO_2$ 35 mmHg，PaO_2 55 mmHg ↓。双下肢动静脉超声检查提示：左侧腓静脉、左侧小腿肌肉静脉血栓形成。肺动脉 CT 血管造影（computed tomographic angiography，CTA）提示：右上、下肺动脉部分分支栓塞，左下肺动脉部分小分支可疑充盈缺损；右肺中下叶局部不张、渗出、实变灶，右侧胸腔积液。

急请心内科、呼吸内科、泌尿外科、重症医学科会诊，诊断考虑为：①肺栓塞；②右肺感染；③急性呼吸衰竭（Ⅰ型呼吸衰竭）。予告病危，转入重症监护室，行心电监护、面罩吸氧、雾化吸入排痰,积极抗凝、抗感染、抗炎、降颅压对症治疗。

3. 治疗结果及预后

患者病情稳定后转回我科普通病房,继续口服药物进行抗凝、抗感染、抗炎对症治疗。2月24日复查双下肢超声提示:两下肢动脉轻度硬化、右下肢腓静脉局部血栓形成,较前好转。复查血提示:D-二聚体 0.55 mg/L FEU↑,白细胞 7.7×10^9/L,C反应蛋白<0.499 mg/L。病情稳定后出院,继续口服药物进行抗凝、抗感染治疗。

术后1个月,患者于肿瘤放疗科就诊,行术后辅助放疗。3月16日复查双下肢动静脉超声提示:两下肢动脉轻度硬化、两下肢深静脉未见栓塞表现。3月18日肺动脉 CTA 提示:肺动脉栓子基本消散吸收(图4-2)。

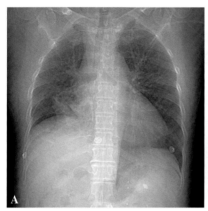
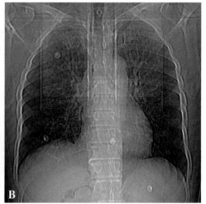

▲ 图 4-2　肺动脉 CTA

(A)肺栓塞治疗前;(B)肺栓塞治疗后。

4. 诊治流程图

鼻腔鼻窦恶性肿瘤伴肺栓塞诊治流程如图4-3所示。

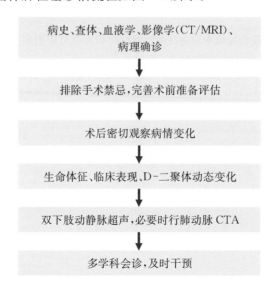

病史、查体、血液学、影像学(CT/MRI)、病理确诊

↓

排除手术禁忌,完善术前准备评估

↓

术后密切观察病情变化

↓

生命体征、临床表现、D-二聚体动态变化

↓

双下肢动静脉超声,必要时行肺动脉 CTA

↓

多学科会诊,及时干预

▲ 图 4-3　鼻腔鼻窦恶性肿瘤伴肺栓塞诊治流程图

三、讨论与小结

鼻腔鼻窦畸胎癌肉瘤发病隐匿,恶性程度高,临床发现时多属于中晚期,预后较差。早期发现、及时治疗有助于改善患者预后、延长生存时间。该患者高龄,手术当日心电监护提示持续性心房扑动,继续手术风险极高。我科及时联系心内科医生会诊,当即转科施行经导管房扑射频消融手术。患者病情稳定后安排经鼻内镜鼻腔、颅底恶性肿瘤切除。

研究报道,耳鼻咽喉科住院患者发生肺栓塞的比例为 0.1%～1.5%。对于高龄、恶性肿瘤、手术时间长的患者,围手术期更易出现急性肺栓塞。未经治疗或治疗不及时的肺栓塞患者病死率可达 85%,经过积极、正确的治疗后病死率可降至 10%。

因此,临床医生应熟知肺栓塞的危险因素,对于高危患者,一定要提高警惕。肺栓塞的栓子约 90% 来源于下肢静脉血栓,需要密切观察患者围手术期情况,动态监测 D-二聚体变化,结合彩色多普勒血管超声检查,及时发现深静脉血栓的形成。若患者出现难以解释的胸闷、呼吸困难和血氧下降,应高度怀疑肺栓塞的可能,在患者病情允许的情况下,完善肺动脉 CTA 等检查,及时采取应对措施。

四、科主任点评

该病例特点是鼻窦恶性肿瘤的类型罕见,且患者为高龄。该病例不仅手术顺利,彻底切除了鼻窦颅底区域肿瘤,而且医疗团队及时发现并处理了手术前的严重心律失常以及术后的肺栓塞。这充分体现了医疗团队的专业能力以及团结协作精神。

五、参考文献

［1］黄文鹏,朱丽娜,刘剑利,等.鼻腔鼻窦畸胎癌肉瘤累及前颅底 2 例[J].中国临床医学影像杂志,2021,32(7):521-522.

［2］龚陈蓥,袁佳添,吕莎,等.鼻腔鼻窦畸胎癌肉瘤 1 例[J].中国耳鼻咽喉头颈外科,2021,28(12):788-789.

［3］张志丽,郭彩霞.头颈部恶性肿瘤术后急性肺栓塞临床特点及危险因素分析[J].首都医科大学学报,2022,43(5):787-791.

［4］Muñoz Martín A J, Ruiz Zamorano M C, Viñuela Benéitez M C, et al. Outpatient management of incidental pulmonary embolism in cancer patient [J]. Clin Transl Oncol, 2020,22(4):612-615.

作者:张维天、茆松、时海波

审阅专家:樊友本

案例 5
鼻腔鼻窦恶性肿瘤伴视力下降

一、疾病概述及诊疗进展

鼻腔内翻性乳头状瘤（nasal inverted papilloma，NIP）是鼻部常见的良性肿瘤，但因其易复发、具有局部侵袭性、有恶变可能而区别于鼻部其他良性肿瘤。NIP 可侵袭鼻窦、眼眶及颅底，邻近重要器官的侵犯可能导致预后不良。文献报道，NIP 总的恶变率为 6％～13％，组织学上，与 NIP 相关的最常见恶性肿瘤是鳞状细胞癌。现今 NIP 的治疗以手术为主，而转变为鳞状细胞癌的则采取手术结合放疗的方式。此外，NIP 和其他肿瘤之间存在并发的可能，为明确诊断带来了困难。综上所述，全面而准确的术前评估、明确诊断和术后随访十分重要。

二、病历资料

1. 病史摘要

患者，青年男性，因"鼻塞 1 个月、左眼视力下降、无光感 3 天"入院。查体：外鼻无畸形，鼻中隔右偏，左侧鼻腔见荔枝样新生物，双侧后鼻孔见不规则鱼肉样新生物，双侧鼻腔积脓。查体提示双侧嗅觉减退；左眼球突出 2 mm，无光感，左直接、间接对光反射迟钝。双眼睑无下垂，双眼无复视，眼球运动正常。2021 年 4 月 1 日，副鼻窦增强 MRI 提示：左侧鼻腔、上颌窦、额窦、双侧筛窦及蝶窦占位，伴窦壁及颅底骨质破坏，累及左侧眼眶，考虑恶性肿瘤性病变［图 5-1（A—C）］。全身淋巴结超声检查未见淋巴结转移。

2. 疾病的演变过程和抢救经过

患者因"鼻塞 1 个月、突发视力下降 3 天"入院，入院后完善眼科检查，排除内眼、眼底疾患导致的视力丧失。4 月 1 日眼科超声检查提示：双眼玻璃体内未见明显异常，双眼未见明显视网膜脱离的声像图表现。左眼视网膜中央动脉流速减低，右眼视网膜中央动脉血流未见明显异常。病理活检示：左侧鼻腔非角化型鳞状细胞癌。眼科会诊考虑为恶性肿瘤，需慎用激素冲击治疗。积极治疗患者原发病，抢救其视力。

患者颈动脉 CTA 提示：右侧大脑中动脉 M1 段重度狭窄（图 5-2）。我科及时联系放射介入科完善数字化减影脑血管造影，排除全麻下手术禁忌后，施行内镜下颅底恶性肿瘤切除、鼻腔鼻窦恶性肿瘤切除、内镜下视神经减压术、内镜下眶减压术、颅周骨膜瓣颅骨修补术。术后转入重症监护病房监护一晚，病情稳定后转我科普通病房继续抗感染、营养神经对症支持治疗。术后病理提示：内翻性乳头状瘤伴高级别异型增生、癌变。

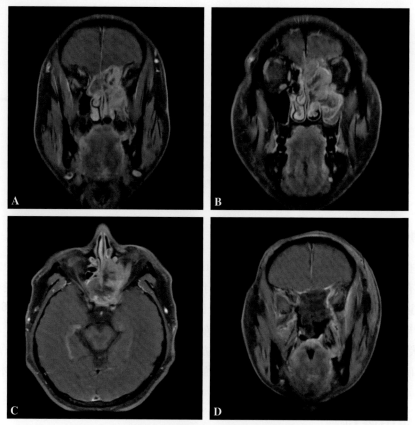

▲ 图 5-1 术前及术后增强 MRI 图像

(A—C)术前增强 MRI；(D)术后增强 MRI。

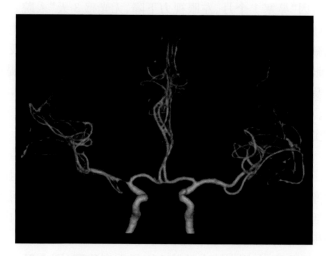

▲ 图 5-2 颈动脉 CTA 提示：右侧大脑中动脉 M1 段重度狭窄

3. 治疗结果及预后

患者术后 1 周行鼻腔探查，取出鼻腔填塞物，见颅底重建颅周骨膜瓣生长良好，未见颅底脑脊液漏。术后增强 MRI 示：鼻腔鼻窦术后改变，未见异常软组织影，无异常增强（图 5-1D）。

术后1个月,患者于我院肿瘤放疗科行术后辅助放疗。患者左眼视力恢复光感。

4. 诊治流程图

鼻腔鼻窦恶性肿瘤伴视力下降的诊治流程如图5-3所示。

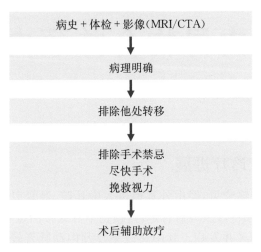

病史 + 体检 + 影像(MRI/CTA)

↓

病理明确

↓

排除他处转移

↓

排除手术禁忌
尽快手术
挽救视力

↓

术后辅助放疗

▲ 图 5-3　鼻腔鼻窦恶性肿瘤伴视力下降诊治流程图

三、讨论与小结

对于鼻腔鼻窦恶性肿瘤侵犯眼眶,致患者视力下降甚至丧失,应尽快明确诊断,积极治疗原发病,排除是否远处转移,尽早行眶减压、视神经减压。术后辅助放射治疗,有助于延长患者生存期。

四、科主任点评

该病例为鼻腔鼻窦良性肿瘤恶变,肿瘤巨大,侵及眼眶、颅底,造成单眼视力丧失。巨大的肿瘤与重要器官、血管以及颅神经关系密切,涉及器官的评估与保护,因而手术难度大,存在很大挑战。该病例的成功手术以及治疗展示了我院医疗团队扎实的专业功底。

五、参考文献

［1］梁伟,蔡晓,甘青.鼻腔恶性黑色素瘤与内翻性乳头状瘤共存1例[J].中国耳鼻咽喉头颈外科,2021,28(8):523+522.

［2］王明婕,侯丽珍,周兵,等.鼻腔鼻窦内翻性乳头状瘤恶变的相关危险因素分析[J].临床耳鼻咽喉头颈外科杂志,2021,35(7):627-632.

作者:张维天、茆松、时海波

审阅专家:樊友本

案例 6

耳内异物合并颈内动脉损伤

一、疾病概述及诊疗进展

耳道异物以外耳道异物常见,经由外耳道进入中耳腔、颞骨以至颅底区域者较为罕见。该区域毗邻重要器官,有颅神经及大血管走行,损伤本身或救治过程中的保护不当均极易造成致死性大出血或严重神经并发症。其中又以累及颈内动脉者较为危重,其外伤救治属于临床上公认的难题,临床上建议基于"TOPIC"分型,即时间窗(time)、开放与否(open/closed)、部位(position)、损伤程度(injury degree)、头向血供与神经功能(cerebral & neuronal function),对颈动脉损伤实施遵循解除气道压迫(airway)、有效动脉止血及血运重建(bleeding)、时间窗内(T1,24 h内)恢复大脑血供(cerebral)的"ABC"救治原则。由于其起病急、进展快,对其救治常需要多学科协作,侧颅底复杂的解剖结构更使得复合手术成为抢救相关节段颈动脉损伤的重要手段。通过数字减影血管造影(digital subtraction angiography,DSA)进行弓上动脉造影,明确损伤位置及管腔条件,采用植入覆膜支架的方式修复破口、恢复头向血供,同期或者二期进行专科手术是理想的治疗方案。

二、病历资料

1. 病史摘要

患者,女,65岁,抑郁状态,因"置入耳内异物1天余"入院。入院查体:神志清晰,双瞳孔等圆,左侧直径3 mm,右侧直径3 mm,各方向活动无受限,无眼震,鼻唇沟对称,伸舌居中,颈项无抵抗,面部和躯体针刺觉对称,四肢肌力Ⅴ级,双侧病理征阴性,小脑共济(-),左侧耳内插入一异物,置入长度约10 cm,外显露长约5 cm,内见少量血痂。2021年1月20日于我院行颞骨CT提示:左侧外耳道至蝶窦内异物,穿透鼓膜、内听道,异物走行于右侧颈内动脉C2段区域[图6-1(A—C)]。

2. 疾病的演变过程和抢救经过

患者高龄,既往抑郁状态,有自残倾向,置入异物经外耳道穿透鼓膜、内听道至蝶窦,走行于颈内动脉C2段区域,毗邻重要器官,存在危及生命的大出血风险。该患者入院后,我科及介入医学科于入院当日急诊协作完成经皮颅内血管支架植入术、耳内异物取出术,于右侧颈内动脉C2及C3段逐段植入覆膜支架保护血管并拔除异物。术后入重症监护病房监护5天后转我科普通病房,联系精神心理科会诊,根据会诊意见积极抗抑郁治疗。期间患者双下肢出现散在皮下出血点,我科及时联系放射介入科、精神心理科共同评估,根据会诊意见调

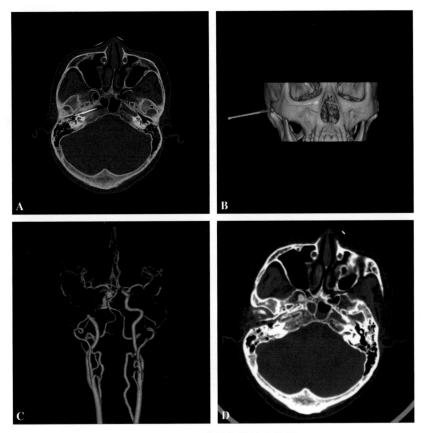

▲ 图 6-1　医学影像学检查结果

(A—B)术前颞骨 CT 及 3D 重建；(C)DSA；(D)术后复查颞骨 CT。

整抗凝及抗抑郁药物使用策略，予以对症支持治疗。

3. 治疗结果及预后

患者经及时手术撤除异物、保护颈动脉，术后抗炎、抗抑郁等对症支持治疗，未有大出血等不良事件发生。术后复查颞骨 CT 示未见异物，乳突及中耳腔少量渗出(图 6-1D)。出院时生命体征平稳，一般情况良好。

4. 诊治流程图

耳内异物合并颈内动脉损伤抢救流程如图 6-2 所示。

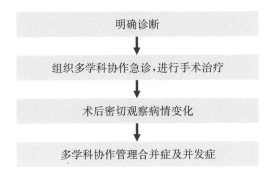

▲ 图 6-2　耳内异物合并颈内动脉损伤抢救流程图

三、讨论与小结

对于耳异物损伤,必须首先明确是否损伤颈内动脉。目前认为,Ⅲ区颈动脉受解剖结构影响,发生血管损伤时解剖控制及临床处理尤为困难,而传统手术的颈动脉结扎极易导致脑部缺血,致死率高达 40%。因而一般采用复合手术,联合放射介入科通过 DSA 进行弓上动脉造影,明确损伤位置及管腔条件,采用植入覆膜支架的方式修复血管破裂口、恢复头向血供,同期或二期在局部行专科手术去除原发病因,最终达到病情的良好控制。术后积极抗凝、抗感染,防止覆膜支架内血栓形成及有效控制支架感染也是复合手术治疗取得成功的关键。同时,对于因心理疾病导致自残的患者,如何解决心理问题,控制自残行为,从根本上预防此类外伤的再次发生,也是疾病治疗的重要环节。

四、科主任点评

本病例为抑郁患者自行置入异物经外耳道进入颈内动脉 C2 段区域。传统的颈动脉结扎手术极易导致脑部缺血,致死率高达 40%,从外侧虽可直视颈内动脉岩骨后垂直段和后膝段,但显露需要大量的骨质磨除工作,存在扰动异物、进一步损伤动脉的风险。我科联合放射介入科通过 DSA,采用植入覆膜支架的方式修复血管破裂口、保证头向血供,同期专科手术去除异物,使患者获得了最优的治疗效果。

五、参考文献

［1］曲乐丰,柏骏,吴鉴今.颈动脉外伤处理原则[J].中国实用外科杂志,2020,40(12):1366-1369.

［2］张蕴鑫,刘建龙,贾伟,等.覆膜支架在颈动脉爆裂综合征治疗中的应用 1 例[J].中国血管外科杂志(电子版),2016,8(1):74-75.

［3］吴鉴今,曲乐丰,柏骏,等.Viabahn™ 自膨式覆膜支架腔内修复外周动脉创伤性假性动脉瘤[J].介入放射学杂志,2015,24(7):632-636.

［4］Wu J, Chen Y, Qu L, et al. Using PTFE covered stent-artery anastomosis in a new hybrid operation for giant juxta-skull internal carotid aneurysm with tortuous internal carotid artery [J]. Int J Cardiol, 2015,185:25-28.

作者:于栋桢、唐如、陈正侬

审阅专家:樊友本

案例 7
急性会厌炎合并液气胸

一、疾病概述及诊疗进展

急性会厌炎是一种严重的喉部疾病,起病突然,来势凶险,主要影响会厌及其周围组织,表现为急性炎症。急性会厌炎可能导致会厌高度水肿,肿胀的会厌向后遮盖了声门,水肿的杓状会厌皱襞在用力吸气时内翻致使喉入口更加狭小,从而引起剧烈的咽喉痛、吞咽困难,在严重情况下甚至阻塞气道,导致患者呼吸困难乃至窒息死亡,故临床对本病应予以高度重视。急性会厌感染曾经主要见于2~6岁的儿童,但随着乙型流感嗜血杆菌疫苗的引入,儿童发病率减少,而成人的发病率正在增加。

液气胸则是指胸腔内积聚气体和渗出液、血液,通常是由于肺部损伤或疾病导致胸膜破裂,气体和液体进入胸腔。液气胸可能导致胸痛、呼吸困难等症状,严重时影响肺功能。急性会厌炎合并液气胸的情况较为罕见,但一旦出现,患者的病情将更加复杂和危险。这种情况下,患者需要紧急医疗干预,包括但不限于药物治疗、气道管理以及可能的手术治疗。

急性会厌炎的治疗通常包括全身应用足量有效抗生素及糖皮质激素,保持呼吸道通畅,必要时环甲膜切开或气管切开以保证气道通畅,并发会厌脓肿时,较大的脓肿可在直接喉镜下行脓肿切开引流,较小的脓肿采用针抽吸脓。对于液气胸,治疗包括胸腔闭式引流术,以排出胸腔内的气体和液体,恢复正常的肺功能。

急性会厌炎通过间接喉镜检查多可明确诊断。对于有咽痛症状,而咽反射敏感、肥胖等间接喉镜无法窥及会厌者,可行电子喉镜或颈部CT以确诊,避免漏诊、误诊。此外,对于液气胸,胸腔超声和胸片、胸部CT也是重要的诊断工具。

预防措施包括接种疫苗(如B型流感嗜血杆菌疫苗)、及时治疗上呼吸道感染、避免吸入有害气体和异物等。对于已经发生的急性会厌炎,早期识别和及时正确治疗是关键,以防止病情恶化和并发症的发生。

二、病历资料

1. 病史摘要

患者,男,37岁,咽痛1天,呼吸困难16小时。1天前无明显诱因下出现咽痛,后逐渐发生呼吸困难,近2h呼吸困难明显加重,不能平卧。查体:神情烦躁、吸气性呼吸困难、三凹征。咽部充血,扁桃体有Ⅱ度肿大,表面无脓性渗出;会厌充血肿胀,呈球形,阻塞大部喉咽,声门不能窥及;肺部听诊示右侧呼吸音低,左侧粗糙呼吸音。

急诊血常规检验报告:白细胞 24.3×10⁹/L↑,淋巴细胞百分比 6.9%↓,嗜酸性粒细胞百分比 0.2%↓,单核细胞百分比 1.7%↓,中性粒细胞百分比 91.1%↑,中性粒细胞绝对值 22.1×10⁹ L↑,血清高敏 C 反应蛋白 5.04 mg/L↑(表 7-1)。胸部 CT 提示:右侧大量液气胸,左侧少量液气胸,右肺受压明显,左肺轻度膨胀不全;纵隔、双侧颈部、锁骨上皮下较多积气(图 7-1A)。急查颈部 CT 提示:声门区、声门上区水肿明显,局部喉腔狭窄;双侧咽旁间隙、皮下多发积气。双侧扁桃体轻度肿大。双侧颈部多发稍大淋巴结(图 7-2A)。

表 7-1 炎症指标变化趋势

项目	结果				单位	参考值
	11 月 10 日	11 月 12 日	11 月 20 日	11 月 23 日		
C 反应蛋白	24.3↑	17.1↑	13.8↑	11.5↑	mg/L	0~10.0
白细胞	5.0	64.0↑	9.8↑	6.8	×10⁹/L	3.5~9.5

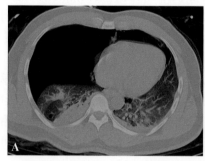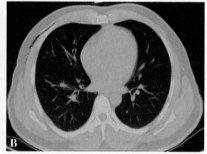

▲ 图 7-1 患者胸部 CT 表现

(A)入院时;(B)出院时。

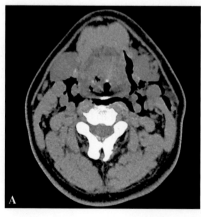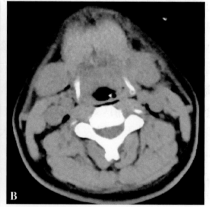

▲ 图 7-2 患者颈部 CT 表现

(A)入院时;(B)治疗 3 天后。

患者既往有吸烟、饮酒史,否认高血压、糖尿病等系统性疾病史。

2. 疾病的演变过程和抢救经过

2020年11月10日,患者于急诊就诊,查体见神情烦躁,吸气性呼吸困难,三凹征明显,符合喉梗阻Ⅲ度,紧急行气管切开,并立即予头孢呋辛、甲硝唑和甲泼尼龙静滴治疗。肺部听诊示右侧呼吸音低,左侧呼吸音粗,胸部CT见右侧大量液气胸,左侧少量液气胸,右肺受压明显,左肺轻度膨胀不全;纵隔、双侧颈部、锁骨上皮下较多积气。请胸外科会诊后予床旁胸腔闭式引流治疗。

患者于急诊行气管切开及胸腔闭式引流治疗后,当日收入院治疗。入院后予三联抗生素(头孢呋辛、甲硝唑和左氧氟沙星)抗感染治疗;结合激素静滴、雾化治疗减轻炎症和水肿;完善咽部分泌物、痰培养及颈胸部CT复查。

患者入院后诉咽痛、吞咽痛,吞咽困难,无法进食。电子喉镜检查示会厌及声门下软组织肿胀。于喉镜下置入胃管进行鼻饲流质,保证营养支持。

入院第2天,复查胸部CT示:右侧胸腔引流管置入中,右侧少量液气胸,较6h前复张;纵隔、双侧颈部、锁骨上及右侧胸壁皮下较多积气,请结合临床。请胸外科会诊,建议胸腔引流瓶负压吸引2天,肺完全复张后夹管1天,完善胸片或胸部CT后再酌情拔管。

入院第3天,夹闭胸腔引流管。

入院第4天,复查胸部、颈部CT显示:液气胸明显消退,纵隔、双侧颈部、锁骨上及右侧胸壁皮下少许积气(图7-2B),请胸外科会诊后拔除引流管。患者咽痛明显好转,间接喉镜示会厌肿胀明显减退,披裂水肿减退,患者进食流质无异常,遂拔除胃管,改流质饮食。

入院第6天,间接喉镜示会厌肿胀明显减退,披裂水肿减退,患者无明显咽痛和吞咽痛,无呼吸困难和吞咽困难,将气管套管更换为金属气管切开套管。

入院第7天,行堵管试验,患者呼吸平稳,无呼吸困难。

入院第10天,行气管切开口缝合术。

期间,为了预防血栓形成,对患者进行了D-二聚体的监测及下肢血管超声检查,并使用依诺肝素钠预防性抗凝治疗,有效地降低了患者发生血栓的风险。

3. 治疗结果及预后

入院第13天,患者一般情况良好,神志清楚,呼吸平稳,无发热,无咽痛,无咳嗽、咳痰,无呼吸困难、吞咽困难等不适。复查血常规正常;微生物检验示无致病菌生长、无流感嗜血杆菌生长,胸部CT无明显异常(图7-1B),遂办理出院。出院嘱清淡饮食,避免辛辣、刺激、油腻、生冷食物。出院后1周来我院复查见颈部伤口愈合良好,予以拆线。

4. 诊治流程图

急性会厌炎合并液气胸抢救流程如图7-3所示。

三、讨论与小结

急性会厌炎起病突然,来势凶险,可导致呼吸困难乃至窒息死亡。患者在急诊就诊时已出现神情烦躁、明显的呼吸困难和三凹征,符合Ⅲ度喉梗阻,表明病情紧急,需要立即进行气管切开以确保气道通畅。急性呼吸困难患者多在起病3~12h内发生,后期出现者少见。故对病程短、病情重的病例,应在做好气管切开术准备的严密监护下进行治疗。对病情发展迅速,已有Ⅲ度呼吸困难者,经治疗症状无缓解或继续加重时,必须迅速重建气道以免延误抢救时机。紧急气管插管认为仅适合会厌肿胀较轻而无杓状会厌皱襞肿胀者。因为会厌重度

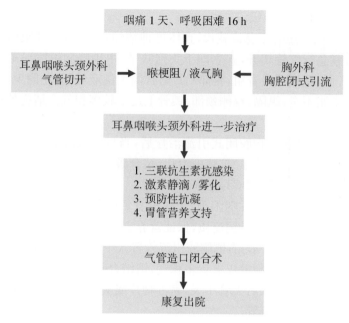

▲ 图7-3 急性会厌炎合并液气胸抢救流程图

肿胀时暴露声门困难,喉入口狭窄增加了插管困难,有时反而会引起喉损伤或喉痉挛甚至窒息,气管切开术相对安全。对来不及行气管切开或气管切开困难的患者,可先行环甲膜切开术。

肺部听诊和胸部CT检查揭示了患者存在液气胸问题,这可能是由于会厌炎引起的感染扩散至胸膜所致。胸外科会诊后及时胸腔闭式引流治疗以减轻肺叶受压和促进肺部复张。

患者入院后接受了三联抗生素治疗,包括头孢呋辛、甲硝唑和左氧氟沙星,以覆盖可能的需氧菌及厌氧菌感染。同时,激素和雾化治疗有助于减轻会厌的肿胀和炎症。患者因咽痛和吞咽困难无法进食,因此置入胃管进行鼻饲流质,这是确保患者营养支持的重要措施。随着治疗的进行,患者的咽痛和会厌肿胀逐渐减轻,最终能够拔除胃管并恢复正常饮食。复查胸部CT显示液气胸明显消退,表明胸腔闭式引流治疗有效,随后成功拔除引流管。由于长期卧床,患者进行了D-二聚体监测、下肢血管超声检查和抗凝治疗,预防了下肢静脉血栓的形成。经过及时的抢救及后续的积极、规范的治疗,患者最终痊愈出院。

患者的抢救过程体现了抢救的及时性和多学科团队(multi-disciplinary team,MDT)合作的重要性,包括耳鼻喉科、胸外科、急诊科等。通过及时的气管切开、胸腔闭式引流及随后规范的抗生素治疗、激素治疗、营养支持和抗凝预防,患者的急性炎症和液气胸得到了有效治疗,恢复过程顺利,最终能够痊愈出院。

四、科主任点评

在本次抢救过程中,医疗团队展现了卓越的专业技能和高效的协作能力。面对患者突发的严重的吸气性呼吸困难,医疗团队迅速识别了Ⅲ度喉梗阻的紧急状况,并立即执行了紧急气管切开术。在治疗过程中,医疗团队采取了全面的综合治疗策略,包括及时的抗生素治疗、激素治疗、雾化治疗以及必要的营养支持。

多学科团队的紧密合作是本次抢救成功的关键。耳鼻喉科、胸外科及急诊科等科室的专家共同参与,确保了患者得到了最适宜的治疗方案。急性会厌炎同时合并液气胸在临床上非常少见,患者的呼吸困难进行性加重除与急性会厌炎有关外,还要考虑液气胸的影响,因此需要在气管切开及时处理了上气道阻塞问题后,还要行紧急胸腔闭式引流处理液气胸,这对于患者的快速康复起到了决定性作用。急性炎症及卧床是下肢静脉血栓形成的危险因素,D-二聚体的监测及低分子肝素的预防性应用减少了并发症的发生。有效的抗生素的应用及营养的支持促进了患者的快速康复和痊愈。

五、参考文献

［1］谭建国,李裕华.成人急性会厌炎 512 例报告[J].临床耳鼻咽喉科杂志,2002,16(7):358-359.

［2］Dowdy R, Cornelius B W. Medical Management of Epiglottitis [J]. Anesth Prog, 2020,67(2):90-97.

［3］孟庆良,赵建娜,张晓明,等.CT 后处理技术与 X 线评估气胸及液气胸患者肺压缩比结果比较[J].山东医药,2020,60(5):60-62.

［4］钟庭彬,黄明燕,郑晓彬.成人急性会厌炎 128 例治疗体会[J].基层医学论坛,2019,23(10):1480.

［5］汪黎黎.对进行持续负压吸引治疗的气胸和液气胸患者实施综合护理的效果探讨[J].当代医药论丛,2017,15(18):277-278.

［6］孙英芬.持续低负压吸引胸腔闭式引流 154 例护理体会[J].实用医学杂志,2010,26(5):870-871.

［7］廖高彬.中心静脉置管治疗"液气胸"的临床分析[J].中外医学研究,2012,10(17):44-45.

［8］黄成林,陈友杰.急性会厌炎 136 例临床分析[J].世界最新医学信息文摘,2015,15(93):200.

作者:曾琪璎、黄叔健、易红良

审阅专家:樊友本

案例 8

颈部坏死性筋膜炎并发肺栓塞和不完全性肠梗阻

一、疾病概述及诊疗进展

坏死性筋膜炎（necrotizing fasciitis，NF）是一种少见的突发性、致死性软组织感染性疾病，由于其进展迅速、致死率高，对患者健康构成了严重威胁。该疾病于 1871 年由 Jones 首次描述，于 1952 年由 Wilson 正式命名。颈部坏死性筋膜炎（cervical necrotizing fasciitis，CNF）是以颈部筋膜和皮下组织广泛坏死为主的严重化脓性感染，以其急性起病、快速发展和高致死率而成为耳鼻咽喉头颈外科领域的一大挑战。

CNF 的最主要病因是牙源性感染，但也可能由于扁桃体周围脓肿、腮腺炎、中耳炎、创伤或头颈部手术等因素引起。感染涉及多种微生物，包括需氧菌和厌氧菌，其中链球菌是最主要的病原菌。此外，糖尿病、肝硬化、皮质类固醇治疗、慢性肾衰竭、恶性肿瘤、静脉药物滥用和肥胖等系统性疾病均可增加 CNF 的易感性。

感染所致 CNF 主要累及筋膜和皮下脂肪。在感染初期，筋膜和脂肪的坏死和液化可能由胶原酶和 A 群链球菌产生的透明质酸酶介导，脂肪液化分解引起组织水肿，并将皮肤从产生水肿液的皮下组织剥脱；随着感染扩散，皮肤的穿支静脉会形成血栓，静脉回流受阻，皮肤水肿、淤青加剧；由于炎症反应，多形核细胞迁移到皮下组织，致感染区边缘皮肤发红和肿胀，呈红斑状，此过程同时表现为蜂窝织炎。若感染沿颈部筋膜面扩散，可广泛侵害面部和胸部皮肤，随着脂肪和筋膜的进一步坏死和液化、动脉血栓形成、皮肤缺血性坏死，皮肤从苍白、青色变为黑色，此时皮肤起泡、失去感觉，恶臭分泌物经皮肤溢出。此过程若无治疗干预，将会导致皮肤脱落、肌肉层暴露。当感染波及颈深筋膜时，细菌入血引起脓毒性休克，导致多脏器功能衰竭甚至死亡。

CNF 的并发症源于感染的扩散及全身感染，包括下行性纵隔炎、心包积液、心包炎、肺炎、胸膜炎等。局部感染、水肿导致气道梗阻，组织和皮肤坏死，引起脓毒性休克、血栓性静脉炎、弥散性血管内凝血和器官衰竭等。其他血管并发症包括颈内静脉血栓形成、颈动脉鞘坏死、颈外静脉血栓形成、颈动脉瘤和动脉瘤破裂等。下行性纵隔炎是最常见的并发症之一，病死率为 30%～50%。胸部 CT 扫描为下行性纵隔炎的首选诊断方法，确诊后需立即进行引流术以降低死亡风险。

CNF 的成功治疗依赖于多学科团队（MDT）的支持。患者确诊为 CNF 后需要立即采取措施，包括早期诊断、积极复苏、广谱抗菌治疗、迅速和彻底的手术清创、反复评估、支持性危重护理（包括营养支持）、重建和康复治疗，这些措施对患者的预后至关重要。

二、病历资料

1. 病史摘要

患者,男,57 岁,因"咽痛、发热伴吞咽困难 5 天,进行性呼吸困难 1 天"入院。患者入院时急性病容,精神萎靡。查体见双侧颌下、颈部及颈部弥漫性红肿,触痛明显,左侧颈部局部捻发感明显;患者咽部黏膜充血,右侧扁桃体Ⅱ~Ⅲ度肿大,右咽侧壁隆起明显;患者张口受限,下咽及喉部结构无法窥清。

患者于 2021 年 6 月 15 日入院,急查颈部 CT 提示:右侧口咽部、咽喉部、双侧颈根部肿胀伴积液积气,考虑感染性病变伴脓肿形成;双侧颈部多发肿大淋巴结(图 8-1A)。血常规检查:快速 C 反应蛋白 129.53 mg/L↑,白细胞 25.2×10⁹/L↑,淋巴细胞百分比 6.2%↓,中性粒细胞百分比 84.9%↑[图 8-2(A-B)]。其他异常指标包括:血糖 14.2 mmol/L↑,钾(干式)3.4 mmol/L↓,总胆红素(干式)26 μmol/L↑,尿素(干式)8.4 mmol/L↑,CKMB 16.1 μg/L↑,肌红蛋白 264.8 μg/L↑,NT-proBNP 140.00 ng/L↑,尿比重 1.046↑,隐血(+),蛋白(±),葡萄糖(+++),酮体(+)。

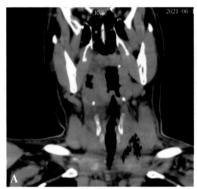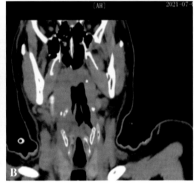

▲ 图 8-1   患者颈部 CT 表现

(A)入院时;(B)出院时。

患者既往有吸烟史,否认高血压、糖尿病等系统性疾病史。

2. 疾病的演变过程和抢救经过

患者入院后,立即予三联抗生素(头孢呋辛、甲硝唑和左氧氟沙星)抗感染治疗;并由内分泌科会诊协助控制血糖以稳定病情。在积极完善术前检查后,于 6 月 16 日在全麻下行颈部探查术+咽旁间隙切开引流术+皮肤和皮下坏死组织切除清创术。术中见气管旁间隙、颌下间隙、咽旁间隙、咽后间隙和椎前间隙多处脓腔及坏死筋膜。分别取脓液及坏死筋膜送微生物培养和病理检查。钝性分离脓腔并充分引流脓液后,术区过氧化氢溶液、碘伏、生理盐水反复冲洗,彻底止血,置双腔引流管冲洗吸引,缝合伤口。经鼻腔留置胃管。手术完成后,患者带气管插管转入重症监护病房,予患者镇静、镇痛、呼吸机支持,升级抗生素(万古霉素),并予双腔引流管持续冲洗、控制血糖、抗凝、鼻饲饮食以及补液支持治疗。

术后第 2 天,患者出现高热,最高体温达 39.1℃。复查血常规及生化指标,结果提示:快速 CRP 82.85 mg/L↑,白细胞 14.2×10⁹/L↑,中性粒细胞百分比 78.2%↑,钙 1.82 mmol/L↓,总蛋白 58 g/L↓,白蛋白 25 g/L↓,尿素 10.2 mmol/L↑,肌红蛋白 275.2 μg/L↑。

脑钠肽(brain natriuretic peptide，BNP)149.00 ng/L↑，D-二聚体 19.19 mg/L FEU↑(图 8-2C)，纤维蛋白(原)降解产物 46.6 mg/L↑，表明感染仍未得到完全控制。经临床药师会诊，将抗生素改为哌拉西林他唑巴坦联合万古霉素，继续检测炎症指标、肝肾功能和凝血功能指标，持续完善病原学检查，并予抗凝和纤支镜吸痰等对症支持治疗。其后，患者出现波动性高热，炎症指标无明显下降。经 MDT 评估，患者短期内拔除气管插管可能性小，于术后第 5 天行气管切开术。继续抗感染治疗 2 天后，患者高热症状减轻，于术后第 7 天予停止镇静，尝试脱机时发现患者自主呼吸困难，决定继续予呼吸机辅助通气。患者于术后第 10 天出现多次呕吐伴严重腹胀症状，联系普外科会诊后考虑不完全性肠梗阻，予胃肠减压、禁

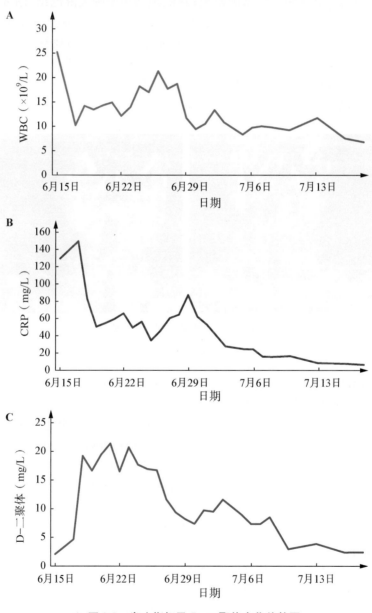

▲ 图 8-2　炎症指标及 D-二聚体变化趋势图

(A)白细胞计数；(B)C 反应蛋白；(C)D-二聚体。

食、补液对症支持治疗,后患者自觉腹胀较前明显好转。当日肺动脉 CTA 检查提示:右侧肺动脉主干、双侧肺动脉分支及开口多发肺栓塞,遂调整低分子肝素为 0.6 mL q12 h。

术后第 3 天,复查颈部 CT 提示:右侧咽旁间隙引流不畅,仍有脓腔;其余颈部术区软组织肿胀及脓肿较前好转。遂于 7 月 1 日全麻下再次行"颈部探查术＋颈部脓肿清创引流术"。结合药敏结果,请临床药师会诊后,停用哌拉西林他唑巴坦,改予阿米卡星＋替加环素抗感染治疗。其后,患者一般情况及炎症指标逐步好转,腹胀情况明显好转,脱离高流量吸氧后自主呼吸良好。遂于术后第 5 天转回耳鼻咽喉头颈外科病房进一步治疗。

术后第 7 天,血管超声提示:双下肢腓静脉血栓形成。复查肺动脉 CTA 提示:右侧肺动脉主干、双侧肺动脉分支及开口多发肺栓塞,与之前(6 月 26 日)比较,右肺主干及左下肺分支动脉内栓塞略减少。经血管外科会诊后,继续予抗凝和抗感染治疗。其后,患者一般情况进一步好转,逐步拔除颈部引流管,并于术后第 11 天撤除胃管和三升袋肠外营养,恢复普食。于术后第 15 天拔除气切套管,并行气管切开口缝合术。其后,患者一般情况及颈部感染恢复良好,无明显咽痛和吞咽痛,无呼吸困难和吞咽困难,经专家团队评估认为达到出院标准,遂于术后第 19 天办理出院。嘱患者出院后控制血糖,定期颈部换药,口服利伐沙班(拜瑞妥)15 mg Bid,3 周后改为 20 mg qd 抗凝 3 个月,3 个月后复查下肢血管彩超。

3. 治疗结果及预后

患者出院时一般情况良好,神志清楚,自主呼吸平稳,无发热,颈部无红肿,伤口愈合良好,咽喉部无明显肿胀。颈部 CT 复查示:颈部轻度肿胀,未见明显渗出(图 8-1B)。复查血常规检查正常,血糖平稳控制在正常范围,D-二聚体(2.39 mg/L FEU)较术前显著下降。治疗过程中炎症指标和 D-二聚体变化趋势如图 8-2 所示。

4. 诊治流程图

颈部坏死性筋膜炎并发肺栓塞和不完全性肠梗阻抢救流程如图 8-3 所示。

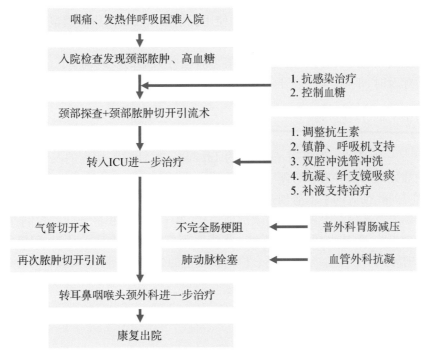

▲ 图 8-3　颈部坏死性筋膜炎并发肺栓塞和不完全性肠梗阻诊治流程图

三、讨论与小结

CNF 是一种罕见的严重感染性疾病,起病急、病情进展迅速,可在数小时内出现严重的并发症而危及生命,病死率较高。该患者在入院前 5 天已经出现咽痛、发热伴吞咽困难,入院时已经出现呼吸困难症状,提示病情已处于非常严重的状态。手术中发现的多处脓腔及坏死筋膜进一步印证了病情的危重程度。这种疾病状态如不进行及时、有效的治疗,将导致严重的并发症,甚至危及患者生命。

该患者的特殊性在于患者入院前病程较长导致病情严重;治疗过程中出现肺栓塞、不完全性肠梗阻、下肢静脉血栓、胸腔积液等严重并发症;此外,患者既往无糖尿病等系统性疾病史,但入院时检查确诊糖尿病。

通过本次抢救,我们获得的经验包括以下几点:①积极监测血糖相关指标:大多数重度感染患者都可能伴有血糖控制异常,即使无糖尿病病史的重度感染患者也可能存在血糖异常,需积极评估血糖指标,防止由于血糖异常导致的感染控制不佳、低血糖甚至酮症酸中毒等危及生命的情况发生。②积极抗凝治疗预防血栓:患者颈部重度感染所致纵隔感染和肺部感染是静脉血栓发生的高危因素,颈部手术史以及术后长期卧床、中心静脉置管和凝血功能异常更是会显著增加静脉血栓发生的风险。虽然我们在术后就及时给予患者抗凝治疗,但是仍未能防止患者肺栓塞和下肢静脉栓塞的发生。提示我们对于此类患者,需要在保证安全的情况下,给予更全面、强度更高的血栓预防措施。③多学科团队(MDT)非常必要:CNF 虽然初始病变在头颈部,但病情发展迅速,并发症多且重,可能导致全身多系统受损;此外,全身多系统功能的平衡对 CNF 的感染控制和康复也至关重要。因为 CNF 病情发展迅速,某一系统功能异常如得不到及时纠正,就可能带来严重不良后果,这就需要成熟、完善的 MDT 紧密协作。在本例病例治疗中,颈部脓肿予以及时手术。清创引流虽然是关键,但仅仅是 CNF 治疗的开始,其后转入重症监护病房镇静、抗感染、呼吸机支持等治疗;治疗过程中涉及调控血糖(内分泌代谢科)、经验性使用抗生素以及根据药敏调整抗生素(临床药剂科)、因不完全性肠梗阻进行胃肠减压(普外科)以及发现肺栓塞和下肢静脉栓塞调整抗凝治疗方案和出院后用药随访方案(血管外科)等多种治疗策略的及时调整。成熟的 MDT 保障了患者的治疗及时、平稳、有序展开,是患者顺利康复出院的必要条件。

四、科主任点评

CNF 是一种高致死性疾病,病死率约 13.36%,故针对该疾病的及时诊断、精准治疗和并发症处理对改善患者的预后至关重要。我科在该疾病的治疗方面积累了较丰富的经验:①尽早、彻底的手术清创在治疗中起关键作用;②早期广谱抗生素应用后需结合细菌学培养及药敏结果更换抗生素的使用;③多学科合作积极预防和控制并发症,加强全身支持治疗,保持水、电解质平衡。临床医师应加强对本病的认识,积极彻底的清创,术后的持续冲洗引流,多学科的合作以及规范的处理可以降低该疾病的并发症及病死率,提高患者生存质量。

五、参考文献

［1］Wilson B. Necrotizing fasciitis［J］. Am Surg, 1952,18(4):416-431.

［2］Elander J, Nekludov M, Larsson A, et al. Cervical necrotizing fasciitis: descriptive, retrospective analysis of 59 cases treated at a single center［J］. Eur Arch Otorhinolaryngol, 2016, 273(12): 4461-4467.

［3］Muhammad J K, Almadani H, Al Hashemi B A, et al. The value of early intervention and a multidisciplinary approach in the management of necrotizing fasciitis of the neck and anteriormediastinum of odontogenic origin［J］. J Oral Maxillofac Surg, 2015,73(5):918-927.

［4］McHenry C R, Piotrowski J J, Petrinic D, et al. Determinants of mortality for necrotizing soft-tissue infections［J］. Ann Surg, 1995,221(5):558-563; discussion 63-65.

［5］Pinto A, Scaglione M, Scuderi M G, et al. Infections of the neck leading to descending necrotizing mediastinitis: Role of multi-detector row computed tomography［J］. Eur J Radiol, 2008, 65(3): 389-394.

［6］Kim D H, Kim S W, Hwang S H. Application of the laboratory risk indicator for necrotizing fasciitis score to the head and neck: a systematic review and meta-analysis［J］. ANZ J Surg, 2022,92(7-8): 1631-1637.

［7］Gunaratne D A, Tseros E A, Hasan Z, et al. Cervical necrotizing fasciitis: Systematic review and analysis of 1235 reported cases from the literature［J］. Head Neck, 2018,40(9):2094-2102.

［8］周兰柱,周恩晖,刘素茹,等.颈部坏死性筋膜炎的临床特点及处理策略[J].临床耳鼻咽喉头颈外科杂志,2019,33(6):545-548.

作者:董凌康、邹建银、易红良
审阅专家:樊友本

侵犯颈部大血管的颈部继发恶性肿瘤伴感染

一、疾病概述及诊疗进展

口咽部恶性肿瘤占全身恶性肿瘤的 1.3%，占头颈部恶性肿瘤的 4.2%，以鳞状细胞癌最多见，多发生于软腭、扁桃体、舌根、咽壁和会厌谷。由于其位置深，侵袭性强，早期常有淋巴结转移，是一种预后较差的恶性疾病。吸烟和饮酒是其主要的危险因素。尽管吸烟人数不断下降，但口咽癌的发病率仍在不断上升，尤其是在年轻人中，这与人乳头瘤病毒（human papillomavirus，HPV）感染所致口咽癌病例的增加有关（这类癌症主要起源于扁桃体区域与舌根）。虽然大多数 HPV 相关口咽癌都表现为局部区域晚期疾病，但这些肿瘤的预后比烟草和酒精相关的肿瘤更好。

早期口咽部鳞状细胞癌的治疗可以是单纯手术治疗或放疗，两种方式的局部控制率和生存率相近，但存在高危特征的病例可能需要联合治疗。微创技术可用于经仔细选择的早期口咽癌，且患者耐受性较好，如经口激光显微手术（transoral laser microsurgery，TLM）和经口机器人手术（transoral robotic surgery，TORS）。无颈部临床表现的早期（T1/T2）口咽癌患者中，颈部隐匿性转移的风险相对较高，因此，一定要考虑颈部择区性淋巴结清扫或放疗。若早期扁桃体癌不伴软腭和舌根受累，则考虑行同侧颈淋巴结清扫术（Ⅱ～Ⅳ区），或同侧颈淋巴结放疗。然而，一般认为舌根、软腭和咽后壁的原发肿瘤为中线结构，可存在双侧淋巴引流，故这些位置的原发肿瘤推荐行双侧选择性颈淋巴结清扫术（包括双侧Ⅱ～Ⅳ区）。一项大型、多中心、回顾性队列研究表明，多学科治疗团队采取 TORS 治疗口咽癌，获得了良好的肿瘤学结局，扁桃体和口咽原发癌的 2 年总生存率分别为 95.4% 和 92.1%。

局部晚期（Ⅲ/Ⅳ期）口咽部鳞状细胞癌有较高的局部复发和远处转移风险。通常需要采用联合治疗方案［手术、放疗和（或）化疗］来提高长期疾病控制率。这些联合方案包括手术治疗后行放疗或同步放、化疗，诱导化疗后手术和（或）放、化疗，同步放、化疗不联合手术，以及序贯治疗（诱导化疗后同步放、化疗）不联合手术，一般首选保留器官功能的方法。转移性或晚期复发性头颈部鳞状细胞癌患者大多需要局部切除联合全身性治疗。全身性治疗方案的选择受多种临床因素影响，包括共存的基础性疾病、体能状态、既往治疗、病理特征及程序性死亡配体 1（programmed death ligand 1，PD-L1）的表达状态。采用 PD-L1 检查点抑制剂的免疫治疗、传统化疗和分子靶向药物等几种治疗方案可单独或联合使用。

对于口咽部鳞状细胞癌患者的外科治疗，初始手术处理方法取决于原发灶及区域淋巴结的受累范围。而对于放化疗失败或复发的局部晚期口咽部鳞状细胞癌患者,其外科治疗极具挑战性。如患者同时合并全身疾病,则对治疗团队提出了更高的要求。

二、病历资料

1. 病史摘要

患者,老年男性,因"发现右侧颈部肿块 4 年"入院。专科查体见悬雍垂菜花状新生物,累及软腭区,右侧颈部可触及肿块,直径约 6 cm,表面凹凸不平,存在红肿、发热、轻按疼痛、局部溃破,按压可见脓血性液体流出,质硬,边界不清,活动度差。2020 年曾于外院就诊,病理示:(鼻咽)黏膜慢性伴淋巴组织增生,(悬雍垂)鳞状上皮重度异型增生、癌变,诊断"口咽恶性肿瘤",颈部肿块穿刺病理不详,后续行放化疗治疗,肿块仍缓慢增大。

患者入院后,颈部增强 MRI 提示:①右侧颈部软组织肿块,结合病史首先考虑转移瘤可能;②鼻咽部软组织增厚;③颈部、颌下散在淋巴结(图 9-1A)。正电子发射计算机断层扫描(positron emission computed tomography,PET/CT)示:①口咽癌放疗后,口咽部稍增厚,葡萄糖代谢未见增高,考虑放疗后肿瘤活性受抑;②颈部软组织肿块,葡萄糖代谢增高,考虑转移瘤,病变局部包绕颈内动静脉、侵犯腮腺;③右侧舌扁桃体结石伴炎症,双侧上颌窦炎;④右肺下叶少许慢性炎症,左肺散在纤维条索,心脏搭桥术后,主动脉弓硬化。颈动脉 CT 血管造影示:①右侧颈部软组织肿块,局部包绕右侧颈总动脉,肿瘤侵犯可能;②右侧大脑中动脉 M1 段动脉瘤;③右侧椎动脉纤细、起始段闭塞、V4 段重度狭窄;④颅颈部动脉粥样硬化伴多发轻-中度狭窄。

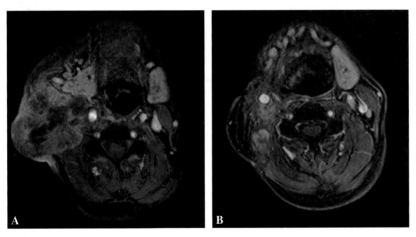

▲ 图 9-1　患者颈部 MRI 表现

(A)入院时;(B)出院时。

2. 疾病的演变过程和抢救经过

该患者因基础疾病及伴发症复杂,请心血管内科会诊协助调整降压药,降低围手术期风险。影像学检查示病变包绕颈内动、静脉,考虑术中分离肿瘤过程中可能出现大血管破裂引发严重出血,请放射介入科会诊后行血管球囊堵塞试验(ballon occlusion test,BOT)评估Willis 环血管交通代偿情况。于 2021 年 12 月 3 日在局麻下行"脑血管造影",BOT 实验阴性。

排除手术绝对禁忌后,于12月9日在全麻下行射频辅助下经口口咽癌切除术、腭咽成形术、右侧根治性颈淋巴结清扫术、右侧带蒂胸大肌皮瓣移植术、右侧颌下腺切除术、右腮腺浅叶切除术、右乳突切除术。术后病理示:(软腭)鳞状细胞癌,切缘未见肿瘤,(右侧颈部肿块)角化型鳞状细胞癌伴坏死,肿瘤局灶侵犯横纹肌组织。术后入重症监护病房监护,次日转回我科普通病房继续治疗。

术后给予丹参、低分子右旋糖酐活血治疗,并给予抗感染、化痰、营养神经等对症治疗。术后患者C反应蛋白持续升高,引流液细菌培养加药敏示:金黄色葡萄球菌,氧氟沙星敏感。请感染科会诊后,抗感染治疗由头孢呋辛改为左氧氟沙星,并反复送检伤口感染物,根据病情及结果调整用药。术后心肌酶谱检查示:肌红蛋白升高,NT‑proBNP明显升高(950 ng/L),心内科会诊后建议在可行情况下尽早开始抗血小板、降血压、调血脂、改善心衰等对症治疗。

3. 治疗结果及预后

经各科会诊并综合治疗后,患者一般情况良好,神志清晰,自主呼吸平稳,颈部皮瓣生长良好、伤口愈合良好。术后白细胞、C反应蛋白等炎症指标,肌红蛋白、NT‑proBNP等心肌梗死指标逐步恢复至基本正常。请肿瘤内科及肿瘤放疗科会诊,建议术后1个月于门诊复查并行后续辅助放化疗。出院时颈部MRI如图9-1B所示。

4. 诊治流程图

侵犯颈部大血管的颈部继发恶性肿瘤伴感染诊治流程如图9-2所示。

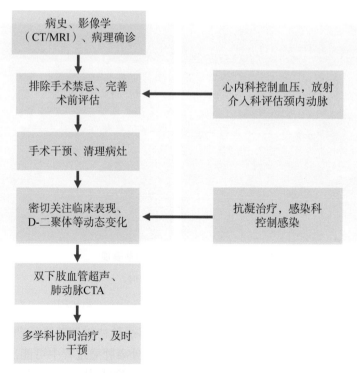

▲ **图9-2　侵犯颈部大血管的继发恶性肿瘤伴感染诊治流程图**

三、讨论与小结

该患者高龄,口咽癌放化疗后复发伴颈部淋巴结转移,肿块已经包绕颈内动、静脉,同时出现了颈部软组织的感染、溃破。一般情况差,自身伴发病复杂,患有高血压 3 级,曾有心肌梗死病史、冠状动脉搭桥术后、脑出血史、高脂血症等。外科手术切除肿瘤需各学科综合评估及围手术期的支持治疗。

口咽部鳞状细胞癌临床隐匿性强,早期常难以发觉,初始表现多为颈部肿块,通常在随后的诊断性检查中才发现口咽部以黏膜为基础的原发灶。该患者起病初无口咽部特殊不适,早期症状为颈部肿物逐渐增大。患者基础疾病较多,高血压病史 50 余年,最高血压达 210 mmHg/120 mmHg,且既往有心肌梗死病史、冠脉搭桥及支架植入后状态,故围手术期需心血管内科的协助治疗。患者颈部 CT 血管造影显示肿物包绕颈内动静脉,术中大出血风险大大增加,甚至危及患者生命。放射介入科行 BOT 试验评估颈内动脉阻塞后颅内血管代偿情况至关重要,只有对患者脑动脉的代偿及交通有了详细了解后,才能在手术中有充分的准备,必要时可切除、结扎颈内动脉。该患者的颈部肿瘤在术前即存在溃破感染,术后在感染病科指导下给予合理、有效的抗感染治疗,提高了手术的成功率。

转移性或复发性头颈部鳞状细胞癌患者的预后通常较差,其成功治疗需要多学科团队制订最佳的综合治疗方案。完整的多学科协作应包括耳鼻咽喉头颈外科、肿瘤内科和肿瘤放疗科、放射介入科以及营养师、口腔修复科医生和康复治疗师等。

四、科主任点评

口咽部恶性肿瘤由于其恶性程度高、侵袭性强,早期常有淋巴结转移,转移性或复发性患者的预后更差,通常需要多学科治疗,包括放疗与化疗联合、全身治疗和(或)支持治疗。复发性或放化疗失败的局部晚期头颈肿瘤患者需严格评估,可能从挽救性手术或再次放疗和(或)放化疗中获益。由于头颈肿瘤患者大部分为老年人,全身情况差,围手术期的处理极其重要,因此可发挥我院综合医院的优势,心内科、感染科及放射介入科在围手术期积极处理和支持,为手术成功提供了保障。侵犯颈部大血管的头颈肿瘤患者大血管受到肿瘤的侵袭,随时有破裂的可能,挽救性手术风险性极大,术前颈部血管及颅内动脉交通代偿的评估极其关键。该例患者挽救性手术的成功提高了患者的生活质量,延长了患者的生存期。

五、参考文献

［1］ Edge S B, Byrd D R, Compton C C, et al. American Joint Committee on Cancer Staging Manual ［M］. 7th ed. New York: Springer, 2010.

［2］ Parkin D M, Bray F, Ferlay J, et al. Global cancer statistics, 2002［J］. CA Cancer J Clin, 2005, 55 (2):74-108.

［3］ Genden E M, Kotz T, Tong C C, et al. Transoral robotic resection and reconstruction for head and neck cancer ［J］. Laryngoscope, 2011, 121(8):1668-1674.

［4］ Moore E J, Olsen S M, Laborde R R, et al. Long-term functional and oncologic results of transoral robotic surgery for oropharyngeal squamous cell carcinoma [J]. Mayo Clin Proc, 2012, 87 (3): 219-225.

[5] Nguyen A T, Luu M, Mallen-St Clair J, et al. Comparison of Survival After Transoral Robotic Surgery vs Nonrobotic Surgery in Patients With Early-Stage Oropharyngeal Squamous Cell Carcinoma [J]. JAMA Oncol, 2020, 6(10): 1555-1562.

[6] Koyfman S A, Ismaila N, Crook D, et al. Management of the Neck in Squamous Cell Carcinoma of the Oral Cavity and Oropharynx: ASCO Clinical Practice Guideline [J]. J Clin Oncol, 2019, 37(20): 1753-1774.

[7] Pfister D G, Spencer S, Adelstein D, et al. Head and Neck Cancers, Version 2.2020, NCCN Clinical Practice Guidelines in Oncology [J]. J Natl Compr Canc Netw, 2020, 18(7): 873-898.

[8] Leemans C R, Tiwari R, van der Waal I, et al. The efficacy of comprehensive neck dissection with or without postoperative radiotherapy in nodal metastases of squamous cell carcinoma of the upper respiratory and digestive tracts [J]. Laryngoscope, 1990, 100(11): 1194-1198.

作者：王圣明、易红良

审阅专家：樊友本

案例 10

颅底肿瘤术后突发溶血性贫血伴多脏器功能衰竭

一、疾病概述及诊疗进展

急性溶血性贫血是由于各种因素导致红细胞在短时间内大量溶解、超过机体代偿能力所发生的一种贫血。这些因素包括遗传性疾病、自身免疫性疾病、感染、药物或毒素暴露等。其临床表现多样,以寒战、高热、腰酸背痛、血红蛋白尿、气促、乏力为主要临床表现,严重者可发生神志淡漠、昏迷、休克,乃至多器官功能障碍综合征（multiple organ dysfunction syndrome,MODS）。MODS患者两个或以上的器官/系统同时或序贯发生功能障碍,病死率随衰竭器官增多而上升。急性溶血性贫血继发MODS起病急、病情重,故需对患者进行及时、全面的评估和诊治。如何快速鉴别诊断急性溶血性贫血,并针对其MODS并发症予以治疗,是临床的一大难题和挑战。

二、病历资料

1. 病史摘要

患者,女,37岁。双侧听力下降20年,逐渐加重,左右耳纯音测听平均听阈达90 dB nHL,佩戴助听器无法交流,无眩晕耳鸣,无面部感觉及运动功能异常,各神经系统检查未见明显异常,外院颞骨CT检查示:右侧内听道扩大,内听道磁共振增强示右侧内听道条状影。门诊以"右侧听神经良性肿瘤、双侧感音神经性听觉丧失"收住入院。

2. 疾病的演变过程和抢救经过

患者于2019年1月25日在全麻下行"经迷路入路右侧听神经瘤切除＋腹部脂肪填充术＋双侧人工耳蜗植入术",术后予抗生素、激素、甘露醇等处理。2月2日11:30（术后第8天）,患者突发神志不清,呼之不应,面色苍白,气促,心率90次/min,SpO$_2$于90%上下波动,血压95 mmHg/58 mmHg,快速血糖:12.5 mmol/L。双侧瞳孔等大等圆,直径约2.5 mm,对光反射弱。紧急行胸部及头颅CT检查,未见脑出血、脑梗死及肺栓塞征象。予吸氧,平卧位,开放气道,吸痰,心电监护。患者神志不清,四肢肢端皮肤可见明显花斑,即刻留置导尿可见酱油色尿;转入重症监护室行进一步监护治疗,诊断为"急性溶血性贫血、多脏器功能衰竭、肺部感染"。予气管插管行持续气道正压通气（CPAP）,积极输血、输液扩容,维持血压等抗休克治疗,予血浆置换＋连续性肾脏替代治疗（continuous renal replacement therapy,CRRT）清除血液毒性物质,积极抗感染治疗。

患者病情稳定后于2月11日拔除气管插管,2月18日转回我科病房,继续积极抗感染、保护肝功能、CRRT，密切监测生命体征。患者于 2 月 26 日因"呼吸急促、烦躁"再入重症监护病房，先行无创呼吸机辅助通气，后改用气管插管后行纤支镜肺泡灌洗、促进肺复张、呼吸机辅助通气。后复查胸部 CT 提示：肺部感染明显好转，氧合指数（oxygenation index，OI）[即动脉血氧分压（PaO_2）与吸入气体中的氧浓度分数（FiO_2）的比值，PaO_2/FiO_2]改善。于 3 月 6 日拔除气管插管，继续采用血浆置换＋CRRT 清除血液毒性物质、积极抗感染等。该患者共输注红细胞 28.5 U，冷沉淀凝血因子 118 U，血浆 12 900 mL，单采血小板 7 U。

3. 治疗结果及预后

患者神志清晰，呼吸平稳，生命体征平稳，佩戴人工耳蜗能正常交流，一般情况可，无恶心、呕吐，进食尚可，两肺呼吸音清，双下肺未及明显湿啰音，无发热，无咳嗽、咳痰，左侧季肋部偶有疼痛。各脏器功能均已恢复，肺部感染控制，各项生理、生化指标未见明显异常。

4. 诊治流程图

颅底肿瘤术后突发溶血性贫血伴多脏器功能衰竭的诊治流程如图 10-1 所示。

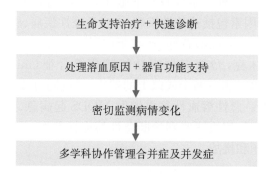

▲ 图 10-1　颅底肿瘤术后突发溶血性贫血伴多脏器功能衰竭的诊治流程图

三、讨论与小结

听神经瘤患者术后出现 MODS 导致的昏迷非常罕见。该例患者最终确诊为药物引起的溶血性休克，为我们在药物使用及观察方面敲响了警钟。重症创伤患者 MODS 的发生率在 28%～88%，被认为是外科重症监护病房患者死亡的常见原因，病死率和住院时间与 MODS 的器官数量和严重程度相关。可能引发 MODS 并需要尽早控制或预防的常见诱发因素包括败血症/感染、组织灌注不足、微循环衰竭和炎症反应恶化。急性溶血性贫血所致 MODS 起病急、病情凶险，需要综合学科及时精准地协同诊治，包括阻断可能诱导急性溶血性贫血发生的病因、血浆置换＋CRRT 清除血液毒性物质、积极抗感染治疗，控制败血症的抗生素、再灌注的微循环和呼吸支持、器官靶向药物，纠正凝血异常、酸碱平衡失调、代谢问题和电解质失调。

四、科主任点评

听神经瘤患者术后出现昏迷的常见原因为脑血管意外。本例患者在出现病情后，及时准确地确诊 MODS 对于其预后非常关键。MODS 的病理生理学是动态的，可能与损伤因素诱导过度促炎反应直接相关。年龄、腹膜炎、糖尿病、血乳酸升高、中心静脉压、非计划手术、心动过速是非心脏手术高危患者 MODS 相关死亡的主要预测因素。不幸的是,一个器官系统出现功能不良后,其他器官系统通常会因为器官相互影响而受到损害,从而导致疾病迅速恶化。因此,器官功能衰竭的早期识别和针对主要器官功能紊乱的矛盾进行治疗是 MODS 成功治疗的基础。在此基础上,持续维持代谢和血流动力学稳定对确保组织再灌注至关重要。各种研究报道,维持心肺功能和组织末梢再灌注可能会降低高危手术患者的住院病程和病死率。确定多器官功能衰竭的潜在可预防诱发因素并尽早预防,有助于改善预后。开发微循环的实时评估技术,评估治疗干预措施的效果,有望实现对危重患者的准确诊断和精准治疗。

五、参考文献

[1] 中华人民共和国国家卫生健康委员会.自身免疫性溶血性贫血诊疗指南(2022 年版)[J].全科医学临床与教育,2022,20(5):388-390.

[2] 张淑文,王超,阴赪宏,等.多器官功能障碍综合征诊断标准与病情严重度评分系统的多中心临床研究[J].中国危重病急救医学,2004(6):328-332.

[3] Asim M, Amin F, El-Menyar A. Multiple organ dysfunction syndrome: Contemporary insights on the clinicopathological spectrum [J]. Qatar Med J, 2020,2020(1):22.

[4] Wheeler D, Wong H, Shanley T. Pediatric Critical Care Medicine [M]. London: Springer, 2014:25-35.

[5] Marshall J C. Measuring organ dysfunction [J]. Med Klin Intensivmed Notfmed, 2020,115(Suppl 1):15-20.

作者:王鹏军、陈正侬

审阅专家:樊友本

案例 11

脑脊液鼻漏

一、疾病概述及诊疗进展

脑脊液鼻漏可分为自发/特发性、外伤性、医源性以及肿瘤相关性。外伤后脑脊液鼻漏可于伤后数日至数月出现，也可于更长时间出现。外伤后脑脊液鼻漏患者易产生肺炎、颅内感染、积气等并发症，保守治疗无效的患者需尽快手术治疗。我科较早在国内开展经鼻内镜下脑脊液鼻漏修补手术，并积累了丰富经验，根据漏口的位置、大小选择 H－B 瓣、筛动脉瓣等进行颅底重建，并受邀在国际会议上做相关报告。

外伤后脑脊液鼻漏患者常合并多个颅底缺损，特别是外伤后额窦后壁的脑脊液漏，既往多采用额窦填塞进行修补，然而术后易合并额窦囊肿/脓肿形成、额窦口狭窄等问题。针对以上问题，我科设计使用颅周骨膜瓣、筛动脉瓣进行额窦后壁的修补，在妥善修复的同时，有助于保持术后额窦口的通畅。

二、病历资料

1. 病史摘要

患者，青少年男性，因"车祸伤后右鼻腔间歇性流清水样涕 3 个月"入院。查体：外鼻无塌陷，鼻中隔基本居中，右侧鼻腔低头有清亮液体流出，双侧下鼻甲无肥大。车祸后头颅 CT 见双侧额叶、左侧颞叶挫伤，左侧额顶颞叶硬膜外血肿，蛛网膜下腔出血，气颅，颅面部多发骨折。车祸后两周患者开始出现右侧鼻腔间歇性流清水样涕。鼻腔溢液脑脊液生化检查提示：葡萄糖 4.72 mmol/L ↑。入院后鼻窦 MRI 示：前颅窝底后组筛窦及蝶窦顶壁骨壁欠光整，局部筛窦、蝶窦积液，双侧额叶软化灶 [图 11-1(B—D)]。

2. 疾病的演变过程和抢救经过

患者入院后积极完善术前检查，排除手术禁忌后行开颅联合内镜下脑脊液鼻漏修补、颅周骨膜瓣颅骨修补、带蒂鼻中隔瓣颅骨修补，术中见左侧额窦后壁、筛顶及右侧额隐窝、蝶骨平台多处硬膜缺损，术中使用筛动脉、颅周骨膜瓣进行颅底缺损修复重建 [图 11-1(E—F)]。术后转入重症监护病房监护一晚，平稳后转我科普通病房，积极抗感染、降颅压对症支持治疗。

3. 治疗结果及预后

术后复查 MRI 提示：颅底修补瓣强化良好 [图 11-1(G—I)]。术后 1 周取出鼻腔内填塞物，见颅底修补瓣血供良好，未见颅底脑脊液漏。

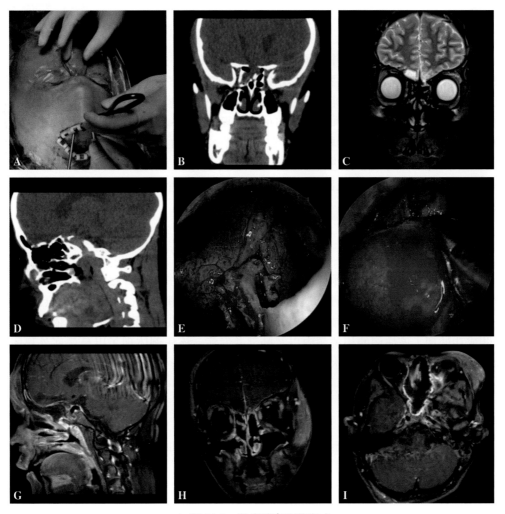

▲ 图 11-1　脑脊液鼻漏修复术

(A)微创冠状切口;(B—D)术前 CT、MRI;(E—F)术中颅底修复的组织瓣;(G—I)术后 MRI。

4. 诊治流程图

脑脊液鼻漏诊治流程如图 11-2 所示。

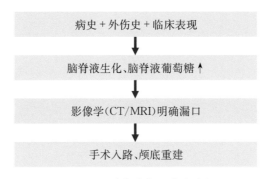

▲ 图 11-2　脑脊液鼻漏诊治流程图

三、讨论与小结

外伤后脑脊液鼻漏患者易并发颅内感染、积气及肺炎等并发症,保守治疗无效的患者需尽快手术治疗。通过术前阅片,我们发现该患者颅底合并多处缺损,包括左侧额窦后壁、筛顶及右侧额隐窝、蝶骨平台,单纯采用鼻腔内黏膜瓣一次性修补以上颅底缺损困难较大。经鼻内镜下额窦口的暴露是定位和修复漏口的基本要求;此外,长远看来,对于涉及额窦后壁、额隐窝的脑脊液漏,维持通畅的额窦引流有助于减少手术的远期并发症。因此,我们采用颅周骨膜瓣以及筛动脉对该患者进行颅底重建。在外伤性脑脊液鼻漏的修复策略中,宽敞的经鼻额窦入路,结合适当的外入路以及综合应用各种带血管蒂组织瓣,可保证成功修复,同时保证额窦的通畅引流。

四、科主任点评

外伤性脑脊液鼻漏具有颅底漏口多、漏口大并常常并发额窦后壁漏。此类脑脊液鼻漏的修复往往挑战巨大并且易遗留远期额窦阻塞。医疗团队运用特色组织瓣技术,一次性妥善修复了鼻颅底区域多处漏口的同时也保证额窦引流通畅。同时依托多学科团队成功处理了该病例的相关颅内以及肺部并发症。该病例体现了以鼻颅底外科团队为核心的多学科团队的专业水平。

五、参考文献

［1］刘世贤,唐如,李志鹏,等.迟发性医源性脑脊液耳鼻漏相关危险因素分析[J].临床耳鼻咽喉头颈外科杂志,2021,35(12):1111-1114.

［2］Li M, Mao S, Tang R, et al. Delayed Diagnosis and Treatment of Cerebrospinal Fluid Leakage in Current Practice [J]. J Craniofac Surg, 2019,30(6):1657-1661.

［3］Tang R, Mao S, Li D, et al. Treatment and Outcomes of Iatrogenic Cerebrospinal Fluid Leak Caused by Different Surgical Procedures [J]. World Neurosurg, 2020,143:e667-e675.

作者:张维天、茆松、时海波

审阅专家:樊友本

大脑大静脉瘤（Galen 静脉瘤）

一、疾病概述及诊疗进展

大脑大静脉瘤（Galen 静脉瘤）是一种少见的儿童血管性疾病，约占颅内血管畸形的 1%，致残率和病死率均较高。该病的典型特征是高流量、高流速的动脉血液通过 1 支或多支动静脉之间的瘘道，直接冲击引流静脉，使其扩张呈瘤样改变。

该病发病机制为动静脉短路、静脉高压，造成 Galen 静脉动脉瘤样畸形扩张。一方面，巨大瘤体压迫导水管及颅内静脉高压引起脑脊液循环障碍而产生脑积水；另一方面，因"偷流"产生进行性慢性脑缺血并导致智力低下，高流量的血液回心导致前负荷增加，进而导致肺动脉高压，最终致心力衰竭。本疾病的临床表现与年龄相关，患儿常表现为头痛、智力障碍和神经功能障碍，以及头皮静脉扩张。其中，新生儿的典型表现为出生后不久的高输出量、前负荷性的心力衰竭，出生后 1~12 个月会出现头围增大、颅内杂音，以头后外侧听诊明显。2 岁以上的儿童大多以头围增大发病，部分可有蛛网膜下腔出血，心脏也可有轻度扩大，颅骨听诊可闻及颅内杂音。年长儿童、青少年或青年临床表现可以有蛛网膜下腔出血、松果体区占位、高颅内压和脑积水等。头颅 CT 或 MRI 可作鉴别诊断。

随着影像学诊断和治疗手段的进步，本病可获得早期发现和及时治疗，患儿的生存率明显提高。目前，Galen 静脉瘤的 CT 表现具有特征性，平扫显示四叠体池内边界清楚的圆形或三角形高密度影，其 CT 值与血液相似，常可见病灶边缘钙化，如供血动脉粗大，亦可在平扫时显示；增强扫描病灶呈边缘清楚的均一强化，有时可显示多根螺旋状增粗的引流静脉；并常伴发脑积水。MRI 表现为四叠体池内边界清楚的圆形或三角形信号不均的病灶，其中血流快的表现为"流空现象"，湍流和血液淤滞表现为 T1 加权成像（T1 weighted imaging，T1WI）呈低或等信号，T2 加权成像（T2 weighted imaging，T2WI）呈稍高信号，附壁血栓在 T1 和 T2 像上均为高信号。数字减影血管造影（digital subtraction angiography，DSA）是诊断与引导介入治疗的金标准，其能分辨供血动脉，显示瘘口部位，鉴别异常静脉。

最初发现 Galen 静脉瘤时的病死率接近 100%，近年来，血管内治疗在 Galen 静脉瘤的应用中逐渐被临床医生所认可。此方法主要采用球囊、弹簧圈及液态栓塞材料，选择性地栓塞动静脉瘘瘘口或动静脉畸形病灶，纠正动静脉短路的问题，其治疗的关键是闭塞动静脉瘘瘘口并且尽量避免损伤引流静脉系统。最新研究显示，血管内治疗目前已是 Galen 静脉瘤治疗的首选，其具有较低的并发症和良好的临床预后。较新的栓塞理念已从一次性栓塞转变为分期栓塞，可以在很大程度上避免脑出血和静脉血栓形成。随着全球范围内更大型的临床前瞻性研究的开展,血管内治疗 Galen 静脉瘤的变革将为患儿带来更大的福音。

二、病历资料

1. 病史摘要

患儿,1 岁 8 个月,于 2016 年初被发现智力较同龄小孩稍低并出现前额头皮静脉明显的症状,于 2016 年 7 月在当地医院进行头颅磁共振血管成像(magnetic resonance angiography,MRA)检查发现大脑大静脉池内类圆形血管流空信号灶,中脑导水管受压变窄。随着症状逐渐进展,头皮静脉逐渐出现怒张,头围增大,患儿于 2016 年 8 月 5 日至外院行 CT 检查示两侧侧脑室偏大,怀疑为 Galen 静脉瘤并建议转诊至我院进一步检查,并于 2016 年 11 月 17 日全麻下行 Galen 静脉瘤栓塞术,术后患儿症状改善。于 2016 年 10 月底出现进食后呕吐、嗜睡,伴右眼睑下垂,右面部皮下静脉及右眼球充血进行性加重,3 日前出现神志不清。

查体:意识模糊,不能言语,智力较同龄人发育差,眼部四周及前额、后枕部头皮静脉怒张,生长发育较同龄儿童迟缓,头围约 52 cm,双瞳等圆,颈项无抵抗,肌张力对称。

外院辅助检查:2016 年 9 月 21 日,CT 进一步提示脑实质内多发线样钙化,侧脑室扩张,脑室积水,后矢状窦、小脑幕内见梭形连续少量高密度影,CT 值约 40 HU,中线结构居中,脑沟脑裂未见明显增宽。考虑 Galen 静脉动脉瘤样畸形,伴脑组织萎缩钙化。

2. 疾病的演变过程和抢救经过

患儿于 2016 年 9 月 21 日至我院行 CT 检查,结果高度怀疑 Galen 静脉瘤(图 12-1)并住院进一步检查。患儿入院后行全麻下脑血管造影,确诊为 Galen 静脉瘤。与患儿监护人沟通后,行 Galen 静脉瘤栓塞术,术中顺利并部分栓塞了静脉瘤。术后患儿体征平稳,神志清晰,呕吐症状减轻,并于 2016 年 9 月 29 日出院。

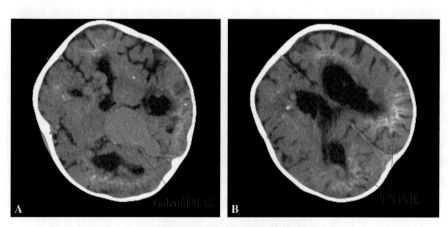

▲ 图 12-1　CT 示 Galen 静脉瘤

(A)第三脑室顶平面;(B)侧脑室顶部平面。

2016 年 10 月 29 日,患儿突发进食后呕吐、嗜睡,伴右眼睑下垂,并逐步演变为意识不清,并于 11 月 11 日来我院进一步治疗。经麻醉科、重症医学科与放射介入科的评估后,患儿于 11 月 17 日全麻下行 Galen 静脉瘤栓塞术,术中顺利,并于当天入住加强监护病房(intensive care unit,ICU)进行监护。经过术后护理、心理支持及营养支持后,术后患儿症状逐渐缓解，神志清晰，精神可，查体合作，与之言语可有活动应答，头皮静脉怒张改善，术后患儿于 11 月 23 日顺利出院。

3. 治疗结果及预后

术后患儿神志由嗜睡转为清晰，对答由之前的不能转为与之言语可有活动应答，右眼睑充血症状已明显好转，双瞳等圆，颈项无抵抗，四肢肌力 V 级，肌张力对称。术后，在患儿长时间随访过程中，患儿的智力情况好转，头颅水肿情况明显改善，生活自理。DSA 栓塞前后对比如图 12-2 所示。

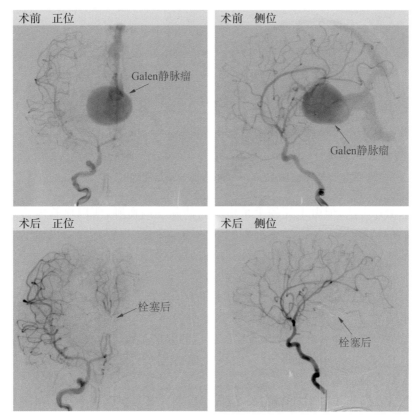

▲ 图 12-2　Galen 静脉瘤 DSA 栓塞前后对比图

4. 诊治流程图

Galen 静脉瘤的诊治流程如图 12-3 所示。

三、讨论与小结

Galen 静脉畸形又称 Galen 静脉瘤、Galen 动静脉瘘，由于动静脉短路和 Galen 静脉的前身前脑中静脉发育异常，大量血流进入 Galen 静脉，造成其动脉瘤样扩张，直径常大于 3 cm。此病好发于婴幼儿及新生儿，少数为成年人，这给救治带来了难度。临床表现包括充血性心力衰竭、脑积水、神经功能障碍、抽搐、颅内出血等。

治疗方式包括内科对症治疗、外科手术以及血管内治疗。内科治疗主要用于对症治疗心功能异常及神经系统症状，最终仍需血管内栓塞治疗或外科手术治疗。而目前外科手术

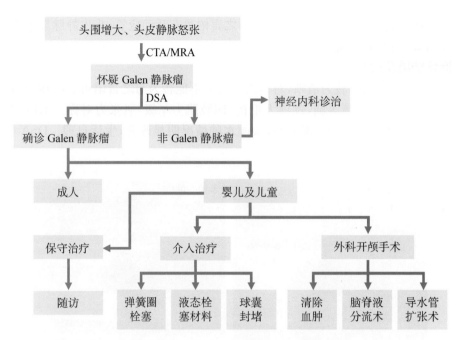

▲ 图 12-3　Galen 静脉瘤诊治流程图

已不再是首选治疗方法,但由于开颅手术可同时清除颅内血肿,所以血管内治疗失败时,手术可作为最后的选择。DSA 可以更准确地评估瘘口流量、位置、大小、供血动脉数量、静脉窦高压及异常代偿开放的静脉等情况。同时,血管内操作技术的发展极大地改善了患儿的不良预后。血管内治疗的目标是恢复血流动力学平衡,实现生理学层面上的治愈而非单纯解剖学层面上的治愈,以改善患儿的神经功能和生长发育。原则上,血管内栓塞治疗应始终优先于脑积水的治疗。治疗过程应循序渐进,避免血流动力学的快速改变,因为高灌注综合征可能会导致脑实质出血或大量静脉血栓形成。部分栓塞可充分减少 Galen 静脉瘤的血流量,进而达到控制心力衰竭的目的;分次栓塞可通过逐渐地调整脑血流动力学变化,最大限度地降低对大脑发育的不利影响。

本例患儿成功实行了两次栓塞手术,但依然出现了第 1 次手术后疾病进展、症状加重的问题。这可能由于婴幼儿自我表达能力差,治疗中难以及时发现症状变化,致使疾病进展难于察觉。Galen 静脉瘤病例本身较少见,故临床治疗及护理经验少,而此类患儿由于年龄小也增加了治疗的难度。

四、科主任点评

　　本病例属于少见特殊病例,疾病症状不典型,头围增大、头痛、智力低下、心功能差是常见的表现。患儿系婴幼儿,由于血管发育尚未正常,本身治疗难度较高,术后稍有不慎将导致不良预后。该病保守治疗无效,外科治疗难度大、风险高,因此目前以血管内栓塞治疗作为首选治疗方案,其治疗目的不在于追求完全栓塞病变,重新分配血流、保证心脏和神经的正常发育才是手术的主要目的。尽管如此,此病的治疗仍然是一个复杂的挑战,常需多次手术方能达到治疗效果。

此病经栓塞治疗后,Galen 静脉瘤破裂出血的风险明显减小,脑积水和颅高压症状也得到了明显的改善。对此类婴幼儿,早期确诊和积极救治干预对预后有极大的改善。

五、参考文献

［1］ Fifi J T, Bazil M J, Matsoukas S, et al. Evolution of transvenous embolization in vein of Galen malformation: case series and review of the literature ［J］. J Neurointerv Surg, 2023,15(6):579-583.

［2］ Berenstein A, Paramasivam S, Sorscher M, et al. Vein of Galen Aneurysmal Malformation: Advances in Management and Endovascular treatment ［J］. Neurosurgery, 2019,84(2):469-478.

［3］ Lasjaunias P L, Chng S M, Sachet M, et al. The management of vein of Galen aneurysmal malformations ［J］. Neurosurgery, 2006,59(5 Suppl 3):S184-194; discussion S3-13.

［4］ Yan J, Wen J, Gopaul R, et al. Outcome and complications of endovascular embolization for vein of Galen malformations: a systematic review and meta-analysis ［J］. J Neurosurg, 2015, 123 (4): 872-890.

作者:王介南、朱悦琦

审阅专家:滕银成

右侧后交通动脉瘤破裂伴蛛网膜下腔出血

一、疾病概述及诊疗进展

颅内动脉瘤(intracranial aneurysm，IA)是一种颅内动脉壁的局限性、病理性扩张病变，其破裂是造成自发性蛛网膜下腔出血(subarachnoid hemorrhage，SAH)的首位病因。IA引发的动脉瘤性 SAH(aneurysm SAH，aSAH)是严重危害人类健康的脑血管疾病。研究报道显示，世界范围内 aSAH 的年发病率在(2～16)/10 万，占全部卒中患者的 8%。aSAH具有致死率高、致残率高的特征，一项荟萃分析纳入了 85 项非对比研究，共 4 506 例高分级[世界神经外科联盟(World Federation of Neurological Societies，WFNS)分级≥Ⅳ级]aSAH 患者，结果显示破裂 IA 的病死率为 34%(1 017/3 031)。aSAH 的主要症状是突发雷击样头痛(约 70% 的患者)、颈后部疼痛，可同时伴有恶心或呕吐、颈强直、癫痫发作、局灶性神经功能障碍或意识丧失，严重者可危及生命。

在 aSAH 的影像学诊断中，首选头部 CT，其在出血后 6 h 的敏感度为 95%～100%，出血 5～7 天后，头部 CT 的阴性率上升。CT 血管造影(CTA)具有快速、价格低且相对无创等特点，除对微小动脉瘤(最大径<3 mm)的检出率尚不及数字减影血管造影(DSA)外，大多数情况下可替代 DSA。因此，对 aSAH 患者可以首先行 CTA 检查。CTA 能显示 IA 的形态、大小以及与载瘤动脉的关系；如果 CTA 结果为阴性，建议进一步行 DSA 检查。DSA 是诊断 IA 的"金标准"，大约 85% 的蛛网膜下腔出血患者经 DSA 检查能发现 IA。

近年来，随着神经介入材料和技术的发展，介入栓塞已成为颅内未破裂动脉瘤治疗的主要趋势。介入治疗的主要方式包括 3 类：①动脉瘤弹簧圈栓塞术，该类治疗方法包括单纯弹簧圈动脉瘤栓塞术、支架辅助弹簧圈动脉瘤栓塞术、球囊辅助弹簧圈动脉瘤栓塞术。②密网支架置入术，通过瘤颈高金属网眼覆盖，使动脉瘤腔内血液瘀滞，形成血栓而使动脉瘤闭塞。③载瘤动脉闭塞术，适用于外科手术或血管内治疗难以成功或治疗失败，经过评估闭塞载瘤动脉不会引起明显神经功能障碍的患者。对复杂动脉瘤或后循环动脉瘤破裂合并血肿者，可考虑介入、开颅手术联合处理，即复合手术。

二、病历资料

1. 病史摘要

患者，女性，69 岁，主因"突发晕倒，伴呕吐，呕咖啡色样胃内容物，小便失禁"入院。患者于 2022 年 5 月 2 日 15:00 突发晕倒，伴呕吐，呕咖啡色样胃内容物，小便失禁，意识丧失，遂于当日 17:00 于我院急诊就诊。查体:患者持续昏迷,查体不合作,无法对答,四肢无自主活动。

既往高血压病史 3～4 年,平素口服厄贝沙坦片和硝苯地平控释片控制。两年前行右侧乳腺癌手术,术后小剂量放疗,口服抗激素药物支持治疗。

5 月 2 日,CT 提示颅内动脉瘤破裂伴蛛血,脑室系统少量积血;CTA 提示右侧颈内动脉后交通动脉段动脉瘤破裂伴蛛网膜下腔出血(subarachnoid hemorrhage, SAH)。

2. 疾病的演变过程和抢救经过

患者突发晕倒,伴呕吐,呕咖啡色样胃内容物,小便失禁。急诊就诊,来院后完善头颅 CT 及 CTA,提示蛛网膜下腔出血及颅内动脉瘤。首先考虑是右侧后交通动脉瘤破裂致蛛网膜下腔出血。考虑脑动脉瘤首次破裂出血量大,如发生再次破裂出血则患者预后不佳。与患者家属沟通后决定积极行脑血管造影＋脑动脉瘤介入栓塞术治疗。

患者收入院后,立即送往 DSA 手术室。患者全麻后,右侧腹股沟股动脉穿刺插管,行右侧颈内动脉造影,正侧位＋三维旋转＋工作位摄片,提示右侧后交通动脉瘤,可见动脉瘤瘤腔和瘤颈,大小约 16 mm×14 mm,瘤颈口约 7 mm。后置导引导管于右侧颈内动脉破裂孔段远端,后分别在微导管、微导丝配合下置导管头端于动脉瘤瘤腔,依次引入多枚弹簧圈栓塞动脉瘤。复查造影显示动脉瘤闭塞,动脉瘤栓塞程度分级Ⅰ级,载瘤动脉通畅。术中患者生命体征平稳,术后拔鞘、止血后送返重症病房。介入治疗过程如图 13-1 所示。

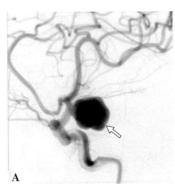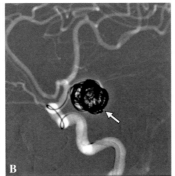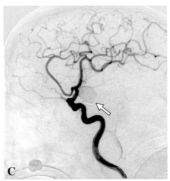

▲ 图 13-1　介入治疗过程

(A)栓塞术前造影示:右侧后交通动脉瘤,大小约 16 mm×14 mm,瘤颈口约 7 mm;(B)术中:微导管头端置于动脉瘤瘤腔,依次引入多枚弹簧圈栓塞动脉瘤;(C)术后造影示:动脉瘤闭塞,载瘤动脉通畅。

3. 治疗结果及预后

患者术后第 1 天,呼吸机辅助呼吸,深昏迷,格拉斯哥昏迷评分(Glasgow coma score, GCS)3 分,双瞳等大,对光反应迟钝,颈项强直。术后第 2 天,昏迷,GCS 5 分,痛刺激可见睁眼。术后第 3 天,呼吸机脱机,生命体征平稳。

5 月 4 日复查头颅 CT 示:颅内动脉瘤介入术后,少许蛛网膜下腔出血,第四脑室、双侧脑室积血,较前稍吸收。5 月 7 日,患者术后 1 周复查 CT 示:第四脑室、双侧脑室积血,较前稍吸收。5 月 14 日,患者术后 2 周复查 CT 示:第四脑室、双侧脑室积血,较前稍吸收。6 月 6 日,患者术后 1 个月复查 CT 示:颅内动脉瘤介入术后改变,颅内积血较前吸收完全。治疗前后 CT 对比如图 13-2 所示。

患者于 6 月 14 日出院,查体:神志朦胧,精神状态可,可眨眼简单应答,双上肢可遵医嘱简单握拳,左下肢肌力Ⅰ级,右下肢肌力Ⅱ～Ⅲ级。

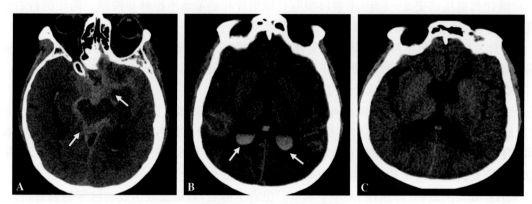

▲ 图 13-2 治疗前后 CT 对比

(A)术前急诊头颅 CT 示:颅内动脉瘤破裂伴蛛网膜下腔出血,脑室系统少量积血;(B)术后 1 周头颅 CT 示:颅内动脉瘤介入术后,第四脑室、双侧脑室积血,较前稍吸收;(C)术后 1 个月头颅 CT 示:颅内动脉瘤介入术后改变,颅内积血较前吸收完全。

患者 1 年后住院复查,查体:神志清晰,查体合作,对答切题,双侧上肢肌力Ⅴ级,双侧下肢肌力Ⅳ级,肌张力对称,双侧病理征阴性,双侧克尼格征(Kernig sign;简称克氏征)阴性,感觉正常。

4. 诊治流程图

后交通动脉瘤破裂伴蛛网膜下腔出血诊治流程如图 13-3 所示。

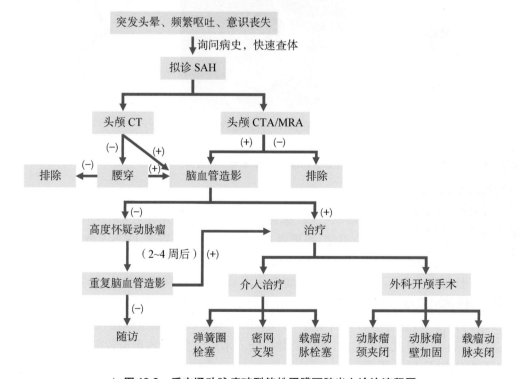

▲ 图 13-3 后交通动脉瘤破裂伴蛛网膜下腔出血诊治流程图

三、讨论与小结

后交通动脉瘤是一种常见的颅内动脉瘤类型,其破裂所导致的蛛网膜下腔出血常危及生命。介入栓塞术是目前治疗这种动脉瘤的常用方法之一,通过将微导管引导至动脉瘤内部,然后填充弹簧圈以阻塞动脉瘤及破口,从而达到治疗效果。介入栓塞术是一种微创的治疗方式,具有创伤小、痛苦小、恢复快等优点。通过术后及随访 DSA 检查,可以判断动脉瘤是否被完全栓塞,以及载瘤动脉是否通畅。尽管介入栓塞术是一种相对微创的手术方式,但它对医生的操作技术要求非常高。手术过程中需要在几毫米的瘤体内准确地放置弹簧圈,不能有任何偏差,否则可能会造成术中动脉瘤破裂出血或者影响到正常的脑组织供血动脉通畅。本例患者动脉瘤瘤腔大、瘤颈宽、形态不规则,对术者有一定的挑战,且患者年龄较大,血管较扭曲,栓塞过程对于栓塞通路建设、微导管塑性、栓塞材料选择都有较高的技术要求。在本例患者抢救过程中,确认病情危急后,立即启动了绿色通道,快速完善检查明确诊断,在取得患者家属同意后进行了急诊手术,早期对动脉瘤进行可靠栓塞,减小了再发破裂出血风险,成功地挽救了患者的生命。此外,在患者术后密切检测患者生命体征,积极预防并发症的发生,并指导患者做必要的康复训练,让患者得以恢复独立生活能力。

综上所述,后交通动脉瘤破裂是一种极其危险的疾病,但只要我们能够及时发现并采取有效的治疗措施,就有可能改善预后、挽救患者的生命。同时,医护人员在抢救过程中积累的经验也非常宝贵,它们不仅可以帮助我们更好地理解和应对这种疾病,而且还可以为未来的医疗实践提供有益的参考。

四、科主任点评

破裂动脉瘤患者发病急、症状重、致死/致残率高,随着影像设备及介入器械的进步,目前临床上对其治疗越来越多地应用微创血管内介入治疗,在弹簧圈栓塞或者血流导向装置植入治疗动脉瘤,具有创伤小、治疗效率高的特点。早期干预可以有效降低再破裂出血风险,挽救患者生命。

本例患者为右侧后交通动脉瘤破裂伴蛛网膜下腔出血,临床症状重、出血量多、血管扭曲、动脉瘤体积大、瘤颈宽、形态不规则。对于这类宽颈动脉瘤,急性出血期需要尽量避免支架植入带来的抗血小板药物治疗矛盾,这就要求术者更多地考虑不同的弹簧圈栓塞技术,如球囊辅助栓塞技术、大圈成篮技术、双微导管辅助栓塞技术、弹簧圈编织技术、插秧技术、分房栓塞技术等。本例患者在术前充分评估、准备的基础上,微导管塑形后使用弹簧圈进行裸栓,成功避免了支架植入,在减轻患者经济负担的同时,最大限度地减轻了支架植相关风险,但是需要注意尽早进行造影复查,明确动脉瘤复发风险。

五、参考文献

［1］ van Gijn J, Kerr R S, Rinkel G J. Subarachnoid haemorrhage［J］. Lancet, 2007, 369(9558):306-318.

［2］ Connolly E S Jr, Rabinstein A A, Carhuapoma J R, et al. Guidelines for the management of aneurysmal subarachnoid hemorrhage: a guideline for healthcare professionals from the American Heart Association/american Stroke Association［J］. Stroke, 2012, 43(6):1711-1737.

［3］ Virani S S, Alonso A, Aparicio H J, et al. Heart Disease and Stroke Statistics-2021 Update: A Report From the American Heart Association ［J］. Circulation, 2021,143(8):e254-e743.

［4］ Nieuwkamp D J, Setz L E, Algra A, et al Changes in case fatality of aneurysmal subarachnoid haemorrhage over time, according to age, sex, and region: a meta-analysis ［J］. Lancet Neurol, 2009, 8(7):635-642.

［5］ Zhao B, Rabinstein A, Murad M H, et al Surgical and endovascular treatment of poor-grade aneurysmal subarachnoid hemorrhage: a systematic review and meta-analysis ［J］. J Neurosurg Sci, 2017,61(4):403-415.

［6］ Claassen J, Park S. Spontaneous subarachnoid haemorrhage ［J］. Lancet, 2022,400(10355):846-862.

［7］ Perry J J, Stiell I G, Sivilotti M L, et al. Sensitivity of computed tomography performed within six hours of onset of headache for diagnosis of subarachnoid haemorrhage: prospective cohort study ［J］. BMJ, 2011,343:d4277.

［8］ Westerlaan H E, van Dijk J M, Jansen-van der Weide M C, et al. Intracranial aneurysms in patients with subarachnoid hemorrhage: CT angiography as a primary examination tool for diagnosis—systematic review and meta-analysis ［J］. Radiology, 2011,258(1):134-145.

作者:郭胜、朱悦琦

审阅专家:滕银成

案例 14
急性缺血性脑卒中

一、疾病概述及诊疗进展

急性缺血性脑卒中(acute ischemic stroke, AIS)是以高发病和复发率、高致残和致死率为特点的疾病,目前已成为全球第二大死亡原因,给患者带来严重的生活障碍和经济负担。其发病机制常由于血栓脱落或局部血管狭窄导致颅内大血管闭塞,引发急性脑缺血,产生局灶神经功能缺损。对于 AIS 的救治,快速完成影像学评估和开通闭塞血管是降低致残、致死率的核心。术前多模态影像学检查中,头颅 CT 平扫(non contrast CT, NCCT)用于排除出血性卒中,头颅 CTA/MRA 可评估血管闭塞情况,头颅 CT 灌注(CT perfusion, CTP)可识别可逆缺血半暗带及不可逆性缺血核心。对疑似 AIS 的患者,应常规行影像学检查和实验室检查,但应注意避免因此类检查而延误溶栓或取栓治疗时机。

AIS 脑再灌注治疗,包括静脉溶栓和动脉机械取栓,是及时开通闭塞责任血管的关键技术。静脉溶栓主要采用重组组织型纤溶酶原激活剂(recombinant tissue plasminogen activator, rt-PA)或其他新型溶栓药物,溶解血栓,实现血流再通,一般适用于中小直径的闭塞血管。研究表明,在发病 4.5 h 以内的静脉 rt-PA 溶栓患者可明确获益,且溶栓时间越早,获益越大;另有研究表明,6 h 内对发病的 AIS 患者进行静脉溶栓亦可获益。但是,由于静脉溶栓有严格的时间窗限制,能够通过其获益的患者不到缺血性卒中患者的 3%,且部分颅内大血管闭塞病例静脉溶栓的血管再通率低。机械取栓是治疗大血管闭塞性 AIS 最为有效的治疗方法,多项临床试验已经证实其治疗前循环大血管闭塞性脑卒中中的安全性和有效性,在充分影像学评估条件下,时间窗口可延长至卒中发作后 24 h。随着影像设备和介入器材的发展,当前的取栓技术日新月异。直接吸引一次性通过技术(a direct aspiration first-pass technique, ADAPT),颅内支撑导管辅助 Solitare 支架取栓技术(solitare retriever stentcombing with intracranial support catheter aspiration for mechanical thrombectomy, SWIM),支架联合抽吸取栓技术(solitare+penumbra, SOLUMBRA),双重抽吸导管抽吸技术(two-stage aspiration technique, TAST),近端球囊阻断联合支架抽吸取栓技术(trevo with aspiration and proximal flow control, TRAP),气囊导引取栓术联合大口径远端导管及双重抽吸和支架回收标准方法(balloonguide with large bore distal access catheter with dual aspiration with stent-retriever as standard approach, BADDASS)等多种取栓技术不断发展和迭代,大大提高了闭塞血管的开通率,减少了开通所需时间和操作次数,降低了致死、致残风险,为患者争取到更好的预后。

二、病历资料

1. 病史摘要

患者,女,78岁,因"突发晕厥伴呕吐及右侧肢体活动障碍6h,加重2h"入院。患者于2022年6月12日19:00左右无明显诱因情况下突发晕厥伴呕吐及右侧肢体活动障碍,进行性加重,遂于次日凌晨1:00至我院急诊就诊,进入绿色通道。

查体:神志模糊,精神萎靡,查体不合作,无法对答,双瞳等大等圆,右侧肢体肌力无自主活动,左侧肢体肌力Ⅳ级,右侧巴宾斯基征(Babinski sign;简称巴氏征)(+)。

6月12日心电图报告心房颤动伴快速心室率ST段呈水平形压低。多模态CT检查结果显示:CT平扫未见明显异常,CTA提示左侧大脑中动脉M1段闭塞,颅内动脉粥样硬化,CT灌注检查显示左侧大脑半球低灌注,核心梗死体积17mL,缺血半暗带体积122mL,不匹配比率8.2。

2. 疾病的演变过程和抢救经过

患者突发晕厥伴呕吐,右侧肢体活动障碍进行性加重,急诊来院后,进入绿色通道,优先进行一站式CT平扫、CT灌注及CTA检查评估,影像证实左侧大脑中动脉闭塞,左侧大脑半球缺血不匹配比率为8.2,考虑患者行动脉取栓治疗可以挽救较大体积缺血半暗带,能够带来明显获益,立即收入院。术前影像学检查如图14-1所示。

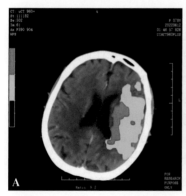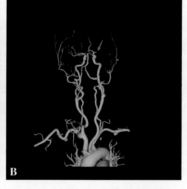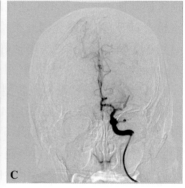

▲ 图14-1 术前影像学检查

(A)术前CTP:左侧大脑半球低灌注,核心梗死体积17mL,缺血半暗带体积122mL,不匹配比率8.2;(B)术前CTA:左侧大脑中动脉M1段闭塞,颅内动脉粥样硬化;(C)术前DSA:证实左侧大脑中动脉M1段闭塞,远端血管无显影。

在排除手术禁忌、患者家属知情同意的情况下,凌晨2:00送往数字减影血管造影(DSA)手术室,紧急行经皮颅内动脉取栓术:快速动脉穿刺插管,行脑血管造影,显示左侧大脑中动脉M1段闭塞,远端无显影。随后在微导丝配合下,微导管穿过闭塞段血管进入远端,释放取栓支架,并配合负压抽吸SWIM技术进行取栓,可见大小约3mm×5mm的血栓被取出。取栓后复查造影显示闭塞段开通,前向血流恢复良好。术后影像学检查如图14-2所示。术后返病房后予心电监护、吸氧、SpO₂监测、亚宁定控制血压、甘油果糖脱水降颅压、胺碘酮转复窦律、美托洛尔控制心室率、丁苯酞和依达拉奉保护神经、泮托拉唑护胃、营养神经等对症支持治疗。

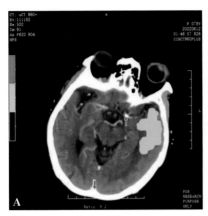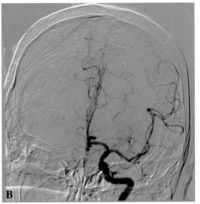

▲ 图 14-2　术后影像学检查

（A）术后 CTP：双侧大脑半球血流灌注对称；（B）术后 DSA：左侧大脑中动脉闭塞段再通，前向血流恢复良好。

患者术前心电图即提示存在心房颤动，术后立即加用胺碘酮转复窦律、美托洛尔控制心室率，防止栓塞的再发生并持续检测患者心电情况。患者于 6 月 15 日 10：12 再发心房颤动，予美托洛尔治疗后房颤终止发作。至 6 月 29 日出院前，患者未再发房颤。

3. 治疗结果及预后

经早期取栓手术治疗、内科药物治疗及对症支持治疗后，患者生命体征平稳，精神较入院明显好转，查体：神志尚清，反应略迟钝，吐字含糊，双瞳等大等圆，对光反射存在，左侧肢体肌力Ⅳ级，右上肢无自主活动，右下肢屈曲，右脚趾可见不自主活动。转康复医院进一步康复治疗。

4. 诊治流程图

急性缺血性脑卒中的诊治流程如图 14-3 所示。

三、讨论与小结

急性缺血性卒中（AIS）是脑血管病的最常见类型，呈现高发病率、高致残/致死率，严重威胁人类生命健康，并且其病因较为复杂，可能与心脏病变、动脉粥样硬化、血脂异常、血流动力学改变及血液成分改变等有关。及时的识别及诊断、早期快速的恢复血流灌注是治疗关键。

对于大血管闭塞的 AIS，目前介入治疗逐渐成为主要的治疗手段。若患者同时符合静脉 rt-PA 溶栓标准，推荐先进行静脉溶栓治疗，同时直接桥接机械取栓治疗。介入治疗前，准确地识别颅内动脉粥样硬化性狭窄所致大血管闭塞（intracranial atherosclerotic stenosis related large vessel occlusion，ICAS-LVO）和栓塞所致大血管闭塞（embolism related large vessel occlusion，embo-LVO）也是重要的一环，本病例表现为突发的神经功能缺损，结合既往房颤病史及入院时心电图所示，可高度怀疑为 embo-LVO。embo-LVO 的栓子大多为心源性栓子，心源性栓塞中，房颤占比约 50%。因此本病例术后管理的重点之一为房颤的治疗，但术后头颅 NCCT 提示患者左侧颞叶有微量脑出血，暂时不予抗凝治疗，及时给予患者转复窦律、控制心室率及氯吡格雷治疗，以免患者再次复发脑栓塞。心源性脑栓塞比其他类型的脑梗死预后更差，本例患者于前一天 19：00 左右发病，凌晨 1：00 到院后立即经

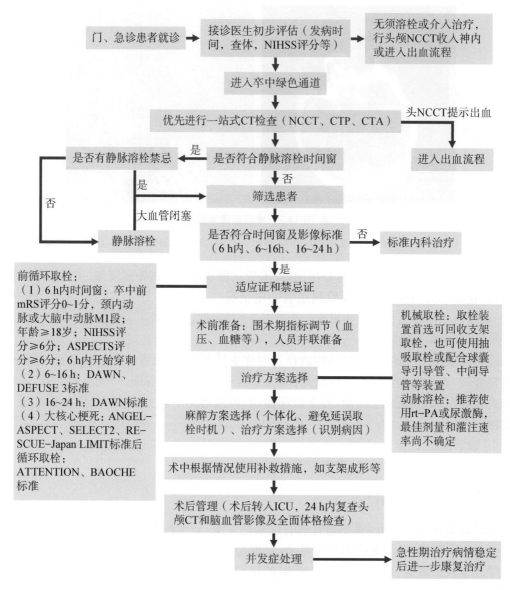

▲ 图 14-3 急性缺血性脑卒中诊治流程图

绿色通道快速检查和明确诊断,排除手术禁忌并取得家属知情同意,及时尽早进行手术,从而最大限度地挽救脑组织。术后完善的血压管理及其他神经保护治疗,有效减轻了脑缺血/再灌注引起的继发性损伤,同时针对围手术期的快房颤发作,应用药物积极控制。上述综合治疗手段确保患者取得了较好的临床预后。

四、科主任点评

与其他器官相比,大脑神经细胞对缺血更为敏感,完全缺血的神经元可在 4~6 min 内死亡,导致不可逆的梗死。从早期"时间就是大脑"到现在"组织就是大脑"的卒中认知,均要求对于卒中患者要在现有条件下,最大限度做到快速影像评估和快速血管再通。目前认为行静脉溶栓、直接取栓或桥接治疗均可达到快速恢复脑缺血半暗区血供、挽救濒死神经元的疗效,是治疗脑梗死的关键核心技术。本例患者突发神经功能缺损入院后,1 h内完成术前检查及术前评估,检查和评估后,迅速送入 DSA 室行介入治疗及时再通血管,实现最大限度地挽救了缺血脑组织的治疗目的。术后对血压的控制和保护神经功能、及时转复窦性心律和控制心室率防止再发脑栓塞,同样是改善患者预后的关键。

五、参考文献

［1］Fonarow G C, Zhao X, Smith E E, et al. Door-to-needle times for tissue plasminogen activator administration and clinical outcomes in acute ischemic stroke before and after a quality improvement initiative ［J］. JAMA, 2014,311(16):1632-1640.

［2］Leary J J, Wittrock R, Sarisky R T, et al. Susceptibilities of herpes simplex viruses to penciclovir and acyclovir in eight cell lines ［J］. Antimicrob Agents Chemother, 2002,46(3):762-768.

［3］Emberson J, Lees K R, Lyden P, et al. Stroke Thrombolysis Trialists' Collaborative Group. Effect of treatment delay, age, and stroke severity on the effects of intravenous thrombolysis with alteplase for acute ischaemic stroke: a meta-analysis of individual patient data from randomised trials ［J］. Lancet, 2014,384(9958):1929-1935.

［4］Bracard S, Ducrocq X, Mas J L, et al. Mechanical thrombectomy after intravenous alteplase versus alteplase alone after stroke (THRACE): a randomised controlled trial ［J］. Lancet Neurol, 2016,15(11):1138-1147.

［5］Widimsky P, Snyder K, Sulzenko J, et al. Acute ischaemic stroke: recent advances in reperfusion treatment ［J］. Eur Heart J, 2023,44(14):1205-1215.

［6］Nogueira R G, Jadhav A P, Haussen D C, et al. DAWN Trial Investigators. Thrombectomy 6 to 24 Hours after Stroke with a Mismatch between Deficit and Infarct ［J］. N Engl J Med, 2018,378(1):11-21.

［7］Albers G W, Marks M P, Kemp S, et al. DEFUSE 3 Investigators. Thrombectomy for Stroke at 6 to 16 Hours with Selection by Perfusion Imaging ［J］. N Engl J Med, 2018,378(8):708-718.

作者:李超、朱悦琦
审阅专家:滕银成

案例 15
肿瘤性病理性骨折

一、疾病概述及诊疗进展

恶性肿瘤发生骨转移非常常见，仅次于肺和肝脏，其总体发生率为 32.5%，为原发恶性骨肿瘤的 35～40 倍。骨转移常引起骨相关事件(skeletal-related events，SREs)，如骨痛、病理性骨折、脊髓压迫、高钙血症等，其中病理性骨折是骨转移瘤的严重并发症，会严重影响患者生存质量，并缩短患者生存时间，是导致患者死亡的重要相关事件。

根据患者的身体状况、肿瘤病理学类型、病变累及范围(临床分期)和发展趋势，骨转移的治疗通常采取多学科治疗(multi-disciplinary treatment，MDT)模式，有计划、合理地制订以全身治疗为主的个体化综合治疗方案，包括：原发病的系统治疗(化疗、靶向治疗或免疫治疗)，局部治疗(放疗、外科手术、介入微创治疗)，对症止痛治疗，双膦酸盐保骨治疗以及心理支持治疗。

对于骨转移瘤濒临骨折患者，应综合考虑病理性骨折的风险和患者预期生存时间，积极进行预防性固定干预。研究表明，在全身系统化治疗的基础上，骨转移患者采用合理的局部治疗可以更好地控制骨转移相关症状、缓解疼痛、改善功能、提高患者生存质量、延长生存时间。外科手术常被推荐用于治疗孤立骨转移灶，但手术创伤性大、可手术部位有限；放射治疗一般作为术前或术后的辅助治疗；对于存在广泛的骨转移灶或承重骨溶骨性转移灶的患者，大多已无手术必要，微创介入骨水泥成形术是一种适宜的选择。

经皮椎体成形术(percutaneous vertebroplasty，PVP)是一种介入微创治疗技术，一般是指在影像设备引导下，经皮穿刺病变或骨折椎体，将骨水泥注射到病变部位，从而达到加固骨骼、缓解疼痛的目的。临床上 PVP 已被广泛应用于治疗椎体血管瘤、骨质疏松性椎体压缩性骨折和椎体肿瘤，并被证明具有良好的临床疗效。经皮骨成形术(percutaneous osteoplasty，POP)作为 PVP 的衍生技术，泛指应用于全身各部位骨骼疾病的经皮骨水泥注射治疗技术。POP 适用于各种溶骨性骨原发肿瘤或骨转移瘤，绝对禁忌证包括：①全身情况差，难以耐受手术及麻醉；②难以纠正的凝血障碍；③椎体骨髓炎或硬膜外脓肿；④对骨水泥材料过敏者。然而，由于长骨具有机械支撑、负重及运动等功能需求，单纯的 POP 可能不足以实现其功能。

受启发于建筑工程中"钢筋混凝土"结构的高强度及耐久性特点，本中心结合 POP 及髓内钉的双重优势，采用骨水泥混凝金属钉内固定术治疗长骨肿瘤性病理性骨折。相比于传统的外科手术，骨水泥混凝金属钉内固定术操作相对容易，手术时间短，创伤小、出血少，机械稳定性好,能达到恶性肿瘤患者生存期内的使用要求。术中辅以物理消融技术,可以减少手术中的肿瘤细胞播散和术中出血量;根据原发肿瘤特性,必要时还可辅以放射性粒子植入,进一步局部控制肿瘤灶。手术恢复稳定性后配合放疗,也可以有效控制肿瘤局部进展,减少复发。

二、病历资料

1. 病史摘要

患者,女,58 岁。因"右髋部疼痛不适 9 个月,加重 1 周"入院。患者 9 个月前无明显诱因下出现右髋部疼痛不适,呈持续性,休息后好转,劳累后加重,不伴寒战、发热,不伴头痛、头晕,不伴咳嗽、咳痰,不伴腹痛、腹泻;于当地医院就诊确诊肺癌(左下肺穿刺病理:浸润性腺癌,肺癌 *EGFR* 基因外显子 19 缺失、T790M 突变)并伴有右股骨上段骨转移,后于当地医院行奥西替尼及福美替尼靶向治疗,及右股骨转移灶放射治疗 60 GY/30 次。靶向治疗及局部放疗后右髋部疼痛不适感无明显缓解。1 周前患者右髋部疼痛加重。查体:右股骨压痛,叩痛(+)。辅助检查:右股骨 CT 示右股骨上段骨质破坏伴病理性骨折[图 15-1(A—B)];右股骨 MRI 增强检查示右股骨上段骨质破坏伴病理性骨折,结合病史考虑转移(图 15-1C)。腹部及浅表淋巴结超声检查未见明显异常。胸部 CT 平扫+肋骨重建(三维)检查示:左侧第 1 肋骨折,病理性骨折待排;左肺下叶片状实变、结节影;右肺下叶背侧少许坠积性改变。

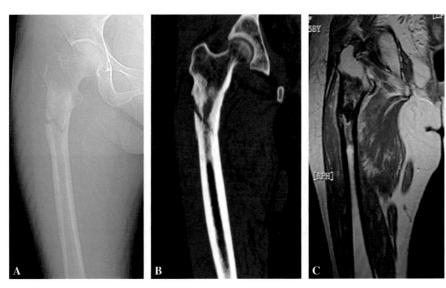

▲ 图 15-1   术前辅助检查

(A—B)右股骨 CT 定位像及 CT 平扫;(C)右股骨 MRI 增强。

2. 疾病的演变过程和抢救经过

患者入院后完善相关检查,结合病史及影像学检查明确右股骨病灶为骨继发恶性肿瘤,排除手术禁忌后,于腰麻下行右股骨病损射频消融术+骨水泥混凝金属内固定术,该患者术中及术后右股骨病灶处透视影像如图 15-2 所示。术后常规予以脱水、消肿、消炎、抗凝、止痛、营养神经等对症支持治疗。

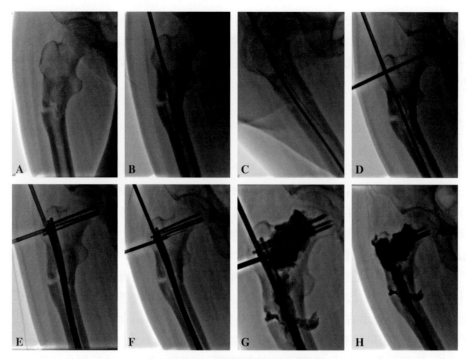

▲ 图 15-2 右股骨病灶处透视影像

（A）术前透视影像；（B—F）分别为病灶旁不同区域的射频消融影像；（G）术中透视下灌注骨水泥影像；（H）术后透视影像。

3. 治疗结果及预后

患者术后第 4 天，诉右髋疼痛麻木较前好转。查体：右股骨压痛，叩痛（＋），较术前缓解，患者一般情况稳定，予出院。术后 2 个多月复查，患者诉右髋部疼痛麻木较前好转。右股骨 CT 平扫、腹部超声、右股骨 MRI 增强、头颅 MRI 增强、胸部 CT 平扫等检查综合提示肺原发灶及骨转移灶控制尚可，无进展（图 15-3）。

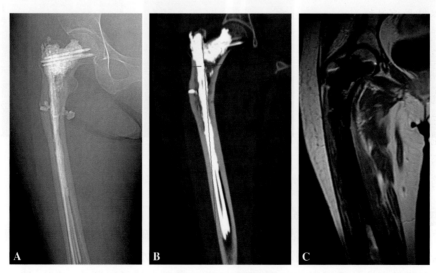

▲ 图 15-3 术后复查

（A—B）右股骨 CT 定位像及 CT 平扫；（C）右股骨 MRI 增强。

4. 诊治流程图

肿瘤性病理性骨折的诊治流程如图 15-4 所示。

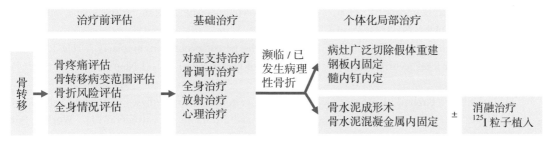

▲ 图 15-4　肿瘤性病理性骨折的诊治流程图

三、讨论与小结

病理性骨折是骨转移的严重并发症,将使患者局部直接丧失运动或支撑功能,严重影响患者的生活质量,甚至缩短患者生存期。不同于单纯骨折可直接行外科手术固定骨质结构,病理性骨折患者病灶局部还有残留肿瘤组织,需要结合术中消融治疗及术后放射治疗进一步杀灭肿瘤;且该类患者通常全身一般情况欠佳,可能不具备外科手术条件或不愿意行外科手术。

围手术期的严密观察及得当处理,是提高长骨转移瘤继发或濒临病理性骨折救治率的关键因素。术前仔细制订手术计划,告知患者及家属手术风险,术中精确操作、及时了解患者肢体及感觉变化、监测生命体征变化,术后密切观察患者生命体征、肢体运动及感觉有无异常。

四、科主任点评

本科室首创经皮骨水泥混凝金属内固定术应用于长骨病理性骨折患者,该术式继续秉承放射介入科一直以来的微创治疗理念,在局麻或腰麻下进行,所采用的金属钉直径不超过 4 mm,无须切开皮肤,创口小,出血量少,术后恢复快,术后 2 h 即可下床活动,避免了外科手术后患者长期卧床导致的深静脉血栓形成、肢体运动功能减退及骨肌萎缩或流失等并发症。金属钉可根据需要截取不同长度,机械稳定性好,可达到恶性肿瘤患者生存期内的使用要求。混凝骨水泥可进一步加固金属钉,加强支撑强度,另一方面骨水泥也能发挥局部止痛及部分抑制肿瘤生长的功效。对于生存期有限或当前全身状况差而不具备外科手术条件的长骨转移患者,尤其是濒临病理性骨折或已发生病理性骨折的患者,该术式是其适宜选择。希望该术式能够得到大力推广,造福更多有需要的患者。

五、参考文献

［1］ Saad F, Lipton A, Cook R, et al. Pathologic fractures correlate with reduced survival in patients with malignant bone disease ［J］. Cancer, 2007,110(8):1860-1867.

〔2〕Ratasvuori M, Wedin R, Keller J, et al. Insight opinion to surgically treated metastatic bone disease: Scandinavian Sarcoma Group Skeletal Metastasis Registry report of 1195 operated skeletal metastasis 〔J〕. Surg Oncol, 2013,22(2):132-138.

〔3〕Gangi A, Guth S, Imbert J P, et al. Percutaneous vertebroplasty: indications, technique, and results 〔J〕. Radiographics, 2003,23(2):e10.

〔4〕Roedel B, Clarençon F, Touraine S, et al. Has the percutaneous vertebroplasty a role to prevent progression or local recurrence in spinal metastases of breast cancer?〔J〕. J Neuroradiol, 2015,42(4): 222-228.

〔5〕Henrichs M P, Krebs J, Gosheger G, et al. Modular tumor endoprostheses in surgical palliation of long-bone metastases: a reduction in tumor burden and a durable reconstruction 〔J〕. World J Surg Oncol, 2014,12:330.

〔6〕Piccioli A, Rossi B, Scaramuzzo L, et al. Intramedullary nailing for treatment of pathologic femoral fractures due to metastases 〔J〕. Injury, 2014,45(2):412-417.

作者:方统磊、田庆华、吴春根
审阅专家:滕银成

案例 16
急性上消化道出血

一、疾病概述及诊疗进展

急性上消化道出血是一种临床常见的危急重症,其发病率和病死率均很高。上消化道出血是指屈氏韧带以上的消化道,包括食管、胃、十二指肠、胰腺、胆道等病变引起的出血。成年人急性上消化道出血的年发病率为(100~180)/100 000;其中 80%~90% 的病例属于急性非静脉曲张性上消化道出血(acute nonvariceal upper gastrointestinal bleeding,ANVUGIB),发病后 7 天再出血率为 13.9%,发病后 30 天的病死率为 8.6%。多数患者经药物治疗、内镜治疗可以有效控制出血,5%~15% 的患者内镜下止血失败,需要介入治疗或外科治疗。介入治疗急性消化道大出血应用于临床已有 30 多年,被证实可以有效控制出血和降低病死率,因其微创、并发症少的优势,近年来已基本取代外科治疗。

消化性溃疡是 ANVUGIB 的主要病因。全球范围内消化性溃疡引起的 ANVUGIB 病例占上消化道非静脉血张来源出血的 28%~59%,在我国占 20%~50%。急性上消化道出血内镜治疗后再出血的患者应考虑介入治疗,内镜治疗术后再出血风险较高的患者应考虑追加介入治疗。急性消化道大出血(每 24 h 输血 4 U 以上),低血容量性休克(收缩压<90 mmHg,心率>100 次/min),外科术后或创伤相关消化道出血,应考虑直接介入治疗,不宜拘泥于首先内镜治疗。

急性上消化道出血介入治疗一般选择股动脉入路,也可以选择桡动脉入路。血管造影应包含腹主动脉、腹腔干、肠系膜上动脉及其分支血管(如胃左动脉、胃十二指肠动脉、胰十二指肠动脉等)。介入术前行胃镜检查以明确出血部位,可指导血管造影。消化道出血患者血管造影阳性征象包括直接征象和间接征象,直接征象为造影剂溢出血管进入肠腔,间接征象包含假性动脉瘤、血管畸形、动静脉瘘、新生肿瘤病理血管、小动脉扩张增多等。血管造影呈阴性表现的患者可依据胃镜中钛夹标记辅助定位责任血管及后续介入治疗。

目前临床常用的栓塞材料包括弹簧圈、明胶海绵、聚乙烯醇颗粒、生物胶等。弹簧圈可有效阻断靶血管血流,可单独或联合其他栓塞材料使用。弹簧圈栓塞输送、释放部位精确,由于肠管存在丰富的交通血管,栓塞后降低动脉压的同时,可保留栓塞段为远端末梢血管供血,降低了组织器官缺血坏死的风险,近年来已被广泛应用于单独或联合其他栓塞材料介入治疗急性上消化道出血。急性上消化道出血介入治疗技术成功率为 89%~98%,临床成功率为 44%~94%,是一种安全、有效的治疗手段,也是目前公认的内镜治疗失败后的一线治疗方法。

二、病历资料

1. 病史摘要

患者,男,67 岁。2023 年 1 月 9 日因"四肢进行性麻木、无力 1 周"入院。患者入院前 1 周无明显诱因出现四肢进行性持续麻木,从四肢远端开始,逐渐扩散到后背,浑身无力,行走不能,有饮水呛咳。外院就诊后予氯吡格雷 75 mg、阿托伐他汀 20 mg 每日口服。因症状逐渐加重,遂于我院门、急诊就诊,为进一步诊治,收住入院。患者有高血压病史 15 年,有正规治疗,血压控制欠佳,平时最高血压 150 mmHg/80 mmHg。查体:神志清楚,构音清晰,双侧瞳孔等大等圆,直径 0.2 cm,对光反射灵敏,双侧鼻唇沟对称,伸舌居中,咽反射减弱,颈软,四肢肢体肌张力正常,左侧上肢肢体肌力Ⅳ级,左侧下肢肢体肌力Ⅳ级-,右侧上肢肢体肌力Ⅲ级-,左侧下肢肢体肌力Ⅲ级,双上肢远端至手肘感觉减退,双下肢远端至膝盖躯体感觉减退,四肢腱反射消失,左右双侧巴氏征阴性,克氏征阴性,心率 78 次/min,律齐,两肺呼吸对称,呼吸音清,未闻及湿啰音。

2. 疾病的演变过程和抢救经过

患者入院后,初步诊断为吉兰-巴雷综合征(Guillain-Barré syndrome,GBS),高血压病 3 级(极高危)。入院后完善脑脊液、肌电图、周围神经抗体等相关检查,并予营养神经、化痰、降压等对症治疗。治疗过程中患者多次出现气喘、气促,呼吸困难,SpO_2 下降,考虑为 GBS 所致呼吸肌麻痹,遂紧急予呼吸兴奋剂静脉推注并予球囊辅助通气,同时行气管插管,呼吸机辅助通气,患者症状有所缓解。

入院 10 天后,患者突发黑便,考虑并发急性上消化出血,急查粪常规+隐血、血常规,结果显示:粪隐血血红蛋白阳性,血红蛋白下降至 67 g/L。遂联系消化科会诊,予奥美拉唑静滴,凝血酶散口服,生长抑素静滴,奥曲肽静滴维持。急诊内镜检查示:胃底、胃体黏膜充血水肿,大量胆汁斑附着,胃角小弯见一约 3 cm×4 cm 溃疡灶,表面见多发片状黑痂形成,未见活动性出血。故未行进一步内镜下止血治疗。在内科治疗过程中,患者仍有多次黑便,遂申请多次输血,积极补液并有选择地应用血管活性药物。治疗 1 周后,患者突发大量暗红色稀便,约 200~300 mL,并出现点头样呼吸,血压明显下降至 80 mmHg/47 mmHg,遂立即开通三路静脉通路,扩容、液体复苏、输血,急诊行胃镜下止血、胃溃疡修补术,患者病情未见明显好转,血色素仍呈进行性下降。放射介入科会诊后急诊行腹腔动脉造影+经导管胃左动脉栓塞术,明确出血部位位于胃小弯部,微导丝、微导管超选胃左动脉出血分支,填入弹簧圈栓塞。

3. 治疗结果及预后

介入治疗后,继续扩容补液,输血、密切监护,患者生命体征趋于平稳。术后第 1 天患者解少量暗红色血便,考虑为肠道内遗留的陈旧性血块排出,患者意识清楚,生命体征平稳。介入治疗 3 天后,患者未再解黑便,血色素不断升高,逐步恢复进食,肢体活动有所好转,予转院继续康复治疗。1 个月后复查,患者恢复良好。介入治疗前后血管造影对比如图 16-1 所示。治疗中血红蛋白变化趋势如图 16-2 所示。

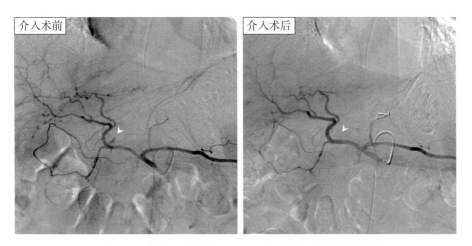

▲ 图 16-1 急性上消化道出血介入治疗前、后血管造影图像

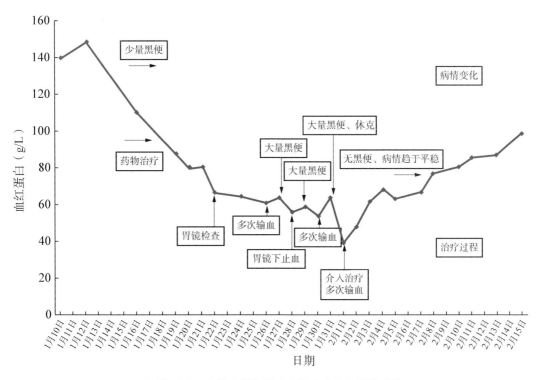

▲ 图 16-2 急性上消化道出血治疗中血红蛋白变化

4. 诊治流程图

急性上消化道出血诊治流程图如图 16-3 所示。

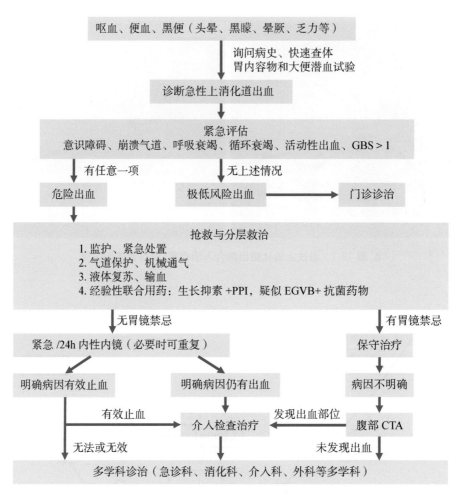

▲ 图 16-3　急性上消化道出血诊治流程图

三、讨论与小结

　　消化性溃疡是急性上消化道出血最常见的病因之一。对于上消化道出血量大的患者，紧急处理至关重要，包括：①严密监测出血征象；②备血、建立静脉通道；③快速补液、输血纠正休克；④在明确病因诊断前，经验性使用质子泵抑制剂＋生长抑素＋抗菌药物（＋血管活性药物），以迅速控制不同病因引起的上消化道出血，尽可能降低严重并发症发生率及病死率，同时也是为急诊胃镜检查创造有利条件。

　　急诊内镜检查是早期诊断上消化道出血病因及治疗成功的重要手段。通过急诊胃镜检查明确出血原因后，可立即通过内镜行止血治疗，可减少输血量，提高上消化道出血的抢救成功率，降低病死率，有效提高上消化道出血的抢救成功率。

　　对于内镜禁忌或检查阴性者仍有活动性出血，或药物及内镜治疗出血失败，或腹部CTA提示出血，可急诊介入检查治疗。术中选择性、超选择性动脉造影，可明确出血部位，精准定位目标血管。在栓塞过程中，视出血的原发病灶选择合适的栓塞材料。溃疡、糜烂、憩室引起的出血应使用近端栓塞材料如弹簧圈，或选用临时性栓塞材料。胃肠道血管的栓塞不宜使用液体栓塞剂和直径在 100 mm 以下的颗粒栓塞材料，以免栓塞末梢血管引起缺血坏死；应严格掌握栓塞剂量，保证胃肠道的吻合血管通畅，使局部胃肠壁仍能保持最基本的侧支循环。如需采用颗粒栓塞，应尽可能应用微导管技术，使导管头端到达出血动脉的末级动脉分支进行栓塞治疗，这样既能达到有效的栓塞效果，又能避免过多栓塞以及异位栓塞引起胃肠道缺血坏死。

四、科主任点评

急性上消化道出血是一种临床常见的危急重症，其发病率和病死率均较高。对于血流动力学稳定的患者，内镜评估和治疗仍然是标准治疗方法。然而，药物治疗或联合内镜干预后仍有 5%～10% 的患者发生严重出血，需要介入或外科治疗。对于非静脉曲张性上消化道出血患者，介入治疗已成为急诊手术治疗的有效替代方案，也是目前公认内镜治疗失败后的一线治疗方法。

本例患者的治疗过程比较曲折，在充分药物治疗、内镜下止血效果不佳的基础上，血管内造影不仅能够发现胃溃疡出血部位，为病因诊断提供充分的依据，术中发现出血点立即行栓塞治疗也让该高龄患者活动性消化道出血得到及时有效的治疗，取得良好的治疗效果。

五、参考文献

［1］Lau J Y, Sung J, Hill C, et al. Systematic review of the epidemiology of complicated peptic ulcer disease: incidence, recurrence, risk factors and mortality ［J］. Digestion, 2011,84(2):102-113.

［2］Mullady D K, Wang A Y, Waschke K A. AGA Clinical Practice Update on Endoscopic Therapies for Non-Variceal Upper Gastrointestinal Bleeding: Expert Review ［J］. Gastroenterology, 2020,159(3): 1120-1128.

［3］Gralnek I M, Barkun A N, Bardou M. Management of acute bleeding from a peptic ulcer ［J］. N Engl J Med, 2008,359(9):928-937.

［4］Loffroy R, Guiu B, D'Athis P, et al. Arterial embolotherapy for endoscopically unmanageable acute gastroduodenal hemorrhage: predictors of early rebleeding ［J］. Clin Gastroenterol Hepatol, 2009,7 (5):515-523.

［5］Shin J H. Recent update of embolization of upper gastrointestinal tract bleeding ［J］. Korean J Radiol, 2012,13 Suppl 1(Suppl 1):S31-S39.

［6］Aina R, Oliva V L, Therasse E, et al. Arterial embolotherapy for upper gastrointestinal hemorrhage: outcome assessment ［J］. J Vasc Interv Radiol, 2001,12(2):195-200.

［7］Encarnacion C E, Kadir S, Beam C A, et al. Gastrointestinal bleeding: treatment with gastrointestinal arterial embolization ［J］. Radiology, 1992,183(2):505-508.

［8］Wong T C, Wong K T, Chiu P W, et al. A comparison of angiographic embolization with surgery after failed endoscopic hemostasis to bleeding peptic ulcers ［J］. Gastrointest Endosc, 2011,73(5): 900-908.

作者：贺广晨、朱悦琦

审阅专家：滕银成

案例 **17**
成人斯蒂尔病伴急性肝坏死

一、疾病概述及诊疗进展

成人斯蒂尔病(adult-onset Still's disease，AOSD)是一种少见的自身免疫性疾病，病因和发病机制不明。一般认为病因与感染、遗传、免疫异常、环境因素等有关，发病机制可能是免疫系统经环境因素触发后激活多种免疫细胞，产生炎症因子瀑布反应，从而引起全身炎症反应。主要表现为发热、关节痛、皮疹、咽痛、脾脏和淋巴结肿大、外周血白细胞及中性粒细胞比例升高等。血沉增快和 C 反应蛋白(CRP)升高与 AOSD 活动度密切相关。血清铁蛋白水平显著增高，高于正常参考值 5 倍以上对 AOSD 诊断具有重要的提示作用，其敏感度为100%，特异度为 60%，通常认为是评估 AOSD 活动度及预测巨噬细胞活化综合征(macrophage activation syndrome，MAS)风险的标志。此外，AOSD 患者常出现血清肝酶和白介素(interleukin，IL)-1β、IL-6、IL-18 等细胞因子水平升高，可作为 AOSD 活动的生物标志物。

AOSD 无特异性诊断标准，临床诊断标准有日本 Yamaguchi 标准、法国 Fautrel 标准和美国的 Cush 标准等，其中 Yamaguchi 标准最为常用。Yamaguchi 标准有主要标准和次要标准，应用的前提是满足排除标准。主要标准：①发热≥39℃并持续 1 周以上；②关节痛持续 2 周以上；③典型皮疹；④白细胞计数≥10×10^9/L 且中性粒细胞百分比>80%。次要标准：①咽炎或咽痛；②淋巴结和(或)脾肿大；③肝功能异常；④类风湿因子和抗核抗体阴性。排除标准：①感染性疾病(尤其是败血症和 EB 病毒感染)；②恶性肿瘤(尤其是淋巴瘤)；③其他风湿性疾病(尤其是系统性血管炎)。诊断：满足排除标准后，符合上述 5 条或以上标准(其中至少 2 条是主要标准)即可诊断为 AOSD。

AOSD 的治疗是经验性建议。非甾体抗炎药是基础用药，在急性发热期使用。糖皮质激素是一线用药，推荐起始剂量为泼尼松 0.5~1 mg/(kg·d)，部分对常规剂量的激素反应不佳或合并严重并发症时，可考虑甲泼尼龙 500~1 000 mg/d，连续用药 3 天。疗效不佳者或激素减量后复发者联合使用改善病情抗风湿药，如甲氨蝶呤、环孢素 A、环磷酰胺、来氟米特、他克莫司、羟氯喹、硫唑嘌呤等，其中甲氨蝶呤使用最多，而环孢素 A 有利于控制并发症。生物制剂如 IL-1 抑制剂、肿瘤坏死因子(tumor necrosis factor，TNF)抑制剂和IL-6 抑制剂，以及小分子靶向药物(如 Janus 激酶抑制剂)，为难治性 AOSD 提供了更多的治疗选择。

二、病历资料

1. 病史摘要

现病史：男性，48 岁。反复咽痛伴发热 1 个月。

患者于 2022 年 9 月初，受凉后出现咽痛，少许咳嗽、咳白色黏痰，3 天后咽痛加重伴发热，体温最高 40℃，当地医院 9 月 6 日查白细胞 23.64×10^9/L，中性粒细胞 93.6%，CRP 303.7 mg/L，诊断为"急性会厌炎"，予以抗炎退热治疗，仍发热，体温最高为 39.5℃，血压下降，血压最低 80 mmHg/50 mmHg，病情危重。于 9 月 7 日转入新疆阿克苏第一人民医院呼吸科，查白细胞 25.41×10^9/L，中性粒细胞 90.4%，CRP 118.72 mg/L，降钙素原 0.832 ng/mL，血沉 110 mm/h，铁蛋白＞2 000 ng/mL，自身抗体阴性，胸部 CT 提示两肺少许炎症，双侧胸腔少量积液。心超未见赘生物。予以抗感染，甲泼尼龙 40 mg/d 静滴 3 日，仍有高热，并出现颜面部、眶周、前胸及后背红色皮疹，手、膝关节痛，骨髓细胞形态学提示感染性骨髓象，考虑成人斯蒂尔病（AOSD）可能，经抗生素及甲泼尼龙治疗，高热不退。于 9 月 20 日转至南阳市中心医院，9 月 20 日查血白细胞 20.32×10^9/L，中性粒细胞 93.8%，肝肾功能正常，2 次血培养阴性，铁蛋白＞2 000 ng/mL，骨髓细胞二代测序未发现病原微生物。复查心超未见赘生物，未见肿大淋巴结。拉氧头孢抗感染，甲泼尼龙 40 mg q12 h，体温高达 39.5℃，甲泼尼龙加量至 120 mg/d，发热伴咽痛无改善，手、膝关节疼痛，多发红色皮疹，精神萎靡。遂于 10 月 1 日从河南来我科就医，拟以"发热待查，AOSD"通过急诊收治入院。

一般情况：入院时体温 39.4℃，心率 100 次/min，血压 103 mmHg/67 mmHg，SpO₂ 90%。

体征：神清，精神萎靡，气促，轻度贫血貌。眶周及前胸部、后背可见红色斑丘疹，不高出皮面。右肘关节处少许淤点。口唇无发绀，咽部无充血，扁桃体无肿大。双下肺呼吸音稍减弱，未闻及干、湿啰音。心率 100 次/min，心律齐，各瓣膜听诊区未闻及病理性杂音。腹壁柔软，无压痛及反跳痛，肝脾肋下未触及。双下肢无水肿。

2. 疾病的演变过程和抢救经过

入院第 1 天高热，呼吸急促。急诊化验示：外周血白细胞 9.7×10^9/L，血红蛋白 112 g/L，血小板 124×10^9/L。生化干式检测示：钠 125 mmol/L，氯 87 mmol/L，钙 1.92 mmol/L，总蛋白 62.7 g/L，白蛋白 31.0 g/L，谷丙转氨酶 905 U/L，谷草转氨酶 1113 U/L，乳酸脱氢酶（lactate dehydrogenase，LDH）4 254 U/L。国际标准化比值（international normalized ratio，INR）1.54，D-二聚体 224.56 mg/L FEU。

监护心电、血压、SpO₂，完善血气分析、肺动脉 CTA，考虑 AOSD、急性肝坏死，警惕 MAS、肺栓塞，同时需排除感染、肿瘤等。向患者家属告知病情危重。甲泼尼龙 500 mg 冲击，低分子肝素抗凝，口服补钠，保肝对症支持。随访血常规、血沉、CRP、血脂、凝血、sCD25、铁蛋白、血培养等，完善自身抗体检测阴性，PET/CT 排除肿瘤。谷丙转氨酶 1 042 U/L，谷草转氨酶 1 135 U/L，乳酸脱氢酶 3 701 U/L。铁蛋白＞20 000.0 ng/mL，血沉 35 mm/h，CRP 99.40 mg/L，降钙素原 1.45 ng/mL。肺动脉 CTA：未见明显异常。给予甲泼尼龙 500 mg 冲击一次。

入院第 2 天 6:00,体温 36.8℃,甲泼尼龙调整为 80 mg tid 静滴,复查肝功能改善,D-二聚体下降(图 17-1),体温正常,气急缓解,3 天后减量为 80 mg bid 静滴。

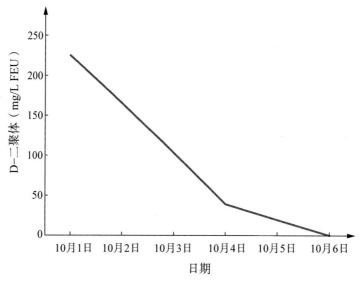

▲ 图 17-1　D-二聚体趋势图

入院第 5 天,甲泼尼龙减量为 80 mg qd。

入院第 6 天,10 月 4 日送检的血培养 Gram 涂片找到阳性球菌。联系检验科,为凝固酶阴性的葡萄球菌,不能排除标本污染可能,复查血培养。患者无发热、畏寒,无咳嗽、咳痰、腹痛、腹泻、排尿异常等,精神改善,密切观察临床表现。

入院第 8 天,患者再次发热,体温最高为 38.5℃,无畏寒等不适,考虑使用大剂量激素不能除外继发感染的可能,因此在用抗生素之前再次查血培养,根据药敏予万古霉素静滴,体温波动于 38.1~38.5℃,抗感染无效,静滴万古霉素后新发四肢红色斑丘疹伴严重瘙痒,考虑药物过敏,在使用万古霉素之前复查的 2 次血培养均为阴性,停用万古霉素。及时使用环磷酰胺,帮助激素减量,同时联合 Janus 激酶抑制剂托法替布口服,体温在 38.5~38.9℃波动,病情控制不理想。

入院第 15 天,调整托法替布为 TNF 抑制剂(益赛普)控制病情,未再发热,持续监测体温正常,炎症指标改善。

3. 治疗结果及预后

抢救成功,指标如下。

(1)症状:患者无发热,皮疹消退,无关节痛、咽痛,精神良好。

(2)辅助检查:CRP 4.66 mg/L,血沉 23 mm/h,谷丙转氨酶 127 U/L,谷草转氨酶 70 U/L,铁蛋白 15 422 ng/mL。2022 年 11 月 2 日,CRP 0.5 mg/L,血沉 13 mm/h,谷丙转氨酶 45 U/L,谷草转氨酶 25 U/L,铁蛋白 640.90 ng/mL。治疗过程中,谷丙转氨酶和谷草转氨酶变化趋势如图 17-2 所示,铁蛋白变化趋势如表 17-1 所示。

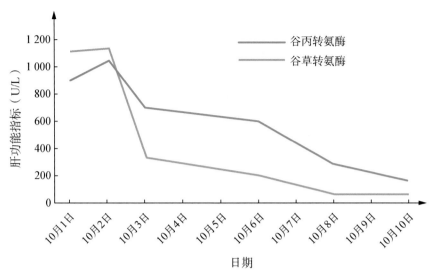

▲ 图 17-2　肝功能趋势图

表 17-1　铁蛋白随访结果

项目	时间（月/日）	结果（ng/mL）
	10/04	>20 000.0
	10/11	15 319
铁蛋白	10/15	15 422
	11/02	640.9
	11/10	474.5
	12/14	204.6

4. 诊治流程图

成人斯蒂尔病伴急性肝坏死诊治流程如图 17-3 所示。

三、讨论与小结

本例发热患者，外院治疗效果不理想，由于 AOSD 无特异性诊断标准，常常需排除感染、肿瘤后方能诊断，因此治疗过程中仍需谨慎排查潜在的感染和淋巴瘤等，密切随诊观察病情转归，当出现系统性损害时，又需要及时采取治疗措施挽救患者的生命。该例患者出现急性肝坏死，极易发展为爆发性肝衰竭，同时凝血功能显著异常，有发生肺栓塞、弥散性血管内凝血的可能，上述均为严重且危及生命的并发症。

患者入院初始有急性肝坏死、凝血异常，及时使用甲泼尼龙冲击治疗，同时抗凝、纠正水电解质平衡紊乱，患者体温正常，肝功能、凝血指标改善，阻止了严重并发症的发生。但是 6 天后出现血培养阳性，继而再次高热，对我们医生的诊治提出了严峻的挑战，感染可能、AOSD 未控制可能或是其他疾病如淋巴瘤可能，面临诊治困境，在科主任的指导下，认真分

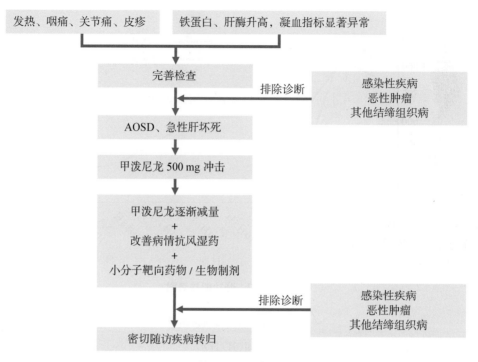

发热、咽痛、关节痛、皮疹 | 铁蛋白、肝酶升高，凝血指标显著异常

完善检查

排除诊断 ← 感染性疾病 / 恶性肿瘤 / 其他结缔组织病

AOSD、急性肝坏死

甲泼尼龙 500 mg 冲击

甲泼尼龙逐渐减量
+
改善病情抗风湿药
+
小分子靶向药物 / 生物制剂

排除诊断 ← 感染性疾病 / 恶性肿瘤 / 其他结缔组织病

密切随访疾病转归

▲ 图 17-3 成人斯蒂尔病伴急性肝坏死诊治流程图

析检查结果，客观评判检查结果的可靠性，不遗漏细节问题，细致地梳理患者的诊治，慎重地审视疾病诊断并进行鉴别。该患者数周来使用大剂量激素，且入院后应用甲泼尼龙冲击治疗，血培养阳性，因此不能完全排除继发感染的可能，根据药敏选择抗生素观察治疗反应。需要鉴别患者是否为淋巴瘤或者其他恶性肿瘤，胸部及上下腹部 CT 未见占位，查体无浅表淋巴结肿大，无法行淋巴结穿刺活检获取病理，根据治疗后化验及 PET/CT 结果，淋巴瘤或其他恶性肿瘤目前没有依据。患者在激素减量过程中，再次发热，提示为难治性 AOSD，选择合适时机使用免疫抑制剂以加强疾病的控制，另外，生物制剂的出现为难治性 AOSD 提供了治疗选择，在排除禁忌的情况下早期使用可以帮助控制病情。

对本病例的思考：在患者出现病情急剧变化时，短期内肝功能显著恶化、凝血异常，需及时预判可能出现的严重并发症，早期快速果断地采取有效措施是成败的关键，超大剂量甲泼尼龙冲击治疗可有效缓解病情。对于重症、难治性的患者，及早加用免疫抑制剂或生物制剂或小分子靶向抗风湿药物，有利于诱导难治性 AOSD 缓解和激素成功减量。即使在诊断 AOSD 后，仍要密切观察病情转归，注意排除感染、肿瘤和其他疾病，不断修订诊断和调整治疗方案。

另外，该患者的就医过程非常波折，历经新疆、河南等多家医院均未能有效控制病情，疾病进展至出现严重并发症。患者慕名从河南长途周转到我院风湿免疫科，希望能够得到诊治，恢复健康。我们承载着患者的信任，全心全意地积极抢救和治疗，最终没有辜负患者的重托，使患者转危为安，满意出院。

四、科主任点评

　　每一例初诊的 AOSD 患者对于风湿科医生而言都是一个"如履薄冰"的挑战,因为 AOSD 是一个排他性诊断,而感染性心内膜炎、结核,以及淋巴瘤等疾病常常有类似 AOSD 的临床表现,稍有不慎就可能出现误诊,而 AOSD 与感染性疾病的治疗原则完全相反,一旦误诊就将导致误治,进而引发严重的医疗差错。AOSD 的异质性也很大,多数患者接受每日 1 mg/kg 泼尼松的治疗就可有效缓解病情。但少数 AOSD 患者对常规的大剂量激素不敏感,可继发肝坏死、MAS 等致死性并发症。本例患者在外院已每日应用甲泼尼龙 120 mg 但效果仍不佳,且在入院时已出现致死性并发症的征兆,接诊医生谨慎地做出鉴别诊断,及时采取有效措施,是挽救患者生命的关键。在常规治疗方案没有取得预期效果时,应重新审视诊断是否正确,并应掌握最新文献,及时选择替代治疗方案。在整个救治过程中,应与患者家属保持良好沟通,及时告知病情变化及潜在危险,获得家属对非常规治疗方案的知情同意。

五、参考文献

[1] Hu Q Y, Zeng T, Sun C Y, et al. Clinical features and current treatments of adult-onset Still's disease: a multicentre survey of 517 patients in China [J]. Clin Exp Rheumatol, 2019, 37 Suppl 121 (6): 52-57.

[2] Mitrovic S, Fautrel B. New Markers for Adult-Onset Still's Disease [J]. Joint Bone Spine, 2018, 85 (3): 285-293.

[3] Gerfaud-Valentin M, Jamilloux Y, Iwaz J, et al. Adult-onset Still's disease [J]. Autoimmun Rev, 2014, 13(7): 708-722.

作者:张华、戴生明

审阅专家:汪年松

案例 18

HELLP 综合征

一、疾病概述及诊疗进展

HELLP 综合征(hemolysis, elevated liver function and low platelet count syndrome, HELLP)以溶血、转氨酶水平升高及低血小板计数为特点,是妊娠期高血压疾病的严重并发症。常见主诉为右上腹或上腹部疼痛、恶心、呕吐、全身不适等非特异性症状。查体有右上腹或上腹肌紧张、水肿等子痫前期表现,体重骤增。多数患者有子痫前期的基本特征,少部分无高血压或蛋白尿。可发生于妊娠中期至产后数日的任何时间,70%以上的病例发生于产前。

诊断标准:①微血管内溶血:乳酸脱氢酶(LDH)水平升高,外周血涂片见破碎红细胞、球形红细胞,胆红素≥20.5 μmol/L(1.2 mg/dL),血红蛋白轻度下降。②转氨酶水平升高:谷丙转氨酶≥40 U/L 或谷草转氨酶≥70 U/L。③血小板计数减少:血小板计数<100×10⁹/L。注意动态下降趋势。LDH 升高是诊断 HELLP 综合征的敏感指标。

HELLP 综合征必须住院治疗。在按照重度子痫前期对重要器官系统进行监测、保护及治疗的基础上,其他治疗措施包括:①有输注血小板指征的患者给予输注血小板和使用肾上腺皮质激素。②整体评估孕妇状况,适时终止妊娠。终止妊娠的时机:孕龄≥34 周或胎肺已成熟、胎儿窘迫、先兆肝破裂及病情恶化者,应立即终止妊娠;病情稳定、妊娠<34 周、胎肺不成熟及胎儿情况良好者,应考虑对症处理、延长孕周,适时终止妊娠。

分娩方式依产科因素而定,可放宽剖宫产指征。麻醉方式选择由麻醉师根据当时情况综合判断决定。HELLP 综合征的治疗关键是孕妇状况整体评估和病因鉴别,给予合理的对症治理和多学科管理,存在严重并发症时注意强化危重症管理。

二、病历资料

1. 病史摘要

患者,29 岁,因停经 35⁺⁵ 周,检查发现尿蛋白(+++),于 2022 年 6 月 22 日入院。早孕期产检无殊,孕 35⁺⁵ 周出现尿蛋白(+),血压在(122~140)mmHg/(74~83)mmHg 波动,未用药,入院前一周孕 35⁺⁵ 周左右出现下肢水肿,逐渐加重,入院前两天查 24 小时尿蛋白定量 1.06 g,入院当天查尿蛋白(+++),予收入院。既往史:无特殊。查体:体温 36.7℃,心率 80 次/min,呼吸频率 20 次/min,血压 137 mmHg/106 mmHg,双下肢凹陷性水肿(+),身高 165 cm,体重 75 kg,体重指数(body mass index, BMI)27.5 kg/m²,一般体格检查无特殊。产科检查:宫高 33 cm,腹围 104 cm,胎心 154 次/min,偶有宫缩,估计胎儿重 2 300 g。阴诊:宫口未开,质地中,位置中,颈管未消,头先露,先露−3,Bishop 评分 2 分,胎膜未破。

2. 疾病的演变过程和抢救经过

入院后初步诊断:G_1P_0,孕 35^{+5} 周,头位,子痫前期。予拉贝洛尔 50 mg 口服 q12 h 降压、苯巴比妥 30 mg 口服 qn 镇静,硫酸镁解痉 4 天,低分子肝素 1 支皮下注射抗凝等对症支持治疗。密切复查生化指标。6 月 30 日(孕 36^{+6} 周,入院第 7 天)查血常规:白细胞 7.4×10^9/L,血红蛋白 119 g/L,血小板 203×10^9/L。肝功能:谷丙转氨酶 11 U/L,谷草转氨酶 15 U/L,乳酸脱氢酶 228 U/L,总胆红素 3.8 mmol/L。7 月 1 日孕 37 周,查血压较前升高,尿蛋白进行性增加(24 小时尿蛋白定量):6 月 23 日 1.02 g,6 月 27 日 1.21 g,7 月 1 日 1.78 g。B 超提示出现胸腔积液(左侧肩胛下线处探及左侧胸腔无回声区,范围 22 mm × 26 mm × 16 mm。于右侧肩胛下线处探及右侧胸腔无回声区,范围 12 mm × 29 mm × 5 mm)。考虑目前疾病由子痫前期进展为子痫前期重度,予剖宫产终止妊娠。7 月 1 日予行剖宫产,娩一女婴,体重 2 450 g,Apgar 评分 10 分,术中出血 300 mL,术后继续予硫酸镁解痉、拉贝洛尔 100 mg 口服 q8 h 降压、抗生素预防感染、催产素促进子宫收缩等对症支持治疗。7 月 2 日,剖宫产术后第一天,复查血常规:白细胞 9.9×10^9/L,血红蛋白 126 g/L,血小板 29×10^9/L↓。肝肾功能:谷丙转氨酶 542 U/L↑,谷草转氨酶 1 144 U/L↑,乳酸脱氢酶 3 404 U/L↑,总胆红素 40 μmol/L↑,肌酐 102 μmol/L↑,尿酸 638 μmol/L↑。诊断:HELLP 综合征,予告病危,继续予硫酸镁解痉,头孢呋辛抗感染,阿拓莫兰、丁二磺酸腺苷蛋氨酸(思美泰)保肝,地塞米松激素等对症支持治疗。

3. 治疗结果及预后

7 月 6 日,剖宫产术后第五天复查血指标。血常规:白细胞 10.6×10^9/L,血红蛋白 106 g/L,血小板 207×10^9/L。肝肾功能:谷丙转氨酶 131 U/L↑,谷草转氨酶 52 U/L↑,乳酸脱氢酶 449 U/L↑,总胆红素 10 μmol/L,肌酐 57 μmol/L↑,尿酸 695 μmol/L↑,予停病危。7 月 9 日顺利出院。患者预后良好。患者治疗过程中血常规、生化指标变化趋势分别如图 18-1～图 18-5 所示。

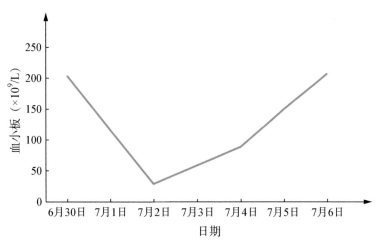

▲ 图 18-1　患者治疗过程中血小板变化趋势图

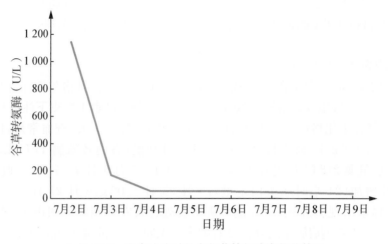

▲ 图 18-2　患者治疗过程中谷草转氨酶变化趋势图

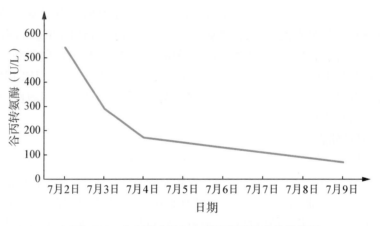

▲ 图 18-3　患者治疗过程中谷丙转氨酶变化趋势图

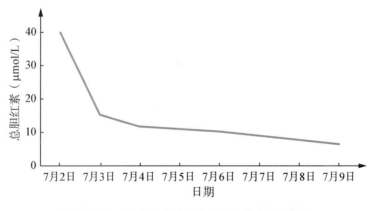

▲ 图 18-4　患者治疗过程中总胆红素变化趋势图

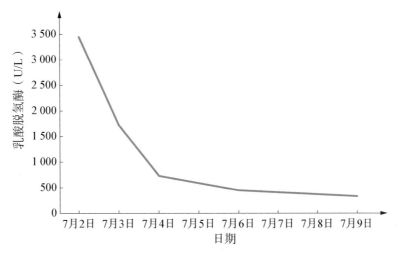

▲ 图 18-5　患者治疗过程中乳酸脱氢酶变化趋势图

4. 诊治流程图

HELLP 综合征诊治流程如图 18-6 所示。

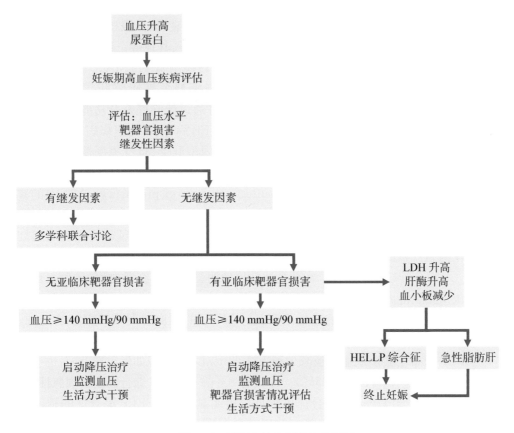

▲ 图 18-6　HELLP 综合征诊治流程图

三、讨论与小结

血小板下降＜$100×10^9$/L 是 HELLP 综合征目前较普遍采用的诊断标准,在 1991 年 Martin(Mississippi)提出的分类中,主要是根据血小板下降程度分为 3 类,其中血小板计数≤$50×10^9$/L 为重度减少,孕产妇严重并发症发生率为 40%～60%,该病例中患者血小板计数在产后迅速下降到 $29×10^9$/L,重度血小板减少容易发生严重并发症。

急性出血性凝血功能障碍是一种病理生理状态,很多疾病会产生相似的实验室结果异常。为了便于病因鉴别和疾病管理,Hunt 将凝血障碍分成 4 类:①血小板减少、凝血功能障碍、血涂片没有破碎红细胞,指各种原因引起的血小板减少症,妊娠期血小板减少症最多见。②血小板减少、凝血功能正常,血涂片存在破碎红细胞,指血栓性微血管病(thrombotic microangiopathy,TMA),如血栓性血小板减少性紫癜、溶血尿毒综合征、HELLP 综合征、妊娠期急性脂肪肝等,其中 HELLP 综合征比较多见。③血小板减少、存在凝血障碍,凝血因子大量消耗,如弥散性血管内凝血(disseminated intravascular coagulation,DIC)等,根据 DIC 诊断积分系统综合诊断,根据临床表现结合血小板计数、D-二聚体、凝血酶原时间(prothrombin time,PT)及活化部分凝血活酶时间(activated partial thromboplastin time,APTT)延长、纤维蛋白原来综合诊断。TMA 和 DIC 有时难以鉴别,机制上的主要区别是有无凝血系统的显著激活,如显著激活为 DIC,如无激活为 TMA。④血小板正常、存在凝血障碍,指引起凝血因子生成减少或抑制凝血因子的疾病,如肝衰竭、口服抗凝药物等,急性肝衰竭的病因包括病毒性肝炎、药物、毒物、代谢异常、循环障碍、其他等。结合病史和临床表现综合判断分类,寻找病因,但不仅仅局限于某一分类。该病例属于 TMA。

妊娠合并肝功能损害分为:①妊娠特有肝病:妊娠期急性脂肪肝、子痫前期/子痫、HELLP 综合征、妊娠剧吐、妊娠期肝内胆汁淤积症,可通过解除妊娠肝功能好转;②妊娠合并急性肝损:甲/乙/丙/戊型病毒性肝炎、巨细胞病毒、EB 病毒、单纯疱疹病毒、脓毒症、药物性肝炎、胆结石等;③妊娠慢性肝病加重:慢性乙型或丙型肝炎、自身免疫性肝炎、非酒精性脂肪性肝病、原发性胆汁性胆管炎、威尔逊病、肝硬化等。该病例属于妊娠特有肝病。

HELLP 综合征与妊娠期急性脂肪肝(acute fatty liver of pregnancy,AFLP)的鉴别诊断往往比较困难,方法如下:①HELLP 和 AFLP 都会出现转氨酶的升高,AFLP 的转氨酶升高可能会比 HELLP 综合征的转氨酶升高更明显。②HELLP 综合征较少出现高胆红素血症,即使出现高胆红素血症,病情也较轻,因为溶血造成间接胆红素的升高,黄疸加重仅在 5% 的 HELLP 综合征患者中出现。AFLP 通常出现明显的高胆红素血症,黄疸表现更常见也更明显,很少发生溶血,但在多器官衰竭的情况下可能会出现溶血。③HELLP 综合征很少出现凝血障碍,抗凝血酶水平的降低不明显。AFLP 的凝血时间延长更容易出现,高达 87% 的 AFLP 患者可出现凝血障碍,PT、APTT 延长。④HELLP 综合征多数会出现血小板减少,但 AFLP 通常不会出现血小板减少到 $100×10^9$/L 以下,但如果出现 DIC,也会出现血小板减少。抗凝血酶水平较低(＜65%)。⑤只有 8% 的 HELLP 综合征会出现急性肾衰竭。AFLP 血清肌酐升高比 HELLP 综合征更常见也更明显。⑥HELLP 综合征的神经系统症状如严重头痛和视觉障碍更为明显,意识障碍较少发生,AFLP 因为血氨升高可能更容易出现肝性脑病。⑦HELLP 综合征缺乏多饮多尿,AFLP 可能会出现多饮多尿。⑧HELLP 综合征一般不会出现低血糖和白细胞增多,极少出现高血氨。而低血糖、白细胞增多、血氨和乳酸水平增高是 AFLP 的典型症状。综合判断该病例为 HELLP 综合征而非 AFLP。

四、科主任点评

　　患者于我院建卡正规产检,产检过程中发现尿蛋白(＋＋＋),及时收入院监护,密切随访血常规、血生化,并监测胎儿情况及孕妇全身症状,发现血压较前升高、尿蛋白增加,出现少量胸腔积液,及时急诊剖宫产终止妊娠,术后复查发现血小板重度降低,肝酶升高、胆红素升高,诊断为 HELLP 综合征,一经诊断,立即启动危重孕产妇抢救流程,积极对症治疗,病情快速好转,避免了严重并发症的发生。

　　HELLP 综合征是产科最常见的产科并发症重症状态,多数在妊娠期高血压疾病的基础上出现病情进展,70％发生在分娩前,30％患者发生在分娩后,20％～30％可突然出现肝酶升高、血小板减少、溶血表现,因此,对于已经存在妊娠期高血压疾病患者,必须严密监护,动态观察病情变化或病情进展,以早期发现 HELLP 相关临床特点,防止重症 HELLP 发生。提示必须重视重度子痫前期高危因素的识别与妊娠期高血压疾病的预防,妊娠期高血压疾病早期病情控制,严密监护病情变化,谨防病情进展,及时发现与处理严重并发症;重视无妊娠期高血压疾病与产后 HELLP 综合征的发生与鉴别。该例孕妇 32 周后突发子痫前期临床特点,病情进展迅速,短期发展为重度子痫前期,伴胸腹水,及时终止妊娠,产后出现 HELLP 综合征,及时发现病情进展,调整治疗方案,短期内病情缓解,患者获得成功救治。

五、参考文献

［1］谢幸,孔北华,段涛.妇产科学［M］.9 版.北京:人民卫生出版社,2018.

［2］中华医学会妇产科学分会妊娠期高血压疾病学组.妊娠期高血压疾病诊治指南(2020)［J］.中华妇产科杂志,2020,55(4):227-238.

作者:黄程胜、滕银成

审阅专家:黄新余

案例 19

妊娠期下肢静脉血栓并发肺栓塞

一、疾病概述及诊疗进展

静脉血栓栓塞症(venous thromboembolism，VTE)包括肺栓塞(pulmonary embolism，PE)和深静脉血栓(deep venous thrombosis，DVT)，是导致孕产妇死亡的重要原因之一。孕产妇是发生 VTE 的高风险人群,孕产妇死因中 VTE 的占比增加是全球范围内的趋势。早预防、早诊断、早治疗是降低 VTE 相关孕产妇病死率的主要措施。然而,诸多原因导致了孕产妇 VTE 的临床诊断困难:VTE 缺乏临床特异性,D-二聚体是重要的鉴别诊断指标,但在孕产妇中几乎都高于正常上线,至今没有公认的标准;CT 血管造影(CTA)是诊断肺动脉栓塞的金标准,但由于 X 射线对胎儿的潜在影响,妨碍了临床医生的选用。加之 VTE 的临床表现具有非特异性、治疗延误等因素,预防 VTE 显得至关重要。在无明显禁忌的情况下,高危人群均应采用标准预防剂量的低分子肝素。对于极端过低、过高体重的孕产妇,可以根据孕妇体重进行适当调整。而 VTE 一旦发生,临床症状监测、早期诊断是治疗是否成功的关键;一旦发生肺栓塞,需要及时启动多学科团队,及时有效的救治是 VTE 抢救成功的最后防线。

对于血流动力学稳定的妊娠期 PE 患者,其诊断的主要策略是识别可能的临床症状,结合症状、体征、病史进行临床可能性预测,完善相关检查,结合临床可能性评估结果、D-二聚体水平、心脏超声、肺动脉 CTA 等来逐步排除或确诊 PE。

血流动力学不稳定的 PE 患者又称为急性高危 PE,其病情危重且发展迅速,孕产妇病死率极高,需要产科医生格外注意,其诊断应迅速、快捷。有条件时直接行 CTA,无条件时先行心脏超声评估是否存在右心负荷过重,存在右心负荷过重情况时要立即请专科医师评估是否需要马上进行溶栓治疗。血流动力学不稳定的患者随时可能发生心搏骤停、梗阻性休克及持续性低血压,产科医生应熟知这些临床表现,敏锐识别高危 PE,以便早诊断、早治疗。

PE 具有高致残率及高致死率,因此 PE 治疗应在降低出血及并发症的基础上尽早开始。对于妊娠期 PE,除一般支持治疗外,非急性高危 PE 的首选为抗凝治疗,急性高危 PE 经专科医师评估后可选择溶栓治疗。而下腔静脉过滤器及介入治疗等方法均为妊娠期的相对禁忌,不能常规使用。

二、病历资料

1. 病史摘要

该患者为孕妇,29 岁,平素月经不规律,(4～5)/(28～45)天,量中,无痛经。末次月经:

2019 年 9 月 25 日,根据孕早期超声推迟预产期 2 周,纠正预产期为:2020 年 7 月 16 日。停经 30 余天,测尿人绒毛膜促性腺激素(＋),早孕反应不明显。孕早期无感冒发热史,无放射线,无毒物接触史及猫狗接触史。孕 1$^+$ 月因少量阴道见红口服地屈孕酮片,卧床休息至孕 3 个月。孕期活动较少,以卧床休息为主。孕 4$^+$ 月自感胎动至今,孕 13^{+1} 周起至外院建卡正规产检 4 次,唐氏筛查提示低风险,大畸形筛查提示未见明显异常。余常规检查未见明显异常。2020 年 2 月 21 日(孕 19^{+2} 周)—2 月 27 日,因肝功能损害(谷丙转氨酶 185 U/L,谷草转氨酶 83 U/L)至外院住院,予阿托莫兰保肝治疗后好转出院,出院后继续口服阿托莫兰,随访肝功能正常范围内。

该患者 3 月 21 日 12:00 左右起,因制作手工于家中长时间静坐,期间起立走动 2～3 次,22:00 左右站立步行数步后自觉头晕,扶墙而站,而后晕厥倒地,意识丧失,10 余秒后清醒,无恶心、呕吐,清醒后自觉心悸、气促、胸闷,120 送至外院。测 SpO$_2$ 91％,心率 98～110 次/min,急收入院。入院后查 D-二聚体 9.23 mg/L FEU,肌钙蛋白 I 0.08 μg/L。查下肢 B 超提示:右侧下肢静脉血栓。查心超:右房右室增大,中度肺动脉高压伴中度三尖瓣反流,考虑"低氧血症(肺栓塞待排)"。予吸氧、低分子肝素 600 IU 皮下注射,请我院专家会诊后,联系 120 急救车于 3 月 22 日转来我院抢救室,考虑"低氧血症(肺栓塞待排)"收入院。

入院查体:神志清楚,对答正常。体温 36.5℃,脉搏 130 次/min,呼吸 20 次/min,血压 124 mmHg/74 mmHg,BMI 22.75 kg/m^2。胸廓无畸形,双肺呼吸音清,心率 130 次/min,律齐,未闻及明显病理性音。腹部略膨隆,无压痛。神经系统检查无异常。右侧小腿围 37 cm,左侧小腿围 36 cm。专科检查:腹围 89 cm,宫高 23 cm,宫宽 20 cm,有胎动胎心,胎心 148 次/min,宫体无压痛。

辅助检查(入院后):血气分析(吸氧后),pH 7.47 ↑,PaCO$_2$ 34.0 mmHg ↓,PaO$_2$ 179.0 mmHg ↑,乳酸 1.30 mmol/L,碱剩余 1.3 mmol/L,SpO$_2$ 100.0％。心脏标志物:肌钙蛋白-I 0.998 μg/L,肌酸激酶同工酶 10.0 μg/L,NT-proBNP 597.30 ng/L。肝肾功能:谷草转氨酶 25 U/L,谷丙转氨酶 27 U/L,白蛋白 30 g/L,肌酐 42 μmol/L。凝血全套:凝血时间 15.7 s,INR 0.97,凝血酶原时间 28.6 s,纤维蛋白原 2.403 g/L,纤维蛋白(原)降解产物 24.5 g/L ↑,D-二聚体 9.09 mg/L FEU ↑,抗凝血酶Ⅲ活性 83.5％。免疫指标:狼疮抗凝物筛选试验 35.8 s,狼疮抗凝物确诊试验 28.7 s ↓,狼疮抗凝物筛选/确诊 1.25 ↑。抗心磷脂-IgG 阴性,抗心磷脂-IgM 阴性。血/尿常规、降钙素原、血糖、电解质、血脂等未见明显异常。下肢血管超声:右侧腘静脉可见附壁低回声区,厚度约 2.4 mm。右侧小腿肌肉静脉可见低回声充填,厚度约 4.3 mm,诊断为右下肢深静脉血栓形成。心电图:窦性心动过速,LⅢ 呈 QR 型,ST 段呈水平型压低(Ⅰ V5 V6,0.05 mV),T 波改变(Ⅱ Ⅲ AVF V3～V5)。心超:双平面射血分数(ejection fraction,EF)＞50％,肺动脉收缩压 43 mmHg。左室左房大小在正常范围,右室、右房扩大。肺动脉压轻度升高,未见节段性室壁运动异常。肺动脉 CTA:双侧肺动脉主干及分支可见充盈缺损。提示:双侧肺动脉主干及分支多发栓塞。血栓基因检测报告:患者 PAI1(4G/5G)基因型为 4G4G 型,发生静脉血栓的风险为 5G5G 型的 6.35 倍。F5(41721G＞A)基因型为 GG 野生纯合型,此基因对发生静脉血栓无影响。MTHFR677 为野生纯合型(CC)、MTHFR1298 为突变杂合型(AC),MTHFR 酶活性为正常人群的 83％。HIT1、HIT2 均为野生纯合型。胎情 B 超:双顶径 57,股骨长 41,胎盘位置为前壁,胎盘下缘距宫颈内口＞70,羊水 34,胎心率 146 次/min。

2. 疾病的演变过程和抢救经过

考虑患者病情危重,收入重症监护病房监护,血管外科、心内科会诊协助诊治。完善并定期复查相关指标:血气分析、血、尿常规、肝肾功能、凝血全套、心梗一套、NT-proBNP,肺动脉CTA、心超、下肢超声、心电图等。告病危。鼻导管吸氧自主呼吸(氧流量3 L/min),持续心电监护;床上制动,那屈肝素钙(速碧林)0.6 mL q12 h抗凝;加强母胎监护,注意孕妇自觉症状及血压、心率、SpO₂变化;血氧分压正常,暂不考虑加用控制心率及降低肺动脉压力药物。3月28日复查提示肝酶升高:谷丙转氨酶121 U/L↑,谷草转氨酶111 U/L↑。予阿拓莫兰保肝治疗后,4月3日肝功能恢复正常:谷丙转氨酶32 U/L,谷草转氨酶7 U/L。血D-二聚体变化如图19-1所示。

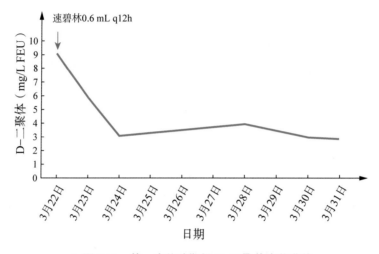

▲ 图 19-1　第一次住院期间 D-二聚体变化曲线

4月7日,复查下肢血管超声:右侧股浅静脉内径6.7 mm,右侧腘静脉8.2 mm,右侧肌肉间静脉内见6.5 mm,上述静脉内见低回声充填,加压后管腔不能闭合。提示:右下肢深静脉血栓形成。心超:双平面射血分数>50%,肺动脉收缩压21 mmHg。各房室大小正常范围内,未见阶段性室壁运动异常。肺动脉CTA:双侧肺动脉分支可见充盈缺损。提示双侧肺动脉分支多发小血栓,较3月22日明显吸收好转。经全院大会诊:考虑孕妇生命体征稳定,血栓较前大部分吸收,仅有小分支内残留有少许栓子,于4月8日转回产科进一步治疗。继续速碧林0.6 mL q12 h抗凝,嘱患者床上少量活动。4月11日孕27⁺²周,胎心145次/min,生命体征稳定,不吸氧状态下SpO₂ 98%,双侧大腿围39 cm,双侧小腿围33 cm,无压痛,予出院,出院后继续速碧林0.6 mL q12 h抗凝治疗,门诊定期产检。出院后6月5日,心电图正常。6月10日复查心超:左房左室大小正常高值,未见节段性室壁运动异常。下肢超声:右下肢腘静脉血栓形成,不完全栓塞。门诊随访期间D-二聚体变化趋势如图19-2所示。

3. 治疗结果及预后

7月3日,患者无心悸、胸闷、气促等不适,因孕38⁺¹周,入院待产。心超:未见异常。7月6日,孕38⁺⁴周腰麻下行子宫下段横切口剖宫产术,娩一男婴,重3240 g,Apgar评分10-10-10分,出血200 mL,术后继续抗凝治疗。7月13日,下肢血管超声:右下肢腘静脉血栓形成,不完全栓塞。7月14日,复查肺动脉CT血管造影、心超均未见明显异常。于7月22

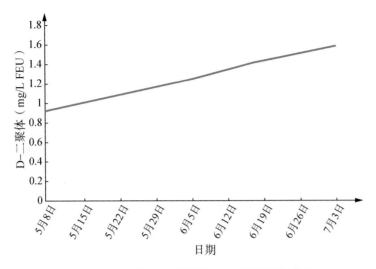

▲ 图 19-2　出院后门诊随访 D−二聚体变化曲线

日出院,出院后华法林 3.75 mg qd 口服抗凝。第二次住院期间抗凝治疗过程中药物剂量及凝血功能变化如图 19-3 所示。治疗不同时期肺动脉 CTA 对比如图 19-4 所示。

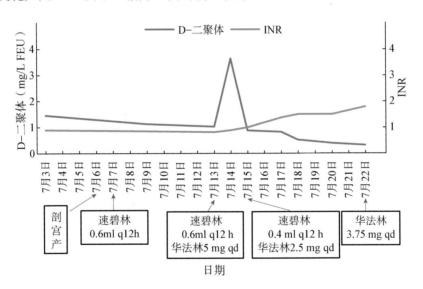

▲ 图 19-3　第二次住院期间抗凝治疗过程

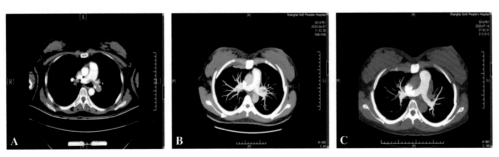

▲ 图 19-4　不同时期肺动脉 CTA 对比

(A)3 月 22 日;(B)4 月 7 日;(C)7 月 14 日。

4. 诊治流程图

妊娠期下肢静脉血栓并发肺栓塞诊治流程如图 19-5 所示。

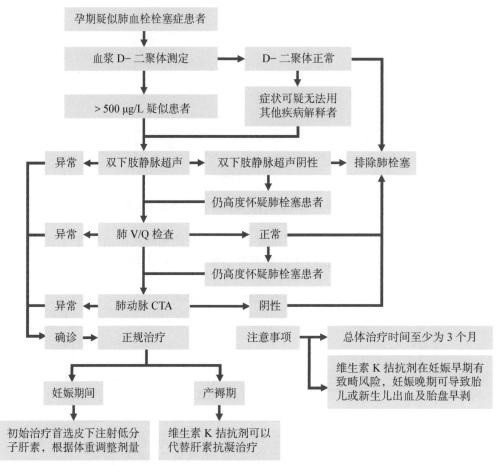

▲ 图 19-5　妊娠期下肢静脉血栓并发肺栓塞诊治流程图

三、讨论与小结

孕产妇深静脉血栓发生率是产前的 3～5.5 倍。妊娠肺栓塞发生率为 0.3‰～1.3‰。妊娠期及产后 1 周内最容易发生肺栓塞。对于呼吸困难、胸痛、胸闷及心率增快的孕产妇要考虑肺栓塞的可能。增强对肺栓塞的诊断意识才能减少漏诊和误诊。对于有高危因素的患者,孕期建议适当活动,监测 D-二聚体,必要时低分子肝素预防性应用,预防肺栓塞的发生。对于下肢血栓形成的患者,制动并抗凝治疗。肺栓塞应提前住院待产,分娩前评估患者的心肺功能。稳定的肺栓塞,心功能良好,无产科手术指征时可阴道试产,因产后仍然为血栓形成危险期,建议继续抗凝治疗。总之,急性肺栓塞是妊娠期的急危重症,根据患者呼吸及循环系统的相关症状,尤其对有高危因素的患者,要想到肺栓塞可能,根据辅助检查确诊或排除肺栓塞。对于已经诊断肺栓塞的患者,进行抗凝治疗,必要时溶栓治疗。

四、科主任点评

因妊娠是 VTE 的高危因素,该患者妊娠后有长时间卧床与久坐,孕激素保胎治疗,都增加了 VTE 风险。患者久坐后站立,出现黑矇,立即到产检医院就诊,CTA 诊断肺栓塞,结合低氧血症,右心负担过重的心电图与心超表现,心肌损伤,肌钙蛋白增加,肺栓塞危险程度分级为中高危,病情较重。产检医院及时请我院(上海市危重孕产妇会诊抢救中心之一)会诊,安全转运到我院,积极抗凝治疗,严密监护,母胎安全。对于有高危因素的孕妇,孕期需加强宣教,健康的生活方式对 VTE 的预防有重要作用,一旦出现 VTE,及时抗凝治疗,并制订系统规范的孕期与围产期抗凝治疗方案,可获得良好的母胎结局,防止严重并发症的发生。

五、参考文献

［1］刘珍珍,陈真,贾丹丹.产妇合并肺栓塞的临床特征及危险因素分析[J].中国妇产科临床杂志,2022, 23(5):525-526.

［2］李明,蒋荣珍,黄亚绢.妊娠期急性肺动脉栓塞 11 例病例分析[J].中国妇产科临床杂志,2017,18(5): 416-418.

［3］董艳玲,漆洪波.ACOG"妊娠期遗传性易栓症指南(2018)"解读[J].中国实用妇科与产科杂志,2019, 35(3):298-303.

［4］武玉霞,单丹,陈倩,等.妊娠期肺血栓栓塞症的临床诊治进展[J].实用妇产科杂志,2021,37(5): 348-353.

作者:冯洁、饶宇宁、蒋荣珍、滕银成

审阅专家:黄新余

感染性流产合并脓毒性休克

一、疾病概述及诊疗进展

脓毒症指感染伴全身炎症反应综合征,脓毒性休克指脓毒症的患者伴发液体复苏难以纠正的低血压。脓毒症的表现包括全身性反应,如炎症指标的升高,血流动力学改变,组织低灌注及器官功能障碍等。脓毒症全球年发病人数约 1 800 万,年发病率为 1/3 000,每年以1.5% 的速率增加。其中脓毒性休克的病死率为 40%～70%,该因素目前仍是导致患者死亡的重要原因。

目前脓毒性休克的处理分为早期集束化管理治疗和 24 小时集束化管理治疗。

早期集束化管理治疗首先需进行液体复苏,维持中心静脉压(central venous pressure,CVP)在 8～12 mmHg,平均动脉压≥65 mmHg。应用晶体液还是胶体液在此阶段无明显的差别,当血流低灌注导致乳酸酸中毒时,不推荐为改善血流动力学状态或减少升压药而应用碳酸氢盐。早期积极扩容,第一小时采用 20 mL/(kg·h) 的速度,如无改善(心率、乳酸不下降),则第二小时予以 40 mL/(kg·h)[最高 60 mL/(kg·h)]的速度,注意患者的心功能,体液容量太多可边扩容边脱水,扩容后,液体复苏需维持 4～6 h。脓毒症患者需要积极控制感染,在不延误治疗的前提下,可在使用抗菌药物前先进行微生物的培养;诊断明确后,再选择广谱的抗生素以达到理想的抗菌效果,在 1 h 内开始静脉使用。脓毒性休克的患者需要使用血管活性药物,其中去甲肾上腺素为治疗的一线药物,具有兴奋 α 受体和 β 受体的双重效应,其兴奋 α 受体的作用较强,通过提升平均动脉压来改善组织灌注;多巴酚丁胺具有强烈的 β_1、β_2 受体兴奋作用和中度的 α 受体兴奋作用,在脓毒性休克的治疗中适用于经过充分的液体复苏后心脏功能仍不见改善的患者,不推荐应用药物把心脏指数增加到高于正常的预设水平。

24 小时集束化管理治疗包括使用小剂量的糖皮质激素以抑制免疫应答反应,控制患者血糖,输注血制品,肾脏替代治疗,低分子肝素预防血栓,使用静脉免疫球蛋白,保护胃黏膜等,在此不一一赘述。

产科的脓毒症近年来报道增多,病例中常见孕前及孕期增加感染机会的操作,如试管婴儿、多次流产宫腔操作史、宫颈的环扎手术等。因妊娠时母体的免疫应答处于抑制的状态,导致感染更容易扩散和加重。感染性流产在早期与先兆流产或早产的临床表现相同,重症者可出现脓毒症脓毒性休克、多脏器功能衰竭、弥散性血管内凝血(DIC)、盆腔血栓性静脉炎等严重并发症。以下是我院抢救的一例感染性流产合并脓毒性休克的病例。

二、病历资料

1. 病史摘要

患者,女,31 岁,因"难免流产伴发热、血压下降一天,呼吸困难半天"于 2022 年 8 月 1 日由外院转入我院。患者既往体健,已婚未育,生育史 0-0-4-0,2013 年早孕人流,手术顺利,2018 年宫外孕,腹腔镜下输卵管切开取胎及宫腔镜手术史。2021 年两次早孕自然流产行清宫术;2021 年 12 月放置避孕环一次,2022 年 1 月取环。

患者末次月经 2022 年 2 月 25 日,2022 年 3 月中旬在外院行第二次试管婴儿手术,植入 2 枚冻胚,存活 2 枚。孕 12 周于该院建卡产检,6 月 30 日(17^{+5} 周)因腹痛伴阴道少量出血于该院第一次住院保胎,考虑先兆流产,予以黄体酮(达芙通)口服,头孢类抗菌药、阿奇霉素抗炎,病情好转后出院。7 月 11 日(孕 19 周)再次因先兆流产,于该院第二次住院保胎治疗。7 月 30 日(孕 22 周)患者因下腹胀伴出血第三次于该院住院,入院后行头孢呋辛抗感染。入院后第二天凌晨 2:00 患者出现发热,体温 38.2℃,无寒颤,查血常规:白细胞 12.8×10^9/L,中性粒细胞百分比 82.5%,予以头孢呋辛 1.5 g 静脉应用抗感染治疗。7 月 31 日晨 7:30,患者体温升至 39.2℃,查血压 99 mmHg/47 mmHg,脉搏 168 次/min,呼吸急促,氧饱和 99%,心电图提示室性心动过速。考虑宫内感染合并感染性休克,予以亚胺培南抗感染及补液支持治疗。上午 9:00 因流产不可避免,该院予米索 200 µg 纳阴引产,10:28 娩出 2 个死胎,10:43 因阴道出血 345 mL,胎盘未娩出在 B 超监护下钳刮胎盘,胎盘基本完整,产后出血共 645 mL;11:35 患者出现血压下降至 71 mmHg/44 mmHg,心率 134 次/min,SpO$_2$ 100%,考虑产后出血及感染性休克,予以输红细胞悬液 2 U 及冰冻血浆 200 mL 扩容治疗。中午 12:30 患者病情无好转,进入 ICU 治疗,并予以去甲肾上腺素、多巴胺维持,并积极碳酸氢钠纠酸、万古霉素抗感染、甲泼尼龙抑制免疫应答及白蛋白支持治疗。

8 月 1 日 0:30,患者开始出现呼吸困难,无创呼吸机支持后仍气促,血压波动于(5 mm～120)mmHg/(45～75)mmHg,心率 130～160 次/min。查血常规:白细胞计数 50.6×10^9/L,中性粒细胞百分比 92.2%,中性粒细胞绝对值 46.71×10^9/L,遂于凌晨 3:00 启动多学科诊疗(multi-disciplinary treatment,MDT),并成立抢救小组,请产科、感染科、重症医学科及心内科专家共同会诊。因患者病情未见明显好转,并出现肺水肿、左心收缩功能减退。心超提示:左心射血分数(EF)25%～30%,考虑脓毒血症伴多器官功能衰竭,于 8 月 1 日上午 9:20 转入我院 ICU 行进一步治疗。患者在外院抢救期间总液体输入量 9 800 mL,其中晶体输入量 7 700 mL,尿量 3 600 mL,色清,输红细胞 2 U,冰冻血浆 200 mL。

2. 疾病的演变过程和抢救经过

入我院时,患者处于无创呼吸机支持中,两联血管活性药物使用(去甲肾上腺素及多巴酚丁胺),体温 38℃,心率 160 次/min,呼吸 50 次/min,血压 96 mmHg/74 mmHg。吸入纯氧下 SpO$_2$ 99%,神志尚清,呼吸急促,四肢冰冷,双肺闻及湿啰音,心率快,呈奔马律。腹部膨隆、软,伴轻压痛,无肌卫,无反跳痛,肠鸣音不明显,双下肢无水肿,宫底脐耻间,子宫轮廓清楚,宫体压痛存在。阴道检查:外阴未见异常,阴道畅,恶露少,无味;宫颈闭合,无组织嵌顿,宫体如孕 3 月$^+$大小,宫体轻压痛。

入院辅助检查如下。血气分析:乳酸 5.9 mmol/L,pH 7.40。血常规:血红蛋白 92.0 g/L,血小板 198.0×10^9/L,白细胞 50.6×10^9/L,中性粒细胞百分比 92.2%,C 反应蛋白 150 mg/L。

肾功能：肌酐 77.6 μmol/L，尿素氮 8.5 mmol/L。肝功能：总胆红素 28.7 μmol/L，谷丙转氨酶 45.10 U/L，谷草转氨酶 48.0 U/L。心肌酶谱：肌红蛋白 28.90 ng/mL，肌钙蛋白 I 1.350 ng/mL；NT-proBNP 9 430.00 pg/mL，BNP 1 299 ng/L。凝血功能：国际标准化比值 1.28，凝血酶原时间 32.8 s，纤维蛋白原降解产物 5.06 g/L，出血时间 15.3 s，抗凝血酶Ⅲ活性 43%。血培养：大肠埃希菌阳性。床旁胸片提示肺水肿；床旁心脏彩超提示左室收缩功能减退，左心射血分数 27%，右心功能不全，二尖瓣及三尖瓣中度反流，肺动脉压升高 47 mmHg。子宫及双附件超声提示宫腔内 3 cm 的混合占位，与子宫边界不清，残留待排，胎盘植入不除外。

入院诊断：脓毒性休克，心力衰竭，宫内感染（大肠埃希菌），感染性流产，G_4P_0，孕 22^{+1} 周，人工辅助生殖术后，双胎妊娠，肥胖，产后出血，胎盘粘连植入待排。

入院后予以气管插管，正压通气给氧，增加氧合，镇静减少氧耗；血管活性药物维持血流动力学稳定；抗生素抗感染治疗，根据血培养及阴道分泌物的培养调整抗生素的使用；床旁超滤，去除毒素并清除体内多余的水分；加强营养支持治疗（输血、肠外营养、白蛋白、静脉用丙种球蛋白等）；维持脏器功能（肝功能、肾功能、胃肠道等）；低分子肝素加强抗凝治疗（按上海市 2020 年产妇静脉血栓栓塞风险评估，患者的血栓评分为 8 分），住院期间密切观察患者的病情变化，动态随访患者的各项脏器功能。

3. 治疗结果及预后

患者病情危重，在整个诊疗期间，组织上海市优势学科进行全市大会诊 2 次，组织全院大会诊 10 次。经过以上的积极处理，患者的感染得到控制，心肺及各脏器功能逐渐恢复，然而在 8 月 14 日，患者突发胸闷不适，肺 CTA 检查提示为肺栓塞低危型，继续予以抗凝治疗，并嘱托患者下床活动。经过积极治疗，患者各项脏器功能恢复正常，各项生化指标恢复正常，于产后 24 天出院。

出院后门诊定期随访，产后 53 天最后一次随访，患者一般情况好，无胸闷、呼吸困难等不适，超声检查子宫大小正常，子宫内膜清晰，未见残留，血常规检查正常。治疗期间白细胞、左心射血分数的变化趋势分别如图 20-1、图 20-2 所示。

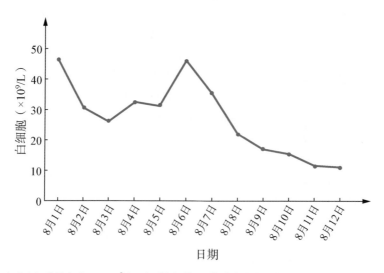

注：患者白细胞最高达 46×10^9/L，达到危机值，经抗感染治疗后白细胞逐渐恢复正常状态。

▲ 图 20-1　治疗期间白细胞的变化趋势

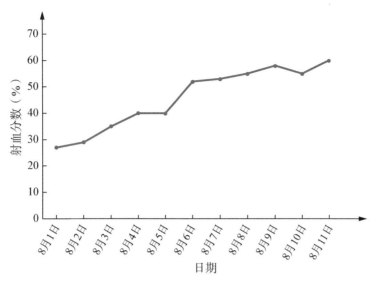

▲ 图 20-2　治疗期间心脏射血分数的变化趋势

注：射血分数（EF）正常值为 50%。

4. 诊治流程图

感染性流产合并脓毒性休克的诊治流程如图 20-3 所示。

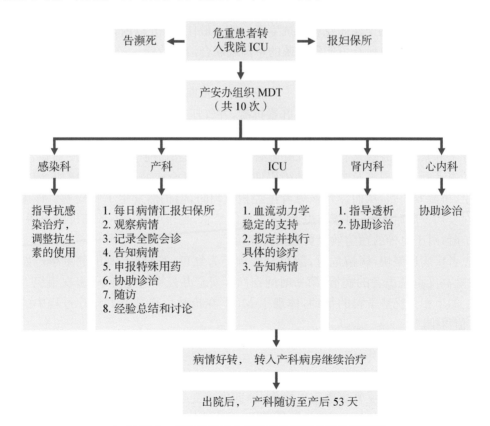

▲ 图 20-3　感染性流产合并脓毒性休克的诊治流程图

三、讨论与小结

该患者第二次试管婴儿受孕后因大肠埃希菌感染导致感染性流产,已在外院终止妊娠,去除了大部分的感染源,因在外院复苏治疗效果欠佳伴严重的肺水肿合并心衰转入我院。根据《中国脓毒症/脓毒性休克急诊治疗指南(2018)》,患者脓毒症/脓毒性休克的诊断明确。因患者感染严重并伴有全心功能不全,肺水肿、多脏器功能损伤,病情危重。转入我院后在加强抗感染治疗的基础上,予以血管活性药物(去甲肾上腺素及多巴酚丁胺)使用维持血流动力学稳定,并行有创血压监测动脉血压,脉搏波监测心排量,进行精准的容量管理,根据患者的病情变化,逐渐减少水负平衡,达到出入量大体平衡,使患者的心功能逐渐恢复正常。除此以外,同时予以保护各脏器,皮质激素抑制免疫应答、抗凝治疗、间断输注血制品、加强支持治疗。在整个治疗过程中,严密监测患者血压、心率、呼吸频率及出入量。处理措施既符合诊疗规范,又有个体化的特点。

该患者有 4 次流产病史、6 次宫腔内操作史,存在感染的高危因素,在发病前,3 次因“先兆流产”住院保胎,在其中的 2 次住院过程中因血象升高,诊治医生使用抗生素预防感染,在第 3 次住院当日发生高热,因血常规检查提示白细胞略有升高,当班医生没有意识到问题的严重性,只是预防性使用抗生素,没能控制感染,从而患者病情在短时间内快速进展到极其严重的程度。我们从该病例可以进一步认识到,对有先兆流产表现的孕妇不能只是单纯地进行保胎,应该拓宽思路,对于反复先兆流产的患者,应完善检查如阴道分泌物培养,动态随访炎症相关指标,重视降钙素原在感染性疾病诊断中的作用,一旦考虑存在感染,应尽快启动抗菌药物治疗。对感染性休克患者抗生素的使用最佳在 1 h 以内,延迟不超过 3 h,初始的经验治疗方案应该覆盖所有可能致病菌的单药或联合治疗治疗。

根据《2020 年上海市产科 VTE 防治专家共识》,患者的血栓评分总计为 8 分(人工辅助生殖技术 1 分+输血 1 分+双胎 1 分+心衰 3 分+长期卧床 1 分+感染 1 分),为血栓性疾病高危者。入院后积极予以低分子肝素抗凝,并气压泵物理治疗预防血栓。但患者仍然出现了肺栓塞的表现。分析原因,对于脓毒性休克的患者,微循环灌注较差,微循环存在栓塞。低分子肝素的抗凝效果有赖于抗凝血酶Ⅲ,该物质是由肝脏和血管内皮细胞合成,脓毒性休克的患者肝功能损害及微循环的障碍使抗凝血酶Ⅲ合成减少及消耗增加,使抗凝血酶原Ⅲ不足,抗凝效果差,从而导致该患者虽经积极预防,但仍然发生了肺栓塞。该患者抗凝血酶Ⅲ在发病一周后恢复,对该类患者,无出血的禁忌,是否可改用不依赖抗凝血酶Ⅲ的口服药物抗凝,对于血栓的预防效果更佳值得探讨。

该患者疾病进展快,病情危重,颜色分类预警为红色,符合《上海市危重孕产妇上报标准》。我院高度重视患者的病情,第一时间在产科安全办公室的主持下,多次组织 MDT,也得到了上海市相关优势学科的帮助,体现了 MDT 在抢救危重孕产妇诊疗过程中的重要性和优势,值得推广。

四、科主任点评

该例患者妊娠前反复多次宫腔操作,辅助生殖受孕,孕中期多次流产先兆、保胎治疗,最终保胎失败,感染性流产,并发脓毒症、感染性休克、严重多器官功能障碍,外院补液对症治疗 1 天,病情进行性加重,出现严重的心肺功能不全。经我院孕产妇救治专家组院外会诊后,转我院重症监护病房救治。协调全院相关专家每日根据病情调整治疗方案,足量抗生素抗感染治疗、精准维持容量与内环境稳定、恢复损伤的脏器功能,救治成功。此病例提示我们,应强调产科医生谨防辅助生殖前多次宫腔操作导致感染流产可能,一旦发生围产期脓毒症,须及时发现感染性休克并启动 MDT,讨论最佳的救治方案,减少并发症发生,提高救治效果。

五、参考文献

[1] 中国医师协会急诊医师分会,中国研究型医院学会休克与脓毒症专业委员会.中国脓毒症/脓毒性休克急诊治疗指南(2018)[J].感染、炎症、修复,2019,20(1):3-22.

[2] 中华医学会心血管病学分会心力衰竭学组,中国医师协会心力衰竭专业委员会,中华心血管病杂志编辑委员会.中国心力衰竭诊断和治疗指南 2018[J].中华心血管病杂志,2018,46(10):761-789.

[3] 林琳,陈娟娟,钟柳英,等.感染性流产并发脓毒症四例病例分析[J].中华产科急救电子杂志,2014,3(4):271-275.

[4] 王平,李红,苏丹霞.2017—2021 年某三甲医院综合 ICU 医院感染患者的感染病原菌菌种及耐药性分析[J].山东医药,2022,62(27):30-35.

作者:李明、滕银成
审阅专家:黄新余

案例 21
妊娠合并肾脏错构瘤破裂出血

一、疾病概述及诊疗进展

错构瘤是由成熟的血管、平滑肌及脂肪组织交织而成,大部分为良性肿瘤。肾错构瘤可能是单发,也可能是结节性硬化症的表现之一。国内外均以个案报道为主。错构瘤在普通人群的发病率是 0.3%,大多数患者无临床表现,少数患者可有血尿或扪及包块。发生部位常见于肾脏,也可发生于肺、脑、肝脏及乳腺组织等。

错构瘤破裂出血属于急腹症的一种,容易发生误诊及漏诊,最常见的是误诊为胎盘早剥,肠梗阻及阑尾炎,肾脏恶性肿瘤等。临床上避免漏诊及误诊的关键在于详细的病史及体格检查,超声、CT 及 MRI 均是诊断错构瘤的有效手段。妊娠合并错构瘤瘤体破裂出血后若出现血流动力学不稳定,可导致胎儿宫内窘迫,在临床诊疗时不但要注意母体的情况,同时还要注意胎儿的情况。

临床上并无妊娠合并错构瘤的处理指南。通常建议在孕前发现巨大错构瘤,外科处理后再妊娠。对于孕期的错构瘤,处理上参考孕周、瘤体的大小、患者的生命体征是否稳定、胎儿宫内安危进行综合考虑。若直径小于 40 mm,可以随访观察。对于早、中孕期发现的巨大错构瘤,有生育要求者,若患者生命体征稳定,可随访;若患者生命体征不稳定,且通过输血补液难以纠正,应充分告知风险后处理肾错构瘤。若患者晚期妊娠未足月,患者生命体征稳定,期待至足月处理;若生命体征不稳定,胎儿有存活能力,应先终止妊娠,再同时处理错构瘤。对于足月伴错构瘤,应先终止妊娠,根据患者生命体征是否稳定立即或择期再处理肾错构瘤。

错构瘤手术包括肾切除、包块切除、介入栓塞治疗、冷冻治疗,其中介入手术因保留肾脏、创伤小,是目前治疗的优选方案。

二、病历资料

1. 病史摘要

患者,女,41 岁,2020 年 6 月 16 日 23:30 因"突发右侧腰痛 11 小时"从外院转入我院。既往体健,1－0－0－1,2003 年行剖宫产一次。该次自然受孕,末次月经为 2019 年 10 月 10 日,预产期为 2020 年 7 月 17 日。患者在当地医院建卡产检。于 2020 年 4 月 30 日(孕 28^{+5} 周)常规超声检查发现后腹膜巨大肿块,超声描述肝肾间隙巨大实质占位 195 mm×115 mm。5 月中旬来沪就诊。于外院再次复查 MRI 明确右肾错构瘤,大小 218 mm × 138 mm × 130 mm。考虑孕 30 周,当时肿瘤无破裂,未行处理,建议随访。6 月 16 日晨(孕 35^{+5} 周),

患者无诱因突发右侧腰痛,伴呕吐及晕厥 2 次,立即救护车护送到曾就诊的医院,该院考虑患者病情危重,立即转诊来我院。

2. 疾病的演变过程和抢救经过

入院时患者急性病面容,面色苍白,表情痛苦,体温 36.9℃,心率 120 次/min,血压 85 mmHg/50 mmHg,SpO$_2$ 97%~100%。右肾区叩击痛明显,左肾区无叩击痛,右侧上腹巨大质硬包块,达肋下,边界不清,腹部压痛明显,肌卫存在,反跳痛不明显,宫底和剑突之间,宫体偏腹部左侧,软,有不规则宫缩,胎心 150 次/min,宫体及子宫下段压痛不明显,宫口未开。发病后患者无血尿,入院后留置导尿 200 mL,色清。入院查患者血常规:红细胞 2.68×10^{12}/L,血红蛋白 71 g/L。C 反应蛋白 25 mg/L,肝肾功能、电解质、凝血功能正常。胎儿超声:胎儿双顶径 89 mm,股骨长 62 mm,羊水指数 98 mm。CT 检查:宫内见一胎儿,头位;右侧腹膜后巨大不均质回声占位,包块大小 238 mm×185 mm×153 mm (考虑错构瘤破裂出血)(图 21-1)。

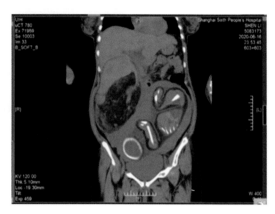

▲ 图 21-1　入院时腹部 CT 检查

考虑患者诊断:G$_2$P$_1$ 孕 35^{+5} 周,前次剖宫产史,妊娠合并右肾巨大错构瘤破裂出血,失血性休克。立即收治住院并组织多学科抢救团队,包括产科、放射介入科、医学影像科、麻醉科、儿科及输血科,经各科室一致讨论,孕妇已 35^{+5} 周,胎儿出生后有存活能力,先行剖宫产终止妊娠,再行介入栓塞治疗。立即完善术前准备,开通复合手术室(可实行微创介入及传统外科开放式手术结合的手术室),输血纠正休克,考虑到剖宫产胎儿娩出后腹腔内压力下降,可能导致错构瘤再次出血,故先行左侧股动脉穿刺置管,再行剖宫产术终止妊娠。术中娩一活婴,体重 2 990 g,Apgar 评分 10 分;剖宫产术后立即行右肾动脉介入栓塞术(图 21-2)。手术顺利。术后第 3 天患者出现发热,最高体温 40℃,持续 3 周,予以亚胺培南抗炎治疗,查血常规白细胞 12.5×10^9/L,血红蛋白 95 g/L,血、尿培养未见细菌生长,考虑为栓塞术后组织坏死吸收后的无菌性炎症。

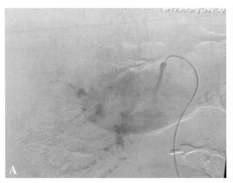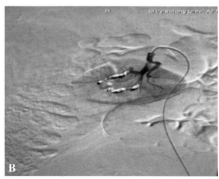

▲ 图 21-2　手术过程

(A)肾血管介入置管(置管入右侧肾血管),可见瘤体内多处血管破裂出血;(B)置入栓塞套圈,见瘤体内出血停止。

3. 治疗结果及预后

患者术后恢复好，予以出院。术后 2 周复查 CT 提示瘤体明显缩小（图 21-3），新生儿虽为早产儿，但结局良好，无早产儿相关并发症发生。

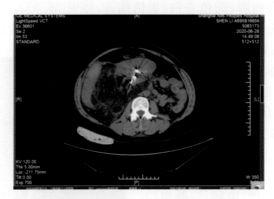

▲ 图 21-3　介入术后 2 周肾脏 CT 图像

4. 诊治流程图

妊娠合并肾脏错构瘤破裂出血休克诊治流程如图 21-4 所示。

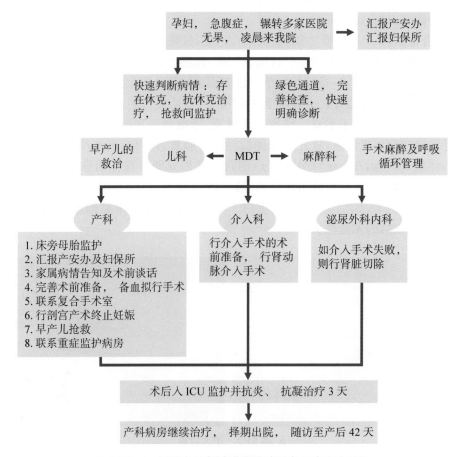

▲ 图 21-4　妊娠合并肾脏错构瘤破裂出血诊治流程图

三、讨论与小结

本例患者是孕晚期妊娠合并巨大错构瘤破裂出血伴休克,病情急重,辗转上海多家医院,均被拒诊,未得到有效及时的治疗,来我院时已经出现失血性休克的表现,在我院多学科团队的救治下,完善检查,快速明确诊断,拟定恰当的治疗方案。考虑到剖宫产胎儿娩出后腹腔内压力下降,可能导致错构瘤再次出血,故先行左侧股动脉穿刺置管;再行剖宫产术终止妊娠,开通复合手术室,同时行介入栓塞手术止血,并保留患者肾脏,手术后转入重症医学科监护并治疗,最终母婴平安出院,是一例抢救成功的病例。

妊娠对错构瘤有一定的影响。多数学者认为,瘤体内存在雌孕激素的受体随着妊娠导致雌孕激素水平增加,错构瘤瘤体增大;而妊娠期肾血流量的增加、妊娠期宫体的增大压迫及腹腔压力的改变均可导致错构瘤破裂。错构瘤发生破裂是由其瘤内血管的特点决定的:血管丰富、管壁厚薄不一,血管壁缺乏弹力板,血管行径扭曲,可呈血管瘤样改变,外力的改变可导致出血。

我院患者中妊娠合并错构瘤的发生率在 0.2%,但妊娠伴发巨大错构瘤破裂出血者仅此1 例。查阅在国内外文献发表的错构瘤病例报道 28 例(剔除没有全文及不能获取全文的报道),首发症状为疼痛且确诊为错构瘤者 22 例,占总报道病例的 78.57%;首发症状存在血尿者 6 例,占总报道病例的 21.43%,其中腹痛伴血尿者 5 例。孕前已知存在肿块者 2 例,孕期发生破裂 1 例。孕期首次发现肿块 24 例,妊娠期发生破裂 20 例。产后发现肿块 2 例,分娩后短时间内发生破裂 1 例。平均发生年龄为 29.22 ± 5.69 岁,发现瘤块的孕周平均为 24 ± 9.90 周,瘤块发生破裂的孕周为 29.1 ± 12.22 周,肿块平均大小为 111.60 ± 48.26 mm。发生破裂时肿块大小平均为 111.11 ± 49.61 mm。我院报道的此例病例为孕 28^{+5} 周,常规检查发现右侧肾脏巨大错构瘤,瘤块直径均值 115 mm,至 35^{+4} 周肿瘤增大(瘤体均值达162 mm)发生破裂、出血伴失血性休克。

错构瘤破裂容易漏诊及误诊。综合文献报道的 28 例有 8 例漏诊及误诊,漏诊、误诊率达 28.57%。其中误诊 7 例,分别为胎盘早剥 3 例、肠梗阻 2 例、阑尾炎 1 例、脂肪瘤 1 例。漏诊 1 例,为瘤体发生破裂出血、失血性休克导致胎儿宫内窘迫,因胎窘行急诊手术,术后患者血压持续性下降,再行检查后明确诊断,且存在新生儿重度窒息。临床上避免漏诊及误诊的关键在于详细的病史及体格检查,往往瘤体破裂时出现一侧腰腹部疼痛,一侧季肋区可触及质硬包块,压痛明显,肾区往往存在叩击痛,肿块较大伴出血者,一侧上腹部有压痛,可扪及包块,有腹肌紧张。随访血常规有血色素进行性下降。超声、CT 及 MRI 均是诊断错构瘤的有效手段。我院发生的该例患者有右肾巨大错构瘤史,突发右侧腰部疼痛,查右肾区叩击痛明显,右侧上腹部扪及巨大包块,右上腹腹肌紧张,症状体征典型,辅助床旁超声检查,快速明确诊断。

该例患者来院时已 35^{+4} 周,胎儿有存活能力,但因患者生命体征不稳定,故在复合手术室先行剖宫产终止妊娠,再行股动脉穿刺术选择性右侧肾动脉栓塞术,保留了患者的肾脏,且最大可能保留了患者的肾单位。妊娠合并肾错构瘤的手术治疗有肾动脉栓塞术、肾脏全切除、肾错构瘤包块切除术、冷冻消融术及射频消融术。收集有关肾脏手术的文献报道,传统单纯肾切除或部分肾切除手术(15 例)的出血量在 800~3 000 mL,均值为 $1\,642.86 \pm 951.94$ mL,传统手术出血量大,对患者损伤大;介入栓塞术 12 例,有 1 例术后发热 1 周,考虑为无菌性炎症引起,1例介入术后8周后因瘤体出血行2次栓塞术,结局均良好,避免大量出血及输血。所收集文献报道的中孕期患者行肾动脉栓塞术4例,术后期待至足月分娩,母婴结局良好。以上报道的病例数虽少,但成功的案例说明,对于孕期错构瘤破裂出血,有条件行介入栓塞术的医院可较好地治疗。然而,大部分医患所担心的是介入手术中射线对胎儿的损伤,Scharf等报道了1例行桡动脉穿刺介入术,同时下腹部覆盖铅衣以减少射线对胎儿的照射,值得我们借鉴。

总之,妊娠期错构瘤容易发生破裂出血,仔细询问患者的症状,详细的体格检查,减少漏诊及误诊,临床处理参考孕周、瘤体大小及患者生命体征是否稳定、胎儿是否存在宫内窘迫等进行综合处理。肾动脉介入栓塞术可以减少传统手术的出血,最大限度保留患者的肾功能,是处理妊娠合并错构瘤破裂出血休克的一种可行的方法。

四、科主任点评

妊娠合并错构瘤发病率低,一旦出现错构瘤破裂出血,处理起来较为棘手。因此早期预判尤为重要,我院组建产科、泌尿外科、放射介入科及儿科多学科救治团队,介入置管后行剖宫产术,后续行错构瘤血管栓塞术,术后抗炎对症支持治疗,母婴安全出院,体现了我院危重孕产妇多学科救治的优势。提示有类似疾病的患者需经过多学科团队共同讨论,制订错构瘤破裂处理的紧急预案,避免出现破裂症状后多家医院奔波,错失抢救最佳时机,增加孕产妇不良妊娠结局发生的概率。

五、参考文献

［1］ Flum A S, Hamoui N, Said M A, et al. Update on the diagnosis and management of renal angiomyolipoma［J］. J Urol, 2016,195(4 Pt 1):834-846.

［2］ Fittschen A, Wendlik I, Oeztuerk S, et al. Prevalence of sporadic renal angiomyolipoma: a retrospective analysis of 61,389 in-and out-patients［J］. Abdom Imaging, 2014,39(5):1009-1113.

［3］ Zapardiel I, Delafuente-Valero J, Bajo-Arenas J M. Renal angiomyolipoma during pregnancy: review of the literature［J］. Gynecol Obstet Invest, 2011,72(4):217-219.

［4］ Boorjian S A, Sheinin Y, Crispen P L, et al. Hormone receptor expression in renal angiomyolipoma: clinicopathologic correlation［J］. Urology, 2008,72(4):927-932.

［5］ Kuusk T, Biancari F, Lane B, et al. Treatment of renal angiomyolipoma: pooled analysis of individual patient data［J］. BMC Urol, 2015,15:123.

［6］ Ugwumba F O, Nnakenyi E F, Okafor O C, et al. Renal angiomyolipoma in pregnancy: surgical management with fetal preservation-approach in a developing setting［J］. Clin Pract, 2016,6(4):893.

［7］ Scharf Z, Momah-Ukeh I, Kim A Y, et al. Trans-Radial Embolization of Bleeding Renal Angiomyolipoma in Pregnant 30-Year-Old Female-A Case Report［J］. J Radiol Case Rep, 2019,13(2):34-42.

作者:李明、滕银成
审阅专家:黄新余

妊娠合并系统性红斑狼疮重度活动

一、疾病概述及诊疗进展

系统性红斑狼疮(systemic lupus erythematosus，SLE)是一种系统性自身免疫疾病，其主要发病人群为育龄期女性。随着 SLE 临床诊治水平不断提高，SLE 患者存活率已显著升高：国家风湿病数据中心(Chinese Rheumatism Data Center，CRDC)的数据显示，我国 SLE 患者的长期存活率与国际水平相当。随着年轻女性 SLE 患者的生存期延长和生活质量提高，生育已成为她们的强烈需求，亦是临床医师无法回避的重大临床问题之一。国内外多项大样本临床研究均证实，SLE 患者妊娠相关并发症(如复发性流产、胚胎停育、早产、先天性心脏传导阻滞、胎儿宫内生长受限、胎死宫内等)均显著高于非 SLE 患者；且与非 SLE 孕产妇相比，SLE 孕产妇病死率升高超过 20 倍。因此，亟需加强 SLE 患者生殖与妊娠管理，规范 SLE 患者的围妊娠期监测与治疗，以有效提高 SLE 患者妊娠成功率，改善不良妊娠结局。

《2022 中国系统性红斑狼疮患者生殖与妊娠管理指南》对 SLE 患者生殖与妊娠管理涉及的多项内容，包括孕前准备(孕前咨询、妊娠风险评估、妊娠时机选择、辅助生殖措施选择)、妊娠期疾病监测与治疗、胎儿监护与并发症诊治、产后随访与哺乳注意事项及新生儿监护的母婴全程管理做了详细说明。该指南旨在通过多学科协作，为 SLE 患者这一妊娠高风险人群提供最佳的诊疗方案，减少疾病与妊娠间的相互影响，降低妊娠并发症的发生率，从而最大限度地提高妊娠成功率和母婴存活率。

二、病历资料

1. 病史摘要

患者，女，23 岁，0-0-0-0。平素月经规则，有痛经史，口服布洛芬治疗。末次月经时间为 2021 年 11 月 16 日，预产期为 2022 年 8 月 30 日。停经 30 余天，测尿妊娠试验(＋)，确诊早孕。早孕反应不明显，孕早期有狗接触史，无恶心、发热、无服药、射线及有害物质接触史。2022 年 1 月 1 日患者自觉颜面部水肿，1 月 15 日双手出现瘀斑伴疼痛，当地医院就诊考虑多形性红斑可能，建议随访；病程中患者水肿逐渐加重，1 月 25 日进展为全身水肿，至当地医院就诊，查血红蛋白 101 g/L，血小板 85×10^9/L，病因不明，建议至上级医院就诊。1 月 26 日至当地医院就诊，完善免疫指标检查，诊断为系统性红斑性狼疮。患者为进一步治疗，1 月 28 日至我院风湿免疫科就诊，门诊查体：双手血管炎，有活动性气喘，无发热、咳嗽、无关节痛,无口腔溃疡,无腹泻。患者夜间能平卧,有活动性气喘。血压:140 mmHg/90 mmHg。尿常规:尿蛋白(++++),管型 9 个,病理管型(+)。血常规:血红蛋白 92 g/L,血小板 91×10^9/L。免疫指标:抗核糖体 P 蛋白(+),抗双链 DNA 抗体(+)。抗核抗体:胞浆颗粒型 1:100,核颗粒型 1:320,抗单链 DNA 抗体(定量)102.9 IU/mL,抗双链 DNA 抗体(定量)183.95 IU/mL,血清 C3 0.37 g/L,血清 C4 0.07 g/L。诊断为妊娠合并 SLE,予醋酸泼尼松 20 mg qd,拜阿司匹林 100 mg qd,阿法骨化醇 0.25 μg qd,硫酸羟氯喹 0.2 g bid 口服治疗。患者眼睑、四肢凹陷性水肿明显,系统性红斑狼疮活动期可能,收入产科进一步治疗。自怀孕以来,精神、食欲可,体重增加 7.5 kg(孕前体重 60 kg)。

入院查体:体温 36.6℃,血压 128 mmHg/95 mmHg,心率 92 次/min,呼吸 20 次/min,体重 67.5 kg,BMI 25.4 kg/m²。颜面部水肿,眼睑水肿明显,双手可见多发红斑,四肢见凹陷性水肿。心肺听诊无异常,神经系统检查无异常。产科检查:外阴已婚式,阴道畅,宫颈光,子宫增大,孕 2⁺月大小,双侧附件未及异常。

入院后辅助检查。血常规:白细胞 4.3×10^9/L,血红蛋白 92 g/L,血小板 91×10^9/L,中性粒细胞百分比 69.4%。尿常规:白细胞 944 个/μL,红细胞 309 个/μL,管型 9/μL,尿比重 1.031,隐血(+++),蛋白(++++)。凝血全套:凝血时间 11.8 s,凝血酶原时间 35.6 s,纤维蛋白原 3.02 g/L,国际标准化比值 1.07。肝肾功能:白蛋白 29.2 g/L,总胆红素 7.7 μmol/L,谷丙转氨酶 14 U/L,谷草转氨酶 16 U/L,乳酸脱氢酶 168 U/L,尿素氮 9.6 mmol/L,肌酐 70.5 μmol/L,血尿酸 482 μmol/L。血脂正常。24 小时尿蛋白定量 5.24 g(尿量 2000 mL)。免疫:抗单链 DNA 抗体 102.9 IU/mL,抗双链 DNA 抗体 183.95 IU/mL,抗核抗体滴度 1:320,抗核糖体蛋白(+),狼疮抗凝物确诊试验(+),C3 0.37 g/L,C4 0.07 g/L,尿微量白蛋白 16 200 ng/L,尿微量白蛋白/肌酐 6 029.48 ng/L。心超提示左心房扩大,心包少量积液。动态血压:24 小时平均压 132 mmHg/80 mmHg;白天平均压 131 mmHg/80 mmHg,夜间平均压 133 mmHg/78 mmHg,清晨平均压 136 mmHg/91 mmHg。双下肢血管超声未见明显异常。双侧胸腔未见积液,腹腔未见积液。初步诊断:G_1P_0 孕 10⁺³ 周,妊娠合并 SLE。

2. 疾病的演变过程和抢救经过

患者入院后考虑病情危重,完善相关检查,告病危,同时组织全院相关科室会诊及市风湿免疫科专家会诊,综合各方建议,考虑疾病重度活动[SLE 疾病活动程度评分(systemic lupus erythematosus disease activity index,SLEDAI:18 分],予 SLE 治疗,同时终止妊娠。于 1 月 29 日顿服米非司酮 200 mg,1 月 30 日米索前列醇 3 片口服药物流产,当日娩出胚胎及完整胎盘,出血少。流产同时使用甲泼尼龙(1 月 29 日起 80 mg qd,5 天,之后改为醋酸泼尼松 60 mg po qd 维持),硫酸羟氯喹 0.1 bid po 控制疾病活动,同时予静脉丙种球蛋白(1 月 30 日起 20 g,5 天)等对症支持治疗。

3. 治疗结果及预后

流产后患者尿蛋白进行性升高(2 月 4 日—2 月 7 日 24 小时尿蛋白定量 11.5 g 上升至 15.3 g),胸腔积液增多(2 月 7 日超声:左侧胸腔无回声区,范围 56 mm×66 mm×106 mm;右侧胸腔无回声区,范围 29 mm×17 mm×82 mm)。请风湿免疫科与肾脏内科再次会诊,2 月 8 日转入肾脏内科,2 月 10 日行肾脏穿刺活检,2 月 14 日病理诊断:狼疮性肾炎(lupus nephritis,LN),IV(弥漫增生性)+V(膜性)。予吗替麦考酚酯 0.75 g bid po,醋酸泼尼松龙

60 mg qd po,随访患者胸腔积液减少(2 月 16 日超声:左侧胸腔无回声区,范围 27 mm×57 mm×38 mm;右侧胸腔未见积液)。停病危,于 2 月 16 日带药出院,门诊随访。2 月 28 日门诊查:尿蛋白定量 3.96 g/2 000 mL。肾功能:尿素 6.1 mmol/L,肌酐 71 μmol/L,尿酸 409 μmol/L。治疗过程中尿蛋白变化趋势如表 22-1 所示。

表 22-1 治疗过程中尿蛋白变化趋势

项目	结　果				
	1 月 29 日	1 月 30 日	2 月 4 日	2 月 7 日	2 月 8 日
尿蛋白定量(g/24 h)	2.52	5.24	11.50	15.30	3.96

4. 诊治流程图

妊娠合并 SLE 诊治流程如图 22-1 所示。

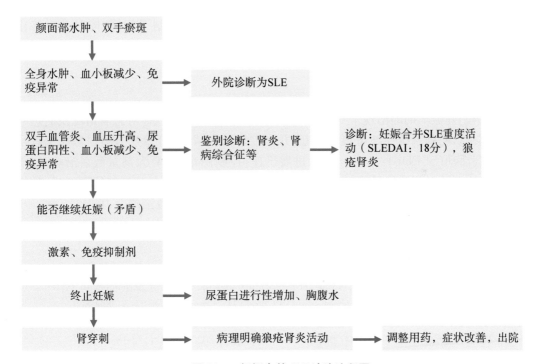

▲ 图 22-1　妊娠合并 SLE 诊治流程图

三、讨论与小结

本例患者孕早期出现全身水肿伴尿蛋白明显升高,既往无相关病史,究竟是单纯的肾脏疾病还是全身性的免疫性疾病,需要进一步鉴别,这也给诊断和治疗带来了一定困难。而明确诊断对于患者的治疗相当关键。患者辗转多家医院寻求治疗,于我院就诊后,相关科室高度重视,在院内多学科会诊及市内优势学科会诊的基础上,我们结合相关实验室检查发现患者免疫指标异常(抗核抗体、抗单链 DNA 抗体、双链 DNA 抗体、狼疮抗凝物均为阳性),补体水平下降,结合其尿蛋白、尿管型、尿红白细胞增加,并综合考虑患者血沉、C 反应蛋白、血常规等指标及其相关的临床症状,考虑患者为妊娠合并 SLE 重度活动、狼疮性肾炎。明确诊断后立即予以激素冲击,并联合免疫抑制剂治疗。考虑患者为妊娠早期,SLE 重度活动、狼疮性肾炎,大量尿蛋白,不宜继续妊娠,故在控制 SLE 的同时行药物流产,流产过程顺利。然而,流产后患者尿蛋白仍然进行性上升,胸腹水出现并短期内迅速增加,针对此种情况,我们再次组织多学科会诊,迅速做出行肾穿活检的诊疗方案,肾穿活检病理进一步证实了 LN 活动的诊断,根据病理诊断调整用药方案,患者胸腹水逐渐减少,病情稳定后带药出院。门诊随访,患者情况稳定,尿蛋白进行性下降。

SLE 患者妊娠期出现病情活动或妊娠期首次诊断 SLE,诊治的过程中既要考虑母体的情况,又要考虑胎儿的情况,都给临床诊治带来了一定的挑战。对于妊娠期 SLE 活动患者,防范重点在于控制 SLE 病情,通过糖皮质激素治疗和加用羟氯喹可有效控制病情稳定,必要时可加用妊娠期相对较为安全的免疫抑制治疗(硫唑嘌呤、环孢素 A、他克莫司等),以维持病情稳定或轻度活动状态。如发现 SLE 病情加重,应及时调整糖皮质激素用药剂量,必要时给予大剂量糖皮质激素冲击治疗,在稳定 SLE 病情基础上,适时终止妊娠。本例中患者妊娠早期出现 SLE 重度活动(SLEDAI:18 分),我院团队控制了病情,同时及时终止妊娠,获得了不错的治疗效果,避免了严重不良母体并发症的发生。

四、科主任点评

该孕妇妊娠早期即出现全身水肿伴蛋白尿,到我院就诊后,针对患者情况及时进行多学科会诊,明确系统性红斑狼疮诊断,并详细评估病情,制订诊疗方案。考虑患者早孕期疾病活动(SLEDAI:18 分),病情进展迅速,控制困难,需要大剂量激素治疗,如能缓解,也需要长时间激素维持,对胎儿发育可能造成潜在影响,在孕妇知情同意后,选择终止妊娠,患者终止妊娠后病情迅速缓解,体现了我院多学科救治的能力。

五、参考文献

[1] Wang Z, Li M, Wang Y, et al. Long-term mortality and morbidity of patients with systemic lupus erythematosus: a single-center cohort study in China [J]. Lupus, 2018, 27(5):864-869.

[2] 中华医学会风湿病学分会,国家皮肤与免疫疾病临床医学研究中心,中国系统性红斑狼疮研究协作组. 2020 中国系统性红斑狼疮诊疗指南[J]. 中华内科杂志,2020,59(3):172-185.

[3] 中国系统性红斑狼疮研究协作专家组,国家风湿病数据中心. 中国系统性红斑狼疮患者围产期管理建议[J]. 中华医学杂志,2015,95(14):1056-1060.

[4] Clowse M E, Jamison M, Myers E, et al. A national study of the complications of lupus in pregnancy [J]. Am J Obstet Gynecol, 2008,199(2):127. e1-e6.

[5] 国家皮肤与免疫疾病临床医学研究中心,国家妇产病临床医学研究中心,中国风湿免疫病相关生殖及妊娠研究委员会,等. 2022 中国系统性红斑狼疮患者生殖与妊娠管理指南[J]. 中华内科杂志,2022,61(11):1184-1205.

作者:王娟、滕银成

审阅专家:黄新余

妊娠合并急性戊型肝炎和肝衰竭

一、疾病概述及诊疗进展

妊娠合并戊型肝炎围产期的临床表现及妊娠结局多样，并且有明显的地域差异。临床表现从无症状感染到急性肝炎，甚至肝衰竭、孕产妇死亡；妊娠结局与临床表现的轻重有直接关系。合并戊型肝炎病毒(hepatitis E virus，HEV)急性感染的孕妇病死率高达26%，主要死亡原因是肝衰竭(发生率为55%～65%)和产科并发症(如子痫、出血)等。妊娠合并戊型肝炎还可能导致早产(发生率高达50%)、产后出血、胎膜早破等。地域差异的原因除了人种、医疗水平不同外，考虑与当地流行的肝炎病毒基因型有关。戊型肝炎爆发流行的区域，以HEV-1尤其是1a亚型为主。在这些区域，感染产妇的死产率是一般孕妇的2～3倍；即使活产，受影响的新生儿可因黄疸、肝脾肿大、呼吸窘迫综合征或脓毒症在产后短期内死亡。

戊型肝炎的诊断标准参照2008年卫生部颁布的《戊型病毒性肝炎诊断标准》(WS 301—2008)。本例患者的戊型肝炎诊断依据具体如下：①血清抗HEV IgM阳性；②急性肝炎的临床表现，包括肝酶升高、黄疸、非特异性症状(如疲劳、瘙痒和恶心)等。

二、病历资料

1. 病史摘要

患者，女，32岁，因"肝功能凝血功能异常4天，剖宫产术后3天，精神异常1天"自外院转入院。

否认心、肝、肾、血液系统疾病病史；其母20年前有精神异常史，后未诊治无发作。1-1-1-2(2016年平产1次，2018年人流1次，2022年剖宫产1次)。自然受孕，孕期在外院建卡并正规产检，自述各项检查无异常，2022年7月11日常规检查肝功能正常。7月31日(上午9:57)因"孕35周，下腹阵痛5小时"急诊收治他院。发病前否认口渴、食欲缺乏、乏力、腹部瘙痒、上腹部疼痛、精神萎靡等不适，近期否认发热感冒病史。睡眠好，大小便正常，孕期体重增加9 kg。入院当日下午15:30，患者生化检查提示肝功能损害、凝血功能异常(凝血时间22.8 s，凝血酶原时间32.3 s，纤维蛋白原1.74 g/L，国际标准化比值1.89；总胆红素100.00 μmol/L，谷丙转氨酶1 096 U/L，谷草转氨酶850 U/L，总胆汁酸336.8 μmol/L)，肾功能及血糖正常，考虑妊娠期急性脂肪肝合并重度妊娠肝内胆汁淤积症可能。立即剖宫产终止妊娠。在腰硬联合麻醉下行剖宫产术，娩一活婴2 760 g，Apgar评分8～9分。术中羊水黄绿,胎膜黄染,术中出血 200 mL。术后予以护肝,纠正凝血功能(新鲜冰冻血浆 200 mL,白蛋白 10 g,纤维蛋白原 4 g),预防感染治疗。

术后第二天(8 月 2 日)患者出现嗜睡、烦渴,2022 年 8 月 3 日凌晨 2:20 出现对答不清,情绪烦躁,面色黄,谵妄,记忆错乱,对答不切题,尿量偏少(4 小时尿量 250 mL)。生化检查提示:凝血时间 31.9 s,凝血酶原时间 42.3 s,纤维蛋白原 1.99 g/L,国际标准化比值 2.63;总胆红素 100.00 μmol/L,谷丙转氨酶 1096 U/L,谷草转氨酶 850 U/L,总胆汁酸 336.8 μmol/L,肾功能及血小板、肝炎全套正常,考虑肝性脑病。立即请我院产科危重症团队多学科会诊,考虑患者病情危重,于 2022 年 8 月 3 日 10:40 转入我院 ICU。

入院查体:体温 36.5℃,心率 69 次/min,血压 119 mmHg/75 mmHg,呼吸 18 次/min,SpO₂ 95%,平车推入,患者躁狂,不能对答,扭动,并攻击周围人群,咬伤患者丈夫,皮肤黏膜黄染,腹软无压痛,腹部横切口干燥无渗出,宫底脐下 2 指,质硬,无压痛,恶露少,留置导尿中,尿色黄,双下肢不肿。

2. 疾病的演变过程和抢救经过

患者来院时神志不清、烦躁不安,偶有歇斯底里发作,黄疸明显。查体极度不配合,有伤人倾向,制动约束中。入院后立即开通绿色通道,每日监测生化指标以及凝血功能,反复多次邀请全院以及全市相关科室专家会诊后调整救治方案。予以护肝、退黄、纠正凝血功能、降血氨、营养支持、能量支持、纠正电解质紊乱及对症支持治疗。

入院第 3 天患者仍然神志不清,烦躁不安。辅助检查:白蛋白 31 g/L↓,谷丙转氨酶从 903 U/L(入院时)下降至 462 U/L↑,谷草转氨酶从 610 U/L(入院时)下降至 163 U/L↑,乳酸脱氢酶从 455 U/L(入院时)升高至 687 U/L↑,总胆红素从 121 μmol/L(入院时)升高至 187 μmol/L↑,结合胆红素从 40 μmol/L(入院时)升高至 87 μmol/L↑,肾功能正常,血氨从 74 μmol/L(入院时)升高至 124 μmol/L↑。凝血全套:纤维蛋白原 0.48 g/L↓,凝血酶原时间 17.0 s↑,国际标准化比值 1.50↑,活化部分凝血活酶时间 45.5 s↑,凝血酶时间(thrombin time, TT)26.7 s↑,D-二聚体 68.33 mg/L FEU↑,纤维蛋白(原)降解产物 72.9 mg/L↑,抗凝血酶Ⅲ活性 20.5%↓。戊型肝炎病毒(HEV)IgM±。综合以上实验室检查结果提示:胆酶分离,凝血功能持续恶化,血氨进行性升高。病情极其危重,集中全院及全市优势力量积极抢救,明确诊断为戊型肝炎、肝衰竭合并肝性脑病。密切监护患者的病情变化,及时调整药物使用。

3. 治疗结果及预后

患者入住 ICU,经护肝、退黄、降血氨、镇静与支持治疗 19 天,病情趋于稳定。患者神志清楚,对答切题,体温正常,全身皮肤黏膜黄疸明显消退。肝功能逐步恢复。复查:总胆红素 102 μmol/L,结合胆红素 33 μmol/L,非结合胆红素 29 μmol/L,尿酸 97 μmol/L,淀粉酶 156 U/L。凝血功能:活化部分凝血活酶时间 50.4 s,纤维蛋白原 1.975 g/L,抗凝血酶Ⅲ活性 39.2%,D-二聚体 1.94 mg/L FEU,纤维蛋白(原)降解产物 7.2 mg/L。停病危,转感染科继续予以护肝、退黄、降血氨及加强支持 24 天,肝功能接近正常,予出院,门诊长期随访。治疗期间,肝功能、凝血功能、血氨变化趋势如图 23-1～图 23-8 所示。

4. 诊治流程图

妊娠合并急性戊肝和肝衰竭诊治流程如图 23-9 所示。

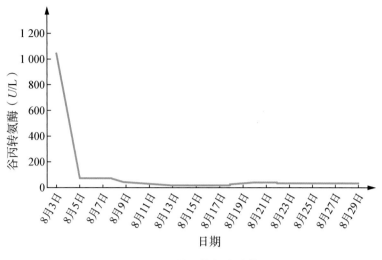

▲ 图 23-1　谷丙转氨酶趋势图

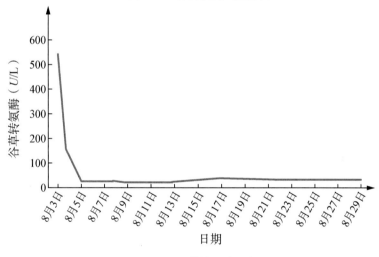

▲ 图 23-2　谷草转氨酶趋势图

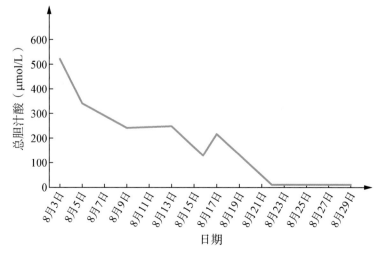

▲ 图 23-3　总胆汁酸趋势图

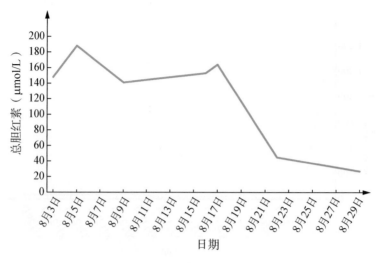

▲ 图 23-4　总胆红素趋势图

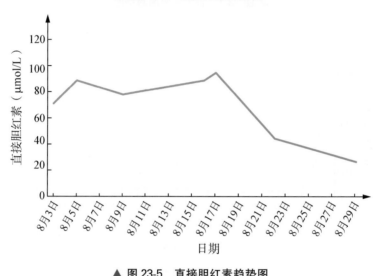

▲ 图 23-5　直接胆红素趋势图

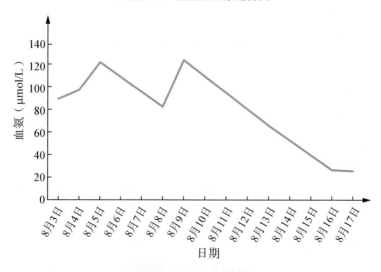

▲ 图 23-6　血氨趋势图

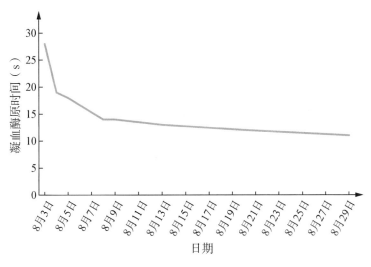

▲ 图 23-7　凝血酶原时间趋势图

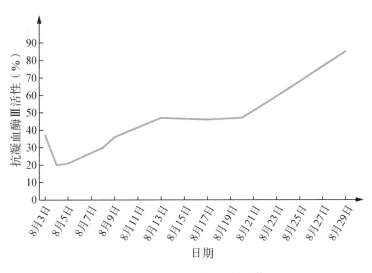

▲ 图 23-8　抗凝血酶Ⅲ活性趋势图

三、讨论与小结

妊娠合并重症肝病母婴病死率极高,积极有效的治疗后,应尽快终止妊娠,抢救母婴生命。对于分娩方式的选择,国内多数专家认为,一旦确诊,应于积极治疗后采取剖宫产终止妊娠,以提高母婴成活率。对重症肝炎患者除一般基础综合治疗外,应加强支持疗法,密切观察病情变化,早期应用白蛋白及少量多次输新鲜血,对防止出血、促进肝细胞新生、增强机体免疫力和肝功能恢复等均有积极作用,同时积极防治脑水肿及肝肾综合征等各种并发症。产褥期仍然是治疗的关键,产后感染是促使肝炎病情迅速恶化的重要原因,故应及早选用对肝影响较小的广谱抗菌药物。

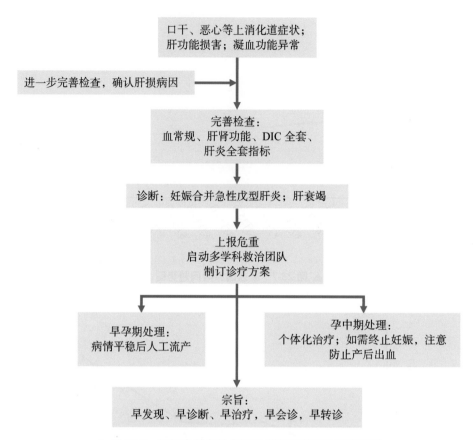

▲ **图 23-9　妊娠合并急性戊型肝炎和肝衰竭诊治流程图**

四、科主任点评

　　妊娠合并重症肝病母婴病死率极高,早期发现、早期诊断,积极有效治疗、尽快终止妊娠可明显改善母婴预后,晚孕期重症肝病常见于妊娠期急性脂肪肝,罕见病毒性肝炎与免疫性肝病。该患者孕期正规产检,乙肝两对半与丙肝阴性,早中孕期肝功能正常,孕 35 周时出现腹痛,生化检查提示肝功能、凝血功能异常,考虑妊娠期急性脂肪肝可能。剖宫产终止妊娠,术后第二天病情进行性加重,后续查戊肝阳性,肝功能严重损伤,合成代谢功能严重障碍,提示合并肝性脑病,患者已经处于濒死边缘。经我院及全市多学科专家共同努力,患者转危为安,体现了我院及我市危重孕产妇的救治能力。

五、参考文献

［1］Berglov A, Hallager S, Weis N. Hepatitis E during pregnancy: Maternal and foetal case-fatality rates and adverse outcomes-A systematic review [J]. J Viral Hepat, 2019, 26(11):1240-1248.

［2］Bigna J J, Modiyinji A F, Nansseu J R, et al. Burden of hepatitis E virus infection in pregnancy and maternofoetal outcomes: a systematic review and meta-analysis [J]. BMC Pregnancy Childbirth, 2020,20(1):426.

[3] Bhatnagar N, Prakash S, Ramakrishna V, et al. Molecular characterisation of hepatitis E virus isolates from north India [J]. Indian J Med Microbiol, 2022,40(1):91-95.

作者:周月娣、滕银成

审阅专家:黄新余

案例 24
妊娠合并急性脂肪肝

一、疾病概述及诊疗进展

妊娠急性脂肪肝(acute fatty liver of pregnancy，AFLP)是以肝脏微泡性脂肪变性为病理特征的一种妊娠期特发性肝脏疾病。其发生在妊娠晚期，发病率低，但进展迅猛、病情危重，常合并急性肝功能衰竭、急性肾功能损伤及产后出血等严重并发症而威胁患者生命安全，是危重症孕产妇死亡的主要原因之一，母胎病死率一度高达 75%～85%。

《妊娠期急性脂肪肝临床管理指南(2022)》建议使用 Swansea 诊断标准进行诊断，在无其他解释时，以下 14 项中至少满足 6 项可诊断为 AFLP：①呕吐；②腹痛；③多饮/多尿；④脑病；⑤总胆红素升高($>14\ \mu mol/L$)；⑥低血糖($<4\ mmol/L$)；⑦尿酸升高($>340\ \mu mol/L$)；⑧白细胞升高($>11\times10^{9}/L$)；⑨谷草转移酶(AST)和谷丙转氨酶(ALT)$>42\ U/L$；⑩血氨升高($>47\ \mu mol/L$)；⑪肾脏功能不全：肌酐(Cr)$>150\ \mu mol/L$；⑫凝血功能障碍：凝血酶原时间(PT)$>14\ s$ 或活化部分凝血活酶时间(APTT)$>34\ s$；⑬腹水或超声检查提示"亮肝"；⑭肝组织活检提示微泡脂肪变性。

其中，疑似 AFLP 的孕妇因早期常无明显症状，指南推荐间隔 24 小时复查 1 次凝血功能和肝功能。目前该病尚无全球统一的诊断方法，主要依据特异性实验室和影像学检查、组织活检以及 Swansea 诊断标准联合诊断。目前治疗措施以支持疗法为主，包括葡萄糖输注(10%或 50%葡萄糖注射液)、新鲜冰冻血浆、冷沉淀、浓缩红细胞、血小板输注等。AFLP 作为一种妊娠期特有的疾病，尽快终止妊娠是改善母婴结局的唯一手段。因此，一旦确诊 AFLP，应采取最快的分娩方式终止妊娠。剖宫产术分娩可获得更好的母儿结局，是 AFLP 孕妇的主要分娩方式。产后威胁生命的最常见情况是急性肝衰竭伴脑病、弥散性血管内凝血、急性肾衰竭以及消化道出血。需要对母亲进行密切监护，监测其凝血功能，纠正低血糖，出现急性呼吸窘迫综合征时给予机械通气、透析或血浆置换，肝移植作为最后治疗手段。当 AFLP 患者于产后数周肝功能出现不可逆损伤、肝性脑病、败血症或缺氧-缺血性肝损伤等一系列并发症，发生持续性肝衰竭时，可考虑进行肝移植，但目前仍存在较大争议。目前尚无指南规定 AFLP 应用肝移植的适应证。

规范化和标准化的 AFLP 临床管理是改善母儿结局的关键，需在产科主导下建立快速反应多学科团队(MDT)，由重症医学科、感染科、麻醉科、新生儿科、输血科等多学科专业人士合作，共同制订用药方案、围术期管理方案、麻醉方案等，组织多学科协同诊治是抢救成功的关键。终止妊娠前，需严密监测病情变化，给予最大限度支持治疗以维持生命体征平稳。

虽然 ALFP 是产后自限性疾病,但仍可能发生严重的并发症,对最常见、最严重的并发症进行管理和预防是有效提高 ALFP 孕妇预后的重要环节。

二、病历资料

1. 病史摘要

患者,女,33 岁。患者因"G_4P_1,孕 32^{+3} 周,不规则下腹痛伴见红 6 小时,阴道流液 1 小时"于 2021 年 5 月 3 日入院。该孕妇平素月经规则,经量中等,无痛经史。末次月经时间为 2020 年 9 月 18 日,预产期为 2021 年 6 月 25 日。患者孕 13 周在当地医院建卡产检,2 月底来沪后不规则产检,当地医院已筛查出唐氏综合征筛查低风险,该私立医院大畸形筛查未见明显异常。未行糖耐检查。该孕妇于 5 月 3 日 7:00～8:00 出现少量阴道见红伴不规则腹痛,约 1 min/(7～8)min,急诊去产检所在的私立医院,该医院考虑先兆早产,予以硝苯地平口服后,建议转至三级医院住院保胎治疗,患者遂急诊来我院。

产科专科检查:宫高 30 cm,腹围 98 cm,腹膨隆,胎心 143 次/min,有宫缩(宫缩不规则中)。头先露不固定,先露高低 S-3,胎膜已破(羊水量少、色清)。宫颈展平,宫口未开,宫颈位置为中位,估计胎儿大小为 1 800 g。

5 月 3 日辅助检查如下。血常规:快速 C 反应蛋白 13.59 mg/L,白细胞 $11.8×10^9$/L,血红蛋白 151 g/L,血小板 $147×10^9$/L,中性粒细胞百分比 77.1%,降钙素原 2.3 ng/mL。尿常规(一)。肝肾功能电解质:钾 4.3 mmol/L,钠 134 mmol/L,谷丙转氨酶 53 U/L,谷草转氨酶 84 U/L,LDH 1 130 U/L,总胆红素 167 μmol/L,肌酐 113 μmol/L。凝血全套:纤维蛋白原 1.43 g/L↓,凝血酶原时间 16.2 s↑,国际标准化比值 1.42↑,活化部分凝血活酶时间 43.7 s↑,D-二聚体 8.13 mg/L FEU↑。床边超声:脂肪肝趋势,腹腔积液(少量),胆囊未探及。

2. 疾病的演变过程和抢救经过

入院诊断:G_4P_1,孕 32^{+3} 周,头位,先兆早产,胎膜早破,前剖史,不良孕产史。

入院后立即予以地塞米松促胎肺成熟,抗生素预防感染,硫酸镁抑制宫缩加强母胎监护,急查血常规、凝血全套、降钙素原、肝肾功能、心梗标记物、心电图,完善床旁肝肾功能,胎情超声。

密切进行母胎监护,胎心监护期间见胎监变异消失伴频发减速,最低至 90 次/min,考虑胎儿宫内窘迫。同时急诊血生化检查提示:谷草转氨酶 84 U/L,γ-谷氨酰胺 68 U/L,碱性磷酸酶 580 U/L,乳酸脱氢酶 1 130 U/L,总胆红素 167 μmol/L,结合胆红素 72 μmol/L,非结合胆红素 35 μmol/L,肌酐 113 μmol/L,尿酸 377 μmol/L。降钙素原 2.300 ng/mL。凝血功能:凝血酶原时间 16.2 s,国际标准化比值 1.42,活化部分凝血活酶时间 43.7 s,凝血酶时间 21.7 s,D-二聚体 8.13 mg/L FEU。患者存在肝酶升高,肝功能异常,总胆红素升高伴有凝血功能异常,因此妊娠合并急性脂肪肝可能性大。继续追问病史,患者回忆一周前开始出现口渴,无其他特殊不适主诉;目前患者妊娠合并急性脂肪肝伴胎儿宫内窘迫,病情危急,立即启动多学科协作及危重孕产妇抢救绿色通道,联系麻醉科、儿科、输血科、感染科、急诊手术室,紧急剖宫产终止妊娠,并积极备血,并做好新生儿抢救准备。

3. 治疗结果及预后

新生儿结局:5 月 3 日 18:10,剖宫产术中娩一男婴,体重 1 630 g,1 分钟 Apgar 评分 7 分(呼吸-1,张力-1,肤色-1),立即予以抢救复苏,5 min 评分 10 分,10 min 评分 10 分。经儿科医生会诊后转至儿科医院,预后良好。

孕产妇情况:胎儿胎盘娩出后子宫左侧宫角肌层薄弱,收缩差,结合病情,积极予以 B-lynch 缝合,术中出血 300 mL,术中补晶体液 500 mL、胶体液 200 mL(新鲜冰冻血浆 200 mL)。术后密切关注辅助检查指标变化及生命体征,患者术后化验提示多器官脏器功能障碍、低钾血症、高血氨血症、低蛋白血症、大量胸腹水(辅助检查:钾 2.8 mmol/L↓,钠 135 mmol/L↓,血氨 46 μmol/L↑,NT - proBNP —169.00 ng/L↑)。多学科全员会诊讨论后予以对症支持治疗:包括抗生素预防感染、保肝利胆、纠正凝血功能、补充白蛋白、利尿等,并及时予以动静脉血栓预防措施,包括下肢加压和低分子肝素预防血栓形成。

术后胎盘病理:晚孕胎盘,脐带附着于侧方,脐血管 3 根。绒毛发育成熟,绒毛毛细血管极度扩张充血,合体结节增多,局部梗死性血肿,部分绒毛梗死(大小约 1 cm×0.5 cm),部分绒毛周围纤维蛋白样物质沉积。胎膜未见明显异常。提示母体血流灌注不良,进一步支持诊断。患者治疗前后抗凝血酶Ⅲ的活性变化如表 24-1 所示。发病时尿色及胎盘情况如图 24-1 和图 24-2 所示。

表 24-1 患者治疗前后抗凝血酶Ⅲ活性变化

项目	结　果								
	5月3日 第1次	5月3日 第2次	5月4日 第1次	5月4日 第2次	5月5日	5月6日	5月7日	5月8日	5月10日
抗凝血酶Ⅲ活性(%)	21.7	26.8	30.2	28.8	32.0	34.6	35.0	42.0	50.7

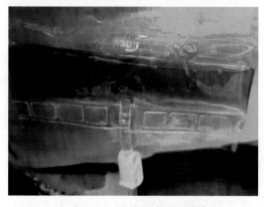

▲ 图 24-1 患者尿色呈深黄色

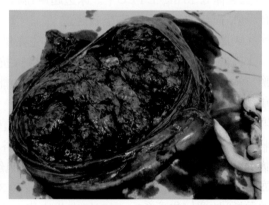

▲ 图 24-2 胎盘黄染

4. 诊治流程图

妊娠合并急性脂肪肝诊治流程如图 24-3 所示。

三、讨论与小结

妊娠期急性脂肪肝又称妊娠特发性脂肪肝,是发生在妊娠晚期或产褥早期的一种严重而少见的致命性并发症。妊娠期急性脂肪肝可在孕晚期任何时间发病,多发生于初产妇、男胎及多胎妊娠,其主要的病变为黄疸、凝血障碍、肝衰竭和肝细胞明显脂肪浸润等表现,常伴

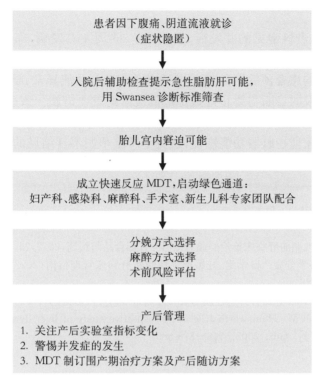

▲ 图 24-3　妊娠合并急性脂肪肝诊治流程图

有多脏器的损害,起病急,病情进展快,极为凶险。如对妊娠期急性脂肪肝的早期症状和体征认识不足,延误诊断,可造成母儿死亡,其病死率达 85%。

因此,对于妊娠期急性脂肪肝高危患者,或者症状不典型患者,及时问诊病史,如发现实验室检查指标呈上升趋势,争取及早诊断、及早救治、适时终止妊娠抢救围产儿对疾病转归和预后至关重要。产科医生要了解妊娠期急性脂肪肝的疾病特点,开展多学科协同综合管理模式,加强产后支持和随访,降低围产儿和孕产妇的病死率。

对于有合并症、并发症的孕产妇,进行及时、准确的入院病情评估至关重要,其中包括症状、体征与辅助检查,应在患者入院 30 min 内完成初步评估,于 2 h 内进行二次评估以应对症状不典型及发展迅速的产科急症。同时对于 AFLP 的诊断,也应进行鉴别诊断,如病毒、细菌感染,产妇免疫系统功能异常,子痫前期等。

本案例为一名妊娠期急性脂肪肝高危孕产妇的救治过程,主要难点为患者未正规产检,无相关病史及主诉,来院主诉为正常待产而且患者无自觉异常症状。我科医生及时追踪入院检验结果,及时发现母胎异常情况,立即启动危重孕产妇抢救绿色通道,诊断准确,治疗及时,得到了良好的母胎结局。同时,妊娠期急性脂肪肝病情进展迅速且危重,存在凝血功能异常、肝功能衰竭等危及母胎生命的风险,需要尽可能缩短术前准备时间,及时终止妊娠。临床一线医生对疾病症状的敏感性、对疾病诊断与鉴别诊断的清晰认知度、对专业知识技能的熟练掌握程度是成功救治危重孕产妇获得良好母胎结局的关键。

四、科主任点评

急性脂肪肝是产科常见的并发症，多数在孕 35 周左右发病，部分患者有口渴、恶心、呕吐、厌恶油腻或上腹部不适等临床表现，伴有肝功能异常、凝血功能、肾功能异常，诊断、处理不及时的患者预后不良，需要排除其他引起肝功能异常、凝血功能、肾功能疾病之后做出诊断，及时诊断与终止妊娠是疾病缓解的重要措施。该患者入院后虽然未能提供急性脂肪肝的病史，但接诊医生检查、诊断及时，诊断后果断终止妊娠，产后加强对症支持治疗，严密监护脏器功能恢复，避免了严重孕妇不良结局的发生，体现了我院产科与危重孕产妇系统完善的诊治体系和流程，以及高超的救治水平。

五、参考文献

［1］张丽丽.妊娠期急性脂肪肝临床诊治经验总结[J].首都食品与医药,2022,29(18):37-40.

［2］中华医学会妇产科学分会产科学组.妊娠期急性脂肪肝临床管理指南（2022）[J].临床肝胆病杂志,2022,38(4):776-783.

［3］曹琳,郑仁东,曹雯,等.妊娠合并急性脂肪肝诊疗新进展[J].江苏医药,2019,45(12):1273-1276.

［4］Ch'ng C L, Morgan M, Hainsworth I, et al. Prospective study of liver dysfunction in pregnancy in Southwest Wales [J]. Gut, 2002,51(6):876-880.

作者：李毓、滕银成
审阅专家：黄新余

妊娠合并先心病相关重度肺动脉高压

一、疾病概述及诊疗进展

肺动脉高压(pulmonary hypertension,PH)是一种影响心脏和呼吸系统的疾病。正常成年人静息状态下平均肺动脉压(mean pulmonary arterial pressure,mPAP)为 $14.0\pm3.3\,mmHg$,其上限不超过 20 mmHg。mPAP 在 $21\sim24\,mmHg$ 曾被定义为临界性 PH,mPAP 超过 20 mmHg 可诊断为 PH。妊娠合并 PH 的临床表现缺乏特异性,早期无明显临床表现,进行性右心功能不全表现。评估和检查 PH 的方法多种多样,其中右心导管检查(right heart catheterization,RHC)仍然是评估的金标准。因右心漂浮导管技术操作难度大且有射线暴露风险,因而多选择超声检查作为 PH 的评估手段。

妊娠合并 PH 的临床分类参考非妊娠期分类:①动脉性 PH;②左心疾病所致 PH;③肺部疾病和(或)低氧所致 PH;④慢性血栓栓塞性 PH 和(或)其他肺动脉阻塞性病变所致 PH;⑤未明原因和(或)多因素所致 PH。欧洲心脏病协会于 2007—2018 年登记的数据显示,妊娠合并动脉性肺动脉高压患者的病死率仍高达 9%,在妊娠期心脏病中病死率最高,远高于妊娠合并心脏病患者的总体病死率(0.6%)。世界卫生组织(WHO)将任何原因导致的 PH 均列为妊娠禁忌。而临床实际工作中,妊娠合并 PH 并不罕见,约 60% 的患者在孕前即诊断出 PH,约 30% 的患者在妊娠过程中诊断出 PH,部分患者诊断为重度 PH。

《中国肺动脉高压诊断与治疗指南(2021 版)》主要依据 WHO 心功能分级、6 分钟步行距离(6 minutes walking distance,6MWD)、N 末端脑钠肽前体(NT - proBNP)或右心房压(right atria pressure,RAP)、心脏指数(cardiac index,CI)或混合静脉血氧饱和度(mixed venous oxygen saturation,SvO_2)等指标(表 25 - 1)对 PH 患者进行危险分层。①低危状态:具有至少 3 项中低风险指标且无高风险指标。②高危状态:具有至少 2 项高风险指标(其中必须包括 CI 或 SvO_2)。③中危状态:指标介于低风险和高风险之间,不符合低危和高危状态者。

表 25-1 PH 患者危险分层评估指标

指标	低风险	中风险	高风险
WHO 心功能分级	Ⅰ、Ⅱ	Ⅲ	Ⅳ
6MWD(m)	>440	165~440	<165
	<300	300~1 400	>1 400

（续表）

指标	低风险	中风险	高风险
NT-proBNP(ng/L)或 RAP(mmHg)	<8	8~14	>14
CI [L/(min·m²)]或 SvO₂(%)	≥2.5 >65	2.1~2.4 60~65	≤2 <60

《妊娠合并心脏病的诊治专家共识(2016)》(本案例下文简称《共识》)则根据 PH 患者的 1 年预期病死率可将患者分为低危、中危或高危：低危患者 1 年预期病死率<5%，中危为 5%~10%，高危>10%。

《共识》中将肺动脉压(pulmonary arterial pressure，PAP)<50 mmHg、50~80 mmHg 和≥80 mmHg 分别判断为风险Ⅲ级、Ⅳ级和Ⅴ级。风险Ⅲ级、Ⅳ级或Ⅴ级患者如果拒绝终止妊娠，需充分告知风险，由产科和心脏科专家在孕期、分娩期和产褥期严密监护母婴情况。对于不宜妊娠者(风险Ⅳ级和Ⅴ级)，一旦妊娠，建议 22 周以前终止，以减少引产导致血流动力学波动过大、加重病情的风险。

二、病历资料

1. 病史摘要

现病史：患者，女，30 岁，因"停经 18⁺² 周，检查发现肺动脉压升高 1 天"于 2021 年 12 月 16 日入院。该孕妇平素月经规则，末次月经：2021 年 8 月 10 日，预产期为 2022 年 5 月 17 日。停经 30⁺ 天，测尿人绒毛膜促性腺激素(＋)，确诊早孕。孕早期无恶心发热，无服药、猫狗、射线及有害物质接触史。2021 年 11 年 1 日(孕 11⁺⁶ 周)至外院行早孕期常规检查，11 月 15 日(孕 13⁺⁶ 周)复诊，心电图提示：窦性心律，逆时针方向转位，QRS 电轴右偏，ST 段在 Ⅱ/Ⅲ/AVF/V1~V4 导联呈水平型压低 0.5~1.5 mm，T 波在 V1~V5 导联呈负正双相或低平。患者否认心脏病史，否认平素胸闷、气短、心慌、心悸等不适；孕 14 周专科医院建卡，12 月 13 日(孕 17 周)产检时复查心电图：窦性心律，QRS 电轴右偏，ST 段改变。12 月 16 日(孕 17⁺³ 周)心超：射血分数 73%，左心室短轴缩短率 42%，肺动脉收缩压(pulmonary artery systolic pressure，PASP)125 mmHg，房间隔连续性中断宽 20 mm，见左向右分流，提示重度肺动脉高压，房间隔缺损Ⅱ型可能。请我院产科会诊后转入我科进一步治疗。

既往史：否认心血管疾病史，少年期正常参与体育活动，近年有爬楼梯困难和步行后劳累，有跳街舞的兴趣爱好，每周 2~3 次，每次持续约 2 h，无明显不适。

入院查体：体温 37.2℃，心率 101 次/min，呼吸 20 次/min，血压 117 mmHg/80 mmHg，基础血压 114 mmHg/70 mmHg，身高 162 cm，体重 52 kg，BMI 19.814 kg/m²，双肺(一)，心前区无隆起，未触及震颤，心界正常，胸骨左缘第二肋间可闻及杂音，P2 亢进分裂。专科查体：腹围 81 cm，宫高 17 cm，胎心率 152 次/min。

辅助检查：

12 月 16 日血气分析：细胞外液剩余碱－2.4 mmol/L，CO_2 总量 22.0 mmol/L，实际碳酸氢根 21.1 mmol/L，PaO_2 92.0 mmHg，$PaCO_2$ 29.1 mmHg，pH 7.479，PaO_2 与肺泡氧分压之比为 0.78，肺泡氧分压与 PaO_2 差为 26.0 mmHg，呼吸指数 0.29；SpO_2 98%，乳酸

1.08 mmol/L。血常规：快速 C 反应蛋白<0.499 mg/L，白细胞 10.3×10⁹/L，红细胞 3.92×10¹²/L，血红蛋白 125 g/L，血小板 157×10⁹/L，中性粒细胞百分比 70.7%。D-二聚体 1.11 mg/L FEU。肝肾功能正常，高敏肌钙蛋白 I 0.010 μg/L，肌酸激酶同工酶 1.7 μg/L，肌红蛋白 11 μg/L，NT-proBNP 235 ng/L。降钙素原 0.063 ng/mL。

12 月 16 日心电图报告：窦性心律、右心室肥大、ST 段压低（V1～V4 下斜型、水平型压低 0.05～0.2 mV）、T 波改变（V1～V3 双向）、QTc 间期延长。12 月 17 日心超：房间隔缺损（继发孔型，双向分流），右心房、右心室扩大，肺动脉扩张，三尖瓣反流（中度～重度），肺动脉压增高（重度，PASP 119 mmHg）。

2. 疾病的演变过程和抢救过程

患者 12 月 16 日入院后积极完善相关检查，告病危，17 日经全院大会诊后建议终止妊娠，降低肺动脉高压的同时行药物引产术。18 日患者入重症监护病房，21 日经院内及市级专家会诊后给予药物引产，23 日上午 6:00 使用米索前列醇（阴道给药 200 μg）1 h 后，患者出现高热，体温 39℃，心率增快，最高达 140 次/min，呼吸急促，最高 30 次/min，SpO₂ 85%，血压 90 mmHg/60 mmHg，立即给予地塞米松 5 mg 对症处理，30 min 后病情缓解，下午 6:00 再次使用米索前列醇（阴道给药 200 μg），米索前列醇使用前给予地塞米松 5 mg，患者未出现发热等不适，21:00 完整排出胎儿胎盘，引产前后给予曲前列尼尔降肺动脉压治疗与静脉药物适当镇痛，12 月 27 日转回产科病房。12 月 29 日经心内科、心外科会诊后停用曲前列尼尔，予安立生坦 5 mg ad＋西地那非 25 mg bid 口服降肺动脉高压。12 月 30 日再次经全院会诊评估病情后解除危重，2022 年 1 月 1 日出院，出院时生命体征平稳，SpO₂ 98%，PASP 100 mmHg。嘱出院后继续降肺压与预防性抗凝治疗，血压维持在 90 mmHg/60 mmHg 以上，静息心率小于 100 次/min。

3. 治疗结果及预后

患者明确诊断为妊娠合并房间隔缺损左向右分流，肺动脉高压重度，妊娠风险分级 V 级，孕 19 周，继续妊娠孕产妇死亡风险大，经产科、心内科、心外科、重症医学科、麻醉科全院会诊后，制订周全的诊治方案，静脉用曲前列尼尔降肺压治疗后在重症监护病严密监护下予药物引产。引产过程中出现一过性生命体征不平稳，经积极处理后，顺利引产，预后良好，产后改口服降肺压药物治疗，建议后续到心外科就诊，创造条件行心脏结构异常手术，术后根据产科、心内科、心外科多学科评估是否适宜妊娠。

4. 诊治流程图

妊娠合并肺动脉高压诊治流程如图 25-1 所示。

三、讨论与小结

该孕妇虽无明显临床表现，妊娠后产检发现心电图异常表现，继而心超发现心脏结构异常，肺动脉高压重度，属于先天性心脏病（congenital heart disease，CHD）相关 PH。PH 患者的预后与肺动脉收缩压（PASP）的升高程度密切相关，PASP 越高，预后越差，本例孕妇 PASP 最高达 127 mmHg，围产期的病死率较高，是妊娠合并心脏疾病中最危险的情况，随着孕周的增加，肺动脉高压患者水肿、呼吸困难、心力衰竭等症状加重，生存期严重缩短。虽然根据《中国肺动脉高压诊断与治疗指南（2021 版）》，该孕妇的 1 年预期病死率为低风险（<5%），但是国外指南均不推荐 PAH 患者妊娠，且根据《共识》，其风险等级为 V 级，继续妊娠

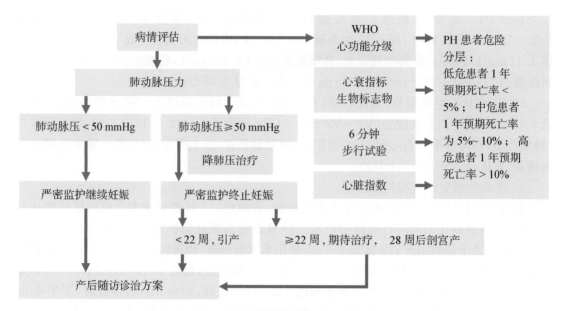

▲ 图 25-1　妊娠合并肺动脉高压诊治流程图

风险极高,也属于不宜妊娠,因而在与孕妇及家属反复充分告知的情况下建议终止妊娠。

国际上尚未明确规定 PH 孕妇的最佳分娩方式,各中心应充分考虑患者孕周、一般情况、心功能分级及胎儿情况等决定分娩方案。国内外文献报道,70.1%～90.5%的妊娠合并 PH 患者选择剖宫产终止妊娠。《共识》推荐:心功能≥Ⅱ级或有其他剖宫产指征的 PH 女性首选剖宫产终止妊娠,在适当的时间安排和实施手术,有多学科工作人员在场。鉴于本患者孕周小,胎儿成活率低,选择剖宫产对孕妇损伤大,因而经多学科会诊后选择药物引产终止妊娠,保障母婴安全。

本例患者外院产检发现重度肺动脉高压(PASP 119 mmHg),房间隔缺损由外院转入,病情危重,不宜妊娠,经全院多科室会诊、充分评估,反复与家属沟通后针对该患者制订个体化降肺动脉高压及引产方案,在 ICU 严密监护下行药物引产,引产过程中患者有发热、心衰、休克,病情凶险,经积极抢救后转危为安。

四、科主任点评

　　肺动脉高压早期缺乏特异的临床表现,容易漏诊与误诊。妊娠期心肺负担加重,可加重疾病进展,处理棘手,常导致严重的母婴不良事件发生,危及母婴生命。充分认识妊娠合并肺动脉高压危害,建立多学科管理团队,开展有效的孕期监测和管理手段,有助于早发现、早诊断、早干预。对于不宜妊娠的女性,建议做好避孕措施,一旦妊娠,应到三级综合性医院进行多学科诊断,评估是否适合继续妊娠,从而制订详细、严密的诊治方案,以降低严重并发症与不良妊娠结局的发生。本例孕产妇属于重度肺动脉高压,继续妊娠则严重并发症如肺高压危象等的风险极大,在多学科团队制订严密监护与治疗的方案下,安全经阴道引产分娩成功,避免了剖宫产创伤与严重并发症的发生。

五、参考文献

［1］ Roos-Hesselink J, Baris L, Johnson M, et al. Pregnancy outcomes in women with cardiovascular disease: evolving trends over 10 years in the ESC Registry Of Pregnancy And Cardiac disease (ROPAC)［J］. Eur Heart J, 2019,40(47):3848-3855.

［2］ Regitz-Zagrosek V, Roos-Hesselink J W, Bauersachs J, et al. 2018 ESC Guidelines for the management of cardiovascular diseases during pregnancy: The Task Force for the Management of Cardiovascular Diseases during Pregnancy of the European Society of Cardiology (ESC)［J］. Eur Heart J, 2018,39(34):3165-3241.

［3］ Sliwa K, van Hagen I M, Budts W, et al. Pulmonary hypertension and pregnancy outcomes: data from the Registry Of Pregnancy and Cardiac Disease (ROPAC) of the European Society of Cardiology ［J］. Eur J Heart Fail, 2016,18(9):1119-1128.

［4］ Hsu C H, Gomberg-Maitland M, Glassner C, et al. The management of pregnancy and pregnancy-related medical conditions in pulmonary arterial hypertension patients ［J］. Int J Clin Pract Suppl, 2011,(172):6-14.

［5］ 中华医学会呼吸病学分会肺栓塞与肺血管病学组,中国医师协会呼吸医师分会肺栓塞与肺血管病工作委员会,全国肺栓塞与肺血管病防治协作组,等. 中国肺动脉高压诊断与治疗指南(2021版)［J］. 中华医学杂志,2021,101(1):11-51.

［6］ 中华医学会妇产科学分会产科学组. 妊娠合并心脏病的诊治专家共识(2016)［J］. 中华妇产科杂志,2016,51(6):401-409.

作者:蒋荣珍、滕银成
审阅专家:黄新余

妊娠合并心力衰竭

一、疾病概述及诊疗进展

妊娠合并心脏病是常见的妊娠期高危疾病之一,包括既往有心脏病病史的妇女合并妊娠(常见为先天性心脏病、瓣膜性心脏病和心肌病等结构异常心脏病以及非结构异常性心律失常等),或是妇女妊娠期间新发生的心脏病(如妊娠期高血压疾病性心脏病、围产期心肌病等)。国内外报道妊娠合并心脏病的发病率为 0.5%～3%。妊娠合并心脏病仍是导致中国孕产妇死亡的三大主要原因之一。妊娠期血流动力学改变会明显增加心脏负担,感染、贫血、低蛋白血症、电解质紊乱等不良因素也可诱发心脏疾病加重,出现心力衰竭、恶性心律失常、心源性休克等严重并发症,围产儿出现宫内发育迟缓、胎死宫内、早产等情况的风险较高。

目前,妊娠期心功能的评估标准仍为纽约心脏病协会的分级为标准,分为以下 4 级:Ⅰ级,一般体力活动不受限制;Ⅱ级,一般体力活动略受限制;Ⅲ级,一般体力活动显著受限;Ⅳ级,做任何轻微活动时均感不适,休息时仍有心慌、气急等心衰表现。孕妇妊娠期可出现生理性的心率加快,孕晚期也常出现胸闷、气促,可能会干扰心功能的判断,因此临床医生必须仔细分析,在有条件时进行心脏超声心动图检查,测定心房、心室大小和心脏射血分数(EF)等客观评价指标评估心功能。动态监测脑钠肽(BNP)或 NT‐proBNP 也能够很好地判断心力衰竭患者的病情变化。运动负荷试验也可作为心脏病妇女妊娠前及妊娠期的评估手段之一。

急性心衰是危及孕妇生命的主要心脏病并发症,以急性肺水肿为主要表现的急性左心衰最为多见,常为突然发病,需重视早期心衰的表现。急性左心衰典型的症状包括呼吸困难、端坐呼吸,伴有窒息感、烦躁不安、呼吸频速、咳嗽并咳出白色或粉红色泡沫痰。体检除原有的心脏病体征外,可出现心尖区舒张期奔马律、肺动脉瓣区第二心音亢进、肺底部湿啰音,重症者两肺满布湿啰音并伴有哮鸣音。病情严重时,可出现血压下降、脉搏细弱,甚至神志模糊、昏迷、休克、窒息乃至死亡。

妊娠期妇女一旦发生急性心衰,需要多学科团队(MDT)开展合作抢救,根据病情制订个体化治疗方案,包括强心、利尿、减轻心脏负荷等,并根据孕周、疾病严重程度、母胎情况综合考虑终止妊娠的时机及方法。在无禁忌证时,应尽早使用抗凝药物,预防深静脉血栓形成和肺栓塞的发生。

二、病历资料

1. 病史摘要

患者,女,26 岁,二尖瓣换瓣术后 5 年,因"胸闷、呼吸困难 1 天"由外院转入我院。

患者 2018 年因"胸闷乏力、同年整年月经未来潮"于当地医院检查发现贫血,血红蛋白最低至 36 g/L,同时发现二尖瓣赘生物,考虑感染性心内膜炎可能,遂予住院,予输血、抗感染治疗一周后行二尖瓣机械瓣置换手术,术后规律口服华法林 3 mg qd 治疗,国际标准化比值(INR)维持于 1.5~2。患者术后于当地医院心内科定期随访,日常活动不受限,心功能 Ⅰ级。2023 年 6 月 7 日来沪复查心超未见明显异常,左室 EF 67%。

患者术后月经不规则(3~4)天/(25~35)天,量中等,末次月经时间不详,自诉无明显停经史,每月阴道出血周期及出血量与月经相似,未觉胎动。2024 年 1 月 1 日,患者自感咳嗽、咳痰、流涕,口服中成药治疗,无发热。1 月 2 日起出现双下肢水肿,伴胸闷、呼吸困难、腹部不适。1 月 3 日就诊于外院,查肺炎支原体(一)。血常规:白细胞 10.62×10^9/L,血红蛋白72 g/L,中性粒细胞百分比 80.5%。胸部及上下腹超声提示:双侧胸腔积液,肝胆胰脾肾双输尿管未见明显异常,宫腔内见胎儿。下午 16:00 就诊于妇科,嘱患者行妇产科超声检查,患者回家后病情加重,夜间出现气促,无法平卧,一夜未眠。次日上午 8:00,患者再次至外院,查妇产科超声提示:单胎,头位,存活,胎儿大小如孕 36 周,上午 11:00 转诊产科。急诊心超提示:二尖瓣机械瓣置换术后,机械瓣瓣功能未见明显异常;左房室增大,左室壁收缩活动整体减弱;二尖瓣反流(轻度),三尖瓣反流(轻度),伴肺动脉高压;心包未见积液;左室舒张末期容量 136 mL;每搏输出量 37 mL ↓;EF 27% ↓;估测肺动脉收缩压53 mmHg。考虑患者妊娠合并心衰,遂收入该院产科住院治疗,入院后检查:NT-proBNP5 021 pg/mL↑,降钙素原 36.21 ng/mL↑。凝血功能:凝血酶原时间(PT)148.3 s↑,活化部分凝血活酶时间(APTT)109.6 s↑,纤维蛋白原 3.46 g/L,INR 14.28↑,D-二聚体 1.63 mg/LFEU↑。予地塞米松 10 mg 肌注、呋塞米 20 mg 静推、维生素 K$_1$ 50 mg+生理盐水 20 mL 微泵泵入,同时请我院会诊协助诊治,我院产科、心内科、重症医学科多学科会诊后予新活素0.5 mg+生理盐水 50 mL 微泵泵入。考虑孕妇病情危重,转入我院进一步治疗。

2. 疾病的演变过程和抢救经过

患者于 2024 年 1 月 4 日 17:00 救护车转入我院 ICU。入室时呈端坐呼吸,神志尚清,精神萎,体温 37.3℃,脉搏 110 次/min,呼吸 24 次/min,血压 116 mmHg/81 mmHg,SpO$_2$98%。查体:二尖瓣区闻及类似钟表的金属音,呼吸音低、听诊不清,心率 110 次/min,律齐,无明显杂音。宫高 33 cm,腹围 95 cm,未及明显宫缩,胎心 125 次/min。子宫区无压痛。双下肢凹陷性水肿 Ⅱ 度。入院后急查血气分析:pH 7.27 ↓,钾 6.7 mmol/L↑,乳酸6.40 mmol/L↑,全血碱剩余−14.5 mmol/L↓。心梗全套:高敏肌钙蛋白 Ⅰ 0.099 μg/L↑,肌酸激酶同工酶 29.5 μg/L↑,肌红蛋白 372.1 μg/L↑,NT-proBNP>30 000 ng/L↑,BNP>5 021 ng/L↑。凝血功能:PT 35.6 s↑,INR 3.24↑,APTT 39.6 s。心超:二尖瓣人工瓣置换术后,人工瓣功能未见明显异常;左房、左室、右室扩大;三尖瓣反流(轻微~轻度);肺动脉瓣反流(轻度);主肺动脉扩张;左室收缩功能减退;右室壁收缩运动减弱;EF 25%↓;肺动脉压中度增高 49 mmHg↑。考虑患者病情危重,报危重,启动危重孕产妇抢救流程,行全院大会诊,请心内科、心外科、呼吸内科、感染科、麻醉科会诊,并联系市级心内科、重症医学科等专家会诊。经多学科诊疗团队讨论后,行血液透析净化治疗,给予利尿、抗感染、纠正凝血功能、纠正贫血、纠正高钾与酸中毒、改善心衰与内环境等治疗,拟创造条件后剖宫产终止妊娠。若无手术条件时分娩发动,则根据情况紧急处理,备体外膜肺氧合(extracorporeal membrane oxygenation,ECMO)。当天 19:00 患者自觉阵发性腹痛,查体见不规律弱宫缩,予硫酸镁泵注抑制宫缩,子宫张力不高,无压痛,未探及胎心音。阴诊:查宫颈展平,未见羊水流出。联系床旁超声了解宫内情况,超声提示胎死宫内。19:30 开始连续性肾脏替代治疗(CRRT)。20:30 患者仍有腹痛,查体宫口开 2 cm,羊膜囊鼓。考虑分娩发动,宫缩不可抑制,停用硫酸镁,考虑患者宫缩时生命体征变化较小,自觉症状无明显变化,予严密监护下阴道试产。请市级心内科、重症医学科、产科专家会诊,一致同意严密监护下阴道试产,备ECMO。1 月 5 日 0:50 宫口开全,行产钳术终止妊娠,1:07 患者娩一死胎,分娩过程顺利,出血少,子宫复旧可。

患者产后继续予低分子肝素桥接、恢复华法林口服,继续予血液透析、利尿、抗感染、纠正电解质酸碱平衡紊乱、改善内环境等治疗,期间多次组织全院大会诊及市级院外专家会诊,调整治疗方案,患者代谢性酸中毒、心衰指标、凝血功能、肺水肿均好转。

期间查呼吸道病毒检测(甲流、乙流、副流感病毒、呼吸道合胞病毒、腺病毒、鼻病毒、肺炎支原体)、血培养、痰培养、尿培养均为阴性,自身免疫指标无特殊阳性结果。因患者就诊前曾有明显的上呼吸道感染症状,仍考虑为上呼吸道感染所诱发的心衰。

1 月 7 日停透析,予输血浆 200 mL 与白蛋白,呋塞米利尿。1 月 8 日上午 8:00 呼吸急促明显,心率 120 次/min,双肺听诊明显湿啰音,胸片提示肺水肿较前加重,心内科、呼吸内科与重症医学科多学科会诊后,予加强利尿、降心率、扩张外周血管降低心脏负担等对症支持治疗后,于上午 11:00 患者呼吸急促明显好转。

1 月 9 日晨 5:50 患者出现发绀、躁动、意识不清,监护提示心律 270 次/min,呈室性节律,SpO2、血压测不出,立即予胸外按压、气管插管,予电除颤 2 次,并予利多卡因静推后患者心律转为窦性。下午 15:57 再次出现室速,予电除颤 1 次转为窦性心律,当日再次组织全院大会诊及市级院外专家会诊,结合当日心电图、血气分析及其他检查结果,考虑当日心律失常为心室颤动、尖端扭转型室速,与电解质紊乱(低钾,钾 3.1 mmol/L)及碱中毒(pH 值7.58~7.73)相关,遂调整治疗方案,予补钾、纠正碱中毒,继续抗感染、抗凝、肠外营养支持等对症治疗,病情逐渐好转。1 月 11 日患者拔除气管插管,改为高流量吸氧,复查心超:肺动脉平均压 30 mmHg、单平面 EF 32%,各项生化指标平稳转好。

3. 治疗结果及预后

1 月 15 日患者病情稳定,1 月 19 日患者一般情况明显好转,生命体征平稳,神清,气平,轻微活动不受限,心超提示 EF 42%,予停病危,继续加强监护,监测凝血功能,调整华法林用量。1 月 22 日患者行 6 分钟步行试验 455 m,无创心排血量 4.6 L,心衰指标基本正常,INR 2.2。予出院,出院后门诊随访,监测 INR,调整华法林用量。该患者在病程中的 BNP、血气分析 pH 值、电解质钾变化分别如图 26-1~图 26-3 所示。

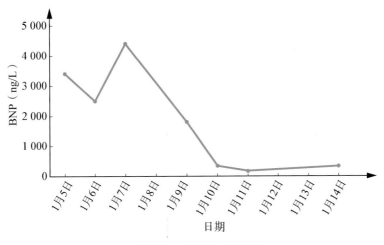

▲ 图 26-1　病程中 BNP 变化

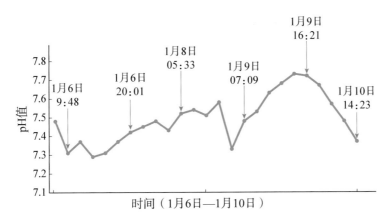

▲ 图 26-2　病程中血气分析 pH 值变化

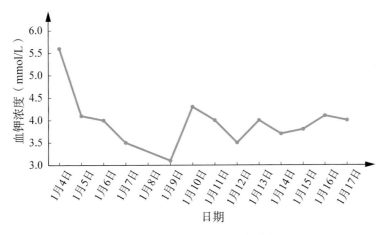

▲ 图 26-3　病程中电解质钾变化

4. 诊治流程图

妊娠合并心力衰竭诊治流程如图 26-4 所示。

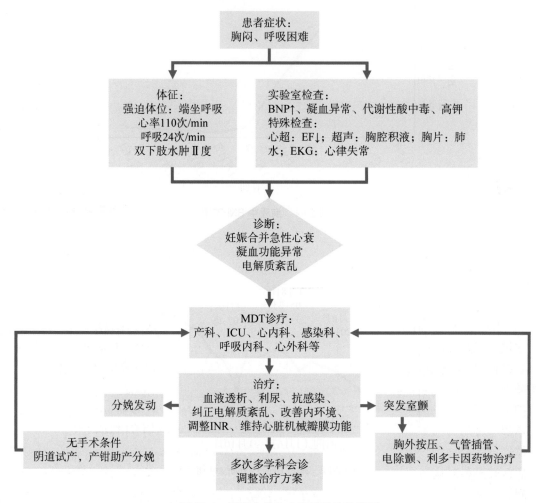

▲ 图 26-4　妊娠合并心力衰竭诊治流程图

三、讨论与小结

本例患者为青年人，既往无妊娠史，曾有二尖瓣换瓣手术史，定期随访瓣膜功能良好。因使用抗凝药物、长期不规则阴道出血，患者对本次妊娠不知情，未正规产检，因此无妊娠期相关的任何检查，包括凝血功能、心功能评估情况。本次就诊前曾出现上呼吸道感染症状，并呈短期进行性加重为胸闷、呼吸困难的典型急性左心衰、肺水肿、严重高钾血症、凝血功能紊乱、感染指标明显增高等病情变化。

患者转诊产科时病情危重且复杂，包括以下多方面情况：①心力衰竭程度十分严重，随时可能发生心搏骤停，死亡风险极大；②凝血功能严重异常，INR 延长数十倍，可能导致自发性出血、颅内出血或其他重要脏器出血，危及生命体可能大；③代谢性酸中毒明显、合并高钾血症等严重电解质紊乱，可诱发恶性心律失常，影响肝、肾、心、脑等多脏器功能，随时可能发生血压下降、休克甚至死亡;④患者不知自己妊娠,超声提示胎儿大小已近足月,妊娠的过程本身负担加重,在疾病基础上进一步增加了危险性,随时可能发生心搏骤停、自发出血、脏器衰竭等,死亡风险极大,需考虑终止妊娠及终止妊娠方式。剖宫产终止妊娠是晚期妊娠严重心衰的最佳选择,且终止妊娠可减轻心脏负担,促进病情恢复。但是,患者心衰严重,凝血功能与电解质严重紊乱,存在麻醉与手术禁忌,在治疗和处理上存在矛盾性、紧迫性,增加了治疗困难性和各种不确定性,经多学科会诊后决定纠正心衰、凝血功能与电解质紊乱,创造条件行剖宫产术,但是当晚胎死宫内,分娩发动,在观察宫缩过程中孕妇心肺功能负担无明显加重、产程进展较快的情况下,决定短期严密监护下阴道分娩,缩短第二产程,床旁准备ECMO、麻醉与剖宫产术,最终第一产程 5 h,宫口开全后产钳助产,产程经过顺利。

在该患者的治疗过程中,多学科团队合作尤为重要,由经验丰富的高年资主任团队开展多次 MDT 讨论,反复权衡治疗利弊,谨慎又不失大胆地制订治疗方案,多方积极配合,联系、调动全市医疗资源协助诊治,都在该患者的救治成功过程中起到了举足轻重的作用。该患者的治疗并非一帆风顺,期间先后经历了分娩突然发动、恶性心律失常等突发情况,十分考验抢救团队的专业素养,需要现场医生及时发现问题,并能迅速、合理应对处理,才能一次次使患者转危为安、度过危机,这也充分体现了我院医生的临床经验与高水准的救治水平。

四、科主任点评

　　随着外科手术技术、内科治疗措施的持续进步,心脏病妇女的生育意愿正逐渐受到重视。妊娠过程中,母体血容量明显增加,孕妇通过增加心脏射血量及提升心率来提高心排血量,这对孕妇的心脏功能提出了严格的要求。因此,对有心脏原发疾病的孕妇,需严格进行孕前多学科评估是否适合妊娠,对适合妊娠的孕妇应制订严密的诊治与监护方案,警惕妊娠期间心脏功能衰竭、心律失常等并发症的发生,也需重视避免感染、劳累等各种增加心脏病发病的诱因。对于就诊非产科的育龄女性,应详细询问婚育史与体格检查,及时发现妊娠状态,及时请产科会诊,共同制订诊治方案,防止重症发生。本病例转产科时病情进展至危重且复杂,能够抢救成功得益于医院各个学科医护人员之间紧密无间的配合,体现了我院医疗救治的专业、高效。而本病例的发生,也再次提醒医务人员,不仅需要治病救人,更需要做好科普教育,预防此类棘手事件再次发生。

五、参考文献

[1] 中华医学会妇产科学分会产科学组.妊娠合并心脏病的诊治专家共识(2016)[J].中华妇产科杂志, 2016,51(6):401-409.

[2] 周远洋,朱军,王艳萍,等.1996—2010 年全国孕产妇死亡率变化趋势[J].中华预防医学杂志,2011,45 (10):934-939.

[3] 朱丽均,秦敏,朱蓉,等.上海市近 10 年危重孕产妇疾病谱分析[J].中国妇幼保健,2018,33(22): 5046-5049.

作者:朱晓璐、李婷、蒋荣珍、滕银成

审阅专家:黄新余

案例 27
妊娠合并先天性腹内疝伴肠梗阻肠坏死

一、疾病概述及诊疗进展

腹内疝是由于腹腔内脏器或组织通过腹膜、肠系膜等处的裂孔或缺损发生移位而形成的,发病率为 $0.6\%\sim5.8\%$。其分为先天性和后天性,前者通过腹腔内先天的生理性或病理性孔隙形成,后者多由于手术后造成的腹腔内异常孔隙形成。先天性腹内疝患者相对更少,起病急、进展快,缺乏特异性临床表现,早期诊断困难,易导致肠管绞窄、坏死及穿孔,病死率可高达 50%。主要临床表现为腹痛腹胀、肛门减少或停止排气、肠鸣音亢进或气过水声、恶心呕吐等,有血性腹水和肠鸣音减弱的患者相对较少。腹内疝引起肠梗阻后肠管易发生嵌顿,若未及时处理导致嵌顿时间过长,则会进展为绞窄性肠梗阻,同时伴急性弥漫性腹膜炎、肠坏死等并发症,严重时还会导致感染性休克、多器官功能衰竭等,危及患者生命。

妊娠合并腹内疝无典型临床表现,且妊娠期子宫增大会将壁腹膜向前顶起,导致腹部体征不明显,易漏诊。另一方面,孕妇常因担心影像学检查的辐射有损伤胎儿的风险,拒绝检查而延误病情。根据《美国妇产科医师协会(ACOG)妊娠和哺乳期诊断性影像学检查指南》,X 线检查辐射暴露剂量通常为 $0.1\sim3.0\,mGy(\leqslant50\,mGy)$,不足以引起胎儿发育畸形;而超声及磁共振成像(MRI)检查没有电离辐射的风险,可在孕期安全应用。

腹内疝一般无特异性临床表现,起病急、进展快,引起的肠梗阻多数不可逆,继发肠绞窄、肠坏死、肠穿孔、感染性休克等严重并发症的发生率大幅升高,立即行剖腹探查术是唯一有效的治疗方式。手术治疗原则是解除梗阻,关键在于复位减压疝内容物、松解黏连肠管、观察肠管生机和修补系膜裂孔等。开腹后先探查疝孔或隐窝及其位置,观察肠管的颜色、弹性、肠系膜内有无动脉搏动等,若良好可以进行肠管复位,尽可能避免肠切除,减少发生吻合口瘘的可能。若已发生肠坏死,需立即行肠切除吻合术,术中操作轻柔,注意避免损伤周围大血管,操作完毕后再次检查肠管血运是否良好。术后需注意短肠综合征的发生,其症状主要表现为腹泻引起的脱水、水电解质紊乱和酸碱失衡以及长期体重减轻等症状,其治疗以肠康复为核心,通常需要营养支持、内科药物及外科手术等多手段共同完成。

孕妇作为特殊人群,行外科手术是否需要终止妊娠值得探讨。有研究表明,对于孕周<34 周、无剖宫产指征的患者,可先行外科手术,围手术期间积极给予保胎治疗;而孕周≥34 周时预估胎儿的肺脏基本成熟,且子宫过大探查腹腔有一定困难,故先行剖宫产术取出胎儿,再行肠梗阻手术。

二、病历资料

1. 病史摘要

患者,女,25 岁,"G_1P_0,孕 20 周,下腹痛 2 天"入院。患者于 2021 年 11 月 15 日 12:00 入院。平素月经规则,月经 7/28 天,经量中等,无痛经。末次月经时间为 2021 年 6 月 27 日,预产期为 2022 年 4 月 4 日。早孕反应不剧烈,孕早期无感冒、发热,无服药史,无放射线、毒物接触史及猫狗接触史。孕 4^+ 月自觉胎动至今,外院唐氏综合征筛查:低风险,孕 18^{+6} 周我院建卡产检。11 月 14 日上午进食辣条,13:00 突发上腹痛,腹痛呈持续性刺痛,停止排气、排便。急诊查白细胞 12.78×10^9/L↑,白介素- 6 8.94 ng/L↑,PaO_2 52.9 mmHg↓,血钾 3.0 mmol/L↓,彩超示肝右叶下缘积液,胆囊壁稍高回声斑。予奥美拉唑补液支持治疗,补液结束后 21:33 患者腹痛无明显好转,并出现恶心、呕吐,呕吐物为胃内容物。复查白细胞较前升高,肝右叶下缘积液增多,考虑急性胃肠炎可能,予头孢曲松抗感染,腹痛较前缓解,但仍无排气、排便。MRI 提示:小肠扩张、积液伴不全肠梗阻;腹腔少量积液。初步诊断为:①不完全性肠梗阻;②感染性胃肠炎;③先兆流产(G_1P_0,孕 20 周)收治入院。

2. 疾病的演变过程和抢救经过

入院后完善相关检查,予以禁食、胃肠减压、吸氧、抗感染、母胎监护、硫酸镁保胎等对症治疗。查体:腹部膨隆,全腹压痛,左侧较明显,压痛及反跳痛可疑,肠鸣音消失。产科检查:腹围 75 cm,宫高 17 cm,宫底脐平,胎心 110 次/min,宫体有压痛。行腹腔穿刺,抽出淡血性液体约 10 mL。复查血常规:C 反应蛋白 35.89 mg/L↑,白细胞总数 21.65×10^9/L↑,中性粒细胞百分比 93.90%↑。下腹部增强 CT 示:小肠扩张、积液伴多发液平面,考虑肠梗阻继发缺血性坏死;妊娠状态子宫;盆腔积液(图 27-1)。多学科会诊考虑为腹内疝性肠梗阻,故在全麻下行急诊剖腹探查术,术中发现腹腔内中量淡血性腹水,伴腥臭味,部分小肠明显扩张,肠壁水肿发黑坏死,可见屈氏韧带处疝环嵌顿肠管一团(图 27-2)。逐层打开疝环,回纳肠管,坏死范围为近端为距屈氏韧带 50 cm,远端为距近空-回肠交界处 70 cm(图 27-3),遂决定行"小肠减压术＋小肠切除吻合术"。术中血压不稳定,予升压药物维持在(80～90) mmHg/(40～50)mmHg,输血浆 400 mL。术顺,术后予母胎监护、抑制宫缩、禁食、抗感染、补液营养支持等对症治疗。术后病理:小肠黏膜、黏膜下层及肌层血管高度扩张、充血,黏膜组织慢性活动性炎伴出血、糜烂。

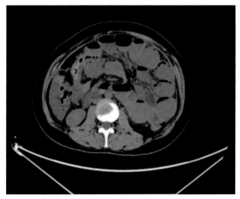
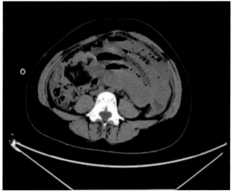

▲ 图 27-1 下腹部增强 CT(小肠扩张、积液伴多发液平面)

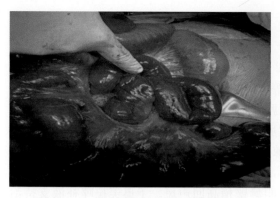

▲ 图 27-2 屈氏韧带处疝环嵌顿肠管一团

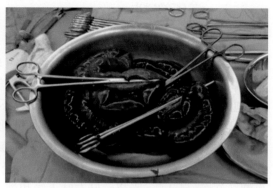

▲ 图 27-3 切除的坏死小肠肠管

3. 治疗结果及预后

术后 2 周患者病情稳定,胎心正常,予以出院,出院后我院产科门诊定期产检,于 2022 年 3 月 30 日足月顺产一活婴,体重 2 770 g,母婴平安,顺利出院。

4. 诊治流程图

妊娠合并先天性腹内疝伴肠梗阻肠坏死诊治流程如图 27-4 所示。

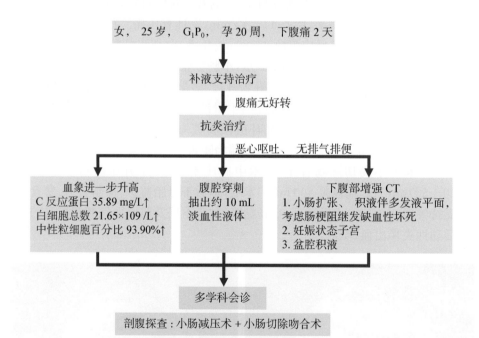

▲ 图 27-4 妊娠合并先天性腹内疝伴肠梗阻肠坏死诊治流程图

三、讨论与小结

妊娠合并先天性腹内疝在临床上较为罕见,本病起病急骤,无特异性临床表现,术前诊断困难,易发生绞窄性肠梗阻、肠坏死,导致器官功能衰竭及休克等严重并发症。早期诊断并及时手术是治疗关键,腹部CT作为首选影像学检查,确诊后行手术治疗,辅以术后综合支持治疗,提高治愈率和预后水平,减少术后并发症的发生。

四、科主任点评

　　本例患者处于妊娠中期,突发持续性剧烈腹痛,结合其症状、体征和辅助检查,在腹痛不缓解甚至进一步加重的情况下,需及时完善腹部CT影像学检查,有助于提高早期诊断的准确性。但是临床上,孕妇往往对CT检查的接受度低,医务人员应尽早跟孕妇及家属沟通,取得信任和理解。该患者腹部增强CT示小肠扩张、积液伴多发液平面,考虑肠梗阻继发缺血坏死,如高度怀疑腹内疝,则应均衡母胎情况,如病情较轻,全身情况好,可选择非手术治疗。如病变严重、病情复杂及周身情况不佳,需多学科合作,及时完成剖腹探查。唯有早诊断、早治疗,才能改善患者预后,提高救治成功率,减少术后并发症的发生,从而保障母婴安全。

五、参考文献

［1］Shi Y, Felsted A E, Masand P M, et al. Congenital left paraduodenal hernia causing chronic abdominal pain and abdominal catastrophe [J]. Pediatrics, 2015,135(4):e1067-e1071.

［2］李科,王玮,司马军,等. 腹内疝致肠梗阻12例临床分析[J]. 浙江创伤外科,2016,21(6):1127-1128.

［3］孟令宽,傅鑫,陈东风,等. 2011年至2021年我国416例腹内疝性肠梗阻患者临床特征及相关因素的分析[J]. 胃肠病学和肝病学杂志,2022,31(1):22-27.

［4］乔敏,夏炳兰. 妊娠合并腹内疝肠坏死超声表现1例[J]. 临床超声医学杂志,2021,23(6):449.

［5］费克平,王育和,任志刚,等. 腹内疝致肠梗阻27例诊治体会[J]. 世界最新医学信息文摘,2018,18(46):68-69.

［6］李坤,赵丽君,曹廷宝,等. 腹内疝性肠梗阻的临床诊断与治疗[J]. 中国临床研究,2019,32(9):1246-1248.

［7］李文清,孙璐. 妊娠合并腹内疝伴肠坏死1例[J]. 中国计划生育和妇产科,2020,12(6):92-93.

作者:贺子秋、周芳芳、吴氢凯、滕银成

审阅专家:杨庆诚

早孕合并颅内静脉窦血栓

一、疾病概述及诊疗进展

颅内静脉和静脉窦血栓形成(cerebral venous and sinus thrombosis，CVST)在临床上相对少见。本病在欧美发达国家发病率较低，约为 2/100 000；而在印度、中东和拉丁美洲等发展中国家和地区的发病率较高，可达 7/100 000，后者发病率高的原因可能与感染有关。其常见的危险因素包括遗传性或获得性血栓形成疾病、肥胖、口服避孕药、妊娠期和产褥期、恶性肿瘤、感染、头部外伤等，通常被分为感染性和非感染性两类。由于女性妊娠和产褥期以及使用口服避孕药引起血栓发病风险增加，因而 CVST 更多见于女性患者(约 75% 的患者为女性)，她们的发病年龄(中位年龄 34 岁)较男性患者(中位年龄 42 岁)也更低。

CVST 会阻碍脑组织血液回流，导致脑出血性脑卒中或功能障碍；同时硬脑膜窦闭塞还会导致脑脊液吸收降低和颅内压增高。这两种机制可以解释颅内静脉窦血栓发生的临床症状和相关的病理生理改变。

CVST 多表现为新发头痛或单纯性颅内压增高综合征(头痛伴或不伴呕吐、视盘水肿和视觉问题)，其他表现包括局灶性神经功能障碍、癫痫发作和(或)局灶性脑损害。其中，头痛最为常见，据报道，有 89% 的患者存在头痛症状。头痛往往在数天或数周内进行性加重，进而出现其他伴发表现。

对于临床表现提示 CVST 的患者，影像学检查可以帮助明确诊断。《中国颅内静脉血栓形成诊断和治疗指南 2019》指出，CT 或 CT 静脉成像，以及 MRI 或磁共振静脉成像(magnetic resonance venography，MRV)都可以作为主要的检查方法，尤其是 MRI/MRV 能准确诊断大多数颅内静脉血栓，可作为随访的最佳无创性检查手段。数字减影血管造影(DSA)技术诊断颅内静脉血栓有特定优势，但一般在 MRV 或 CT 静脉成像检查结果仍不能明确诊断或拟行血管内介入治疗时使用。

CVST 的治疗包括对症治疗、病因治疗、抗凝治疗、血管再通治疗，以及预防和处理并发症。病因治疗包括停用与发病有关的口服避孕药，如果为感染性的血栓形成则采用积极抗感染治疗。抗凝治疗的目的在于防止血栓扩散，一般采用肝素或者低分子肝素，由于后者在有效性和安全性方面的优势，目前临床上主要使用低分子肝素抗凝；在急性抗凝治疗后，一般还应继续口服抗凝药物，常用的为华法林，建议持续 6~12 个月，但是早孕期不推荐使用华法林。对于抗凝治疗效果差的患者，还可以考虑静脉溶栓以及血管内治疗等方法。

二、病历资料

1. 病史摘要

患者,女,37 岁,平素月经规则,经量中等,无痛经史。末次月经时间为 2021 年 8 月 7 日,停经 30 余天,测尿人绒毛膜促性腺激素(＋),患者于停经 57 天(10 月 3 日)起有呕吐,每日呕吐 3～5 次,进食及饮水少,尚能正常工作(电话接线员,活动较少)。10 月 15 日起,呕吐加剧,呕吐物为胃内容物,有烧心、反酸感,当时无头晕、头痛,遂于 10 月 19 日就诊于我院东院,B 超显示宫内孕囊,符合孕周。患者要求人工流产,术前检查胸部 CT 提示:纵隔气肿,胸外科会诊后暂无特殊处理,于 10 月 20 日行无痛人流术,手术顺利。术后第 2 天(10 月 21 日)14:00 诉头痛,呈持续性,至当天 20:00 头痛加重,睁眼困难,伴恶心呕吐。10 月 22 日晨查头颅 CT 平扫示:上矢状窦及右侧横窦腔内密度增高,中线旁未见明显脑水肿征象,脑实质各叶未见明显异常密度灶,血栓待排。进一步完善头颅 MRV 示:右侧乙状窦、横窦及上矢窦信号异常,MRV 重建上矢窦及右侧横窦、乙状窦未见显示,结合临床提示颅内静脉窦血栓可能(图 28-1)。予依诺肝素钠 0.4 mL 抗凝、25％甘露醇 125 mL 静滴等对症支持治疗,考虑患者为危重孕产妇,转入我院继续治疗。

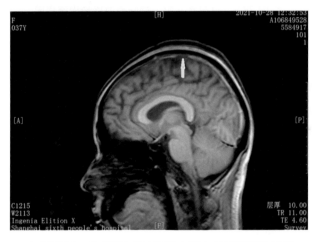

▲ 图 28-1　治疗前 MRV 提示大脑上矢状窦充盈缺损

既往无特殊。2013 年足月剖宫产一子,体健。

2. 疾病的演变过程和抢救经过

患者收治于神经内科,查体无殊。经完善相关检查,予以抗凝治疗(肝素),改善脑代谢(纳美芬、尼麦角林、血栓通),脱水降颅压(甘油果糖、甘露醇、托拉塞米)等对症支持治疗,因检查发现肝酶轻度升高,经呼吸内科会诊给予保肝治疗,同时监控血压。

3. 治疗结果及预后

患者治疗过程中头痛症状明显缓解并逐渐消失,病情稳定后予以出院,继续口服华法林抗凝,门诊随访。

4. 诊治流程图

早孕合并颅内静脉窦血栓诊治流程如图 28-2 所示。

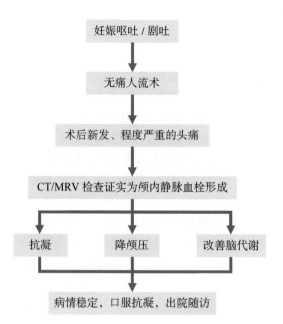

▲ 图 28-2　早孕合并颅内静脉窦血栓诊治流程图

三、讨论与小结

本病例为 1 例继发于早孕期妊娠剧吐、人流术后的颅内静脉窦血栓形成。我院的妇产科、神经内科、神经外科及放射介入科医生反应迅速，在患者出现症状后快速做出诊断，获得影像学支持后，第一时间给予抗凝和降颅压等对症处理，并及时转诊至总院，在神经内科以及其他多个科室的共同管理下，患者转危为安，顺利出院。

妊娠期机体处于高凝状态，较非妊娠的女性而言更加容易发生血栓栓塞性疾病。很多高危因素也可以在此基础上进一步增加患病风险，例如高龄、少动、脱水状态等。本例患者37 岁，为快递公司的话务员，日常工作以久坐为主；患者在停经 50 余天时，开始出现早孕反应，较为明显，自述进食和饮水较少，相对处于脱水状态；之后又经历早孕反应症状加重，要求人工流产，以及无痛人流（禁食状态下）等过程，脱水情况较前更为加重。在人流之后当天出现了进行性加重的头痛症状，经影像学检查确诊为颅内静脉窦血栓形成。未能及时诊断的颅内静脉窦血栓，会阻碍脑组织血液回流，导致出血性脑卒中或功能障碍，危及生命或导致永久性的功能障碍，严重影响这些年轻患者的生命质量。本病例在发病初期即得到诊断和治疗，避免了更加严重的并发症发生，显示出我院临床医生对于这种相对少见的病例的敏感性，以及多学科协作的有效性。

《上海市产科静脉血栓栓塞症防治的专家共识》中指出，对于妊娠剧吐的患者，应给予低分子肝素预防血栓形成。本病例在发病初期时，每日呕吐数次，但未就医进行评估；患者就医后则决定人工流产终止妊娠，因为将要进行手术，也未再给以低分子肝素。如果能在妊娠呕吐发生的早期，结合红细胞比容、尿比重等指标，判断患者的血液浓缩状态，必要时给予低分子肝素抗凝，可能可以避免血栓的发生。该病例提示我们，应加大对于血栓栓塞性疾病的宣传，同时对于发生妊娠呕吐，但未达剧吐标准的患者，应合理补充液体，及早判断脱水的程度,必要时采用低分子肝素积极预防血栓形成。

四、科主任点评

非妊娠期 CVST 发病率很低,而妊娠期的患者由于处于高凝状态,发病率明显增加,尤其在妊娠期存在内外科并发症(如妊娠剧吐、感染、腹泻、创伤等脱水病理状态)时容易发生。妊娠期患者的临床症状和体征复杂多样、缺乏特异性,主要取决于血栓部位、性质、范围、严重程度、是否伴出血和脑组织损害程度,严重时脑组织水肿、颅内压增加,导致脑组织损伤、出血,压迫神经与生命中枢,危及孕产妇生命。对于出现持续头痛、呕吐、体液丢失的围产期女性,应及时行头颅 MRV 检查,及时诊断和治疗。该病例早孕,呕吐明显,人流后出现头痛,及时行 MRV 进行诊断和处理,避免了不良妊娠结局发生。

五、参考文献

［1］中华医学会神经病学分会,中华医学会神经病学分会脑血管病学组. 中国颅内静脉血栓形成诊断和治疗指南 2019［J］. 中华神经科杂志,2020,53(9):648-663.

［2］Kristoffersen E S, Harper C E, Vetvik K G, et al. Incidence and Mortality of Cerebral Venous Thrombosis in a Norwegian Population ［J］. Stroke, 2020,51(10):3023-3029.

［3］Coutinho J M. Cerebral venous thrombosis ［J］. J Thromb Haemost, 2015,13 Suppl 1:S238-S244.

［4］Ferro J M, Bousser M G, Canhão P, et al. European Stroke Organization guideline for the diagnosis and treatment of cerebral venous thrombosis-endorsed by the European Academy of Neurology ［J］. Eur J Neurol, 2017,24(10):1203-1213.

作者:李婷、滕银成

审阅专家:杨庆诚

案例 29
中央型前置胎盘伴出血性休克

一、疾病概述及诊疗进展

正常情况下,胎盘附着于子宫体的前、后、侧壁,而当胎盘附着于子宫下段,甚至胎盘下缘达到或覆盖宫颈内口时,即形成前置胎盘。若子宫存在瘢痕(例如子宫肌瘤剔除术、剖宫产史等因素均可造成),前置胎盘附着于原子宫瘢痕部位,称为凶险性前置胎盘。临床上常根据宫颈口的位置将前置胎盘分为完全型(中央型)、部分型及边缘型。其中,中央型前置胎盘属于前置胎盘中相对危险的一类,是一种严重的妊娠晚期并发症。

造成前置胎盘的原因较多,研究认为剖宫产、多次流产及清宫术等都是造成前置胎盘的危险因素。这些操作会对子宫内膜造成损伤,影响受精卵正常着床,再次妊娠时受精卵就会下移并种植于子宫下段,从而形成前置胎盘。有前次剖宫产史的孕妇发生前置胎盘、围产期出血等并发症的风险明显增加。此外,多胎妊娠或胎儿过大者由于胎盘面积过大,延伸至子宫下段,也会形成前置胎盘。在膀胱充盈的情况下,进行 B 超联合 MRI 检查能够准确检出前置胎盘情况,准确率达到 100.0%,同时可以判断是否存在胎盘植入的风险。中央型前置胎盘易引起妊娠晚期出血,轻微的子宫收缩都有可能引发大出血,从而造成早产、流产,甚至是产后出血、子宫切除等严重后果,对母婴生命安全有极大威胁。国外报道本病发病率为0.5%,国内报道发病率存在地区差异。随着国家多胎生育政策的实施,高危妊娠患者将逐渐增多,中央型前置胎盘尤其要引起临床重视,需要采取合理有效的措施确保母婴安全,提高围生儿存活率,预防严重并发症的发生。

前置胎盘终止妊娠的时机取决于孕周、胎儿大小、阴道流血情况、胎盘植入的严重程度、是否合并感染、是否已临产、妊娠期合并症及并发症等诸多因素。应根据产前症状个体化确定分娩时间。孕 34~36 周期间,新生儿出生后出现围生儿死亡的概率最低;孕 36 周后患者出现自发宫缩概率增加,阴道出血风险增加,急诊手术概率增加。因此,对于无症状的前置胎盘孕妇,推荐妊娠 36~38 周时终止妊娠;有反复阴道流血史、合并胎盘植入或其他相关高危因素的前置胎盘或低置胎盘孕妇,考虑妊娠 34~37 周时终止妊娠;对于凶险性前置胎盘,建议妊娠 34~36 周时行剖宫产终止妊娠。如果妊娠 34~36 周时出现阴道流血且持续增多、胎儿出现窘迫征象等,应果断终止妊娠;若妊娠 34 周前出现不宜继续妊娠的症状,应尽量争取给予促进肺细胞成熟治疗后终止妊娠。前置胎盘孕妇出现大出血甚至休克,应尽快急诊剖宫产终止妊娠,同时联合麻醉科、重症医学科、检验科、输血科及新生儿科等多学科共同救治,确保手术期间血制品及止血药物和用品备齐,并行预防性抗感染治疗。

二、病历资料

1. 病史摘要

患者,女,24岁,未婚。本次因"反复阴道出血1月伴昏倒2小时"送至我院急诊抢救室。0-1-0-1。2020年于当地医院行剖宫产术(妊娠35周左右,胎膜早破1周,宫内感染行剖宫产手术,术后切口感染,切口愈合不良)。

2. 疾病的演变过程和抢救经过

2023年11月15日19:11,患者入抢救室时否认妊娠状态,血压70 mmHg/40 mmHg,心率130次/min,神志淡漠,面色苍白,口唇发绀,四肢湿冷,脉搏细速,腹部膨隆,下腹部见陈旧性剖宫产瘢痕,宫体软,无明显压痛,阴道口及四肢可见血染,行阴道检查,可见血块排出约40 mL,色鲜红。立即床旁监护,吸氧,完善肝肾功能、床旁超声等检查,同时保暖,开通静脉通道。床旁超声提示:宫内妊娠,胎儿大小相当于妊娠29周左右,胎盘位于后壁,完全覆盖内口至前壁;腹腔、肝肾隐窝、脾肾隐窝未见游离液体,脾门未见包块。考虑前次剖宫产史,中央型前置胎盘,失血性休克,胎儿存活,立即术前准备,并予输注红细胞悬液(血常规提示血红蛋白40 g/L)。

患者至手术室后,同时联系儿科医生到场,协助抢救早产儿。术中娩一男婴,体重1300 g,评分4-7-7分,转儿科医院。胎儿娩出后,托子宫出盆腔,一次性导尿管捆扎子宫下段,暂时阻断子宫血流减少出血,胎盘位于后壁,完全覆盖内口至前壁,宫颈管内充满胎盘组织,胎盘与子宫下段及宫颈管致密粘连,人工剥离后,胎盘基本完整;子宫收缩乏力,予以按摩子宫,缩宫素宫体注射,卡前列素氨丁三醇肌注效果欠佳,予以子宫hayman缝合,双侧子宫动脉上行支结扎止血,连续缝合子宫下段后壁止血,出血达1200 mL。患者再次出现血压不稳、血液不凝,双手压迫子宫止血,同时输注红细胞悬液、冷沉淀、新鲜冰冻血浆、纤维蛋白原、凝血酶原复合物,纠正凝血功能异常。输注红细胞4U后,心电图提示高尖T波,电解质报告提示血钾浓度较高(5.7 mmol/L),考虑血制品输注过程中红细胞破坏导致,但此时患者出血仍汹涌,需要大量输血;产科、麻醉科与重症医学科医生商讨后,决定在快速输注红细胞悬液的同时,予以快速滴注生理盐水1000 mL、50%葡萄糖水+6U胰岛素、碳酸氢钠120 mL、呋塞米20 mg降钾治疗,并严密复查电解质变化,20 min后心电监护转提示正常心电图形。后续补充凝血因子与红细胞后,松开子宫下段捆绑导尿管,观察宫颈管仍有大量鲜红色血柱涌出,难以控制,为挽救患者生命,再次与患者家属沟通,取得其同意后切除子宫。23:30全子宫切除后,检查子宫下段及宫颈管后壁薄。期间患者血钙危急值1.48 mmol/L↓,予以葡萄糖酸钙2g静脉滴注,纠正低血钙。

3. 治疗结果及预后

患者入院时血红蛋白40 g/L,入院后至手术结束出血量总计2800 mL,尿量2400 mL,共输入红细胞悬液2700 mL(18 U),新鲜冰冻血浆1000 mL,血小板250 mL(1 U),冷沉淀450 mL(20 U),纤维蛋白原8g(160 mL),凝血酶原复合物1200 U(120 mL),晶体4500 mL,胶体1000 mL。0:50手术结束,术后送至重症监护病房加强监护,予抗炎、抗凝、抗贫血、补液支持治疗等对症治疗。患者术后6天时病情好转,予以出院。治疗过程中患者血红蛋白、乳酸、血钙、血钾变化趋势如表29-1所示。术前、术后凝血功能变化如表29-2所示。

表 29-1 血红蛋白、乳酸、血钙离子、血钾离子变化趋势

项目	结 果						
	11月28日 1st	11月28日 2nd	11月28日 3rd	11月28日 4th	11月29日	11月30日	12月1日
血红蛋白(g/L)	40	41	53	66	108	95	106
乳酸(mmol/L)	3.7	2.9	1.6	1.2	1.6		
血钙离子(mmol/L)	1.63	1.48	1.5		1.65	2.06	
血钾离子(mmol/L)	3.3	3.68	5.88		3.27	3.17	

表 29-2 术前和术后凝血功能变化

	项目	术前	术后	单位	参考值
1	凝血酶原时间	12.7	11.5	s	11.0~14.0
2	国际标准化比值	1.11	1.00	/	0.82~1.15
3	活化部分凝血活酶时间	27.6	32.8	s	20.0~40.0
4	纤维蛋白原	3.75	2.98	g/L	2.00~4.00
5	凝血酶时间	12.2↓	14.8	s	13.0~21.0
6	抗凝血酶Ⅲ活性	57.1↓	73.5↓	%	75.0~125.0
7	D-二聚体	1.57↑	11.81↑	mg/L FEU	0~0.50
8	纤维蛋白(原)降解产物	3.9	26.1↑	mg/L	0~5.0

4. 诊治流程图

中央型前置胎盘伴出血性休克诊治流程如图 29-1 所示。

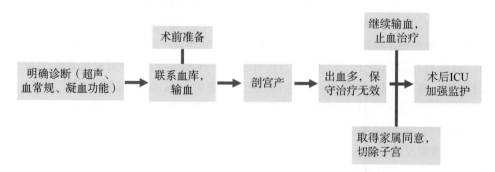

▲ 图 29-1 中央型前置胎盘伴出血性休克诊治流程

三、讨论与小结

该患者有前次剖宫产史,且不知晓自己处于妊娠状态,入院后已处于出血性休克状态,超声检查提示:中央型前置胎盘,血常规提示血红蛋白 40 g/L,严重危及母儿生命。该患者的情况特殊:①患者无家属陪伴,需要紧急手术;②前次剖宫产史伴中央型前置胎盘产前大

出血,子宫切除风险极大;③进入围产期,胎儿存活的处理;④大量失血需要继续输血,但输血过程中出现高钾血症的紧急处理。

在抢救严重产前失血性休克时,需要尽快启动多学科救治团队,以保证救治流程的合理性、执行的顺畅性、解决突发情况的能力。同时对于中央型前置胎盘来说,术前需结合超声及 MRI,充分评估胎盘附着的部位及胎位,有无植入等情况,谨慎选择皮肤切口。如胎儿为横位、先露高浮、有胎盘植入者,推荐使用下腹部正中纵切口,必要时绕脐向上延长;如为纵产式、胎先露较低,胎盘主要位于后壁,向前覆盖子宫颈内口,子宫颈管长,前壁胎盘不对称附着,可选择横切口。该患者入院时已休克,情况紧急,且考虑子宫切除风险较高,故选择竖切口进腹。子宫切口原则上应考虑:①避开胎盘,以免增加孕妇和胎儿失血;②安全迅速地娩出胎儿;③便于术后止血。术中应充分考虑胎盘的附着部位、胎位等情况,灵活选择子宫切口。对于胎盘不对称附着于前壁者,可行子宫下段至体部的"J"形或"L"形切口避开胎盘,以利于胎儿娩出;对于胎盘广泛位于子宫前壁者可以选择子宫下段及体部斜切口或子宫底部横切口。

胎儿娩出后,立即用止血带捆扎子宫下段。将止血带从圆韧带内侧宫旁无血管区穿过,更有利于将止血带捆扎于子宫颈内口水平,有效阻断子宫血流。纱布压迫子宫颈扩韧带前后方协助止血,同时使用宫缩剂,待子宫收缩后徒手剥离胎盘,避免暴力,尽量剥离干净不留后患。对于剥离面出血,灵活采用各种缝合止血技术,包括子宫下段防波堤样缝合术及编织样缝合成形术、子宫下段环形蝶式缝合术、子宫下段前后缩窄加血管纵横阻断缝合术、子宫下段多方位螺旋缝合成形术、漏斗加压缝合术等方法止血,同时配合采用各种子宫血管缝扎及血管栓塞术。如果短时间内大量出血(数分钟内出血>2000 mL),在保守性药物和手术干预无效的情况下,应果断行子宫切除术。该患者保守治疗无效,且术前已处于休克状态,为挽救患者生命,在取得家属同意后,果断施行子宫切除。

因此,经验丰富的医疗团队,高效有序的协作对中央型前置胎盘伴失血性休克患者的预后至关重要。针对此类患者,完善术前准备,合理选择麻醉方式,围术期麻醉科、妇产科、儿科、输血科、医学检验科、重症医学科等多个科室高效合作、综合治疗,制订合理的抢救应急预案,将有助于改善孕产妇及胎儿预后。

四、科主任点评

该孕妇存在剖宫产史(产前、产后感染,腹部切口Ⅱ期愈合),本次妊娠孕妇不自知,因前置胎盘、孕期性生活频繁的原因引起不规则阴道出血,但从未就诊。来院后即刻发现前次剖宫产史并中央型前置胎盘,已经进入围产期,胎儿成活,产前严重出血,失血性休克,入院时查血红蛋白仅 40 g/L,医院立即启动多学科联动抢救机制与开启绿色通道进行及时抢救,手术抢救母儿生命过程中,胎盘致密粘连,剥离面子宫下段及宫颈内口活动性出血。术中先后 2 次血气分析血红蛋白测不出,抢救过程中出现高钾血症的情况下,多学科紧密协作,果断切除子宫,积极备血输血、纠正高钾血症、维持内环境稳定、保持出入量平衡,成功救治母婴生命,术后产妇快速恢复,体现了我院危重孕产妇多学科救治的速度、力量与高效救治水平。该病例还说明,需加强孕前、孕期科普知识的宣教,使关口前移,杜绝此类危重孕产妇的出现。

五、参考文献

［1］唐莉,代炳梅,钟文彬,等.前置胎盘合并胎盘植入危险因素分析及子宫动脉上行支结扎对母婴结局的影响［J］.新乡医学院学报,2017,34(1):43-46.

［2］Jenabi E, Salimi Z, Bashirian S, et al. The risk factors associated with placenta previa: An umbrella review［J］. Placenta, 2022,117:21-27.

［3］Jain V, Bos H, Bujold E. Guideline No. 402: Diagnosis and Management of Placenta Previa［J］. J Obstet Gynaecol Can, 2020,42(7):906-917.e1.

［4］Jauniaux E, Grønbeck L, Bunce C, et al. Epidemiology of placenta previa accreta: a systematic review and meta-analysis［J］. BMJ Open, 2019,9(11):e031193.

［5］中华医学会妇产科学分会产科学组.前置胎盘的诊断与处理指南(2020)［J］.中华妇产科杂志,2020,55(1):3-8.

［6］赵天皎,赵天使,董庆彦.不同类型凶险性前置胎盘诊治进展［J］.中国处方药,2019,17(10):22-23.

［7］赵茵,朱剑文,吴迪,等.子宫下段防波堤样缝合术在前置胎盘手术止血中的应用［J］.中华妇产科杂志,2018,53(4):234-238.

作者:刘斌、滕银成

审阅专家:杨庆诚

案例 30
产褥期尿源性脓毒症伴休克

一、疾病概述及诊疗进展

脓毒症是宿主对感染的反应失调引起的危及生命安全的器官功能障碍,每年有超过 3 000 万人患病,约 500 万人死亡。对于女性来说,妊娠期和产褥期由于盆腔充血,抵抗力下降,一旦发生盆腔感染,极易导致炎症扩散,继发全身感染,发生脓毒症。其中,产褥期脓毒症是分娩后至产后 6 周发生的脓毒症,最常见的原发感染部位为生殖道,其他原发部位感染还包括乳腺炎、泌尿系感染、呼吸道感染、胃肠道感染等。产后脓毒症的危险因素主要包括肥胖、胎膜早破、产后出血、糖尿病、免疫功能障碍、文化程度低等。

脓毒症一旦发生,则病情发展迅速、预后差、病死率高、经济负担重,因此如何早期筛查并识别脓毒症一直是大家关注和讨论的热点之一。目前已有各种临床变量和工具被用于脓毒症筛查,如全身炎症反应综合征(systemic inflammatory response syndrome,SIRS)标准、脓毒症相关性器官功能衰竭评价(sepsis-related organ failure assessment,SOFA)、国家早期预警评分(national early warning score,NEWS)等。其中 SOFA 评分作为脓毒症诊断的主要评价体系,已被写入 2016 年发布的《第三版脓毒症与感染性休克定义国际共识》(本案例下文简称《共识》)。《共识》建议,若疑似脓毒症,应在出现症状后 3 h 内完成检查,对所有潜在感染性休克患者应在 1 h 内给予抗菌药物,同时立即进行液体复苏治疗,并强调在前 3 h 内给予至少 30 mL/kg 的晶体液复苏。

脓毒症的本质是感染。降钙素原(PCT)作为一项反映机体是否存在感染的指标,其水平可以反映感染的严重程度。《共识》强调抗生素应用的及时性,推荐不要将 PCT 升高作为开始使用抗菌药物的指征,但可以将其用于指导何时停止使用抗菌药物。还有研究表明,C 反应蛋白升高和血小板降低是病情严重及预后不良的预测指标。大约有 40% 的脓毒症幸存者在出院后 3 个月内再次住院,加强出院后随访可明显降低患者再次入院的风险。因此出院前的评估,以及出院后的宣教和随访计划尤为重要。

二、病历资料

1. 病史摘要

患者,女,33 岁,因"顺产 28 天,高热 3 天,抽搐伴意识不清 2 小时"于 2023 年 12 月 2 日 14:02 由 120 救护车护送至我院临港院区急诊抢救室。患者来院前 3 天无诱因下出现高热达 41℃,自行口服"感冒药"未见好转,12 月 1 日曾在家抽搐伴意识不清一次,持续 15 min 后自行清醒,2 h前再次出现抽搐伴意识障碍,由120救护车送入本院。

2. 疾病的演变过程和抢救经过

入室监测体温41℃,血压117 mmHg/59 mmHg,脉搏156次/min,呼吸27次/min,SpO$_2$ 97%,神志不清,呼吸急促,双侧瞳孔等大,对光反射存,双肺未闻及啰音。立即建立静脉通道,补液支持,地塞米松静滴,冰袋物理降温,完善血/尿常规、肝肾电解质、凝血功能、呼吸道微生物检测、心电图、床旁超声(妇科、泌尿、肝胆脾),同时妇产科会诊。该患者孕3产3,均顺产,此次妊娠孕23^{+6}周建卡,妊娠期糖尿病小剂量胰岛素治疗,双肾结石无腰痛及尿路感染等症状,孕期血小板(80~100)×10^9/L,未特殊处理,产后恢复正常。末次分娩28天前(11月4日)顺产。否认癫痫病史及血栓性疾病史。

妇科检查:阴道少许淡血性分泌物,无明显异味,宫颈光滑,取阴道分泌物培养(结果阴性)。妇科超声:宫腔少量积液。考虑生殖道感染可能性小,继续积极寻找发热及惊厥原因。因产妇产褥期高热惊厥伴昏迷,原因不明,立即启动危重孕产妇抢救流程,积极完善检查并邀请神经内科、泌尿外科等相关科室会诊。

15:00肝肾电解质回报:谷丙转氨酶55 U/L,谷草转氨酶129 U/L,谷氨酰转肽酶155 U/L,乳酸脱氢酶369 U/L,血肌酐112.6 μmol/L,尿素氮5.88 mmol/L,钾离子3.29 mmol/L。凝血功能:凝血酶原时间13.4 s,D-二聚体7.11 mg/L FEU,血小板51×10^9/L。15:30血常规及感染指标:白细胞2.12×10^9/L,C反应蛋白202.71 mg/L,降钙素原2.77 ng/mL,白介素-6>5 000 ng/L,SOFA评分≥2分。考虑脓毒症,立即给予亚胺培南抗感染、那曲肝素抗凝、补钾、护胃等治疗,同时积极完善CT检查。16:00呼吸道相关微生物回报均阴性。16:30头颅及肺部CT均未见明显异常,腹部CT示双肾结石伴右侧肾盂积水;留置导尿管,尿量30 mL,行尿常规及中段尿培养,尿白细胞975个/μL,红细胞71个/μL,细菌1 478.2个/μL,血气分析乳酸5.2 mmol/L。16:50泌尿外科会诊考虑感染性休克前期,泌尿系统原发感染,建议立即行输尿管支架置入术并转入重症监护病房治疗。

17:10入手术室,入室时患者再发惊厥抽搐,心室率160次/min,血压112 mmHg/71 mmHg,SpO$_2$ 91%,17:17气管插管成功;17:23右侧颈内静脉穿刺置管;17:30左侧桡动脉穿刺置管;17:32血压下降至71 mmHg/41 mmHg,立即去甲肾上腺素升压维持;17:40在全麻下行"双侧经尿道输尿管支架置入术",术中右侧经尿道输尿管镜见输尿管结石一枚,直径1 cm,不能置管,遂行"右侧输尿管钬激光碎石术",之后顺利置管,同时左侧输尿管置管顺利。

术后转重症监护病房,气管插管呼吸机维持,予抗感染、抗凝、镇静镇痛、留置尿管、胃管肠内营养、抑酸护胃、雾化祛痰、护肝、循环支持、输血(血浆+血小板+悬浮红细胞)等治疗。12月4日8:30血培养和尿培养(急诊时所采标本)结果均提示大肠埃希菌感染,药敏分析未见耐药。完善自身免疫相关指标未见异常。期间监测心肌酶等指标提示心肌受损,考虑脓毒症所致,之后逐渐好转。监测乳酸、血小板、凝血、肝酶、肌酐等指标,逐渐好转。12月6日患者逐渐神志转清,为排除颅内静脉血栓性疾病,行头颅磁共振平扫及血管造影见右侧椎动脉V4段纤细,余未见异常,下肢血管超声未见血栓。12月8日成功拔除气管插管。

12月11日病情好转趋于稳定,遂转泌尿外科,12月12日完善脑脊液穿刺生化常规及微生物培养未见异常,脑电图未见典型癫痫样放电及局灶改变。后因危重孕产妇,经讨论后于12月13日转妇产科继续给予美罗培南抗炎、抗凝等治疗。12月13日行头颅磁共振增强扫描未见异常,神经内科主任医师会诊建议予左乙西拉坦治疗,预防抽搐再发。

3. 治疗结果及预后

于 12 月 9 日和 12 月 12 日复查血培养阴性，12 月 13 日和 12 月 18 日复查中段尿培养均阴性。12 月 18 日拔除尿管，小便自解畅。12 月 18 日肺动脉血管 CT 造影：右肺动脉小分支、左下肺动脉小分支少许肺栓塞。呼吸内科会诊建议低分子肝素改为 0.4 mL q12 h，出院前改为利伐沙班 15 mg bid 口服抗凝，3 周后改为 20 mg qd，3 个月后呼吸内科复查。12 月 19 日复查降钙素原降至正常水平，停美罗培南，改左氧氟沙星口服。12 月 20 日因患者左侧输尿管支架脱出予以拔除，拔除后无不适，复查尿常规未见明显异常。

患者于 12 月 22 日顺利出院。出院后至今已多次随访，患者已拔除右侧输尿管支架，并行钬激光碎石术，预后良好。治疗期间患者降钙素原、乳酸、血小板的变化趋势分别如图 30-1～图 30-3 所示。

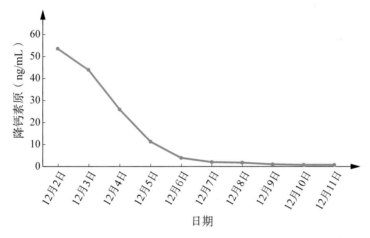

注：降钙素原参考值：≤0.05 ng/mL，正常；0.06～0.5 ng/mL 预示低风险脓毒症；≥2 ng/mL 预示高风险脓毒症。

▲ 图 30-1　降钙素原的变化趋势图

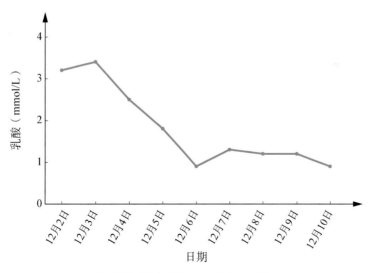

注：乳酸正常参考值：0.5～2.2 mmol/L。

▲ 图 30-2　乳酸的变化趋势图

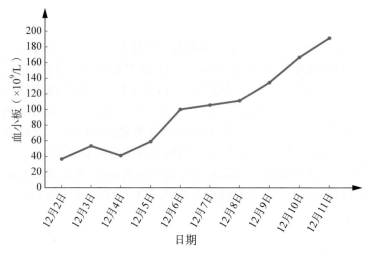

注：血小板正常参考值：$(125\sim350)\times10^9/L$。

▲ 图30-3　血小板的变化趋势图

4. 诊治流程图

产褥期尿源性脓毒症伴休克诊治流程如图30-4所示。

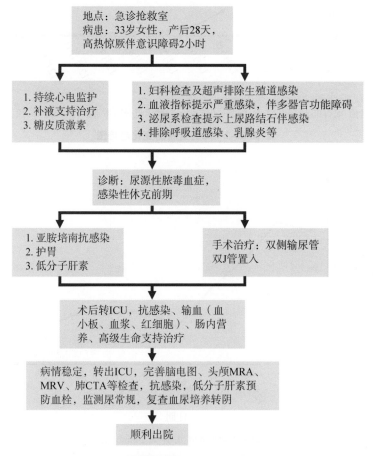

▲ 图30-4　产褥期尿源性脓毒症伴休克诊治流程图

三、讨论与小结

脓毒症是急危重症,因此早期发现及诊断是治疗的关键。本例患者为产褥期女性,存在发生脓毒症的多项高危因素,如妊娠期糖尿病、胎膜早破、文化程度低等。该患者以"高热、惊厥伴昏迷"由 120 救护车送至我院,急诊科医师立即给予液体及糖皮质激素治疗,同时积极寻找高热惊厥的病因。其中,高热往往是感染的一种临床表现,因此排查各种感染源是明确诊断的关键之一。通过检查,生殖道感染、乳腺炎、呼吸道感染均予以排除。该产妇妊娠期发现双肾结石,目前腹部 CT 提示伴右肾盂积水,同时尿常规见白细胞、红细胞、细菌数均明显升高,因此考虑泌尿系为原发感染灶。因患者血清抗感染指标明显升高,伴肝肾功能损伤,血小板降低,凝血功能异常,意识障碍,根据 SOFA 评分,患者达到脓毒症的诊断标准。

尿源性脓毒症诊断一旦成立,则需立即启动针对性治疗。泌尿系梗阻作为一个重要病理解剖诱因,可导致大约 80% 的尿源性脓毒症。因此及时有效地解除梗阻是治疗的关键。本例产妇在诊断明确后半小时内即成功进行了双侧输尿管支架置入术,及时有效地解除了尿路梗阻,为抢救成功奠定了基础。

及时有效的抗生素治疗,是脓毒症治疗成功的另一关键。据报道,上尿路结石梗阻导致脓毒症,女性发病率高于男性,病原学结果发现革兰阴性菌感染比例更高(80% 以上),其中最常见的是大肠埃希菌,目前对革兰阴性菌敏感性最高的药物为亚胺培南,对革兰阳性菌敏感性最高的药物为万古霉素。本例产妇在急诊时,脓毒症诊断明确的第一时间就启动了特殊抗菌药物(亚胺培南)治疗,而最终血培养结果确认了大肠埃希菌感染,也证实了抗生素选择的准确性。除上述治疗之外,本病例还积极应用了低分子肝素抗凝、输血(红细胞、血浆、血小板)、护胃、肠内营养等相关治疗,这些都对患者的病情好转和稳定具有重要意义。

患者出院后,对其进行多次随访,截至目前,患者已成功拔除双侧双 J 管,并行双肾结石钬激光碎石术,以预防尿路感染再发。脓毒症继发的肺栓塞目前仍在服药监测中,患者恢复良好。

四、科主任点评

全世界每年约有 7.5 万人死于产褥期脓毒症,主要发生在低收入国家,因此产褥期脓毒症的早期发现和诊断是降低病死率的关键。本例患者为顺产后 28 天的产褥期女性,不明原因高热惊厥伴昏迷,能及时找到尿源性感染的根本病因是成功救治的关键环节。尽管疾病诊断应遵循"一元论"原则,但是仍需要鉴别产褥期抽搐的其他病因,如产后子痫、产后脑静脉血栓。本例产妇无高血压、癫痫、血栓性疾病等病史,在患者病情稳定后进一步检查也排除了上述疾病,这对患者的后续治疗、预后评估及随访都是至关重要的。

总之,脓毒症发病迅速,病情危重,本例危重孕产妇的成功救治,体现了本院危重孕产妇救治机制的有效性,以及所有相关科室的团队协作精神,彰显了本院对危重孕产妇救治的能力和水平。

五、参考文献

［1］ Rudd K E, Johnson S C, Agesa K M, et al. Global, regional, and national sepsis incidence and mortality, 1990－2017：analysis for the Global Burden of Disease Study ［J］. Lancet, 2020, 395 (10219)：200-211.

［2］ Netto C M, Whitten M, Shetty N. Postpartum sepsis ［J］. Br J Hosp Med (Lond), 2015, 76(8)： C118-C121.

［3］ Malmir M, Boroojerdi N A, Masoumi S Z, et al. Factors Affecting Postpartum Infection: A Systematic Review ［J］. Infect Disord Drug Targets, 2022, 22(3)：e291121198367.

［4］ Evans L, Rhodes A, Alhazzani W, et al. Surviving sepsis campaign: international guidelines for management of sepsis and septic shock 2021［J］. Intensive Care Med, 2021, 47(11)：1181-1247.

［5］ González Del Castillo J, Julian-Jiménez A, González-Martínez F, et al. Prognostic accuracy of SIRS criteria, qSOFA score and GYM score for 30-day-mortality in older non-severely dependent infected patients attended in the emergency department ［J］. Eur J Clin Microbiol Infect Dis, 2017, 36(12)： 2361-2369.

［6］ Reyner K, Heffner A C, Karvetski C H. Urinary obstruction is an important complicating factor in patients with septic shock due to urinary infection ［J］. Am J Emerg Med, 2016, 34(4)：694-696.

［7］ Liang Z W, Gao W L, Feng L M. Clinical characteristics and prognosis of cerebral venous thrombosis in Chinese women during pregnancy and puerperium ［J］. Sci Rep, 2017, 7：43866.

作者：肖静、黄红玲、吴氢凯、蒋荣珍、滕银成

审阅专家：杨庆诚

案例 31

右卵巢卵泡膜纤维瘤蒂扭转合并急性肺栓塞

一、疾病概述及诊疗进展

肺栓塞(pulmonary embolism，PE)是指各种来源的栓子阻塞肺动脉或其分支引起的以急性肺循环障碍为主要临床表现的病理生理综合征，其发生大多与深静脉血栓(deep vein thrombosis，DVT)脱落有关。PE 和 DVT 统称为静脉血栓栓塞症(venous thromboembolism，VTE)。VTE 是盆腹腔手术的严重并发症，是妇科患者术后死亡的首要原因之一。

2017 年我国妇产科专家将妇科患者的 VTE 危险因素分为患者自身因素和手术相关因素，提出了 G-Caprini 模型，共包含开腹手术、年龄＞50 岁、高血压、静脉曲张、手术时间≥3 h，术后卧床时间≥48 h 这 6 个独立的高危因素，每个危险因素赋值 1 分，评分 0 分为低危，1 分为中危，2 分为高危，≥3 分为极高危。根据评分权衡患者的出血风险，采取相应预防措施，包括机械预防和药物预防。

PE 的临床症状与栓子的大小、数量、栓塞部位及是否合并心肺疾病等因素有关，常见症状为突发呼吸困难、气促、胸痛、咯血和晕厥，不明原因的心动过速或心力衰竭、低氧血症等。少数病例可见典型的"肺梗死三联征"，即同时出现胸痛、咯血、呼吸困难。诊断 PE 的辅助检查方法包括血浆 D-二聚体、动脉血气分析、心电图、肺动脉 CTA、放射性核素肺通气/血流灌注显像和肺动脉造影等。肺动脉 CTA 操作简单、创伤小，可以直接观察到肺动脉内血栓所处的部位及血管堵塞程度，是首选的确诊方法。

PE 治疗的目标是消除肺血管栓塞，恢复循环血容量，缓解临床症状，降低病死率，防止发生肺动脉高压，并预防再发。急性 PE 患者的早期死亡风险可按高危、中危、低危进行分层。PE 的治疗应考虑患者病情危险分层、肺循环阻塞的范围及程度和患者的基础心肺功能；治疗方法包括一般支持治疗、抗凝治疗、溶栓治疗、介入治疗和手术治疗等。抗凝治疗是基本治疗手段，低危和中危 PE 建议抗凝治疗，不推荐常规溶栓；对于无明显禁忌证的高危 PE 患者，首选溶栓治疗。当急性肺栓塞伴低血压的患者出血风险高、全身溶栓失败或出现心源性休克时，可进行介入治疗。

二、病历资料

1. 病史摘要

患者，女，64 岁，绝经 11 年，因"右下腹痛半个月"就诊，阴超显示盆腔实质性肿块，大小 70 mm×48 mm×67 mm，为行手术治疗，于 2020 年 8 月 20 日收入院。既往曾因下肢静脉曲张于 2017 年在我院行右下肢静脉腔内激光治疗、剥脱术。有高血压、糖尿病及高血脂病史多年，口服药物治疗，病情平稳。

患者入院后腹痛较前缓解，一般情况良好，生命体征平稳，妇科检查扪及右附件区质硬肿块，直径约 7 cm，轻压痛。MRI 提示子宫右后方肿块，右侧附件来源肿瘤（纤维源性）或阔韧带肌瘤可能。术前 VTE 评分 2 分（Caprini，高危），下肢静脉超声未见血栓，但血栓弹力图提示高凝状态，且患者体形偏胖，BMI 27.3 kg/m^2，既往下肢静脉手术史，有血栓高危因素，故术前予低分子肝素 0.4 mL qd 抗凝 2 天预防血栓。

8 月 24 日在全麻下行"腹腔镜全子宫双附件切除＋盆腔粘连松解术"，术中见右卵巢肿瘤直径约 10 cm，质硬，蒂部顺时针扭转约 720°，右输卵管爬行其上，外观水肿，右附件与阔韧带后叶及部分肠管局部粘连，余盆腹腔探查无殊。手术顺利，耗时 85 min，术中出血 100 mL。冰冻病理（右附件）：卵巢梭形细胞肿瘤伴大片出血，卵泡膜纤维瘤可能。术后即刻 VTE 评分 4 分（Caprini，极高危），暂予机械预防，24 h 后加低分子肝素药物预防。

2. 疾病的演变过程和抢救经过

8 月 25 日（术后第 1 天）16:55，患者下床活动过程中突发晕厥，扶起后神志尚清，伴呼吸急促，床位医生立即予以床旁心电监护，提示 SpO_2 74%，即刻予高流量吸氧，联系呼吸内科、心内科、麻醉科、重症医学科进行全院大会诊，急查血常规、凝血全套、血气分析、心电图等。17:00 带组主任等到场抢救，患者心电监护提示 SpO_2 波动于 75%～80%，心率及血压测不出，神志淡漠，呼吸急促，大汗淋漓，随即呼之不应，听诊双肺未及明显呼吸音，未及明显大血管搏动，双侧瞳孔散大，考虑术后急性肺栓塞导致呼吸心搏骤停。立刻启动心肺复苏。17:05 重症医学科、心内科、呼吸内科等相关科室主任到场参与抢救，同时麻醉科到场气管插管正压供氧，继续持续胸外按压，并予低分子肝素 2 支皮下注射。

17:25 患者自主心律恢复，心率 180～200 次/min，SpO_2 维持在 80%～85%，查体双侧瞳孔对光反射恢复，呼之能应。血气分析：pH 7.43，$PaCO_2$ 29.9 mmHg，PaO_2 46.00 mmHg，SpO_2 83.8%。D-二聚体 18.28 mg/L FEU↑，纤维蛋白（原）降解产物 47.5 mg/L↑。因病情危重，无法行肺动脉 CTA，予床旁心超显示：右房、右室扩大，右室壁收缩运动减弱，三尖瓣反流（重度），右房压增高。心电图提示：完全性右束支阻滞-ST 段抬高。考虑患者肺动脉主干栓塞可能大，立即行溶栓治疗。因患者术后刚满 24 h，溶栓有引起手术创面及手术切口广泛出血可能，故联系血库充分备血。17:50 予阿替普酶 12.5 mg/h 泵入溶栓，17:55 患者转入 ICU 继续抢救。

溶栓后患者腹腔引流量明显增多，同时切口渗血较多，故予输血纠正贫血，输血小板、新鲜冰冻血浆及冷沉淀纠正凝血功能障碍，并于 22:25 予 V-A 体外膜肺氧合（ECMO），同时加强抗感染及支持对症治疗。溶栓后第 2 天复查心超基本恢复正常，继续予低分子肝素抗凝治疗，术后第 4 天复查双下肢静脉超声及肺动脉 CTA 均未见明显异常，予停 VA-ECMO。定期监测血常规、凝血全套、生化指标及血气分析均逐渐好转。术后第 7 天超声示：两肺无明显 B 线及胸腔积液，患者神志清楚，肌力可，咳嗽能力可，予吸痰后拔管，高流量鼻导管吸氧。术后第 11 天予华法林口服抗凝，术后第 14 天转入妇科普通病房，术后第 17 天康复出院。

3. 治疗结果及预后

患者出院时无呼吸困难等不适主诉，一般情况良好，神清，生命体征平稳，血常规、凝血全套、NT－proBNP、心肌酶谱、血气分析、生化指标均恢复至基本正常，心超、双下肢静脉超声及肺动脉CTA均未见明显异常。

4. 诊治流程图

急性肺栓塞抢救流程如图 31-1 所示。

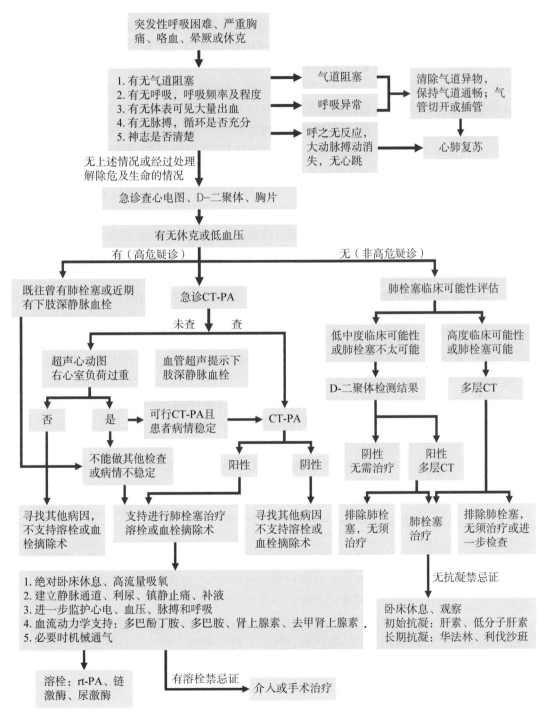

▲ 图 31-1 急性肺栓塞抢救流程图

三、讨论与小结

肺栓塞(PE)是盆腹腔手术后的严重并发症,据统计,美国每年有近50万DVT患者,约10%发生致命性PE。我国妇科手术后无预防措施的患者中DVT的发生率高达9.2%~15.6%,其中约46%的人合并PE,是妇科患者术后死亡的首要原因之一。

本例患者年龄大于60岁,合并下肢静脉曲张、高血压、糖尿病、高血脂等血栓高危因素,本次疾病诊断为右卵巢卵泡膜纤维瘤蒂扭转,可因卵巢血管扭转导致盆腔静脉血栓形成。术前双下肢静脉未见栓塞,但未行盆腔静脉超声。尽管术前已对患者血栓风险予以关注,并给予低分子肝素抗凝预防血栓,但因抗凝时间较短,且卵巢肿瘤扭转时间较长,入院前可能已有盆腔静脉血栓形成,故术前抗凝未能发挥有效预防的作用。患者术后第一天下床活动导致血栓脱落,出现急性肺栓塞,病情危重,迅速发展为呼吸、心搏骤停,考虑为大的栓子栓塞肺动脉主干引起,虽因当时情况危急无法行肺动脉CTA明确诊断,但根据患者临床表现、SpO_2、血气分析、D-二聚体、心超及心电图结果,诊断成立。患者出现症状后,医生迅速到场,及时抢救,在患者呼吸心搏骤停后立即启动心肺复苏,第一时间为患者赢得了生还机会。同时多学科团结协作、全力施救也是抢救成功的关键。

肺栓塞的治疗应考虑患者病情危险分层、肺循环阻塞的范围及程度和患者基础心肺功能。对于无明显禁忌证的高危PE患者首选溶栓治疗。溶栓治疗的目标是迅速溶解部分或全部血栓,降低肺动脉压力,改善右心功能,治疗纠正血流动力学的障碍。急性肺栓塞起病48h内立即开始溶栓治疗能够取得最佳治疗效果。本例患者术后刚满24h,溶栓可能引起手术创面及手术切口严重出血,风险极大,为非常规治疗,但考虑到病情危重,尽管通过心肺复苏使患者自主心律恢复,然而其血流动力学极其不稳定,随时有死亡危险,仅抗凝无法挽救患者生命。权衡利弊后大胆给予溶栓治疗,并在输血科的大力支持下及时补充了血容量、血小板及凝血因子,使患者未发生难以控制的出血。此外,VA-ECMO的及时应用也是抢救成功的另一个重要因素。VA-ECMO可分流右心血流,降低右心前负荷,很好地解决了肺栓塞时肺动脉高压引起的血流动力学障碍,缓解了肺动脉高压,保证了充分的氧供,使患者身体的重要器官没有因缺氧而受到损害。

总之,针对本例患者术后急性肺栓塞的抢救成功得益于抢救及时、决策正确、措施到位,以及多学科的通力合作。

四、科主任点评

肺栓塞是妇科手术后最严重的并发症之一,病死率高,临床应给予足够重视。本例患者是卵巢肿瘤蒂扭转术后发生急性肺栓塞导致呼吸、心搏骤停的危重病例,抢救成功实属不易。分析抢救成功的因素主要有以下几点:①发现和抢救及时:当天所有参与抢救人员均到场及时,协助抢救的相关科室医生均在接到通知后第一时间到达现场,为抢救成功赢得了宝贵的时间。②决策正确:呼吸、心搏骤停后立即启动心肺复苏是抢救成功的关键,溶栓和VA-ECMO是保证患者血流动力学逐渐恢复稳定并脱离危险的重要治疗手段,也最大限度地保护了患者身体的重要脏器,把缺氧引起的损害程度降到了最低。③多学科协作:本例患者的成功救治离不开多学科的共同努力,参与抢救的医生都技术过硬,并且竭尽所能,真正体现了三级甲等综合性医院的实力。但本病例仍有不足及可改进之处:患者存在血栓高风险,术前没有对盆腔深静脉进行血栓超声评估,预防性使用低分子肝素的时间不足,剂量偏低,没有动态观察 D-二聚体的水平变化等,需要引起高度重视,切实做好 VTE 的风险评估、预防和治疗。

五、参考文献

［1］ Konstantinides S V, Meyer G. The 2019 ESC Guidelines on the Diagnosis and Management of Acute Pulmonary Embolism [J]. Eur Heart J, 2019,40(42):3453-3455.

［2］ Heit J A, Mohr D N, Silverstein M D, et al. Predictors of recurrence after deep vein thrombosis and pulmonary embolism: a population-based cohort study [J]. Arch Intern Med, 2000,160(6):761-768.

［3］ 刘玉珍,张震宇,郭淑丽,等.妇科盆腔手术后下肢深静脉血栓形成的临床研究[J].中华妇产科杂志,2006,41(2):107-110.

［4］ 郎景和,王辰,瞿红,等.妇科手术后深静脉血栓形成及肺栓塞预防专家共识[J].中华妇产科杂志,2017,52(10):649-653.

［5］ Grob D, Oostveen L J, Prokop M, et al. Imaging of pulmonary perfusion using subtraction CT angiography is feasible in clinical practice [J]. Eur Radiol, 2019,29(3):1408-1414.

［6］ 中国医药教育协会急诊医学分会,中华医学会急诊医学分会心脑血管学组,急性血栓性疾病急诊专家共识组.中国急性血栓性疾病抗栓治疗共识[J].中国急救医学,2019,39(6):501-531.

［7］ Konstantinides S V, Meyer G, Becattini C, et al. 2019 ESC Guidelines for the diagnosis and management of acute pulmonary embolism developed in collaboration with the European Respiratory Society (ERS): The Task Force for the diagnosis and management of acute pulmonary embolism of the European Society of Cardiology (ESC) [J]. Eur Respir J, 2019,54(3):1901647.

作者:艾志宏、徐玮、陆丽华、滕银成

审阅专家:黄新余

系统性红斑狼疮合并单核细胞增生李斯特菌脑膜脑炎

一、疾病概述及诊疗进展

单核细胞增生李斯特菌（*Listeria monocytogenes*，LM）是一种兼性厌氧细菌，为李斯特菌病的病原体。LM 是一种胞内寄生的革兰氏阳性、无芽孢短小杆菌，该菌广泛存在于自然环境中，对低温、高盐等耐受力强；其是一种食源性污染菌，容易污染多种食物如奶制品、海产品、肉蛋类、禽类、瓜果、蔬菜等，在冷藏食品中广泛存在，属于条件致病菌。患者起病前往往有受凉或直接食入冰箱内冷藏食物史。易感人群为新生儿、孕妇、老年人和免疫力低下者。人食用被 LM 污染的食物后，细菌通过与肠上皮细胞表面的黏连蛋白结合进入肠上皮细胞，在细胞内大量繁殖，并利用肌动蛋白在细胞间传播，从而透过肠道屏障，随着血液循环播散至全身任何部位。

LM 脑膜炎一般起病急，90% 病例的首发症状为发热，大多在 39℃ 以上，有头痛、眩晕、恶心、呕吐，脑膜刺激征明显，且常伴有意识障碍、抽搐。重症者可在 24～48 h 内昏迷。少数起病缓慢，病程较长且有反复。如病变累及脑实质，则可有脑炎和脑脓肿的表现，个别患者可出现复视、发音和吞咽困难、面神经瘫痪和偏瘫等。患者脑脊液（cerebrospinal fluid，CSF）外观浑浊，白细胞及单核细胞数增多，蛋白增高，糖和氯化物降低，血和脑脊液培养物可找到 LM。LM 对氨苄西林、青霉素 G、庆大霉素、链霉素、氯霉素、喹诺酮类、利福平、磺胺甲噁唑/甲氧苄啶等均敏感，如病情重，可两种抗生素联合治疗，氨苄西林或青霉素与氨基糖苷类抗生素联合应用有协同作用。

二、病历资料

1. 病史摘要

患者，女，64 岁，因"间断发热、头痛 1 月，抽搐、神志不清 2 天"入院。患者于 2021 年 5 月 8 日无明显诱因下出现发热，体温最高 39.3℃，伴头痛及喷射状呕吐，无意识不清，无抽搐。5 月 10 日至我院急诊就诊，查血常规＋C 反应蛋白：快速 C 反应蛋白 31.65 mg/L，白细胞 5.5×10⁹/L，中性粒细胞百分比 90.9%。脑电图：异常脑电图。头颅 MRI：双侧额顶颞枕叶、侧脑室旁多发小缺血灶，予抗感染（头孢曲松钠 2 g qd 静滴）、护胃等治疗，症状缓解后回家。6 月 1 日～2 日患者在家中自觉全身乏力，数次跌倒，未重视及处理。6 月 3 日凌晨家属发现患者神志不清，伴发热、呕吐，测体温 40℃，于我院急诊就诊，查血常规＋C 反应蛋白：快速 C 反应蛋白 7.58 mg/L，白细胞 13.4×10⁹/L，中性粒细胞百分比 92.8%。胸部 CT：右侧第4～9肋骨折后、局部骨痂形成。复查脑电图:异常脑电图、视频脑电地形图。头CT及MRI:双侧额顶叶、基底节区及侧脑室旁散在小缺血灶。急诊予抗感染及对症支持治疗,神志未好转,逐渐转为昏迷,伴抽搐频繁发作,仍有高热。6月5日急诊拟"发热伴昏迷待查"收入感染科重症监护病房。患者既往有系统性红斑狼疮(systemic lupus erythematosus,SLE)10余年,近半年因在国外自行停用激素,近2月回国后在肾内科完善检查,复查补体C3及C4降低,予甲泼尼龙3粒口服控制SLE。

2. 疾病的演变过程和抢救经过

入院查体:体温38.9℃,脉搏137次/min,律齐,未闻及病理性杂音。呼吸频率26次/min,血压155 mmHg/81 mmHg。深昏迷,双瞳孔等大等圆,左侧3 mm,右侧3 mm,对光反射灵敏,颈抵抗,双肺呼吸音稍粗,未闻及干、湿啰音。腹平软,肝脾肋下未及。左上肢强直,双下肢无水肿。病理反射未引出。入院后予心电监护、吸氧、告病危、完善腰椎穿刺术,脑脊液压力250 mmH$_2$O、白细胞总数升高、蛋白明显升高、糖氯降低,考虑中枢神经系统感染(细菌、结核、真菌、病毒均不能排除)及狼疮脑病待排,送脑脊液三菌涂片(细菌、真菌、抗酸染色)、三菌培养、乳胶凝集实验、结核分枝杆菌PCR、脑脊液宏基因组二代测序(metagenomic next-generation sequencing,mNGS)、自免脑抗体、血结核感染T细胞斑点检测(T-SPOT),并请风湿免疫科会诊,予抗感染(美罗培南1.0 g q8 h+利巴韦林0.5 g qd静滴)、脱水降颅压(20%甘露醇125 mL q8 h+甘油果糖250 mL q12 h静滴)、诊断性抗结核(异烟肼0.3 g qd鼻饲、利福平0.45 g qd鼻饲、乙胺丁醇0.75 g qd鼻饲、吡嗪酰胺0.5 g tid鼻饲)、甲泼尼龙(80 mg/d,3 d)静滴及丙种球蛋白(20 g/d,5 d)静滴冲击、控制癫痫发作(地西泮、左乙拉西坦)等治疗。

3. 治疗结果及预后

患者入院第4天,脑脊液mNGS示:单核细胞增生李斯特菌(表32-1)。血培养及脑脊液培养:单核细胞增生李斯特菌。查血清补体C3、C4正常,T-SPOT、脑脊液乳胶凝集实验、脑脊液结核分枝杆菌PCR、自免脑抗体均阴性,结核性脑膜炎、隐球菌性脑膜炎、狼疮活动、狼疮脑病诊断依据不足,明确诊断为败血症(单核细胞增生李斯特菌)、单核细胞增生李斯特菌脑膜脑炎。故停用抗结核药物,调整抗感染方案为:美罗培南2 g q8 h+氨苄西林3 g q6 h静滴、激素减为甲泼尼龙3粒 qd鼻饲、抗癫痫、继续脱水降颅压及对症支持治疗。

表32-1 脑脊液mNGS结果

名称	检出序列数	基因组覆盖度	估测浓度(拷贝数/mL)
单核细胞增生李斯特菌	1317	195 077 bp/6.43%	990

患者入院治疗1周复查腰穿,脑脊液常规生化好转,体温恢复正常,但一直处于昏迷状态,复查头颅CT:双侧基底节区、脑室旁腔隙性腔梗灶,脑室略有扩张,予纳美芬促醒。入院治疗第2周行第3次腰穿检查,脑脊液常规生化明显好转,神志逐渐转清,并逐步恢复计算能力,能够听指令做出简单动作,体温持续正常,反复多次血、脑脊液培养无细菌生长,病情好转。住院期间脑脊液检查结果变化情况如表32-2所示。

表 32-2　住院期间脑脊液检查结果

脑脊液(参考范围)	入院第1天	入院第7天	入院第14天	入院第30天
压力(80~180 mmH$_2$O)	210	150	100	80
颜色(透明清亮)	淡黄	无色透明	无色透明	无色透明
白细胞[(0~8)×10^6/L]	75	18	5	1
红细胞(×10^6/L)	110	7	5	3
淋巴细胞(%)	16	90	3	1
中性粒细胞(%)	82	8	1	0.5
巨噬细胞(%)	1	2	0	0
嗜酸性粒细胞(%)	1	0	0	0
嗜碱性粒细胞(%)	0	0	0	0
糖(mmol/L)	3.0	2.53	2.79	4.1
氯[(120~132)mmol/L]	123	131	125	130
蛋白[(0.12~0.6)g/L]	3.32	1.16	0.66	0
细菌培养	单核细胞增生李斯特菌	阴性	阴性	阴性

于7月24日出院至康复医院继续康复治疗。在康复医院治疗期间分别于入院第1周、第2周复查腰穿,脑脊液生化、常规结果均正常,脑脊液培养阴性,无发热,神志清楚,生活可自理,临床治愈。

4. 诊治流程图

中枢神经系统感染临床诊治流程如图32-1所示。

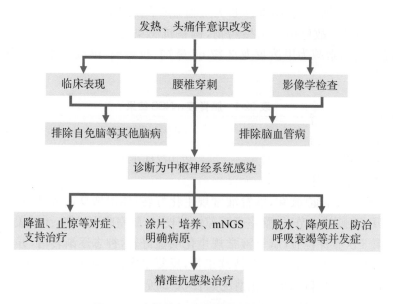

▲ 图 32-1　中枢神经系统感染临床诊治流程图

三、讨论与小结

本例患者为免疫功能低下的老年女性,有 SLE 病史,长期服用激素治疗,近期停用激素。此次发病表现为发热、头痛,伴意识障碍、癫痫发作,以脑实质损害为主,颈强直,头颅CT 及 MR 有缺血病灶,考虑中枢神经系统感染,狼疮脑病不能除外。入院后第一时间完善腰穿检查,根据患者病史及脑脊液常规、生化结果,结核、细菌、真菌性脑膜炎及狼疮脑病均不能排除,病情凶险、进展快,若不及时给予积极治疗,随时可能出现癫痫持续状态、呼吸衰竭、脑疝等而危及生命。因此,在未明确病因前,治疗上需兼顾细菌感染、结核及狼疮脑病,予积极抗细菌+诊断性抗结核+大剂量激素冲击+丙种球蛋白治疗。通过血清补体、T-SPOT、脑脊液乳胶凝集实验、脑脊液结核分枝杆菌-PCR、自免脑抗体、脑脊液 mNGS、培养及血培养等检查,最终明确为单核细胞增生李斯特菌脑膜脑炎,及时予调整治疗方案:停用大剂量激素及抗结核药物,改为小剂量激素维持+美罗培南 2 g q8 h、氨苄西林 3 g q6 h 治疗,病情逐步好转。在中枢神经系统感染患者治疗中,需密切观察患者体温、意识、呼吸、瞳孔变化,随访血气。若患者出现脑疝、呼吸衰竭,需及时予积极脱水降颅压,并予气管插管呼吸机辅助通气,以挽救患者生命。治疗过程中同时需注意保持呼吸道通畅,防止痰阻,并加强护理及营养支持。

狼疮性脑病是系统性红斑狼疮的脑部并发症,表现为头痛、癫痫、无菌性脑膜炎、颅神经病变、精神症状等,作为首发症状时易被误诊为其他中枢神经系统疾病。神经系统损害以癫痫最为常见,由于激素及其他免疫抑制剂的使用,机体抵抗力低下,SLE 患者容易合并细菌、真菌、病毒、寄生虫等感染,及时行腰穿检查有助于排除中枢神经系统感染。本例患者有系统性红斑狼疮病史,且有停药史,所以疾病初期会给临床医生的诊断带来困难,通过传统检测方法联合新型的病原学检查手段明确病原菌,为临床诊疗提供有力依据,及时调整治疗方案,使患者病情得到积极有效的治疗。该病例给免疫低下患者合并中枢神经系统感染的精准诊治提供了临床思路。

四、科主任点评

该病例为老年女性,以"高热伴头痛、恶心、呕吐及昏迷"入院,起病急,病情重,且既往有未正规治疗的 SLE 病史,诊断存在难度,需鉴别 SLE 脑病和 SLE 基础上继发中枢神经系统感染。两者的治疗方法存在明显差异,前者需应用大剂量激素冲击治疗,后者则需要及时应用有效的抗感染药物治疗,但如果应用大剂量激素可能导致感染扩散、加重且难以控制。明确病原菌也是感染性疾病诊疗的重要环节。该患者的脑脊液常规、生化等表现不典型,无法及时判断病原种类,因此患者入院后除常规进行血和脑脊液培养外,第一时间进行了脑脊液 mNGS 检查,并快速准确地发现了 LM,此后血培养、脑脊液培养也进一步证实了该细菌的存在。同时,通过多学科会诊,完善 SLE 相关指标等检查,排除了 SLE 脑病、自身免疫性脑炎、脑血管病等其他中枢神经系统疾病,及时明确了诊断,并给予有效抗菌治疗,使患者转危为安。本例 SLE 合并 LM 脑膜脑炎的成功救治,为今后类似临床病例的诊治提供了借鉴。

五、参考文献

［1］Jie M, Guo R, Zhang Y, et al. A facile fluorescent sensor based on nitrogen-doped carbon dots derived from *Listeria monocytogenes* for highly selective and visual detection of iodide and pH ［J］. RSC Adv, 2022, 12(12):7295-7305.

［2］Shimojima Y, Shimojima H, Morita Y. Survival of Campylobacter jejuni, Salmonella, and Listeria monocytogenes and Temperature Change in Low-Temperature-Longtime-Cooked Chicken Meat ［J］. J Food Prot, 2022, 85(8):1166-1171.

［3］Cho S Y, Na H W, Oh H B, et al. Structural basis of flagellar motility regulation by the MogR repressor and the GmaR antirepressor in Listeria monocytogenes ［J］. Nucleic Acids Res, 2022, 50(19):11315-11330.

［4］Smith A, Moorhouse E, Monaghan J, et al. Sources and survival of Listeria monocytogenes on fresh, leafy produce ［J］. J Appl Microbiol, 2018, 125(4):930-942.

［5］Nyarko E B, Donnelly C W. Listeria monocytogenes: Strain Heterogeneity, Methods, and Challenges of Subtyping ［J］. J Food Sci, 2015, 80(12):M2868-M2878.

［6］Ma J, Ji Q, Wang S, et al. Identification and evaluation of a panel of strong constitutive promoters in Listeria monocytogenes for improving the expression of foreign antigens ［J］. Appl Microbiol Biotechnol, 2021, 105(12):5135-5145.

［7］Orsi R H, den Bakker H C, Wiedmann M. Listeria monocytogenes lineages: Genomics, evolution, ecology, and phenotypic characteristics ［J］. Int J Med Microbiol, 2011, 301(2):79-96.

［8］Tuytschaever T, Raes K, Sampers I, et al. Listeria monocytogenes in food businesses: From persistence strategies to intervention/prevention strategies-A review ［J］. Compr Rev Food Sci Food Saf, 2023, 22(5):3910-3950.

作者:余永胜、奚敏、蔡力、谭全会、汤正好

审阅专家:沈赞

案例 33

急性肝衰竭合并急性肾衰竭和急性胰腺炎

一、疾病概述及诊疗进展

肝衰竭是感染病科较为多见的危重疾病,由肝炎病毒、药物、饮酒等多种因素引起,会严重损害肝脏,导致肝脏合成、解毒、代谢和生物转化功能严重障碍或失代偿,临床表现为黄疸、凝血功能障碍、肝肾综合征、肝性脑病、腹水等。在我国,引起肝衰竭的主要病因是肝炎病毒,其次是药物和肝毒性物质,如酒精和化学制剂等。基于患者病史、起病特点和病情进展速度,可将肝衰竭分为急性肝衰竭(acute liver failure,ALF)、亚急性肝衰竭(subacute liver failure,SALF)、慢加急性肝衰竭(acute-on-chronic liver failure,ACLF)和慢性肝衰竭(chronic liver failure,CLF)。其中,ALF 又称暴发性肝炎,起病急,病情重,以发病 2 周内出现 II 度以上肝性脑病为特征。相关流行病学显示,ALF 的病死率达 80％以上。因此,早期识别肝衰竭并及时进行干预,是改善患者预后的主要措施。

ALF 常继发多种并发症,如肝肾综合征(hepatorenal syndrome,HRS)、感染、脑水肿等。其中,HRS 是 ALF 的严重并发症,也是导致患者死亡的主要因素之一。其特征是自发性少尿或无尿、氮质血症、稀释性低钠血症,但是肾脏却无明显的病理性改变,病例数占失代偿肝硬化的 50％～70％。根据临床特点和起病缓急,HRS 分为 1 型(急进型)和 2 型(渐进型)。1 型 HRS 特征为肾功能急剧恶化,2 周内血肌酐(serum creatinine,sCr)超过基础水平的 2 倍以上,2 周内病死率高达 80％以上。2 型 HRS 患者肾衰竭发展相对缓慢,病程可超过数月,预后较 1 型 HRS 稍好。患者出现 HRS 通常提示预后差,病死率高。急性胰腺炎虽然不是 ALF 的常见并发症,但是 ALF 合并急性胰腺炎显著增加患者病死率,给临床治疗带来极大挑战。有研究报道了应用糖皮质激素、胆石症等是 ALF 发生急性胰腺炎的独立危险因素。另一项研究回顾性分析了 63 例肝炎合并急性胰腺炎患者的临床特征,发现病毒性肝炎、肝衰竭患者更易并发急性胰腺炎,预后也更差。

我科成功救治了一例急性肝衰竭合并急性肾衰竭、急性胰腺炎的危重病例,现将诊治经过报道如下。

二、病历资料

1. 病史摘要

患者,女,26 岁,职业为烟、酒类销售员。因"发热伴呕吐 2 天"入院。入院前 2 天(2021年 12 月 15 日)自服减肥药并大量饮酒后出现高热,体温最高 39℃,发热前有畏寒、寒战,伴乏力、恶心、呕吐,呕吐物为胃内容物,伴下肢及腰背酸痛,无咳嗽、咳痰、腹痛腹泻等不适。病程中言语较多,无胡言乱语,同事认为是饮酒过量后反应。曾至本市某三甲医院就诊,提示肝功能衰竭,建议转入 ICU 治疗,患者拒绝,遂来我院急诊科,急诊查凝血酶原时间(PT)30.2 s。谷丙转氨酶(ALT)>5 000 U/L,谷草转氨酶>7 500 U/L,γ-谷氨酰酶 190 U/L,乳酸脱氢酶>10 000 U/L。予保肝、护胃等对症处理后转入我科,我科以"急性肝衰竭"收治入院。有酗酒史 6 年,平素通宵饮啤酒、红酒,饮酒量不定。

2. 疾病的演变过程和抢救经过

入院查体:体温 38.5℃,脉搏 103 次/min,呼吸频率 20 次/min,血压 135 mmHg/95 mmHg。神志清楚,对答准确,急症病容,平车推入病房。全身皮肤、巩膜重度黄染,肝掌及蜘蛛痣(一)。全身浅表淋巴结未触及肿大。双肺呼吸音稍粗,未闻及啰音。心律齐,未闻及病理性杂音。腹平、软,无压痛及反跳痛,肝脾肋下未触及,肝肾区无叩痛,移动性浊音(一)。双下肢不肿。

入院后予综合护肝及白蛋白、新鲜血浆等支持治疗,同时保护多脏器功能,凝血酶原时间逐步下降(30.2 s→28.4 s→23.1 s→18.6 s),总胆红素(TBil)最高升至 176.9 μmol/L。但患者仍有反复恶心、呕吐,查淀粉酶(amylase, AMY)升高至 1555 U/L,腹部 CT 平扫提示:胰头、胰颈肿胀,周围多发积液及渗出,累及十二指肠降段,诊断"急性胰腺炎";血肌酐(sCr)最高 572 μmol/L,伴有尿少,考虑急性肾损伤(AKI3 期),于 2021 年 12 月 18 日起开始进行床旁连续性肾脏替代治疗(CRRT)治疗。12 月 19 日行上腹部 CT 平扫:胰腺炎可能大,周围多发渗出及积液,右肾周围少许积液,双侧结肠旁沟积液,脂肪肝,双侧少量胸腔积液。12 月 25 日患者尿量逐渐增多,考虑进入多尿期,停止 CRRT 治疗。监测肝、肾功能逐渐改善,血尿 AMY 恢复正常。监护提示血压高(170~180)mmHg/(110~130)mmHg,心内科及肾内科会诊考虑肾性高血压,予降压治疗,血压下降至正常。逐步停用降压药物,血压再次升高并伴有头痛、头晕、胸闷等症状,完善继发性高血压相关检查,并再次予降压治疗,血压降至正常,肝肾功能改善:ALT 25 U/L,TBil 23.5 μmol/L,PT 11.4 s,sCr 110.7 μmol/L,估计肾小球滤过率(estimated glomerular filtration rate, eGFR)58.95 mL/(min・1.73 m²),接近正常值。复查双肾超声:右侧肾动脉加速度减低,加速时间延长,不除外肾动脉狭窄可能;左侧肾动脉超声未见明显狭窄声像图表现。双肾动脉 MRA:未见明显异常。测定肾小球滤过率(glomerular filtration rate, GFR),左肾 GFR 为 37.07 mL/min,右肾 GFR 为 25.99 mL/min,总 GFR 为 63.06 mL/min。病情稳定,予带药出院继续口服治疗。出院时查体:血压 116 mmHg/81 mmHg。全身皮肤巩膜无明显黄染。腹软,无压痛,肝脾肋下未触及,肝肾区无叩痛。双下肢不肿。2022 年 6 月门诊复查,肝功能正常,eGFR 98 mL/(min・1.73 m²),血压正常,已停药。

3. 治疗结果及预后

患者出院时体温正常,肝功能、AMY 恢复正常,sCr 明显改善。出院后 1 个月复查肝功能、肾功能、AMY、凝血功能均在正常范围之内。住院期间主要指标变化如表 33-1所示。

表 33-1　患者住院期间主要检验指标

	入院 第 1 天	入院 第 3 天	入院 第 7 天	入院 第 10 天	入院 第 2 周	入院 第 3 周	出院 前一天
PT(s)	30.2	23.1	21.5	18.6	13	11.6	11.4
ALT(U/L)	4 540	1 859	313	259	43	17	25
TBil(μmol/L)	100.6	80.5	101.7	176.9	92.5	32	23.5
sCr(μmol/L)	572	402	544.9	334.2	237.7	154.4	110.7
eGFR [mL/(min·1.73 m^2)]	8.15	12.79	8.65	15.61	23.40	39.43	58.95
AMY(U/L)	199	1 555	901	253	55	30	28

4. 诊治流程图

急性肝衰竭合并急性肾衰竭和急性胰腺炎诊治流程如图 33-1 所示。

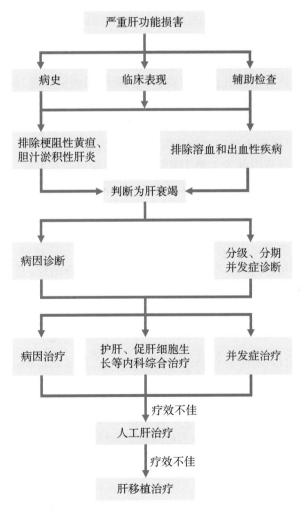

▲ 图 33-1　急性肝衰竭合并急性肾衰竭和急性胰腺炎诊治流程图

三、讨论与小结

患者为青年女性，既往无肝、肾等特殊疾病史，自服减肥药和饮酒后出现肝功能衰竭，并迅速出现肾功能衰竭、肾性高血压和急性胰腺炎等，疾病进展快、病情重。我们在保肝、护胃、抑酶等治疗的同时，予输注血浆、白蛋白、解毒、保护肝细胞膜等治疗，并及时联系肾内科启动 CRRT 治疗，联合心内科控制血压，患者肝、肾功能逐渐恢复，病情逐渐稳定。患者出院后随访肝肾功能已在正常水平。

该患者发病前有明确的疑似肝损药物使用史和大量饮酒史，并迅速出现乏力、腹胀等消化道症状，血清胆红素、凝血酶原时间短期内显著升高，诊断急性肝衰竭明确。结合患者既往无肝炎等基础疾病，在病因诊断上考虑为药物性肝炎合并酒精性肝损害。该患者的特殊之处在于急性肝衰竭的同时合并急性肾衰竭和急性胰腺炎，给临床治疗带来了极大挑战。由于急性肝衰竭尚缺乏特效的药物和治疗方法，早期诊断、早期治疗、采用相应的病因治疗和综合治疗措施，并积极防治并发症就显得格外重要。我们在嘱患者绝对卧床休息、减少体力消耗、减轻肝脏负担的同时，动态监测患者的生命体征、凝血功能、肝肾功能、内环境等，并积极纠正低蛋白血症，补充新鲜血浆和凝血因子，特别注意纠正患者低钠、低钾等电解质紊乱。由于急性肝衰竭患者免疫功能低下，容易继发感染，我们对患者加强护理，预防感染的发生。

该患者在入院时即存在急性胰腺炎。由于患者发病前有大量饮酒史，患者的急性胰腺炎考虑为饮酒所致，虽然有急性肝衰竭继发急性胰腺炎的病例报道，但发生率较低。治疗方面，在禁食的基础上，我们给予肠外营养、抑制胰酶分泌、抑制胃酸分泌、抗感染、补液等治疗，患者胰腺炎逐渐好转。

由于患者在疾病早期即出现肾功能急剧恶化，血肌酐 3 天内升高至 572 $\mu mol/L$，并迅速出现无尿，需考虑急性肝衰竭并发 1 型 HRS 可能。但该患者在发病前有大量饮酒和服用减肥药物史，其急性肾损害除肝衰竭的继发因素外，还极有可能存在药物和酒精的双重损害，加重了肾衰竭的严重程度。我们在积极采取综合治疗措施的同时，联合肾内科行床旁 CRRT 治疗并取得了很好的疗效。同时，患者肾性高血压存在血压波动，在心内科医生的指导下应用降压药物，使患者血压得到了很好的控制。

在感染科、肾内科和心内科多学科协作努力下，通过综合治疗，及时启用肾脏替代治疗，最终成功治愈了该例急性肝衰竭合并急性肾衰竭和急性胰腺炎的疑难危重病例。

四、科主任点评

肝衰竭的病因有很多，除常见的嗜肝病毒感染外，酒精和药物也是导致肝衰竭的重要病因之一。该例患者在发病前不仅有大量饮酒史，还有服用减肥药物史，考虑酒精和药物是本次发病的原因，而两者的叠加作用所导致的机体损害更加凶险，所以患者不仅表现有肝衰竭，还合并肾衰竭和胰腺炎。就急性肝衰竭的并发症而言，肝肾综合征临床上较为常见，而急性胰腺炎并不多见，该患者在病程早期即表现有急性肾损伤和急性胰腺炎，考虑其成因主要为药物和酒精的双重损害。肝衰竭的救治除治疗病因外，需积极综合治疗，包括输注新鲜血浆和人血白蛋白等支持治疗。内科药物治疗无效则需适时予以人工肝和肝移植治疗。该患者由于急性肝衰竭合并肾衰竭和胰腺炎，所以在药物综合治疗的基础上及时给予了 CRRT 治疗,后者不仅有利于改善氮质血症,清除体内毒素,同时也有利于残留药物及其分解的毒性成分的排出,对改善肝功能/肾功能/胰腺炎、维持水电解质平衡等均有积极意义。本例患者入院诊断及时,处理积极,多学科协作,使患者转危为安,极好地体现了我院团队协作抢救危重患者的临床诊治能力。

五、参考文献

[1] Flamm S L, Yang Y X, Singh S, et al. American Gastroenterological Association Institute Guidelines for the Diagnosis and Management of Acute Liver Failure [J]. Gastroenterology, 2017, 152(3): 644-647.

[2] European Association for the Study of the Liver, et al. EASL Clinical Practical Guidelines on the management of acute (fulminant) liver failure [J]. J Hepatol, 2017,66(5):1047-1081.

[3] 吴晓庆,万红.肝衰竭预后的危险因素分析[J].临床肝胆病杂志,2013,29(4):294-296,304.

[4] Divens L L, Rivera S L. Hepatorenal Syndrome: From the Beginning to Now [J]. Crit Care Nurs Clin North Am, 2022,34(3):321-329.

[5] Tandon P, James M T, Abraldes J G, et al. Relevance of New Definitions to Incidence and Prognosis of Acute Kidney Injury in Hospitalized Patients with Cirrhosis: A Retrospective Population-Based Cohort Study [J]. PLoS One, 2016,11(8):e0160394.

[6] Biggins S W, Angeli P, Garcia-Tsao G, et al. Diagnosis, Evaluation, and Management of Ascites, Spontaneous Bacterial Peritonitis and Hepatorenal Syndrome: 2021 Practice Guidance by the American Association for the Study of Liver Diseases [J]. Hepatology, 2021,74(2):1014-1048.

[7] 纪风兵,邓玫,李玉北.肝衰竭患者发生急性胰腺炎的危险因素分析[J].重庆医学,2015,44(17): 2379-2380,2383.

作者:臧国庆、江红、李丹、李虎、汤正好

审阅专家:沈赞

听神经瘤术后耐碳青霉烯类肺炎克雷伯菌脑膜炎合并脑脊液漏

一、疾病概述及诊疗进展

肺炎克雷伯菌（*Klebsiella pneumoniae*，KP）是一种机会致病菌，是社区获得性感染和院内感染的常见病原菌之一，呈全球性流行趋势。经过长时间演变，肺炎克雷伯菌逐渐向两个不同的方向进化：多重耐药和高毒力。随着碳青霉烯类抗菌药物的大量应用，耐碳青霉烯类肺炎克雷伯菌（carbapenem-resistant *Klebsiella pneumoniae*，CRKP）的检出率逐年增加。全国细菌耐药监测网（China Antimicrobial Resistance Surveillance System，CARSS，http://www.carss.cn）的数据显示：2021 年肺炎克雷伯菌对碳青霉烯类抗菌药物的耐药率超过 20%。

CRKP 感染是目前抗感染领域面临的一大难题。CRKP 对大多数抗菌药物耐药，目前临床上可供治疗 CRKP 感染的抗菌药物非常有限，仅有多黏菌素、替加环素、头孢他啶/阿维巴坦、氨基糖苷类和磷霉素等。研究显示，CRKP 感染的治疗失败率和病死率均高于 50%，某些地区 CRKP 感染病死率可高达 70%。CRKP 感染预防和控制难度大、病死率高，已成为院内感染患者死亡的独立危险因素。

CRKP 脑膜炎多发生于颅脑外科术后，临床报道极少，仅有数例应用抗菌药物成功治愈 CRKP 脑膜炎的病例。本院成功救治 1 例听神经瘤术后 CRKP 脑膜炎合并脑脊液漏的罕见疑难危重患者，现将诊治经过报道如下。

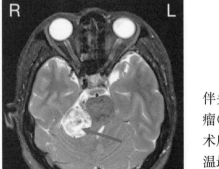

▲ 图 34-1　2018 年 6 月 4 日内听道 MRI：右侧桥小脑角区占位，考虑听神经瘤（红色箭头标注）

二、病历资料

1. 病史摘要

患者，女性，35 岁，因"右侧听神经瘤术后 21 天，发热伴头痛 1 天"于 2018 年 7 月 10 日入院。患者因右侧听神经瘤（图 34-1）曾于 2018 年 6 月 19 日行右侧听神经瘤切除术，术后病情平稳出院。7 月 9 日患者无明显诱因出现发热，体温最高 38.5℃，伴头痛、恶心、呕吐，呕吐物为胃内容物，遂来我院急诊就诊，给予美罗培南、利奈唑胺抗感染治疗及甘露醇脱水降颅压等对症治疗，但患者病情无好转。

2. 疾病的演变过程和抢救经过

7 月 10 日入我院耳鼻咽喉头颈外科，入院查体：体温 39.5℃，脉搏 118 次/min，呼吸频率 16 次/min，血压

113 mmHg/79 mmHg。神清，精神萎，右耳后近乳突处手术切口无红肿，有少许浅黄色分泌物，右侧卧位时有清亮液体渗出。颈稍抵抗，双肺呼吸音粗，未闻及干、湿啰音。心率 118次/min，律齐，未闻及病理性杂音。腹软，无压痛及反跳痛，肝脾肋下未及，无肝区及肾区叩击痛，无肌卫。双下肢无水肿。病理反射未引出。因考虑中枢神经系统感染，给予美罗培南、替加环素抗感染治疗，甘露醇、甘油果糖脱水降颅压治疗，治疗 3 天后患者仍有高热。7 月 11日血常规：白细胞 11.8×10⁹/L，红细胞 2.97×10¹²/L，血红蛋白 70 g/L，血小板 264×10⁹/L，中性粒细胞百分比 85.3%。血沉 53 mm/h。C 反应蛋白 94.74 mg/L。降钙素原正常。

　　7 月 13 日行腰椎穿刺术。脑脊液常规提示：潘氏试验弱阳性，白细胞 280×10⁶/L，红细胞 160×10⁶/L，中性粒细胞百分比 52%，淋巴细胞百分比 48%。脑脊液生化：氯 118 mmol/L，糖 0.82 mmol/L，蛋白 0.57 g/L（表 34-1）。当天改予美罗培南、替加环素、复方磺胺甲噁唑（SMZco）联合抗感染治疗，患者病情较前稍好转，热峰较前有下降，头痛、恶心、呕吐症状好转。7 月 17 日伤口分泌物及脑脊液培养均为 CRKP，仅多黏菌素、替加环素、阿米卡星、磷霉素、庆大霉素敏感。血培养阴性。

表 34-1　患者住院期间脑脊液检查结果

日期	白细胞数（×10⁶/L）	中性粒细胞比例（%）	淋巴细胞比例（%）	氯（mmol/L）	糖（mmol/L）	蛋白（g/L）	细胞培养
7 月 13 日	280	52	48	118	0.82	0.57	肺炎克雷伯菌
7 月 23 日	95	30	70	113	1.21	0.72	肺炎克雷伯菌
7 月 29 日	260	78	22	111	3	0.48	肺炎克雷伯菌
8 月 3 日	25	35	65	122	3.39	0.51	肺炎克雷伯菌
8 月 8 日	56	22	78	107	3	1.63	阴性
8 月 10 日	6	/	/	123	2.85	0.47	阴性
8 月 11 日	3	/	/	116	2.99	0.52	阴性
8 月 13 日	6	/	/	115	3.06	0.56	阴性
8 月 15 日	10	70	30	114	3.01	0.63	阴性
8 月 17 日	45	58	40	116	2.71	0.41	阴性
8 月 18 日	50	30	70	117	2.82	0.39	阴性
8 月 21 日	1 280	90	10	112	3.73	0.61	阴性
8 月 23 日	42	3	90	111	2.6	0.7	溶血葡萄球菌
8 月 27 日	60	5	90	117	2.53	0.62	阴性
8 月 30 日	26	0	92	118	2.49	0.53	阴性
9 月 3 日	16	1	90	118	2.56	0.53	阴性
9 月 10 日	3	/	/	125	2.86	0.41	阴性
9 月 26 日	39	5	92	/	/	/	阴性

注：脑脊液中，白细胞正常范围在(0～8)×10⁶/L，氯正常范围在(120～132)mmol/L，糖正常范围在(2.50～3.30)mmol/L，蛋白正常范围在(0～0.45)g/L。

联系感染病科会诊,考虑"听神经瘤术后 CRKP 脑膜炎合并脑脊液漏"于 7 月 20 日转入感染病科,立即予以调整治疗方案,给予替加环素、阿米卡星、磷霉素联合抗感染治疗,患者病情明显好转,无头痛、恶心、呕吐症状,但仍有低热。7 月 30 日组织全院多学科(感染病科、耳鼻咽喉头颈外科、整形外科、神经外科)讨论,于 7 月 31 日在全麻下行"右侧颞骨探查术",手术顺利。术后第 3 天复查头颅 MRI:右侧听神经瘤术后,右侧乳突、鼓室鼓窦内信号异常,感染待排(图 34-2)。术后第 7 天病理:(右颞部坏死感染组织)坏死组织内见少量中性白细胞浸润,(右颞部肉芽组织)炎性肉芽组织增生伴间质较多中性白细胞浸润。阿米卡星使用 14 天后予以停用,8 月 5 日起改予替加环素、多黏菌素 B、磷霉素联合抗感染治疗。

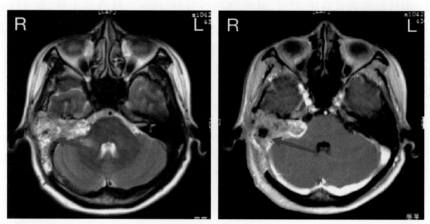

▲ 图 34-2　2018 年 8 月 3 日头颅 MRI:右侧乳突、鼓室鼓窦内信号异常(红色箭头标注)

3. 治疗结果及预后

患者脑脊液检查有好转,但仍有持续脑脊液漏。8 月 6 日再次组织全院多学科(感染病科、耳鼻咽喉头颈外科、整形外科、神经外科)讨论,于 8 月 7 日由耳鼻咽喉头颈外科、整形外科、神经外科共同参与,在全麻下行"右颞部清创术＋皮瓣转移术(枕动脉带蒂肌骨膜瓣)＋脑脊液漏修补术＋腰大池引流术",手术顺利。8 月 8 日鞘内注射多黏菌素 B 3 mg,8 月 9—11 日、8 月 13—16 日、8 月 18 日、8 月 20 日分别鞘内注射多黏菌素 B 5 mg/d(共鞘内注射 10 次),患者稍有双下肢麻木感。

8 月 20 日患者体温最高 38.4℃,复常血常规:白细胞 8.0×10^9/L,红细胞 3.50×10^{12}/L,血红蛋白 93 g/L,血小板 327×10^9/L,中性粒细胞百分比 81.8%;CRP<2.50 mg/L。患者一般情况好,无脑膜炎相关症状、体征。自 8 月 8 日起反复多次脑脊液培养均阴性,无 CRKP 生长,考虑磷霉素药物热发生率较高,于 8 月 22 日起停用磷霉素,改予美罗培南、替加环素、多黏菌素 B 联合抗感染治疗。8 月 23 日患者脑脊液培养示:溶血葡萄球菌。因替加环素使用已超过 6 周,于 8 月 24 日起停用替加环素,改予美罗培南、利奈唑胺、多黏菌素 B 联合抗感染治疗。8 月 27 日患者体温基本正常,停用多黏菌素 B,改予美罗培南、利奈唑胺、磷霉素、多西环素联合抗感染治疗。9 月 4 日患者体温正常,右侧颞部手术伤口基本愈合,皮瓣存活,无脑脊液漏(图 34-3),调整治疗方案,改予磷霉素、法罗培南、多西环素联合抗感染治疗。患者住院期间患者体温变化趋势及抗菌药物使用情况如图 34-4 所示。复查脑脊液明显好转,反复多次脑脊液培养均阴性,无 CRKP 生长,予以办理出院。

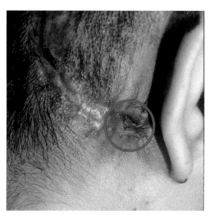

▲ 图 34-3　患者右耳后近乳突处脑脊液漏伤口已闭合,无脑脊液漏(红色圆圈标注)

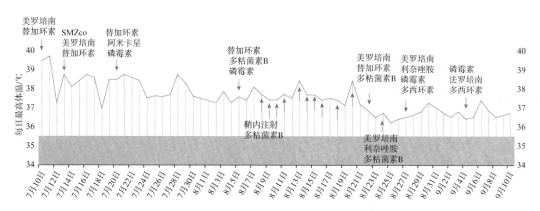

▲ 图 34-4　患者住院期间体温变化趋势及抗菌药物使用情况

患者分别于出院后 2 周、4 周复查腰穿脑脊液检查,脑脊液基本正常,脑脊液培养无 CRKP 生长。10 月 12 日复查头颅 MRI 病灶基本吸收(图 34-5),提示临床治愈。

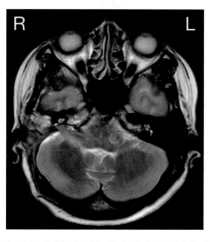

▲ 图 34-5　2018 年 10 月 12 日头颅 MRI 示:治疗 3 个月后病灶明显缩小(红色箭头标注)

4. 诊治流程图

颅脑外科术后颅内感染合并脑脊液漏的诊治流程如图 34-6 所示。

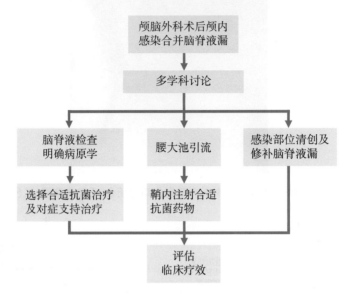

▲ 图 34-6　颅脑外科术后颅内感染合并脑脊液漏诊治流程图

三、讨论与小结

CRKP 对大多数抗菌药物均耐药,临床上可供治疗 CRKP 感染的抗菌药物非常有限。目前认为两种或以上的抗菌药物联合治疗的疗效优于单药治疗,可明显提高 CRKP 感染患者的生存率。大多数针对 CRKP 感染的联合治疗常包括:①以多黏菌素为基础的联合治疗;②以替加环素为基础的联合治疗;③以碳青霉烯类为基础的联合治疗。

研究发现,碳青霉烯类与其他抗菌药物联用具协同作用,协同比例分别为:多黏菌素类 75%、替加环素 50%。但替加环素血脑屏障透过率低,一般不推荐用于中枢神经系统感染。多黏菌素是由多黏类芽孢杆菌产生的一组多肽类抗生素,对大多数革兰氏阴性菌均有抑制作用。多黏菌素类与碳青霉烯类、替加环素、磷霉素、舒巴坦等联合,可用于各类广泛耐药革兰氏阴性杆菌〔包括泛耐药铜绿假单胞菌、耐碳青霉烯类肠杆菌目细菌(carbapenem-resistant *Enterobacteriaceae*, CRE)及耐碳青霉烯类鲍曼不动杆菌〕感染的治疗。多黏菌素 B 在中枢神经系统中的渗透率较低,在轻度发炎的脑膜中渗透率为 5.1%～5.7%,在重度发炎的脑膜中渗透率为 16%。本病例 CRKP 体外药敏实验结果显示,CRKP 对临床上多种常用抗菌药物均耐药,依据细菌药敏结果,我们选择替加环素、多黏菌素 B、美罗培南、磷霉素、阿米卡星等多种抗菌药物静脉联合使用并鞘内注射多黏菌素 B 成功治愈该例 CRKP 脑膜炎,为此类患者的救治提供了成功的例证。

医源性脑脊液漏是多种导致幕上或幕下区域硬脑膜缺损外科手术的后遗症。据报道,在择期神经外科手术中,术后脑脊液漏的发生率可高达 13%。脑脊液漏如果没有得到完全控制,常导致一系列严重的并发症,包括手术部位感染、脑膜炎、脑积水等。脑脊液漏及随之发生的颅内感染是颅底外科术后严重的并发症之一。腰大池持续引流不仅能引流脑脊液、降低颅内压,还能鞘内注射药物。腰大池持续引流能使脑脊液外漏的方向转移,有效地分流脑脊液,使机体处于持续低颅压状态,使漏口保持持续干燥、张力下降,在漏口周围形成有利于愈合的环境,有利于破损硬脑膜修复。耳后带蒂肌骨膜瓣血供丰富,其下方有来自耳后动脉及枕动脉的分支,上方有来自颞浅动脉的分支,各动脉间相互交通,有良好的血液循环,可应用于脑外伤或脑肿瘤术后切口脑脊液漏的修补。

在本病例中,感染病科、耳鼻咽喉头颈外科、整形外科、神经外科等多学科通过近 3 个月的紧密配合和共同努力,选择替加环素、多黏菌素 B、美罗培南、磷霉素、阿米卡星等多种抗菌药物静脉联合使用并通过腰大池持续引流及鞘内注射多黏菌素 B,同时取枕动脉带蒂肌骨膜瓣修补脑脊液漏,成功治愈了该例听神经瘤术后 CRKP 脑膜炎合并脑脊液漏的罕见疑难危重病例,挽救了患者的生命。

四、科主任点评

　　该患者在颅脑外科术后发生 CRKP 脑膜炎合并脑脊液漏,病情危重,救治难度极大,同时临床上可供参考的诊治经验极少。该患者治疗过程中存在下列迫切需要解决的问题:①制订合适的抗感染治疗方案;②处理右颞部感染伤口;③修补脑脊液漏。经过多学科联合诊治,成功治愈了该例听神经瘤术后 CRKP 脑膜炎合并脑脊液漏,可为类似临床病例的治疗提供参考。

五、参考文献

［1］Savard P, Perl T M. Combating the spread of carbapenemases in Enterobacteriaceae: a battle that infection prevention should not lose [J]. Clin Microbiol Infect, 2014,20(9):854-861.

［2］Wu D, Chen C, Liu T, et al. Risk Factors for Acquisition of Carbapenem-Resistant Klebsiella pneumoniae and Mortality Among Abdominal Solid Organ Transplant Recipients with K. pneumoniae Infections [J]. Med Sci Monit, 2020,26:e922996.

［3］Sheng W H, Wang J T, Li S Y, et al. Comparative in vitro antimicrobial susceptibilities and synergistic activities of antimicrobial combinations against carbapenem-resistant Acinetobacter species: Acinetobacter baumannii versus Acinetobacter genospecies 3 and 13TU [J]. Diagn Microbiol Infect Dis, 2011,70(3):380-386.

［4］Ahn S, Park J S, Kim D H, et al. Surgical Experience in Prevention of Postoperative CSF Leaks Using Abdominal Fat Grafts in Endoscopic Endonasal Transsphenoidal Surgery for Pituitary Adenomas [J]. J Neurol Surg B Skull Base, 2021,82(5):522-527.

［5］Esposito F, Angileri F F, Kruse P, et al. Fibrin Sealants in Dura Sealing: A Systematic Literature Review [J]. PLoS One, 2016,11(4):e0151533.

［6］Zhang Q, Chen H, Zhu C, et al. Efficacy and safety of intrathecal meropenem and vancomycin in the treatment of postoperative intracranial infection in patients with severe traumatic brain injury [J]. Exp Ther Med, 2019,17(6):4605-4609.

［7］Waisman M, Schweppe Y. Postoperative cerebrospinal fluid leakage after lumbar spine operations. Conservative treatment [J]. Spine (Phila Pa 1976),1991,16(1):52-53.

作者:陈小华、张毅、臧国庆、汤正好
审阅专家:沈赞

开放性骨盆骨折右股动脉断裂右下肢脱套伤

一、疾病概述及诊疗进展

开放性骨盆骨折是指骨盆骨折端与体表软组织、阴道、会阴部、直肠相贯通,是非常严重的开放性骨折。开放性骨盆骨折的发生率仅占所有骨盆骨折的 $2\%\sim5\%$,文献中很少有病例数超过 40 例的大样本病例报道,但其病死率高达 $50\%\sim70\%$。对于开放性骨盆骨折,其早期最主要的死亡原因是出血,晚期则是脓毒血症和多器官功能不全。成功治疗的关键是尽早复苏、骨盆环的固定、预防性外科造瘘和预防脓毒血症。

目前多项研究结果表明,创伤严重度评分(injury severity score,ISS)、修正创伤评分(revised trauma score,RTS)及创伤与损伤严重度评分(trauma and injury severity score,TRISS)是开放性骨盆骨折死亡风险的预测因素。有研究报道,ISS 和 RTS 分别是开放性骨盆骨折患者死亡的独立预测因素和预测因素,而 TRISS 可用于评估骨盆环骨折的预后。

由于是高能量损伤,开放性骨盆骨折患者往往存在合并多发伤、血流动力学不稳定等特点,因此需要采用多种损伤控制方法作为干预措施。研究报道,大量输血和经动脉栓塞术等与开放性骨盆骨折病死率降低有关,尤其是伤后 24 h 大量输血能够显著降低死亡风险。对于不稳定骨盆骨折,无论开放或闭合,均需要早期综合应用大量输血、经动脉栓塞术、骨盆填塞、复苏性主动脉球囊阻断术和骨盆固定带等措施。与闭合性骨盆骨折相比,开放性骨盆骨折患者需要更多的血液制品。有报道开放性骨盆骨折平均输血 7.2 个单位,闭合性骨盆骨折平均输血 2.4 个单位。此外,还需要根据血流动力学状态而不是骨盆的损伤类型来确定控制出血的措施。

二、病历资料

1. 病史摘要

患者,女,29 岁,4 天前乘坐他人电动车时,被货车车轮撞倒在地,右下肢被车轮拖拽碾压致腰部、右侧髋部、大腿剧烈伴开放性出血及活动障碍,受伤时患者未出现意识丧失、头晕头痛、恶心呕吐、呼吸困难、腹痛等症状,立即送往当地医院急救,诊断为"外伤症,右下腹右腹股沟区右大腿上段内侧毁损伤、骨盆粉碎骨折、失血性休克、左侧骶髂关节半脱位、腰 2~4 左侧横突骨折、肝周脾周积液"。笔者也在接到通知后赶往当地会诊,指导治疗。当地医院急诊行右下肢动静脉修复+神经吻合术+血管移植术,笔者赶赴当地后,发现患者骨盆骨折极不稳定,右小腿在开放动脉后出现肿胀,遂急诊行骨盆外固定加右小腿切开减压,负压封闭引流(vacuum sealing drainage,VSD)技术进行负压引流,救治期间血压最低 20 mmHg/36 mmHg,共输注红细胞悬液 30 U、血浆 4 200 mL、冷沉淀 37 U、血小板 2 U。患者生命体征稳定后为进一步治疗转入我院。

入院查体:神志清晰,推入病区,被动体位。骨盆挤压分离试验(+),右下肢肿胀淤青明显、活动受限、外旋畸形,右髋、右小腿 VSD 负压吸引中,右小腿外固定中,右下肢远端感觉及活动受限,足背动脉可及;右手、右足散在擦伤,其余四肢无明显异常。

2023 年 5 月 2 日行辅助检查,CT 示:骨盆骨折,骶髂关节脱位(图 35-1)。血常规检验报告:快速 C 反应蛋白 101.68 mg/L,白细胞 11.7×10^9/L,红细胞 2.76×10^{12}/L,血红蛋白 83 g/L。

初步诊断为:多发性开放性骨盆骨折、会阴部损伤、右下肢脱套伤、右股动脉损伤、右股静脉损伤、右股神经损伤、腰椎骨折、胸腔积液。

2. 疾病的演变过程和抢救经过

患者于 5 月 2 日入院后,密切观察其生命体征,观察骨盆及右下肢伤口状况,尤其注意肢体血运。继续完善相关检查、补蛋白、消

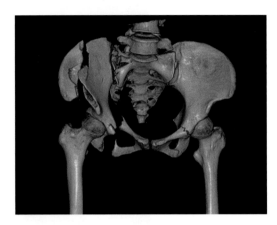

▲ 图 35-1　患者伤后骨盆三维 CT

炎、镇痛等对症治疗,由于患者伤口创面较大,且污染重,使用亚胺培南+利奈唑胺抗感染。患者因会阴部严重开放伤,为避免粪便污染伤口,降低感染风险,请普外科床旁会诊,于 5 月 4 日急诊行结肠造瘘。

5 月 5 日患者在全麻下行骨盆骨折切开/闭合复位内固定+右下肢清创术,术中见患者右侧髂骨、耻骨外露,使用克氏针临时固定髂骨,闭合复位后使用导航机器人微创固定双侧骶髂关节及右侧前柱,再使用双侧髋臼上外固定支架固定,复位并固定骨盆环,术中见右侧腹股沟及大腿肌肉、浅筋膜及脂肪、皮肤大量坏死,予以彻底清创,探查见右股动脉处使用自体大隐静脉移植,搏动可,股神经缺失。术中出血 300 mL,输注红细胞悬液 5 U,血浆 300 mL,无头晕/恶心、血尿等输血反应,安返急诊重症监护病房。

患者回急诊重症监护病房后,对症支持治疗,密切观察病情。后于 5 月 11 日再次行右髋部清创术,术中见右大腿部分肌肉及脂肪组织进一步坏死,右小腿部分肌肉坏死,予以彻底清创,VSD 覆盖,术中输注红细胞悬液 2 U、血浆 200 mL。患者 12 日起情绪低落,请医学心理科会诊予以心理疏导,并转至普通病房,请家属陪护加以心理支持。5 月 14 日起,患者出现 39℃ 左右高热,血培养阴性,但是基因检测提示鲍曼不动杆菌感染可能,来源考虑右下肢创面表面感染可能,感染科会诊停用亚胺培南+利奈唑胺,改用替加环素+头孢哌酮钠舒巴坦抗感染。于 5 月 17 日再次行右髋部清创术,无进一步软组织坏死,但创面局部有感染组织,予以彻底清创并送检培养,术中输注红细胞悬液 1 U。术后培养提示鲍曼不动杆菌,继续使用替加环素+头孢哌酮钠舒巴坦抗感染,体温恢复正常,相关血指标及感染指标趋于正常。于 5 月 23 日手术取皮植皮,关闭右大腿创面,术中输注红细胞悬液 2 U,血浆 400 mL,

无输血反应,安返病房间。6月2日拆除骨盆外架。

3. 治疗结果及预后

患者神志清楚,生命体征平稳,血报告无异常。6月3日X线片示:骨盆骨折术后,愈合可(图35-2)。右侧髋部植皮伤口愈合可,无感染及渗出,右小腿减压切开伤口愈合佳,患者于6月8日顺利出院,转至康复医院。

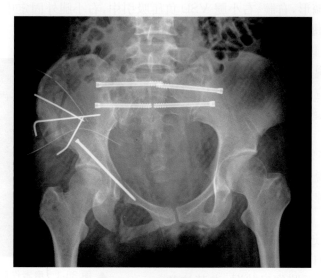

▲ 图 35-2 出院前骨盆 X 线片

4. 诊治流程图

开放性骨盆骨折诊治流程如图35-3所示。

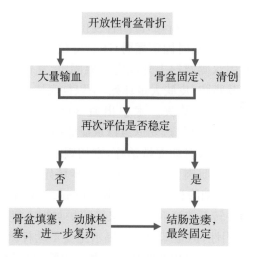

▲ 图 35-3 开放性骨盆骨折诊治流程图

三、讨论与小结

历史上,开放性骨盆骨折患者的病死率一直非常高。根据20世纪70年代和80年代的文献回顾中,有报道病死率高达 50%。1990 年代,实施多学科协作和早期治疗方面取得了进展,包括使用骨盆带、结肠造口术和紧急血管造影等,报告的病死率降至 4.8%。然而,既往综述报告了 14%~23.7% 的住院病死率。尽管有一定进展,但关于开放性骨盆骨折患者的长期结果数据仍然受限于研究的规模。Brenneman 等人报告了对 27 名开放性骨盆骨折患者的随访,其中 10 名报告在创伤后 4 年出现了慢性泌尿生殖后遗症。此外,27 人中只有 14 人恢复了工作,最短休假时间为 8 周。这些结果反映了开放性骨盆创伤的严重性以及需要积极的骨折管理和多学科团队以优化治疗。

与开放性骨盆骨折相关的并发症可以分为急性和迟发性并发症。骨盆失血和休克是早期死亡的最常见原因,而败血症和多器官衰竭与迟发性死亡有关。此外,开放性骨盆骨折的暴力性质导致了合并伤,并使周围器官处于高风险状态。在文献回顾中,几乎所有开放性骨盆骨折都报道有合并伤,只有少数患者呈现孤立的骨盆骨折。与开放性骨盆骨折直接相关的损伤包括泌尿生殖和肛门结构的软组织损伤,发生率为 20%~60%,这导致了感染和功能障碍等后续并发症,并可在创伤后持续多年。导致开放性骨盆骨折的高能量机制通常使患者遭受多重损伤,包括四肢骨折、胸部和头部创伤,以及腹部实质器官损伤。了解和治疗合并损伤对于抢救、预防并发症和全面护理至关重要。

四、科主任点评

成功处理开放性骨盆骨折的关键是控制出血、立即识别合并伤,并处理好软组织损伤。随着现代创伤治疗和复苏方案的进步,早期病死率已经有所下降。然而,如何开展多学科治疗仍存在相当大的争议。已经报道的相关病例中有一些结果相互冲突,由于它们规模较小,因此很难推断数据的有效性,并且它们的回顾性设计容易受到偏差的影响。由于长期的随访研究还很少,对于开放性骨盆骨折治疗的确定方案和确切固定时间的研究仍有待进一步开展。

五、参考文献

[1] Raffa J, Christensen N M. Compound fractures of the pelvis [J]. Am J Surg, 1976,132(2):282-286.

[2] Grotz M R, Allami M K, Harwood P, et al. Open pelvic fractures: epidemiology, current concepts of management and outcome [J]. Injury, 2005,36(1):1-13.

[3] Frane N, Iturriaga C, Bub C, et al. Risk factors for complications and in-hospital mortality: An analysis of 19,834 open pelvic ring fractures [J]. J Clin Orthop Trauma, 2020,11(6):1110-1116.

[4] Siada S S, Davis J W, Kaups K L, et al. Current outcomes of blunt open pelvic fractures: how modern advances in trauma care may decrease mortality [J]. Trauma Surg Acute Care Open, 2017, 27,2(1):e000136.

[5] Mi M, Kanakaris N K, Wu X, et al. Management and outcomes of open pelvic fractures: An update [J]. Injury, 2021,52(10):2738-2745.

[6] Johnson J P, Karam M, Schisel J, et al. An Evaluation of the OTA-OFC System in Clinical Practice: A Multi-Center Study With 90 Days Outcomes [J]. J Orthop Trauma, 2016,30(11):579-583.

[7] Tile M. Acute Pelvic Fractures: I. Causation and Classification [J]. J Am Acad Orthop Surg, 1996, 4(3):143-151.

[8] Hermans E, Edwards M J R, Goslings J C, et al. Open pelvic fracture: the killing fracture [J]. J Orthop Surg Res, 2018,13(1):83.

[9] Brenneman F D, Katyal D, Boulanger B R, et al. Long-term outcomes in open pelvic fractures [J]. J Trauma, 1997,42(5):773-777.

作者:芮碧宇、杨庆诚
审阅专家:时海波

右股骨粗隆间骨折合并急性肺栓塞

一、疾病概述及诊疗进展

急性肺栓塞(PE)是静脉血栓栓塞症(VTE)中最严重的表现形式,在心血管疾病致死病因中仅次于冠心病和脑卒中,位列第三。急性肺栓塞病情复杂,临床早期诊疗涉及多个学科,因此多学科团队合作的模式在急性肺栓塞的早期救治中起到至关重要的作用。2012年,美国麻省总医院建立了全球第一支肺栓塞救治团队(pulmonary embolism response team,PERT)。研究显示,引入PERT机制提高了肺栓塞的救治效率,促进了高级别治疗的应用,降低了大出血与死亡的风险。

在重大创伤骨折的并发症中,急性肺栓塞的发病率高达0.4%~4.2%,而在老年股骨粗隆间骨折患者中的发生率和致死率更高。然而,由于骨折患者的特殊性,急性肺栓塞的诊断以及抢救的时效性仍无法保证。因此,对于老年股骨粗隆间骨折并发急性肺栓塞的患者而言,入院充分评估、发病及时诊断、多学科联合抢救是挽救患者生命的黄金"三叉戟"。现就本院收治老年股骨粗隆间骨折术前并发急性肺栓塞,经多学科团队合作抢救成功的1个案例,报道如下。

二、病历资料

1. 病史摘要

患者,女,69岁,因"外伤致右髋肿胀疼痛伴活动受限7天"入院。门诊X线摄片示:右股骨粗隆间骨折(图36-1)。考虑患者系老年髋部骨折,应尽快手术内固定恢复患者生活功能,避免卧床造成血栓、肺炎、压疮、尿路感染等并发症。入院诊断:右股骨粗隆间骨折。

2. 疾病的演变过程和抢救经过

入院后经Caprini法(表36-1)评估患者VTE风险为VTE高危(≥5分),予以低分子肝素4 000 iu qd抗凝。患者入院后动脉血气分析示:PaO₂ 61.70 mmHg,SpO₂ 91.0%,D-二聚体7.70 mg/L FEU,纤维蛋白降解产物22.6 mg/L。

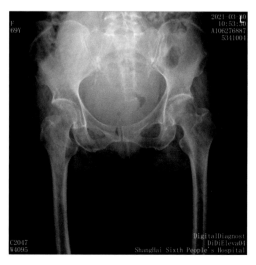

▲ 图36-1　门诊X线片示:右股骨粗隆间骨折

下肢血管 B 超提示:左侧股总静脉、两小腿肌肉静脉血栓形成。

表 36-1 Caprini 评分表

指标	1 分	2 分	3 分	4 分
	年龄 41~60 岁	年龄 61~74 岁	年龄>75 岁	脑卒中
	小手术	关节镜手术	VTE 史	择期关节置换术
	BMI>25 kg/m^2	大型开发手术(>45 min)	VTE 家族史	髋、骨盆或下肢骨折
	下肢肿胀	腹腔镜手术(>45 min)	凝血因子 V Leiden 突变	急性脊髓损伤(<1 个月)
	静脉曲张	恶性肿瘤	凝血酶原 G20210A 突变	
	妊娠或产后	卧床(>72 h)	狼疮抗凝物阳性	
	有不明原因或者习惯性流产史	石膏固定	抗心磷脂抗体阳性	
	口服避孕药或激素替代疗法	中央静脉通路	血清同型半胱氨酸升高	
	脓毒症(<1 个月)		肝素诱导的血小板减少症	
	严重肺病,包括肺炎(<1 个月)		其他先天性或获得性血栓形成倾向	
	肺功能异常			
	急性心肌梗死			
	充血性心力衰竭(<1 个月)			
	炎性肠病史			
	卧床患者			

入院后第二天 11:10,患者下肢静脉超声检查结束回病房,突发呼之不应、意识障碍。床位医生迅速到达患者床旁,查见患者意识淡漠,呼之不应,瞳孔对光反射迟钝,立即予以心电监护、吸氧、开放静脉通路,血压 134 mmHg/91 mmHg,心率 82 次/min,SpO$_2$ 87%。考虑患者系老年髋部骨折,已卧床超过一周,搬动检查后出现症状,意识不清,SpO$_2$ 低,首先考虑急性大面积肺栓塞可能,遂进行胸外按压,维持循环,尽可能解除肺动脉干栓塞。持续按压约 5 min 后,患者意识恢复,可以简单对答,四肢活动可,急请麻醉科、重症医学科会诊,患者生命体征不稳,不具备急诊肺动脉 CT 血管造影(CTA)条件,因此紧急联系超声医学科安排床旁心脏超声检查。

11:15 留置导尿,此时患者血压 99 mmHg/74 mmHg,心率 43 次/min,SpO$_2$ 91%。

11:20 患者再次出现呼之不应,意识障碍,检测生命体征血压 90 mmHg/50 mmHg,心率 40 次/min,SpO$_2$ 85%,予以告病危。继续进行持续胸外按压,维持 SpO$_2$ 在 90% 左右。

11:35 麻醉科经与家属沟通后,予以患者气管插管同时持续心肺复苏,SpO$_2$升高至80%~90%。

12:03 经重症医学科会诊予以患者床旁呼吸机支持。同时超声科行床旁心超,提示:右心房、右心室比例增大,三尖瓣反流(中度)肺动脉压临界高值。对比术前心超结果(床旁心超示右心房、右心室比例增大,三尖瓣中度反流,肺动脉压临界高值),确认急性肺栓塞诊断成立,排除溶栓禁忌。

12:11 开始进行溶栓治疗,予以重组人组织型纤溶酶原激酶衍生物 9 mg 静推 2 min。12:13 静推盐酸肾上腺素。12:16 予以深静脉置管。12:45 盐酸肾上腺素静推后,血压升高至 156 mmHg/106 mmHg,心率 110 次/min,SpO$_2$ 98%,查体股动脉搏动存在,瞳孔对光反射存在,转运至 ICU 进一步治疗。转入 ICU 待生命体征平稳后,行肺动脉 CTA 检查示:双肺动脉多发栓塞,证实临床诊断(图 36-2)。

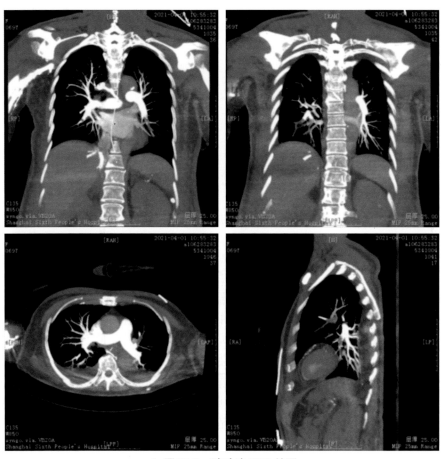

▲ 图 36-2 肺动脉 CTA 结果

3. 诊治流程图

右股骨粗隆间骨折合并急性肺栓塞诊疗流程如图 36-3 所示。

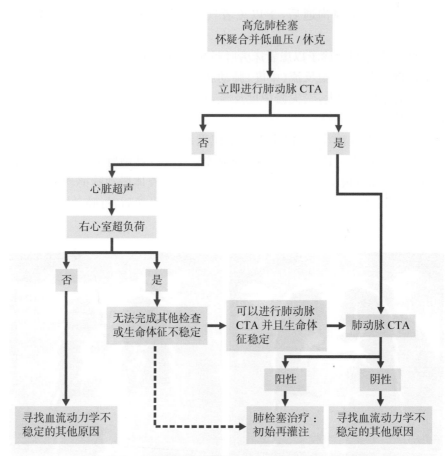

▲ 图 36-3　右股骨粗隆间骨折合并急性肺栓塞诊疗流程图

三、讨论与小结

本例患者为老年髋部骨折患者，VTE 高危，虽入院即予以抗凝处理，仍不能完全避免其急性肺栓塞病症的发生。急性肺栓塞通常是由下肢深静脉血栓（DVT）形成所导致，并最终栓塞至肺循环。因此，多数急性创伤相关的肺栓塞事件主要发生在住院后第 5～7 天。然而，近年来研究表明，急性肺栓塞事件同样也会在伤后的几天内发生，由于凝血酶和纤维蛋白的产生增加，在受伤后不久会出现短暂的高凝状态。同时有研究指出，早期肺栓塞诊断率的增加并不意味着发病率的实际增加，其主要归因于临床诊断手段的进步以及临床医生诊断意识的进步。这也提示我们在临床实践过程中，对于 VTE 高危的患者而言，多学科合作下及时的诊断与治疗能够大大改善急性肺栓塞患者的预后。

在本病例抢救过程中，患者入院时得到了充分评估，对于 VTE 高危的因素充分准备，及时抗凝治疗，医生快速到位，立即执行急性肺栓塞抢救流程，胸外按压维持循环，麻醉科果断插管维持通气，超声医学科快速反应，完成床旁心超检查，为后续抢救溶栓治疗争取到了宝贵的时间；医务处高效统筹，多学科协同快速反应，对于生命体征不稳定疑似急性大面积肺栓塞的患者床旁心超明确诊断后，及时气管插管，呼吸机支持，急诊溶栓治疗得以在 1 h 内进行，对患者最终抢救成功起到了至关重要的作用。

紧急救治小队、快速反应小队、心搏骤停小队、"Code Blue"小队等,是国际指南推荐应对院内心搏骤停事件组成的医疗团队。本例患者抢救成功与医务处临时组成的"快速反应救治小队"密不可分。指南推荐医疗机构成立固定小队,提前识别高危患者,提供诊疗建议,以及制订预案帮助进行紧急抢救。

四、科主任点评

老年髋部骨折患者,合并症多,伤后、围手术期发生各种并发症的风险高,尤其是卧床相关并发症,其中急性肺栓塞最为致命。对于本病例而言,虽然对于已经发生的急性大面积肺栓塞果断进行抢救,胸外按压、维持循环,将肺动脉干栓子挤向外周,防止肺动脉干堵塞,气管插管维持呼吸,第一时间静脉溶栓治疗获得成功。但溶栓治疗并发症多,老年髋部骨折往往存在各种抗凝禁忌,包括手术后本身就成为抗凝禁忌,老年髋部骨折相关急性肺栓塞不易被发现、病死率高、抢救成功率仍较低。因此对于老年髋部骨折患者,下肢静脉血栓栓塞、肺栓塞的预防尤为重要。该患者骨折后 7 日才得到妥善救治,没有在骨折第一时间进行抗凝治疗,是诱发肺栓塞的重要原因。抗凝治疗不仅仅指药物抗凝,物理抗凝亦是非常重要的一环。规范老年髋部骨折患者围手术期立即"全程""饱和式"的抗凝治疗,是预防急性致死性肺栓塞、降低患者围手术期病死率的重要措施。

五、参考文献

［1］ Centers for Disease Control and Prevention (CDC). Venous thromboembolism in adult hospitalizations-United States, 2007 - 2009 ［J］. MMWR Morb Mortal Wkly Rep, 2012,61(22):401-404.

［2］ Kabrhel C, Rosovsky R, Channick R, et al. A Multidisciplinary Pulmonary Embolism Response Team: Initial 30-Month Experience With a Novel Approach to Delivery of Care to Patients With Submassive and Massive Pulmonary Embolism ［J］. Chest, 2016,150(2):384-393.

［3］ Rosovsky R, Chang Y, Rosenfield K, et al. Correction to: Changes in treatment and outcomes after creation of a pulmonary embolism response team (PERT), a 10-year analysis ［J］. J Thromb Thrombolysis, 2019,47(1):41.

［4］ Wright C, Elbadawi A, Chen Y L, et al. The impact of a pulmonary embolism response team on the efficiency of patient care in the emergency department ［J］. J Thromb Thrombolysis, 2019,48(2):331-335.

［5］ Chaudhury P, Gadre S K, Schneider E, et al. Impact of Multidisciplinary Pulmonary Embolism Response Team Availability on Management and Outcomes ［J］. Am J Cardiol, 2019, 124(9):1465-1469.

［6］ Lichte P, Kobbe P, Almahmoud K, et al. Post-traumatic thrombo-embolic complications in polytrauma patients ［J］. Int Orthop, 2015,39(5):947-954.

［7］ Benns M, Reilly P, Kim P. Early pulmonary embolism after injury: a different clinical entity ［J］. Injury, 2014,45(1):241-244.

作者:金东旭、高悠水、姜晨轶、彭咲远、范存义

审阅专家:时海波

左上肢开放毁损伤合并气性坏疽

一、疾病概述及诊疗进展

近年来,随着交通运输业和建筑业的发展,因工伤、交通事故等高速、高能量暴力事件所致的四肢毁损伤呈明显增多趋势。四肢毁损伤有以下特点:多为复杂骨折,常伴有软组织损伤;毁损程度高,损伤表现为多段、多块、严重粉碎,部位以下肢为主;出血量大,感染率高,休克发生率及病死率高;常合并严重并发症;严重者需根据急诊评估行截肢术。目前,毁损伤的治疗仍是骨科医师面临的难题之一。其中,气性坏疽(也称梭菌性肌坏死),作为毁损伤的严重并发症之一,是一种发展迅猛、预后差的厌氧菌感染性疾病,其病死率可达 7.1%～20.0%,截肢率高达 25%～88%。

骨科气性坏疽的最新治疗策略主要包括:①早期、足量、足疗程的针对性抗菌药物治疗,尤其是针对产气荚膜梭菌、耐甲氧西林金黄色葡萄球菌(MRSA)等典型病原体进行治疗。近年来,多重耐药菌的出现对经验性抗菌治疗造成一定的困难。因此,需争取在抗菌药物使用前留取足量、合格的分泌物进行培养和药物敏感试验,以期在初始经验性抗菌治疗效果不理想的情况下,根据培养和药敏试验结果调整抗菌方案。②立即手术切除坏死组织、去除感染源是治疗产气性肢体感染的根本措施。于发病 12 h 内行彻底清创手术可显著降低患者病死率。手术清创结合负压封闭引流技术可更高效地引流局部坏死组织和渗出液,同时增加创面血供,促进肉芽组织生长。

二、病历资料

1. 病史摘要

患者,男,30 岁。患者于 2021 年 9 月 2 日 18:30 被泥沙机器绞伤左上肢出现疼痛、出血,致左上肢毁损伤,来我院就诊,伤口污染极重,毁损,大量泥沙残留,予以完善相关检查,肌注破伤风。9 月 3 日 9:00 急诊行"左上肢毁损伤清创开放截肢术",手术顺利,术后给予抗炎、消肿、改善微循环等治疗。为进一步后续治疗,急诊拟"左上臂截肢术后"收住院入院。

入院查体:左上臂近端以远缺如,残端面渗出较多,周围肿胀,稍红肿,皮温高,局部压痛明显。9 月 3 日辅助检查:我院急诊左上肢 X 线,左尺桡骨粉碎性骨折。血常规检验报告:快速 C 反应蛋白 69.19 mg/L,白细胞 $11.9×10^9$/L,红细胞 $3.16×10^{12}$/L,血红蛋白 97 g/L。生化检验报告:总蛋白 46.0 g/L,白蛋白 28.4 g/L,总胆红素 33.6 μmol/L,直接胆红素 8.1 μmol/L,钙 1.87 mmol/L,血糖 6.14 mmol/L。初步诊断为:左上肢损伤(开放毁损伤)、左上臂截断术残端综合征(开放截肢术后)、左上臂前臂及手部套脱伤。

2. 疾病的演变过程和抢救经过

入院第 1 天完善相关检查,补蛋白、消炎、镇痛等对症治疗。患者因贫血严重,血色素 76 g/L,静脉输入红细胞悬液 1U。查体见患肢肿胀,皮温高,有少许异味。给予左氧氟沙星抗菌,镇痛,消肿,补充白蛋白,输血等营养支持治疗。当天中午 13:00 左右患者诉左上肢麻木,有异味,皮肤红肿热痛。遂给予患者大换药处理,负压封闭引流术(VSD)拆除后见部分切口渗出血性液体,有异味,未见明显产气,间隔拆线减压并送细菌涂片培养。下午患者细菌涂片报镜下呈革兰氏阳性染色杆菌,考虑厌氧菌感染,气性坏疽不能排除。逐给予局部换药,拆除缝线,见少量气泡,局部逐次使用过氧化氢溶液、碘伏、生理盐水冲洗,并暂加用青霉素、甲硝唑抗感染。血压 150 mmHg/80 mmHg,心率 120 次/min。告病危,拟行急诊清创术(备扩创+高位截肢)。

入院第 2 天凌晨 2:00,行"左上肢开放肌肉清创术+左肩关节离断术"。清理左上部残端,伤口部分坏死,有较重腐臭味,筋膜发黑,予以设计切口、上臂减压到肩部及腋下,发现胸大肌、三角肌近端活力尚好,探查臂丛分支以及腋动脉,结扎,暴露肱骨头,予以肩胛带离断术,肩胛孟予以肌瓣包裹。充分止血,大量碘伏、过氧化氢溶液冲洗干净,残面予以开放。术中出血 600 mL,输血红细胞 2U,安返 ICU。

患者入 ICU 后,对症支持治疗,密切观察病情,请药剂科会诊后,建议停用青霉素和左氧氟沙星,改为使用哌拉西林他唑巴坦 3.375 g q6h+甲硝唑 0.5 g q8h 抗感染。微生物培养结果为产气荚膜梭菌,处理:真菌 D-葡聚糖检测+内毒素鲎定量测定,氯化钾缓释片 3 g,葡萄糖酸钙注射液 4 g,地佐辛 10 mg,余治疗同前。

待患者一般情况可,于入院第 7 天 14:00 再次行"左肩皮肤和皮下坏死组织切除清创术+左肩上肢肌肉缝合术",术顺安返,予以抗炎、止痛、对症支持等治疗。10 天后,患者一般情况可,转入普通病房。

3. 治疗结果及预后

患者神志清楚,鼻导管吸氧自主呼吸良好(3 L/min)。体温 36.8℃,24 h 尿量 5 200 mL。心率 75 次/min,血压 112 mmHg/63 mmHg,SpO$_2$ 98%。查体:神清,两肺呼吸音清,未及明显干、湿啰音。腹软,无明显肌紧张,无压痛、反跳痛。9 月 13 日 8:00 血气分析:pH 7.43,PaCO$_2$ 45 mmHg,PaO$_2$ 91 mmHg,碱剩余 4.9 mmol/L。患者生命体征平稳,转回骨科继续治疗。出院前复查伤口微生物培养报告:培养 2 天无菌生长。

4. 诊治流程图

左上肢开放毁损伤合并气性坏疽诊治流程如图 37-1 所示。

三、讨论与小结

气性坏疽的病变是由于各种气性坏疽杆菌侵入伤口后引起的以广泛性肌肉坏死为特征、迅速发展的严重感染;伴随着肌肉广泛性坏死,可有气体产生,以及严重的毒血症;通常发生于开放性骨折、深层肌肉广泛性挫伤、伤口内有无效腔和异物存在及伤部组织血供不良的患者。主要致病菌是梭状芽孢杆菌,为革兰氏阳性厌氧杆菌,以产气荚膜杆菌、恶性水肿杆菌和腐败杆菌为主,其次为产气芽孢杆菌和溶组织杆菌等,通常是两种以上致病菌的混合感染。伤口渗液中可见大量革兰氏阳性粗大杆菌,早期伤口分泌物涂片查找革兰氏染色粗

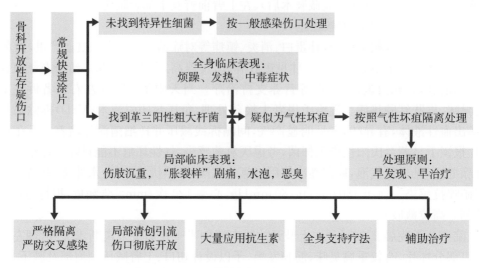

▲ 图 37-1 左上肢开放毁损伤合并气性坏疽诊治流程图

大杆菌对早期诊断创伤性气性坏疽有一定作用。病理机制为细菌在局部生长繁殖并分泌多种外毒素和酶,主要是 d 毒素,它既是一种致命的坏死性溶血性毒素,也是一种卵磷脂酶,可引起溶血、肾组织坏死等,尚有一些酶能液化组织,使病变迅速扩散,但细菌很少侵入血流引起败血症。由于组织糖、蛋白质的分解,气体大量产生,使组织膨胀,伤口恶臭。大量组织坏死和外毒素吸收,可引起严重的毒血症。潜伏期一般为 1～4 天,但也有短至 6 h,长至 6 天,多数在受伤后 3 天发病。伤部"胀裂样"剧痛常是最早出现的症状。伤口周围红肿、紧张、发亮,随后转紫色,最后变黑色,并出现有暗红色液体的大小水疱。伤口流出带有恶臭的浆血性液体。轻压伤口周围可有捻发音,并有气泡和浆血性液溢出。伤口内肌肉暗红肿胀,失去活力。患者极度软弱,表情淡漠,或烦躁不安并有恐惧感,可发生谵妄。面色苍白,脉速,呼吸急促,贫血,高热。晚期可出现黄疸和血压下降,多器官功能衰竭。主要治疗措施包括:①积极治疗,严格隔离,加强护理,严防交叉感染;②彻底清创,充分引流,肢体广泛坏死者行截肢术,以挽救生命;③应用敏感、足量抗生素;④高压氧治疗;⑤全身支持治疗。

四、科主任点评

气性坏疽的诊断主要根据受伤史和临床表现,包括全身症状和局部症状,不能单纯依靠细菌学检查。早期诊断和及时治疗是保存伤肢和挽救生命的关键。处理原则为早发现、早治疗:严格隔离,严防交叉感染;局部清创引流,伤口彻底开放;大量应用抗生素;全身支持疗法;辅助治疗。气性坏疽一经确诊,应不失时机地进行手术。即使有休克,也应在抢救休克的同时进行手术。气性坏疽的预防包括 3 个方面:早期彻底清创,早期应用抗生素和加强全身支持疗法。

五、参考文献

［1］熊龙.成功保留肢体治疗气性坏疽 1 例［J］.实用临床医学,2012,13(10):12.

［2］Burnham J P, Kollef M H. Treatment of severe skin and soft tissue infections: a review［J］. Curr Opin Infect Dis, 2018,31(2):113-119.

［3］Yeika E V, Foryoung J B, Efie D T, et al. Multidrug resistant Proteus mirabilis and Escherichia coli causing fulminant necrotising fasciitis: a case report［J］. BMC Res Notes, 2018,11(1):322.

［4］Gelbard R B, Ferrada P, Yeh D D, et al. Optimal timing of initial debridement for necrotizing soft tissue infection: A Practice Management Guideline from the Eastern Association for the Surgery of Trauma［J］. J Trauma Acute Care Surg, 2018,85(1):208-214.

［5］尹志改. 开放性创伤并发气性坏疽患者的创面治疗进展［J］. 中华医院感染学杂志,2013,23(1):239-240.

［6］农梅三.气性坏疽误诊一例的细菌学检查分析［J］.右江医学,2003,31(4):397-397.

［7］陈庆永,王春友.早期伤口分泌物涂片检查对创伤性气性坏疽早期诊断的作用［J］.中华急诊医学杂志,2006,15(9):781-783.

作者:康庆林、杨庆诚
审阅专家:时海波

左大腿离断伤

一、疾病概述及诊疗进展

离断伤是指肢体的远端和近端分离断裂,伴有血管、神经、肌肉、肌腱损伤并有骨折或者脱位,根据损伤程度可分为完全离断和不完全离断两种类型。没有任何组织相连或虽有残存的损伤组织相连,但在清创时必须切除的,称为完全性断肢;肢体骨折或脱位伴 2/3 以上软组织断离、主要血管断裂,不修复血管远端肢体将发生坏死的称为不完全性断肢。断肢多由工伤、车祸等意外事件造成,常伴有失血性休克及身体其他部位的损伤,必须尽早将患者及残肢送往当地医院进行相应抢救工作,看是否可行断肢再植术,这对于恢复患者的肢体功能非常重要。断肢(指)再植成功与否与原始损伤严重程度、血管吻合满意度、术后处理完善与否、患者本身精神状态及固有疾病等综合因素有关。

20 世纪 60 年代以来,不少国家先后实现断肢(指)再植成功。1963 年,中国学者陈中伟等人成功接好了 1 例右腕上完全断离的断手,功能恢复良好,是医学文献上首个报道的断肢(指)再植病例。几十年来,基础理论的研究,血管缝合方法的改进,手术显微镜的应用和显微外科器械的研制,为断肢(指)再植提供了良好的条件,不仅提高了断肢(指)的存活率,而且扩大了手术指征。我国医务工作人员在断肢(指)再植的数量和质量方面都有了很大的提高,处于国际领先水平。据相关文献报道,在国内断肢再植成活率可达 93% 以上。

近年来,随着显微外科技术的不断发展,断肢(指)再植手术的成功率越来越高,研究攻关的重点也由手术技术转向了术后的功能恢复。当肢(指)体发生离断后,肢体血液循环立即停止,代谢产物堆积,引起一系列生理、病理的变化。离断肢(指)体是复合组织,其内包含骨骼肌、血管、神经等,尤以骨骼肌对缺血十分敏感。研究表明,骨骼肌缺血损伤机制极为复杂,但一般认为与氧自由基、微循环障碍及血管内皮功能紊乱等因素相关。在常温下,肢体离断 6~8h 后,肌肉组织将会形成不可逆的损伤,从而造成永久性的残疾;而当重新恢复血液循环后,不可避免地会发生缺血再灌注损伤,影响手术的成功率以及术后的功能恢复。在肢(指)体重新建立血液循环之前如何进行正确的保存,为手术争取时间,减轻离断肢体的缺血再灌注损伤、提高离断肢体的成活率以及最大限度地恢复肢体的功能尤为重要,已然成为肢体再植外科目前深入研究的方向之一。

二、病历资料

1. 病史摘要

2022 年 1 月 17 日下午,患者左大腿被机器砸伤,当时就疼痛难忍、活动不能,同时伴有大量出血,后被工友们紧急送至我院抢救室。急诊科医生查看后随即予以心电监护、吸氧、开放静脉通路,完善相关检查检验,同时赶忙叫来急诊骨科当班医师查看患者。急诊骨科医生迅速赶到抢救室查看患者病情,查体后发现患者神清,精神萎靡,面色苍白,脉搏细速;左大腿大部分离断,仅部分皮肤软组织相连,股骨粉碎性骨折伴骨外露,且创面内污染严重,左下肢血运极差(图 38-1)。通过一系列检查,首诊医生意识到患者的病情非常严重,当即联系笔者诊疗组。

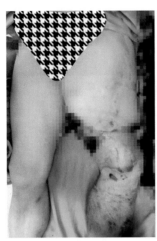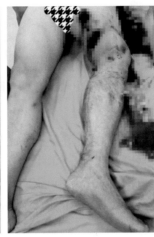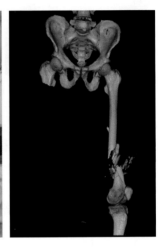

▲ 图 38-1　患者第一次术前相关图像

2. 抢救经过及演变过程

诊疗组迅速行动,查看患者,嘱积极补液抗休克治疗,申请输血。在短时间内迅速完善了术前一系列准备工作,在与患者交流的过程中,诊疗组的医生发现患者对于病情非常焦虑且犹豫不决,经过医生的耐心讲解和疏导,患者克服了焦虑不安的情绪,准备进行急诊断肢再植手术。

术中对断肢创面进行充分探查和彻底清创,探查见患者左大腿创面污染严重,皮肤和软组织撕脱严重,广泛大腿肌肉撕裂,左股骨粉碎性骨折伴骨质缺损,维持肢体血运的动脉和静脉完全断裂且挫伤极重,仅存坐骨神经相连。经过共同商议,决定采用较为大胆的保肢方案,即一期彻底清创、静脉移植替代缺损的动静脉血管保障肢体血运、骨水泥填充支撑骨缺损部位、接骨板和外固定支架维持骨结构支撑、创面充分引流及小腿骨筋膜切开减压,以期缩减患者后续的手术次数和治疗时间,减轻患者的痛苦(图 38-2)。

手术持续了 4 个多小时,术中出血 600 mL 左右,输注了 8 个单位悬浮红细胞及 400 mL 血浆。最终手术顺利,患者在麻醉师的保驾护航下生命体征平稳,肢体恢复了血运(肢体远端红润,毛细血管反流良好),股骨粉碎性骨折也得以重建并固定牢靠,转入重症监护病房密切观察。

手术后第二天,患者苏醒,气管插管拔除,生命体征平稳,神志清晰,精神可,可正常对答,患者的左下肢已经恢复了正常的血运,左脚踝和脚趾恢复活动。遂转出重症监护病房,到骨科病房,定期观察再植肢体的血运,及时发现血管危象,同时抗感染、预防血栓、保暖、制动并密切观察全身反应情况。

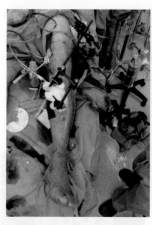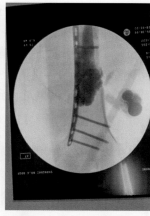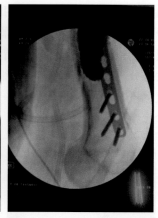

▲ 图 38-2 患者第一次术后相关图像

3. 治疗结果及预后

随后 10 天患者病情保持平稳,患肢血运良好。5 周后患者再次入院,此时创面已完全愈合,肢体情况也已稳定,需要进一步处理骨缺损。术中切开并保留诱导膜,取出骨水泥,植入人工骨填补缺损,再于外侧植入一块锁定钢板坚强固定股骨(图 38-3)。在患者出院后的随访中,骨折一期愈合,肢体无短缩,伤口也无感染,外观及功能良好(图 38-4)。

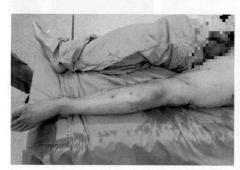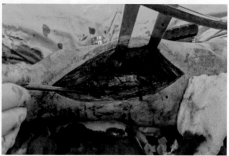

▲ 图 38-3 患者第二次术中相关图像

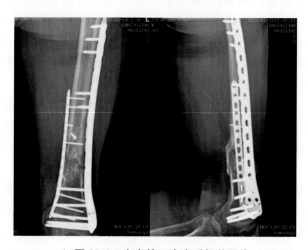

▲ 图 38-4 患者第二次术后相关图像

4. 诊治流程图

左大腿离断伤诊治流程如图 38-5 所示。

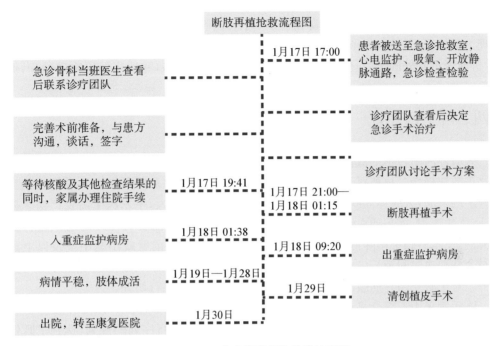

断肢再植抢救流程图

1月17日 17:00　患者被送至急诊抢救室，心电监护、吸氧、开放静脉通路，急诊检查检验

急诊骨科当班医生查看后联系诊疗团队

诊疗团队查看后决定急诊手术治疗

完善术前准备，与患方沟通，谈话，签字

诊疗团队讨论手术方案

等待核酸及其他检查结果的同时，家属办理住院手续　1月17日 19:41

1月17日 21:00—1月18日 01:15　断肢再植手术

入重症监护病房　1月18日 01:38

1月18日 09:20　出重症监护病房

病情平稳，肢体成活　1月19日—1月28日

1月29日　清创植皮手术

出院，转至康复医院　1月30日

▲ **图 38-5　左大腿离断伤诊治流程图**

三、讨论与小结

随着社会发展，工农业生产的机械化，高能量损伤导致的大肢体离断患者数量有所上升。这类患者伤情严重且复杂，一方面离断部位污染重，软组织严重挫伤，往往合并失血性休克及其他复合伤；另一方面缺血时间较长，组织缺血/缺氧性损伤坏死，完成再植后常常伴随严重的并发症。肢体的离断会对患者的生活质量和心理造成严重影响。成功的再植归功于断肢正确的保存、熟练的显微外科技术、术中的筋膜减压及术后严谨规范的护理。此外，良好的康复和进一步的重建程序对肢体的功能恢复也至关重要。

本案例小结：①由于大肢体离断患者出血较多，术前要积极预防和抗休克处理。②彻底清创，缩短手术时间，尽快恢复断肢血供。清创时需要寻找并标记血管及神经断端，判断损伤情况及是否需要转位或移植。肌肉组织在缺血再灌注后，坏死区域有扩大的趋势，所以在清除肉眼下坏死肌肉组织的基础上还需要进一步扩创。③为了尽快恢复断肢血供，对骨折固定可以选取简单有效的固定方式。创面污染较重或有组织缺损的可以选择外固定支架，创面较为整洁且软组织损伤轻的选择钢板内固定。本例患者的骨缺损采用了骨水泥填充技术，既可以局部支撑、控制感染，也可以起到一个膜诱导作用，为二期植骨做准备。④血管修复一般在骨稳定后短时间内完成，以减少肌肉坏死和再灌注问题，缩短远端缺血时间，同时缺血组织内再灌注后的有害物质可随静脉流出。对于血管缺损可以采取血管移植，常用的是大隐静脉与小隐静脉。⑤肢体在通血后，远端肢体的肿胀程度不会减轻，相反，由于缺血再灌注的损伤，远端肢体的肿胀程度会明显增加。而对于再植是选择治疗性还是预防性筋

189

膜切开是有争议的。考虑到筋膜间室综合征可能带来严重后果,对大肢体离断再植通常建议进行预防性筋膜切开术。⑥高位断肢再植,特别是缺血时间较长的高位断肢再植,除了注意因血容量不足引起休克和再植肢体血循环不良外,还可能因心、肾、脑中毒而出现持续高热、烦躁不安甚至昏迷,心跳加快、脉搏虚弱、血压下降,小便减少和血红蛋白尿,均应及时加以处理。如情况无好转,保留肢体可能危及患者生命时,应及时截除再植的肢体。⑦肢体成活,骨折愈合拆除外固定后,应积极进行主动和被动功能锻炼,并适当辅以物理治疗,促进功能恢复。

四、科主任点评

　　大肢体离断再植的成活与否主要取决于缺血时间、软组织损伤程度、血管吻合质量以及再灌注损伤。目前对其研究主要是围绕尽快恢复血供和降低缺血再灌注损伤。随着医学的发展,大肢体离断再植的手术适应证也在不断扩大,手术医生需要严格掌握适应证,优化流程,缩短通血时间,减少组织缺血损伤。术中需要对坏死的组织进行合理的清创,使术后感染率降低并尽可能保留肢体的功能。对前臂或小腿中段及以上离断同时合并缺血时间较长(>6 h)的患者,术中应积极行筋膜切开减压,避免产生不可逆的损害。对于必要切开筋膜的患者可以考虑在血供恢复前先行切开。

　　该病例采用了综合显微外科技术联合 Masquelet 膜诱导技术,以及开放骨折救治的综合理念。一期进行再植的过程中,就对后期的重建进行序列的规划,达到了既保肢又保功能的效果,并且减少了患者的手术次数,提高了断肢再植的治疗效果以及功能。

五、参考文献

［1］陈中伟,鲍约瑟,钱允庆.前臂创伤性完全截肢的再植(1 例成功报告)[J].中华医学杂志,1963,49(10):615-620.

［2］张旭,李果山,刘志贤,等.断肢再植 19 例治疗体会[J].中华显微外科杂志,2015,38(5):494-497.

［3］白顺宁,曹尚鹏,王建伟,等.四肢离断再植 29 例临床分析[J].创伤外科杂志,2016,18(11):686-688.

作者:宋国勋、文根、于晓巍

审阅专家:时海波

股骨近端骨肿瘤切除术后心搏骤停

一、疾病概述及诊疗进展

心搏骤停是指心脏因急性原因突然丧失有效的排血功能而致循环和呼吸停顿的临床死亡状态，是围手术期最严重的突发事件。据美国的研究报告，每年大约有 29 万住院患者发生心搏骤停，每 203 例手术患者即有 1 例发生心搏骤停。而围手术期一旦发生心搏骤停，其抢救成功率低、病死率高，直接威胁到患者的生命安全，患者生存率不足 15%。

多种原因可以导致心搏骤停。院外发生的心搏骤停通常是由急性心律失常引起的，而高达 14% 的住院患者发生的心搏骤停存在其他一些诱因，如低血压、代谢或电解质紊乱以及呼吸功能不全。老年患者由于重要器官功能减退，心肺功能显著降低，发生意外时不能有效代偿，因此发生心搏骤停的危险进一步增加。同时，手术为有创操作，不同手术对患者损伤程度不同，心脏意外的发生率与手术大小相关。高危手术，包括大血管手术、长时间手术，心脏意外的发生率超过 5%。

一旦发现心搏骤停，立即实施高质量的心肺复苏（cardiopulmonary resuscitation，CPR）是心搏骤停最为有效的抢救办法。保持气道通畅、人工呼吸、胸外心脏按压可以为心脏和大脑提供一定量的血流，暂时维持大脑和重要器官的氧供。心搏骤停时最常见的心律失常是心室颤动，尽早进行心脏除颤被认为是抢救心搏骤停的必要处理，可以降低心搏骤停的病死率，而中止室颤最有效的方法就是电除颤。成功实施心肺复苏恢复窦性心律后，处理措施包括维持有效的循环和呼吸功能，预防再次心搏骤停，维持水、电解质和酸碱平衡，防治脑水肿、急性肾衰和继发感染等。

本科收治 1 例股骨转移瘤的老年患者，在术后发生心搏骤停，经抢救成功，无任何后遗症治愈出院，报告如下。

二、病历资料

1. 病史摘要

患者，男性，57 岁，3 年前无明显诱因出现左髋疼痛，起初未予重视，1 年前在外院行影像学检查发现左股骨近端溶骨性病灶，$^{18F\text{-}FDG}$ PET/CT 检查提示为恶性肿瘤。追问既往病史，患者在 5 年前有右肾癌手术病史。结合患者临床表现、影像学检查、既往病史等，考虑诊断为"左股骨近端转移瘤可能"。后经局部穿刺活检证实诊断为"左股骨近端转移瘤（肾细胞癌）"，收入我科骨肿瘤外科接受治疗。

2. 疾病的演变过程和抢救经过

患者术前准备完善,排除手术禁忌证后,全麻下行"左股骨近端瘤段切除＋全髋关节置换术"。手术共用时 3 h。手术顺利,瘤段完整切除,瘤段标本在家属确认后送病理检查。髋关节假体安装位置满意,台上测试屈髋不脱位。术中出血 2 000 mL,输晶体液 2 000 mL、胶体液 1 000 mL、悬浮红细胞 4 U、血浆 400 mL,输血中、后无发热皮疹等输血不良反应。术毕,患者带气管插管进入麻醉复苏室,在复苏过程中突感恶心、心慌、呼吸困难,随后意识丧失、呼之不应,双瞳等大、等圆,对光反射迟钝,呼吸心跳停止,同时心电监护提示室颤。立刻予胸外按压、电除颤、肾上腺素静推后恢复窦性心律,去甲肾上腺素维持血压。同时心电图提示:心房颤动,房扑(快心室率);室性早搏;短阵室性心动过速(多源性);AVR ST 段弓背型抬高;Ⅲ aVF V1～V6 ST 段呈水平型、下斜型压低(0.10～0.30 mV)。心脏超声提示:左室节段性室壁运动异常,左心房、左心室扩大,主动脉瓣反流(轻度),二尖瓣反流(轻-中度),三尖瓣反流(中度),左室收缩功能减退,肺动脉压中度增高,心包腔微量液体。查心肌梗死(心梗)一套指标示:血清高敏肌钙蛋白 I 1.641 μg/L↑,肌酸激酶同工酶 18.8 μg/L↑,肌红蛋白 434.7 μg/L↑,D-二聚体 3.92 μg/mL↑。经及时有效地抢救患者恢复窦性心律后,即转入重症监护病房密切观察病情,对症支持治疗。

3. 治疗结果及预后

术后第 1 天,患者镇静中,口插管呼吸机支持。复查心脏超声及多次 12 导联心电图未见明显异常。血钾 3.4 mmol/L。血清高敏肌钙蛋白 I 4.551 μg/L↑,肌酸激酶同工酶 25.6 μg/L↑,肌红蛋白 434.6 μg/L↑。予纠正电解质紊乱。同时予以镇静、去甲肾上腺素维持血压,并且密切观察,多次复查心电图。术后第 2 天晨,停口插呼吸机支持及镇静。术后第 3 天晨,患者神志清楚,查心梗一套指标较前明显下降,基本恢复正常:血清高敏肌钙蛋白 I 0.210 μg/L↑,肌酸激酶同工酶 4.4 μg/L,肌红蛋白 112.9 μg/L↑。心脏超声检示:各房室大小正常范围未见节段性室壁运动异常。术后第 5 天,患者神志清楚,自主呼吸良好,体温 37.3℃,心率 96 次/min,血压 122 mmHg/66 mmHg,SpO$_2$ 100%,复查心电图及心脏超声提示无明显异常,心梗一套指标、凝血全套指标均恢复正常水平,遂转回骨肿瘤病房继续治疗。术后左股骨近端复片示肿瘤切除后,髋关节假体位置良好(图 39-1)。

术后第 8 天,患者一般情况好,各项生命体征平稳,手术切口愈合良好,于当日下午无任何后遗症治愈出院。

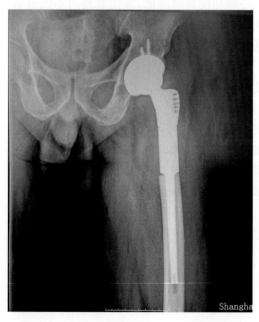

▲ 图 39-1 术后左股骨近端复片示肿瘤切除后,髋关节假体位置良好

4. 诊治流程图

围手术期心搏骤停诊治流程如图 39-2 所示。

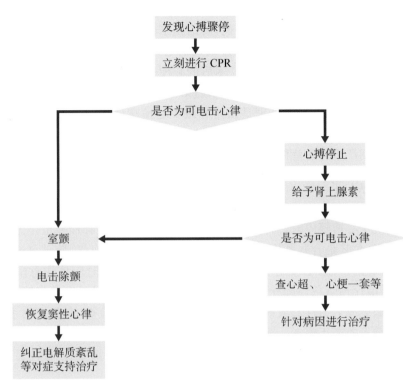

▲ 图 39-2　围手术期心搏骤停诊治流程图

三、讨论与小结

结合实际病史、术前检查等,分析本例患者发生心搏骤停的原因如下。

(1) 身体状况:研究表明,身体状况差是围手术期发生心搏骤停的主要原因,老年人由于重要器官功能减退,心肺功能显著降低,发生意外时不能有效代偿。本例患者为老年肾癌骨转移患者,心肺肾等重要器官功能都有不同程度减退,因此发生心搏骤停的危险显著增加。

(2) 手术因素:髋关节置换手术中在对股骨髓腔扩髓时的微小脂肪栓子,或者是填充骨水泥时,可能引起小栓塞等刺激因素,诱发心搏骤停。

(3) 肿瘤因素:因本例手术为股骨近端的肾癌转移瘤,术中无法使用止血带,而肾癌转移瘤本身血供极为丰富,导致了术中出血较多,加重了心血管负担,可能诱发心搏骤停。

一旦发现心搏骤停,应迅速、准确地进行抢救,保证心肺复苏。初级心肺复苏,即基础的生命活动支持,包括保持气道通畅、人工呼吸、胸外按压恢复循环以维持重要器官的血液灌注。高级心肺复苏,即进一步生命支持,主要包括气道插管建立通气、除颤恢复心律、建立静脉通路并应用必要的药物维持已恢复的循环。心搏骤停时最常见的心律失常是心室颤动,尽早进行心脏除颤。迅速恢复有效的心律是复苏成功至关重要的一步,终止室颤最有效的方法就是电除颤。本例患者心搏骤停发生在术后半小时、在麻醉复苏室有心电监护的情况下,因此发现非常及时,并立即给予积极有效的胸外按压以维持循环,随即电除颤终止室颤、肾上腺素静推后恢复窦性心律,并用去甲肾上腺素维持血压。

在成功心肺复苏恢复窦性心律后,下一步处理措施包括维持有效的循环和呼吸功能,预防再次心搏骤停,维持水、电解质和酸碱平衡,防治脑水肿、急性肾衰和继发感染等。本例患者在恢复窦性心律后即转入重症监护病房连续动态心电图检测,针对化验指标予以纠正贫血、纠正电解质紊乱等积极对症支持治疗。术后的心梗一套指标逐渐降低并恢复正常,心电图和心超亦恢复正常。患者在抢救成功后于术后第8天即无任何后遗症治愈出院。

综上所述,重视围手术期患者管理是预防和减少心搏骤停的根本措施。术前给予积极的心功能检查和准备,加强术中和术后心功能监护、并做好各种抢救工作预案是减少和救治心搏骤停等围手术期严重并发症的有效方法。

四、科主任点评

围手术期发生心搏骤停时,需要考虑以下几个方面:①急性肺栓塞也是围手术期比较多见的并发症,尤其是合并肿瘤的患者;需要同时检测动脉血气、肺动脉CT血管造影,明确诊断与鉴别诊断,必要时如无禁忌可予溶栓治疗。同时应该注意围手术期及时、规范的抗凝治疗预防急性肺栓塞。②排除缺血性心肌病,对于合并高脂血症、高血压、糖尿病、吸烟史或劳力性心绞痛的患者,可考虑术前冠脉检查,充分评估手术风险,尤其对于择期手术的老年患者。③有房颤、心律失常合并高龄等情况的患者,需充分评估围手术期心律失常和急性心衰的风险,适当控制围手术期补液量,以及注意出入量的平衡和电解质情况。

五、参考文献

[1] Martinez J P. Prognosis in cardiac arrest [J]. Emerg Med Clin North Am, 2012, 30(1): 91-103.

[2] Andersen L W, Holmberg M J, Berg K M, et al. In-Hospital Cardiac Arrest: A Review [J]. JAMA, 2019, 321(12): 1200-1210.

[3] Kazaure H S, Roman S A, Rosenthal R A, et al. Cardiac arrest among surgical patients: an analysis of incidence, patient characteristics, and outcomes in ACS-NSQIP [J]. JAMA Surg, 2013, 148(1): 14-21.

[4] Schneider A P 2nd, Nelson D J, Brown D D. In-hospital cardiopulmonary resuscitation: a 30-year review [J]. J Am Board Fam Pract, 1993, 6(2): 91-101.

[5] Fleisher L A, Beckman J A, Brown K A, et al. J Am Coll Cardiol [J]. 2007, 50(17): e159-e241.

[6] Tamdee D, Charuluxananan S, Punjasawadwong Y, et al. Factors related to 24-hour perioperative cardiac arrest in geriatric patients in a Thai university hospital [J]. J Med Assoc Thai, 2009, 92(2): 198-207.

[7] Andersen L W, Kurth T, Chase M, et al. American Heart Association's Get With The Guidelines-Resuscitation Investigators. Early administration of epinephrine (adrenaline) in patients with cardiac arrest with initial shockable rhythm in hospital: propensity score matched analysis [J]. BMJ, 2016, 353: i1577.

作者:张增、杨庆诚
审阅专家:时海波

重症肺真菌感染伴药物性间质性肺病

一、疾病概述及诊疗进展

药物性肺损伤(medication-induced pulmonary injury，MIPI)是药物在呼吸系统包括气道、肺实质、肺血管以及胸膜等部位引起的不良反应。其临床表现和累及部位多种多样，其中最常见的是药物引起的间质性肺病(drug-induced interstitial lung disease，DILD)。DILD累及肺间质及肺泡腔，导致肺纤维化和蜂窝肺，使患者肺功能严重受损，继而死于呼吸衰竭。近年来，随着新型抗肿瘤药物的不断涌现，如酪氨酸激酶抑制剂、哺乳动物雷帕霉素靶标抑制剂、抗体药物耦联化合物及免疫检查点抑制剂等，抗肿瘤药物相关间质性肺病的发病率呈逐年升高的趋势。然而，与药物性肝损伤和肾损伤相比，药物性肺损伤目前在临床上远未引起足够的重视。

抗肿瘤药物所致间质性肺病的发病机理尚未完全明确，目前认为可能的机制主要包括直接细胞不良反应和免疫介导的损伤。首先，细胞毒性药物可以直接损伤Ⅰ型肺泡上皮细胞、毛细血管内皮细胞或气道上皮细胞；其次，药物可作为半抗原或模仿宿主自身抗原来激活免疫细胞，从而引起一系列免疫反应。这两种机制可能受到宿主和环境多种因素的影响，包括年龄、肺部基础疾病、药物代谢或免疫相关基因的遗传易感性等，最终综合参与DILD的发病过程。

不同类型抗肿瘤药物相关间质性肺病的疾病进程差异较大，可在用药后短时间内出现，如数日到数周，也可缓慢发生，如用药后数月。DILD缺乏特异性的临床表现，轻症患者可无明显临床症状(一般通过影像学检查发现)，随着病情进展，可能出现干咳、逐渐加重的劳力性呼吸困难，有些患者可出现乏力、发热、皮疹等全身症状。DILD亦缺乏特异性体征，可能的体征包括呼吸频率增快、口唇发绀等。肺部听诊通常正常，部分患者可闻及湿性啰音或Velcro啰音等。对既往有肺部基础疾病的患者，在使用抗肿瘤药物过程中，若出现原有呼吸系统症状和(或)体征加重，需排查DILD。

周期蛋白依赖性激酶(cyclin-dependent kinase，CDK)4/6抑制剂哌柏西利、瑞波西利或阿贝西利联合内分泌疗法，是激素受体阳性、HER2阴性晚期乳腺癌的一线治疗方法。上市后监测显示，采用哌柏西利、瑞波西利和阿贝西利联合内分泌疗法治疗的患者存在一定的肺部炎症(可能为重度)风险，尚未明确具体的危险因素。这3种药物的药品说明书均推荐，定期监测有无肺部症状、体征，或者无法用其他原因解释的影像学肺间质阴影；若出现新发或加重的症状/体征，则应中断甚至停止治疗。对于出现持续性或复发性2级间质性肺炎

(interstitial pneumonia，IP)的患者，推荐暂停给药或减少剂量；所有出现 3～4 级 IP 的患者都应停药。

侵袭性曲霉菌病最常见于大量气道暴露时，或者宿主因某种情况无法有效清除分生孢子时。重度免疫抑制者发生侵袭性感染的风险最高，特别是异基因造血干细胞移植受者、实体器官移植受者以及中性粒细胞长期减少者。一些遗传性免疫缺陷（例如慢性肉芽肿病）会增加肺曲霉菌病的发生风险。此外，基础结构性肺病也可能损害气道屏障的完整性，并削弱气道清除孢子的能力，导致罹患此类疾病的患者发生侵袭性肺曲霉菌病的风险增加。

二、病历资料

1. 病史摘要

患者，女，73 岁，因"间断发热 1 月余"入院。

患者 1 个月前外出就餐后出现间断发热，体温最高 38.9℃，伴恶心、呕吐，无畏寒、寒战、肌肉酸痛等不适，自行服用酚麻美敏后体温短暂复常。后出现反复发热，热峰 38.7℃，服用酚麻美敏或休息后体温均可复常。1 周前患者再次出现发热，体温 38℃，伴全身乏力，无咳嗽、咳痰，说话时气喘，伴有嗜睡、烦躁、少量呕吐，未吸氧时 SpO_2 波动于 92％左右，居家氧疗后可维持在 98％左右，未予重视。发热持续反复，热峰 38.9℃，自行口服退热药。1 天前因发热、气喘症状加重，于我院急诊就诊。胸部 CT 示：两肺弥漫性多发感染，左肺下叶钙化灶，两侧胸腔积液，纵隔高密度灶，左乳术后。血常规：快速 C 反应蛋白 57.62 mg/L↑，白细胞 $1.7×10^9$/L↓，红细胞 $1.94×10^{12}$/L↓，血红蛋白 70 g/L↓，血小板 $91×10^9$/L↓，淋巴细胞绝对值 $0.1×10^9$/L↓。血气分析：pH 7.53↑，PaO_2 184.0 mmHg↑，$PaCO_2$ 30.0 mmHg↓。心电图示：窦性心律，QT 间期延长。遂予甲泼尼龙 80 mg、头孢曲松 2 g，莫西沙星 0.4 g 抗炎抗感染治疗 1 次。为进一步诊治收入呼吸科。

既往史：患者既往 9 个月前外院确诊左乳浸润性癌，行化学治疗周疗 12 次。后病灶明显缩小，6 个月前行左乳手术切除术。4 个月前开始行放疗 25 次（前 10 次为双部位胸椎＋左乳区域放疗，后 15 次为单部位左乳放疗），剂量不详，期间出现 2 次骨髓抑制。后予阿那曲唑＋阿贝西利口服内分泌治疗至今。入院前 1 天起改用阿那曲唑单药内分泌治疗至今。有高血压病史 10 年，最高血压 160 mmHg/88 mmHg，平时服用比索洛尔、苯磺酸氨氯地平控制血氧，血压控制在 130 mmHg/78 mmHg。否认糖尿病病史、药物过敏史、食物过敏史。

2. 疾病的演变过程和抢救经过

患者入院时见呼吸 26 次/min，双侧呼吸运动对称，无"三凹征"，无胸腹矛盾运动。无胸膜摩擦感。双肺呼吸音粗，双下肺可闻及明显湿啰音。

入院后查快速 C 反应蛋白 57.62 mg/L↑，白细胞 $1.7×10^9$/L↓，红细胞 $1.94×10^{12}$/L↓，血红蛋白 70 g/L↓，血小板 $91×10^9$/L↓，淋巴细胞绝对值 $0.1×10^9$/L↓，降钙素原 2.90 ng/mL；呼吸道病毒核酸检测均阴性。考虑患者基础肿瘤放化疗史、骨髓抑制状态、阿贝西利相关肺纤维化不能除外，遂予甲泼尼龙 40 mg bid 抗炎，复方磺胺甲噁唑 3 粒 q8 h＋头孢曲松抗感染治疗；同时予高流量吸氧呼吸支持。排除禁忌后予行支气管镜检查。灌洗液病原学二代测序回报未见耶氏肺孢子菌，见大量白色念珠菌序列，遂停用复方磺胺甲噁唑（SMZco），改为头孢哌酮舒巴坦钠 2 g q6 h 抗感染，加用卡泊芬净抗真菌，继续甲泼尼龙抗炎治疗。后复查血常规白细胞：$3.1×10^9$/L，中性粒细胞绝对值 $2.5×10^9$/L，淋巴细胞 0.2×

10^9/L;C 反应蛋白 6.97 mg/L,降钙素原 0.055 ng/mL。但胸闷等症状较前加重,复查胸部 CT 示双肺炎症较前进展,查白介素-6 为 57.64 pg/mL,仍显著升高。遂复查气管镜检查,灌洗液涂片见丝状真菌,灌洗液半乳甘露聚糖检测试验:半乳甘露聚糖 0.97 μg/L,有核细胞 $337×10^6$/L,淋巴细胞 78%,嗜酸粒细胞 1%,遂改卡泊芬净为伏立康唑治疗,药剂科行治疗药物监测(therapeutic drug monitoring,TDM)协助指导用药。

3. 治疗结果及预后

患者发热、咳嗽、咳痰、气促等症状显著改善,伏立康唑改为口服维持,糖皮质激素逐渐减至醋酸泼尼松 20 mg/d 口服维持,呼吸支持降级为鼻导管吸氧。复查血常规:白细胞 $7.8×10^9$/L,中性粒细胞绝对值 $6.1×10^9$/L;C 反应蛋白 0.5 mg/L,降钙素原 0.028 ng/mL,白介素-6 4.69 pg/mL。予带药出院,门诊随访。入院期间及出院后 CT 结果如图 40-1、图 40-2 所示。

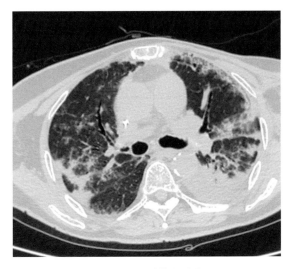

▲ 图 40-1　入院期间胸部 CT

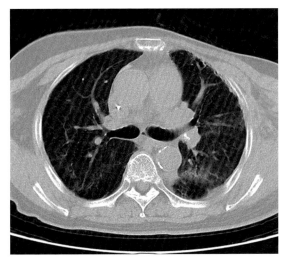

▲ 图 40-2　出院后门诊复查胸部 CT

4. 诊治流程图

重症肺真菌感染伴药物性间质性肺病诊治流程如图 40-3 所示。

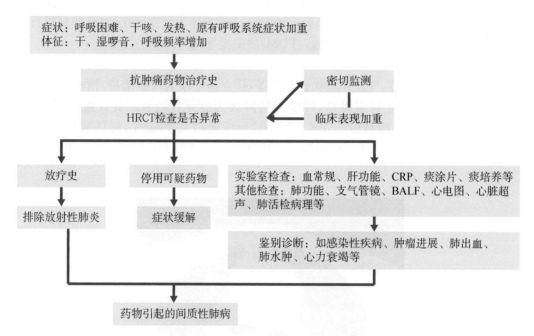

▲ 图 40-3　重症肺真菌感染伴药物性间质性肺病诊治流程图

三、讨论与小结

　　此病例是一个典型的、因基础疾病和免疫抑制状态而复杂化的感染治疗过程。患者的恶性肿瘤放化疗史损害了患者的免疫系统，后续 CDK4/6 抑制剂的使用导致了间质性肺病，并可能进一步加重了骨髓抑制。在此基础上，患者出现症状时未及时就诊，使得疾病进一步进展。就诊时，患者已出现两肺弥漫性多发感染、呼吸衰竭，进一步加大了诊治的难度。

　　气管镜检查在侵袭性肺真菌病的诊治过程中具有重要的价值。上呼吸道标本易受到各类干扰，导致不易发现真正的病原体。对于合并基础疾病的重症肺部感染患者，通过直接获取下呼吸道标本进行检验，可以更好判断感染的病原体种类。这对于准确诊断患者的感染病因至关重要，有助于制订针对性的治疗方案。此外，气管镜可以直接观察到气道黏膜的病变情况，包括炎症程度、溃疡情况等，从而评估真菌感染的范围和严重程度。对于复杂感染，可以通过反复的气管镜检查观察病变的变化，评估治疗的效果。及时发现病情变化，有助于调整治疗策略，避免病情恶化。该患者入院后及时进行了第一次气管镜检查，通过灌洗液病原体二代测序排除了耶氏肺孢子菌感染，并识别出了念珠菌感染，进而准确指导了 SMZco 的停用，并加用抗真菌药物。后续在病情陷入僵局时，第二次气管镜检查成功识别出了曲霉菌感染，导致了关键性的抗感染药物调整。

四、科主任点评

面对患者的免疫抑制状态、肿瘤病史以及感染多样性,医疗团队对患者进行了全面的初步评估,涉及呼吸、感染、肿瘤、药剂等多学科的合作,有效整合各方专业知识,提高了治疗水平。针对患者危重、复杂情况,医生在充分呼吸支持的前提下及时成功进行了多次气管镜检查,准确识别了病原体。通过及时调整治疗方案,成功治疗了该例患者。在重症肺炎患者呼吸衰竭的背景下,这种充分呼吸支持前提下的气管镜检查策略是成功治疗的关键因素。此类病例的处理经验也为未来类似疾病的诊治提供了有益的指导。

五、参考文献

［1］抗肿瘤药物相关间质性肺病诊治专家共识专家委员会.抗肿瘤药物相关间质性肺病诊治专家共识［J］.中华肿瘤杂志,2022,44(7):693-702.

作者:边巍、郭忠
审阅专家:汪年松

重症免疫抑制宿主性肺炎

一、疾病概述及诊疗进展

免疫抑制宿主性肺炎是指在免疫功能受到抑制的患者中发生的肺部感染,包括长期使用免疫抑制剂、接受器官移植、患有艾滋病或其他免疫缺陷疾病的人群。由于免疫系统的功能降低,这些患者对各种病原体的抵抗力减弱,因而更容易发生感染。肺部作为与外界直接相通的器官,成为最容易发生感染的部位之一。免疫抑制宿主性肺炎的病原体多种多样,包括细菌、病毒、真菌和寄生虫。常见的细菌包括肺炎链球菌、军团菌和铜绿假单胞菌;病毒如流感病毒、新冠病毒、呼吸道合胞病毒和巨细胞病毒(cytomegalovirus,CMV)等;真菌如卡氏肺孢菌(*Pneumocystis carinii*)、隐球菌和曲霉菌等。

免疫抑制宿主性肺炎的诊断依赖于病史、临床表现、影像学检查和微生物学检查。影像学检查,尤其是高分辨率 CT 扫描,对于发现肺部感染的特征性改变非常有帮助。微生物学检查,包括痰液培养、血液培养、支气管肺泡灌洗液培养和组织活检,对于确定具体病原体至关重要。免疫抑制宿主性肺炎的治疗需要根据具体病原体来确定。在等待病原体鉴定结果的同时,通常会开始经验性抗生素治疗,以覆盖最可能的病原体。一旦病原体被鉴定出来,就应该根据抗生素敏感性测试结果调整治疗方案。

近年来,免疫抑制宿主性肺炎的诊疗进展主要体现在以下几个方面:

(1) 分子诊断技术:聚合酶链式反应(polymerase chain reaction,PCR)和二代测序(next-generation sequencing,NGS)等分子诊断技术的不断发展,提高了诊断的准确性、可靠性、时效性,成为传统培养的有力补充。及时进行分子病原学检测能够快速、准确地识别病原体,有助于早期诊断和治疗。

(2) 生物标志物:除了传统的血沉、C 反应蛋白、降钙素原外,大量生物标志物被不断发现并用以评估感染的严重程度和治疗反应,包括多种白介素、干扰素、可溶性白细胞分化抗原 14 亚型(sCD14 - ST)、肝素结合蛋白等。临床根据检验可及性、患者状态等因素,可以灵活选择生物标志物组合,以更有效地进行早期诊断和病情监测。

(3) 免疫调节治疗:对于某些需要长期免疫抑制的患者,调整免疫抑制剂的剂量或种类,是治疗成功的关键之一。近年来,包括 JAK 抑制剂、B 淋巴细胞刺激因子抑制剂、多种白介素或白介素受体抗体等在内的大量新型免疫抑制剂不断上市,原有包括利妥昔单抗等在内的多种经典免疫抑制剂的适应证不断得到拓展。上述进展为免疫抑制宿主性肺炎的成功诊治提供了重要的帮助。

二、病历资料

1. 病史摘要

患者，女，66 岁，因"确诊肾小球微小病变 3 月余，发热伴咳嗽 1 周"入院。

患者于 4 个月前发现泡沫尿，伴双下肢水肿，社区医院查尿蛋白＋＋。遂至我院就诊，查 24 h 尿蛋白定量 5.14 g，血白蛋白 18 g/L，甘油三酯 3.25 mmol/L，肌酐 56.7 μmol/L，自身抗体均阴性，行超声引导下肾穿刺活检，病理示微小病变型肾小球肾炎。与患者及家属沟通后，2 次予利妥昔单抗 1 g 治疗，复查 24 h 尿蛋白定量 8.34 g/24 h。遂予加用甲泼尼龙片 48 mg/d 口服，1 周后每两周激素减量 8 mg。1 周前，患者甲泼尼龙减量至 24 mg/d 口服维持。后无明显诱因出现发热伴咳嗽，体温最高 39℃。查血气分析：pH 7.54↑，PaO_2 69.00 mmHg↓，$PaCO_2$ 28.0 mmHg↓；C 反应蛋白 28.42 mg/L↑。血常规：白细胞 $6.7×10^9$/L，淋巴细胞百分比 14.2%↓，中性粒细胞百分比 71.2%。胸部 CT 报告：两肺感染，右肺中叶、左肺舌段实变，双肺磨玻璃影、条索状实变、支气管指套征，并可见右中叶厚壁空洞、双侧胸腔积液（图 41-1）。肺部多样的病变形态与患者肺部多种病原体感染相呼应。遂予收入肾内科病房。

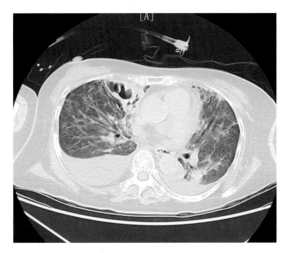

▲ 图 41-1　患者入院后 CT

入院体检时患者神志清醒，呼吸频率 28 次/min。高流量吸氧（流量 50 L/min，FiO_2 80%）下 SpO_2 94%。胸廓外形正常，双侧呼吸运动对称。两肺呼吸音促，散在湿啰音。

2. 疾病的演变过程和抢救经过

入院后予高流量吸氧（氧流量 50 L/min，FiO_2 80%）及头孢哌酮舒巴坦、左氧氟沙星经验性抗感染治疗，患者 SpO_2 维持于 94% 左右，神志清醒、呼吸急促。后突发 SpO_2 下降至 80%～84%，胸片见双肺间质性炎症为主的病变，予反复提高高流量吸氧浓度，SpO_2 无法维持。后改为无创呼吸机辅助呼吸，并转入呼吸科进一步诊治。

转入呼吸科后，患者痰液 tNGS 回报见大量白色念珠菌、卡氏肺孢菌、单纯疱疹病毒 1 型（herpes simplex virus 1，HSV-1）及口腔菌群序列。予静注人免疫球蛋白提高免疫力，并在原有莫西沙星、更昔洛韦基础上，加用卡泊芬净、复方磺胺甲噁唑片抗感染。同时予甲泼尼龙抗炎。考虑痰液存在污染可能，遂行气管镜下肺泡灌洗术，灌洗液送检病原学二代测序，结果提示：阴沟肠杆菌复合群、耶氏肺孢子菌、白色念珠菌。遂改美罗培南抗感染，停用卡泊芬净，减少复方磺胺甲噁唑片剂量至 9 片/天。同时，患者入院后查肌炎抗体均阴性，风湿科会诊后考虑结缔组织病可能性较小，遂决定逐渐调减激素剂量。

后患者氧合逐渐恶化，无创呼吸机支持下，血气分析示 pH 7.53，PaO_2 64.7 mmHg，$PaCO_2$ 33.4 mmHg，SpO_2 93%，实际碳酸氢根离子 27.5 mmol/L。遂予改气管插管有创呼吸支持，充分镇静镇痛以利患者恢复，并调整为头孢哌酮舒巴坦 3 g q8h 加强抗感染，继续预防性抗凝及其他对症支持治疗。

3. 治疗结果及预后

1周后患者氧合改善,血气分析见 PaO_2 为 90.8 mmHg,FiO_2 为 58％,计算氧合指数为 157 mmHg。遂予拔管改无创机械通气支持,并逐渐过渡至鼻导管吸氧。期间抗感染方案逐渐降级为头孢他啶,甲泼尼龙逐渐减量至 30 mg/d 口服维持,并加用吡非尼酮抗纤维化。患者症状稳定,鼻导管吸氧 5 L/min 下,SpO_2 维持于 97％左右。予出院后继续口服药物维持,门诊随访。

4. 诊治流程图

重症肺炎诊治流程如图 41-2 所示。

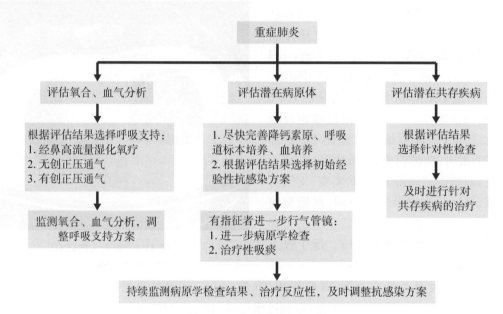

▲ 图 41-2　重症肺炎诊治流程图

三、讨论与小结

这是1例典型的免疫抑制宿主性肺炎。患者因肾小球微小病变接受免疫抑制治疗后发生肺部感染。患者在发病后不久就出现了严重的呼吸困难,需要高流量吸氧和无创通气支持,在治疗过程中氧合进一步恶化,需要有创机械通气进行呼吸支持。这表明肺部感染已经导致了严重的肺功能损害。在患者的痰液和肺泡灌洗液中检出了多种病原体,包括白色念珠菌、阴沟肠杆菌复合群和耶氏肺孢子菌等。这表明患者的肺部感染可能是由多种病原体共同引起的。由于增加病原体的覆盖可能导致药物不良反应增加、药物相互作用的复杂性加大、治疗费用升高等不良后果,医师需要仔细判断每个病原体对于肺部感染的因果性及参与度。患者并存的内环境紊乱、肾功能不全及其他脏器功能不全,为药物的副作用及相互作用的判断增加了不确定性,加大了诊治难度。

肾小球微小病变是一种常见的肾小球疾病,而免疫抑制宿主性肺炎则是这种疾病治疗过程中的罕见并发症。目前缺乏设计良好的临床研究来指导治疗。成功治疗更多依赖于医师的临床经验和判断。由于病原体的复杂性和免疫状态的改变,这种肺炎的诊断需要依赖于复杂的微生物学检查和临床判断,并且需要动态随访监测,以尽早发现致病病原体的变迁,及时调整治疗方案。除了抗感染治疗,此类患者还需兼顾免疫调节治疗、呼吸支持治疗及其他脏器功能支持治疗,同时还要兼顾患者的肾功能不全及其他脏器功能障碍、内环境紊乱。

从这个病例中,我们可以获得以下几点经验:

(1)早期识别和处理:对于接受免疫抑制治疗的患者,应该高度警惕肺部感染的可能,一旦出现相关症状,应该立即进行相关检查和治疗,积极进行气管镜检查,以协助精准判断病原体。

(2)综合治疗:对于免疫抑制宿主性肺炎,应该采取综合治疗的策略,包括抗感染治疗、免疫调节治疗、呼吸支持治疗及其他脏器功能支持治疗。

(3)个体化治疗:治疗方案应该根据患者的具体情况进行个体化调整,包括病原体的种类、免疫状态的变化和呼吸功能的改变。

总的来说,这是一个典型的免疫抑制宿主性肺炎的病例,通过对这个病例的分析,我们可以更好地理解这种疾病的特点和治疗策略,为未来的临床实践提供参考。

四、科主任点评

这例重症肺炎是典型的免疫抑制宿主性肺炎。该类疾病的早期识别和处理非常关键。在高危患者出现发热和咳嗽的早期,就应详细地检查和评估,包括血气分析、胸部CT和其他必要的病原学检查。其次,制订治疗方案时不应单纯考虑抗感染治疗,还应统筹兼顾免疫调节治疗、呼吸支持治疗、稳定内环境等对症支持治疗。最后,这个病例也提醒我们,对于免疫抑制宿主性肺炎,混合性感染并不少见。在这个病例中,患者的痰液和肺泡灌洗液中检出了多种病原体,盲目用药将增加治疗的复杂性和困难性。因此,我们需要结合临床特点、其他辅助检查等多方面因素,综合判断可能的病原体。

五、参考文献

［1］ Di Pasquale M F, Sotgiu G, Gramegna A, et al. Prevalence and Etiology of Community-acquired Pneumonia in Immunocompromised Patients [J]. Clin Infect Dis, 2019,68(9):1482-1493.

［2］ Rossen J W A, Friedrich A W, Moran-Gilad J, et al. Practical issues in implementing whole-genome-sequencing in routine diagnostic microbiology [J]. Clin Microbiol Infect, 2018,24(4):355-360.

作者:边巍、郭忠

审阅专家:汪年松

食管恶性肿瘤治疗后重症肺炎

一、疾病概述及诊疗进展

食管癌是一种严重的消化道肿瘤,化疗、放疗、免疫治疗是其主要的治疗手段。然而,这些治疗方法可能会导致一些并发症,其中包括重症肺炎。重症肺炎是一种严重的呼吸系统疾病,通常主要由感染引起,但也可能由免疫治疗或放疗所致。同时,重症肺炎患者的肿瘤、进食障碍、放化疗等因素进一步削弱患者的免疫力,从而可能导致多种机会致病菌的感染。

针对程序性细胞死亡受体 1(programmed cell death receptor 1,PD‑1)和程序性细胞死亡配体 1(programmed cell death ligand 1,PD‑L1)的抗体是目前使用最广泛的抗肿瘤免疫治疗药物。通过阻断 PD‑1 信号通路,该类药物可以激活 T 细胞,使其能够攻击肿瘤细胞。然而,PD‑1/PD‑L1 抗体的使用可能会导致一些独特的不良反应,即免疫相关不良事件(immune-related adverse events,irAEs),其中包括免疫相关的肺炎,这是因为 PD‑1 抑制剂激活的 T 细胞可能会误攻击肺部组织,导致炎症和损伤。

免疫相关肺炎的诊治关键在于以下几点:①早期识别和干预:通过定期的肺部影像学检查和肺功能测试、血气分析检测,可以早期发现肺炎的迹象,从而及时进行治疗;②免疫抑制治疗:对于由 PD‑1 抑制剂引起的肺炎,可以使用免疫抑制药物,如皮质类固醇,来抑制免疫反应,减轻炎症;③PD‑1 抑制剂的暂停或停用:如果患者出现严重的肺炎,可能需要暂停或停用 PD‑1 抑制剂,以防止病情进一步恶化;④支持性治疗:包括氧气疗法、物理治疗和营养支持等,可以帮助患者改善呼吸功能,提高生活质量。

肿瘤放疗后肺炎,也称为放射性肺炎,是一种常见的放疗并发症。这是由于放射线对肺部正常组织的损伤,导致肺部炎症和纤维化。其主要症状包括咳嗽、胸痛、呼吸困难等,严重时可能导致呼吸衰竭。通过优化放疗计划,可以尽可能减少对肺部正常组织的照射,降低放射性肺炎的风险。在放疗随访过程中,应该通过定期的肺部影像学检查和呼吸功能测试,早期发现肺炎的迹象,从而及时进行治疗。皮质类固醇是治疗放射性肺炎的主要药物,它可以抑制炎症反应,减轻肺部损伤。近年来,一些新的药物,如内皮生长因子受体抑制剂,也显示出治疗放射性肺炎的潜力。此外,戒烟、保持良好的呼吸道卫生、定期接种肺炎疫苗等也可以帮助预防肺炎。

二、病历资料

1. 病史摘要

患者,男,53岁,因"咳嗽伴低热1周余"入院。

患者1周前无明显诱因出现咳嗽,咳白痰,伴低热、气短,病程中无畏寒、寒战、咳血、盗汗、胸痛、胸闷等伴随症状。于外院就诊,查胸部CT提示:两肺多发炎症,右肺下叶肺不张,右肺下叶局部支气管扩张,右侧胸腔积液。予左氧氟沙星抗感染治疗,无明显好转。遂为进一步诊治收入我科。入院时,患者神志清楚,发育正常,营养稍差,正常面容,体型适中,平车推入病房,自主体位,对答切题,查体合作。查体:右下肺呼吸音低,双下肺可闻及湿啰音。吸氧(4 L/min)时,SpO$_2$ 100%。心律齐,无病理性杂音。腹部平坦,腹壁柔软,无压痛,无反跳痛。肝肋下未触及,脾肋下未触及;未触及腹部包块。无肝区叩击痛,无肾区叩击痛,移动性浊音(—)。肠鸣音正常。无双下肢水肿。

追问病史,患者2年前诊断食管恶性肿瘤,外院行手术治疗(具体不详);9个月前诊断食管恶性肿瘤胸椎转移,外院行后路胸椎肿瘤切除重建内固定术,后于我院肿瘤内科就诊,进一步查PD-L1 TPS>50%。遂于8个月前,予卡瑞利珠单抗200 mg D1联合白蛋白紫杉醇460 mg D1+卡铂500 mg D1方案治疗4次。后因T$_8$、T$_{11}$椎体及附件转移瘤,右侧第8~10后肋转移灶,行DT40GY/20fx放疗。放疗后继续原方案免疫联合化疗1次。后患者出现骨髓抑制,停用卡铂,继续原剂量卡瑞利珠单抗联合白蛋白紫杉醇维持治疗至今。2年前因甲状腺结节行手术治疗,术后出现甲状腺功能减退,目前口服优甲乐。

2. 疾病的演变过程和抢救经过

患者入院后完善相关检查,血常规:白细胞6.6×10^9/L,血红蛋白83 g/L,血小板267×10^9/L,中性粒细胞百分比86.4%,淋巴细胞百分比5%,CRP 60.14 mg/L,降钙素原0.141 ng/mL。进一步完善支气管镜检查,送检肺泡灌洗液培养,查见白色念珠菌,灌洗液二代测序提示:窄食单胞菌、单纯疱疹病毒、鼻病毒C型、白色念珠菌、甲流。予卡泊芬净、莫西沙星、复方磺胺甲噁唑、奥司他韦、阿昔洛韦抗感染治疗,甲泼尼龙40 mg qd抗炎、奥克护胃及化痰、平喘等对症支持治疗。后患者病情持续进展,吸氧(8 L/min)条件下SpO$_2$在92%~96%,查动脉血气分析示:pH 7.42,PaCO$_2$ 21.5 mmHg↓,PaO$_2$ 65.70 mmHg↓,标准重碳酸盐16.8 mmol/L↓,碳酸氢根浓度13.7 mmol/L↓。复查血常规:白细胞6.7×10^9/L,血红蛋白93 g/L,血小板273×10^9/L,中性粒细胞百分比94.7%,淋巴细胞百分比4.2%,C反应蛋白121 mg/L,降钙素原0.255 ng/mL。复查胸部CT示两肺多发感染、两下肺局部实变,较前明显进展。结合患者病史及影像学特点,考虑患者合并有免疫治疗相关间质性肺炎可能,遂调整激素用量,予甲泼尼龙40 mg q12 h,并予高流量吸氧,通气流量为55 L/min,FiO$_2$ 80%,患者SpO$_2$逐渐升至95%。5天后患者SpO$_2$逐渐升至97%,复查胸片示两肺多发渗出,较前片大致相同。复查血常规:白细胞7.5×10^9/L,中性粒细胞百分比80.7%,淋巴细胞百分比9.4%,C反应蛋白2.95 mg/L,降钙素原0.055 ng/mL。患者感染控制满意,但肺部阴影吸收不满意,考虑主要矛盾仍为免疫治疗相关间质性肺炎。遂予甲泼尼龙增至40 mg q8 h,卡泊芬净降为伏立康唑抗真菌,停用阿昔洛韦。

3. 治疗结果及预后

甲泼尼龙加量治疗后,患者胸闷气促明显好转。呼吸支持逐渐降为鼻导管吸氧,吸氧

(4 L/min)下 SpO_2 可维持于 $99\%\sim100\%$。甲泼尼龙逐渐调减为口服后出院随访。患者胸部 CT 演变过程如图 42-1 所示。患者胸部 CT 表现为双肺散在的间质性改变,伴双下肺大块实变影。该特点在肺部感染与免疫相关肺炎中均可出现。临床医师需要综合患者的症状体征、实验室检查、治疗反应等综合判断潜在病因,不可单纯以肺部感染论之。

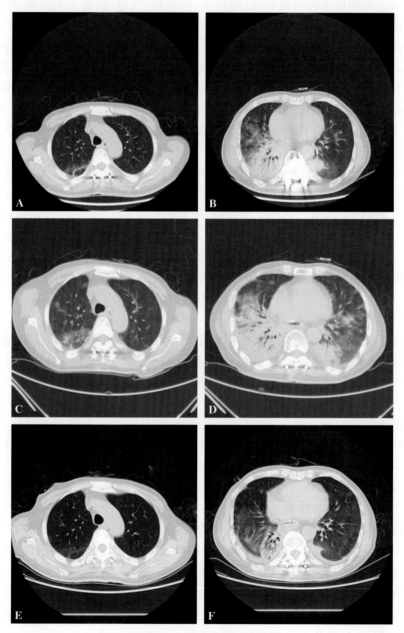

▲ 图 42-1　患者胸部 CT 演变

(A—B)10 月 27 日入院时;(C—D)11 月 3 日抗感染治疗后;(E—F)11 月 20 日出院时。

4. 诊治流程图

食管恶性肿瘤治疗后重症肺炎诊治流程如图 42-2 所示。

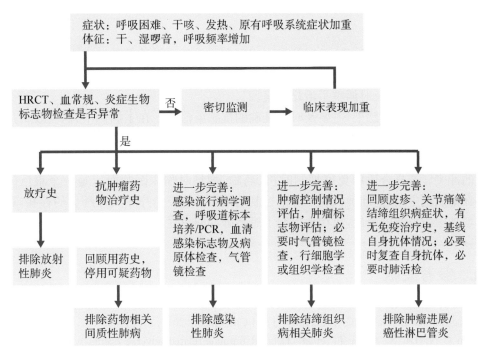

▲ 图 42-2　食管恶性肿瘤治疗后重症肺炎诊治流程图

三、讨论与小结

　　该病例是 1 例典型的胸部肿瘤治疗后出现的重症肺炎。患者有食管恶性肿瘤和甲状腺结节的病史,依次接受了食管癌手术、化疗、骨转移后放疗和免疫治疗。后因咳嗽伴发热就诊,胸部 CT 显示两肺多发炎症、右肺下叶肺不张、局部支气管扩张、右侧胸腔积液。起病后患者迅速出现Ⅰ型呼吸衰竭,需要极高流量的氧疗支持。

　　肺部感染是该患者首先面临的挑战。及时的支气管镜检查获得了良好的下呼吸道标本,病原学二代测序及时鉴定出了包括白色念珠菌、窄食单胞菌、单纯疱疹病毒、鼻病毒 C 型和甲流病毒在内的呼吸道感染病原体。面对如此众多的病原体,临床医师需要仔细分析其与患者肺炎的因果性、参与度,并以此为依据准确选用、调整抗感染药物,在保证充分抗感染的前提下,最大限度规避药物不良反应、严重相互作用,并节省患者的治疗费用。

　　免疫治疗引起的免疫相关性肺炎,是该患者面临的第 2 个重要挑战。感染引起的炎症反应极其类似于免疫相关性肺炎,这加大了及时诊断的难度。在本病例中,临床医师在充分抗感染的前提下,及时发现患者肺炎改善差于预期,结合患者既往史,准确识别出了免疫相关性肺炎的可能性。通过调整糖皮质激素使用剂量,成功改善了患者肺部的炎症。

　　总体而言,这是一例复杂而富有挑战性的病例,通过积极的抗感染治疗、免疫抑制治疗和氧疗,成功地控制了患者的病情,改善了患者的生活质量。

四、科主任点评

　　对于肿瘤治疗后的肺炎,及时的病因识别和治疗是非常重要的。在本病例中,医生通过患者的病史、症状和影像学特点,及时识别出了感染性肺炎的病原体、免疫治疗相关性肺炎的存在,并及时调整了治疗方案。

　　对于严重的肺部感染,需要及时而准确的抗感染治疗。在本病例中,医生及时进行了肺泡灌洗,通过培养和二代测序的结果,准确指导了合适的抗感染药物使用。

　　对于免疫治疗相关性肺炎,需要适当的免疫抑制治疗,这有时与控制感染存在一定程度的冲突。选择合适的免疫抑制时机、药物、剂量对临床医师而言是一个艰巨的挑战。在本病例中,我们准确识别了感染控制的线索和免疫治疗相关性肺炎的存在,通过及时增加甲泼尼龙的剂量,成功地控制了患者肺部的炎症反应。

五、参考文献

［1］Naidoo J, Wang X, Woo K M, et al. Pneumonitis in Patients Treated With Anti-Programmed Death-1/Programmed Death Ligand 1 Therapy ［J］. J Clin Oncol, 2017, 35(7):709-717.

［2］Owen C N, Bai X, Quah T, et al. Delayed immune-related adverse events with anti-PD-1-based immunotherapy in melanoma ［J］. Ann Oncol, 2021, 32(7):917-925.

［3］Shibaki R, Akamatsu H, Fujimoto M, et al. Nivolumab induced radiation recall pneumonitis after two years of radiotherapy ［J］. Ann Oncol, 2017, 28(6):1404-1405.

［4］Kocak Z, Evans E S, Zhou S M, et al. Challenges in defining radiation pneumonitis in patients with lung cancer ［J］. Int J Radiat Oncol Biol Phys, 2005, 62(3):635-638.

作者:陆奕、郭忠

审核专家:汪年松

系统性红斑狼疮伴重症肺炎

一、疾病概述及诊疗进展

系统性红斑狼疮(systemic lupus erythematosus,SLE)是一种病因不明的慢性自身免疫性疾病,几乎可影响所有器官。该病的一种显著特征为免疫异常,尤其是生成大量抗核抗体(antinuclear antibody,ANA)。患者可出现不同的临床特点,轻者可表现为轻微的关节和皮肤病变,重者可出现危及生命的肾脏、肺部、血液系统或中枢神经系统病变。SLE 有临床异质性且缺乏高度特异性的特征或检查,因此临床医生常难以诊断。目前使用较广泛的诊断标准为欧洲风湿病学协会联盟(The European League Against Rheumatism,EULAR)/美国风湿病学会(American College of Rheumatology,ACR)于 2019 年发布的 SLE 分类标准(EULAR/ACR 标准)。与先前的标准相比,该标准旨在提高早期或新发 SLE 的检出率以及提高敏感性和特异性。SLE 分类需要患者的 ANA 为阳性,其他标准包括 7 项临床表现(全身症状、血液系统症状、神经精神症状、皮肤黏膜症状、浆膜症状、肌肉骨骼症状、肾脏症状),以及 3 项免疫学表现(抗磷脂抗体、补体蛋白和 SLE 特异性抗体),每一项计 2~10 分,得分≥10 即为 SLE。在纳入了早期病变患者的验证队列中,EULAR/ACR 标准的敏感性和特异性分别为 96.1% 和 93.4%,而系统性红斑狼疮国际临床协助组(Systemic Lupus International Collaborating Clinics,SLICC)标准分别为 96.7% 和 83.7%,ACR 标准分别为 82.8% 和 93.4%。

多数 SLE 患者在病程的某个时段,会出现累及肺、肺血管、胸膜和(或)膈的征象。胸膜炎、咳嗽和(或)呼吸困难常常是 SLE 本身或肺部受累的初始症状。然而,在某些情况下,无症状患者可能出现肺功能测定异常和(或)胸部影像学异常。

急性狼疮性肺炎以快速起病的发热、咳嗽(有时伴咯血)和呼吸困难为特征;体格检查可发现呼吸过速、心动过速、肺底湿啰音(吸气末)及低氧血症。在大约一半的急性狼疮性肺炎患者中,肺炎常常是首发表现。如果 SLE 患者出现急性发作的呼吸道症状、发热、吸气相湿啰音和低氧血症,应考虑急性狼疮性肺炎。由于这是一种排除性诊断,所以评估主要集中于排除其他可能的诊断,包括感染、机化性肺炎、肺栓塞、药物毒性、弥漫性肺泡出血、心力衰竭和恶性肿瘤。对于无已知 SLE 的患者,如果肺炎经验性治疗无效并观察到 SLE 的肺外特征(例如颊部皮疹、口腔溃疡、脱发、多浆膜炎、尿沉渣检查结果异常、肾功能不全、血细胞减少、易栓症、淋巴结肿大、脾肿大、关节肿胀等),应考虑急性狼疮性肺炎。

目前急性狼疮性肺炎主要治疗方案是全身性应用 1~1.5 mg/(kg·d)泼尼松,分次口服,或者静脉给予等效剂量。如果 72 h 内无反应或临床表现恶化,则静脉给予糖皮质激素冲击治疗,即甲泼尼龙 1 g/d,连用 3 天。此外,通常需要免疫抑制治疗,如环磷酰胺、利妥昔单抗、静脉用免疫球蛋白(intravenous immunoglobulin, IVIG)。由于缺乏随机试验数据,其他免疫抑制剂的选择需考虑共存疾病(如心力衰竭)等患者个体特征、医生对各种方案的熟悉程度,以及药物供应情况。

在狼疮性肺炎初期,通常难以排除肺部感染,因此在患者能够耐受的情况下,应积极采集呼吸道标本,尤其是肺泡灌洗液,进行病原学检查,因为肺泡灌洗液通常比痰液、咽拭子等上呼吸道标本更少受到污染和定植菌的影响。在等待培养结果期间应给予广谱抗生素,需覆盖有荚膜微生物。具体抗生素的选择取决于潜在免疫抑制程度,以及基于患者病史和所处地区得出的特定感染的可能性。

二、病历资料

1. 病史摘要

患者,女,36 岁,因"发热、胸闷 6 天,加重伴呼吸困难 1 天"入院。

患者于 6 天前无诱因下出现不明原因的发热,体温 38.5℃,伴头痛、胸闷,不伴有胸痛、咳嗽、咳痰。外院行胸部 CT 检查,考虑重症肺炎,予以抗感染处理,症状无明显缓解。1 天前症状加重,伴有呼吸困难,予以气管插管辅助通气,升压、扩容等对症处理,并转至我院急诊科就诊。查血常规:白细胞 10.7×10^9/L,CRP 39.58 mg/L↑,红细胞 3.03×10^{12}/L↓,血红蛋白 89 g/L↓,血小板 118×10^9/L↓,淋巴细胞百分比 14.3%↓,单核细胞百分比 2.8%↓,中性粒细胞百分比 82.4%↑。血生化:白蛋白 28 g/L↓,谷草转氨酶 127 U/L↑,乳酸脱氢酶 958 U/L↑,肌酐 34 μmol/L↓,高敏肌钙蛋白 I 1.968 μg/L↑,肌酸激酶同工酶 11.8 μg/L↑,NT-proBNP 3 870.00 ng/L↑。遂拟"重症肺炎"收治入院。

入院时查体:患者气管插管辅助通气中,PRVC 模式,FiO$_2$ 70%,呼气末正压 10 cmH$_2$O,潮气量 450 mL。神志不清,呼吸急促,体温 38.9℃,心率 114 次/min,呼吸 30 次/min,SpO$_2$ 91%。双侧颧部、鼻梁见可疑红斑,余全身皮肤完整,未见明显皮疹;双侧指关节、腕关节未见明显红肿;双肺听诊呼吸音粗、稍低,双肺底呼吸音极低,可闻及湿啰音。

追问病史,患者家属否认其有结缔组织病、关节炎、口腔溃疡、皮疹等病史。否认传染病史、手术外伤史。

2. 疾病的演变过程和抢救经过

入院后查血气分析:pH 7.46↑,PaO$_2$ 288.00 mmHg↑,PaCO$_2$ 28.0 mmHg↓,全血葡萄糖 8.3 mmol/L↑,实际碳酸氢盐 19.9 mmol/L↓,全血碱剩余 -3.5 mmol/L↓。胸部 CT 示:气管插管中,两肺多发炎症;双侧大量胸腔积液伴两肺膨胀不全。遂先后予喹诺酮类、碳青霉烯类、四环素类药物抗菌、更昔洛韦抗病毒。并积极完善气管镜肺泡灌洗术及其他相关检查。查血常规:白细胞 8.6×10^9/L,血红蛋白 87 g/L,血小板 109×10^9/L,中性粒细胞百分比 89.9%,淋巴细胞百分比 6.7%,C 反应蛋白 34.98 mg/L,降钙素原 2.940 ng/mL。抗核抗体核颗粒型 1:3 200,抗 U1 核糖核蛋白/Smith 抗体>400 RU/mL,干燥综合征 A 抗体>400 RU/mL,抗核小体 31.91 RU/mL,抗核糖体 P 蛋白 128.84 RU/mL,抗双链 DNA 定性阴性,定量 160.09 IU/mL↑;血清 C3 0.66 g/L↓,血清 C4 0.09 g/L↓。尿常规:尿蛋白阴性。肺泡灌洗液二代测序结果回报:嗜麦芽窄食单胞菌。遂请风湿科、药剂科会诊后,考虑系统系红斑狼疮伴感染可能、血液系统受累，SLEDAI 评分为 11 分，中度活动。调整为头孢哌酮舒巴坦联合左氧氟沙星抗感染，在此基础上，予甲泼尼龙 500 mg＋静脉丙种球蛋白 15 g 冲击治疗，并积极予抗凝、稳定内环境等对症支持治疗。

3. 治疗结果及预后

后患者氧合状态逐渐改善，呼吸机参数在正压通气 5 cmH$_2$O，FiO$_2$ 30％下，SpO$_2$ 维持于 99％。遂予拔管，改无创呼吸支持，并逐渐降级为鼻导管吸氧。期间甲泼尼龙逐渐减量至每日 28 mg 口服维持。复查血常规：白细胞 3.1×10^9/L，血红蛋白 78 g/L，血小板 319×10^9/L，中性粒细胞百分比 60.1％，淋巴细胞百分比 33.9％，C 反应蛋白 0.5 mg/L，降钙素原 0.035 ng/mL。患者病情稳定，予口服激素维持，带药出院，至风湿免疫科门诊进一步调整免疫抑制方案。治疗前后胸部 CT 分别如图 43-1、图 43-2 所示。

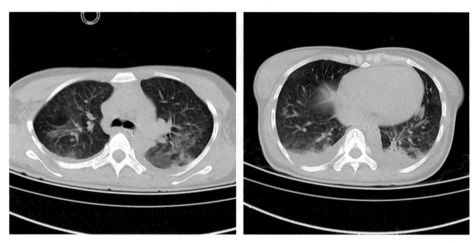

▲ 图 43-1　入院时胸部 CT

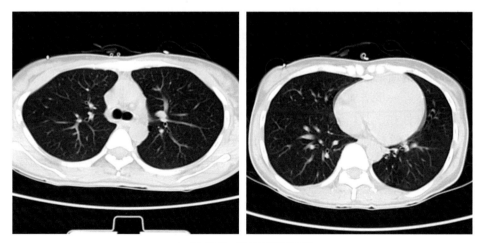

▲ 图 43-2　治疗后胸部 CT

4. 诊治流程图

系统性红斑狼疮伴重症肺炎诊治流程如图 43-3 所示。

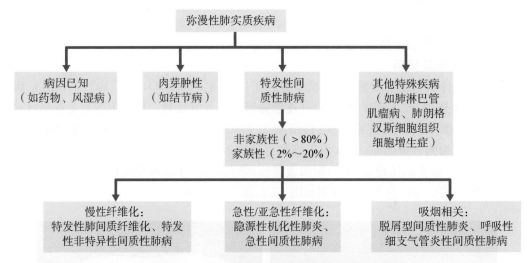

▲ 图 43-3　系统性红斑狼疮伴重症肺炎诊治流程图

三、讨论与小结

该患者在没有明显诱因的情况下出现发热、头痛、胸闷,血气分析提示 I 型呼吸衰竭,初步诊断为重症肺炎。入院后的检查包括血常规、血生化、高分辨率胸部 CT 扫描,均指向重症肺炎。考虑到患者为年轻女性,CT 表现为间质性肺炎伴胸腔积液、心包积液的特点,入院后的一线检查及时覆盖了自身免疫性疾病的评估。随后的结果显示患者有高滴度的抗核抗体、抗 U1 核糖核蛋白/Smith 抗体、干燥综合征 A 抗体等自身免疫指标异常,提示系统性红斑狼疮(SLE)可能,为正确识别病因提供了关键的依据。同时,及时的气管镜下肺泡灌洗术联合病原学二代测序技术,为正确识别并存的肺部感染病原体提供了重要线索,并为后续的调整用药、规避药物不良反应及药物相互作用提供了重要的依据。

系统性红斑狼疮性肺炎是 SLE 较为严重的并发症之一,它不仅可以迅速恶化为生命威胁的状态,如本病例中所见,还可能涉及多器官损害。患者的急性呼吸困难、肺部炎症和大量胸腔积液明显增加了治疗的难度和复杂性。此外,SLE 患者的免疫系统异常活跃,对治疗响应的不确定性进一步增加了治疗的挑战。

SLE 的特殊性在于其广泛的器官受累和多样化的临床表现。此外,SLE 的诊断和治疗需要综合考虑免疫学检查结果、临床症状和影像学检查等信息,以制订合适的治疗方案。特别是在重症肺炎的背景下,需要迅速、准确地评估病情、并存感染及受累器官的功能障碍程度,制订救治策略。

本病例强调了早期诊断、积极的抗感染治疗、个体化治疗方案及多学科协同诊治的重要性。从病例处理过程中可以看出,综合应用抗菌药物、抗病毒药物和免疫抑制剂等多种治疗手段,在控制炎症和感染的同时,也减轻了自身免疫反应,从而使患者症状逐渐好转,并最终达到好转出院的目标。

此外,本病例还展示了多学科协作的重要性。风湿科、药剂科、呼吸与危重症医学科等多个科室的紧密合作,对于处理复杂的狼疮性肺炎至关重要。这种跨学科协作不仅可以提供全面的治疗方案,还能及时调整用药。

四、科主任点评

本病例体现了重症 SLE 合并间质性肺炎抢救成功的几个关键之处:

(1) 早期识别与诊断:针对具有 SLE 线索的患者或者 SLE 高风险人群,任何新出现的呼吸系统症状均应给予高度重视。一线检查应尽可能全面包含结缔组织病的诊断评估,以便早期诊断和治疗。

(2) 多学科合作:SLE 合并间质性肺炎的管理面临疾病临床表现复杂、牵涉系统广泛、合并用药多而复杂等诸多挑战。需要风湿免疫科、呼吸与危重症医学科、药剂科等多学科团队的密切合作,以提供全面的治疗和监测。

(3) 个体化治疗:根据患者的具体情况,制订包括药物治疗(如糖皮质激素、免疫抑制剂)、支持性治疗和可能的生物制剂治疗在内的个体化治疗方案。对于合并重症感染的患者,糖皮质激素联合丙种球蛋白仍是目前比较常用的一线治疗方法。

(4) 密切监测:对患者进行密切监测,包括血氧等生命体征监测、影像学检查和实验室指标,以评估治疗效果和及时调整治疗方案。

五、参考文献

［1］中华医学会风湿病学分会,国家皮肤与免疫疾病临床医学研究中心,中国系统性红斑狼疮研究协作组.2020 中国系统性红斑狼疮诊疗指南[J].中华内科杂志,2020,59(3):172-185.

［2］Keane M P, Lynch J P 3rd. Pleuropulmonary manifestations of systemic lupus erythematosus [J]. Thorax, 2000,55(2):159-166.

作者:陆奕、郭忠

审阅专家:汪年松

案例 44

重症病毒性肺炎伴血液系统肿瘤史

一、疾病概述及诊疗进展

瓦尔登斯特伦巨球蛋白血症（Waldenström macroglobulinemia，WM），又称华氏巨球蛋白血症，是一种罕见的淋巴浆细胞疾病，表现为血液中 IgM 型单克隆免疫球蛋白水平升高。这种疾病会影响体液免疫的功能，其治疗过程中亦会进一步加重体液免疫缺陷。与正常人群相比，该类患者更容易受到包括新冠病毒在内的各种病原体的攻击，并出现反复感染、重症感染、恢复时间延迟。同时，由于体液免疫缺陷的存在，WM 患者可能对疫苗的反应较弱，因而需要额外的疫苗剂量或增强剂来提高免疫反应，也可能不适宜接种部分疫苗，导致此类患者预防感染的手段非常有限。在呼吸道病毒流行期间，此类患者可能需要更频繁的病毒检测，以便早期发现和治疗感染。

长新冠（Long COVID）是指新冠病毒感染后症状长期存在的现象，可能持续数周甚至数月。这些症状可能包括疲劳、呼吸困难、胸痛、关节痛、心脏问题、神经系统问题等。其中，肺部炎症后纤维化是长新冠的一个重要问题，可能导致永久性的肺部损伤和呼吸功能障碍。

对于疑似肺部纤维化的长新冠患者，医生可能会采用胸部 CT、肺功能测试和血液测试来评估肺部损伤的程度。在一些情况下，可能需要进行肺活检来确定纤维化的存在和程度。目前，长新冠肺部纤维化的治疗主要采取支持性的措施，包括氧疗、物理治疗和呼吸康复。对于严重的肺部纤维化，可能需要使用抗纤维化药物，如尼达尼布或者吡非尼酮，这些药物已经被证明可以减缓肺部纤维化的进展；在极端情况下，可能需要进行肺移植。目前，有许多研究正在探索新的治疗方法，包括使用干细胞疗法、抗炎药物和生物制剂来治疗肺部纤维化。此外，也有研究正在探索如何预防新冠病毒感染后的肺部纤维化。但是，上述新疗法目前仍然缺乏较好的循证医学证据支持。

二、病历资料

1. 病史摘要

患者，男，69 岁，因"反复咳嗽咳痰 5 月，加重伴气促半月余"入院。

患者 5 个月前因华氏巨球蛋白血症行化疗。出院后患者出现咳嗽、咳白痰，伴发热，最高体温 39.1℃。自测新冠抗原阳性，3 天后自测新冠抗原转阴。1 周后再次出现发热，自测新冠抗原阳性，体温最高达 40℃。遂于我院就诊，胸部 CT 提示：双肺炎症渗出，双肺弥漫透亮度降低，伴网格影形成，并见肺内多发厚壁空洞性病变，内无钙化、液气平，周围可见粗毛刺,未见晕征,可符合病毒性肺炎(图 44-1)。遂予抗感染、吸氧等对症治疗。后进展为重症病毒性肺炎,并出现巨细胞病毒(CMV)感染,遂于氘瑞米德韦抗病毒基础上,加用更昔洛韦抗病毒,醋酸泼尼松、巴瑞替尼抗炎,并予积极呼吸支持治疗。后病情好转,肺功能示重度阻塞性通气障碍,CT 示双肺纤维化。予加用吡非尼酮抗纤维化,规律门诊随访。

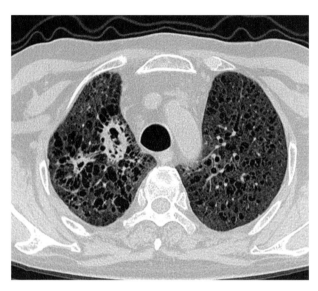

▲ 图 44-1　入院时 CT

患者 1 个月前无明显诱因出现发热,体温最高 39℃,伴咳嗽、咳痰,痰呈黄色不易咳出。无恶心、呕吐,无鼻塞、流涕、咽痛,无盗汗,无胸闷、气促、胸痛、心悸,无腹痛、腹泻。遂至急诊就诊,予经验性抗感染及甲泼尼龙 40 mg qd 抗炎治疗后,体温复常,但肺部炎症控制欠佳。遂行纤维支气管镜检查,痰涂片及真菌培养提示白色念珠菌感染,予卡泊芬净抗感染治疗后病情逐渐好转,甲泼尼龙逐渐减量。

患者 2 周前再次出现咳嗽、咳痰,晚间较严重,痰量较多,较难咳出,为白色黏液状,伴持续性气喘,左侧卧位时可有左侧胸部疼痛,无恶心、呕吐、发热等症状。查 C 反应蛋白 322.74 mg/L,白细胞 $3.12×10^9$/L,红细胞 $3.8×10^{12}$/L,血红蛋白 107 g/L,血小板 $419×10^9$/L,淋巴细胞百分比 33%,中性粒细胞百分比 61%,为进一步治疗收入呼吸科。

入院时见患者体温 37.9℃,呼吸 20 次/min,心率 99 次/min。神志清醒,双肺听诊呼吸音粗,未及干、湿啰音。

追问病史,患者 2 年前确诊皮肤癌,行手术切除,术前检查发现球蛋白升高。后行骨髓穿刺术,确诊华氏巨球蛋白血症,规律行 BRZ(苯达莫司汀＋利妥昔单抗＋泽布替尼)方案化疗。

2. 疾病的演变过程和抢救经过

患者入院后,查血常规:白细胞 $2.7×10^9$/L,血红蛋白 96 g/L,血小板 $414×10^9$/L,中性粒细胞绝对值 $0.9×10^9$/L,淋巴细胞 $1.1×10^9$/L;C 反应蛋白 130 mg/L,降钙素原 0.1 ng/mL,血清半乳甘露聚糖试验 4.61 μg/L,真菌 G 试验、内毒素试验均阴性。予吸氧,氟康唑联合头孢他啶抗感染,细胞因子升白细胞、稳定内环境等对症治疗。

患者仍持续发热,复查血常规:白细胞 $3.6×10^9/$ L,血红蛋白 $95\,g/L$,血小板 $415×10^9/$ L,中性粒细胞绝对值 $1.5×10^9/L$,淋巴细胞 $1.2×10^9/L$。C反应蛋白 $113\,mg/L$,降钙素原 $0.187\,ng/mL$,痰细菌培养、细菌PCR、真菌涂片及荧光镜检均阴性。遂改用伏立康唑、头孢哌酮舒巴坦控制感染。后检测新冠核酸回报阳性,谷丙转氨酶自 $59\,U/L$ 升高至 $83\,U/L$。遂改伏立康唑为卡泊芬净,并加用先诺特韦/利托那韦抗病毒。

3. 治疗结果及预后

此后患者咳嗽、咳痰、发热较前好转。复查血常规:白细胞 $3.9×10^9/$ L,血红蛋白 $95\,g/$ L,血小板 $442×10^9/L$,中性粒细胞绝对值 $2.0×10^9/L$,淋巴细胞 $1.0×10^9/L$;C反应蛋白 $14.5\,mg/L$,血清半乳甘露聚糖实验 $1.45\,μg/L$。考虑患者病毒性肺炎控制满意,真菌感染治疗有效但疗程未足。予先诺特韦/利托那韦满疗程后即停用,2天后停用卡泊芬净,改伏立康唑抗真菌,并行血药浓度监测,维持伏立康唑谷浓度不大于 $5\,μg/mL$。患者症状稳定,予口服伏立康唑带药出院,门诊随访。

4. 诊治流程图

重症病毒性肺炎伴血液系统肿瘤史诊治流程如图44-2所示。

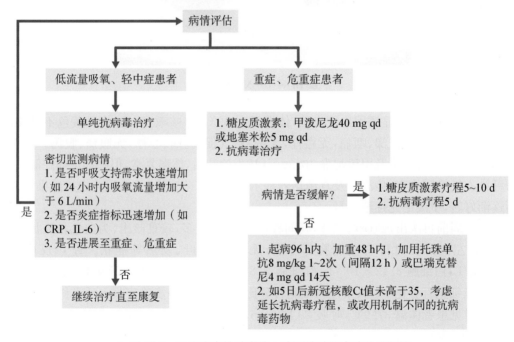

▲ 图44-2 重症病毒性肺炎伴血液系统肿瘤史诊治流程图

三、讨论与小结

该患者病情较为复杂,为华氏巨球蛋白血症化疗后,出现反复新冠病毒感染,并出现炎症后纤维化。病程中又出现CMV感染、白色念珠菌感染等机会致病菌感染,进一步加大了治疗的难度。

患者基础存在慢性阻塞性肺病,肺功能不佳。随着反复感染后肺纤维化的进展,肺功能进一步恶化,氧合条件变差。在感染炎症打击下,患者极易出现呼吸衰竭,进展为重症肺炎,需要使用高流量吸氧及更高级的呼吸支持治疗。

　　这一病例展示了多种疾病的交互作用和影响。例如,华氏巨球蛋白血症可能使患者更容易受到新冠病毒和白色念珠菌的感染,而这些感染又可能导致肺部炎症和肺纤维化。所有并存疾病的治疗都需要综合考虑必要性、不良反应、药物相互作用。比如先诺特韦/利托那韦、唑类抗真菌药、吡非尼酮在 3A4 代谢通路上的相互影响极其复杂,并都存在肝损害风险。因患者使用 RNA 依赖的 RNA 聚合酶(RNA-dependent RNA polymerase,RdRp)抑制剂治疗后新冠核酸持续阳性,故不得不使用 3CL 蛋白酶抑制剂抗病毒。此时可能需要避免使用唑类抗病毒药物,考虑棘白菌素类药物以治疗白色念珠菌感染;同时考虑到吡非尼酮抗纤维化治疗的紧迫性较低,因此选择短期停用吡非尼酮,以进一步降低药物相互作用及肝损害风险。这种交互作用在类似疾病的治疗和管理中都应进行综合考虑。

四、科主任点评

　　这一病例包括了华氏巨球蛋白血症、化疗、反复新冠病毒感染、CMV 感染、白色念珠菌感染和肺纤维化,呈现了极大的复杂性和极高的治疗难度。这些疾病的共存使得治疗和管理变得极其复杂。最终的治疗方案兼顾了抗病毒、抗真菌、抗感染、抗炎和抗纤维化治疗。这为今后多种疾病共存时的综合治疗方案制订提供了宝贵的经验。在处理复杂和多重疾病时,需要采取全面和个性化的治疗策略。

五、参考文献

[1] World Health Organization. Director-General's remarks at the media briefing on 2019 – nCoV on 11 February 2020 [EB/OL]. [2024 – 06 – 20]. http://www.who.int/dg/speeches/detail/who-director-general-s-remarks-at-the-media-briefing-on-2019-ncov-on-11-february-2020.

[2] Han X, Shi S K, Zhao J, et al. The first year of the COVID – 19 pandemic and health among cancer survivors in the United States [J]. Cancer, 2022,128(20):3727-3733.

[3] Hui D, Nortje N, George M, et al. Impact of an Interdisciplinary Goals-of-Care Program Among Medical Inpatients at a Comprehensive Cancer Center During the COVID – 19 Pandemic: A Propensity Score Analysis [J]. J Clin Oncol, 2023,41(3):579-589.

作者:边巍、郭忠

审阅专家:汪年松

案例 **45**
创伤后急性脑脂肪栓塞

一、疾病概述及诊疗进展

脑脂肪栓塞(cerebral fat embolism，CFE)是一种罕见的由脂肪颗粒栓塞进入脑内小血管引起脑栓塞的临床疾病。其是长骨骨折或骨科手术后的一种并发症(发生率 0.9%～2.2%)，是脂肪栓塞综合征(fat embolism syndrome，FES)中一种较为罕见的类型。临床上CFE 多因细小脂肪性栓子阻塞小血管形成，多累及半卵圆中心、额顶叶皮质、皮质下区、小脑半球、基底节区等终末细小动脉供血区。

创伤后 CFE 的早期诊断常有困难，特别是合并有严重脑外伤的患者，往往有所混淆，容易漏诊，不少患者直至死亡后尸解时才被明确诊断。无颅脑外伤史 CFE 患者的中枢神经症状与体征主要表现为烦躁不安、谵妄、意识模糊、嗜睡、昏迷等进行性意识障碍，发生率约86%，并伴有头痛、头晕、呕吐、尿失禁、抽搐、痉挛、去皮质强直、体温调节障碍(高热)等脑缺氧和自主神经功能紊乱症状。因 CFE 多呈弥漫性，故极少出现定位体征，可有斜视、双侧瞳孔不等大、偏瘫体征及尿崩症出现。意识障碍持续时间可在数小时至数日不等，如治疗及时，大部分患者可以完全恢复，但因大脑皮质的高度敏感性，可能留下不同程度的后遗症，轻者如失语、反应迟钝、痴呆、精神分裂或变态人格、创伤后紧张综合征等，重者如四肢瘫痪、癫痫等严重神经病理学障碍，甚至于数日内死亡。

目前 CFE 的确诊指标尚在探索中。有人认为一旦出现脑部症状，应立即进行血、尿游离脂肪滴的连续观察，如低倍视野内有多个直径$>50\,\mu m$ 的脂滴为阳性。近年来，颅脑 MRI开始应用于诊断 CFE。通常，患者神经系统症状出现 4 h 后 T2WI 显示异常信号改变；在患者急性期(1～4 d)，弥散加权 MRI 图像显示出现特征性"星-场"模式，同时出现细胞毒性水肿；在患者亚急性期(5～14 d)，脑室周围白质和皮质下区域的双边白质异常，多发性点状损害，提示有脂肪小球阻塞毛细血管。但临床上获得的颅脑 MRI 一般为亚急性期，急性期因患者意识障碍、烦躁或生命体征不稳定，无法完成 MRI 检查。

CFE 目前尚无特异性溶脂治疗方法，治疗成功的关键在于早期诊断、综合对症支持治疗，主要是对肺、脑等器官的保护，减少并发症。激素冲击疗法可抑制炎症反应的发生，降低毛细血管的通透性，提高患者的动脉血氧水平，减轻组织水肿。积极纠正休克，补充有效血容量，维持水电解质平衡，可保护重要脏器的生理功能。此外，CFE 患者多有脑水肿的表现，临床还要合理使用降低颅内压和利尿药物，酌情使用营养脑细胞的药物，降低脂肪栓塞对脑细胞的破坏。

二、病历资料

1. 病史摘要

患者,女,45 岁。因"外伤致全身多处疼痛、左下肢活动受限 1 小时"于 2022 年 11 月 13 日 13:00 就诊于我院急诊骨科。患者 1 h 前外伤后出现全身多处疼痛,以面部、髋部及左下肢疼痛为主,左下肢开放伤,活动受限,伤后无意识丧失,无大小便失禁,无呕吐,完善检查:左胫腓骨 X 线片:左胫腓骨中段错位骨折,周围软组织肿胀、积气(图 45-1)。骨盆 CT:右耻骨联合、上支骨折。予以抗炎、破伤风、补液等对症治疗,拟就诊当日行左下肢清创外固定术,术前 2 h 家属发现患者神志不清,伴有小便失禁、双上肢及右下肢不自主活动,无呕吐,遂入抢救室。急查血常规:血红蛋白 106 g/L,血小板 52×10^9/L。血气分析:pH 7.47,PaO$_2$ 129 mmHg,PaCO$_2$ 33 mmHg,乳酸 1 mmol/L,血尿脂肪滴阴性。头颅 CT:右侧脑室前角旁小斑片低密度影。肺动脉 CT 血管造影:两下肺动脉远端分支充盈欠佳。下肢彩超、心超未见明显异常。拟"意识模糊原因待查、开放性左胫腓骨骨折、骨盆骨折"于 11 月 14 日 15:00 收住急诊 ICU。

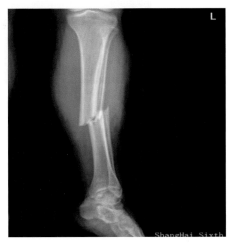

▲ 图 45-1　左胫腓骨侧位 X 线片

既往史:有颈椎病手术史,术后无手麻等不适。否认高血压、糖尿病、心脑血管疾病等。

体格检查:体温 36.5℃,心率 100 次/min,呼吸 18 次/min,血压 114 mmHg/85 mmHg。吸氧流量 3 L/min 下 SpO$_2$ 100%。神志昏迷,格拉斯哥昏迷评分(Glasgow coma score,GCS)6 分(E1V2M3),压眶可见轻度上肢屈曲、下肢伸直的去皮质姿势,双侧瞳孔直径约 3 mm,对光反射(+),面部可见多处皮肤擦伤,双肺未闻及明显干、湿啰音,心率 100 次/min,律齐,心脏听诊未及杂音,腹部平软,左下肢夹板固定,伤口纱布包扎中,右侧巴氏征(+)。

2. 疾病的演变和抢救经过

入急诊 ICU 后,立即完善头颅 MRI 检查(11 月 14 日):双侧大脑半球各叶、小脑半球、基底节区、丘脑、脑干、左侧桥臂多发异常信号灶(图 45-2)。结合患者下肢外伤病史、突发意识模糊及头颅 MRI 表现,考虑诊断为脂肪栓塞可能。请神经内科会诊,于 11 月 14 日起予甲泼尼龙 80 mg qd,同时予依达拉奉改善脑代谢、甘油果糖脱水脑保护、阿托伐他汀钙片调脂、利伐沙班片抗凝、护胃、营养支持。留置胃管,嘱床头抬高 15°~30°,防止误吸。由于患者出现血红蛋白、血小板下降(图 45-3 和图 45-4),于 11 月 15 日申请输注悬浮红细胞 2 U、单采血小板 1 U。11 月 18 日起甲泼尼龙减量至 40 mg qd。患者血小板逐渐上升,神志逐渐转清。

3. 治疗结果及预后

11 月 19 日患者神志逐渐转清,GCS 逐渐升高至 15 分,复查头 MRI:DWI 像,较 11 月 14 日病灶减少(图 45-5)。11 月 22 日始对答切题,双上肢及健侧下肢肌力 3 级,11 月 25 日上肢及健侧下肢肌力 4~5 级,11 月 29 日行左下肢外固定术,12 月 1 日出院后至康复医院继续康复治疗。

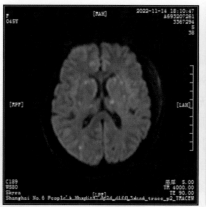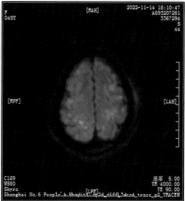

▲ 图 45-2　11 月 14 日头颅 MRI 检查

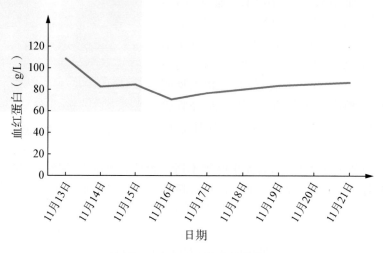

▲ 图 45-3　血红蛋白变化趋势图

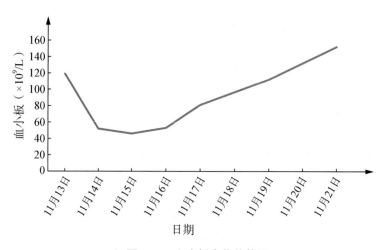

▲ 图 45-4　血小板变化趋势图

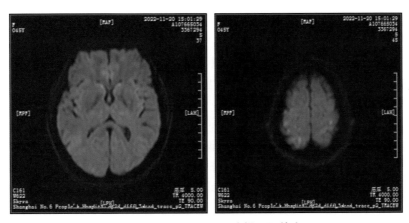

▲ 图 45-5　11 月 20 日头颅 MRI 检查

4. 诊治流程图

创伤后急性脑脂肪栓塞诊治流程如图 45-6 所示。

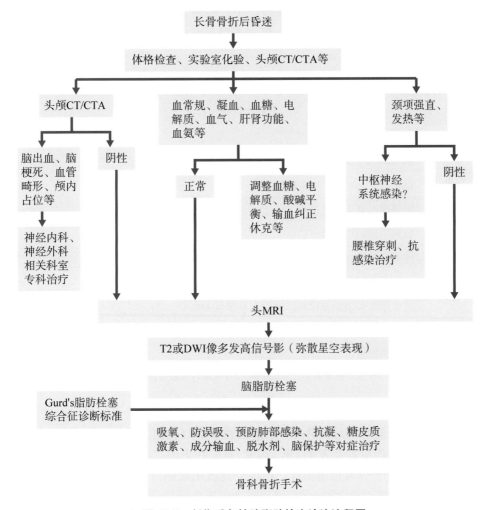

▲ 图 45-6　创伤后急性脑脂肪栓塞诊治流程图

三、讨论与小结

患者为中年女性,外伤后开放性骨折,拟住院手术治疗,突发昏迷,伴有四肢不自主活动,刺激时去皮质姿势,需要及时对昏迷进行鉴别诊断,并做出正确的诊断,给予及时治疗,避免严重后果。

此病的诊断在目前还没有特异诊断标准,主要依靠临床表现。患者突发昏迷后,急查血常规、生化提示患者不存在血糖、电解质等代谢紊乱情况,急查头 CT 未见迟发性出血病变,但是有不明原因血红蛋白及血小板下降,部分符合 Gurd 脂肪栓塞诊断标准(表 45-1)。可见脑脂肪栓塞尚不能完全靠 Gurd's 诊断标准诊断。我院由于放射科大力支持,危重患者可以做头颅 MRI 检查,如发现 DWI 或者 T2 像多发高信号影可帮助诊断。脑脂肪栓塞症状可轻可重,如果引起弥散性血管内凝血(DIC)则预后极差。该患者治疗存在的问题有:①抗凝选择:昏迷卧床需要抗凝,使用肝素降低血液黏滞性,有效预防 DIC 的发生,另外肝素可以激活脂肪酶,促进循环中脂肪粒的代谢。此方法对于创伤或者有潜在凝血异常的患者风险较高,而患者入院后血红蛋白及血小板下降。②激素应用:激素有很多好处(膜稳定、肺通透性降低、抗炎),已经用于长骨合并脂肪栓塞综合征中。然而,一项 Meta 分析指出虽然激素可以减少低氧血症及发展为脂肪栓塞综合征,但并未降低病死率。③患者昏迷要预防误吸和肺部感染并发症的发生。

表 45-1　本病例依据 Gurd's 脂肪栓塞诊断标准的临床表现

标准类别	临床表现	本病例
主要标准	性别/年龄	女/45
	不管 X 线片肺浸润有无,FiO$_2$ 21％时 PaO$_2$＜60 mmHg	—
	意识改变,头 MRI 可见白质病变	＋
	结膜或上躯干皮肤瘀点	—
次要标准	心率＞100 次/min	—
	体温＞38℃	—
	血小板＜100×10^3/μL	＋
	贫血伴有无出血部位而出现凝血异常或 DIC	＋
	少尿或无尿	—
	视网膜栓塞	—

注:诊断标准:1 个主要标准＋3 个次要标准或 2 个主要标准＋2 个次要标准即可诊断为脑脂肪栓塞。

此患者在入急诊重症监护病房后给予生命体征监测,留置胃管鼻饲的同时防止误吸,定期帮患者翻身、拍背预防肺部感染并发症。患者虽然血红蛋白及血小板降低,但脂肪栓子可能引起凝血功能异常,严重者会发生 DIC,因此,我们在申请红细胞悬液及血小板的基础上,每日给予 0.4 mL 低分子肝素抗凝治疗。甲泼尼龙琥珀酸钠每日 80 mg 静滴 1 次,3 天后减量至每日 40 mg,为了减少消化道出血、继发感染等不良反应,6 天后及时停药。同时还给予甘油果糖脱水脑保护,阿托伐他汀调脂治疗。经过积极监护、护理及治疗后,患者入院第 6

天开始,神志逐渐转清,可以对答,肌力逐渐恢复。考虑到内固定手术也是脂肪栓塞的一个危险因素,第16天骨科予外固定手术,待康复一段时间后再换内固定。

脑脂肪栓塞需要与以下急性疾病鉴别诊断:①急性脑梗:又称缺血性脑卒中,是因为脑部血液循环障碍,导致缺血、缺氧,引起脑组织缺血或坏死。多数患者有高血压、心脏病、糖尿病等危险因素,体格检查可出现口角歪斜、伸舌不能居中、偏瘫、病理征阳性等,急性期血常规血红蛋白及血小板多数无异常改变,早期头颅CT无异常或者出现低密度影,头颅MRI多表现为局灶性异常病变。该患者外伤后出现昏迷,体格检查:神志昏迷,GCS 6分(E1V2M3),压眶可见轻度上肢屈曲、下肢伸直的去皮质姿势,双侧瞳孔直径约3 mm,对光反射+,右侧巴氏征(+)。头颅CT:右侧脑室前角旁小斑片低密度影。头颅MRI表现为多发散在异常信号,结合患者病史及头颅MRI及血红蛋白、血小板动态变化可鉴别诊断。②急性创伤性颅脑损伤:一般有头部外伤史,严重者有颅高压症状(头痛、恶心呕吐、视盘水肿),头颅CT和头颅MRI可提示颅内出血或颅骨骨折等。该患者有明确外伤史,并且出现意识昏迷,考虑是否出现颅内急性出血及迟发性出血,急诊可通过头颅CT或者头颅MRI来鉴别诊断。③血源性中枢神经系统感染:患者可出现昏迷,多数伴有发热,血常规可出现白细胞、C反应蛋白升高,头颅MRI也可表现为散在异常信号,但根据病史、感染临床表现及腰穿可鉴别诊断。

四、科主任点评

患者为中年女性,外伤后下肢开放骨折,病史简单,但入院后很快出现意识障碍、昏迷,需要及时诊断及鉴别诊断。脂肪栓塞综合征是比较少见的疾病,需要排除其他疾病后,根据临床表现做出诊断。近年来,随着放射影像学的发展,我院放射科对急诊的大力支持,危重患者24 h可行MRI检查,头颅MRI在脂肪栓塞综合征诊断中有着非常重要的作用。对于外伤后尤其长骨骨折后,突然出现意识障碍、精神症状的患者,在排除器质性、代谢性、感染性等相关疾病外,可尽早完善头颅MRI,以明确诊断。虽然这种疾病多数有血红蛋白、血小板减少,但是在急诊科积极输血、输血小板的支持下,仍然可以抗凝治疗。短期小剂量激素治疗也有好处。骨科在病情稳定后先给予外固定手术,待脑功能完全康复后再行内固定手术也是一种非常安全的治疗方法,同样值得借鉴。

五、参考文献

[1] Parizel P M, Demey H E, Veeckmans G, et al. Early diagnosis of cerebral fat embolism syndrome by diffusion-weighted MRI (starfield pattern) [J]. Stroke, 2001, 32(12): 2942-2944.

[2] Algahtani H A, Shirah B H, Abdelghaffar N, et al. Cerebral fat embolism syndrome: diagnostic challenges and catastrophic outcomes: a case series [J]. J Yeungnam Med Sci, 2023, 40(2): 207-211.

[3] Aman J, van Koppenhagen L, Snoek A M, et al. Cerebral fat embolism after bone fractures [J]. Lancet, 2015, 386(10001): e16.

[4] Herway S T, Slotto J, Harlan E, et al. Cerebral fat embolism syndrome [J]. Anesthesiology, 2016, 124(5): 1167.

[5] Scarpino M, Lanzo G, Lolli F, et al. From the diagnosis to the therapeutic management: cerebral fat embolism, a clinical challenge [J]. Int J Gen Med, 2019, 12: 39-48.

［6］Uransilp N, Muengtaweepongsa S, Chanalithichai N, et al. Fat embolism syndrome: a case report and review literature ［J］. Case Rep Med, 2018,2018:1479850.

［7］Bederman S S, Bhandari M, McKee M D, et al. Do corticosteroids reduce the risk of fat embolism syndrome in patients with long-bone fractures? A meta-analysis ［J］. Can J Surg, 2009, 52（5）: 386-393.

作者:李永霞、侍冬成、封启明

审阅专家:周全红

案例 46
创伤性假性动脉瘤破裂出血

一、疾病概述及诊疗进展

颈内动脉创伤性假性动脉瘤可由直接损伤和间接损伤所致。穿透性头颈部损伤、颅底骨折以及手术时损伤颈内动脉壁所致假性动脉瘤为直接损伤；由于脑组织的对冲性冲撞运动，血管遭受变形、剪力、旋转力或挤压而发生的假性动脉瘤为间接损伤。既往研究显示，颈内动脉创伤性假性动脉瘤大多发生在颈内动脉海绵窦段。当颅底骨折，特别是蝶窦骨折时，极易造成动脉的撕裂损伤。头部外伤后反复出现鼻腔大出血是颈内动脉的创伤性假性动脉瘤的最突出特征。头面部外伤、颅底骨折和周期性鼻衄是诊断该病的重要依据。

无创检查技术（如 CT、CTA、MRI 及 MRA 等）使早期发现动脉瘤成为可能。数字减影血管造影（DSA）是目前明确该病诊断的最佳手段，它可清楚地显示动脉瘤部位、大小及形态、瘤腔内有无血栓以及与邻近结构的关系。血管内介入治疗具有风险小、微创以及并发症少等优点，随着介入材料和技术的进步，其得到了越来越广泛的应用，成为治疗颅内假性动脉瘤的首选方法。血管内介入栓塞治疗主要包括载瘤动脉闭塞术、支架辅助弹簧圈栓塞和覆膜支架等。

二、病历资料

1. 病史摘要

患者，男性，54 岁，因"车祸致头面部、胸部多处损伤伴呼吸困难 2 天"入院。患者入院前 2 天（2018 年 6 月 7 日）因骑车摔伤致头部及胸部损伤，当时即感头、胸部疼痛，受伤当时意识清楚。外院予止血、包扎、胸腔闭式引流等处理后至我院抢救室治疗。6 月 8 日患者因咳痰能力差、痰液窒息可能，突发呼吸困难、SpO_2 进行性下降，行保护性气管插管。

既往否认高血压、糖尿病、冠心病等慢性疾病。一般健康情况可，否认重大疾病史，否认传染病史，预防接种史不详，否认手术外伤史、输血史、食物或药物过敏史。

为进一步治疗，于 6 月 9 日 14:20 收住急诊重症监护室。

2. 疾病的演变和抢救经过

患者入院后予抗感染、化痰、消肿、营养支持等对症治疗。6 月 16 日 0:30 患者突发大量咯血，呈喷射状，量约 1 500 mL。立即予以负压吸引清除口腔及气道积血，气管插管，呼吸机辅助通气，深静脉穿刺，开放静脉通路，补液扩容，去甲肾上腺素 1 支稀释气道冲洗，胃肠减压，申请输血。当时测血压 138 mmHg/78 mmHg，心率 94 次/min，SpO_2 98%。立即行纤维支气管镜:未见明显活动性出血。鼻咽镜示:下鼻甲新生物,未见活动性出血。头颅 CT 影像提示:蝶窦骨折(图 46-1)。颈部增强 CT:未见明显异常。

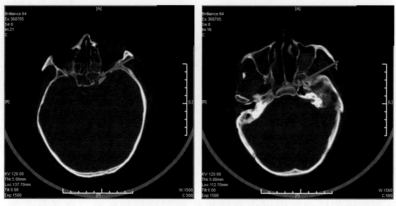

▲ 图 46-1　患者术前头颅 CT 影像

随后患者未出现咯血,生命体征稳定。于 6 月 20 日全麻下行肋骨切开复位内固定术,经脱机训练。于 6 月 23 日拔除气管插管。6 月 24 日 3:10 患者再次突发咯血,色鲜红,量约 150 mL。6:20 再次出现大咯血,色鲜红,量约 2 000 mL,心率 140 次/min,血压 70 mmHg/50 mmHg,SpO_2 进行性下降至 60%,立即清理呼吸道,予气管插管呼吸机辅助通气,迅速扩容,申请悬浮红细胞 8 U,血浆 800 mL。14:10 再次出现大咯血,色鲜红,量约 2 000 mL,立即清理呼吸道,喉镜下确认气管内无活动性出血,怀疑出血点位于鼻腔,耳鼻咽喉头颈外科急会诊,凝胶海绵填塞鼻腔压迫止血后出血停止。

7 月 2 日经耳鼻咽喉头颈外科会诊,于 15:00 行拔除鼻填塞,拔除过程中患者再次出现活动性出血,色鲜红,量大,约 2 000 mL,SpO_2 跌至 87%,血压进行性下降至 47 mmHg/30 mmHg,急予凝胶海绵鼻腔填塞,并行平衡液畅滴,输注悬浮红细胞等行抗休克治疗,患者鼻腔填塞后出血停止。7 月 3 日放射介入科行 DSA,见左侧颈内动脉 $C_{4\sim5}$ 段假性动脉瘤,行支架置入术(图 46-2)。患者后续未再出现鼻腔活动性出血。

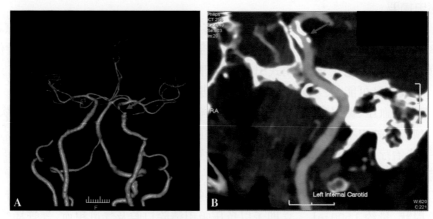

▲ 图 46-2　患者术前及术后 DSA 检查结果对比

(A)颈内动脉 $C_{4\sim5}$ 段假性动脉瘤;(B)颈内动脉植入支架术后。

3. 治疗结果及预后

患者于 DSA 下行左侧颈内动脉支架植入术,术后未再出现鼻腔出血,于 7 月 26 日病愈出院。

4. 诊治流程图

创伤性假性动脉瘤破裂出血诊治流程如图 46-3 所示。

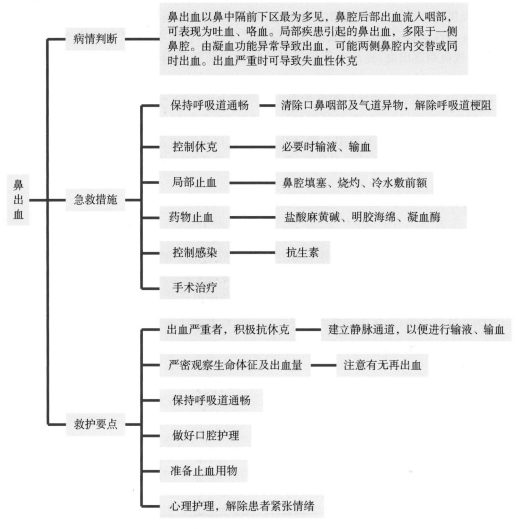

▲ **图 46-3　创伤性假性动脉瘤破裂出血诊治流程图**

三、讨论与小结

颈内动脉分为颈段、岩段、海绵段和脑段 4 个部分。颈段起自颈总动脉分叉处至岩骨下面的颈动脉管入口,岩段在颈动脉管中,海绵段在海绵窦内,脑段在前床突内侧穿过硬脑膜以后进入脑内。头部及蝶骨外伤骨折时,蝶窦内黏膜上皮长入骨折线内,则蝶窦外上壁与颅内之间长期存在裂隙。颈内动脉海绵段破裂出血形成假性动脉瘤,逐渐扩大,若其增长速度超过骨折愈合速度,必腐蚀蝶骨壁而侵入窦内,侵蚀窦前壁。假性动脉瘤是充满血液并与动脉管腔交通的囊腔，其囊壁并非动脉壁本身，而是由漏出物刺激周围结缔组织形成的，瘤壁极薄，外伤可直接损伤瘤壁致大出血，是该病致死的主要原因。

创伤性假性动脉瘤是动脉损伤后晚期严重的并发症。Willis 覆膜支架是专用于颅内脑血管疾病的治疗，由球囊与覆膜支架两部分组成，通过血管腔内动脉瘤隔绝术使动脉瘤与载瘤动脉隔绝，进而闭塞动脉瘤，从而实现载瘤血管重建，为颈内动脉颅内段创伤性假性动脉瘤的治疗提供了一种新型、高效的治疗方式。研究表明，Willis 覆膜支架是治疗颈内动脉颅内段创伤性假性动脉瘤安全、有效的理想材料之一。本病例中，患者经颈内动脉植入支架后，未再出现鼻咽部出血，提示支架植入是治疗颈内动脉颅内段创伤性假性动脉瘤的有效措施。

在临床中，如遇到颅底骨折的患者发生鼻咽部大出血时，应该采取如下措施：①监护生命体征，保持呼吸道通畅，必要时行保护性气管插管；②积极抗休克治疗：建立多条静脉通道，快速输血补液，监测血压及中心静脉压；③尝试口鼻腔填塞止血；④应用抗生素防止感染；⑤在生命体征平稳的条件下尽早行（数字减影血管造影）DSA 检查，明确出血部位。

四、科主任点评

颈内动脉假性动脉瘤发病率低，起病隐匿。多数患者起病凶险，多数患者死于休克或气道梗阻，丧失明确病因的机会。该患者抢救成功的关键在于急救科医生及时有效的抗休克治疗及气道保护措施，在维持患者生命体征平稳的条件下，联合耳鼻咽喉头颈外科、放射介入科医生明确病因并进行治疗。总结该患者的救治经验，头面部严重外伤合并颅底骨折的患者，在出现鼻腔出血时应高度警惕假性动脉瘤的存在。

五、参考文献

［1］Chen D, Concus A P, Halbach V V, et al. Epistaxis originating from traumatic pseudoaneurysm of the internal carotid artery: diagnosis and endovascular therapy ［J］. Laryngoscope, 1998,108(3):326-331.

［2］Deng D, Du J, Liu F, et al. Clinical characteristics of internal carotid artery pseudoaneurysms in the sphenoid sinus ［J］. Am J Otolaryngol, 2019,40(1):106-109.

［3］潘力,杨铭,马廉亭,等. 创伤性颈内动脉假性动脉瘤的覆膜支架治疗[J]. 中华创伤杂志,2014,30(2):118-119.

［4］乐建新,孔维佳,杨成章,等. 外伤性蝶窦内颈内动脉假性动脉瘤的诊断及治疗探讨(附 6 例报告)[J]. 临床耳鼻咽喉头颈外科杂志,2009,23(18):843-845.

［5］Spanos K, Karathanos C, Stamoulis K, et al. Endovascular treatment of traumatic internal carotid artery pseudoaneurysm ［J］. Injury, 2016,47(2):307-312.

［6］Deng D, Du J, Liu F, et al. Clinical characteristics of internal carotid artery pseudoaneurysms in the sphenoid sinus ［J］. Am J Otolaryngol, 2019,40(1):106-109.

［7］赵曰圆,孙荣辉,秦杰,等. Willis 覆膜支架治疗颈内动脉颅内段创伤性假性动脉瘤的疗效分析[J]. 中华神经外科杂志,2020,36(4):395-399.

作者：朱晓光、高婧、封启明

审阅专家：周全红

下肢开放性骨折伴软组织感染并发脓毒性休克

一、疾病概述及诊疗进展

脓毒血症是指感染引起宿主反应失调导致的危及生命的器官功能障碍。脓毒性休克定义为脓毒症合并严重的循环、细胞和代谢紊乱,其死亡风险较单纯脓毒症更高。对于感染或疑似感染的患者,当脓毒症相关性器官功能衰竭评价(sepsis-related organ failure assessment,SOFA)得分较基线上升≥2分时可诊断为脓毒症。由于SOFA评分操作起来比较复杂,临床上也可以使用床旁快速SOFA(qSOFA)标准识别重症患者(表47-1),如果符合qSOFA标准中至少2项时,应进一步评估患者是否存在脏器功能障碍。脓毒性休克的诊断如下:在脓毒症的基础上,出现持续性低血压,在充分容量复苏后仍需血管活性药来维持平均动脉压(mean arterial pressure,MAP)≥65 mmHg以及血乳酸浓度>2 mmol/L。

表 47-1　qSOFA 评分标准

项目	标准
呼吸频率	≥22 次/min
意识	改变
收缩压	≤100 mmHg

脓毒症和脓毒性休克的治疗原则包括:

(1) 液体复苏:脓毒性休克患者的液体复苏应尽早开始,对脓毒症所致的低灌注,推荐在拟诊为脓毒性休克起3 h内输注至少30 mL/kg的晶体溶液进行初始复苏。对于需使用血管活性药物的脓毒性休克患者,推荐以MAP 65 mmHg作为初始复苏目标;对于血乳酸水平升高的患者,建议以乳酸指导复苏,将乳酸恢复至正常水平。在早期复苏及随后的容量替代治疗阶段,当需要大量的晶体溶液时,建议加用白蛋白。

(2) 抗感染治疗:对于怀疑脓毒症或脓毒性休克的患者,在不显著延迟启动抗菌药物治疗的前提下,推荐常规进行微生物培养。抗菌药物在入院后或判断为脓毒症以后尽快使用,最佳在1 h内,延迟不超过3 h。对于脓毒症或脓毒性休克患者,经验性使用可能覆盖所有病原体的抗菌药物,抗菌药物疗程为7～10天;对于脓毒性休克,如果初始应用联合治疗后临床症状改善或感染缓解,推荐降阶梯,停止联合治疗。

(3) 血管活性药:推荐去甲肾上腺素作为首选血管加压药;对于快速性心律失常风险

低或心动过缓的患者,可将多巴胺作为替代药物。建议在去甲肾上腺素的基础上加用血管升压素(最大剂量 0.03 U/min)以达到目标 MAP 或降低去甲肾上腺素的用量;不推荐使用低剂量多巴胺用于肾脏保护。经过充分的液体复苏以及使用血管活性药物后,如果仍持续低灌注,建议使用多巴酚丁胺。

(4)糖皮质激素:对于脓毒性休克患者,在经过充分的液体复苏及血管活性药物治疗后,如果血流动力学仍不稳定,建议静脉使用氢化可的松,剂量为 200 mg/d。

(5)抗凝治疗:不推荐使用抗凝血酶治疗脓毒症和脓毒性休克。

(6)肾脏替代治疗(renal replacement therapy,RRT):对于脓毒症合并急性肾损伤(acute kidney injury,AKI)的患者,如需行 RRT,连续性肾脏替代治疗(CRRT)和间歇性RRT 均可。对于血流动力学不稳定的脓毒症患者,建议使用 CRRT。对于脓毒症合并 AKI的患者,如果仅有肌酐升高或少尿而无其他透析指征时,不建议进行 RRT。

(7)机械通气:对脓毒症诱发急性呼吸窘迫综合征(acute respiratory distress syndrome,ARDS)的患者进行机械通气时,推荐设定潮气量为 6 mL/kg,推荐设定平台压上限为 30 cmH$_2$O。对脓毒症导致的中到重度 ARDS(氧合指数≤200 mmHg)患者,建议使用较高的呼气终末正压。推荐对成人脓毒症导致氧合指数<150 mmHg 的 ARDS 患者使用俯卧位通气,不推荐使用高频振荡通气,使用神经肌肉阻滞剂的时间≤48 h。对于脓毒症导致的 ARDS,如无组织低灌注证据,推荐使用限制性液体治疗策略。

(8)镇静和镇痛:对于需要机械通气的脓毒症患者,推荐应用最小剂量的连续性或者间断性镇静,以达到特定的镇静目标。

(9)血糖管理:对于重症脓毒症患者,推荐采用程序化血糖管理方案,推荐每 1~2 h 监测一次血糖,连续两次测定血糖>10 mmol/L 时启用胰岛素治疗,目标血糖为≤10 mmol/L,血糖水平及胰岛素用量稳定后每 4 h 监测一次。

(10)预防应激性溃疡:对于脓毒症及脓毒性休克患者,如果存在消化道出血危险因素,推荐进行应激性溃疡的预防。

二、病历资料

1. 病史摘要

患者,男性,52 岁。因"车祸伤致左下肢疼痛伴进行性红肿热痛 3 天"入院。2021 年 5月 24 日,患者骑电瓶车与小轿车相撞,左下肢受伤致出血、疼痛伴活动障碍,当地医院予清创、抗感染。术后出现局部皮肤进行性红肿热痛,皮肤呈暗红色,皮温明显升高,且面积迅速增大,蔓延至左髋部以上,伴发热。5 月 26 日患者心率 140 次/min,血压下降至 50 mmHg/30 mmHg,无尿,急诊转至我院。入抢救室时神志淡漠,心率 120 次/min,血压 65 mmHg/45 mmHg,左下腹、左髋部及左下肢可见瘀斑,局部有捻发感(图 47-1)。5 月 26 日急诊化验:快速 C 反应蛋白 168.22 mg/L,白细胞 7.0×10^9/L,血小板 81×10^9/L,白蛋白 20 g/L,总胆红素 171 μmol/L,肌酐 139 μmol/L,NT-proBNP 14 900.00 ng/L。急诊予抗感染、止血、扩容等治疗,并紧急行左下肢截肢术,术后收入急诊重症监护室进一步诊治。

患者平时身体健康,无慢性疾病。

入院时体格检查:镇静中,气管插管呼吸机辅助通气中,左下腹、左髋部及下肢可见大片瘀点瘀斑,贫血貌。双肺听诊呼吸音粗,可闻及湿啰音。心率 118 次/min,律齐,血压 90 mmHg/

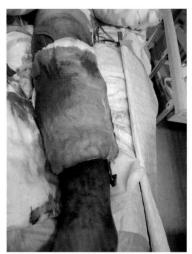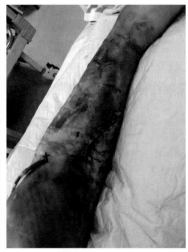

▲ 图 47-1　截肢前患者患肢的情况（2021 年 5 月 26 日）

50 mmHg，腹壁柔软，左下腹可见瘀斑。左下肢截肢后伤口敷料包扎中，局部渗血，左髋部可见大片皮下瘀斑。

2. **疾病的演变和抢救经过**

入院后继续呼吸机辅助呼吸，予亚胺培南、万古霉素抗感染，维持水、电解质平衡及生命体征稳定。患者 5 月 27 日 16:30 出现满头冷汗，呼吸急促，呼吸频率 40～50 次/min，心率 170～180 次/min，收缩压最低至 40 mmHg，体温最低 35.5℃，快速血糖最低 2.3 mmol/L。左髋部及左下肢残肢渗出明显，全身皮肤黄染，胸壁及腹壁皮肤多处花斑，右残肢往上至右耻骨联合上以下皮肤发紫，皮温降低，继续积极扩容（晶体液、胶体液、红细胞悬液、血浆、白蛋白），反复高糖静推，增开一条放深静脉通路，调整呼吸机参数，去甲肾上腺素静滴，碳酸氢钠静滴，复温毯复温，输注冷沉淀、纤维蛋白原、凝血酶原复合物、捷凝，申请血小板等积极抢救治疗。第二天 13:00 左右，患者血压维持在 100 mmHg/60 mmHg 左右，心率 120 次/min，呼吸 30 次/min，体温 36℃，神志好转。生命体征稳定后，骨科多次为患者行左下肢残端行清创及真空封闭引流术（VSD），患者伤口分泌物培养显示金黄色葡萄球菌、产气荚膜杆菌感染，根据药敏试验换用多黏菌素和头孢他啶阿维巴坦钠抗感染治疗，并请肾内科为患者行床旁 CRRT 治疗。

6 月 13 日急诊检验报告：C 反应蛋白 114.33 mg/L，白细胞 13.9×10⁹/L，血红蛋白 79 g/L，血小板 35×10⁹/L，白蛋白 25 g/L，总胆红素 225 μmol/L，肌酐 261 μmol/L。6 月 14 日，患者心率 108 次/min，血压 120 mmHg/60 mmHg，呼吸 25 次/min。皮肤黏膜可见明显黄染，胸腹部花斑样改变较前好转，左下腹、左酸部及下肢可见大片瘀斑，最高至耻骨联合上，伤口渗血严重，贫血貌，双肺听诊呼吸音粗，心律齐，左下腹可见瘀斑，左下肢截肢后伤口敷料包扎中，伤口渗血较前减少，左髋部可见大片皮下瘀斑、全身下垂部位水肿明显。继续抗感染、补充白蛋白及对症支持治疗，因患者持续不能脱机，7 月 2 日耳鼻咽喉头颈外科为患者行气管切开术，并继续呼吸机辅助通气。

3. **治疗结果及预后**

经清创引流、抗感染、CRRT、营养支持等治疗后，患者逐渐神志转清，体温恢复正常，生命体征稳定，换用头孢他啶、利奈唑胺继续抗感染治疗。7 月 21 日，患者体温正常，无明显不适,已脱机,经气管切开导管吸氧。体格检查:心率98次/min,血压120 mmHg/80 mmHg,呼吸18次/min,双肺听诊呼吸音粗,未闻及湿啰音。腹壁柔软,肠鸣音正常。左下肢截肢残端无明显渗出。血小板、胆红素、肌酐等指标正常。转下级医院继续抗感染、换药、营养支持等治疗。

4. 诊治流程图

脓毒症和脓毒性休克的临床诊断和治疗流程分别如图47-2和图47-3所示。

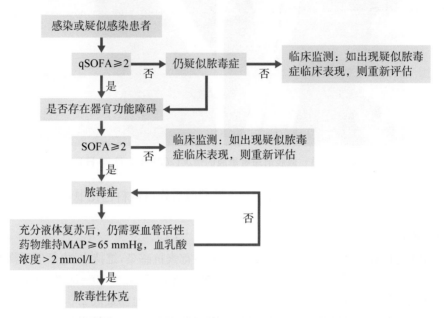

▲ 图47-2　脓毒症和脓毒性休克的临床诊断流程图

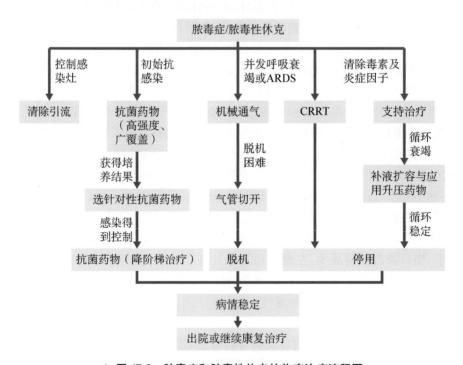

▲ 图47-3　脓毒症和脓毒性休克的临床治疗流程图

三、讨论与小结

该患者治疗过程中始终贯彻指南制订的诊疗规范,包括:

(1) 积极液体复苏,首选去甲肾上腺素作为血管加压药,以 MAP 65 mmHg 作为初始复苏目标,并逐步将乳酸恢复至正常水平。补充白蛋白以纠正患者低白蛋白血症,输注红细胞纠正患者贫血,及时输注新鲜冰冻血浆及冷沉淀纠正凝血功能低下,及时输注血小板以纠正血小板减少。

(2) 清创引流结合抗菌药物以控制感染。

(3) 进行持续性肾脏替代治疗(CRRT)以清除细菌毒素及炎症因子。

(4) 持续机械通气以维持氧合,脱机困难时及时气管切开以利于长期呼吸机支持;在患者可以耐受脱机时进行自主呼吸试验,并按计划脱机。

(5) 镇静、镇痛以减少人机对抗。

(6) 监测血糖,控制患者血糖≤10 mmol/L。

(7) 患者病情危重,凝血功能紊乱,且进行 CRRT 治疗,故患者存在消化道出血危险因素,遂按要求预防应激性溃疡以降低其消化道出血的风险。

四、科主任点评

患者左下肢创伤后并发感染并进行性加重,出现循环衰竭,去甲肾上腺素用量 $>0.1\,\mu g/(kg \cdot min)$ 以维持血压(SOFA 评分为 3 分);出现 ARDS 及呼吸衰竭伴脱机困难(SOFA 评分为 3 分)。急诊化验检验报告:血小板 $<100 \times 10^9/L$(SOFA 评分为 2 分),总胆红素 $>102\,\mu mol/L$(SOFA 评分为 3 分),肌酐 $>110\,\mu mol/L$(SOFA 评分为 1 分);总的 SOFA 评分为 12 分。该患者平时身体健康,基线 SOFA 评分为 0 分,故做出脓毒症诊断,结合患者血压、血乳酸及其他检查结果,考虑患者存在脓毒性休克、多器官功能障碍综合征、ARDS。我院医生按照指南,对该患者进行反复清创引流以清除感染灶,根据细菌培养结果选用针对性抗菌药物,补液扩容并使用血管活性药物以稳定血压,持续机械通气以维持氧合,使用 CRRT 以清除细菌毒素、身体坏死物质及过量的炎症因子,患者病情逐渐好转后抗菌药物逐步降级减量。待患者病情稳定后转入下级医院继续治疗,可以促进患者身体康复,减轻患者经济负担,节约我院医疗资源,使急诊重症监护病房有床位收治病情不稳定的重症患者。

五、参考文献

[1] 中国医师协会急诊医师分会,中国研究型医院学会休克与脓毒症专业委员会. 中国脓毒症/脓毒性休克急诊治疗指南(2018)[J]. 临床急诊杂志,2018,19(9):567-588.

[2] Villgran V D, Lyons C, Nasrullah A, et al. Acute respiratory failure [J]. Crit Care Nurs Q, 2022,45(3):233-247.

[3] Samiei Nasr D, Khoundabi B, Monshizadeh Azar G, et al. Beneficial outcomes of early tracheostomy in patients requiring prolonged mechanical ventilation [J]. Tanaffos, 2020,19(4):350-355.

[4] Kaku S, Nguyen C D, Htet NN, et al. Acute respiratory distress syndrome: etiology, pathogenesis,

and summary on management [J]. J Intensive Care Med, 2020,35(8):723-737.

[5] Zhang D, Micek S T, Kollef M H. Time to appropriate antibiotic therapy is an independent determinant of postinfection ICU and hospital lengths of stay in patients with sepsis [J]. Crit Care Med, 2015,43(10):2133-2140.

[6] Sun G D, Zhang Y, Mo S S, et al. Multiple organ dysfunction syndrome caused by sepsis: risk factor analysis [J]. Int J Gen Med, 2021,14:7159-7164.

作者:侍冬成、李永霞、封启明

审阅专家:周全红

案例 *48*
急性脑出血合并脑心综合征

一、疾病概述及诊疗进展

急性脑卒中往往损害患者的自主神经中枢功能,其病灶主要位于脑干以及下丘脑,部分患者可出现心肌酶谱升高。脑心综合征(cerebrocardiac syndrome, CCS)是当急性脑部疾病累及下丘脑、脑干自主神经中枢时引起的各种心脏功能障碍(如急性冠脉综合征、心内膜下出血、心律失常、心肌缺血或心力衰竭等)的统称。CCS 患者的常见病因为急性脑血管病和脑外伤,其心电图随着脑部疾病的治疗可逐渐恢复正常。CCS 是造成急性脑卒中患者死亡的主要原因。因此,在急性脑卒中后早期识别 CCS 并予积极干预,对改善预后尤为重要。

影响该病发展的因素有很多,主要因素为脑对心脏的调控发生紊乱型改变:丘脑自主神经在急性脑血管病的作用下产生交感神经兴奋,合成过多的儿茶酚胺,从而导致小动脉痉挛,造成猝死等不良后果。除此之外,脑部的病变直接影响了其对心脏的调控功能,加重了心脏的继发性损害。CCS 的发生还会改变神经体液的调节功能:脑血管疾病发生时,体内儿茶酚胺的释放量增加,促进去甲肾上腺素的分泌,造成心脏营养不良,导致心肌坏死。急性脑卒中患者进食困难,食量相对较少,患者使用脱水剂以及其他因素均可造成血钾降低,对其心脏功能造成严重的损害。

临床上在治疗急性脑卒中的同时,需警惕 CCS 的发生。如患者心肌酶急性升高,表明发生心肌损害,需及时调整患者的治疗措施,停止大量输液,避免加重心脏负荷,同时减少甘露醇等高渗性脱水剂的使用,应用呋塞米对患者进行辅助降颅压治疗。

二、病历资料

1. 病史摘要

女性,45 岁,因"头晕伴恶心、呕吐 1 小时"入院。2022 年 11 月 28 日 20:00 左右,患者洗澡后出现头晕,伴恶心、呕吐,非喷射性,呕吐物为 20 mL 胃内容物,伴颈椎不适,无肢体麻木、活动障碍,无发热,无晕厥,无头痛、胸痛、腹痛等不适,遂来院就诊。

查体:神清,萎,对答可。颈软,无强直,双侧瞳孔等大、等圆,直径 3 mm,对光反射阳性。心率 78 次/min,血压 114 mmHg/70 mmHg。双肺呼吸音粗,可及湿啰音,左肺为甚。律齐,无杂音。腹无殊。四肢肌力 V 级,感觉对称,共济阴性,巴氏征阴性。查心电图:窦性心律,Q-T 间期延长(392 ms/469 ms)。

既往有颅内动静脉畸形病史,曾多次行手术治疗。有心肌缺血病史。否认药物过敏史。

2. 疾病的演变和抢救经过

患者急诊神经内科就诊后,于检查途中突发点头样呼吸,呼吸微弱(呼吸频率 4 次/min),心率下降至 50 次/min,伴意识障碍,呼之不应,无对答,立刻送入抢救室。查体:血压 117 mmHg/99 mmHg,心率 50～140 次/min,血糖 13.7 mmol/L,神志深昏迷,左瞳直径 3.5 mm,右瞳 2.5 mm,对光反射阴性,双肺呼吸音粗,双肺湿啰音,左肺明显,律不齐,无杂音。腹无殊。四肢肢体强直屈曲。双侧巴氏征阳性。立即予以气管插管,可见大量粉红色泡沫痰,予以呼吸机辅助通气。查血常规:快速 C 反应蛋白<0.499 mg/L,白细胞 10.6×10^9/L↑,血红蛋白 123 g/L,血小板 221×10^9/L。血气:pH 7.02↓,$PaCO_2$ 70.0 mmHg↑,PaO_2 166.00 mmHg↑,乳酸 6.50 mmol/L↑。凝血全套:凝血酶原时间 12.6 s,国际标准化比值 1.10,活化部分凝血活酶时间 23.5 s,纤维蛋白原 2.447 g/L,凝血酶时间 17.8 s。血生化:钾 3.2 mmol/L↓,钠 139 mmol/L,谷丙转氨酶 15 U/L,肌酐 66 μmol/L,血糖 7.7 mmol/L↑,高敏肌钙蛋白 I 0.002 μg/L,肌酸激酶同工酶 2.2 μg/L,肌红蛋白 21.2 μg/L。

心电监护示:阵发性室性心动过速。请心内科急会诊。予同步 150J 电复律后,恢复窦律。急查心电图:窦性心动过速,室性早搏,I aVL ST 段抬高(呈高侧壁心肌梗死图形),ST 段水平压低(II III aVF V3～V6 0.05～0.2 mV)伴 T 波倒置(图 48-1)。予胺碘酮静滴维持。病情稳定后查胸部 CT 示:两肺多发渗出,两肺尖为著;心包少量积液。头颅 CT 示:蛛网膜下腔积血,脑室系统积血,胼胝体出血;幕上、幕下脑室系统扩张,脑积水改变(图 48-2)。颅内动脉 CT 血管造影:未见明显异常。立即请神经内科及神经外科急会诊。

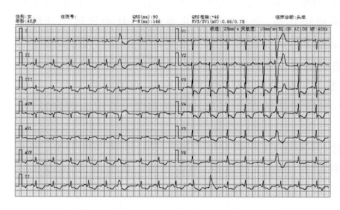

▲ 图 48-1　2022 年 11 月 28 日患者心电图

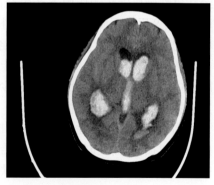

▲ 图 48-2　患者头颅 CT

神经外科查体:神志深昏迷,格拉斯哥昏迷评分(GCS)为 3 分,呼吸机支持,查体不合作。左瞳 2.5 mm,对光迟钝,右瞳 2 mm,对光迟钝,双侧无鼻腔出血、无鼻腔流液,双侧无耳道出血、无耳道流液,双侧无乳突青紫,无口腔出血。颈软,无脊柱畸形,四肢肢体强直屈曲,肌力 0 级。双侧巴氏征阳性。患者多个脑室出血,意识障碍,有明确手术指征,立即予以双侧内镜下脑血肿引流术、脑室钻孔引流术、脑温探头置入术、颅压监护探极置入术。术后收住神经外科 ICU。

3. 治疗结果及预后

患者呼之可睁眼,对答不能。11 月 29 日心电图:窦性心动过速,ST 段压低伴 T 波改变

（Ⅰ，AVL，V4～V6 导联）。

专科查体：①GCS 为 9 分；②瞳孔变化：左眼瞳孔直径 2.5 mm，对光反射迟钝，形态圆；右眼瞳孔直径 2 mm，对光反射迟钝，形态圆；③语言：表达性失语；④肌张力：左上肢、左下肢、右上肢、右下肢均正常；⑤肌力：左上肢、左下肢、右上肢、右下肢均为Ⅲ级；⑥病理征：双侧巴氏征阳性。

4. 诊治流程图

急性脑出血合并脑心综合征诊治流程如图 48-3 所示。

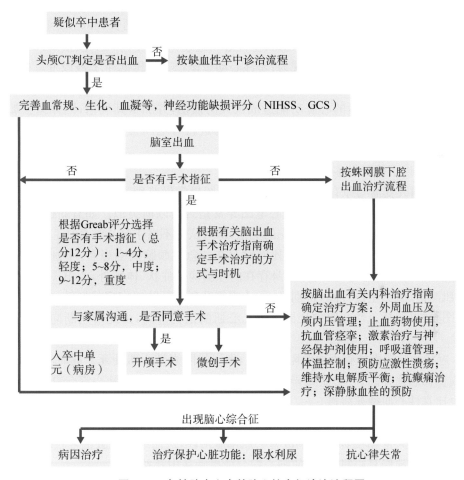

▲ 图 48-3　急性脑出血合并脑心综合征诊治流程图

三、讨论与小结

患者为中年女性，病情危重、复杂，病情变化极快，我们与多学科（神经内科、心内科、神经外科）合作，联合诊治抢救。

该患者患有脑血管疾病，其在发病时会发生颅内压明显上升的情况，在此时患者的大脑组织极度缺氧、缺血，会给患者的心血管调节中枢带来非常严重的影响，也是导致心血管功能出现障碍的主要原因。特点是突然发生，这些患者大多都会出现偏侧肢体功能障碍、意识障碍、偏盲等局限性或者是弥漫性脑功能缺损引发的症状、表现,病情进展十分迅速,在短时间内就可以达到高峰,可能引发多脏器功能受损,其中以脑和心脏损伤最为多见,十分严重的会引发死亡。

该患者出现脑心综合征的发病机制可能是:①在出现急性脑血管疾病后,因为脑部的血液循环受到影响,进而会引发脑水肿、脑供血不足等相关情况,这些会直接影响皮下神经中枢的调节功能,进而使神经受到损伤,且身体中的体液也会失衡,并最终引发心力衰竭;②对于脑血管疾病患者,大多都伴随有高血压、糖尿病等基础性疾病,在出现急性脑血管疾病后,就会给心脏带来较多的负荷,进而引发脑心综合征。

该患者心电图变化多样,初期表现为窦性心律,Q-T间期延长(392 ms/469 ms)。随着病情进展,心肌损伤,心电图逐渐变化为:室性心动过速,室性早搏,ST段抬高,T波倒置等。经过一段时间治疗,心电图最终表现为:窦性心动过速,ST段压低伴T波改变。在急性脑血管疾病并发脑心综合征的患者中,大部分患者都具有心电图异常变化的情况,并且呈现出复杂多样的形式,这会对患者的心脏功能造成极大的损伤,并加重其病情,同样又会加重心电图异常变化的情况。所以给急性脑血管疾病患者进行心电图检查,可以有效判断其有无心脏受损的情况。

同时,需与以下情况做鉴别诊断:

(1)心电图改变需与原有存在心脏疾病心电图异常做鉴别。需了解既往是否存在心脏病史、既往是否存在心电图异常、本次心电图异常是否与以前类似。如有新的心电图改变,应考虑与本次颅脑病变有关;如与原先的类似,即可认为不属于脑心综合征。

(2)急性颅脑病变与真性心肌梗死同时存在。急性颅脑病变患者,个别患者同时存在真性心肌梗死,切不可忽略,这时除本身存在的颅脑病变症状、体征外,心电图提示出现心肌梗死,心肌酶谱、肌钙蛋白升高(特别是cTnI成倍升高);颅脑损伤症状好转,心脏的症状、体征、心电图异常(包括急性心肌梗死图形等)、心肌酶谱仍升高,由此可判断同时存在急性心肌梗死。

(3)冠状动脉造影检查无血管阻塞表现,即可排除真性心肌梗死。此时心电图异常、血浆心肌损伤标志物升高、心功能障碍即考虑由脑心综合征引起。脑心综合征引起心肌酶增高速度也比真性心肌梗死缓慢。

该患者治疗主要以手术治疗为主,辅以利尿脱水降低颅内压及降低心脏负荷,电复律及胺碘酮纠正心律失常,β受体阻滞剂改善心肌细胞活性,进而维持心脏正常收缩舒张,前列地尔也可一定程度地修复心肌损伤,使脑心综合征患者从中获益。

四、科主任点评

　　患者病情复杂、危重、变化快,多学科团队合作从不同角度对疾病进行专科及综合诊治发挥了关键作用。该患者发病前期并无明显神经系统阳性体征,而后起病急骤,深昏迷伴有心肌损伤、心衰肺水肿及心律失常表现,临床上经常误诊为急性心肌梗死,需注意鉴别。在临床上,有时候会因为脑部症状的明显体征,忽略了心脏的疾病进程,或虽有轻微心悸、胸闷不适等症状,也常不引起患者注意,所以很容易被忽视,易发生漏诊,最终错失对于脑心综合征的最佳治疗时间。急性脑血管病对患者的心脏功能具有一定的损害,并且患者的症状越严重,心电图发生异常变化的概率就越高。因此,给急性脑血管疾病患者使用心电图进行检查,能够判断其有无心脏受损的情况,以便于医生进行后期的诊疗。医生也需要制订标准的诊疗方案来实现脑心同治,减少不必要的治疗负担。

五、参考文献

［1］Suda S, Shimoyama T, Suzuki S, et al. Prevalence and clinical characteristics of cortical superficial siderosis in patients with acute stroke［J］. J Neurol, 2017,264(12):2413-2419.

［2］Ng L L, Squire I B, Jones D J L, et al. Proenkephalin, renal dysfunction, and prognosis in patients with acute heart failure: a GREAT network study［J］. J Am Coll Cardiol, 2017,69(1):56-69.

［3］宋剑平,孔雪,封秀琴,等.急性脑卒中患者颈动脉狭窄与脑心综合征风险的队列研究［J］.中华急诊医学杂志,2019,28(8):1034-1036.

［4］Wu Y L, Saver J L, Chen P C, et al. Effect of statin use on clinical outcomes in ischemic stroke patients with atrial fibrillation［J］. Medicine (Baltimore), 2017,96(5):e5918.

［5］Valenzuela I, Hunter M D, Sundheim K, et al. Clinical risk factors for acute ischaemic and haemorrhagic stroke in patients with infective endocarditis［J］. Intern Med J, 2018,48(9):1072-1080.

［6］Zheng H G, Wang Y L, Wang A X, et al. The efficacy and safety of nimodipine in acute ischemic stroke patients with mild cognitive impairment: a double-blind, randomized, placebo-controlled trial［J］. Sci Bull (Beijing), 2019,64(2):101-107.

［7］王红芹,陈光忠,董孟琪,等.急性重症自发性蛛网膜下腔出血并发脑心综合征的临床分析［J］.中华神经医学杂志,2017,16(7):715-718.

［8］沈友进,万婷玉,王丹,等.基于急重症脑卒中伴脑心综合征近期死亡危险因素的风险评估模型分析［J］.海南医学,2018,29(11):1489-1492.

作者:黄剑吟、李永霞、杨开超、封启明

审阅专家:周全红

经典型热射病合并多脏器功能衰竭

一、疾病概述及诊疗进展

热射病是一种致命性急症,主要表现为高热和神志障碍。早期受影响的器官依次为脑、肝、肾和心脏。根据发病时患者所处的状态和发病机制,临床上分为两种类型:劳力型热射病(exertional heat stroke,EHS)和经典型热射病(classic heat stroke,CHS)。前者主要是由于高温环境下内源性产热过多,多见于健康年轻人,常因在高温高湿环境下进行重体力劳动或剧烈运动而发病。早期表现为发热、头痛、头晕、反应迟钝,或忽然晕倒、神志不清,伴恶心、呕吐、呼吸急促等,继而体温可迅速升高至 40℃ 以上,出现谵妄、嗜睡和昏迷,皮肤干热,面色潮红或苍白,开始伴有大汗、冷汗,继而无汗,出现心动过速、休克等症状此种患者常伴有严重的横纹肌溶解,故急性肾衰竭、急性肝损害、弥散性血管内凝血(DIC)出现较早,在发病后十几小时甚至几小时即可出现,病情恶化快,病死率极高后者主要是因高温环境下体温调节功能障碍引起散热减少,多见于年老、体弱和有慢性疾病的患者。一般为逐渐起病,前驱症状不易发现,1~2 天后症状加重,病初表现为行为异常或癫痫发作,继而出现谵妄、昏迷和瞳孔对称缩小。严重者可出现低血压、休克、心律失常及心力衰竭、肺水肿和脑水肿等。

热射病治疗最关键的原则是早期识别、立即降温和运送到医疗机构进行高级治疗,通过早期积极降温来迅速逆转体温可以获得最好的结果。近期有研究显示,热射病患者的降温率 ＞0.15℃/min 与其存活且无并发症显著相关。血管内降温技术是近年来逐渐应用于重症医学领域的一种新的降温技术,可直接对血液进行降温或复温,较传统降温方式能实现更高的冷却速率。有研究报道,DIC 是导致热射病患者死亡的独立危险因素,并提出血液学功能障碍是热射病治疗的潜在靶点。此外,营养支持亦是危重患者治疗的关键,肠内营养对于危重症患者来说不仅仅是营养补充,还起到维护肠黏膜屏障结构与功能完整性,维护肠道免疫与微生态,促进肠源性激素分泌,减轻炎症反应,以及影响全身免疫的支持作用。

二、病历资料

1. 病史摘要

患者,女性,72 岁。因"突发高热伴意识障碍 2 天"入院。患者于 2022 年 7 月 8 日约 18:30 在室内被家属发现发热(体温不详),伴恶心、呕吐。约 21:00 患者出现胡言乱语、嘴角抽搐,呕吐胃内容物,家属立即拨打 120 至我院急诊,在救护车上患者出现意识不清,体温最高 40℃,伴四肢抽搐、大小便失禁。入抢救室后患者出现呼吸困难伴有顽固性低氧,立即予以气管插管,呼吸机辅助通气,物理降温。急诊查:快速 C 反应蛋白<0.499 mg/L,白细胞 14.8×10⁹/L↑,血红蛋白 126 g/L,血小板 303×10⁹/L,钾 3.4 mmol/L↓,钠 129 mmol/L↓,氯 96 mmol/L↓,谷丙转氨酶 25 U/L,谷草转氨酶 43 U/L,肌酐 98 μmol/L↑,血糖 15.1 mmol/L↑,高敏肌钙蛋白 I 0.031 μg/L↑。心电图报告:窦性心动过速,Ⅱ Ⅲ aVF V5 V6 导联 ST 段呈水平型压低(0.05~0.10 mV)伴 T 波改变。头颅 CT 示:老年脑,脑干、双侧基底节区、脑室旁腔隙性脑梗死灶。

既往有慢性胃炎史,平时服用中药,具体不详。有脂肪肝、肝功能不全史,既往服用熊去氧胆酸胶囊及多烯磷脂酰胆碱胶囊。有胆囊结石史。否认高血压、糖尿病。有既往碘过敏史。

体格检查:神志不清,呼之不应,查体不合作。有眨眼反射,双侧瞳孔等大等圆,对光反射灵敏。颈无抵抗感,气管居中,双肺听诊呼吸音粗,未及明显干、湿啰音。心率 91 次/min,律齐,各瓣膜区未闻及病理性杂音。腹壁柔软,无肌卫。肠鸣音正常。双下肢无水肿,四肢张力正常,肌力检查不合作。四肢浅反射存在,脑膜刺激征阴性,巴氏征阳性。

急诊初步诊断:昏迷原因待查(中枢系统感染可能,热射病可能)。立即予物理降温、抗感染、补液扩容等对症治疗。

2. 疾病的演变过程和抢救经过

7月9日患者仍有高热,体温持续 39~40℃,伴有深昏迷,GCS 为 3 分,酱油色尿,尿量减少。复查:快速 C 反应蛋白 60.10 mg/L↑,白细胞 18.9×10⁹/L↑,血小板 14×10⁹/L↓,降钙素原 93.970 ng/mL↑,肌酸激酶同工酶 15.000 ng/mL↑,肌红蛋白>500 ng/mL↑,肌钙蛋白-I 9.17 ng/mL↑,凝血酶原时间 24.8 s↑,国际标准化比值 2.22↑,活化部分凝血活酶时间 52.6 s↑,谷丙转氨酶 1 409 U/L↑,谷草转氨酶 1 356 U/L↑,乳酸脱氢酶 3 809 U/L↑,肌酐 386 μmol/L。患者出现多脏器功能障碍表现。完善头颅 MRI 检查:脑干、双侧额顶颞叶、侧脑室周边白质、基底节区、小脑半球多发小缺血灶;老年脑,脑室周边白质轻度变性。

同时患者家属再次补充病史:患者独居,平日生活简朴,夏天不用空调,考虑今夏高温天气较多,故初步诊断:昏迷原因待查(经典型热射病可能);多脏器功能衰竭,急性肾损伤,血小板减少,急性肝功能不全,凝血功能障碍,横纹肌溶解,急性心肌损伤。为进一步诊治,于 7 月 10 日 16:35 收住急诊 ICU。

入急诊 ICU 后,予腹股沟、腋下及大血管处冰袋外敷、冰毯降温,冰帽亚低温疗法联合镇静治疗作为脑保护,治疗上予美罗培南 1 g q8 h 抗感染、护胃、保肝、补充凝血因子、促进脑细胞代谢、营养支持等治疗。同时请肾内科会诊,立即启动床旁连续性肾脏替代治疗(CRRT),于 7 月 10 日、7 月 11 日、7 月 12 日及 7 月 13 日共行床旁 CRRT 4 次。患者体温逐渐降至正常,尿量逐渐增加,降钙素原逐渐下降,血小板逐渐上升,肝肾功能、心肌损伤逐渐好转。各项指标变化如图 49-1~图 49-6 所示。

3. 治疗结果及预后

(1)神经系统:中枢神经系统功能障碍是热射病的主要特征,早期即可出现严重损害,表现为意识障碍、嗜睡、昏迷等。该患者发病后即出现意识障碍,转入我院时深昏迷,GCS 为 3 分,入院后继续予以亚低温脑保护治疗,甲氯芬酯改善脑代谢,患者意识逐渐改善,出院前 GCS 为 8 分。

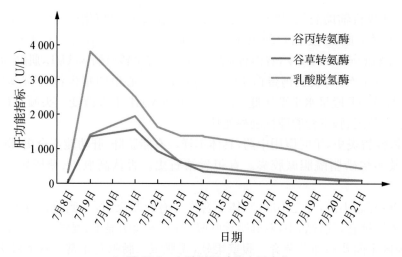

▲ 图 49-1　入院后肝功能水平变化

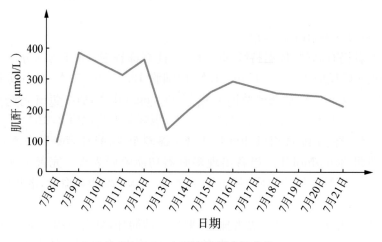

▲ 图 49-2　入院后肌酐水平变化

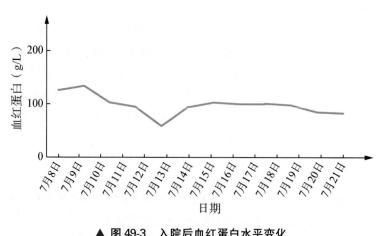

▲ 图 49-3　入院后血红蛋白水平变化

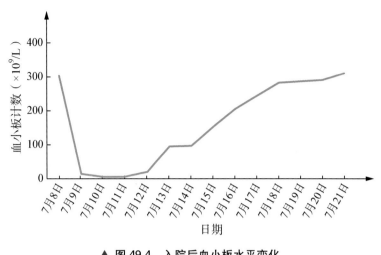

▲ 图 49-4　入院后血小板水平变化

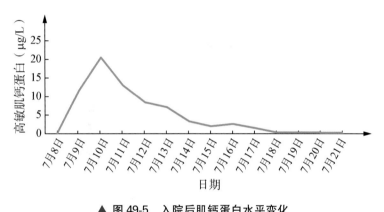

▲ 图 49-5　入院后肌钙蛋白水平变化

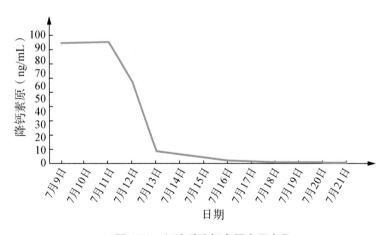

▲ 图 49-6　入院后降钙素原水平变化

（2）呼吸系统：患者 7 月 8 日入抢救室后即行气管插管，呼吸机辅助通气，考虑患者热射病，多功能脏器损伤，早期持续存在细胞免疫功能低下，降钙素异常升高，故予美罗培南控制感染，住院期间多次呼吸道分泌物培养，血培养阴性，未出现继发性感染，因咳嗽、咳痰能力差,存在脱机困难,为方便后续长期护理及康复,于 7 月 19 日行气管切开。

（3）凝血功能:患者住院期间存在严重凝血功能障碍,反复多次气道鼻腔出血,有黑便 1 次,予输注血小板、冷沉淀、维生素 K_1、纤维蛋白原等改善凝血功能,经治疗,血小板逐渐上升,凝血功能逐渐恢复,其中共输血小板 1 U,冷沉淀 6 U,红细胞悬液 4 U,血浆 200 mL。

（4）肝肾、心功能:入院后予天晴甘美联合阿拓莫兰双联保肝治疗,7 月 10 日～13 日连续 4 天行床旁 CRRT,因患者血小板减少,凝血功能异常,治疗中采用萘莫司他 25 mg/h 抗凝,血液滤过基础透析液 24 L,超滤水分 1 500 mL,监测尿量,控制出入量平衡,待患者尿量逐渐恢复,7 月 13 日起停 CRRT。

（5）胃肠道功能:因患者入院后腹胀明显,肠鸣音弱,考虑麻痹性肠梗阻可能,故暂予肠外营养。7 月 11 日出现黑便 1 次,7 月 12 日输注红细胞治疗,7 月 14 日起肠道功能恢复后逐渐开放流质饮食。

（6）预后:患者 7 月 22 日出院转康复医院进一步神经功能康复治疗。

4. 诊治流程图

经典型热射病合并多脏器功能衰竭诊治流程如图 49-7 所示。

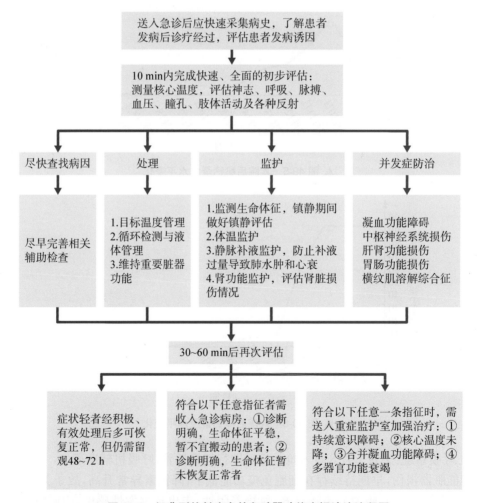

▲ **图 49-7　经典型热射病合并多脏器功能衰竭诊治流程图**

三、讨论与小结

热射病是由热损伤因素作用于机体引起危及生命的疾病,可能导致患者高热、行为异常、四肢抽搐、心率加快、血压下降、意识障碍等症状,甚至出现多器官功能衰竭。但这些症状并非热射病所独有,在鉴别诊断时需要考虑一些与热射病有相似症状的疾病,如脑血管病、脑炎、脑膜炎、癫痫等中枢神经系统疾病,感染性疾病,低血糖昏迷、高渗昏迷、尿毒症性脑病等代谢障碍性疾病,以及因麻醉药或肌松药引起的恶性高热等。因此,对于疑似热射病的患者,除了根据其具体的临床症状进行判断外,还需要结合病史(如是否有户外或室内高温环境接触史、高强度体力活动史等)以及其他辅助检查来排除其他可能的疾病,从而确保诊断的准确性。早诊断、早治疗是决定预后的关键。

本例患者为老年独居女性,因发热伴昏迷被家属发现后送入医院,可能存在就诊时间延长,治疗时机延后。患者入抢救室时处于休克合并低氧血症,口唇发绀,GCS 为 3 分,遂立即开放气道后呼吸机辅助通气,予补液扩容、降温复苏治疗。同时因患者独居,送诊时处于深昏迷状态,患者本人及到场家属无法提供有效病史,为急诊抢救的准确诊断增加了难度。而患者就诊后疾病进展迅速,表现为少尿、血小板减少、凝血功能障碍、肝酶升高、肌酐升高、心肌损伤等,24 h 内即出现多脏器功能衰竭。

本例患者主要采用颈部、腹股沟和腋下等大血管处冰袋外敷、冰毯降温,冰帽亚低温疗法联合镇静治疗作为脑保护的方法。患者因前期热损伤时间较长,存在严重的凝血与抗凝血系统失衡。住院期间早期存在鼻腔、气道、消化道出血风险,针对该患者的 DIC 状态,早期给予输注血小板、冷沉淀、纤维蛋白原等血液制品,及早改善患者凝血功能,避免了反复出血事件的发生。

早期肠内营养与危重症患者的病死率、感染发生率、机械通气时间、重症监护病房住院时间与总住院时间的改善密切相关。本例患者早期出现麻痹性肠梗阻和消化道出血等禁忌证,故暂予肠外营养,待症状改善、肠道功能恢复,开放选用鼻饲肠内营养治疗。遵守由少到多、由慢到快、由稀到浓、循序渐进的原则。

本例患者于 7 月 8 日就诊,7 月 9 日出现少尿,经补液、扩容、复苏、利尿后无改善,7 月 10 日启动床旁 CRRT。早期持续性血液净化通过置换液与人体血液进行交换达到快速降低人体中心温度和氧耗的目的,起到传统物理降温所无法达到的降温效果,减少了分解代谢;同时有效、稳定地清除炎性介质,控制炎症反应,维持内环境稳定,促进内皮细胞修复,阻止热损伤引起的全身炎症反应综合征向弥散性血管内凝血、多器官功能障碍综合征发展的恶性循环,有利于热射病发展过程中脏器功能的恢复。对于热射病引起的全身炎症反应,本例患者治疗过程中采用乌司他丁,因其具有抑制炎症因子释放的活性,可显著降低并发多器官功能衰竭患者体内 TNF - α 和 IL - 6 的水平,降低了热射病患者体内炎症反应强度。

热射病的并发症有很多种,本例患者主要是神经系统并发症。热射病神经功能损害可依据发生的时间顺序分为 3 个阶段:急性期、恢复期和永久性损害期。急性期以突然发生的意识障碍、抽搐和精神异常为特点。本例患者以发热伴意识障碍为主诉就诊,入院时 GCS 为 3 分,通过及早降温治疗,患者意识逐渐改善,GCS 升至 8 分,待患者病情好转后转康复医院继续系统化神经功能康复治疗。由于本例患者没有进行随访,患者神经功能损害的长期预后并不清楚。热射病神经系统并发症康复治疗持续的时间,以及对远期预后的积极影响,还需进一步的研究。

非劳力性(经典型)热射病常常仅根据病史和体格检查结果即可与其他疾病相区分,特别是热浪天气时有相应风险的患者。但是,其临床特征可能并不清楚。尚无单独的诊断试验可以明确证实或排除热射病。此外,热射病患者的实验室检查异常可能也见于其他疾病导致的高热。例如,热射病患者通常符合全身炎症反应综合征(SIRS)的标准,可能无法在患者病程早期就鉴别清楚两者。若不清楚过热病因但仍有可能为热射病,应在寻找热射病之外其他诊断的同时开始降温。若主动降温使病情快速改善,则提示主要诊断为热射病。但是,病情也可能不会改善或仅缓慢改善,特别是年龄较大的虚弱患者,具体改善情况取决于过热的程度、持续时间以及其他因素。例如,基础疾病(如心力衰竭)或药物(如β受体阻滞剂或钙通道阻滞剂)导致心血管功能受损的患者应对环境温度和湿度增加的能力下降。对于尽管采取了有效的降温措施,但精神状态仍无改善的患者,临床医生应寻找过热的其他病因,包括累及中枢神经系统的疾病(如脑膜炎、脑出血及下丘脑脑卒中)。可能需要进行脑部影像学检查和脑脊液分析。

四、科主任点评

热射病是一致命性急症,早诊断、早治疗是决定预后的关键。热射病患者往往病情发展迅速,抢救时间窗很短,一旦误诊或延误抢救,病死率极高。该例热射病的成功救治,关键在于急诊医学科团队的早期诊断、早期充分降温、早期呼吸支持、早期血液净化、早期肠内营养,防止弥散性血管内凝血发生以及对心、脑、肾等脏器功能的有效保护。这充分体现了急诊重症团队过硬的综合救治能力,为危重患者的成功救治奠定了坚实的基础。

五、参考文献

［1］全军热射病防治专家组,全军重症医学专业委员会.中国热射病诊断与治疗专家共识[J].解放军医学杂志,2019,44(3):181-196.

［2］Filep E M, Murata Y, Endres B D, et al. Exertional Heat Stroke, Modality Cooling Rate, and Survival Outcomes: A Systematic Review [J]. Medicina (Kaunas), 2020,56(11):589.

［3］高建新,黎檀实.血管内降温技术及其治疗热射病的有效性和安全性研究进展[J].解放军医学杂志,2021,46(2):207-211.

［4］Hifumi T, Kondo Y, Shimazaki J, et al. Prognostic significance of disseminated intravascular coagulation in patients with heat stroke in a nationwide registry [J]. J Crit Care, 2018,44:306-311.

［5］Doig G S, Heighes P T, Simpson F, et al. Early enteral nutrition reduces mortality in trauma patients requiring intensive care: a meta-analysis of randomised controlled trials [J]. Injury, 2011,42(1):50-56.

［6］Patel J J, Hurt R T, McClave S A, et al. Critical Care Nutrition: Where's the Evidence?[J]. Crit Care Clin, 2017,33(2):397-412.

［7］Kamidani R, Okada H, Kitagawa Y, et al. Severe heat stroke complicated by multiple cerebral infarctions: a case report [J]. J Med Case Rep, 2021,15(1):24.

作者:仲伟喜、封启明

审阅专家:周全红

案例 50
心搏骤停合并缺血缺氧性脑病

一、疾病概述及诊疗进展

心搏骤停(cardiac arrest，CA)是指心脏射血功能的突然终止，大动脉搏动与心音消失，重要器官(如脑)严重缺血、缺氧，导致生命终止。随着心肺复苏(CPR)技术理念的不断进步，人们对胸外按压质量、人工通气策略、电击除颤时机等的认识不断提高，越来越多的 CA 患者能够实现自主循环恢复(return of spontaneous circulation，ROSC)。然而，仍有 45%～70% 的存活 CA 患者出现缺血缺氧性脑病，表现为严重的神经功能受损甚至死亡。《2020 年美国心脏协会心肺复苏和心血管急救指南——成人基础/高级生命支持》强调，ROSC 后系统化管理对促进存活患者的神经功能恢复至关重要，并要求频繁或持续监测 CPR 后昏迷患者的神经功能，其临床意义在于避免对苏醒无望的患者采取过度的治疗。同时，对于有机会获得良好神经功能预后的患者，不应过早地撤除治疗。

另外，当心搏骤停患者采用传统的 CPR 后，约 1/3 的患者可能因胸壁受到强烈按压而发生肋骨骨折，胸外按压和扩张幅度会明显降低，影响 CPR 的效果。节律性腹部按压是一种新的按压方法，然而，其运动幅度不足以影响肺的扩张，不能有效地恢复心跳和呼吸。腹部提压心肺复苏(active abdominal compression-decompression CPR，AACD-CPR)是一项新的 CPR 方法。AACD-CPR 仪通过吸盘吸附于心搏骤停患者的中上腹部，由抢救者手持手柄，主动提拉与按压腹部，使腹腔内压力发生变化，驱动胸腹之间的膈肌上下移动产生"腹泵"机制，继而改变胸腔内容积与胸腔内外压力梯度，发挥"腹泵""心泵""肺泵"多泵效应，增加心排血量的同时完成体外腹式呼吸，进而实现人工循环与呼吸并举。该方法消除了传统 CPR 存在的肋骨骨折风险等缺陷，充分利用"腹泵"机制来发挥心泵和胸泵效应，但其有效性还需要更多的临床试验来证实。

二、病历资料

1. 病史摘要

患者，女性，71 岁，因"突发胸闷气促 1.5 小时，加重伴昏迷 1 小时"来院。2022 年 11 月 27 日凌晨 0:00 左右，患者无明显诱因出现胸闷气促，说话不成句，伴大汗，无意识丧失，无四肢抽搐，未诉心悸、胸痛、头痛、呕吐等不适，遂打车前往我院，来院途中(约 0:30)家属发现患者症状加重，伴精神萎靡、呼之不应，约凌晨 1:30 至我院急诊抢救室，心率、血压测不出，呼吸微弱，四肢湿冷，神志昏迷，格拉斯哥昏迷评分(GCS)为 3 分(E1V1M1)，双侧瞳孔散大固定,对光反射消失。立即予心肺脑复苏(气管插管、持续胸外按压),肾上腺素反复静推,多巴胺升压,碳酸氢钠纠酸,化痰、平喘、促醒,抗休克等高级生命支持治疗,约30 min后患者恢复自主心跳。

体格检查:体温36.5℃,心率110次/min,呼吸频率22次/min,血压150 mmHg/95 mmHg,SpO_2 98%～100%(有创呼吸机辅助通气中)。神志昏迷,GCS为3分(E1V1M1),双侧瞳孔直径回缩至约3.5 mm,对光反射迟钝。双肺听诊呼吸音粗,双侧呼吸音粗,可及明显湿啰音。心脏听诊未及杂音。腹部平软,听诊肠鸣音未闻及。双侧病理征可疑阳性。

辅助检查如下。动脉血气分析:pH 7.07↓,PaO_2 209 mmHg↑,$PaCO_2$ 48 mmHg↑,乳酸9.9 mmol/L↑。NT-proBNP 4 450 ng/L↑,BNP 1 070 g/L↑,D-二聚体15.3 mg/L FEU↑,肌酐151 μmol/L↑。心电图:窦性心动过速;ST段压低(Ⅰ、Ⅱ、Ⅲ、aVF、V4～V6水平型压低0.05～0.15 mV);T波改变(Ⅰ、Ⅱ、Ⅲ、aVF、V5、V6双向倒置)。胸部CT示:两肺多发感染、部分实变,合并间质性肺水肿可能大,双侧胸腔积液伴两下肺膨胀不全(图50-1)。头颅CT示:左侧半卵圆中心及侧脑室旁低密度灶,双侧基底节区、脑室旁腔隙性脑梗死灶。为进一步诊治,拟"心搏骤停复苏成功、缺血缺氧性脑病、急性心力衰竭(NYHA Ⅳ级)、双侧肺部感染及双侧胸腔积液、代谢性酸中毒、高血压病2级(极高危)"于11月27日14:00收住急诊ICU。

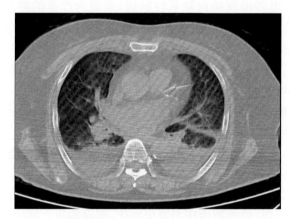

▲ 图50-1 11月27日胸部CT

既往有高血压病史十余年,收缩压最高至170 mmHg,诉平日规律服药及监测,平日血压控制可,为(140～150)mmHg/90 mmHg。既往有肾动脉狭窄个人史。有长期活动后气促,服用甲氧那明胶囊,近期有夜间气促后憋醒、端坐呼吸情况发作,未积极就医。否认哮喘病史。否认糖尿病及冠心病病史,否认传染病史、预防接种史、手术外伤史、输血史,无食物或药物过敏史。

2. 疾病的演变和抢救经过

入急诊ICU后继续有创呼吸机辅助通气,留置胃管,治疗上予哌拉西林钠他唑巴坦钠4.5 g q8h抗感染,新活素0.5 mg泵注抗心衰、利尿,依诺肝素40 mg抗凝,甲氯芬酯促进脑细胞代谢,雾化化痰、平喘、加强营养等对症支持治疗。完善呼吸道培养。

神经内科会诊建议完善头颅MRI检查(12月4日):①双侧额颞顶枕叶皮质及双侧基底节区多发DWI高信号灶,结合病史考虑缺血缺氧性脑病。②脑干、双侧基底节区、额顶叶、侧脑室旁多发小缺血灶,左侧侧脑室旁小软化灶。③老年脑,脑室周围白质轻度变性(图50-2)。予甘油果糖250 mL qd脱水降颅压,继续改善脑代谢、脑保护治疗。

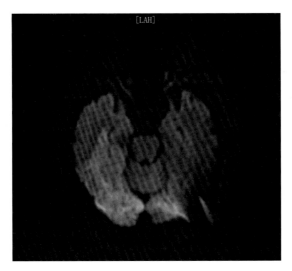

▲ 图 50-2　12 月 4 日头颅 MRI

11月28日心超示:左心房、左心室扩大,左心室收缩功能减退(射血分数35%),左心室舒张功能不全。请心内科会诊,考虑为射血分数降低的心力衰竭、扩张性心肌病可能。建议加强利尿,注意容量管理,维持负平衡500~1 000 mL/d,调整心衰口服药物为:诺欣妥100 mg bid口服,比索洛尔2.5 mg qd控制心率。

由于患者神志仍昏迷状态,GCS为5分(E2V1M2),为后续护理及长期康复,经与家属充分沟通后于12月7日行气管切开术。

3. 治疗结果及预后

患者11月29日GCS升至5分(E2V1M2),受刺痛时能睁眼,疼痛刺激可使其肢体回缩。12月2日复查胸部CT:两肺多发渗出,较前(11月27日)明显好转,双侧胸腔积液伴两下肺膨胀不全较前稍吸收(图50-3A)。12月9日复查胸部CT:两肺多发渗出,较前(12月4日)略好转,双侧胸腔积液伴两下肺膨胀不全较前稍吸收(图50-3B)。

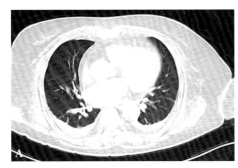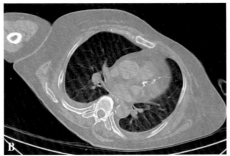

▲ 图 50-3　复查胸部 CT

(A)12 月 2 日;(B)12 月 9 日。

患者心衰、肺部感染、肺水肿较前好转，由于神志仍昏迷状态，于 12 月 9 日行气管切开术，12 月 10 日转至下级康复医院进行康复治疗。

4. 诊治流程图

心搏骤停合并缺血缺氧性脑病诊治流程如图 50-4 所示。

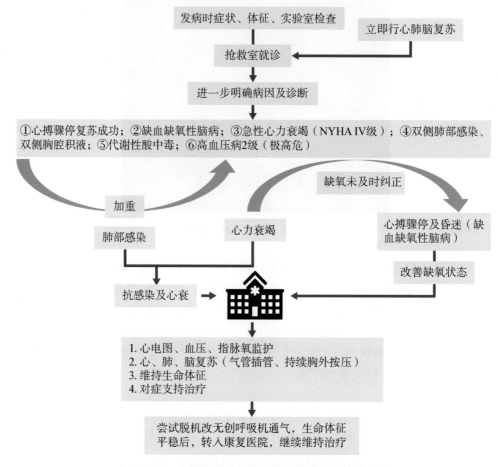

▲ 图 50-4　心搏骤停合并缺血缺氧性脑病诊治流程图

三、讨论与小结

在我国，CA 发生率约 40.7/10 万（95% CI：38.1/10 万～43.3/10 万），总体复苏成功率只有 4.0%，在院外心搏骤停（out-of-hospital cardiac arrest，OHCA）患者中，出院存活率更是仅有 1%。患者为高龄女性，既往有气促病史，近期有夜间气促后憋醒、端坐呼吸情况发作，但患者未积极就医检查，此次夜间无明显诱因出现胸闷、气促，较前加重，说话不成句，伴大汗，考虑为心力衰竭急性发作，结合入院后胸 CT 提示肺水肿、NT-proBNP 升高及心超检查证实心衰诊断。患者发病后与家人打车自行前往我院，来院途中患者家属发现患者症状加重，呼之不应，此时患者家属已无法判断患者是否仍有心跳呼吸。至我院急诊抢救室时测心率、血压测不出，四肢湿冷，神志昏迷，双侧瞳孔散大固定，对光反射消失，判断出需要即刻进行心肺复苏。患者发病至抢救室就诊花费时间过长，且未拨打 120 于途中行紧急抢救，未及时采取心肺复苏及脑保护措施。来到我院后及时行气管插管及呼吸机辅助通气,使用血管活性药,纠正酸中毒,补充循环血容量等急救措施,抢救各环节及医护人员紧密联合协作,保证了抢救操作的有效性。

通常认为,心跳、呼吸停止患者进行 CPR 30 min 后仍未恢复自主循环可放弃抢救,但患者既往生活质量较好,心、肺、脑等基本脏器功能尚可,可适当延长 CPR 时间,积极心肺复苏,仍有抢救成功的概率。该患者心肺复苏成功后转入重症监护室进一步诊治,包括继续呼吸机辅助通气、重组人脑利钠肽及利尿剂改善心功能,结合细菌培养合理使用抗生素,低分子肝素预防血栓等,治疗后患者生命体征较为稳定。但患者神志仍然无法转清,且自主呼吸尚不能满足脱机要求,请神经内科医生会诊后考虑缺血缺氧性脑病引起昏迷可能性大,并与磁共振室协作,在抢救医师施与呼吸球囊辅助通气条件下完善头颅 MRI,提示双重额颞顶枕叶皮质及双侧基底节区多发 DWI 高信号,结合病史考虑缺氧缺血脑病。2008 年由国际复苏联络委员会(International Liaison Committee on Resuscitation,ILCOR)和美国心脏协会(American Heart Association,AHA)等多个相关学会将 CA 患者 ROSC 后出现的病理生理状态统一命名为 PCAS,并将其分成 4 个病理损伤过程:①CA 后脑损伤;②CA 后心肌功能障碍;③全身缺血-再灌注损伤;④持续致病性病因和诱因等。患者于家中突发胸闷气促,家属由于经验不足,未呼叫 120 进行初步救治,而选择发病后一同打车来院,途中患者出现身体不适加重,迟迟未改善患者缺氧状态,最终导致患者持续昏迷状态(缺氧缺血脑病)的产生。因此患者抢救成功之后,如何改善脑神经功能,如何早日脱机并减少药物支持,如何进一步改善患者的生存质量,以及院前急救的科普,是我们需要深思和努力的方向。

综上所述,考虑患者发生心搏骤停的原因为肺部感染加重心衰急性发作,进而引起缺氧,而患者到院途中时间长(未选择呼叫 120 送院或者就近诊治),缺氧症状持续未改善,最终导致了其发生。虽然目前患者心肺复苏成功救治,但缺血缺氧性脑病已经形成,目前可采取的脑保护重点策略包括:①基础检测:连续监测心电、脉搏氧饱和度、中心静脉压、动脉血气、血清乳酸盐、血糖、电解质、尿量、格拉斯哥昏迷评分等。②血流动力学检测:早期血流动力学优化是一种恢复、维持全身氧输送与需求之间平衡的治疗方法。关键在于尽早启动监测措施以及积极采取干预措施,并争取在出现异常状况的几个小时内达到血流动力学优化目标,焦点放在优化前负荷、动脉血氧含量、心肌收缩与全身氧利用上。措施包括输入适当液体,应用强心与血管加压药物,有时可能还要包括输血。③中枢神经系统(脑)监测:脑血流经颅多普勒超声(transcranial Doppler,TCD)检查(脑血流量、脑灌注压、颅内压)、脑 CT 及 MRI、脑电图。

可采取的具体措施包括:①早期目标治疗,确定平均动脉压、中心静脉压、血氧饱和度、尿量及乳酸的合理目标值。②加强心衰治疗,减轻肺水肿,维持动脉血氧饱和度在一定的范围,并逐渐减轻心衰的程度。③机械通气,监测 PaO_2 及 $PaCO_2$ 改变,避免通气不足及过度通气。一旦患者自主呼吸能力到达脱机水平,应尽快脱机尝试自主呼吸或结合无创呼吸机使用,避免呼吸机相关肺炎及其他并发症的产生。④循环的支持及维护,控制血流动力学稳定,不推荐将血压控制在过低状态,避免低血压造成脑灌注不足的再次损伤。⑤如有严重心肌缺血导致急性冠脉综合征,必要时可行冠脉介入治疗或冠脉旁路移植手术。⑥其他持续病理状态的处理,如肺部感染、肺栓塞、脓毒性症、低血容量、电解质紊乱、代谢障碍、能量不足、药物过量导致肝肾功能损害等状态的及时纠正。⑦高压氧治疗,可以提高脑组织血氧张力,改善脑代谢及脑组织氧含量。⑧连续性血液净化治疗。⑨体外膜肺氧合。

四、科主任点评

由于大脑对缺血、缺氧极其敏感,耐受性差,心肺复苏后即使自主循环恢复,大部分患者颅脑损伤已经形成,缺血缺氧性脑病及其并发症是导致患者不良预后的主要原因。且心肺复苏后缺血缺氧性脑病患者平时大多合并严重的原发疾病。本病例中,虽然经及时心肺复苏、控制心衰和肺部感染、维持水电解质酸碱平衡,患者的生命体征稳定,但仍处于昏迷近植物人状态。后期针对患者的脑功能,应尽早进行高压氧舱、针灸等康复促醒,以期获得较好的临床结局。

五、参考文献

［1］Lee B K, Jeung K W, Song K H, et al. Prognostic values of gray matter to white matter ratios on early brain computed tomography in adult comatose patients after out-of-hospital cardiac arrest of cardiac etiology ［J］. Resuscitation, 2015, 96:46-52.

［2］Callaway C W, Donnino M W, Fink E L, et al. Part 8: Post-Cardiac Arrest Care: 2015 American Heart Association Guidelines Update for Cardiopulmonary Resuscitation and Emergency Cardiovascular Care ［J］. Circulation, 2015, 132(18 Suppl 2):S465-S482.

［3］中国腹部提压心肺复苏协作组. 腹部提压心肺复苏专家共识［J］. 中华急诊医学杂志,2013,22(9):957-959.

［4］Kralj E, PodbregarM, Kejžar N, et al. Frequency and number of resuscitation related rib and sternum fractures are higher than generally considered ［J］. Resuscitation, 2015, 93:136-141.

［5］Collaborating Groups of Chinese abdominal lifting compression CPR. Consensus on abdominal lifting compression cardiopulmonary resuscitation ［J］. Chin J Emerg Med, 2013, 22(9):957-959.

［6］Wang L X, Meng Q Y. The abdomen is indispensable for cardiopulmonary resuscitation: on the superior it and complementation of the chest vs. the abdomen for cardiopulmonary resuscitation ［J］. Med J Chin PLA, 2017, 42(2):117-121.

［7］中国研究型医院学会心肺复苏学专业委员会. 2018 中国心肺复苏培训专家共识［J］. 中华危重病急救医学,2018,30(5):385-400.

［8］Feng X F, Hai J J, Ma Y, et al. Sudden cardiac death in mainland China: a systematic analysis ［J］. Cire Arrhythmia Electrophysiol, 2018, 11(11):e006684.

作者:舒麟渊、甄诚、封启明

审阅专家:周全红

案例 51

鱼刺伤感染的创伤弧菌脓毒血症

一、疾病概述及诊疗进展

创伤弧菌，又名海洋弧菌，是一种生活在海洋中的嗜温嗜盐的革兰氏阴性菌，具有机会致病性，2006 年 8 月被 *Emerging Infectious Diseases* 杂志列入"最危险的细菌"之列。创伤弧菌脓毒症常年散发，具有较明显的区域性和季节性：在我国主要流行于台湾地区、香港地区、大陆东南沿海等；发病多在 3～11 月间，尤其夏季海面水温在 23～29℃时为发病高峰，少数病例也可见于寒冷水域。近 20 年来，全球创伤弧菌坏死性皮肤和软组织感染的报告数量不断上升，许多科学家认为这与全球气候变暖有关，较高的海水温度促进了创伤弧菌在沿海水域的传播，导致其地理范围扩大，感染率增加。此外，随着海产品养殖和全球海产品贸易的增加，淡水环境中检测出创伤弧菌的报道也越来越多：2014 年，广州市对生食水产品创伤弧菌的污染状况进行调查发现，生食淡水鱼的创伤弧菌检出率高达 67.5%；2019 年，复旦大学附属中山医院报道了 1 例淡水虾蜇伤相关的创伤弧菌感染。

创伤弧菌感染人体主要通过两种途径。一种是通过食用生的或未完全煮熟的海产品，如龙虾、蚌、鱼刺身等，寄生在海产品中的创伤弧菌通过消化系统进入人体。如果患者只表现为腹痛、腹泻等消化道症状，症状较轻，则一般无需住院；若病原体通过胃肠道入血，则可暴发脓毒血症，主要表现包括急起发热、寒战、休克和典型血性大疱样皮损。原发性脓毒血症患者多于 48 h 内进展为脓毒性休克及多脏器功能衰竭，病死率超过 50%。二是因破损皮肤接触到污染的海水或海产品导致机体感染，表现为肢体局部的皮肤、肌肉坏死等，亦可迅速发展为继发性脓毒血症，危及生命，需要截肢。回顾性研究发现，免疫功能低下的人群更易受到创伤弧菌感染，如慢性肝病、肾病、糖尿病、恶性肿瘤患者等。

目前，由于创伤弧菌发病率较低且常呈散发的特点，关于诊断和治疗创伤弧菌感染的研究多以回顾性病例分析为主。往往由于感染者一开始不够重视，临床医师的诊治经验相对缺乏，常错过黄金治疗时间。因此，早期识别创伤弧菌感染至关重要。

由于临床上部分病例无明确海水或海产品接触史，依据《创伤弧菌脓毒症诊疗方案(2018)》，当存在以下情况时，不论患者是否有明确海水或海产品接触史，可做出创伤弧菌脓毒血症的早期临床诊断：①24～48 h 内皮肤、肌肉损害快速进展，肢体局部剧烈疼痛、肿胀、皮肤瘀斑、血疱、坏死等，病变数小时内加重、扩展；②全身情况不断恶化，大多 24～48 h 内出现低血压或休克，迅速出现多器官功能衰竭的症状与体征；③4～11 月份发病，可伴腹泻、恶心、呕吐、腹痛、呼吸困难等；④有长期嗜酒或慢性肝病等基础疾病史。

在抗生素选择上,《2023 年度抗菌药物分级治疗指南》推荐三代头孢菌素联合喹诺酮类药物治疗 7～10 天效果最佳。对于因创伤感染创伤弧菌的患者,早期清创和必要时截肢能及时清除创伤弧菌分泌的毒素,并能解决抗菌药物无法在感染组织内达到有效水平的问题,对改善创伤弧菌感染患者的预后至关重要。翁成杰等对温州医科大学附属第一医院于 2008 年 1 月—2019 年 12 月收治的 67 例创伤弧菌脓毒血症患者进行回顾性分析,发现入院高乳酸和肌酸激酶水平、低白蛋白水平与患者不良预后密切相关,而入院至行外科手术时间间隔≤12 h 的患者预后较好。多项研究亦表明,手术时机对创伤弧菌感染引起的坏死性筋膜炎患者有显著影响,早期手术治疗(入院至行外科手术时间间隔≤12 h)患者的病死率显著低于晚期手术治疗(>12 h)患者。

二、病历资料

1. 病史摘要

患者,男性,85 岁。因"左手肿胀、发黑伴发热 1 天余"入院。2021 年 9 月 12 日上午,患者于家中处理菜场购买的河鱼,被鱼刺刺伤左手大鱼际处,当时有流血。随后出现左手肿胀,患者自行涂抹红花油。约 8 h 后患者被家人发现神志萎靡,反应淡漠,伴发热,体温最高达 40.0℃,有畏寒,无头痛、咳嗽、咳痰、呼吸困难、腹痛等。遂于外院就诊,予破伤风抗毒素、补液等支持治疗。但患者左手肿胀、发黑迅速进展至腕关节以上。为求进一步治疗,9 月 13 日患者前往我院就诊,查血常规:快速 C 反应蛋白 164.27 mg/L↑,白细胞 7.6×10⁹/L,中性粒细胞百分比 85.0%↑。降钙素原>100.0 ng/mL↑。D-二聚体 2.72 mg/L FEU↑。BNP 2151.00 ng/L↑。谷丙转氨酶 92 U/L↑,谷草转氨酶 328 U/L↑,肌酐 309 μmol/L↑,高敏肌钙蛋白 I 0.246 μg/L↑。结合患者症状体征及实验室检查,考虑患者左上肢感染后已出现多器官受损,请急诊骨科会诊,排除骨折后在左侧臂丛神经阻滞麻醉下行左前臂+左手掌切开减压术。术中取样送检伤口分泌物培养及二代测序。9 月 13 日收住急诊 ICU。

既往史:既往否认高血压、糖尿病等慢性病史。2 年余前因右下肢外伤于外院住院治疗,遗留局部皮肤色素沉着,无关节活动障碍。

2. 疾病的演变和抢救经过

患者急诊术后立即收住急诊重症监护病房,予告病危,吸氧,监护心电、血压、指末氧,并监测血糖。9 月 13 日入院后复查。血气分析:pH 7.50↑,PaO₂ 135.00 mmHg↑,PaCO₂ 20.0 mmHg↓,乳酸 3.50 mmol/L↑,全血葡萄糖 6.5 mmol/L↑。血常规:快速 C 反应蛋白 158.66 mg/L↑,血小板 65×10⁹/L↓。降钙素原>100.0 ng/mL↑。肝肾功能:谷丙转氨酶 82 U/L↑,谷草转氨酶 269 U/L↑,碱性磷酸酶 34 U/L↓,乳酸脱氢酶 382 U/L↑,总胆红素 32 μmol/L↑,尿素 22.6 mmol/L↑,肌酐 330 μmol/L↑。BNP 1820.00 pg/mL↑。予亚胺培南-西司他丁钠 1 g q12h 联合利奈唑胺 0.6 g q12h 抗感染,予抗凝、抗炎、护胃、护肝等对症支持治疗。

患者入院后出现少尿,考虑急性肾功能损伤,请肾脏内科会诊。会诊意见:避免肾毒性药物;监测肾功能、尿量、电解质、血气;必要时行连续性肾脏替代治疗(CRRT)。鉴于患者高龄,CRRT 不良反应风险较高,应与家属充分沟通 CRRT 不良反应风险。充分告知家属病情,征得家属知情同意后,于 9 月 14 日开始行床旁 CRRT,模式为 CVVHDF(百希瑞),治疗中予萘莫司他抗凝,超滤水分 1 000 mL。治疗过程平稳。

9月14日伤口分泌物二代测序回报：创伤弧菌。依据相关指南，调整抗感染方案为：左氧氟沙星0.5 g qd，联合头孢哌酮钠舒巴坦钠3 g q8 h。9月15日及9月16日继续行床旁CRRT，同时予输注血浆、白蛋白、血小板支持。

9月15日院内伤口分泌物培养回报：创伤弧菌，药敏提示左氧氟沙星、头孢哌酮钠舒巴坦钠敏感。进一步支持创伤弧菌感染。考虑到患者高龄，创伤弧菌感染毒性极大，目前已出现多功能脏器损伤，经骨科组商量后决定于9月16日行左侧经前臂截断术（开放）。术后予床旁CRRT支持。患者尿量逐渐增加，CRRT方案改为隔天一次，于9月18日和9月20日行床旁CRRT。患者截肢残端渗出减少，尿量逐渐增多，感染指标显著下降，肾功能、心功能逐渐好转，遂停止血透。

3. 治疗结果及预后

患者精神渐好转，左上臂残端渗出明显减少，感染指标显著下降，血小板恢复正常，肾功能、心功能逐渐好转，尿量逐渐恢复正常。治疗期间生化指标变化如表51-1所示。

表 51-1　患者入院后炎症指标、肾功能、心功能变化情况

	白细胞 （×10^9/L）	血小板 （×10^9/L）	C反应蛋白 （mg/L）	降钙素原 （ng/mL）	肌酐 （μmol/L）	乳酸脱氢酶 （U/L）	BNP （ng/L）
9月12日	12.5	94	97.74	>100	223	3.9	2 151
9月13日	7.5	65	158.66	>100	330	3.5	/
9月15日	8.6	43	142.53	>100	308	1.6	811
9月16日	10.3	55	67.3	/	281	0.8	533
9月17日	6.7	55	55	/	317	0.7	314
9月18日	7.2	70	52.84	11.15	206	/	341
9月19日	11.8	134	28.11	3.13	148	1.1	159
9月20日	8.9	148	14.16	1.94	167	0.9	134

4. 诊治流程图

创伤弧菌脓毒症诊治流程如图51-1所示。

三、讨论与小结

患者为高龄男性，起病急，进展快，来院时已出现休克状态，各项实验室检查提示多器官功能衰竭。经抢救室多学科协作，入院当天对患者进行了左前臂＋左手掌切开减压术，术中完成样本采集。术后收住急诊重症监护室，予继续经验性抗感染（亚胺培南联合利奈唑胺）、床旁CRRT、对症支持以维持脏器功能，依据病原学报告及时对抗感染方案进行调整，并及时截肢，最终成功挽救了患者的生命。

此次患者发病的病因为河鱼刺刺伤左手大鱼际，河鱼属于淡水鱼，按照既往经验，创伤弧菌属于海洋性细菌，一般存在于海产品中，这提示淡水中开始出现海洋性细菌。这可能与近年来全球气候变暖、海平面升高、海水倒灌有关，此外，随着海产品养殖越来越多，淡水环境中检测出创伤弧菌的报道也越来越多。因此，我们在接诊被淡水鱼虾刺伤后出现肢体感染的患者时，也不能排除海洋性细菌感染的可能。

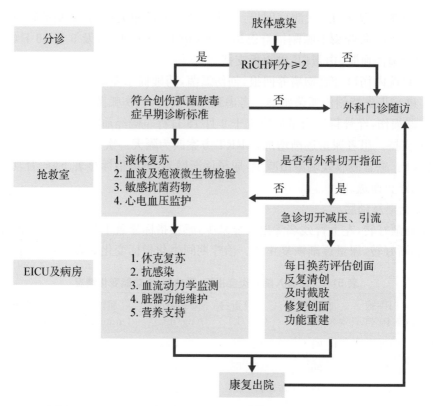

注:RiCH 评分依据:①快速进展的肢体病损;②低血压;③既往慢性肝病、嗜酒或免疫功能不全病史。
以上每项为 1 分。当 RiCH 评分≥2,需进入抢救室,启动创伤弧菌抢救 MDT 小组。

▲ **图 51-1　创伤弧菌脓毒症诊治流程图**

对于感染的患者,病原学检查是临床确诊的金标准。血液、渗出液、水疱液、脑脊液等培养均可分离出创伤弧菌。由于医院微生物培养的时间相对较长(5～7 天),应用抗菌药物后标本培养可能为阴性。因此,依赖细菌学培养结果进行诊断,不仅耗时长,阳性率偏低,会延误病情。近年来发展的宏基因组二代测序技术,是一种快速、准确的新型病原学检测方法,可以通过对特定标本中所有核酸序列进行测序,在较短时间内(1～2 天)检测出感染病原体,指导临床调整抗菌药物。本病例中,我们在急诊手术中将患者坏死组织中的渗液送检二代测序,次日就检测出创伤弧菌,及时对抗感染方案进行了调整。

一旦做出创伤弧菌感染的初步诊断,应早期、联合、足量应用抗菌药物治疗。《创伤弧菌脓毒症诊疗方案(2018)》推荐,应用三代头孢菌素联合喹诺酮类药物治疗 7～10 天效果最佳。此外,在早期经验性联用抗生素的基础上,应尽早对创伤弧菌脓毒血症患者进行切开减张、引流的外科治疗。病情严重者,尤其是血清肌酸激酶明显升高、肌肉坏死严重者,适时截肢可以提高患者存活率。本病例中,在细菌培养证实创伤弧菌感染后,考虑到患者高龄、多脏器功能受损,及时进行了截肢手术。术后患者炎症指标显著下降,血小板显著上升,心功能、肾功能均在较短的时间内明显好转。证实适时的截肢是避免该患者死亡的重要措施。

目前,创伤弧菌的致病机制尚不十分明确。研究认为,创伤弧菌脓毒血症及多脏器功能衰竭与宿主环境耐受、铁摄取、细胞损伤与细胞毒作用、毒力的调控均存在关系。尚待进一步的基础研究来证实。

综上所述,在夏秋季流行季节,对出现皮肤软组织感染并迅速进展、皮肤坏死的患者,应仔细询问患者进食海鲜或处理河海产品史,对早期正确识别该疾病有重要意义。病程中出现瘀斑、张力性水疱、筋膜坏死和脓毒症休克可能是预后不良的危险因素。对存在瘀斑、筋膜坏死和多脏器功能损伤的创伤弧菌感染患者,尽早实施外科筋膜切开减压甚至及时截肢是抢救生命的关键。

四、科主任点评

患者为高龄男性,平素身体一般状况欠佳,此次鱼刺伤后出现左手肿胀,并在 24 h 内迅速进展,呈现脓毒血症及休克状态,病情十分紧急、复杂、危重。多学科团队协作对疾病进行综合诊治发挥了关键作用。急诊抢救室医生迅速判断患者病情,维持患者生命体征稳定,并及时请骨科医生会诊,短时间内完成左前臂+左手掌切开减压术,局部清除了患者的坏死组织,为缓解患者疾病进展起到了重要作用。术后急诊重症监护病房的医生予严密观察,每日精细计算并控制出入量。患者出现急性肾功能不全、少尿,并心功能不全,肾脏内科在评估后予以床旁血透,清除炎性因子、减轻容量过负荷。在明确创伤弧菌感染后,急诊重症监护病房的医生及时调整抗生素,予积极脏器功能支持。骨科医生每日评估患者创面,及时截肢。经过多学科的协作,患者多个脏器功能逐渐好转,最终撤离血透。此病例的成功救治对以后临床遇到河海产品刺伤后快速进展的肢体感染具有非常好的借鉴意义。

五、参考文献

［1］洪广亮,卢才教,赵光举,等.创伤弧菌脓毒症诊疗方案(2018)[J].中华急诊医学杂志,2018,27(6):594-598.

［2］Wang Q, Fu S, Yang Q, et al. The Impact of Water Intrusion on Pathogenic Vibrio Species to Inland Brackish Waters of China [J]. Int J Environ Res Public Health, 2020,17(18):6781.

［3］Lin I C, Hussain B, Hsu B M, et al. Prevalence, Genetic Diversity, Antimicrobial Resistance, and Toxigenic Profile of Vibrio vulnificus Isolated from Aquatic Environments in Taiwan [J]. Antibiotics (Basel), 2021,10(5):505.

［4］Leng F, Lin S, Wu W, et al. Epidemiology, pathogenetic mechanism, clinical characteristics, and treatment of Vibrio vulnificus infection: a case report and literature review [J]. Eur J Clin Microbiol Infect Dis, 2019,38(11):1999-2004.

［5］Arici E, Evald A, Holmgaard D B, et al. [Amputation of an arm due to infection with Vibrio vulnificus after beach holiday][J]. Ugeskr Laeger, 2017,179(48):V05170403.

［6］Yun N R, Kim D M. Vibrio vulnificus infection: a persistent threat to public health [J]. Korean J Intern Med, 2018,33(6):1070-1078.

［7］翁成杰,王玉萍,施若霖,等.创伤弧菌脓毒症患者的预后影响因素分析[J].中华急诊医学杂志,2021,30(5):612-616.

［8］Elnahla A, Attia A S, Toraih E, et al. Prognostic Factors of Mortality in Vibrio vulnificus Sepsis and Soft Tissue Infections: Meta-Analysis [J]. Surg Infect (Larchmt), 2021,22(9):928-939.

作者:贺星星、封启明
审阅专家:周全红

重症肺炎合并Ⅱ型呼吸衰竭及感染性休克

一、疾病概述及诊疗进展

重症肺炎(severe pneumonia,SP)是由不同病因、不同病原菌引起的肺组织(细支气管、肺泡、间质)炎症发展到一定疾病阶段恶化、加重形成,可导致器官功能障碍,甚至危及生命。急性呼吸衰竭(acute respiratory failure,ARF)是重症肺炎的严重并发症之一,通常由于肺部感染严重影响了气体交换功能,导致身体无法充分获取 O_2 或排出 CO_2 而发生的情况。感染性休克(septic shock,SS)是指各种病原微生物及其代谢产物(内毒素、外毒素)导致机体免疫失调,微循环障碍及细胞、器官功能损害的综合征,病死率在 40% 以上。当患者同时患有重症肺炎和感染性休克时,情况更为严重。对于重症肺炎合并脓毒症休克的患者,早期的抗生素使用要遵循经验性抗生素与目标抗生素续贯的选择原则。在对患者进行支持性治疗(如液体复苏、血管活性药物等)以维持循环稳定和器官功能的同时,尽早进行病原体的检测和确定,对于制订有效的治疗方案和改善预后至关重要。嗜麦芽窄食假单胞菌和解甘露醇罗尔斯顿菌都是耐药性较强的病原体,可引起严重的医院感染,尤其是对重症肺炎患者,可能会造成严重并发症。这两种病原体联合感染在临床上极其少见,病情极易发生迅速进展,如果未得到有效控制,治疗期间很可能需要体外膜肺氧合(ECMO)等手段纠正缺氧及减轻心脏负荷,且预后不佳。目前国内外成功救治的类似病例未见报道。

二、病历资料

1. 病史摘要

患者,男,69 岁。该患者为呼吸道嗜麦芽窄食假单胞菌＋解甘露醇罗尔斯顿菌联合感染,起病急骤,进展迅速,症状表现为重症肺炎、Ⅱ型呼吸衰竭、感染性休克、多器官功能障碍综合征(multiple organ dysfunction syndrome,MODS)。入院后即刻予以气管插管、有创呼吸机辅助通气、镇静治疗。同时送检呼吸道、泌尿道微生物培养＋药敏试验,以及中心静脉血培养。

2. 疾病的演变过程和抢救经过

患者入院时检验结果:降钙素原(PCT)>100.00 ng/mL,IL-6>5 000 ng/L,C 反应蛋白(CRP)253.11 mg/L,白细胞(WBC)45.4×10⁹/L,血小板计数(PLT)40×10⁹/L。凝血酶原时间 24.6 s,D-二聚体 133.99 mg/L FEU,肌酐 306 μmol/L,同时合并严重代谢性酸中毒、Ⅱ型呼吸衰竭,我们判断是重症肺炎(图 52-1)、感染性休克、MODS,经验性予以美罗培南抗感染治疗,同时维持循环、纠正脏器功能不全及持续床旁血液净化等治疗。期间多次行床旁纤维支气管镜下吸痰、灌洗、支气管肺泡灌洗液（bronchoalveolar lavage fluid，BALF）送检等，培养见嗜麦芽窄食假单胞菌＋解甘露醇罗尔斯顿菌，痰培养见近平滑假丝酵母，加用伏立康唑抗感染。经治疗，患者病情逐渐好转：PCT 0.43 ng/mL，IL-6 9.99 ng/L，CRP 3.96 mg/L，WBC 8.48×10⁹/L，PLT 220×10⁹/L，凝血酶原时间 12.8 s，D-二聚体 5.9 mg/L FEU，肌酐 94 μmol/L。各项辅助检查结果趋于正常。于入院第 10 天，结合患者各项血液指标及胸部 CT（图 52-2），我们尝试由有创机械通气过渡为无创机械辅助通气及高流量湿化氧疗，同时加强护理及翻身拍背，后患者成功脱机。

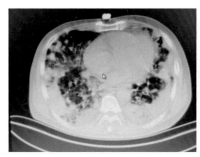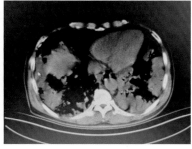

▲ 图 52-1　入院早期，胸部 CT 提示：两肺多发感染，重症肺炎

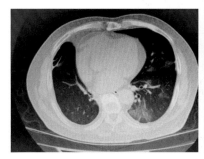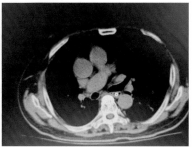

▲ 图 52-2　经个体化治疗 10 天后，胸部 CT 示：患者肺部炎症明显吸收

3. 治疗结果及预后

经治疗，患者病情逐渐好转，各项辅检结果趋于正常，治疗后期的床旁纤维支气管镜检查，可见气道分泌物明显减少、管腔通畅（图 52-3）。患者出院前已完全脱机，神志清楚。可

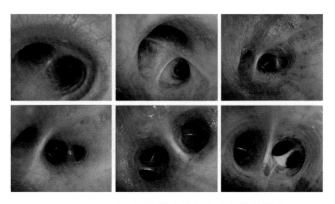

▲ 图 52-3　治疗后期的床旁纤维支气管镜检查

对答,可自主吞咽,格拉斯哥昏迷评分(GCS)为15分。四肢肌力Ⅴ级。预后良好。

4. 诊治流程图

重症肺炎合并Ⅱ型呼吸衰竭及感染性休克诊疗流程如图52-4所示。

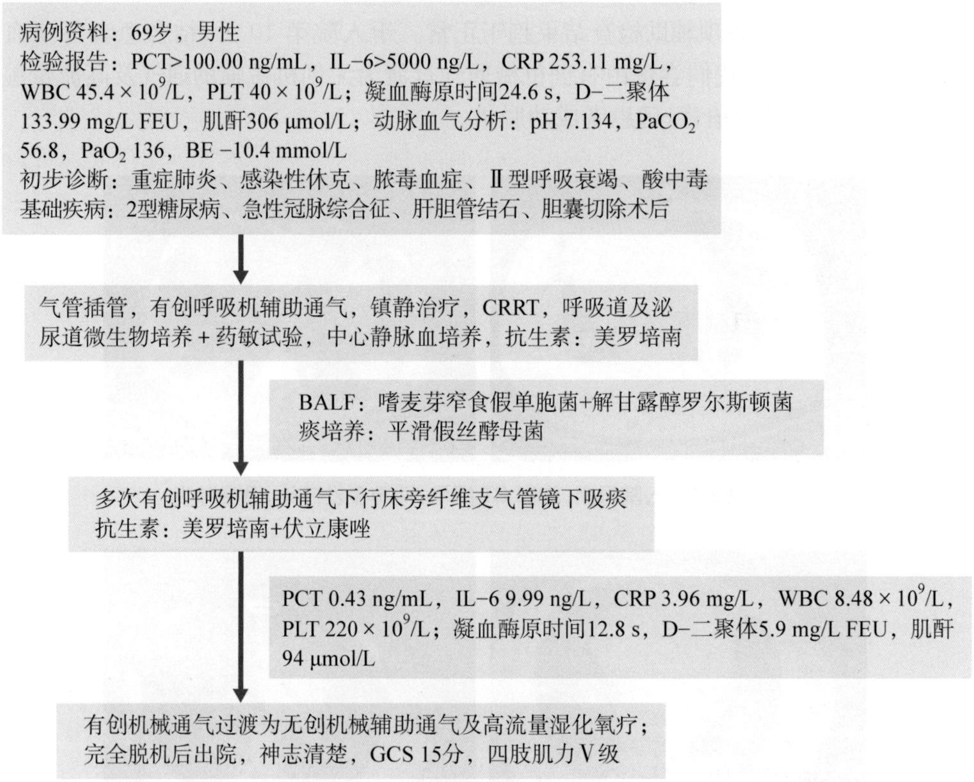

病例资料:69岁,男性
检验报告:PCT>100.00 ng/mL,IL-6>5000 ng/L,CRP 253.11 mg/L,
WBC 45.4×10⁹/L,PLT 40×10⁹/L;凝血酶原时间24.6 s,D-二聚体
133.99 mg/L FEU,肌酐306 μmol/L;动脉血气分析:pH 7.134,PaCO₂
56.8,PaO₂ 136,BE -10.4 mmol/L
初步诊断:重症肺炎、感染性休克、脓毒血症、Ⅱ型呼吸衰竭、酸中毒
基础疾病:2型糖尿病、急性冠脉综合征、肝胆管结石、胆囊切除术后

↓

气管插管,有创呼吸机辅助通气,镇静治疗,CRRT,呼吸道及泌
尿道微生物培养+药敏试验,中心静脉血培养,抗生素:美罗培南

BALF:嗜麦芽窄食假单胞菌+解甘露醇罗尔斯顿菌
痰培养:平滑假丝酵母菌

↓

多次有创呼吸机辅助通气下行床旁纤维支气管镜下吸痰
抗生素:美罗培南+伏立康唑

PCT 0.43 ng/mL,IL-6 9.99 ng/L,CRP 3.96 mg/L,WBC 8.48×10⁹/L,
PLT 220×10⁹/L;凝血酶原时间12.8 s,D-二聚体5.9 mg/L FEU,肌酐
94 μmol/L

↓

有创机械通气过渡为无创机械辅助通气及高流量湿化氧疗;
完全脱机后出院,神志清楚,GCS 15分,四肢肌力Ⅴ级

▲ 图 52-4　重症肺炎合并Ⅱ型呼吸衰竭及感染性休克诊疗流程图

三、讨论与小结

重症肺炎患者有创呼吸机通气,不停机状态下联合床旁纤维支气管镜,行肺泡灌洗、负压抽吸,这种治疗方式操作难度高,需临床医生严格做病情评估,并且要求操作熟练。操作时需要有专人负责密切监测生命体征,随时向操作医生汇报患者的情况,便于操作医生根据患者生命体征的变化觉得是否需要及时退出纤维支气管镜,确保患者安全。

采用机械通气降阶梯的方式,用无创呼吸机辅助通气及高流量湿化仪氧疗逐步代替有创呼吸机,并且有效脱机,为重症肺炎患者的机械通气治疗方案提供了新的思路。这一操作方法具备很强的可借鉴性及可推广性,但要注意掌握拔管时机,不能盲目拔管、再插管,以免影响医疗质量和安全。

嗜麦芽窄食假单胞菌+解甘露醇罗尔斯顿菌联合感染导致的重症肺炎,合并Ⅱ型呼吸衰竭、感染性休克、MODS,本病例所报道的罕见菌群感染的救治经验,在国内外未见报道。解甘露醇罗尔斯顿菌属于伯克菌科罗尔斯顿菌属,是一种非发酵、专性需氧的革兰氏阴性杆菌。该菌广泛分布于自然界,尤其在温暖、潮湿的环境下易生长繁殖,能在低营养环境下生存。在致病机制方面,解甘露醇罗尔斯顿菌可引起多种感染,包括菌血症、脑膜炎、导管相关感染、呼吸道感染、腹膜腔感染和肾移植感染等。研究表明,该菌可以生长并黏附于静脉导管表面形成生物膜,导致反复迁延性感染。解甘露醇罗尔斯顿菌主要感染免疫力低下、有多种基础疾病的患者,并且易引起院内感染。因此,对于免疫力低下、有多种基础疾病的患者,特别是囊性纤维化患者,应警惕解甘露醇罗尔斯顿菌的感染。

痰培养出现嗜麦芽窄食假单胞菌(嗜麦芽窄食单胞菌)感染的原因可能有以下几点:①嗜麦芽窄食单胞菌是一种条件致病菌,它广泛分布于自然界,包括水、土壤、植物根系和动物体内等。如果患者的免疫力较低,身体对细菌的抵抗能力减弱,这种细菌就有可能导致感染。②当皮肤或黏膜存在破损时,嗜麦芽窄食单胞菌有可能通过这些伤口进入体内,从而引发感染。③长期使用抗生素可能导致身体内的菌群失调,使得嗜麦芽窄食单胞菌有机会大量繁殖,进而引发感染。此外,留置中心静脉导管、慢性呼吸道疾病、低蛋白血症、既往长期接受广谱抗菌药物治疗和住院时间长(尤其是重症监护病房)等也可能是感染的危险因素。

嗜麦芽窄食假单胞菌和解甘露醇罗尔斯顿菌联合感染是一种复杂的临床情况,这两种细菌都具有各自的耐药机制和感染特点。当面对这种联合感染时,治疗需要考虑细菌种类、耐药机制、感染部位以及患者的临床状况等多个因素。美罗培南是一种广谱的碳青霉烯类抗生素,对多种革兰氏阳性菌和阴性菌都具有较强的抗菌活性,它主要通过抑制细菌细胞壁的合成来发挥抗菌作用。在治疗过程中,需要密切监测患者的临床状况和实验室检查结果,以及时调整治疗方案。

四、科主任点评

该病例属于肺部罕见菌联合感染所致重症肺炎、Ⅱ 型呼吸衰竭、感染性休克、MODS。病变进展迅速,发展为 MODS,结合患者年龄因素、多种基础疾病,住院期间病死率高。我科室针对该患者进行了个体化诊疗方案,除抗炎、扩容、纠正心脏前后负荷因素外,在患者使用气管插管、呼吸机辅助通气情况下,使用床旁纤维支气管镜技术,进行灌洗、抽吸被感染肺炎的病灶支气管。有效遏制并逆转了重症肺炎的发展,减少了抗生素使用时间,缩短了住院天数,患者亦得到了很好的治疗转归。

据 *Front Microbiol* 期刊报道,研究人员使用 Pacific Biosciences 测序平台对 98 名慢性阻塞性肺疾病(chronic obstructive pulmonary disease,COPD)患者和 27 名健康对照者的痰液样本中的全长 16S rRNA 基因进行了表征。结果发现,解甘露醇罗尔斯顿菌在肺部感染加重者中检出率显著增加 4.94 倍($P = 0.005$)。研究结果表明,该种细菌对有基础病的患者致病力强。

该病例治疗期间,在机械通气的序贯治疗上,也是一大亮点。从有创呼吸机到脱机拔管后使用无创呼吸机,以及后期的高流量呼吸湿化氧疗仪使用,既满足了患者的病情需求,又保证了患者脱机成功。该病例上的救治经验值得进一步研究和推广。

五、参考文献

[1] Zhang L, Li S, Yuan S, et al. The Association Between Bronchoscopy and the Prognoses of Patients With Ventilator-Associated Pneumonia in Intensive Care Units: A Retrospective Study Based on the

MIMIC-IV Database ［J］. Front Pharmacol, 2022,13:868920.

［2］ Mikacenic C, Fussner L A, Bell J, et al. Research Bronchoscopies in Critically Ill Research Participants: An Official American Thoracic Society Workshop Report ［J］. Ann Am Thorac Soc, 2023,20(5):621-631.

［3］ Patrucco F, Failla G, Ferrari G, et al. Bronchoscopy during COVID‐19 pandemic, ventilatory strategies and procedure measures ［J］. Panminerva Med, 2021,63(4):529-538.

［4］ Wang Z, Liu H, Wang F, et al. A Refined View of Airway Microbiome in Chronic Obstructive Pulmonary Disease at Species and Strain-Levels ［J］. Front Microbiol, 2020,11:1758.

［5］ Said M, van Hougenhouck-Tulleken W, Naidoo R, et al. Outbreak of Ralstonia mannitolilytica bacteraemia in patients undergoing haemodialysis at a tertiary hospital in Pretoria, South Africa ［J］. Antimicrob Resist Infect Control, 2020,9(1):117.

［6］ Ma J, Zhang C, Dang K, et al. Spherical pneumonia caused by Ralstonia mannitolilytica: a case report and literature review ［J］. BMC Pulm Med, 2023,23(1):20.

［7］ Lucarelli C, Di Domenico E G, Toma L, et al. Ralstonia mannitolilytica infections in an oncologic day ward: description of a cluster among high-risk patients ［J］. Antimicrob Resist Infect Control, 2017, 6:20.

［8］ Souza D C, Palmeiro J K, Maestri A C, et al. Ralstonia mannitolilytica bacteremia in a neonatal intensive care unit ［J］. Rev Soc Bras Med Trop, 2018,51(5):709-711.

作者:孙建、王冬莲、周敏杰、封启明

审阅专家:周全红

泌尿道结石继发败血症合并急性多脏器功能衰竭、嗜铬细胞瘤

一、疾病概述及诊疗进展

在我国，尿路结石的患病率为 6.5%，而老年人尿路结石患病率为 27.3%。泌尿系结石常可有肾绞痛、急/慢性肾功能衰竭、结石梗阻伴发感染等并发症。而输尿管结石嵌顿后常造成上尿路梗阻，进一步导致尿路感染，严重情况下可引起尿脓毒症、感染性休克，甚至多脏器功能衰竭，若不及时抢救，病情会迅速恶化，病死率可高达 28.3%～41.1%。脓毒症可导致器官功能障碍，是老年人的主要死亡原因之一。2016 年，美国重症医学会将脓毒血症重新定义为：感染引起宿主反应失调的危及生命的器官功能障碍，脓毒症相关性器官功能衰竭评价(SOFA)得分≥2 分即可诊断。

早期治疗是成功救治尿脓毒症患者的关键，提倡早期解除梗阻、规范使用抗生素、重视辅助治疗、开展多学科合作。尿源性脓毒血症的致病菌以革兰氏阴性菌为主，其中以大肠埃希菌最为常见。临床治疗首选抗菌谱广、抗菌能力强、覆盖面广的抗菌药物，必要时推荐早期使用碳青霉烯类抗生素，以达到控制感染、缩短病程以及防止病情迅速恶化的目的。对于结石引起的尿源性脓毒症，通过对梗阻进行减压来控制源头至关重要。目前最常见的两种减压方式为经皮穿刺肾造瘘和经尿道输尿管镜下逆行双 J 管置入术。这两种方案创伤小、操作简单、安全、有效，早期干预效果良好，可以互为补充。

感染诱发的老年多器官功能障碍综合征(infection-induced multiple organ dysfunction syndrome in the elderly, i‐MODSE)是指老年人(≥65 岁)在器官老化和患有多种慢性疾病的基础上，由感染激发、短时间内序贯或同时发生 2 个或 2 个以上器官功能障碍或衰竭。i‐MODSE 的总体治疗原则：在积极控制感染、维持循环稳定的基础上，尽快评估器官功能，及早治疗首发的器官功能不全，阻断连锁反应；治疗强调整体观念，以保护重要器官(心、肺、肾、脑等)的功能为首要目的；在多个器械或管路支持治疗时，需加强动态监测，同时注意多病共患、多种药物同时使用的合理性和个体化原则。

二、病历资料

1. 病史摘要

患者，男性，87 岁，因"腰痛 3 天，恶心、呕吐伴发热 1 天"于 2023 年 2 月 10 日入院。患者 3 天前出现腰部疼痛，以左侧为著，放射至背部，为酸痛感，弯腰加剧，平躺时稍缓解。1 天前患者出现恶心、呕吐胃内容物多次，伴发热、畏寒、寒战，最高体温 39℃，自服退烧药(具体

不详)后体温降至正常至我院急诊就诊,查泌尿系超声提示左肾左输尿管积水,双肾微小结石。为进一步诊治收住入院。追问病史,患者既往有反复泌尿系统感染病史,曾于 2022 年 1 月在我科住院,期间行抗感染治疗后好转。

既往史:患者有高血压史十余年,最高血压 160 mmHg/95 mmHg,口服降压药,血压控制在 140 mmHg/80 mmHg 左右。有冠心病史十余年,服用琥珀酸美托洛尔缓释片、阿司匹林肠溶片、单硝酸异山梨酯缓释胶囊,近期无胸闷、心悸。有高脂血症史 20 余年,服用瑞舒伐他汀钙片。2011 年有胆石症、胆囊切除术、胆总管切开取石术、急性胰腺炎史。有前列腺增生症史 20 余年,服用可多华、保列治。有腔隙性脑梗死个人史 7 年。

入院体征:体温 37.7℃,血压 96 mmHg/65 mmHg,心率 87 次/min,呼吸频率 20 次/min。神清,气平,营养中等,查体合作。全身皮肤黏膜无黄染,无瘀点、瘀斑。双瞳孔等大等圆,对光反应灵敏。鼻唇沟对称,伸舌居中。颈软,颈静脉无怒张。胸廓无畸形,双肺呼吸音粗,未及干、湿啰音。心率 87 次/min,律齐,杂音(一)。腹软,无压痛、反跳痛,无肌卫,肝脾肋下未及,移动性浊音(一)。左肾区叩击痛,左输尿管行径压痛(+),右侧肾区无叩击痛,右输尿管行径压痛(一)。双下肢轻度水肿。四肢肌力、肌张力正常,双侧病理征(一)。

入院检查如下。2 月 13 日血培养、中段尿培养、肾造瘘引流液培养示:大肠埃希菌。其他实验室检查如表 53-1、表 53-2 所示。

表 53-1 患者治疗前后各实验室指标变化(炎症指标、肝功能、肾功能)

	炎症指标			肝功能			肾功能
	SOFA 评分	WBC (×10⁹/L)	CRP (mg/L)	PCT (ng/mL)	ALT (U/L)	AST (U/L)	TBil (μmol/L)	Cr (μmol/L)
治疗前	7 分	12.0	117.3	86.16	634	545	51.8	265
治疗后	2 分	7.1	8.49	0.153	32	27	8.2	124

表 53-2 患者治疗前后各实验室指标变化(尿常规、心脏指标、儿茶酚胺浓度、凝血功能)

	尿常规		心脏指标		儿茶酚胺浓度		凝血功能	
	WBC (个/μL)	RBC (个/μL)	cTnI (μg/L)	NT-proBNP (ng/L)	MN (pg/mL)	NMN (pg/mL)	D-二聚体 (mg/L FEU)	PT (s)
治疗前	793	20	22.5	25 300	4 826	283.6	65.12	17.3
治疗后	20	43	0.36	5 620	537.2	100.4	2.84	11

注:MN,甲氧基肾上腺素;NMN,甲氧基去甲肾上腺素。

CT 检查结果示:左输尿管上段结石伴梗阻上方扩张积水,右肾上腺肿块(图 53-1)。

2. 疾病的演变过程和抢救经过

患者入院时 SOFA 评分为 7 分(肌酐 265 μmol/L,2 分;血小板 45×10⁹/L,3 分;胆红素 51.8 μmmol/L,2 分),结合患者有明确泌尿系感染,考虑脓毒血症,入院后予头孢噻肟抗炎及补液支持等治疗。患者入院当日夜间突发寒战,体温上升至 39℃ 以上,伴恶心、呕吐 1 次胃内容物,无腹痛、腹泻。查体:腹软无压痛,左肾区叩击痛,左输尿管行径压痛(+)。复查血炎症指标较前显著上升(白细胞 37.3×10⁹/L,中性粒细胞百分比 93.1%、降钙素原>

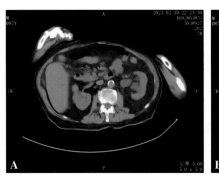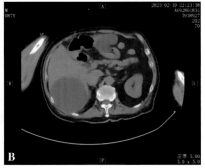

▲ 图 53-1　CT 检查结果

(A)左侧输尿管上段梗阻伴积水;(B)右肾上腺肿块。

100 ng/mL),肝、肾、心、凝血功能指标较前明显恶化(白蛋白 27 g/L,谷丙转氨酶 667 U/L,总胆红素 51 μmol/L,尿素 27.9 μmol/L,肌酐 343 μmol/L,高敏肌钙蛋白 I 22.5 μg/L,NT-proBNP＞35 000 ng/L,血小板 33×10^9/L,凝血酶原时间 20.2 s,D-二聚体 88.2 mg/L FEU)。SOFA 评分上升到 9 分。血、尿及造瘘液培养为同一菌种。患者病情进展迅速,考虑合并急性肾功能衰竭伴代谢性酸中毒、脓毒血症、多脏器功能障碍综合征(肝、肾、心、凝血系统),予告病危,并紧急组织多学科团队(MDT)治疗。泌尿外科医生立即行输尿管镜下双 J 管置入术,但因操作时导丝受阻,操作未成功。由于患者病情危重,不解除梗阻无法控制感染,生命垂危,紧急联系超声科主任,予超声引导下经皮左侧肾盂穿刺造瘘术(采用一步法置入 8F 猪尾引流管),操作顺利。同时联系感染科、血液科、肾脏科、营养科会诊,予以升级抗生素为美罗培南联合替考拉宁,输注冷沉淀,稳定循环,新活素抗心衰,左卡尼汀改善能量代谢,输注白蛋白营养支持等治疗。但患者仍出现尿量逐步减少,2 月 13 日起无尿,血清肌酐值上升至 425 μmmol/L,伴胸闷、气促。查体:两肺布满湿啰音,双下肢明显凹陷性水肿,心衰不能纠正,请肾脏内科会诊,于 2 月 14 日起行床旁连续性肾脏替代治疗(CRRT)。经治疗后患者体温下降,尿量增加,胸闷气急好转,两肺湿啰音明显减少,下肢水肿消退,肝肾功能明显改善,于 2 月 26 日起停止 CRRT。

3 月 3 日起患者出现反复发作性意识模糊,发作时伴血压骤升(血压最高可达 234 mmHg/140 mmHg)和心率增快(最快心室率达 170~180 次/min),未经处理,约 5 min 左右血压又下降至 55 mmHg/47 mmHg,发作时查甲氧基肾上腺素 4 826 pg/mL,甲氧基去甲肾上腺素 283.6 pg/mL,考虑"嗜铬细胞瘤",请内分泌代谢科、心内科、泌尿外科会诊,考虑患者高龄,手术风险大,予以 α 受体阻滞剂口服保守治疗。3 月 12 日凌晨 5:00 患者突发呼之不应,心电监护提示室速、室颤,即刻予以心外按压,胺碘酮静滴抗心律失常治疗后转为窦律,神智恢复。后予以 α 受体阻滞剂(特拉唑嗪)和胺碘酮维持,患者病情稳定,血压维持在 100 mmHg/55 mmHg~140 mmHg/65 mmHg,于 4 月 10 日出院。该患者出院 1 月余后于外院行肾结石和输尿管结石微创手术治疗,手术顺利。目前患者居家生活,病情稳定。

3. 治疗结果及预后

症状:患者无发热,无腰痛,血压基本正常,无发作性血压骤升骤降,每日尿量 1 200~

1 600 mL。

体征：患者神志清楚，呼吸平稳，双肺呼吸音粗，未及干、湿啰音。心率 68 次/min，律齐，杂音(一)。双肾区无叩击痛，双输尿管行径无压痛，双下肢无水肿。

实验室检查：患者治疗后炎症指标、肝肾心功能、凝血功能及儿茶酚胺浓度均较前明显好转，如表 53-1 和 53-2 所示。

4. 抢救/诊治流程图

泌尿道结石继发败血症合并急性多脏器功能衰竭诊治流程如图 53-2 所示。

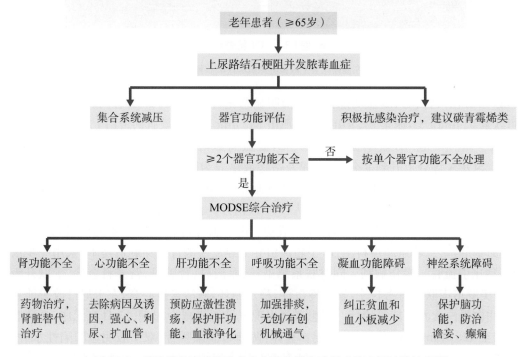

▲ 图 53-2　泌尿道结石继发败血症合并急性多脏器功能衰竭诊治流程图

三、讨论与小结

上尿路结石是造成上尿路梗阻、引起肾盂内压力急剧升高的重要原因，此时细菌及其毒素通过各种途径进入血液循环，引起脓毒血症，并导致严重的全身中毒症状，最终出现感染性休克及多器官功能衰竭。早期微创操作下置管引流解除结石梗阻，减轻肾盂内压力，避免毒素进一步蓄积，从根源上逆转尿脓毒血症形成的病理机制。本例患者入院时有发热、腰痛，血常规检查提示血白细胞总数、C 反应蛋白及降钙素原明显升高，血、尿及造瘘液培养为同一菌种(大肠埃希菌)，腹部 CT 提示左侧输尿管结石伴积水，故尿源性脓毒症诊断明确。入院时 SOFA 评分 7 分，患者入院后 24 h 病情迅速恶化，炎症指标急剧上升，SOFA 评分最高达 14 分，提示合并多脏器功能障碍(肝、肾、心、凝血系统)，病情危重，一旦延误治疗，病死率高。而确诊尿脓血症后的早期引流是抢救的关键。目前临床上常用的肾集合系统减压方法有双 J 置入术和肾造瘘术。该患者入院后在输尿管镜下双 J 管置入术失败的情况下，立即予以经皮左侧肾盂穿刺造瘘术，解除了梗阻。大肠埃希菌是尿脓毒血症常见的致病菌，予以美罗培南联合替考拉宁抗炎治疗疗效显著。研究显示,脓毒症患者血降钙素原明显升高或血小板下降均提示病情不佳,而血小板计数减少则提示病情危重。本例患者入院后降钙素原连续数天>100 ng/mL,血小板最低 33×10^9/L,提示该患者病情危重。本例患者入院后出现静息状态下胸闷、气急、少尿至无尿、疲乏、食欲缺乏等症状,存在感染诱发的老年多器官功能障碍综合征(i-MODSE),我们在入院第二天组织了包括感染科、泌尿外科、超声科、肾脏科、血液科、营养科等多科室会诊,予以输注冷沉淀、稳定循环、新活素抗心衰、保护肝功能、CRRT、输注白蛋白营养支持等。经治疗,患者病情好转,SOFA 评分降至2分。

该患者的抢救经过证实了以微创手术为中心的多学科协作模式是治疗泌尿道结石继发败血症合并急性多脏器功能衰竭治疗的有效手段。

除此以外,本例患者在病情好转期间又出现嗜铬细胞瘤的发作伴严重心律失常,提示老年患者基础疾病多,病情复杂多变,在治疗期间不能因病情好转而掉以轻心,必须密切观察患者的生命体征变化并经常与家属沟通,随时准备好应对突发病情变化。在治疗的选择上需考虑到患者的年龄、身体情况、专科会诊意见及患者和家属的意愿,该患者的嗜铬细胞瘤经讨论后予以内科保守治疗,取得了良好的效果。

在整个治疗过程中,患者因多次濒临死亡风险,故出现明显的紧张、焦虑情绪,在治疗中予以患者适当的心理支持和疏导也是非常重要的。

四、科主任点评

泌尿道结石是老年人泌尿道感染的常见诱因。上尿路结石梗阻并发尿脓毒症,病情急、重、凶险。由于老年人重要脏器储备功能差,很容易进入脏器功能障碍不可逆转阶段,最终危及生命。有研究显示,尿脓毒症病死率高达30%～40%,对于结石引起的尿脓毒血症,单纯抗感染治疗一般很难控制病情进展,往往需要急诊手术引流。因此,对其早期识别、及时干预非常重要,应及时行泌尿系统减压及合理的抗菌药物应用,同时,MDT 治疗是救治成功的关键。老年人基础疾病多且复杂多变,在治疗期间必须密切观察患者的生命体征变化,根据患者的具体情况,予以个体化的治疗措施。

五、参考文献

[1] 曾国华,麦赞林,夏术阶,等.中国成年人群尿石症患病率横断面调查[J].中华泌尿外科杂志,2015,36(7):528-532.

[2] Levy M M, Evans L E, Alhazzani W, et al. Outcomes of the surviving sepsis campaign in intensive care units in the USA and Europe: a prospective cohort study [J]. Lancet Infect Dis, 2012,12(12): 919-924.

[3] Singer M, Deutschman C S, Seymour C W, et al. The third international consensus definitions for sepsis and septic shock (Sepsis3)[J]. Jama, 2016,315(8):801-810.

[4] Bag S, Kumar S, Taneja N, et al. One week of nitrofurantiontion before perctaneous nephrolithotomy significantly reduces upper tract infection and urosepsis: a prospective controlled study [J]. J Urol, 2011,77(1):45-49.

[5] Reinhart K, Bauer M, Riedemann NC, et al. New approaches to sepsis: molecular diagnostics and biomarkers [J]. Clin Microbiol Rev, 2012,25(4):609-634.

［6］Dellinger R P, Levy M M, Rhodes A, et al. Surviving sepsis campaign: international guidelines for management of severe sepsis and septic shock, 2012［J］. Intensive Care Med, 2013,39(2):165-228.

［7］聂军,黄鑫,罗卫平,等.输尿管结石梗阻并发尿脓毒血症45例早期急诊处理经验总结［J］.临床医学研究与实践,2023,8(35):5-8.

［8］边素艳,曹丰,程庆砾,等.感染诱发的老年多器官功能障碍综合征诊治中国专家共识［J］.中华老年多器官疾病杂志,2018,17(1):3-15.

作者:陆燕、王蓓芸、郭起浩

审阅专家:包玉倩

案例 54
重症肺炎合并多脏器功能衰竭

一、疾病概述及诊疗进展

重症肺炎(SP)是由肺组织(细支气管、肺泡、间质)炎症发展到一定疾病阶段,恶化加重形成,引起器官功能障碍甚至危及生命。重症肺炎的病死率高达30%~50%,可导致严重的并发症,加重医疗和经济负担。SP的发病机制尚未明确,一般认为与炎症反应、微循环灌注障碍、氧化应激损伤、免疫失衡、细胞凋亡等有关。

重症肺炎的诊断目前多采用美国传染病学会(IDSA)/美国胸科学会(ATS)制订的重症肺炎判定标准,包括2项主要标准和9项次要标准,符合1项主要标准或≥3项次要标准者即可诊断。主要标准:①气管插管需要机械通气;②感染性休克积极液体复苏后仍需要血管活性药物。次要标准:①呼吸频率≥30次/min;②氧合指数≤250 mmHg;③多肺叶浸润;④意识障碍和(或)定向障碍;⑤血尿素氮≥20 mg/dL;⑥白细胞减少症(WBC<4×10⁹/L);⑦血小板减少症(PLT<100×10⁹/L);⑧体温降低(中心体温<36℃);⑨低血压需要液体复苏。

根据《中国急诊重症肺炎临床实践专家共识》(本案例下文简称《共识》)中的建议,目前选择大环内酯类药物(而不是氟喹诺酮类药物)联合β-内酰胺类药物作为社区获得性重症肺炎住院患者的经验性抗生素治疗。对于经聚合酶链式反应(polymerase chain reaction, PCR)证实的流感患者使用奥司他韦,而对于PCR无法证实流感的患者,建议在流感季节经验性使用奥司他韦。对于有社区获得性重症肺炎和误吸危险因素的患者,《共识》建议采用标准的社区获得性肺炎治疗方案,而不是针对厌氧菌的特异性治疗;建议检测降钙素原结合临床评估,以控制重症社区获得性肺炎患者的抗生素治疗时间。此外,若患者出现休克,建议使用皮质类固醇,甲基醋酸泼尼松龙每12小时0.5 mg/kg,持续5天。对于不需要立即插管的社区获得性重症肺炎合并急性低氧性呼吸衰竭患者,建议使用高流量鼻氧(high-flow nasal oxygen,HFNO)代替标准氧,而不需要立即插管的持续性低氧性呼吸衰竭患者可选择无创机械通气(non-invasive ventilation,NIV)。

感染诱发的老年多器官功能障碍综合征(i-MODSE)是指老年人患感染性疾病(如重症肺炎、腹腔脓肿、急性坏死性胰腺炎、化脓性胆囊炎、肠道感染等)后,诱导机体发生过度的全身性炎症反应(免疫激活),继而机体的免疫调控紊乱,发展至广泛的免疫抑制,序贯或同时出现2个或2个以上器官功能障碍或衰竭的临床综合征。其特点有:①常在器官功能受损基础上发生;②感染(尤其是肺部感染)常是主要诱因(占64%~74%);③器官衰竭顺序与原患慢性病相关，以肺、心脏居多；④临床表现与衰竭器官受损程度常不平行，易延误诊治；⑤临床过程多样，病程迁延；⑥受累器官多且难以完全逆转。

二、病历资料

1. 病史摘要

患者，女性，96 岁，为长期卧床住院病人，住院期间于 2022 年 8 月 27 日 21:10 进食后突发呼吸微弱，血压下降。查体：神志欠清，呼吸微弱，10 次/min，血压 77 mmHg/41 mmHg，口唇及肢端发绀，双肺可及干、湿啰音。心率 88 次/min，律不齐，腹软，肝脾肋下未触及。双下肢无水肿。

患者既往有冠心病，心律失常（房性早搏、室性早搏），心功能 III 级；2 型糖尿病；高血压病 3 级（极高危），脑梗死后遗症；下肢动脉硬化闭塞症等病史。

入院检查：实验室及影像检查如图 54-1A 和表 54-1 所示。

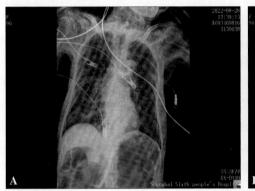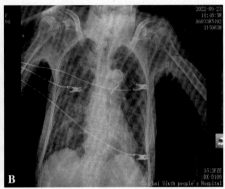

▲ 图 54-1　治疗前后胸片

（A）治疗前：两肺慢支、肺气肿，右肺炎症，左下肺外带钙化结节可能，主动脉弓钙化；（B）治疗后：两肺慢支、肺气肿，右肺炎症较前吸收，左下肺外带钙化结节可能，主动脉弓钙化。

8 月 28 日心电图报告：窦性心律，II 度房室传导阻滞，房室交界性逸搏，ST 段压低（II III AVF 水平型压低 0.15 mV），T 波改变（II III AVF V4～V6 倒置双向）。

2. 疾病的演变过程和抢救经过

患者发病后立即予以清理气道，加强护理和监护、禁食禁药、积极抗感染（头孢他啶）、无创呼吸机辅助通气改善氧合、兴奋呼吸（呼吸兴奋剂），血管活性药物升压稳定循环（多巴胺），拮抗炎症反应（乌司他丁、地塞米松），改善心肌代谢及肾功能（左卡尼汀），营养支持（低蛋白血症给予白蛋白）、输注血浆免疫支持，纠正电解质紊乱（氯化钾、补液改善高渗），抗凝（低分子肝素），血糖升高予以密切监测并予以降糖治疗（小剂量胰岛素静脉滴注），预防应激性溃疡（奥克），并随访血指标、心电图、胸片，监测生命体征，监测血糖。患者氧合差，无法脱离呼吸机，予以经外周静脉穿刺中心静脉置管术，并请营养科指导静脉高营养支持治疗方案；请感染科会诊，升级抗生素为美罗培南。9 月 6 日患者中段尿培养发现热带念珠菌，菌落计数：10 万 cfu/mL，请药剂科会诊加用氟康唑治疗。9 月 14 日复查炎症指标好转，予以降级抗生素为头孢他啶。9 月 26 日停用氟康唑。治疗过程中患者血压逐步回升至（110～120）mmHg/（50～60）mmHg，多巴胺逐步减量，至 9 月 21 日停用，血压维持于（140～

150)mmHg/(70~80)mmHg。患者 SpO$_2$ 维持于 97%～100%，鼻导管吸氧及无创呼吸机交替使用。患者 9 月 15 日出现口腔黏膜出血及左前臂瘀斑，查血小板 53×10^9/L↓，停用低分子肝素。9 月 22 日患者血压 170 mmHg/85 mmHg，肺部湿啰音增多，考虑心功能不全予以异山梨酯、去乙酰毛花苷治疗改善心功能。

3. 治疗结果及预后

症状：患者无发热，少量咳嗽、咳痰，鼻导管吸氧及无创呼吸机辅助通气交替，心电监护 SpO$_2$ 98%～100%，血压回升，停用多巴胺。口腔黏膜出血好转。血糖监测 8～10 mmol/L。

体征：血压 146 mmHg/70 mmHg，神志清，呼吸平稳。偶有对答。双肺可及湿啰音，较前减少。心率 72 次/min，律齐。腹(一)，双下肢无水肿。

实验室检查：患者治疗后各指标均较前明显好转，如图 54-1B 和表 54-1 所示。

表 54-1 患者治疗过程中各指标变化

	8 月 28 日	9 月 5 日	9 月 16 日	9 月 26 日
pH	7.45	7.45	7.45	7.36
PaCO$_2$(mmHg)	42	31.6	39.1	35.4
PaO$_2$(mmHg)	29	63.20	130.00	111.30
SpO$_2$(%)	59	91	98.4	97.9
全血碱剩余(mmol/L)	4.7	−1.6	2.6	−5.2
快速 C 反应蛋白(mg/L)	43.48	9.15	4.12	10.4
白细胞(×10^9/L)	10.5	9.0	6.7	5.9
红细胞(×10^9/L)	4.12	3.58	2.71	2.65
血红蛋白(g/L)	125	108	85	81
血小板(×10^9/L)	107	124	53	91
中性粒细胞(%)	92.2	86.3	91.6	85.9
降钙素原(ng/mL)	3.2	1.22	0.074	0.097
白介素-6(pg/mL)	1793	37.22	18.41	43.72
白蛋白(g/L)	29	23.5	32.7	28.9
前白蛋白(g/L)	213	107	153	185
谷丙转氨酶(U/L)	108	37	12	29
谷草转氨酶(U/L)	66	21	16	23
尿素氮(mmol/L)	38.9	14.0	8.7	10.3
肌酐(μmol/L)	147	33	18.5	25.3
尿酸(μmol/L)	468	149	91	89

（续表）

	8 月 28 日	9 月 5 日	9 月 16 日	9 月 26 日
血清钾（mmol/L）	3.20	3.59	3.58	4.48
血清钠（mmol/L）	158	141	134	131
血清氯（mmol/L）	121	109	98	95
高敏肌钙蛋白（μg/L）	3.141	0.117	0.035	0.024
NT-proBNP（ng/L）	11 600	3 180	1 030	896
凝血酶原时间（s）	15.1	12.7	12.3	13.6
D-二聚体（mg/L FEU）	2.91	2.43	1.62	3.63
血糖（mmol/L）	17.8	/	/	8.6

4. 诊治流程图

重症肺炎合并多脏器功能衰竭的诊治流程如图 54-2 所示。

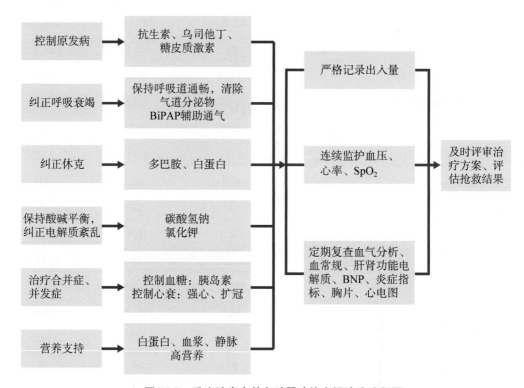

▲ 图 54-2　重症肺炎合并多脏器功能衰竭诊治流程图

三、讨论与小结

高龄重症肺炎患者及早合理应用抗菌药物治疗十分关键。初始经验性抗感染治疗方案应采用覆盖所有可能致病菌的药物，比如一种碳青霉烯类或广谱青霉素/β-内酰胺酶抑制剂,也可使用三代或更高级别的头孢菌素。通常采用阶梯治疗策略,对于金黄色葡萄球菌、铜绿假单胞菌、克雷伯菌属或厌氧菌等容易导致肺组织坏死的致病菌所致的感染,建议疗程≥2 周。广谱抗生素使用中易出现二重感染及耐药,需定期采集合格标本寻找病原体证据,结合药敏,调整抗菌药物方案。该患者采用碳青霉烯类抗生素(美罗培南)联合抗真菌药(氟康唑),肺部感染得到显著控制。

糖皮质激素能降低合并感染性休克肺炎患者的病死率,故感染性休克的患者可遵循感染性休克的处理原则,适量短程使用小剂量糖皮质激素。该患者采用的是小剂量的地塞米松(2.5 mg/d)治疗,但是对于高龄并伴有糖尿病的老人,需密切监测血糖,及时调整降糖药物的使用。对于该患者感染时出现血糖明显升高,权衡利弊的前提下,予以个体化的激素治疗是可行的。

重症肺炎患者 PaO_2 迅速降低,不足以维持机体耗氧需求,需通过机械通气增加肺顺应性、防止肺泡塌陷,保证血氧分压,改善患者血气指标。无创呼吸机具有安全性高的应用优势,在老年重症肺炎基础治疗上应用无创呼吸机可有效优化疗效、改善患者临床指标、减轻患者炎症反应、促进其病情恢复。该患者在发病即刻予以无创呼吸机辅助通气对于病情改善起到了重要作用,证实了在高龄重症肺炎老人使用无创呼吸机的重要性。

老年人基础疾病多,脏器储备功能差,免疫功能低下,引起重症肺炎的细菌内毒素可促进白介素-6、肿瘤坏死因子-α(tumor necrosis factor,TNF-α)等炎性递质释放并经级联反应诱发系统性炎症反应综合征,引起多脏器的功能衰竭。乌司他丁可抑制过度炎症反应;降低肺表面活性蛋白水平,改善肺功能,有效提高重症肺炎患者氧合指数;拮抗多种蛋白酶活性调节炎症反应及氧化应激,保护脏器功能、减轻器官损伤。该患者在抗生素治疗同时予以乌司他丁抑制过度炎症反应,改善患者多器官的损伤。

衰老是吸入性肺炎的重要危险因素,高龄、脑卒中、神经退行性疾病等均可导致衰弱。由于长期卧床的老人极易出现误吸而导致肺炎的发生,故应采取多项干预措施预防误吸,如取 30°～45°半卧位进食,经皮胃造口管和鼻胃管肠道喂养,促胃动力药使用等。护理团队的支持尤为重要。

总之,超高龄老人重症肺炎救治需密切观察临床表现、生命体征,血生化指标、微生物学、胸部影像学,及早干预,多管齐下,维护脏器功能、减轻器官损伤,改善预后。

四、科主任点评

营养不良、长期卧床(>3 个月)、伴有多种基础疾病都是老年重症感染的危险因素,这些老人常常不可避免地出现各种衰弱综合征而导致临床并发症的发生。识别可能发生重症感染的高危患者,尽早临床评估并予以干预,有助于改善疾病的转归。而老年人群各器官功能逐渐减退,合并多种基础疾病,自身免疫功能低下,进食中误吸极易进展为重症肺炎,一旦并发多脏器功能衰竭则预后不佳。合适而有效的抗生素、小剂量激素,可抑制炎症反应、保护脏器功能,适当的器械辅助治疗也是非常重要的治疗措施,但是老年人最大特点就是治疗矛盾多,不良反应大,并发症多,治疗必须根据老年人具体情况采用个体化治疗方案,并联合多学科团队辅助治疗来改善患者的预后。

五、参考文献

［1］中国医师协会急诊医师分会.中国急诊重症肺炎临床实践专家共识[J].中国急救医学,2016,36(2)：97-107.

［2］Martin-Loeches I, Torres A, Nagavci B, et al. ERS/ESICM/ESCMID/ALAT guidelines for the management of severe community-acquired pneumonia [J]. Intensive Care Med, 2023, 49 (6): 615-632.

［3］边素艳,曹丰,程庆砾,等.感染诱发的老年多器官功能障碍综合征诊治中国专家共识[J].中华老年多器官疾病杂志,2018,17(1):3-15.

［4］中国医师协会急诊医师分会,中国研究型医院学会休克与脓毒症专业委员会.中国脓毒症/脓毒性休克急诊治疗指南(2018)[J].中国急救医学,2018,38(9):741-756.

［5］《乌司他丁用于临床常见急危重症的专家共识》专家组.乌司他丁用于临床常见急危重症的专家共识[J].中国全科医学,2023,26(26):3207-3219.

［6］Allami A, Kianimajd S, Mavandadi S, et al. Evaluation of domperidone efficacy to prevent aspiration pneumonia in patients with acute ischemic stroke: a randomized clinical trial [J]. Acta Neurol Belg, 2022,122(5):1337-1342.

作者:金俊、王蓓芸、郭起浩

审阅专家:包玉倩

案例 55

房间隔缺损术后异位妊娠合并重度肺动脉高压

一、疾病概述及诊疗进展

肺动脉高压(PH)是指由多种异质性疾病(病因)和不同发病机制所致肺血管结构或功能改变,引起肺血管阻力和肺动脉压力升高的临床和病理生理综合征,继而发展成右心衰竭甚至死亡。PH 患者在围术期的病死率为 4％～24％。

PH 的临床分类包括以下 5 种:①动脉性肺动脉高压(pulmonary arterial hypertension, PAH);②左心疾病所致的肺动脉高压;③肺部疾病和(或)低氧所致肺动脉高压;④慢性血栓栓塞性肺动脉高压和(或)其他肺动脉阻塞性疾病所致的肺动脉高压;⑤原因未明和(或)多因素导致的肺动脉高压。

WHO 将肺动脉高压患者的机体功能分为 4 级:Ⅰ级,有肺动脉高压但体力活动不受限,日常体力活动无气短、乏力、胸痛或黑矇;Ⅱ级,有肺动脉高压,体力活动轻度受限,休息时无不适,但日常活动会出现气短、乏力、胸痛或近乎晕厥;Ⅲ级,有肺动脉高压,体力活动明显受限,休息时无不适,但小于日常活动量会出现气短、乏力、胸痛或近乎晕厥;Ⅳ级,有肺动脉高压,不能进行任何体力活动,有右心衰竭的征象,休息时可有气短和(或)乏力,任何体力活动都可加重症状。当肺动脉高压者分级达到Ⅲ、Ⅳ级,6 分钟步行距离<400 m,症状有进展,出现晕厥或有右心衰竭症状者,预后一般较差。

PH 的诊断主要依据以下 3 个方面:①临床表现:PH 的临床症状缺乏特异性,主要表现为进行性右心功能不全的相关症状,包括疲劳、呼吸困难、胸闷、胸痛和晕厥等。②血流动力学诊断标准:在海平面静息状态下,平均肺动脉压≥25 mmHg;超声心动图测得的肺动脉收缩压在 35～50 mmHg 之间为轻度,在 50～70 mmHg 之间为中度,>70 mmHg 为重度。③其他诊断性检查:心电图、肺功能和动脉血气、胸部 CT、肺动脉造影、血液学检查等,有家族史可行基因检测。

PH 的治疗主要从以下几个方面着手。

(1) 一般措施:①患者在药物治疗的基础上进行运动康复训练;②育龄期女性患者避孕;③PAH 患者接受流感病毒或肺炎疫苗注射以预防感染;④给予患者社会心理支持。

(2) 基础治疗:抗凝、利尿、氧疗、地高辛及其他心血管药物治疗。

(3) 特异性治疗:①钙通道阻滞剂(calcium channel blocker,CCB):心率偏慢者使用硝苯地平和氨氯地平,心率偏快者用地尔硫。②内皮素受体拮抗剂(endothelin receptor antagonist,ERA):波生坦、安立生坦。③5 型磷酸二酯酶抑制剂(phosphodiesterase type 5

inhibitor，PDE5i）：西地那非、伐地那非等。④可溶性鸟苷酸环化酶（soluble guanylate cyclase，sGC）激动剂：利奥西呱可单独或与一氧化氮（nitric oxide，NO）协同提高血浆中的环磷酸鸟苷（cyclic guanosine monophosphate，cGMP）水平，引起血管舒张和抗重塑作用。⑤前列环素类似物和前列环素受体激动剂：依前列醇、曲前列尼尔等。

（4）球囊房间隔造口术（balloon atrial septostomy，BAS）。

（5）肺移植和心肺联合移植。

（6）其他类型 PH 治疗：注重基础疾病、原发疾病的治疗以及对症治疗等。随着 PAH 特异性疗法的发展，PAH 患者的 5 年生存率由 35％显著提升至 60％。

二、病历资料

1. 病史摘要

现病史：主诉停经 43 天。一般情况：身高 160 cm，体重 52 kg，神志清楚，查体配合。体征：腹部压痛，口唇发绀，呼吸较急促（20 次/min），心率 80 次/min。

辅助检查：①妇科超声：左卵巢旁混合性肿块，盆腔积液。②血人绒毛膜促性腺激素（human chorionic gonadotropin，HCG）：1 231.7 U/L。③心电图：窦性心律，提示右心室肥大，ST 段压低（Ⅱ Ⅲ AVF V2~V4 导联水平型、下斜型压低 0.05~0.1 mV）；T 波改变（Ⅱ Ⅲ AVF V1~V5 导联双向倒置），QT 间期延长（图 55-1）。④心超：房间隔缺损封堵术后，未见明显房水平分流，右心房、右心室扩大，肺动脉扩张（肺动脉内径 78 mm），重度肺动脉高压（95 mmHg），M 型 EF 67％（表 55-1）。

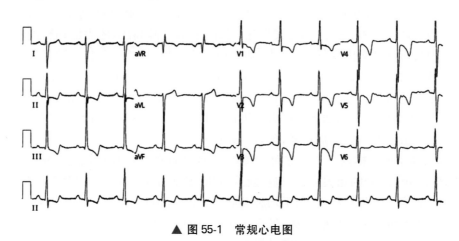

▲ 图 55-1　常规心电图

表 55-1　心脏超声检查结果

检查项目	常规心脏超声检查
检查部位	
检查所见	2007 年于外院行房间隔缺损封堵术。ICU 床旁检查：M 型、二维超声：右房右室扩大，左房左室大小正常范围。室间隔变平，RVIDd：47 mm。房间隔可见封堵器回声，位置可，未见明显房水平分流。左肺动脉内径 30 mm，右肺动脉内径 31 mm。左室壁各节段运动正常，二尖瓣无增厚，舒张期开放无受限，收缩期关闭时对位对合可。主动脉瓣为三叶瓣瓣叶无增厚，收缩期开放无受限，

（续表）

| 检查所见 | 舒张期关闭时对位对合佳。三尖瓣瓣叶无增厚,舒张期开放无受限,收缩期关闭时对位对合欠佳。肺动脉瓣瓣叶无增厚,收缩期开放无受限,舒张期关闭时对位对合佳。左室后壁后的心包腔液性暗区宽度:舒张期:3 mm。左室后侧壁侧的心包腔液性暗区宽度:舒张期:6 mm。下腔静脉内径约 21 mm,呼吸塌陷率大于 50%,估测右房压 10~15 mmHg. 彩色多普勒超声:房间隔封堵器边缘未见残余分流,未见明显室水平分流,可见 TR(轻度~中度),PR(轻微),MR(轻度),AR(轻微)花色血流图形。DTI‑S:Ea/Aa 11.3/10.0 cm/s,Sm:12.7 cm/s。 |

项目名称	结果	男	女	项目名称	结果	男/女
主动脉内径(mm)	29	<40	<36	FS(%)	38	>25
左房前后径(mm)	31	<40	<35	肺动脉内径(mm)	78	18~24
室间隔厚度(mm)	9	8~12		PASP(mmHg)	95	—
D 期左室前后径(mm)	35	<55	<50	E/A	71/64	>1
左室后隔厚度(mm)	9	8~12		M 型 EF(%)	67	>50
S 期左室前后径(mm)	22			IVRT(ms)		<100
LVMI(g/m²)		<116		A‑AR(ms)		>45
双平面 EF(%)		>50		单平面 EF(%)		>50
心腔横径×上下径(mm×mm)	LA:36×62,RA:43×61,LV:34×73,RV:64×99					

注:RVIDd,右心室舒张期内径;TR,三尖瓣返流;PR,肺动脉瓣返流;MR,二尖瓣返流;AR,主动脉瓣返流;DTI‑S,收缩期多普勒超声图像;Ea/Aa,二尖瓣环运动频谱比;E/A,二尖瓣口血流频谱比;PASP,肺动脉压;EF,射血分数;LV,左心室;LA,左心房;RV,右心室;RA,右心房。空白处无检查结果。

2. 疾病的演变过程和抢救经过

患者因"无明显诱因下阴道出血"至某医院就诊,血 HCG 1 231.7 U/L。NT‑proBNP 1 060.0 g/L。左卵巢大小约 32 mm×25 mm×20 mm,其旁见一混合回声区,范围约 52 mm×39 mm×31 mm,形态不规则,边界欠清晰,内回声不均匀,未见明显血流信号,子宫直肠陷凹见游离无回声区,前后径约 35 mm,子宫前方见游离无回声区,前后径约 14 mm,诊断为"异位妊娠可能"。患者房间隔缺损封堵术后,心超示:肺动脉收缩压 96 mmHg,肺动脉内径 73 mm,左室射血分数 66.15%。

诊断为:①先天性心脏病,房间隔缺损封堵术后,心房水平未见残余分流;②右房、右室显著增大,重度肺动脉高压伴中度三尖瓣反流;③肺动脉主干呈瘤样扩张,左右肺动脉显著增宽,中重度肺动脉反流;④微量心包积液。拟行"开腹探查＋患侧输卵管切除术"。考虑患者病情危重,麻醉手术风险高,故转入我院进一步诊治。

入院第二天 8:30,患者推入手术室,入室后发现口唇发绀,呼吸较急促,25~30 次/min,监测示:SpO₂ 78%,血压 102 mmHg/62 mmHg,心率 70 次/min。予吸氧,随即开放一路外周静脉,超声引导下行右颈内静脉和桡动脉穿刺置管,监测动脉血压。静脉麻醉药、镇痛药、强心药、血管活性药等抽取稀释备用。9:20 患者经面罩吸氧(4 L/min),3 min 后 SpO₂ 升至 97%,静注咪达唑仑 1 mg,舒芬太尼 5 μg,行超声引导下腹横肌平面(transversus abdominis plane，TAP)神经阻滞，左右两侧分别注射 0.4％罗哌卡因 20 mL，共 40 mL；5 min 后测试患者下腹部的痛觉稍微减退，血流动力学无明显变化；进行静脉全麻缓慢诱导，依托咪酯 10 mg，丙泊酚 50 mg，舒芬太尼 20 μg，罗库溴铵 30 mg，过程平稳，生命体征无明显波动。呼吸机控制呼吸：采用容量控制模式，400 mL/次，10～12 次/min，呼气末二氧化碳分压（$P_{ET}CO_2$）保持在 28～30 mmHg，FiO_2 80％。维持麻醉使用吸入 1.5％七氟烷和静脉微泵注入瑞芬太尼 0.5 mg/h，中间根据患者手术进行和血流动力学情况分次静注丙泊酚 20～30 mg，麻醉深度维持在 0.8～1.0 MAC，诱导后静脉多巴酚丁胺、去甲肾上腺素、曲前列尼尔泵注维持正常血流动力学。

9:35～10:20 患者行"开腹探查＋患侧输卵管切除术"，术中生命体征平稳。10:25 患者术后带气管导管转入 ICU 进一步监测及治疗。

3. 治疗结果及预后

患者口唇发绀明显缓解，术前、术中及术后转入 ICU 过程中生命体征稳定。患者转入 ICU 即刻监护示：SpO_2 97％，心率 83 次/min，血压 111 mmHg/61 mmHg。

辅助检查。血气分析：pH 7.38，$PaCO_2$ 36.0 mmHg，PaO_2 73.0 mmHg。血常规：红细胞 $3.95×10^{12}$/L，血红蛋白 123 g/L。心肌酶谱：心肌肌钙蛋白 I 0.012 μg/L，肌酸激酶同工酶 1.2 μg/L，肌红蛋白 20.7 μg/L。

治疗结果：患者于入院第二天入 ICU，一般情况可，常规心电监护和有创动脉监测，呼吸机支持，给予对症抗炎、制酸、补液营养支持处理，氟比洛芬酯镇痛治疗。于入院第 7 天转出重症监护病房至妇科普通病房，入院第 9 天患者一般情况良好，生命体征平稳，超声心动图显示肺动脉压为 65 mmHg，予以出院。

4. 诊治流程图

房间隔缺损术后异位妊娠合并重度肺动脉高压诊治流程如图 55-2 所示。

三、讨论与小结

1. 肺动脉高压危重性及特殊性

本病例为异位妊娠合并 PH，患者随时有发生孕囊破裂大出血、休克的可能。入室后患者有气促、发绀体征，提示患者的心肺功能失代偿，麻醉和手术极可能诱发肺高压危象甚至急性心力衰竭，病情危重。

围术期管理及麻醉方式选择：①麻醉方式：根据患者手术需求可选择全身麻醉、神经阻滞、椎管内麻醉等。椎管内麻醉尤其是硬膜外麻醉可以提供良好的镇痛，扩张外周血管，在一定程度上降低肺动脉高压。但硬膜外麻醉的操作需要患者的配合及一定的时间，这可能加重患者紧张焦虑。椎管内麻醉也可能导致血流动力学的剧烈波动，也可能诱发肺动脉高压危象的发生。因此对于本例患者，在严密监护下，行慢诱导的气管插管全麻是一种较稳妥的麻醉方式，而超声引导下腹壁神经阻滞可以作为加强镇痛、减轻围术期手术应激的辅助麻醉方式。②围术期管理：围术期适当降低肺动脉高压，维持血流动力学稳定，是保证患者安全的关键。同时避免缺氧导致肺血管收缩，避免高碳酸血症、酸中毒、低体温和高气道压力，减少右心室后负荷，保持冠状动脉血流和窦性心律。

2. 危急情况及处理预案

患者危急情况为肺动脉高压危象、急性右心衰等。PH 危象是在 PH 的基础上，发生肺

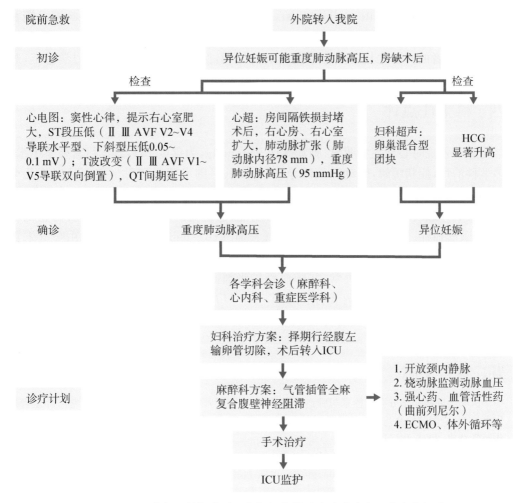

▲ 图 55-2 房间隔缺损术后异位妊娠合并重度肺动脉高压诊治流程图

血管痉挛性收缩、肺循环阻力升高、右心血排出受阻,导致突发性肺高压和低心排血量的临床危象状态。

处理的关键是一方面降低肺动脉压力,另一方面增加心肌收缩力,维持血压,提高心排血量。需要关注以下几个方面:①紧急处理:静注酚妥拉明降低肺动脉压力;吗啡镇痛镇静,减少心肌耗氧,扩张肺血管;去甲肾上腺素维持适当的外周血管阻力及血压,洋地黄类药物的应用可降低心率,增强心肌收缩力,提高心排血量;同时纠正缺氧、酸中毒等。②镇静与肌松剂的应用:术后保持患者绝对安静,避免刺激,在机械通气中可应用药物进行镇静、镇痛和肌松。③应用前列环素类似物和前列环素受体激动剂等降低肺动脉高压。④呼吸机辅助呼吸:吸入较高浓度的氧(不低于 60%)可扩张肺血管,降低肺血管阻力;适当过度通气引起低碳酸血症,可降低肺动脉平均压,减轻右心室后负荷。⑤NO 吸入治疗:NO 可降低肺动脉压、改善血氧。⑥如有必要可以进行双循环(肺循环及体循环)分离调控,使患者缓慢度过应激期。

3. 获得的经验

(1) PH 患者的术前准备及评估涉及多科室,需通力合作;其功能评估[WHO 功能分级、六分钟步行试验(6 minute walking test，6MWT)、心肺运动试验]直接影响围术期并发症及病死率。

(2) PH患者的麻醉尤其要注意原发疾病的处理，保证围术期的血流动力学稳定，避免进一步增加肺动脉压力。

四、科主任点评

此患者入院时心衰症状明显，肺动脉压95 mmHg，为重度PH，急诊行宫外孕手术，经多学科治疗，症状缓解，肺动脉压降至65 mmHg。围术期麻醉医生需要从以下几个方面密切关注：①严密监测，测量有创动脉压、中心静脉压，必要时可放置漂浮导管检测肺动脉楔压，或经食管超声心动图检测右心功能；②避免肺血管阻力的升高：防止低氧血症、高碳酸血症、酸中毒和疼痛；③低潮气量通气(6～8 mL/kg)，谨慎应用呼气末正压；④体温保护；⑤维持适当的全身血管阻力；⑥避免使用抑制心肌的药物，保持前负荷；保持窦性心律，防止心律失常；⑦肺血管扩张剂：曲前列尼尔皮下或者静脉注射，根据肺动脉压力和临床症状来调节剂量；⑧术后ICU严密监护，维持血流动力学稳定，避免液体负荷过重，加强术后镇痛管理。

五、参考文献

［1］中华医学会呼吸病学分会肺栓塞与肺血管病学组,中国医师协会呼吸医师分会肺栓塞与肺血管病工作委员会,全国肺栓塞与肺血管病防治协作组,等.中国肺动脉高压诊断与治疗指南(2021版)[J].中华医学杂志,2021,101(1):11-51.

［2］Blaise G, Langleben D, Hubert B. Pulmonary arterial hypertension: pathophysiology and anesthetic approach [J]. Anesthesiology, 2003,99(6):1415-1432.

［3］Hassoun P M. Pulmonary Arterial Hypertension [J]. N Engl J Med, 2021,385(25):2361-2376.

［4］Ruopp N F, Cockrill B A. Diagnosis and treatment of pulmonary arterial hypertension: A Review [J]. JAMA, 2022,327(14):1379-1391.

［5］Sarkar M S, Desai P M. Pulmonary hypertension and cardiac anesthesia: Anesthesiologist's perspective [J]. Ann Card Anaesth, 2018,21(2):116-122.

［6］Caddigan S, Granlund B. Anesthesia for Patients With Pulmonary Hypertension or Right Heart Failure. 2023 Jan 29. In: StatPearls [Internet]. Treasure Island (FL): StatPearls Publishing, 2024.

作者:韩钧德、焦志华、王爱忠
审阅专家:周全红

手术切除腹膜后巨大淋巴管囊肿

一、疾病概述及诊疗进展

淋巴管囊肿是一种罕见的淋巴管生成性疾病,具有缺乏上皮衬里的厚纤维化壁,通常发生在先天性淋巴系统异生或外科手术(例如盆腔或腹膜后手术)之后。患者多无典型表现,多为体检或手术偶然发现。腹膜后淋巴管囊肿特别少见,通常出现在肾、结肠后和胰尾附近。腹膜后淋巴管囊肿起初不会引起任何症状,当囊肿变得足够大时,它可能会压迫邻近的解剖结构并引起下腹痛、梗阻性尿路病变、下肢淋巴水肿、肠梗阻和静脉血栓形成等。当肿瘤侵犯腹盆腔神经丛、交感干时,可引起腰背或会阴部疼痛;当压迫胃肠道时,可引起腹痛、恶心、呕吐和消化道梗阻等表现;当压迫泌尿道时,可出现尿频、尿急等排尿习惯改变、血尿和肾绞痛等症状。

腹膜后间隙狭深增加了手术难度,且大部分的肿瘤在发现时已经体积巨大,且伴随有周围脏器及血管的包绕,依靠手术完整切除肿瘤具有一定的难度。有研究表明,对于肾脏手术后出现的腹膜后淋巴管渗漏,可以通过经皮淋巴栓塞术达到治疗效果。开放手术始终是首选。随着腹腔镜技术的发展,腹腔镜腹膜后淋巴管囊肿切除术已成为一种可行的选择,具有住院时间短、痛苦小、恢复时间短等优点。

二、病历资料

1. 病史摘要

患者,女,44岁,因"双侧腰背痛3年"入院,入院后完善泌尿系统CT造影,结果提示:后腹膜内可见不规则性低密度无强化占位,最大径125 mm,推移右侧肾脏移位,考虑后腹膜巨大囊肿(淋巴管囊肿可能大)(图56-1);右肾受压移位(图56-2)。

2. 疾病的演变过程和抢救经过

患者于2021年4月13日行腹腔镜下腹膜后病损切除术,术中在肾下极周围见一巨大囊性肿物,长径约12 cm,切开肿物,流出大量浅白色液体后肿物变成皮囊状,沿肿物周围分离过程中见肿物上端与右肾门血管严重粘连,背侧完全与腰大肌及下腔静脉处粘连,同时与输尿管粘连,将肿物与输尿管完全分离开。在分离背侧时,肿物与下腔静脉完全粘连,无法分离开,故沿粘连边缘将肿物切除,但在切除过程中损伤下腔静脉,改开放手术,见下腔静脉有一长约1.5 cm的切口,缝合下腔静脉后,确切止血。术中出血约1500 mL,给予自体血回输,另输血3 U红细胞、800 mL血浆,术后入重症监护病房。病情稳定后转回外科病房进一步治疗,术后病理提示:腹膜后脉管瘤。

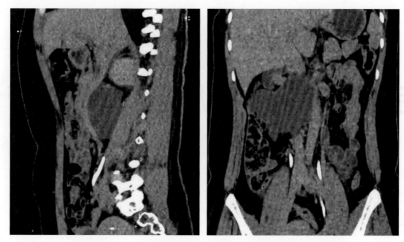

▲ 图 56-1　泌尿系统 CT 造影提示：后腹膜内可见不规则性低密度无强化占位

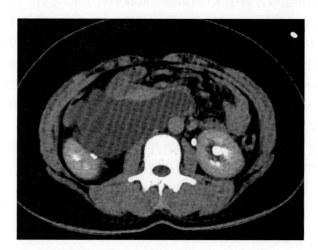

▲ 图 56-2　泌尿系统 CT 造影提示：右肾受压移位

3. 治疗结果及预后

患者术后恢复可，无诉特殊不适。查体：神清，气平，精神可。生命体征平稳。心肺无殊。腹平软，无明显压痛及反跳痛，无腹胀。手术切口无明显红肿，无渗出。

4. 诊治流程图

腹膜后巨大淋巴管囊肿诊治流程如图 56-3 所示。

三、讨论与小结

腹部淋巴管囊肿是一种罕见的良性肿瘤，不到 1% 的淋巴管瘤位于腹膜后。淋巴管瘤大多无症状，少数患者因巨大的腹膜后淋巴管囊肿导致出血、肾积水、肠系膜扭转等其他系统症状。该患者入院时淋巴管囊肿长径 12 cm，并伴有腰疼，术中行腹腔镜手术切除时，发现淋巴管囊肿与肾血管和下腔静脉伴行，与周围血管粘连严重。淋巴管囊肿与周围血管组织的严重粘连是腹腔镜手术转为开放手术的重要一环。为达到减少术后复发，术中完整剥离淋

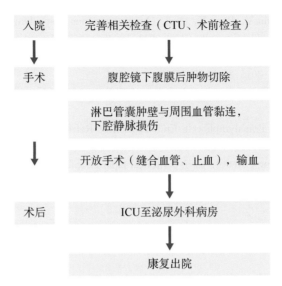

入院   完善相关检查（CTU、术前检查）

手术   腹腔镜下腹膜后肿物切除

淋巴管囊肿壁与周围血管黏连，
下腔静脉损伤

开放手术（缝合血管、止血），输血

术后   ICU至泌尿外科病房

康复出院

▲ 图 56-3   腹膜后巨大淋巴管囊肿诊治流程图

巴管囊肿壁，此时需仔细分离，避免损伤下腔静脉等重要血管，同时能果断判断术中情况，行开放手术。

　　术前明确重要血管与手术部位的位置关系在腹膜后手术操作中非常关键。对于术前评估或术中发现肿物与重要血管粘连严重，需谨慎仔细分离，尽量避免损伤血管，对于腹腔镜下手术需更加谨慎。不仅需要进行充分的术前评估，还需积极应对术中出现的突发情况。对于术中突发情况的及时、正确处理是避免生命危险的关键。腹腔镜手术处理腹膜后淋巴管囊肿已被证明有效，对比开放手术有出血少、恢复快的优势。

四、科主任点评

　　腹腔镜术中下腔静脉损伤，重在预防，有以下几点值得注意：①术前应仔细阅片，明确肿瘤与下腔静脉的关系，做到心中有数。②术中尽量按解剖层次游离，避免在视野不清的情况下操作；使用超声刀、分离钳、结扎夹等器械时，必须看到器械与周围组织的全景，以免视线被遮挡。③术中应避免过度牵拉、撕扯组织器官。④在组织粘连、难以与下腔静脉分离时，应尤其小心。⑤一旦发生下腔静脉破裂，需保持镇静，先压迫出血点，准备好输血、吸引器；评估腔静脉破口位置、大小、出血量及周围毗邻情况，先控制出血点周围血供，切忌盲目钳夹，以免二次损伤，并结合术者经验，评估腹腔镜下修补的可行性，必要时应果断中转开放手术。

五、参考文献

［1］Karcaaltincaba M, Akhan O. Radiologic imaging and percutaneous treatment of pelvic lymphocele ［J］. Eur J Radiol, 2005, 55(3): 340-354.

［2］Ge W, Yu DC, Chen J, et al. Lymphocele: a clinical analysis of 19 cases ［J］. Int J Clin Exp Med, 2015, 8(5): 7342-7350.

［3］ Braunert M, Wiechmann V, Born K, et al. Omentum minus cystic lymphangioma: report of a case and a literature review ［J］. Zentralbl Chir, 2011,136(2):175-177.

［4］ Haeberlin A, Fuster D G. Abdominal pain, emesis and dyspnea after kidney transplantation ［J］. Nephrology (Carlton), 2015,20(8):582-583.

［5］ 吕锋,李建军,许志峰. 腹膜后淋巴管囊肿患者的诊疗并文献复习［J］.世界最新医学信息文摘,2020, 20(24):262-263.

［6］ Bent C. Percutaneous Translymphocele Embolization of Retroperitoneal Lymphatic Leak ［J］. Vasc Endovascular Surg, 2022,56(2):225-228.

［7］ Wang Y, Chen C, Zhang C, et al. Extraperitoneal laparoscopic resection for retroperitoneal lymphatic cysts: initial experience ［J］. BMC Urol, 2017,17(1):101.

作者：张炯、黄建文、傅强

审阅专家：时海波

经皮肾镜碎石术后尿源性脓毒血症

一、疾病概述及诊疗进展

脓毒血症是指感染或创伤等因素引起全身剧烈性炎症反应、致各组织器官出现继发性损伤的临床症候群,是复杂肾结石患者围手术期最严重的并发症,常引发多器官功能衰竭,甚至死亡。复杂肾结石患者围手术期脓毒血症的防治需要高度重视,在临床上需密切观察患者各项指标的变化,做到早发现、早治疗,包括积极的抗炎治疗、及时的扩容补液以及应用血管活性药物等措施。

对于经皮肾镜碎石术后尿源性脓毒血症,研究认为,其发生与多种因素有关:女性、老年人、儿童是高危人群;肺气肿、高血压、冠心病等心肺功能疾病、糖尿病、肝肾功能不全、梗阻性隐匿感染、无症状菌尿、巨大感染性结石等也是该病的影响因素。术前有尿路感染也会增加发病风险。此外,随着手术时间的延长和术中灌注液量的增加,该疾病的发病率均会提高,后者可能与灌注液越多,其中的内毒素和细菌吸收也越多有关。结石是内毒素和细菌的载体,结石越复杂、存在时间越长,内毒素和细菌被机体吸收得越多,越容易发生术后尿源性脓毒血症。有文献指出,术前应用抗菌药物有利于降低该病的发生。

根据可引发尿源性脓毒血症的相关因素,可制订预防方案:术前合理应用抗感染药物控制感染,控制血糖,情况允许时停用激素及免疫抑制剂;术中严格执行无菌术,选择合适的手术方式,缩短肾盂高压操作时间,必要时分期手术;术后加强引流管护理,如发现引流管堵塞等情况,及时更换,情况允许下及时拔除尿管等。同时,术前、术中应注意控制危险因素(性别、结石大小、尿培养阳性等是该病的独立危险因素),以减少术后尿源性脓毒血症的发生。当患者具有感染高危因素、积水梗阻明显时,可术前应用抗感染药物,但对于疗程目前没有统一意见,可从1~3天到1~2周,根据患者具体情况而定。

泌尿外科微创手术后泌尿系感染的病原菌主要为革兰氏阴性菌,其中以大肠埃希菌为主。大肠埃希菌对亚胺培南、美罗培南、哌拉西林他唑巴坦及头孢哌酮舒巴坦敏感性较高。尿源性脓毒血症一旦发生后应立即使用广谱抗生素治疗,首选碳青霉烯类药物,同时给予复苏支持治疗并及时处理并发症,需要泌尿外科、重症医学科及感染科合作来管理患者。

二、病历资料

1. 病史摘要

患者于10年前因前列腺增生于当地医院检查时发现左肾结石,当时未予治疗,患者每

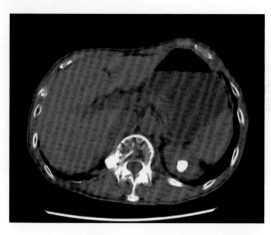

▲ 图 57-1　CT 显示左肾上盏结石

年体检均有左肾结石。2021 年 5 月来我院行前列腺及肾脏结石检查,5 月 17 日 CT(图 57-1)及彩超显示左肾上盏内探及强回声斑,长径约 9 mm,后方伴淡声影,不伴肾积水。患者自述 2 个月前左腰部酸胀感,休息时缓解,否认腰痛、肾区叩痛、腹泻腹胀、排尿习惯改变、恶心呕吐。

患者入院后完善相关检查,排除手术禁忌证,于 11 月 8 日行左侧经皮肾镜碎石术。术中出血 200 mL,输晶体液 1500 mL、胶体液 500 mL,未输血,考虑患者年龄大,手术时间长,术中见肾盂内脓苔,予亚胺培南抗感染治疗,术毕带管入 ICU 观察。入 ICU 后相关报告:BNP 172.00 ng/L↑,肌红蛋白 518.7 μg/L↑,快速 C 反应蛋白 39.41 mg/L↑,红细胞 2.97×10^{12}/L↓,血红蛋白 94 g/L↓,降钙素原 62.360 ng/mL↑。D-二聚体 60.30 mg/L FEU↑,纤维蛋白(原)降解产物 149.2 mg/L↑。床旁超声示胸腔积液、盆腹腔积液,可见肠道扩张积气积粪。考虑脓毒症休克(80 mmHg/60 mmHg,24 h 尿量 200 mL,体温 39.6 ℃)。予开放深静脉,留置动脉(予去甲肾上腺素升压),扩容,补充血浆、红细胞提升胶体渗透压。根据药敏结果调整抗生素,予美罗培南+万古霉素+多黏菌素抗感染治疗。床旁行胸水引流、腹水引流、连续性肾脏替代治疗(CRRT)。送检血培养、尿培养,请床旁超声评估腹部情况。复查血气,关注血乳酸改变等,密切观察病情变化。

2. 疾病的演变过程和抢救经过

患者入 ICU 后神志清,予以气管插管呼吸机支持治疗。术后一天晨体温 37.7 ℃,两肺呼吸音粗,腹稍胀,无排气,导尿管引流通畅,尿量 900 mL。11 月 9 日急诊化验检验报告:降钙素原 62.36 ng/mL↑。血气分析:pH 7.20↓,PaCO_2 46.0 mmHg↑,PaO_2 195.00 mmHg↑,钙 1.04 mmol/L↓,乳酸 4.10 mmol/L↑,红细胞比容 28.0%↑,全血碱剩余-9.5 mmol/L↓。予以亚胺培南抗感染治疗及补液,开放深静脉补血扩容等相应对症支持治疗。送检血培养、尿培养,通便治疗,后根据药敏结果及时调整抗生素,密切观察病情变化。床旁超声:两下肺可见 B 线,未见明显积液及不张,腹胀,可见盆腔积液,可见肠道扩张积气积粪。患者病情危急,凝血全套各项指标异常,腹腔内积气、胆红素升高,请普外科及中医科会诊后建议:①继续扩容,申请血浆、红细胞、冷沉淀、血小板补充血色素,提升胶体渗透压,提升血小板水平,改善凝血功能。②体温平,降钙素原成倍下降,考虑抗感染方案有效,继续目前方案,关注培养结果。③中医科会诊建议灌肠,予执行,患者血小板低凝血功能差,注意操作轻柔。患者虽然降钙素成倍下降,但一般情况未见明显好转,心电监护示心率 139 次/min,血压 102 mmHg/71 mmHg,SpO_2 76%~96%。药剂科会诊后根据药敏结果,调整为抗生素美罗培南+万古霉素+多黏菌素抗感染治疗。床旁行胸水引流、腹水引流、CRRT。送检血培养、尿培养,请床旁超声评估腹部及胸腹水情况。复查血气,关注血乳酸改变等,密切观察病情变化。

术后一周患者仍处于休克阶段,采取以下措施:①继续扩容,申请血浆、红细胞、冷沉淀、血小板,补充血色素,提升胶体渗透压,提升血小板、改善凝血功能。②继续引流胸腔积液、腹水。③目前考虑 ARDS,第三间隙液体负荷重,继续予血液透析。④继续目前抗感染方案(美罗培南+万古霉素+多黏菌素),继续追踪培养结果,反复送检培养。经过 ICU 的各种抗感染、血透、输注血浆及血小板等治疗,患者病情趋于稳定,转回我科后拔出双 J 管出院。

3. 治疗结果及预后

患者一般情况可,无明显畏寒、发热,无明显头晕、乏力,无腹痛、腹胀。查体:神清,气平,双肺呼吸音清,腹软无压痛,双下肢无水肿,尿色清。血尿常规、肝肾功能等指标都在正常范围之内。

4. 诊治流程图

经皮肾镜碎石术后尿源性脓毒血症诊治流程如图 57-2 所示。

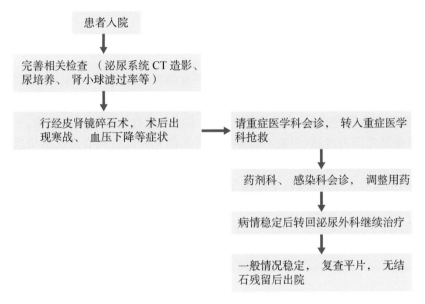

▲ 图 57-2 经皮肾镜碎石术后尿源性脓毒血症诊治流程图

三、讨论与小结

术后脓毒血症常发生在结石手术后 6 h 内。脓毒血症早期的临床表现并不明显,越早诊断及治疗,效果越好。故早期发现复杂肾结石围手术期并发脓毒血症,可明显降低病死率。脓毒症时,一般体温>38℃或<36℃。Kavoussi 等回顾了 66 例经皮肾手术患者的术前尿液分析,出现体温>38℃的患者占 28.8%,他们血液细菌培养和术后尿细菌培养均没有阳性结果。Rao 等也认为发热本身并不能被当作全身感染的指标,经皮肾镜手术患者术后有 74% 的人出现发热,但只有 41% 的患者出现内毒素血症。复杂肾结石经常伴有严重梗阻和感染,而有些感染性结石内包裹脓苔,特别是鸟粪石患者,结石携带细菌更多。Opal 等测量了尿路感染引起脓毒血症患者的血清内毒素水平,发现 78.3% 的患者内毒素水平升高,但只有 46% 的患者发现菌血症,表示在脓毒血症患者中,菌血症并非普遍存在。脓毒血症、严重脓毒血症和脓毒血症休克是一个连续的临床过程,患者一旦出现寒战、呼吸急促、心率加快,血氧饱和度降低、血压进行性下降，急检血常规白细胞不升反降，血小板进行性减少，血清 PCT 明显升高，则说明尿源性脓毒血症已较为严重。

　　当围手术期发现脓毒血症发生时，抗菌药物是治疗脓毒血症患者最重要的药物。欧洲泌尿外科协会已经制订了《结石手术术后抗生素预防治疗指南》。该指南推荐应用的抗生素有氟喹诺酮类药物、氨基青霉素内酰胺酶抑制剂、第二代头孢和氨基糖苷类抗生素，应用时要注意其耐药性和敏感性。应用抗菌药物能显著提高存活率。首选抗菌谱广、覆盖面大、抗菌力强的抗菌药物治疗，必要时推荐早期使用亚胺培南、西司他丁钠，可有效控制感染，防止病情迅速恶化，缩短病程。后期根据临床疗效及病原学检查结果，例如术中肾盂内尿液留取做细菌培养结果，选择敏感抗生素。有研究认为，针对尿源性脓毒血症的治疗，及早使用敏感抗生素是关键，每拖延 1 h，患者存活率就降低 8%。有中毒症状者加用激素，大量补液，加用利尿剂，延长留置导尿时间，防止反流。在控制细菌感染的同时应注意防治真菌二重感染。

四、科主任点评

　　尿源性脓毒血症为经皮肾镜碎石术后最严重的并发症之一，要充分重视"黄金 6 小时"的救治，可明显降低病死率，改善患者预后。目前对经皮肾镜碎石术并发严重感染尚缺乏可靠监测及预警指标，发生原因可能与术前未能有效控制尿路感染、手术需要较长时间、术中肾盂压力过高、引流不畅等有关。术前充分准备和有效抗感染及术中低压灌注等是减少脓毒血症发生的有效途径。成功救治的关键在于对脓毒血症的早期诊断及处理。本例患者在泌尿外科、重症医学科等多学科早期、联合的诊治下，最终转危为安。今后要进一步提高经皮肾镜碎石术后患者尿源性脓毒症的风险预测及围术期多学科管理，尤其是生命体征监测、液体复苏及有效抗菌药物的应用，以最大限度地提高患者安全。

五、参考文献

［1］Skolarikos A, Neisius A, Petřík A, et al. EAU guidelines on urolithiasis ［EB/OL］. (2020 - 09 - 16) ［2024 - 05 - 09］. https://uroweb.org/guidelines/urolithiasis.

［2］Gorecki G, Cochior D, Moldovan C, et al. Molecular mechanisms in septic shock (Review) ［J］. Exp Ther Med, 2021, 22(4):1161.

［3］Zhu L, Jiang R, Pei L, et al. Risk factors for the fever after percutaneous nephrolithotomy: a retrospective analysis ［J］. Transl Androl Urol, 2020, 9(3):1262-1269.

［4］Shah P, Baral R, Agrawal C S, et al. Urinary calculi: a microbiological and biochemical analysis at a tertiary care hospital in Eastern Nepal ［J］. Int J Microbiol, 2020, 2020:8880403.

［5］Zhong W, Osther P, Pearle M, et al. International Alliance of Urolithiasis (IAU) guideline on staghorn calculi management ［J］. World J Urol, 2024, 42(1):189.

［6］Liu M, Chen J, Gao M, et al. Preoperative midstream urine cultures vs renal pelvic urine culture or stone culture in predicting systemic inflammatory response syndrome and urosepsis after percutaneous nephrolithotomy: a systematic review and meta-analysis ［J］. J Endourol, 2021, 35(10):1467-1478.

［7］Gu J, Chen X, Yang Z, et al. Gender differences in the microbial spectrum and antibiotic sensitivity of uropathogens isolated from patients with urinary stones [J]. J Clin Lab Anal, 2022,36(1):e24155.

[8] Kavoussi L R, Bishoff J, Cadeddu J A, et al. Clinical significance of fever after percutaneous nephrolithotomy [J]. Urology, 1998,52(1):48-50.

作者:陈嵘、杨冉星、傅强

审阅专家:时海波

经会阴途径尿道会阴瘘修补结合股薄肌填塞治疗复杂性直肠癌术后会阴瘘

一、疾病概述及诊疗进展

尿道会阴瘘是一种罕见的泌尿系统疾病,主要表现为在尿道与会阴部间有一异常上皮覆盖的通道,具有治疗难度高、易复发的特点。此类患者通常有肛门直肠畸形、会阴创伤或骨盆手术的病史。临床症状主要为排尿时会阴部漏尿、会阴疼痛、肿胀以及反复的尿路感染。耻骨上压迫可在会阴区观察到滴尿现象。

尿道会阴瘘的病因为先天性或医源性。在现有文献中仅有 30 余例报道,大部分为先天性,少数医源性病例仅作为相关手术的术后并发症粗略提及。对于联合放疗与手术治疗的患者,其组织愈合困难,即使是专门从事尿路修复重建的医生,也面临着巨大的挑战。现有的治疗方法包括经会阴入路部分或全部切除瘘道、电灼烧瘘道以及使用充填剂注射封闭瘘道,但目前仍然没有标准的治疗方案。

二、病历资料

1. 病史摘要

患者,男,61 岁,因"会阴部漏尿伴疼痛 1 年"来院就诊。诉会阴部漏尿伴疼痛 1 年,无法控尿,每天尿量为 2～3 片纸尿裤,现膀胱造瘘中。患者既往有直肠放疗史、直肠癌个人史及两次尿道修复失败史。否认高血压、糖尿病和冠心病史。体格检查可见患者戴有纸尿裤,会阴部有开放性通道,并有液体流出。CT 提示:前列腺术后、直肠术后,尿道会阴瘘,膀胱外引流中,盆腔渗出、积液。

2. 疾病的演变过程和抢救经过

患者曾因直肠癌于外院放疗,后行直肠癌 Miles 根治术,术后数周出现排尿时肛门漏尿,经外院诊断为"尿道直肠瘘""尿道结石",并留置导尿管。后于外院行"经内镜尿道结石取出术",术后 1 个月于外院行"机器人辅助下前列腺切除＋尿道直肠瘘修补术",术中切除直肠瘘和前列腺,重新吻合尿道。术后直肠瘘复发,并出现重度尿失禁。此时尿道和会阴同时漏尿,且伴随疼痛,需要全天使用尿不湿。1 年后于外院行"尿道会阴瘘修补术"后病情再次复发,且会阴部疼痛持续,尿失禁更加明显。现为进一步诊治,遂拟"尿道会阴瘘"收入我科治疗。入院后完善相关检查(MRI、CT),进一步明确瘘所在的位置及窦道情况后行"股薄肌瓣转移尿道会阴瘘修补术"。术中直接探查尿道瘘口,并注意保护球部尿道(为后期植入尿道括约肌提供条件),可见后尿道处一大小为 2 cm×3 cm 的瘘口,瘘口周围组织僵硬,无弹性,切除瘘口周围瘢痕组织,并间断缝合关闭瘘口。后在骨科医生的协助下,取左侧大腿内侧近膝关节平行跳跃式切口,暴露股薄肌肌腱,离断肌腱,分离肌腹,找到股薄肌血管蒂并给予保留,随后将其折叠于皮下穿过,转移覆盖瘘口部位,以促进瘘口的愈合。

3. 治疗结果及预后

术后患者会阴区无漏尿。术后2个月尿道造影提示尿道连续,无造影剂外渗,证实瘘道消失;膀胱软镜进一步证实尿道壁完整,无瘘复发。使用USS-PROM、IIEF-5等标准问卷对患者排尿情况、性功能、尿失禁情况随访。目前患者排尿通畅,但仍存在尿失禁及勃起障碍;国际尿失禁咨询委员会问卷(ICIQ)21分。患者术后取材,肢体无运动障碍;送检的尿道组织学提示为增生的胶原纤维组织,间质慢性炎细胞浸润,未观察到癌细胞。术前术后检验检查报告图像及手术示意图如图58-1所示。

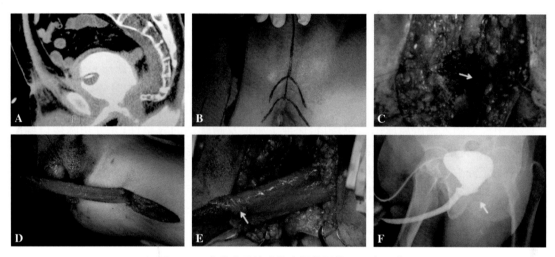

▲ 图 58-1　术前术后检验检查报告图像及手术示意图

(A)术前CT;(B)会阴入路;(C)游离尿道,切除瘘口周围的瘢痕组织;(D)股薄肌的取材和转移;(E)股薄肌间置;(F)术后2个月尿道造影。

4. 诊治流程图

经会阴途径尿道会阴瘘修补结合股薄肌填塞治疗复杂性直肠癌术后会阴瘘诊治流程图如图58-2所示。

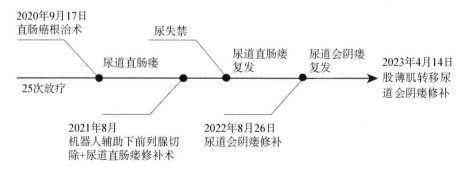

▲ 图 58-2　经会阴途径尿道会阴瘘修补结合股薄肌填塞治疗复杂性直肠癌术后会阴瘘诊治流程图

三、讨论与小结

尿道会阴瘘是一种罕见的泌尿系统疾病,文献报道极少,在诊断和治疗方面缺乏较多经验。它严重影响患者的生命健康和生活质量,而瘘道中反复的尿液刺激会诱发癌症的发生。本例患者结合病史、临床表现及影像学评估,在其诊断明确的情况下,进一步确定了手术的必要性。但值得注意的是,影像学及患者临床表现提示,瘘口靠近膀胱颈部,患者术后可能会出现尿失禁加重的风险。一方面充分告知患者及家属相关风险及手术的高难度;另一方面,术中尽可能保护球部尿道,为后期尿失禁的处置留有余地。

由于病因、瘘道的位置、大小等因素,尿道会阴瘘患者疾病谱具有较大的异质性,针对其治疗仍然没有一套标准的治疗方案,个体化治疗便显得尤为重要。本例患者因具有放疗史、直肠癌个人史及多次修复失败史,这些危险因素加剧了本次手术的难度。和先天性尿道会阴瘘和创伤性尿道会阴瘘不同,获得性特别是放疗后的会阴瘘,其会阴部组织血供差,可供选择的治疗方法有限,且易复发。肌瓣具有良好的血供,作为一种有前景的自体组织移植物,其在尿道瘘的修补中广泛使用。但本例患者会阴部组织瓣已不适合使用,这无形中缩小了自体组织的可选择范围。经综合考虑,本例患者术中使用股薄肌作为自体组织进行移植间置。股薄肌在尿道直肠瘘中应用广泛,在尿道会阴瘘的使用尚属首次。

术中经会阴入路游离尿道直至瘘口,保证了尿道及膀胱颈的完整性;充分切除瘘口周围的瘢痕组织,防止瘢痕增生并保证组织血供;股薄肌的转移能够加强瘘口,防止复发。转移过程中要充分游离、保证有效覆盖,并明确其血供,切勿损伤。同时,考虑到患者既往有直肠癌病史,瘘道及临旁组织的组织学评估是必要的。

标准随访问卷的建立为了解患者病情状态提供了便利途径,本例患者术后随访近1年,目前会阴区无漏尿,患者满意度较高;术后半年,患者行人工膀胱括约肌植入,目前控尿功能也恢复良好,生活质量大幅提高。

四、科主任点评

患者既往有放疗史、直肠癌手术史以及两次尿道修复失败史等导致再次手术失败的多重危险因素。术者创新思路,直奔瘘口,最大限度地保护了尿道及膀胱颈部的组织,为后续的尿失禁治疗留有余地。使用股薄肌转移来隔离尿道和直肠瘘口,这是极其重要的提高瘘修补成功率的措施,尤其是对多次手术失败且有放疗史的患者。该肌具有较大的游离性,且不会对肢体功能造成明显的影响,其血供具有多源性,能够保证肌瓣的存活。手术结局及术后长期随访结果证实其效果佳,患者满意度高。这是一次复杂尿瘘的积极探索,也为复杂性尿道会阴瘘的治疗提供了一种新的解决方案,具有较高的应用推广价值。

五、参考文献

[1] Sakaguchi T, Hamada Y, Matsushima H, et al. Congenital urethroperineal fistula [J]. J Pediatr Surg Case Rep, 2018,28:17-20.

[2] Ghadimi-Mahani M, Dillman J R, Pai D, et al. MRI of congenital urethroperineal fistula [J]. Pediatr

Radiol，2010，40 Suppl 1：S1-S5.

［3］ Meier D E，Latiff A. Y-type congenital urethral duplication with normal dorsal urethra and small ventral fistula to perineal skin-28th reported case ［J］. J Pediatr Surg Case Rep，2016，8：37-39.

［4］ Badawy H，Youssef M，Saad A，et al. Congential urethroperineal fistula：report of 2 cases and analysis of the literature ［J］. Afr J Urol，2006，12：141-143.

［5］ Cheng J W，Ahn J J，Cain M P，et al. Misdiagnosis of Congenital Posterior Urethroperineal Fistula and Comparison With Urethral Duplications and Rectourethral Fistula ［J］. Urology，2021，158：193-196.

［6］ Aljuhayman A，Addar A，Allohidan A，et al. Urethroperineal fistula in a patient with a stone in a bulbar diverticulum after a scrotal skin flap urethroplasty：A case report ［J］. Urol Case Rep，2018，18：82-83.

［7］ Brown W C，Dillon P W，Hensle T W. Congenital urethral-perineal fistula：diagnosis and new surgical management ［J］. Urology，1990，36(2)：157-159.

作者：宋鲁杰、朱卫东、傅强

审阅专家：时海波

尿道狭窄合并结核性膀胱挛缩

一、疾病概述及诊疗进展

泌尿系结核多继发于全身结核,临床上相对少见。由于起病时症状不典型或被误诊为"非特异性泌尿系感染"而延误治疗,导致病情加重者不在少数。膀胱挛缩是肾结核的晚期表现之一,发生率约 4.8%~8.3%,多由于膀胱结核性溃疡愈合后组织纤维化,最终导致膀胱容量过小、伸缩功能受限以及输尿管开口狭窄和(或)反流,损害肾功能。因此,临床上及时处理膀胱挛缩,有利于改善和保护患者的肾功能,提高其生活质量。但该病的治疗较为复杂,必须视患者病情及术者经验等因素,选择性行肠管扩大膀胱、肾造瘘或输尿管皮肤造瘘等尿流改道术。目前,膀胱扩大术使用的肠道主要来源于回肠、回盲肠、乙状结肠及胃壁等,也有使用组织工程生物补片如小肠黏膜下层脱细胞基质。

二、病历资料

1. 病史摘要

患者,男性,25 岁,6 年前因左肾积水行左肾切除术,术后病理示"肾结核",予抗结核治疗 2 年。后渐出现排尿踌躇、费力,尿线变细,伴明显尿频、尿急。尿道造影检查示"尿道狭窄,膀胱挛缩"。

2. 疾病的演变过程和诊治经过

患者于 2019 年 10 月 29 日行尿道内切开术,术中见阴囊部尿道狭窄。术后患者仍诉有排尿费力,伴明显尿频、尿急,遂再次于同年 12 月 10 日行回肠膀胱扩大＋尿道外口成形术。

3. 治疗结果及预后

患者排尿通畅,最大尿流率达 20 mL/s,尿道造影未见尿道明显狭窄,尿频、尿急症状较前明显好转,膀胱最大容量达 400 mL。术前、术后泌尿系统 CT 三维成像情况如图 59-1 所示。

4. 诊治流程图

尿道狭窄合并结核性膀胱挛缩诊治流程如图 59-2 所示。

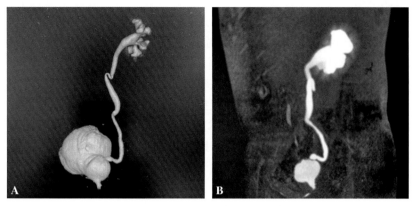

▲ 图 59-1　泌尿系统 CT 三维成像

（A）术前；（B）术后。

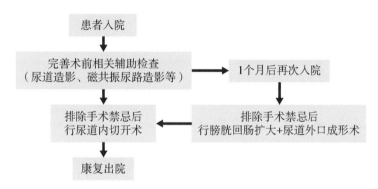

▲ 图 59-2　尿道狭窄合并结核性膀胱挛缩诊治流程图

三、讨论与小结

　　泌尿系结核临床上相对少见，可以累及肾、输尿管、膀胱以及尿道。本例患者一侧肾脏因结核行肾切除，膀胱挛缩，尿道狭窄，为多发性泌尿系结核累及，病情复杂。膀胱挛缩是肾结核的晚期表现，是膀胱功能不可逆性病变，常表现为严重的尿频、尿急，严重影响患者生活质量。因膀胱体积缩小、顺应性降低，常合并感染、上尿路损伤等并发症，严重者导致肾功能减退甚至肾失功。膀胱扩大术是目前的常规手术处理方案，目的是从根本上扩大膀胱容量及改善其顺应性，降低膀胱内压，避免对侧上尿路尿液反流损害肾功能，改善患者的尿路刺激症状及生活质量。目前应用最广泛的是回肠膀胱扩大术，同时需注意手术禁忌。

　　本例患者行膀胱扩大术前有慢性肾功能不全、肾功能轻度异常，术后虽然短期内患者血肌酐进一步升高，但半年后复查患者的血肌酐已降低至术前水平。这表明膀胱扩大术后解除了肾后性梗阻因素，有利于肾功能的改善。因此，当挛缩膀胱已经开始引起上尿路反流并损害肾功能时，膀胱扩大术是改善肾功能、避免进一步损害的有效治疗方法。

　　男性泌尿系结核合并尿道狭窄发病率约为 5.9%。如有尿道狭窄则可行尿道狭窄内切开术或口腔颊黏膜尿道狭窄成形术，但尿道狭窄内切开术后狭窄再发率较高。因此，有学者建议如有尿道狭窄则需行尿流改道手术。本例患者膀胱扩大术前行尿道狭窄内切开术,术后随访该患者排尿通畅,尿道狭窄未再发。因此,我们认为在膀胱扩大术前必须检查泌尿系统 CT 造影,并结合尿道膀胱造影,了解有无输尿管反流或狭窄以及尿道是否存在狭窄,这对术前手术方式的选择具有重要意义。

　　总之,回肠膀胱扩大术是治疗晚期肾结核挛缩膀胱的有效治疗方法,因晚期泌尿系结核患者挛缩膀胱容量会进行性减小,加重肾功能损害,严重影响患者生活质量。一旦明确诊断为挛缩膀胱,建议尽早行回肠原位膀胱扩大术以保护肾功能并纠正下尿路梗阻。术前需完善相关检查,明确有无合并输尿管反流或狭窄以及尿道狭窄。

四、科主任点评

　　尿道狭窄、膀胱挛缩是泌尿系结核的晚期严重并发症,表现为严重的尿频、尿急,排尿不畅,严重影响患者生活质量。尿道修复、膀胱扩大术是常规的手术处理方案。本例患者行尿道修复后,排尿通畅,回肠膀胱扩大术后,膀胱容量明显增加,尿频尿急症状明显改善,肾功能好转。泌尿系结核往往合并尿道狭窄,术前需完善尿道造影等检查,明确有无合并尿道狭窄,以指导手术方式的选择。

五、参考文献

[1] Figueiredo A A, Lucon A M, Junior R F, et al. Epidemiology of urogenital tuberculosis worldwide [J]. Int J Urol, 2008, 15(9):827-832.

[2] Adams M C, Mitchell M E, Rink R C. Gastrocystoplasty: an alternative solution to the problem of urological reconstruction in the severely compromised patient [J]. J Urol, 1988, 140(5 Pt 2):1152-1156.

[3] Indudhara R, Vaidyanathan S, Radotra B D. Urethral tuberculosis [J]. Urol Int, 1992, 48(4):436-438.

作者:胡晓勇、傅强

审阅专家:时海波

案例 60
双侧输尿管狭窄合并膀胱挛缩

一、疾病概述及诊疗进展

宫颈癌是目前全球发病率最高的女性生殖系统恶性肿瘤之一,我国宫颈癌的发病率较高。有中、高危因素的早期宫颈癌患者术后需放疗,而根治性放疗是中晚期宫颈癌患者的主要治疗方式。因盆腹腔各器官、组织对放疗的耐受力不同,术后放疗或根治性放疗均可能导致多种并发症。输尿管是其中最容易受损的器官之一,无论是盆腔外照射还是后装治疗都可能对输尿管造成不同程度的损伤,进而出现不同程度的输尿管积水及肾盂积水。

放疗致输尿管狭窄的发生率虽然较低,但一旦发生,将严重影响患者的生活质量。放疗对于输尿管的影响往往并非局部,而是导致长段的输尿管狭窄。目前长段输尿管狭窄的治疗方法有肾造瘘、患肾切除、自体肾脏移植、尿路修复或重建等。回肠代输尿管术进行尿路重建,是目前治疗长段输尿管狭窄最有效的方法之一。该方法不受输尿管病变长度及部位的限制,能修复长段、多发狭窄的输尿管,加之回肠在管状性和蠕动性方面均类似于输尿管,故能达到恢复尿路连续性、保护肾功能的目的。

放射性膀胱炎同样是临床常见的一种放疗后并发症。宫颈癌治疗后生存率较高,放疗所致的放射性膀胱炎会严重影响患者的生活质量。早期常表现为尿频、尿急、尿痛和尿血,晚期则会出现膀胱挛缩(多因膀胱黏膜损伤愈合后组织纤维化所致),最终导致膀胱容量过小、伸缩功能受限以及输尿管开口狭窄和(或)反流,损害肾功能。因此,临床上及时处理挛缩小膀胱,有利于改善和保护患者的肾功能,提高其生活质量。但治疗上较复杂,必须视患者病情及术者经验等因素,选择性行肠管扩大膀胱、肾造瘘或输尿管皮肤造瘘等尿流改道术。

长段输尿管狭窄合并膀胱挛缩是妇科肿瘤放疗的晚期并发症,临床上不常见。其常导致进行性输尿管狭窄,继发输尿管及肾盂扩张积水、肾功能损伤、尿瘘、尿道刺激征、尿失禁。考虑到该并发症对肾功能存在进行性的破坏,患者需要进行永久性的泌尿系置管引流或泌尿系重建手术。此类患者由于放疗导致炎症致密粘连、正常解剖层面缺失、既往手术史及放疗导致组织纤维化,其泌尿系重建手术难度大、并发症多,目前临床上多采取肾造瘘及长期留置双J管。但长期带管严重影响患者生活质量,可能导致腰痛、尿道刺激、反复感染及潜在的肾功能破坏,而且部分患者可能置管失败。因此,如果患者一般条件尚可,且有强烈的手术意愿,重建手术仍然是临床医生需要考虑的重要治疗手段。

二、病历资料

1. 病史摘要

患者,女性,43岁,于2020年6月行宫颈癌手术,术后行放射治疗,后出现无尿,于当地医院诊断为"双侧输尿管狭窄伴双肾积水",即行双肾造瘘,定期门诊更换造瘘管。

2. 疾病的演变过程和抢救经过

患者于2021年10月至我院就诊,完善泌尿系统CT检查,提示"双侧输尿管狭窄、膀胱挛缩、双肾造瘘中",入院后完善检查,排除手术禁忌后,于同年11月2日行回肠双侧输尿管替代成形+Minz式回肠膀胱扩大术。

3. 治疗结果及预后

患者术后排尿通畅,分肾功能较前明显改善,血肌酐正常,泌尿系统CT三维重建双侧输尿管未见明显狭窄,尿频、尿急症状较前明显好转,膀胱最大容量达400 mL。术前、术后泌尿系统CT三维成像如图60-1所示。

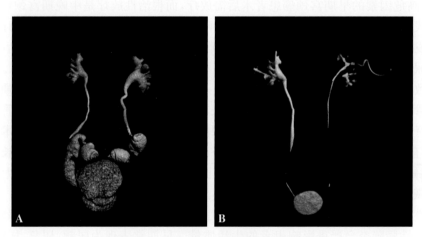

▲ 图60-1 术前、术后泌尿系统CT三维成像

(A)术前;(B)术后。

4. 诊治流程图

双侧输尿管狭窄合并膀胱挛缩诊治流程如图60-2所示。

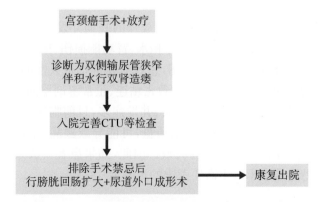

▲ 图60-2 双侧输尿管狭窄合并膀胱挛缩诊治流程图

三、讨论与小结

宫颈癌放疗后输尿管损伤导致的长段输尿管狭窄,通常无法行膀胱再植。如果患者膀胱容量正常,临床上可以选择膀胱翻瓣、膀胱腰肌悬吊术、回肠代输尿管术及自体肾移植术。但如果合并膀胱挛缩,膀胱容量减少,没有足够的膀胱组织行膀胱翻瓣,单纯行肠代输尿管容易出现膀胱内压增高,引起尿液反流,导致肾功能损伤,此时就要考虑联合膀胱扩大术。

最初的膀胱扩大术主要用于治疗结核性膀胱挛缩,后来推广到放射性膀胱容量减少患者,近期也有用于低顺应性及不稳定性膀胱的报道。膀胱扩大可以选择乙状结肠、回肠、盲肠等。基于长时间的随访,目前回肠代输尿管已经成为一种安全、有效的治疗长段输尿管缺损的手术方式。联合回肠代输尿管术与膀胱扩大术可以同时解决长段输尿管缺损与膀胱挛缩,但是技术难度大,国内外鲜有人开展。

对于回肠代输尿管联合膀胱扩大术的选择,要考虑以下几个方面:首先,术者能够熟练掌握使用肠管的尿路重建技术。其次,需要排除患者有活动性泌尿系结核及肿瘤复发的可能,患者要有较长的预期寿命。患者术前大多需要行肾造瘘,以使肾功能达到稳定、最佳的状态,以防止术后肾功能不全加重及代谢性酸中毒。

对于手术技术,我们认为需要注意几点:①要保证肠管长度合适,根据术中测量输尿管缺损的长度,确保吻合时没有张力,但也不可过长导致肠管冗长、术后肠吸收过多,以免引发代谢性酸中毒;②吻合要严密,达到不漏水的缝合,可采用可吸收线连续或间断外翻缝合,吻合口尽量宽大,防止术后吻合口狭窄;③吻合采用细线,可采用 4－0 可吸收线吻合肠管及输尿管;④操作过程中尽量不用有创钳钳夹吻合的输尿管黏膜或膀胱黏膜边缘,可采用无创镊子或细线牵引,腔镜手术中应用定制的无损伤抓钳;⑤尽量保证输尿管及肠管的血运,避免游离输尿管时损伤其血供,取肠管时注意保护肠系膜血管。综上所述,在尿路修复手术经验丰富的临床中心,回肠代输尿管联合膀胱扩大术治疗长段输尿管狭窄合并膀胱挛缩是一种安全、可行的手术方式。

四、科主任点评

长段输尿管狭窄合并膀胱挛缩是妇科肿瘤放疗的晚期并发症,往往继发输尿管及肾盂扩张积水、肾功能损伤、尿瘘、尿道刺激征、尿失禁。目前回肠代输尿管已经成为一种安全、有效的治疗长段输尿管缺损的手术方式,联合回肠代输尿管术与膀胱扩大术可以同时解决长段输尿管缺损与膀胱挛缩,但国内鲜有报道肠代双侧输尿管成形和膀胱扩大术。扩大膀胱采用的是 U 型肠段成形,而我们采用的 Minz 式(N 型)肠段成形使扩大的膀胱更接近自然状态,这个术式也属于国内首创。本例患者行回肠代输尿管＋回肠膀胱扩大术后,患者排尿通畅,泌尿系 CT 三维重建双侧输尿管未见明显狭窄,膀胱容量明显增加,尿频、尿急症状明显改善,肾功能好转。

五、参考文献

[1] Ghosh B, Sridhar K, Pal D K. Laparoscopic reconstruction in post-tubercular urinary tract strictures:

technical challenges [J]. J Laparoendose Adv Surg Tech A, 2017, 27(11):1121-1126.

[2] Monn M F, Roth J D, Bihrle R, et al. Long term outcomes in theuse of ileal ureter for radiation-induced ureteral strictures [J]. Int Urol Nephrol, 2018,50(8):1375-1380.

作者:胡晓勇、傅强
审阅专家:时海波

右肾错构瘤伴腔静脉瘤栓

一、疾病概述及诊疗进展

肾错构瘤（肾血管平滑肌脂肪瘤）是发病率最高的一种肾良性肿瘤。肾错构瘤的形成与胚胎期间肾脏发育异常相关：在正常情况下，肾脏在胚胎期间会发育出成熟的组织结构，但在某些情况下，这个过程可能会出现问题，导致某些组织发生异常增生或排列异常，形成肾错构瘤。流行病学研究表明，约 1% 左右的肾肿瘤是错构瘤。根据 2016 年发布的《泌尿系统和男性生殖器官肿瘤 WHO 分类》，肾错构瘤可以分为两种：经典的三相型错构瘤和上皮型错构瘤。前者是由成熟的异常厚壁血管、梭形或上皮状的平滑肌细胞和脂肪组织组成；后者主要由大量的增生上皮细胞构成，脂肪细胞比例通常少于 5%，尤其是含有异型上皮细胞的上皮型肾错构瘤常被认为有较高的恶性潜能。Faraji 等人在一篇 Meta 分析中统计了共 69 例上皮型肾错构瘤，其中 38% 是恶性的，恶性表现主要为快速和浸润性生长；而经典的三相型肾错构瘤的浸润性生长则更是少见。浸润性的肾错构瘤常可侵及肾静脉、下腔静脉甚至右心房。Islam 等报道，巨大的、右肾中央部位的肿瘤更容易发生肾静脉或下腔静脉浸润，这可能在一定程度上与肾静脉短且呈直角，因此易侵入腔静脉的解剖学特征相关。国外有部分文献报道，大约 20% 的肾错构瘤可合并结节性硬化症，但在国内患者中这种并发情况很少发生。

许多肾错构瘤患者并没有症状，常常是在进行检查时偶然发现。然而，一些肾错构瘤可能会导致疼痛、血尿、腹部肿块等症状，尤其是当肿瘤较大或出现并发症时。肾错构瘤通常通过影像学检查（如超声波、CT 或 MRI）来诊断。大多数肾错构瘤是良性的，不需要治疗。然而，对于症状明显或存在并发症的肾错构瘤，可能需要治疗干预。治疗方法包括手术切除、肿瘤消融（如射频消融或微波消融）、动脉栓塞等，具体疗法取决于肿瘤的大小、位置和患者的整体健康状况。对于一些高危患者，可能需要采取部分或全肾切除来确保彻底去除肿瘤，预防复发。此外，放、化疗有时也可作为治疗的辅助手段，尤其是对于无法手术切除或已经转移的患者。

治疗后的随访对于监测肿瘤的复发和转移至关重要。定期的影像学检查（如 CT 或 MRI）可以帮助医生及时发现任何肿瘤的复发或转移，从而采取适当的治疗措施。浸润性肾错构瘤的预后取决于多种因素，包括肿瘤的大小、分级、侵袭程度以及治疗的效果等。一般来说，及早诊断和治疗可以提高预后；对于一些晚期患者，预后可能较差。

二、病历资料

1. 病史摘要

患者,女性,57岁,因右侧腰部酸痛于2022年12月在当地检查发现右肾占位,示右侧错构瘤可能,进一步检查发现右侧肾静脉瘤栓、腔静脉瘤栓,考虑浸润性右侧肾错构瘤可能。外院考虑患者良性占位可能性大,瘤栓侵入下腔静脉直至第二肝门,手术风险较大,暂予依维莫司10 mg/d口服治疗。治疗3个月后患者出现明显消瘦、恶心、呕吐等症状,遂自行停药,复查CT未见肿瘤明显变化,为进一步诊治,患者至我院就诊。

2. 疾病的演变过程和抢救经过

患者入院后完善相关检查。术前影像学检查如图61-1和61-2所示。泌尿系超声:右肾上极近包膜处探及中等偏高回声区,突向肾盂,边界清晰,大小79 mm×41 mm×41 mm。左肾肾盂分离前后径12 mm,左侧输尿管上段内径4 mm。左肾下盏内探及强回声斑,长径约7 mm,后方伴声影。右侧输尿管未见明显扩张。肾小球滤过率(GFR):左肾GFR为56.13 mL/min,右肾GFR为54.24 mL/min,总GFR为110.37 mL/min。请普通外科、血管外科会诊,考虑患者瘤栓位置较高,难以在术前放置滤网,决定行右肾切除术、腔静脉瘤栓取出术。

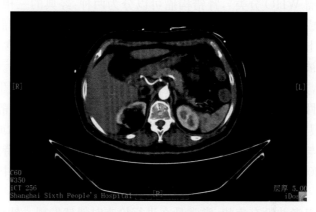

▲ 图61-1 术前CTA

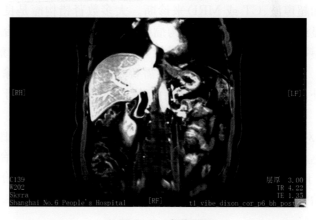

▲ 图61-2 术前MRI

具体情况如下：平卧位，在剑突肋弓下缘与髂前上棘做一切口，依次切开皮肤、皮下脂肪、肌肉，进入腹腔；显露右侧肾脏，肾脏周围粘连严重，打开肾周筋膜，分离周围组织，在肾下极寻找右输尿管，结扎并切断，沿输尿管上行至肾蒂处，寻找到右肾动脉，5号丝线给予结扎3次并切断；同样寻找右肾静脉，并沿右肾静脉游离出下腔静脉，并游离出左肾静脉、第一肝门血管，直至横膈第二肝门，仔细观察右肾静脉较粗，在确认好腔静脉分支后依次阻断下腔静脉远端、左肾静脉、第一肝门血管、第二肝门处腔静脉，在右肾静脉与腔静脉交界处切开腔静脉，利用卵圆钳将瘤栓完整取出后关闭腔静脉，右肾静脉给予结扎并切断。再次充分游离肾周围组织，将肾取出。依次松开第二肝门处腔静脉、左肾静脉、远端下腔静脉，检查术区无明显出血，留置负压球1根、胸管1根，依次关闭切口。切除组织送病理检查。手术顺利，患者转入重症监护病房。出血约2 000 mL，输注红细胞8 U，血浆800 mL，冷沉淀10 U。术后病理：（右肾）血管平滑肌脂肪瘤，肿瘤位于肾实质及肾盂，紧贴肾被膜。肾盂及输尿管黏膜组织慢性炎，未见肿瘤。免疫组化结果：蜡块A：SMA（＋），HMB45（灶＋），MelanA（＋）。蜡块F：Ki67（2％＋），HMB45（小灶＋），S100（＋），CD34（＋），SMA（＋），Caldesmon（＋），AE1/AE3（－），MelanA（＋）。

患者于术后第2天拔除气管插管，继续在ICU观察。术后第3天患者通气，嘱流质饮食，病情稳定转入普通病房继续治疗。术后第6天患者下床活动，拔除负压球及中心静脉后出院。

3. 治疗结果及预后

患者一般情况可，无明显畏寒、发热，无明显头晕、乏力，无腹痛、腹胀。查体：神清，气平，双肺呼吸音清，腹软无压痛，双下肢无水肿，尿色清。血尿常规、肝肾功能等指标都在正常范围之内。术后4天复查CT血管造影（CTA），下腔静脉内未见瘤栓。随访半年，患者无特殊不适，肌酐正常，腔静脉内未见瘤栓复发。术后影像学检查如图61-3所示。

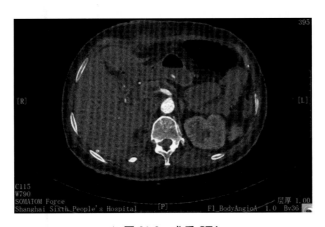

▲ 图 61-3　术后 CTA

4. 诊治流程图

右肾错构瘤伴腔静脉瘤栓诊治流程如图61-4所示。

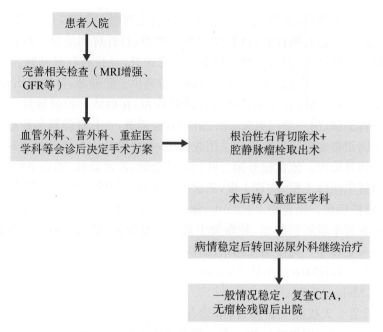

▲ 图 61-4　右肾错构瘤伴腔静脉瘤栓诊治流程图

三、讨论与小结

肾错构瘤是一种肾脏的良性肿瘤,通常由胚胎期发育异常引起。而腔静脉瘤栓是指血栓形成在体内的大静脉中,可能会导致血流受阻。当肾错构瘤与腔静脉瘤栓合并时,情况可能变得更加复杂。

这种情况可能会导致血流受阻,影响到肾脏的血液循环,进而影响肾脏功能。合并腔静脉瘤栓的肾错构瘤可能需要更加紧急和积极的治疗干预,以防止血栓进一步扩展或脱落,导致更严重的并发症,如肺栓塞等。对于泌尿外科医师来说,必须意识到肾错构瘤可能表现出上述危险情况。不同于肾癌,肾脏错构瘤的瘤栓主要以脂肪组织为主,柔软而不规则,易于去除。因此评估瘤栓长度和范围、静脉阻塞程度以及是否有静脉侵犯等情况非常重要。建议术前请放射科、血管外科、普外科及重症医学等相关学科一起讨论治疗、手术方案,尤其是对于瘤栓浸润的范围、血管层面做出详细的判断,以便决定在术前是否放置滤网预防瘤栓脱落。此外,应在术前对各种出血及大血管的阻断、放开顺序有详细的预案,减少出血量及阻断时间对术后患者恢复有重要意义。

四、科主任点评

肾错构瘤是一种常见的肾脏良性肿瘤,其由于发育过程中的异常而形成。作为泌尿外科医师,必须意识到浸润性肾错构瘤的存在,特征在于肿瘤细胞不仅局限于肿瘤组织内,还侵犯了周围的肾脏组织,可能包括肾盂或肾盏等部位。这种侵袭性的特点使得肿瘤难以完全切除,并且增加了复发和转移的风险。本例患者肾错构瘤出现浸入肾盂、肾静脉、下腔静脉,如不干预,易导致压迫或瘤栓脱落等严重并发症,保守治疗无效后决定手术治疗,在泌尿外科、普通外科、重症医学等多学科联合的诊治下手术成功。今后要提高伴有腔静脉瘤栓或癌栓的晚期肾肿瘤的手术风险预测及围术期多学科管理,尤其是术前读片、放置滤网及术中血管阻断的预案制订,以最大限度地提高患者安全。

五、参考文献

［1］ Stillwell T J, Gomez M R, Kelalis P P. Renal lesions in tuberous sclerosis ［J］. J Urol, 1987, 138(3): 477-481.

［2］ Seyam R M, Bissada N K, Kattan S A, et al. Changing trends in presentation, diagnosis and management of renal angiomyolipoma: comparison of sporadic and tuberous sclerosis complex-associated forms ［J］. Urology, 2008, 72(5):1077-1082.

［3］ Faraji H, Nguyen B N, Mai K T. Renal epithelioid angiomyolipoma: a study of six cases and a meta-analytic study. Development of criteria for screening the entity with prognostic significance ［J］. Histopathology, 2009, 55(5):525-534.

［4］ Chandrasoma S, Daneshmand S, Wilson S, et al. Renal angiomyolipoma with liposarcomatous transformation: a case report and review of the literature ［J］. Urol Oncol, 2004, 22(5):425-427.

［5］ Islam A H, Ehara T, Kato H, et al. Angiomyolipoma of kidney involving the inferior vena cava ［J］. Int J Urol, 2004, 11(10):897-902.

［6］ Villalta J D, Sorensen M D, Durack J C, et al. Selective arterial embolization of angiomyolipomas: a comparison of smaller and larger embolic agents ［J］. J Urol, 2011, 186(3):921-927.

［7］ Han Y M, Kim J K, Roh B S, et al. Renal angiomyolipoma: selective arterial embolization—effectiveness and changes in angiomyogenic components in long-term follow-up ［J］. Radiology, 1997, 204(1):65-70.

［8］ Lenton J, Kessel D, Watkinson A F. Embolization of renal angiomyolipoma: immediate complications and long-term outcomes ［J］. Clin Radiol, 2008, 63(8):864-870.

［9］ 王涛,高宇,肖帆,等.肾血管平滑肌脂肪瘤伴 Mayo Ⅳ级下腔静脉瘤栓1例报道［J］.微创泌尿外科杂志,2022,11(4):281-284.

作者:陈嵘、杨冉星、傅强
审阅专家:时海波

糖尿病合并垂体柄阻断综合征

一、疾病概述及诊疗进展

垂体柄阻断综合征(pituitary stalk interruption syndrome,PSIS)是垂体柄缺如或变细导致下丘脑分泌的激素不能经过垂体柄运送至垂体后叶,无法通过垂体门脉系统作用于垂体前叶所致的一系列临床症候群。该综合征于 1987 年首次被描述,于 2005 年在我国首例报道。随着垂体 MRI 增强的普及,越来越多的 PSIS 患者得到诊断。PSIS 是一种罕见病,在活产新生儿中的发病率为 1/10 000~1/4 000,在生长激素缺乏症(growth hormone deficiency,GHD)人群中可达 63% 左右。PSIS 以生长激素缺乏最为常见,常合并其他多种垂体激素的缺乏,由于不同年龄段、不同组合及程度的激素缺乏,PSIS 患者的临床表现复杂多样,常导致临床诊治的延误。PSIS 的病因及发病机制目前尚不完全明确,现有研究主要有以下推论:①围产期损伤:围产期事件致垂体下丘脑区域损伤;②产前因素:家族遗传;③基因突变。

下丘脑-垂体内分泌系统在生长发育、应激及维持生命活动中起重要作用。性发育不良与下丘脑分泌的促性腺激素释放激素(gonadotropin-releasing hormone,GnRH)、垂体分泌的促卵泡生成素(follicle-stimulating hormone,FSH)、性腺分泌的黄体生成素(luteinizing hormone,LH) 有关,分为低促性腺激素性性腺功能减退症(hypogonadotropic hypogonadism,HH)及高促性腺激素性性腺功能减退症。当患者的 FSH、LH 及睾酮均低时,提示 HH。PSIS 发病率虽低,也表现为低促性腺激素性性腺功能减退。特发性低促性腺激素性性腺功能减退症(idiopathic hypogonadotropic hypogonadism,IHH)指垂体性腺轴储备功能正常、由于某种未明确病因致使下丘脑分泌激素缺乏导致的性不发育,而 PSIS 则是指垂体柄损伤后 GnRH 无法通过垂体柄到达垂体促进 FSH、LH 分泌造成的性发育不良,这两者不尽相同。在临床治疗过程中需要结合患者的垂体储备功能综合考虑,选取适合患者的治疗方案,以免延误治疗。

二、病历资料

1. 病史摘要

患者,男性,33 岁。因"口干、多饮、体重下降 1 月"入院。患者 1 个月前无明显诱因出现口干、多饮、多尿,每日饮水量大于 2 000 mL,喜食甜饮料及水果,同时伴有体重进行性下降。1 个月间体重下降约 3 kg。曾于家中自测空腹血糖 14 mmol/L,考虑糖尿病,遂至我院门诊就诊，门诊查随机空腹血糖 14 mmol/L，伴有乏力不适，为求进一步诊治，拟诊糖尿病收治入院。既往史：患者足月顺产，出生时因难产行产钳助产，产后有窒息。出生后母乳喂养，智力正常。学习成绩一般。儿童期有生长激素缺乏、生长发育迟缓病史，10～15 岁时接受生长激素注射治疗（具体不详）。患者青少年期因第二性征不发育，曾于当地医院诊断垂体柄中断综合征，间断接受促性腺激素、醋酸可的松、优甲乐、十一酸睾酮软胶囊等补充激素治疗。曾使用垂体 GnRH 泵脉冲治疗，4 年前停用，至今未再治疗重视，具体指标变化及治疗过程如表 62-1 所示。

表 62-1　患者外院诊治垂体柄阻断综合征过程及指标变化

时间	郑州某院(25岁)				北京某院(26岁)				广州某院(28岁)				30岁	我院(32岁)
	2014年3月	2014年4月	2014年8月	2015年3月	2016年1月	2016年4月	2017年2月	2017年9月	2018年1月	2018年5月	2018年6月	2018年6月	2020年	2023年8月
FSH (mIU/mL)	0.3	0.26	0.32		0.29	0.3	2.37	0.44	1.26	<0.30	<0.30	1.75		0.5
LH (mIU/mL)	0.11	0.08	0.1		1.19	1.05	0.35	<0.07	<0.2I	<0.07	<0.07	0.76		0.31
雌二醇 (pg/mL)	<10	15	<10		46.17	27.53	32.58	<43.41	13.75	58.44	65.58	<43.31		<55.1
孕酮 (ng/mL)	<0.1	0.25	<0.1											<0.32
睾酮 (nmol/mL)	0.11	4.04	0.99		1.86	0.77	2.97	4.22	1.45	1.59	1.05	1.77		<0.35
泌乳素 (mIU/mL)	231.5	53.63	82.04		176.2	213.3	198.4	186.07	178.5	191.07	174.49	197.16		161.64
生长激素 (ng/mL)	0.4													<0.030
FT3 (pmol/L)	4.74		4.09											2.49
FT4 (pmol/L)	6.31		16.97											8.83
TSH (μIU/mL)	5.9		0.14											5.910
皮质醇(8:00) (ng/mL)	89.6		28.9											2.46
皮质醇(16:00) (ng/mL)	56.6		35.6											1.54

（续表）

时间	郑州某院(25岁)				北京某院(26岁)				广州某院(28岁)				30岁	我院(32岁)
	2014年3月	2014年4月	2014年8月	2015年3月	2016年1月	2016年4月	2017年2月	2017年9月	2018年1月	2018年5月	2018年6月	2018年6月	2020年	2023年8月
皮质醇(24:00)(ng/mL)	45.2													1.68
ACTH(8:00)(pg/mL)	4.1		4.1											12.9
ACTH(16:00)(pg/mL)	9.6		3.2											10.4
ACTH(24:00)(pg/mL)	6.1													11.6
24小时尿皮质醇(nmol/d)	107	409												27.5
骨龄	16岁													
垂体MRI增强	垂体柄中断													垂体柄中断
治疗	醋酸泼尼松、优甲乐、十一酸睾酮、HCG针				HCG 1次/2周，HMG 1次/2周，十一酸睾酮1次/月					垂体泵治疗				停用

注：空白处无检查结果。

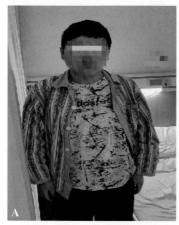
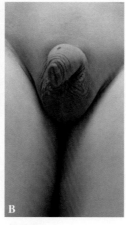

▲ 图62-1　患者一般特征

入院后各项实验室检查如下。

入院时患者体征：体温 36.8℃，脉搏 80 次/min，呼吸 16 次/min，血压 140 mmHg/81 mmHg，身高 180 cm，体重 80.0 kg，体重指数 26.7 kg/m²，腰围 97 cm，臀围 100 cm。神清，面部无胡须、无喉结，双侧乳腺无发育，未见腋毛生长。生殖系统检查：外生殖器呈男性外观，阴茎短小，发育不全，双侧睾丸可见，体积偏小，左右睾丸直径约 1 cm。无阴毛，未呈菱形分布。男性阴毛 Tanner 分期 I 期。余体征阴性（图 62-1）。

糖尿病代谢:糖化血红蛋白13.1%,自身胰岛素抗体阴性。血糖、C肽、胰岛素检测值如表62-2所示。

表62-2　血糖、C肽、胰岛素检测值

	0 h	0.5 h	2 h
血糖(mmol/L)	12.17	15.43	16.45
C肽(ng/mL)	2.82	4.95	6.11
胰岛素(μIU/mL)	13.29	51.97	52.61

甲状腺功能:游离三碘甲状原氨酸2.49 pmol/L↓,游离甲状腺素8.83 pmol/L↓,促甲状腺激素(thyroid-stimulating hormone, TSH)5.910 mIU/L↑,甲状腺球蛋白24.25 ng/mL,抗甲状腺球蛋白抗体12.10 KIU/L,甲状腺过氧化物酶抗体12.82 KIU/L。

骨代谢:Ⅰ型胶原氨基端前肽58.10 ng/mL,β-胶原特殊序列896.80 ng/L,骨钙素N端中分子23.81 ng/mL,甲状旁腺激素26.15 ng/L,降钙素8.14 pg/mL,总25-羟基维生素D 12.57 ng/mL↓。

肾上腺激素:24 h尿皮质醇9.00 g↓,总尿量2 000 mL。皮质醇、促肾上腺皮质激素(adrenocorticotropic hormone, ACTH)检测值如表62-3所示。

表62-3　皮质醇、ACTH检测值

	8:00	16:00	24:00
皮质醇(μg/dL)	2.46↓	1.54↓	1.68↓
ACTH(ng/L)	12.9↓	10.4↓	11.6↓

性腺激素及生长激素:超敏人生长激素<0.030 ng/mL↓,胰岛素样生长因子-Ⅰ<15.0 ng/mL↓。泌乳素161.64 μIU/mL,促卵泡生成素(FSH)0.51 IU/L↓,黄体生成素(LH)0.31 IU/L↓,孕酮<0.32 nmol/L,睾酮<0.35 nmol/L↓,硫酸脱氢表雄酮6.11 μg/dL↓,雄烯二酮<0.30 ng/mL↓,雌二醇<55.1 pmol/L↓,性激素结合球蛋白9.50 nmol/L。FSH、LH检测值如表62-4所示。

表62-4　FSH、LH检测值

	0 min	30 min	60 min	90 min
FSH(mU/mL)	0.39	0.72	0.99	1.04
LH(mIU/mL)	0.25	0.73	0.61	0.62

戈那瑞林兴奋实验:兴奋实验反应不足。

血常规、肝肾功能、电解质:未见明显异常。常规心电图:窦性心律,ST段改变,T波改变。

腹部超声:肝、胆、胰、脾未见明显异常。泌尿系、前列腺超声:左肾囊肿,右肾未见明显异常,双侧输尿管未见明显扩张,膀胱充盈欠佳;前列腺未见明显增大,双侧精囊腺未见明显占位。甲状腺超声:双侧甲状腺回声欠均匀。颈部血管超声:双侧颈动脉未见明显异常,双侧颈静脉未见明显异常。肾上腺增强 CT 示:两侧肾上腺未见明显异常,左肾小囊肿。下肢血管超声:两下肢动脉未见明显异常,两下肢深静脉未见栓塞表现。骨密度:腰椎、骨量正常,左髋关节骨量减少。胸部 CT 示:胸部 CT 平扫未见明显异常。心脏超声:各房室大小正常范围,未见节段性室壁运动异常。

睾丸超声:左侧睾丸体积 23 mm×9 mm×13 mm×3.14/6(1.41 cm³),右侧睾丸体积 24 mm×10 mm×15 mm×3.14/6(1.88 cm³)。

垂体 MRI 增强示:垂体窝内见脑脊液样信号影,垂体受压改变;垂体柄纤细,空泡蝶鞍(图 62-2)。

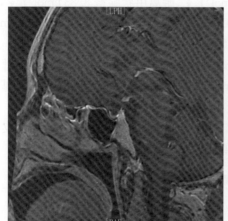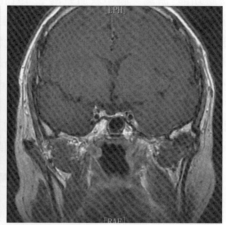

▲ 图 62-2　患者垂体增强 MRI 图像

2. 疾病的演变过程和抢救经过

患者入院后予低盐低脂糖尿病饮食,胰岛素泵强化降糖治疗,血糖平稳后调整为西格列汀二甲双胍 1 粒 bid po、达格列净 10 mg qd po、甘精胰岛素注射液(来得时)16 U 睡前皮下注射降糖。空腹血糖波动于 6～7 mmol/L,餐后血糖波动于 8～10 mmol/L。完善相关检验、检查,提示高脂血症,予以非诺贝特胶囊(力平之)调脂。肝功能异常,予以多烯磷脂酰胆碱胶囊(易善复)护肝。实验室化验结果提示多靶腺激素水平低下,进一步完善戈那瑞林兴奋实验,提示兴奋实验反应不足。予以靶腺激素替代治疗:补充肾上腺激素(醋酸可的松每日 2 次,25 mg 8:00,12.5 mg 16:00 口服),补充甲状腺激素(优甲乐每日一次,每次 25 μg 口服),补充性腺激素(十一酸睾酮软胶囊每日 2 次,每次 40 mg 口服)。患者多种激素补充治疗后,血糖水平有所升高,密切监测血糖水平,及时调整降糖方案。

3. 治疗结果及预后

治疗后患者空腹血糖波动于 6～7 mmol/L,餐后 2 小时血糖波动于 8～10 mmol/L,乏力症状较前明显好转,患者病情稳定后予以出院。

4. 诊治流程图

糖尿病合并垂体柄阻断综合征诊疗流程如图 62-3 所示。

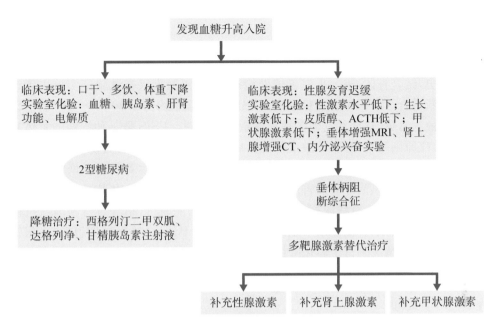

▲ 图 62-3　糖尿病合并垂体柄阻断综合征诊疗流程图

三、讨论与小结

糖尿病合并垂体柄阻断综合征是临床上少见的疑难疾病之一,对于垂体柄阻断综合征,早期诊断及治疗,对患者的预后有着至关重要意义。本院曾收治 1 例初发糖尿病患者,其临床症状与实验室化验及检查结果提示患者存在多种垂体激素缺乏。进一步完善兴奋试验,明确诊断为垂体柄阻断综合征。

本例患者为青年男性,33 岁,本次因发现血糖升高入院治疗糖尿病。入院后查体发现患者社会性别男性,但第二性征不明显,皮肤白皙,无喉结,腹形肥胖,无腋毛。生殖器短小。故初步诊断时考虑是否存在性腺功能不全。入院后完善相关辅助检查后提示患者存在多种垂体激素缺乏。患者 FT3、FT4 低,TSH 高,结合患者甲状腺超声(双侧甲状腺回声欠均匀),考虑原发性甲减。再次追问病史,患者自幼有生长激素缺乏、性腺功能不足等病史。曾先后不规律接受生长激素、促性腺激素、性腺激素替代治疗,但结合患者既往的诊治过程分析,在性腺方面治疗过程中对 HCG 治疗反应较好,但对相对价格昂贵的垂体 GnRH 脉冲治疗泵治疗效果较差。结合既往的诊疗指南及文献复习,我们考虑患者可能并非单纯的低促性腺性性腺功能减退患者。

完善垂体功能检查评估,在戈那瑞林兴奋试验过程中我们发现患者对戈那瑞林反应明显低下。本例患者对戈那瑞林实验反应兴奋不足,反映了患者垂体性腺激素储备能力较差,说明患者从 28 岁起接受垂体脉冲治疗的 4 年中治疗效果较差的原因。该案例提示我们,在针对该类患者的临床诊疗过程中,需注意与低促性腺性性腺功能减退症的鉴别,综合比较患者在临床表现、内分泌检查和影像学等方面的特点,结合患者的垂体储备功能情况,综合考虑选取适合患者的治疗方案,提高对该类疾病的诊治水平,以减少误诊,避免延误最佳治疗时机,从而改善男性性发育不良患者的生活质量及生殖问题。

四、科主任点评

该患者因初发糖尿病、血糖升高入院，入院后追问患者既往生长激素缺乏、性腺功能不足等病史，结合查体，进一步完善辅助检查、内分泌激素兴奋试验证实该患者诊断为垂体柄阻断综合征（PSIS）合并糖尿病。PSIS的发病率约为 $1/10\,000\sim1/4\,000$，以生长激素缺乏最为常见，常合并其他多种垂体激素的缺乏。PSIS是一种特殊的垂体功能减退症，其治疗原则基本相同，即激素替代治疗。对于PSIS所致促性腺激素缺乏者，治疗目的首先是促进和维持第二性征和性功能，其次对于渴望生育的患者恢复其生育能力。早发现、早诊断、早治疗对改善患者激素缺乏症状至关重要，尤其是身高和性腺的发育。该患者体型超重，有糖尿病家族史，检测胰岛功能尚可，结合自身胰岛素抗体阴性，目前考虑2型糖尿病，治疗以口服药物降糖为主。PSIS合并糖尿病患者，需根据患者胰岛功能及血糖情况制订个体化降糖方案。

五、参考文献

［1］Salenave S, Trabado S, Maione L, et al. Male acquired hypogonadotropic hypogonadism: diagnosis and treatment［J］. Ann Endocrinol (Paris)，2012，73(2):141-146.

［2］Mao J F, Xu H L, Duan J, et al. Reversal of idiopathic hypogonadotropic hypogonadism: a cohort study in Chinese patients［J］. Asian J Androl, 2015,17(3):497-502.

［3］Dekeyzer S, Herregods N, Meersschaut V, et al. Pituitary stalk interruption syndrome［J］. JBR-BTR, 2013,96(6):393.

［4］Tauber M, Chevrel J, Diene G, et al. Long-term evolution of endocrine disorders and effect of GH therapy in 35 patients with pituitary stalk interruption syndrome［J］. Horm Res, 2005, 64(6): 266-273.

［5］Pitteloud N, Durrani S, Raivio T, et al. Complex genetics in idiopathic hypogonadotropic hypogonadism［J］. Front Horm Res, 2010,39:142-153.

［6］张娜娜，魏会刚，沈涵，等.男性特发性低促性腺激素性性腺功能减退症与垂体柄阻断综合征临床特点分析［J］.实用医学杂志,2015,31(16):2734-2736.

作者：肖元元、王倩倩、魏丽、包玉倩

审阅专家：章振林

案例 63
糖尿病合并克氏综合征

一、疾病概述及诊疗进展

克莱恩费尔特综合征(Klinefelter syndrome，KS)，简称克氏综合征，又称先天性曲细精管发育不全、先天性睾丸发育不全综合征，1942 年由美国麻省总医院的 Klinefelter 医生首次描述。克氏综合征主要是由遗传自父方和(或)母方的一条或多条额外 X 染色体所致。其最常见的染色体核型为"47，XXY"，可见于 80%～90% 的克氏综合征患者，因此又被称为克氏综合征标准核型；其余 10%～20% 的克氏综合征患者为"46，XY/47，XXY 嵌合型"、"48，XXYY"、"48，XXXY"以及结构异常的 X 染色体型"47，X，i(Xq)，Y"。克氏综合征的病理改变以睾丸曲细精管进行性玻璃样变为主要特征，包括睾丸硬小、类无睾症身材、男性乳腺发育、性功能障碍、不育，以及糖脂代谢紊乱、肥胖、骨质疏松、肌力下降、认知受损和精神心理问题等多种临床表现。根据 2013 年发表在 *Journal of Clinical Endocrinology and Metabolism* 上的一项综述研究，1/4 的克氏综合征患者终身都未意识到自身染色体的异常。

除了性腺功能减退的主要临床表现外，很多克氏综合征患者往往伴有糖脂代谢紊乱和糖尿病，详细的发病机制目前尚未明确。现有的众多研究表明，克氏综合征患者糖脂代谢紊乱的发生可能与以下几点因素相关：

(1) 患者雄激素减少与胰岛素抵抗有着重要的关系：患有前列腺癌的克氏综合征患者接受雄激素剥夺治疗后，相比于对照组更有可能发生胰岛素抵抗。单纯接受前列腺切除术的前列腺癌患者，在随访中发生糖尿病的可能性是对照组的 1.4 倍。

(2) 体内较高的炎症因子水平：与对照组相比，克氏综合征患者体内的 C 反应蛋白水平更高。CCL2 是一种由单核细胞和巨噬细胞释放的细胞因子，与胰岛素抵抗相关，其水平在克氏综合征患者中也会增加。

(3) 较高的体脂比例：克氏综合征男性患者的体脂比例，尤其是腹部脂肪，明显高于正常对照组人群(46，XY)，因此更容易发生胰岛素抵抗。

(4) 染色体的基因剂量效应：基因的剂量效应，即调节基因数量变化引起它所控制的结构基因功能失调的效应。克氏综合征患者多余 X 染色体未被灭活的部分可以通过基因的剂量效应引起个体在表型上的异常，出现多种临床症状。有研究发现，X 染色体上存在编码参与调节糖代谢过程的酶的基因，可能导致患者的糖代谢异常。

二、病历资料

1. 病史摘要

患者,男性,42岁。因"发现血糖升高1年,血糖控制不佳1月"入院。患者1年前体检过程中发现血糖升高,具体血糖值不详,未诊断糖尿病,曾自行服用二甲双胍治疗,不规律服用后自行停药。其后未再规律监测血糖,病程中无明显口干、多饮、多尿、体重下降等不适。1个月前患者无明显诱因出现口干、尿量较前增加,公司体检测得空腹血糖、血脂明显升高,具体不详。遂至我院门诊进一步就诊,门诊查糖化血红蛋白11.60%↑。空腹葡萄糖18.42mmol/L↑,故为求进一步控制血糖收治入院。

入院时患者体征:体温36.6℃,脉搏78次/min,呼吸20次/min,血压128mmHg/78mmHg,身高185cm,体重90.0kg,体重指数26.3kg/m²,腰围96cm,臀围100cm。指间距180cm,上部量56cm,下部量100cm,神志清晰,皮肤白皙,面部无胡须,无喉结,双侧乳腺发育,Tanner Ⅰ期,未见腋毛生长(图63-1)。生殖系统检查:外生殖器呈男性外观。阴毛稀疏。阴茎短小,发育不全,双侧睾丸可见,体积偏小,左右睾丸直径约1cm。阴毛稀少,未呈菱形分布。男性阴毛Tanner分期Ⅱ期。余体征阴性。

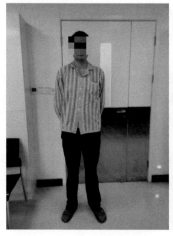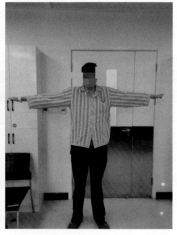

▲ 图63-1　患者一般特征

入院后各项实验室检查如下。

糖代谢:糖化血红蛋白11.8%↑,糖化白蛋白30.6%↑。血糖、C肽、胰岛素检测值如表63-1所示。

表63-1　血糖、C肽、胰岛素检测值

	0h	0.5h	2h
血糖(mmol/L)	11.79	14.22	14.15
C肽(ng/mL)	1.96	2.59	2.99
胰岛素(μIU/mL)	6.65	15.09	12.68

性激素:睾酮0.74 nmol/L↓,硫酸脱氢表雄酮86.30 g/dL↓,雄烯二酮<0.30 ng/mL↓,血清游离睾酮指数(%)4.54↓,促卵泡生成素(FSH)23.34 IU/L,黄体生成素(LH)14.07 IU/L,雌二醇<55.1 pmol/L,孕酮0.32 nmol/L,泌乳素164.69 μIU/mL,性激素结合球蛋白16.30 nmol/L。生长激素:IGF-1 67.80 ng/mL↓,超敏人生长激素0.57 ng/mL。甲状腺轴:游离三碘甲状原氨酸4.04 pmol/L,游离甲状腺素17.38 pmol/L,促甲状腺激素0.594 mIU/L,甲状腺球蛋白11.14 ng/mL,抗甲状腺球蛋白抗体11.01 KIU/L,甲状腺过氧化物酶抗体7.33 KIU/L。

骨代谢:Ⅰ型胶原氨基端前肽41.69 ng/mL,β-胶原特殊序列518.70 ng/L,骨钙素N端中分子13.74 ng/mL,甲状旁腺激素46.48 ng/mL,降钙素1.50 pg/mL,总25-羟基维生素D 5.35 ng/mL↓。

血脂:总胆固醇4.50 mmol/L,甘油三酯4.10 mmol/L↑,高密度脂蛋白0.97 mmol/L↓,低密度脂蛋白2.86 mmol/L。血常规、肝肾功能电解质:未见明显异常。

戈那瑞林兴奋实验:FSH、LH检测值如表63-2所示。

表63-2　FSH、LH检测值

	0 min	30 min	60 min	90 min
FSH(IU/L)	23.69	34.79	39.43	38
LH(IU/L)	9.54	49.38	48.62	41.38

肾上腺轴:皮质醇、ACTH检测值如表63-3所示。24 h尿游离皮质醇:45.76 μg。24 h总尿量:1 300 mL。

表63-3　皮质醇、ACTH检测值

	8:00	16:00	24:00
皮质醇(ng/L)	4.8	4.77	1.63
ACTH(μg/dL)	11.5	17.1	14

眼底照相:未见明显糖尿病性视网膜病变。肌电图:NCV-左侧腓浅,NSCV-未引出H反射。四肢多普勒血流图:右侧踝肱指数(ankle-brachial index,ABI)1.15,左侧ABI 1.12,双侧ABI均正常。震动阈:右下肢震动觉正常,左下肢震动觉正常,无周围神经病变。骨密度:腰椎骨质疏松(T值2.5)。

乳腺超声:右侧乳头后方见腺体样回声,厚约10 mm,左侧乳头后方见腺体样回声,厚约13 mm,示双侧乳腺发育可能。泌尿系超声:右肾囊肿,左肾未见明显异常,双侧输尿管未见明显扩张,膀胱壁略毛糙。甲状腺超声:甲状腺未见明显异常。心电图:正常心电图。胸部CT:未见明显异常。腹部超声:脂肪肝,胰、脾未见明显异常。肾上腺增强CT:双侧肾上腺未见异常。右肾囊肿、左肾下极复杂性囊肿。垂体CT增强:未见明显异常,结合临床,必要时MRI检查。

睾丸超声:左侧睾丸体积17 mm×6 mm×10 mm×3.14/6(0.5 cm³),右侧睾丸体积16 mm×6 mm×9 mm×3.14/6(0.45 cm³)。

染色体核型分析结果：47，XXY（图 63-2）。此核型符合克氏综合征核型。

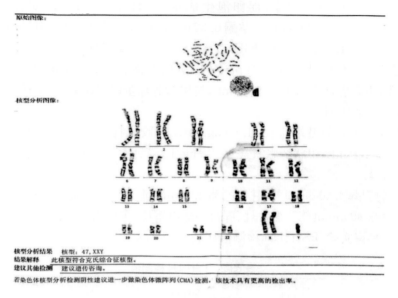

▲ 图 63-2　患者染色体核型分析结果

2. 疾病的演变过程和抢救经过

患者入院后给予低盐低脂糖尿病饮食，予以胰岛素泵强化降糖治疗后，血糖改善后调整为度拉糖肽 1.5 mg qw 皮下注射、精蛋白人胰岛素混合注射液（30R）早餐前 18 U、晚餐前 16 U、餐前 30 min 皮下注射、阿卡波糖 50 mg tid 餐中口服降糖，空腹血糖波动于 6～7 mmol/L，餐后血糖波动于 8～10 mmol/L。完善相关检验、检查，提示高脂血症，予以非诺贝特胶囊（力平之）调脂。骨密度提示骨质疏松，予以钙尔奇、骨化三醇改善骨质疏松。实验室化验及检查结果提示性激素水平低下，进一步完善戈那瑞林兴奋实验，提示性腺功能低下，予以十一酸睾酮软胶囊补充雄性激素。

3. 治疗结果及预后

治疗后患者空腹血糖波动于 6～7 mmol/L，餐后 2 h 血糖波动于 8～10 mmol/L，患者乏力症状较前好转，患者病情稳定后予以出院。

4. 诊治流程图

糖尿病合并克氏综合征诊疗流程如图 63-3 所示。

三、讨论与小结

本例患者为 1 例以血糖升高控制不佳为主要表现就诊的糖尿病患者。在住院过程中因发现其具有男性性腺功能低下临床特点最终经过染色体核型分析检测证实为一例克氏综合征合并糖尿病的患者。在诊治过程中，我们发现克氏综合征发病率低，临床表型各异，不易识别，各种危险因素造成这类人群糖尿病的发病率增高，发病年龄较早，所以治疗应尽早干预。目前针对其治疗方法，研究主要集中在性功能减退和不育方面，对糖尿病的治疗知道甚少，需要重点关注。在糖尿病的治疗上首先强调危险因素的控制，包括血脂、肥胖、骨质疏松和代谢综合征的管理，同时做到早期发现、早期治疗。因此在内分泌代谢科临床诊治过程中

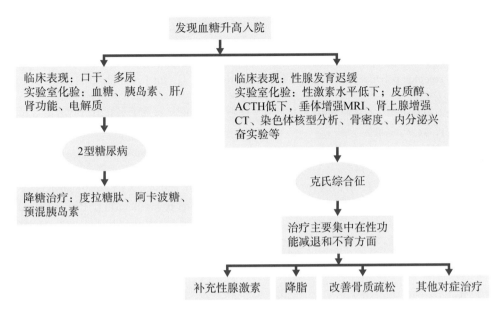

▲ 图 63-3　糖尿病合并克氏综合征诊疗流程图

发现早发糖尿病与性腺功能低下并存、血糖不易控制或伴有上述一系列糖脂代谢紊乱危险因素时，需考虑该类疾病的可能，以免造成漏诊及误诊。

四、科主任点评

　　该患者以血糖控制不佳为主要表现就诊，收治我科。入院后患者的临床表现和查体结果引起临床医生重视，进一步追问其婚姻、生育史，完善辅助检查、染色体核型分析证实该患者为克氏综合征合并糖尿病。克氏综合征是先天性男性性腺功能减退症的最常见病因，男性不育患者中患病率约为 3.1%。克氏综合征临床表现轻重不一，其中 26% 在儿童期和成人期因性腺功能减退、男性乳腺发育或不育确诊。国内研究数据显示，克氏综合征患者中糖尿病发病率约为 20.5%。治疗目标主要包括：促进并维持男性第二性征发育、保留生育功能、治疗男性乳腺发育以及预防/治疗糖脂代谢紊乱、肌少症、骨质疏松及心血管疾病。合并糖尿病患者起始时需用胰岛素控制血糖，待血糖控制后，则可考虑换用口服药物，优先选择能够改善胰岛素抵抗的药物。

五、参考文献

［1］ Groth K A, Skakkebæk A, Høst C, et al Clinical review: Klinefelter syndrome—a clinical update ［J］. J Clin Endocrinol Metab, 2013, 98(1): 20-30.

［2］ Basaria S, Muller D C, Carducci M A, et al. Hyperglycemia and insulin resistance in men with prostate carcinoma who receive androgen-deprivation therapy ［J］. Cancer, 2006, 106(3): 581-588.

［3］ Lin H Y, Xu Q, Yeh S, et al. Insulin and leptin resistance with hyperleptinemia in mice lacking androgen receptor ［J］. Diabetes, 2005, 54(6): 1717-1725.

［4］ Rotondi M, Coperchini F, Renzullo A, et al. High circulating levels of CCL2 in patients with

Klinefelter's syndrome [J]. Clin Endocrinol (Oxf), 2014,80(3):465-467.

[5] Bojesen A, Høst C, Gravholt C H. Klinefelter's syndrome, type 2 diabetes and the metabolic syndrome: the impact of body composition [J]. Mol Hum Reprod, 2010,16(6):396-401.

[6] Bojesen A, Hertz J M, Gravholt C H. Genotype and phenotype in Klinefelter syndrome-impact of androgen receptor polymorphism and skewed X inactivation [J]. Int J Androl, 2011,34(6 Pt 2):e642-e648.

[7] 中华医学会内分泌学分会性腺学组.克莱恩费尔特综合征诊断治疗的专家共识[J].中华内分泌代谢杂志,2021,37(2):94-99.

[8] Ferlin A, Raicu F, Gatta V, et al. Male infertility: role of genetio background [J]. Reprod Biomed Online, 2007,14(6):734-745.

[9] Abramsky L, Chapple J. 47, XXY (Klinefelter syndrome) and 47, XYY: estimated rates of and indication for postnatal diagnosis with implications for prenatal counselling [J]. Prenat Diagn, 1997, 17(4):363-368.

[10] 茅江峰,伍学焱,聂敏,等.39 例 Klinefelter 综合征患者的糖尿病发生率和临床特点[J].中国糖尿病杂志,2011,19(9):660-663.

作者:肖元元、王倩倩、魏丽、包玉倩

审阅专家:章振林

糖尿病合并妊娠并重度酮症酸中毒

一、疾病概述及诊疗进展

多囊卵巢综合征(polycystic ovary syndrome,PCOS)与生殖和代谢功能障碍密切相关,其主要表现为雄激素水平过高、月经紊乱和多囊卵巢,8%～13%的育龄期妇女的生育功能受其影响。胰岛素抵抗和代偿性高胰岛素血症被认为是引起本病的重要原因,并分别出现在75%的消瘦PCOS患者和95%的超重或肥胖PCOS患者中。此外,超重或肥胖会加剧潜在的激素紊乱。相关研究表明,有PCOS病史的女性罹患2型糖尿病、代谢综合征的风险显著增高。《多囊卵巢综合征诊治路径专家共识》指出,PCOS不孕患者,若合并其他不孕因素(如输卵管因素、男方因素、高龄等),或者在经过其他治疗方案无效后,可选择进行体外受精-胚胎移植(in vitro fertilization-embryo transfer,IVF‑ET)。合并中心性肥胖及糖尿病等其他高危因素的PCOS患者应密切随访血糖相关指标,警惕妊娠期糖尿病等妊娠并发症的发生。

糖尿病酮症酸中毒(diabetic ketoacidosis,DKA)是糖尿病的严重并发症之一,与胰岛素严重缺乏和升糖激素不当升高引起的糖、脂和蛋白代谢严重紊乱有关。DKA的发生多有诱因,包括急性感染、胰岛素不适当减量或突然中断治疗、饮食不当、应激状态、妊娠等;此外,酗酒、吸毒以及部分药物(如皮质醇、部分利尿剂等),都可能引起DKA。因此,定期监测血糖,根据治疗方案进行降糖治疗,不自行停用胰岛素,是预防DKA的重要途径。对于PCOS患者,胰岛素抵抗引起的胰岛素相对不足也可能是患者出现显性糖尿病并进展为DKA的重要原因。此外,妊娠期间相关激素水平的变化会引起对胰岛素需求的改变,亦对胰岛素抵抗的发生发展起到了一定的影响。

糖皮质激素在妊娠中多用于促进早产儿的肺部成熟,可影响体内糖代谢、脂代谢及体内稳态等。对于患有糖尿病的孕妇,血糖控制不达标会引起胎肺成熟延迟,这时产前糖皮质激素治疗的需求会更为强烈。既往研究结果指出,应用糖皮质激素促胎肺成熟会增加产妇发生DKA的风险。本病例为PCOS患者,借助IVF‑ET辅助生殖受孕后,孕中期发现血糖升高,患者未予重视。孕晚期出现先兆早产,外院予以地塞米松促胎肺成熟后进展为DKA。经过我科、妇科和儿科的通力协作和抢救治疗,患者早产顺产后血糖得到良好控制,产后随访糖耐量恢复正常,提示及时、合理的多学科联合治疗对于糖尿病合并妊娠并重度酮症酸中毒可有较好的转归及预后。

二、病历资料

1. 病史摘要

患者,女性,31岁,因"G_2P_0,孕28^{+5}周,发现糖尿病酮症酸中毒一天"入院。患者于入院 6 个月前在外院通过体外受精-胚胎移植（IVF-ET）[卵胞质内单精子注射（intracytoplasmic sperm injection，ICSI）]辅助生殖技术助孕移植冻胚 2 枚，存活 1 枚。孕 12^{+1} 周产检时口服葡萄糖耐量试验（oral glucose tolerance test，OGTT）结果示其 0、30、120 min 血糖水平为 7.2、15.64、15.53 mmol/L，糖化血红蛋白（hemoglobin A1c，HbA1c）7.0%，糖化白蛋白（glycated albumin，GA）21.4%，患者拒绝进行进一步治疗。孕 28^{+2} 周时产检 B 超示羊膜囊似近阴道内口，于外院收治入院。入院后常规生化检查结果显示：HbA1c 为 7.9%，空腹 C 肽 1.46 ng/mL，随机血糖 15.7 mmol/L，尿酮体（+++），β-羟丁酸 1.5 mmol/L，胰岛素抗体（insulin autoantibody，IAA）（-），外院予以速效胰岛素 2.5 U/h 泵入，1 h 后测血糖为 9.5 mmol/L，后调整降糖方案为多次皮下注射胰岛素方案：短效胰岛素早 8 U、中 8 U、晚 8 U，餐前 30 min 皮下注射，长效胰岛素 10 U 睡前皮下注射。孕 28^{+3} 周时予以一日两次的肌注地塞米松 6 mg×2 d 促胎肺成熟。次日清晨患者血糖波动于 11.0～13.8 mmol/L，血 β-羟丁酸 3.54 mmol/L，诊断为糖尿病酮症酸中毒（DKA），予以速效胰岛素 8 U/h 泵入及葡萄糖-胰岛素-钾（glucose-insulin-potassium，GIK）补液，随后根据血糖水平调整为 10 U/h，并于次日清晨调整为 40 U/h，动脉血气结果示：pH 7.211，$PaCO_2$ 15.7 mmHg，PaO_2 116 mmHg，HCO_3^- 6.3 mmol/L，BE -22，SpO_2 98%；尿酮体（+++），血酮体（+）。患者病情危重，为进一步治疗转入我院。

入院后完善病史和体格检查。身高 160 cm，体重 83 kg，体重指数（BMI）32.42 kg/m^2。患者 15 岁时诊断为 PCOS，未用药物治疗。10 余年前于外院诊断为高胰岛素血症，予吡格列酮 15 mg 口服，2 次/天，2017 年停药；二甲双胍 0.5 g，3 次/天，后改为 1.0 g，2 次/天，至孕 8 周停药。其母及外祖母均诊断为 PCOS，否认糖尿病家族史。

2. 疾病的演变过程和抢救经过

入院后即刻开放静脉通路，患者的治疗方案调整为门冬胰岛素 12 U/h 泵入，血糖控制在 7～9 mmol/L。患者于孕 29^{+2} 周出现不规则腹痛，羊膜囊鼓出宫颈口 3 cm，考虑先兆早产，于当晚 22:25 早产顺产一活男婴，体重 1 680 g，Apgar 评分 10 分，后续转儿科监护治疗。患者产程中血糖 10.0 mmol/L，予以 GIK 补液 50 mL/h，胰岛素 22 U/h，每 2 h 监测血糖。产后予以人胰岛素（诺和灵 R）早、中、晚各 10 U，餐前 30 min 皮下注射，地特胰岛素 10 U，睡前皮下注射，血糖控制在空腹血糖 4.5～6.0 mmol/L，餐后 2 h 血糖 5.5～6.5 mmol/L。产后第 8 天子宫收缩可，阴道出血少，血糖控制稳定，予以出院。

3. 治疗结果及预后

出院后 10 天，患者自行停用胰岛素。产后 42 天复查，HbA1c 为 6.2%，GA 为 12.9%，OGTT 结果示其 0、30、60、120、180 min 血糖水平分别为 4.91、6.14、7.54、6.16、5.66 mmol/L，糖耐量完全恢复正常。但根据同步胰岛素释放试验结果，计算稳态模型评估（homeostatic model assessment，HOMA）胰岛素抵抗指数（HOMA for insulin resistance，HOMA-IR）、HOMA β 细胞功能指数（HOMA for β-cell function，HOMA-β）和 HOMA 胰岛素敏感性指数（HOMA for insulin sensitivity，HOMA-IS）等指标，提示其仍存在胰岛素抵抗。

产后 5 个月复查，身高 160 cm，体重 82.4 kg，BMI 32.19 kg/m^2，体脂 45.6%。HbA1c 为 5.7%，GA 为 14.0%，OGTT 结果示空腹及负荷后 30、120 min 的血糖分别为 5.00、7.26、8.52 mmol/L（表 64-1），胰岛素敏感性相关指标未见明显变化（表 64-2）。

表 64-1　产后 42 天(OGTT1)和产后 5 个月(OGTT2)的 75 g OGTT 结果

时间 (min)	血糖(mmol/L)		胰岛素(μU/mL)		C 肽(ng/mL)	
	OGTT1	OGTT2	OGTT1	OGTT2	OGTT1	OGTT2
0	4.91	5.00	51.1	67.0	2.65	2.66
30	6.14	7.26	136.0	224.0	5.04	6.66
60	7.54	—	232.6	—	8.27	—
120	6.16	8.52	462.3	852.3	11.74	18.12
180	5.66	—	918.7	—	17.51	—

表 64-2　产后 42 天(OGTT1)和产后 5 个月(OGTT2)的胰岛素敏感性相关指标

	HOMA - IR (mIU · mmol/L^2)	HOMA - β (mIU/mmol)	HOMA - IS (L^2/mIU · mmol)	QUICKI	WBISI (L^2/mIU · mmol)
OGTT1	11.15	724.68	0.09	0.42	16.75
OGTT2	14.89	893.20	0.07	0.40	9.80

注:QUICKI,定量胰岛素敏感性检测指数;WBISI,全身胰岛素敏感性指数。

4. 诊治流程图

糖尿病合并妊娠并酮症酸中毒的诊治流程如图 64-1 所示。

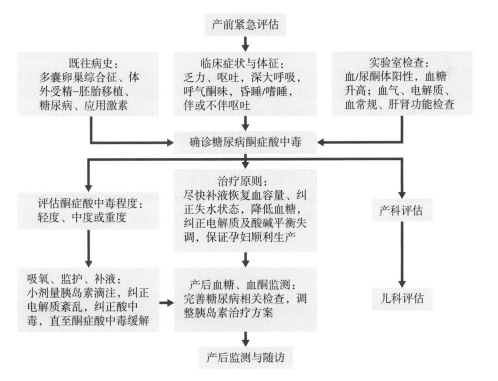

▲ 图 64-1　糖尿病合并妊娠并酮症酸中毒的诊治流程图

三、讨论与小结

本例患者为肥胖女性，既往诊断为 PCOS 和高胰岛素血症，并服用药物治疗。行辅助生殖助孕后，孕早期 OGTT 结果符合显性糖尿病的诊断，伴随高胰岛素血症和严重的胰岛素抵抗，并于妊娠中晚期出现 DK，予以地塞米松促胎肺成熟后进展为 DKA。然而，该患者在产后 42 天常规复查时糖耐量恢复正常，高胰岛素血症有所缓解。

该患者初诊时 HbA1c<8.5%，并出现妊娠中晚期 DKA。然而，其在孕早期的 OGTT 已达到显性糖尿病诊断标准，从起病至出现 DKA 的时间超过 2 周，且空腹 C 肽水平达到 1.46 ng/mL，均不符合妊娠相关性暴发性 1 型糖尿病的诊断标准。因此，考虑诊断为糖尿病合并妊娠、DKA、高胰岛素血症和肥胖症。在治疗方面，妊娠期 DKA 的治疗除常规的积极补液、小剂量胰岛素降血糖、纠正电解质紊乱以及寻找并消除诱因外，还需要进行持续的胎儿监护以评估胎儿的健康状况。

这是首例关于 PCOS 患者行辅助生殖技术后出现妊娠期显性糖尿病进展为 DKA 并在产后恢复正常的病例报告。Han 等针对 336 例行辅助生殖助孕的 PCOS 患者的研究结果显示，肥胖的 PCOS 患者中妊娠期糖尿病（gestational diabetes mellitus，GDM）的患病率显著增高，且新生儿体重亦显著增加。然而，其患者未出现 DKA，且血糖水平低于本例患者。Robertson 等报告了 2 例妊娠期间发生 DKA 的病例，然而其妊娠前血糖情况不明，且产后仍需要进行胰岛素治疗。而本例患者的产后血糖水平在 10 日内恢复正常，并在产后 5 个月随访时仍保持正常。Maislos 等则报告了 1 例患有 GDM 的 Bedouin 女性在孕晚期出现 DKA 的病例。虽然其血糖水平也在产后迅速恢复正常，但是该患者体型正常（BMI 为 23.74 kg/m²），无 PCOS 及辅助生殖技术史，与本例患者的表现并不完全相同。

此外，如何降低糖皮质激素使用期间的 DKA 风险至关重要。首先，需要明确的是，产前糖皮质激素治疗的适应证主要取决于产科和围产期情况，与血糖状态无关。Ovalle 曾报道，相较于传统的每日 1 次倍他米松肌注 12 mg×2 d 或 2 次/天肌注地塞米松 6 mg×2 d，每隔 12 h 肌注倍他米松 8 mg×3 次可降低高血糖的发生率，提示因人制宜的产前糖皮质激素治疗方案可降低高血糖发生率。而对于产前应用糖皮质激素治疗的患者，则建议要加强对孕妇血糖水平的监测，必要时增加胰岛素剂量以确保血糖得到控制，并避免出现严重的短暂性高血糖的可能。此外，辅助生殖助孕可能也是该患者血糖升高的重要因素之一。Kouhkan 等以 270 例行辅助生殖助孕的单胎妊娠妇女为研究对象（GDM：非 GDM=135：135），结果显示 PCOS、既往卵巢过度刺激综合征风险和黄体酮注射史是 GDM 的重要预测因子。

四、科主任点评

本例患者为 PCOS 女性行辅助生殖助孕后，在妊娠初期被诊断为糖尿病，糖皮质激素促胎肺成熟后进展为 DKA，并在产后完全恢复的病例。前述诊治经过提示，PCOS 的患者在妊娠期时胰岛素抵抗进一步加重，本身可引起血糖急剧升高甚至 DKA，但经过及时、合理的治疗可有较好的转归及预后。同时，本例对于临床工作者有着良好的启示作用，尤其对特殊时期人群，使用糖皮质激素促胎肺成熟时，需谨慎其引起的 DKA，及时的诊断及治疗与良好的预后密切相关。本例患者的成功治疗离不开多学科协作，即包括产科、儿科、内分泌代谢科等多学科团队的合作模式，依托各学科专科团队经验，为患者制订规范化、个体化并具有连续性的最佳综合治疗方案，从而确保患者取得最佳疗效。

五、参考文献

［1］Kouhkan A, Khamseh M E, Moini A, et al. Predictive factors of gestational diabetes in pregnancies following assisted reproductive technology: a nested case-control study [J]. Arch Gynecol Obstet, 2018, 298(1):199-206.

［2］多囊卵巢综合征诊治路径专家共识编写组. 多囊卵巢综合征诊治路径专家共识[J]. 中华生殖与避孕杂志, 2023, 43(4):337-345.

［3］Kalra S, Kalra B, Gupta Y. Glycemic Management after Antenatal Corticosteroid Therapy [J]. N Am J Med Sci, 2014, 6(2):71-76.

［4］应令雯, 蒋荣珍, 殷峻, 等. 多囊卵巢综合征患者妊娠期辅助生殖应用糖皮质激素致糖尿病酮症酸中毒一例[J]. 中华糖尿病杂志, 2020, 12(12):1034-1036.

［5］Han A R, Kim H O, Cha S W, et al. Adverse pregnancy outcomes with assisted reproductive technology in non-obese women with polycystic ovary syndrome: a case-control study [J]. Clin Exp Reprod Med, 2011, 38(2):103-108.

［6］Robertson G, Wheatley T, Robinson R E. Ketoacidosis in pregnancy: an unusual presentation of diabetes mellitus. Case reports [J]. Br J Obstet Gynaecol, 1986, 93(10):1088-1090.

［7］Ovalle F. Clinical approach to the patient with diabetes mellitus and very high insulin requirements [J]. Diabetes Res Clin Pract, 2010, 90(3):231-242.

［8］Kakoly N S, Khomami M B, Joham A E, et al. Ethnicity, obesity and the prevalence of impaired glucose tolerance and type 2 diabetes in PCOS: a systematic review and meta-regression [J]. Hum Reprod Update, 2018, 24(4):455-467.

［9］Maislos M, Harman-Bohem I, Weitzman S. Diabetic ketoacidosis. A rare complication of gestational diabetes [J]. Diabetes Care, 1992, 15(8):968-970.

作者：王诗韵、周健、包玉倩

审阅专家：章振林

糖尿病合并主动脉炎并主动脉弓动脉瘤

一、疾病概述及诊疗进展

糖尿病合并感染是临床常见的问题,但糖尿病合并主动脉炎是临床少见的、极为凶险的临床危重症之一,及时诊断及治疗对患者的预后至关重要。主动脉炎是主动脉壁的炎症性疾病,主要包括感染性主动脉炎和非感染性主动脉炎。感染性主动脉炎由病原体感染所致,如金黄色葡萄球菌、沙门氏菌、大肠埃希菌、梅毒螺旋体等。非感染性主动脉炎主要由风湿免疫疾病所引起,包括巨细胞动脉炎(giant cell arteritis,GCA)、多发性大动脉炎(Takayasu arteritis,TA)、强直性脊柱炎、Cogan 综合征等。主动脉炎的临床症状通常是非特异性的,如疼痛、发热、周身不适、肌痛、体重减轻等;其实验室检查结果亦可无特异性的表现,如血沉加快、C反应蛋白和中性粒细胞升高等。鉴于该病缺乏特殊的临床特征与实验室检查结果,对于原因不明的发热患者,临床上很少会考虑到主动脉炎的可能性。主动脉炎可能会导致主动脉环扩张、主动脉至主动脉弓段的动脉瘤。而一旦形成动脉瘤,结局非常凶险,可能危及生命,患者的病死率极高。

感染性主动脉炎并不常见,大样本尸检研究报道,该病的发病率约为 0.3%~0.4%。感染性主动脉炎最常累及胸主动脉和腹主动脉。常见的感染病原体包括葡萄球菌、肠球菌、链球菌和沙门氏菌,也有结核分枝杆菌或弯曲杆菌引起主动脉炎的报道。有部分患者存在前驱感染,由肺炎、胃肠道感染、泌尿道感染、感染性心内膜炎、骨髓炎等导致的菌血症引发主动脉炎。原因不明的发热往往是感染性主动脉炎的主要表现,患者实验室检查仅有白细胞增多、中性粒细胞增多、血沉及 C 反应蛋白升高等非特异性征象。CT 血管造影(CTA)在主动脉炎早期阶段可表现为主动脉壁的不规则强化,在进展阶段可表现为动脉瘤或主动脉扩张。正电子发射计算机体层显像仪(positron emission computed tomography,PET/CT)可用于大动脉炎的早期诊断:^{18}F-氟代脱氧葡萄糖(^{18}F-FDG)属于一种炎性显像剂,正常血管不会摄取,只有血管发生炎症反应时,对 ^{18}F-FDG 的摄取才会增高,因而 PET/CT 可明确受累血管范围,有利于动脉炎的早期诊断。因此,对于不明原因发热的患者,完善心脏超声检查、CTA、PET/CT、磁共振血管造影(MRA),血管造影是临床上诊断主动脉炎常用的影像学方法。

本科曾收治 1 例不明原因发热的糖尿病患者,其临床症状与实验室化验及检查结果均为非特异性,直到患者出现明显背部疼痛时才诊断为主动脉炎并主动脉弓动脉瘤,最终通过介入手术抢救成功。

二、病历资料

1. 病史摘要

患者,男性,78 岁,因"间断口干、多饮、多尿 30 年,发热 2 周"入院。患者 30 年前诊断为 2 型糖尿病,持续口服降糖药物治疗,11 年前患者开始注射胰岛素治疗,入院前方案为门冬胰岛素 50 早 22 U、晚 20 U、餐前 5 min 皮下注射,未规律监测血糖。入院 2 周前,患者无明显诱因下出现体温升高,自测体温 38.1℃,伴畏寒、寒战、头痛、乏力、恶心、呕吐,遂至当地医院就诊,服用退烧药物及抗生素(具体不详)治疗,体温仍波动在 36.7～38.5℃,每日下午体温逐渐升高,至午夜最高。入院 1 周前患者一日内最高体温升至 39℃,伴畏寒、寒战、乏力、全身酸痛,至我院急诊就诊,查血常规＋CRP:快速 C 反应蛋白 85.48 mg/L,白细胞 5.4×10^9/L,中性粒细胞百分比 74.1%。心肌梗死一套处于正常范围内。胸部 CT 平扫提示:左肺舌段微小结节,左侧少量胸腔积液。上腹部 CT 示:肝右叶包膜下少许稍高密度影,肝脓肿术后改变可能。急诊予以头孢羟氨苄 500 mg po bid 持续一周,患者体温波动在 37～38.8℃,以"发热待查"于 2021 年 3 月 12 日收入我院。

既往史:高血压病史 40 年,规律口服缬沙坦 80 mg qd。2019 年 3 月曾患肝脓肿,我院急诊穿刺引流后痊愈。2009 年 10 月因双侧胫前动脉多处狭窄＞50%,曾行双胫前动脉长段闭塞球囊扩张成形术。

2. 疾病的演变过程和抢救经过

入院时患者体征:体温 37.2℃,脉搏 74 次/min,呼吸频率 16 次/min,血压 159 mmHg/78 mmHg,BMI 24 kg/m^2。神萎,双肺呼吸音粗,左下肺可及少量湿啰音,余体征阴性。

入院后各项实验室检查及病原学检查如下。

(1) 血常规＋CRP:白细胞 6.2×10^9/L,红细胞 3.91×10^{12}/L,血红蛋白 130 g/L,血小板 191×10^9/L,中性粒细胞百分比 78.5%,C 反应蛋白 83.32 mg/L。

(2) 生化:钾 2.8 mmol/L,钠 134 mmol/L,总蛋白 63 g/L,白蛋白 34 g/L,谷丙转氨酶 28 U/L,谷草转氨酶 23 U/L,γ-GT 32 U/L,碱性磷酸酶 89 U/L,肌酐 64 μmol/L。

(3) 血气分析:pH 7.59,PaO$_2$ 72 mmHg,PaCO$_2$ 31 mmHg,乳酸 2.50 mmol/L,全血碱剩余 8.1 mmol/L,SpO$_2$ 97.0%。

(4) 凝血全套:凝血时间 11.8 s,凝血酶原时间 30.7 s,国际标准化比值 1.03,纤维蛋白原 6.10 g/L,D-二聚体 1.12 mg/L FEU。

(5) 心肌梗死一套,结核抗体、梅毒螺旋体特异抗体、梅毒血清反应素阴性,人类免疫缺陷病毒抗体、肝炎全套均阴性。

(6) 多次查痰培养、血培养、粪培养、内毒素试验、真菌 G 试验、甲流抗原和乙流抗原筛查、抗肺炎支原体、副流感病毒、呼吸道合胞病毒、腺病毒,以上检查均阴性。

(7) 血沉 31 mm/h,抗"O"、类风湿因子、抗环瓜氨酸肽抗体、抗肾小球基底膜抗体、免疫增殖电泳分型均阴性。

(8) 血糖及胰岛相关功能:糖化血红蛋白 8.8%,糖化白蛋白 30.9%,0 min 和 120 min C 肽分别为 0.61 ng/mL 和 0.49 ng/mL。

(9) NT-proBNP 645.6 ng/L。

(10) 肿瘤全套:前列腺特异性抗原 4.59 ng/mL,余正常。

特殊检查结果如下。

（1）全身浅表淋巴结超声：均阴性。

（2）心超：二尖瓣反流（轻度），各房室大小正常范围，射血分数 62%。

（3）头颅 CT：双侧基底节区、脑室旁及脑干腔隙灶。

（4）上腹部 CT：肝右叶包膜下病灶，血管瘤可能，胆囊结石伴慢性胆囊炎，两侧胸腔积液伴左下肺膨胀不全。

入院后给予胰岛素泵降糖治疗[46 U/d，平均 0.66 U/（kg·d）]。入院当天即开始抗感染治疗（头孢西丁钠 2 g，静滴 bid）持续 4 天，期间患者体温仍波动于 37.8～39.4℃，每日下午体温达到高峰，次日晨起体温稍下降。4 天后（2021 年 3 月 15 日）考虑患者体温无明显改善，抗生素升级为头孢哌酮钠舒巴坦 3 g bid 静滴，复查血常规：白细胞 7.8×10⁹/L，中性粒细胞百分比 85.8%，C 反应蛋白 103 mg/L。使用头孢哌酮钠舒巴坦后患者体温仍反复，波动于 37.5～38.5℃，于 3 月 17 日开始加用左氧氟沙星 500 mg qd 静滴治疗。同日复查生化出现低蛋白血症（白蛋白 25.1 g/L），结合患者上腹部 CT 提示两侧胸腔积液伴左下肺膨胀不全，给予补充白蛋白等支持治疗。患者入院后体温变化情况如图 65-1 所示。

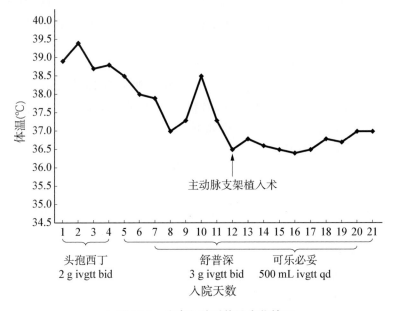

▲ 图 65-1　患者入院后体温变化情况

3 月 19 日晨查房，患者诉午夜开始自觉周身疼痛较前明显，后背痛明显，程度重，放射至全后背，患者表示之前从未经历过类似的背痛症状。当时血压 133 mmHg/72 mmHg，体温 36.8℃，心率 87 次/min。考虑患者全身疼痛及后背疼痛明显，复查胸部 CT 提示：主动脉弓旁软组织密度影，比较前片为新发，考虑动脉瘤可能。立刻进行胸主动脉 CTA，提示主动脉弓局部可见瘤样突起，大小约 3.3 cm×2.6 cm（图 65-2A），予告病危，减少补液量，绝对卧床，控制血压等，请心血管外科会诊后考虑动脉瘤近 1 周内新近发生，高度警惕存在破裂导致患者死亡可能。1 天后患者转入心外科，继续头孢哌酮钠舒巴坦＋左氧氟沙星抗感染治疗，并于 3 月 23 日行胸主动脉支架植入术介入治疗。

3. 治疗结果及预后

患者术后当日体温下降至基本正常,术后 4 月 1 日复查 CT 显示支架置入良好(图 65-2B)。术后 10 天患者体温平稳,波动于 36.5～37℃,好转出院。

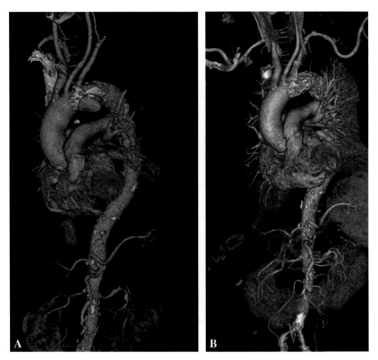

▲ 图 65-2　患者手术前后胸主动脉 CTA 结果

(A)主动脉弓局部可见瘤样突起,大小约 3.3 cm×2.6 cm;(B)主动脉弓、胸主动脉及左侧锁骨下动脉起始部支架置入术后。

4. 诊治流程图

主动脉炎诊治流程如图 65-3 所示。

三、讨论与小结

本例患者即表现为不明原因的发热持续 2 周,期间无特异性的实验室检查阳性结果,反复进行血培养均为阴性,且使用抗生素治疗后,患者体温仍反复升高,直到患者出现剧烈背痛,再次进行胸部 CT 检查提示出现新发的主动脉瘤后,才回顾性地考虑患者发热的原因为主动脉炎,且患者的体温在完成介入手术后当日即恢复正常,证实了该病的诊断。

感染性主动脉炎合并动脉瘤是临床非常严重的病症,并发症的发病率及病死率都很高。不同文献报道患者病死率约为 21%～44%。仅内科治疗的患者病死率很高,而抗生素联合感染组织清创以及必要的血运重建治疗后,病死率相对较低。内科治疗可选择的抗生素包括头孢菌素、氟喹诺酮类药物和抗葡萄球菌抗生素等。有条件者可在动脉瘤管壁手术组织标本送培养(需氧菌、厌氧菌、真菌)及革兰氏染色后明确病原微生物的种类,得到培养和药敏结果后相应调整抗生素。抗生素的最佳疗程尚不确定,其取决于多种因素,包括患者的免

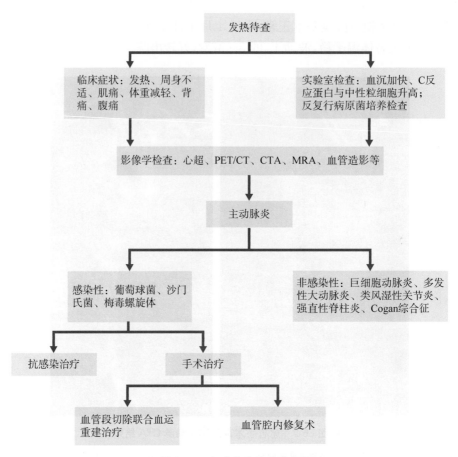

▲ 图 65-3 主动脉炎诊治流程图

疫力、感染部位、病原体、移植血管来源、原位还是异位血运重建，以及治疗效果（发热、白细胞计数、血流动力学稳定性等）等。感染性内膜炎的标准治疗还包括感染部分的血管段切除并根据需要血运重建。动脉瘤切除术联合血运重建包括原位修复或异位旁路术等术式，术式的选择取决于多种因素，包括解剖位置、有无外周动脉疾病及其严重程度，以及感染本身的毒力。有时最好在切除动脉瘤之前建立异位旁路，以尽量缩短缺血的持续时间。另外，血管腔内修复术（endovascular aortic repair，EVAR）是合并主动脉瘤患者的另一种可行的外科治疗方法。因部分感染性动脉炎合并动脉瘤的患者往往年纪较大，且具有多种心血管危险因素，采用开放性手术修复的病死率和并发症发生率都很高，故血管腔内修复术成为这些患者首选的治疗方式。在动脉瘤形成前，联合手术治疗和药物治疗，患者的生存率大约为75%～100%；一旦动脉瘤形成后，生存率降低，约为62%。而动脉瘤破裂后再手术治疗的患者预后很差，病死率高达65%。本例患者一般情况差，最终胸外科选择了主动脉支架植入术联合抗生素治疗，后续获得了满意的治疗效果。

综上所述，主动脉炎是不明原因发热的病因之一。主动脉炎的临床表现往往并不典型，常常仅表现为发热、关节痛、周身疼痛、体重下降等非特异性表现，实验室检查结果也无特异性。但一旦发展为动脉瘤，临床表现非常凶险，当患者有背痛等主诉时需警惕，结合 CTA、

PET/CT 等影像学手段及时明确诊断,并积极联合抗生素和手术治疗,争取尽快解除患者危重的状态。

四、科主任点评

　　该老年糖尿病患者表现出的低热、乏力、胃口差的症状并不具有特别的指向性。起初,我们都是围绕感染性、肿瘤性疾病在排查,后来在某一天早查房时患者反映夜间其突然出现短暂的、难以描述的"不适",似有"濒死感",后来出现声嘶和咳嗽。这些症状的变化多指向心、肺,于是我们复查了胸部 CT 和心电图,结果发现与数天前比较,主动脉出现瘤样扩张。回过头来仔细梳理,之前的低热、食欲缺乏其实是动脉炎的表现,就是在其突感"不适"的夜晚,被炎症损伤的动脉内膜在血流的冲击下形成了夹层动脉瘤,瘤体可能向上压迫了喉返神经。此患者病程中未出现典型的胸痛症状,让我们对老年糖尿病患者新发主动脉夹层动脉瘤的有了新的了解。

五、参考文献

［1］Ewart J M, Burke M L, Bunt T J. Spontaneous abdominal aortic infections. Essentials of diagnosis and management ［J］. Am Surg, 1983,49(1):37-50.

［2］Rondina M T, Raphael K, Pendleton R, et al. Abdominal aortitis due to Streptococcus pneumoniae and Enterobacter aerogenes: a case report and review ［J］. J Gen Intern Med, 2006,21(7):C1-C3.

［3］Agrawal A, Sikachi R R. Infective abdominal aortitis due to Campylobacter fetus bacteremia: A case report and review of literature ［J］. Intractable Rare Dis Res, 2016,5(4):290-293.

［4］Shu K M, Rybicki F J, Ledbetter S. Bacterial aortitis resulting in rapid development of infective "mycotic" aneurysm ［J］. Emerg Radiol, 2002,9(6):317-319.

［5］Rahman M S, Storrar N, Anderson L J. FDG-PET/CT in the diagnosis of aortitis in fever of unknown origin with severe aortic incompetence ［J］. Heart, 2013,99(6):435-436.

［6］Foote E A, Postier R G, Greenfield R A, et al. Infectious Aortitis ［J］. Curr Treat Options Cardiovasc Med, 2005,7(2):89-97.

［7］Yuan S M, Lin H. Aortitis Presenting as Fever of Unknown Origin ［J］. Ann Thorac Cardiovasc Surg, 2018,24(6):279-287.

作者:莫一菲、于浩泳、包玉倩、吴松华

审阅专家:章振林

暴发性 1 型糖尿病
合并横纹肌溶解症

一、疾病概述及诊疗进展

暴发性 1 型糖尿病(fulminant type 1 diabetes mellitus，FT1DM)于 2000 年由 Imagawa 等首次报道，以起病急骤、重度代谢紊乱、血糖显著升高而糖化血红蛋白(HbA1c)正常或轻度升高、胰岛功能几乎完全/不可逆的消失为特征。目前有关 FT1DM 的报道多集中在东亚人群，以日本人的发病率最高，流行病学研究表明 FT1DM 占以酮症或酮症酸中毒起病的 T1DM 患者的 10%～20%。由于起病急骤、代谢紊乱极其严重，并可合并肝、肾、心脏、肌肉等多器官的功能损害，如未及时诊断和治疗，常导致患者在短期内死亡。因此，作为内分泌代谢性疾病中的急危重症，FT1DM 应引起高度重视。

FT1DM 患者出现代谢紊乱症状后通常在 1 周内可进展为糖尿病酮症酸中毒(diabetic ketoacidosis，DKA)。DKA 是一种严重的急性代谢紊乱状态，常发生于 1 型糖尿病患者，亦可见于控制不佳的 2 型糖尿病患者。DKA 由绝对或相对胰岛素缺乏，引起脂肪在肝脏的过度 β-氧化，产生大量酮体(β-羟丁酸、乙酰丙酮和乙酸)，导致血液酸碱平衡紊乱，出现高血糖、酮症和代谢性酸中毒。临床表现包括多饮、多尿、体重减轻、恶心、呕吐、腹痛、乏力、深呼吸、意识障碍甚至昏迷。DKA 的治疗策略旨在快速纠正水电解质失衡，降低血糖，恢复血液酸碱平衡，处理诱发 DKA 的潜在因素。

FT1DM 患者的 DKA 发病往往更加凶险，代谢紊乱更加严重，并可合并肝、肾、心脏、肌肉等多器官的功能损害，包括引发横纹肌溶解等严重并发症。横纹肌溶解(rhabdomyolysis，RM)是一种严重的临床综合征，特征在于横纹肌细胞的迅速破坏，导致大量肌红蛋白及其他细胞内容物释放入血液循环。此过程不仅导致肌肉损伤、疼痛和肿胀等局部症状，还可能导致严重的系统性并发症，如急性肾功能衰竭、电解质紊乱和酸碱平衡失调。横纹肌溶解的病理生理机制涉及多种途径，包括直接肌肉损伤(如创伤或压力性损伤)、细胞膜稳定性损害、能量代谢障碍以及自由基介导的损伤等。触发因素多样，可以是物理因素(如外伤、过度运动)、化学因素(如药物、毒素)、遗传因素(如遗传性肌病)或代谢因素(如电解质紊乱、内分泌疾病)。横纹肌溶解的诊断包括临床表现、显著升高的血清肌酶水平[如肌酸激酶(creatine kinase，CK)]和肌红蛋白尿等。治疗横纹肌溶解的关键在于及时识别和移除诱因、积极的液体复苏以预防急性肾损伤、纠正电解质和酸碱平衡失调，必要时采用肾脏替代治疗。

本案例为 1 例 FT1DM 合并横纹肌溶解起病的患者，该患者既往体健，出现恶心、呕吐、乏力等症状数日后迅速进展，入院时已出现严重 DKA、心律失常、电解质紊乱、肌酶升高以及肾功能损害，经急诊血透、体液复苏、胰岛素等对症支持治疗后抢救成功。

二、病历资料

1. 病史摘要

患者，男，3l 岁。因"恶心、呕吐伴胸闷、乏力 3 天"入院。患者入院前 3 天剧烈活动后感口干、多饮、恶心、呕吐，伴乏力、胸闷不适就诊，查血钾 7.3 mmol/L，血钠 117 mmol/L，尿素氮 20.4 mmol/L，肌酐 230 μmol/L，随机血糖 38.9 mmol/L，心电图示完全性房室分离，予急诊血液透析后收入院。否认酗酒、特殊药物服用史及糖尿病家族史。

入院体检：体温 37℃，脉搏 100 次/min，呼吸 20 次/min，血压 120 mmHg/70 mmHg，BMI 23.3 kg/m²，神清，烦躁不安，脱水貌，心、肺、腹检查未见明显异常，双下肢无水肿，颈软，四肢肌力 V 级，肌张力正常，病理征未引出。实验室检查：外周血白细胞 27.7×10⁹/L，中性粒细胞百分比 77.2%。尿葡萄糖（＋＋＋＋），尿酮体（＋＋＋）。血酮体 5.3 mmol/L（正常值 0～0.3 mmol/L）。血气分析：pH 7.25，PaO₂ 154.7 mmHg（吸氧），PaCO₂ 15.8 mmHg，碱剩余 −17 mmol/L。血肌酸激酶(CK)11754 U/L。甲状腺功能示低 T3 综合征。抗柯萨奇病毒、抗 EB 病毒抗体、抗巨细胞病毒 IgM、抗肺炎衣原体 IgM 均阴性。梅毒螺旋体明胶凝集试验及 HIV 抗体均阴性。血沉正常。甲状腺球蛋白抗体、甲状腺过氧化物酶抗体、抗核抗体、抗双链 DNA 抗体及抗可提取核抗原抗体谱均阴性。糖化血红蛋白(HbA1c)6.6%（正常值 4.3%～6.5%），糖化血清蛋白 22%（正常值 11%～16%）。血乳酸水平正常。血清谷氨酸脱羧酶抗体(GAD-Ab)、酪氨酸磷酸化酶抗体(IA₂-Ab)及胰岛素自身抗体(IAA)均阴性，PCR/Apal 酶切法进行线粒体基因突变[tRNA^leu(UUR) nt3243A→G]检测示阴性。病情稳定后查血空腹、餐后 30 min 及 120 min C 肽水平分别为 0.003、0.007、0.017 nmol/L（空腹正常值 0.167～0.500 nmol/L）。精氨酸刺激试验：0、2、4、6 min C 肽水平分别为 0.027、0.073、0.047、0.070 nmol/L。心电图示：窦性心律，sT 段抬高（Ⅰ、Ⅱ、aVF、V1～V6 导联 ST 段抬高 0.05～0.4 mV）。胸片、心脏超声及胰腺 B 超、CT 检查均未见明显异常。

2. 疾病的演变过程和抢救经过

患者入院后予补液，胰岛素泵控制血糖，纠正电解质紊乱，抗感染及扩冠、抗凝、保护心肌等治疗后病情明显好转，治疗后 14 h 酸中毒纠正，第 2 天血肌酐恢复正常，第 3 天尿酮体转阴性，第 7 天血 CK 水平降至正常。同时肝功能、电解质、心肌酶谱及心电图均恢复正常。第 8 天行左小腿腓肠肌活检提示：部分肌纤维肿胀，胞质伊红，横纹肌结构不清，局部横纹肌溶解，仅剩数个肌纤维，核聚积，部分肌纤维裂隙状，间质成分无明显增生（图 66-1）。病情稳定后，完善眼底摄片、神经传导速度及血

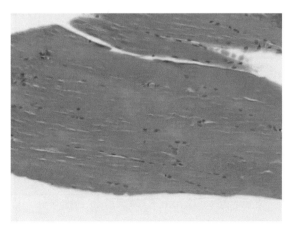

▲ 图 66-1　暴发性 1 型糖尿病合并横纹肌溶解症患者肌肉活检病理(HE 染色，×100)

管超声等慢性并发症检查,提示未见明显异常。

3. 治疗结果及预后

出院后,患者进行 4 次/天(约 40 U/d)的胰岛素皮下注射治疗,动态血糖监测系统监测显示患者血糖波动大,日内及日间血糖波动的幅度分别为 6.1 mmol/L 和 4.5 mmol/L,且表现为反复无症状性低血糖,血糖在 52% 的时间中≤3.9 mmol/L。1 个月后,患者血糖监测如图 66-2 所示,4 针胰岛素强化治疗后仍有血糖波动,但低血糖已较前明显改善。治疗期间,患者实验室指标随治疗时间的动态变化如表 66-1 所示。

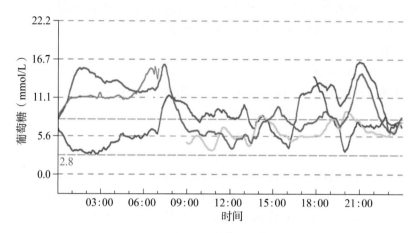

▲ 图 66-2 出院 1 个月随访的动态血糖谱

表 66-1 患者实验室指标随治疗时间的动态变化

时间(d)	血 CK (U/L)	血淀粉酶 (U/L)	尿淀粉酶 (U/L)	ALT (U/L)	AST (U/L)	乳酸脱氢酶 (U/L)	CK 同工酶 (μg/L)	肌钙蛋白 (μg/L)	肌红蛋白 (μg/L)
正常值	21～190	30～110	32～641	0～65	8～37	313～618	0～5	0～1.5	0～110
1	11 754	263	1 015	293	366	1 461	114.43	8.29	961.9
2	8 000	292	1 022	107	216	1 080	24.66	3.35	161.8
3	1 865	—	—	103	163	1 332	6.35	1.17	67.2
4	414	421	1 098	226	239	557	—	—	—
5	—						1.12	0	24.8
7	149	231	186	—		422			
9	240	193	159	285	160	489			
12	175	83	165	131	59	235			
14	—	72	81	109	56	—			
26	—	—	—	23	15	—			

注:ALT,谷丙转氨酶;AST,谷草转氨酶;CK,肌酸激酶。

4. 诊治流程图

暴发性 1 型糖尿病合并横纹肌溶解症的诊治流程如图 66-3 所示。

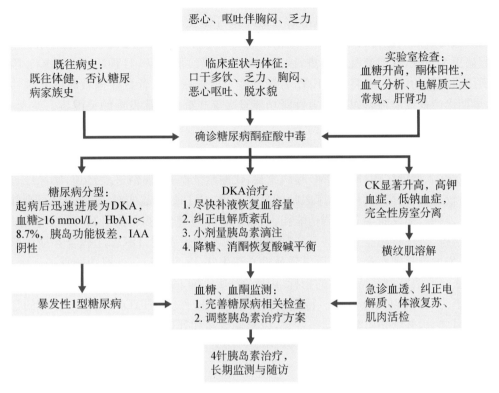

▲ 图 66-3　暴发性 1 型糖尿病并横纹肌溶解症诊治流程图

三、讨论与小结

1 型糖尿病(type 1 diabetes mellitus，T1DM)以胰岛 β 细胞破坏导致胰岛素分泌缺乏为特征,可分为经典 1A 型糖尿病及特发性 1B 型糖尿病。在 1A 型糖尿病患者中,胰岛相关的自身抗体如 ICA、GAD－Ab、IAA、IA－2 可作为免疫标志,而自身抗体阴性则被纳入 1B 型糖尿病。暴发性 1 型糖尿病是 2000 年日本学者 Imagawa 等提出的 1 型糖尿病的亚型,归类于 1B 型。日本及我国初步的流行病学研究表明,在以酮症或 DKA 起病的Ⅰ型糖尿病患者中,暴发性Ⅰ型糖尿病患者约占 10％～20％。其主要临床特征为急骤起病伴胰酶增高,但糖尿病相关自身抗体阴性。随访研究表明,暴发性 1 型糖尿病患者的胰岛功能比经典的 1A 型糖尿病患者的更差,所需胰岛素的剂量更大,而发生糖尿病相关并发症的风险更高。暴发性 1 型糖尿病目前采用较多的是 2012 年日本糖尿病学会(Japan Diabetes Society，JDS)提出的诊断标准:①出现高血糖症状后迅速(大约 1 周内)发生糖尿病酮症或者酮症酸中毒;②初诊时血糖≥16.0 mmol/L 且 HbA1c<8.7％;③空腹血清 C 肽<0.10 nmol/L,胰高血糖素兴奋后或进食后血清 C 肽峰值<0.17 nmol/L。具备以上 3 点即可诊断为 FT1DM。

本例患者为青年男性,发病急骤,出现糖尿病症状后 3 天迅速发展至 DKA,起病时血糖>30 mmol/L,HbA1c 水平略高于正常,胰岛功能极差,查 GAD－Ab、IAA、IA2－Ab 及其他自身抗体均阴性,伴有胰酶的明显升高,但胰腺影像学检查无异常,因此本例患者暴发性 1 型糖尿病诊断成立。患者血 CK 最高达 11 754 U/L,临床特征及肌活检表现排除多发性肌炎、皮肌炎及中毒性肌病等疾病,故横纹肌溶解症诊断明确。

暴发性1型糖尿病合并横纹肌溶解在近年来开始受到关注。我们发现既往许多DKA并发横纹肌溶解的病例符合暴发性1型糖尿病的临床特征。由于暴发性1型糖尿病临床上往往起病更为急骤,代谢紊乱更严重,因此更易并发横纹肌溶解,且预后更为凶险。因此提高对横纹肌溶解的认识,并将血CK作为暴发性1型糖尿病患者急症抢救时的常规检测指标,是早期诊治横纹肌溶解以避免急性肾功能衰竭等严重并发症发生的关键。

四、科主任点评

暴发性1型糖尿病(FT1DM)起病急骤、代谢紊乱严重,病情进展迅速,临床经过复杂,预后较差,因此需要引起临床医师的高度重视。FT1DM起病时,部分患者可合并肝肾、心脏、胰腺、横纹肌等多脏器功能损害,表现为肝酶、胰酶和肌酶升高,严重时可发生横纹肌溶解、急性肾功能衰竭甚至心搏骤停。在本例患者中,DKA起病合并横纹肌溶解,进一步加重高钾血症,容易诱发致死性心律失常,并可导致急性肾功能衰竭。血CK水平是横纹肌溶解最具特异性的指标,因此在FT1DM的诊疗过程中,要注意患者是否有肌肉乏力、肿痛以及茶色尿。特别是应将血清CK作为FT1DM抢救治疗时的常规检测项目之一,并密切监测其动态变化,以早期诊断和处理横纹肌溶解症。

五、参考文献

［1］ Imagawa A, Hanafusa T, Miyagawa J, et al. A novel subtype of type 1 diabetes mellitus characterized by a rapid onset and an absence of diabetes-related antibodies. Osaka IDDM Study Group ［J］. N Engl J Med, 2000,342(5):301-307.

［2］ Imagawa A, Hanafusa T. Fulminant type 1 diabetes—an important subtype in East Asia ［J］. Diabetes Metab Res Rev, 2011,27(8):959-964.

［3］ 周健,包玉倩. 暴发性1型糖尿病及诊断与处理［J］.实用糖尿病杂志,2010,6(4):3-5.

［4］ Dhatariya K K, Glaser N S, Codner E, et al. Diabetic ketoacidosis ［J］. Nat Rev Dis Primers, 2020, 6(1):40.

［5］ 周健,贾伟平. 对暴发性1型糖尿病的探索仍在继续［J］.中华糖尿病杂志,2014,6(2):77-80.

［6］ Cabral B M I, Edding S N, Portocarrero J P, et al. Rhabdomyolysis ［J］. Dis Mon, 2020, 66(8):101015.

［7］ Imagawa A, Hanafusa T, Awata T, et al. Report of the Committee of the Japan Diabetes Society on the research of fulminant and acute-onset type 1 diabetes mellitus: new diagnostic criteria of fulminant type 1 diabetes mellitus (2012) ［J］. J Diabetes Investig, 2012,3(6):536-539.

作者:吴量、周健、包玉倩

审阅专家:章振林

案例 67

暴发性1型糖尿病合并心搏骤停

一、疾病概述及诊疗进展

暴发性1型糖尿病(FT1DM)是1型糖尿病的一种进展迅速的亚型,以起病急骤、重度代谢紊乱、血糖显著升高而糖化血红蛋白(HbA1c)正常或轻度升高、胰岛功能几乎完全不可逆地消失为特征。由于FT1DM起病急骤、代谢紊乱极其严重,并可合并肝、肾、心脏、肌肉等多器官的功能损害,如未及时诊断和治疗,常导致患者在短期内死亡。因此,作为内分泌代谢性疾病中的急危重症,FT1DM应引起高度重视。

FT1DM患者出现代谢紊乱症状后,通常在1周内可进展为糖尿病酮症酸中毒(DKA)。DKA是一种严重的急性代谢紊乱状态,由于绝对或相对胰岛素缺乏,引起脂肪过度β-氧化产生大量酮体(β-羟丁酸、乙酰丙酮和乙酸),导致血液酸碱平衡紊乱,出现高血糖、酮症和代谢性酸中毒。临床表现包括多饮、多尿、体重减轻、恶心、呕吐、腹痛、乏力、深呼吸、意识障碍甚至昏迷。

FT1DM患者的DKA发病往往更加凶险,代谢紊乱更加严重,并可合并肝、肾、心脏、肌肉等多器官组织的功能损害,心搏骤停是其中最凶险的情况。心搏骤停的临床表现包括突然的意识丧失、无脉搏、无呼吸或仅有异常呼吸(如濒死呼吸)。其病因多样,主要是心律失常,尤其是室性颤动和无脉性室性心动过速,其他病因包括急性冠脉综合征、心肌梗死、心脏结构异常、电解质失衡、重大创伤、窒息和药物中毒等。治疗心搏骤停的关键在于迅速识别和立即进行心肺复苏及电除颤,这是恢复有效循环的首要步骤。

本病例为一名青年男性,因FT1DM合并DKA入院,在入院时已发生严重的电解质紊乱,血钾显著升高,急诊检查过程中突发心搏骤停,凶险异常。

二、病历资料

1. 病史摘要

患者,男,28岁,因"发热、乏力4天伴呕吐咖啡色液体2天"入院。患者入院前4天持续劳累后出现发热、乏力伴咽痛、头痛,体温在39.7℃左右。入院前2天出现恶心、呕吐,呕吐物为胃内容物,其中5~6次为咖啡色液体。否认暴饮、暴食、酗酒、特殊药物服用及糖尿病家族史。体格检查:BMI为22.3 kg/m²,神志清,精神萎靡,脱水貌。心率113次/min,律齐。随机静脉血糖为60.5 mmol/L,血钾8.6 mmol/L。血钠131 mmol/L,尿素氮15.4 mmol/L,血肌酐(Cr)277 μmol/L,血尿酸671 μmol/L,C反应蛋白22 mg/L,大便隐血阳性,血白细胞计数为27.8×10⁹/L,中性粒细胞比例为77.2%。血气分析:pH 7.02,

PaO$_2$ 109 mmHg(吸氧中),PaCO$_2$ 18 mmHg,碱剩余－24 mmol/L。血淀粉酶 416 U/L,尿淀粉酶 2 319 U/L,血脂肪酶 859 U/L。尿常规示:葡萄糖(＋＋＋＋),酮体(＋＋＋＋),蛋白(＋＋)。甲状腺激素及相关抗体检查均在正常范围内。抗柯萨奇病毒、抗 EB 病毒、抗巨细胞病毒、抗肺炎衣原体支原体 IgM、梅毒螺旋体明胶凝集试验、人类免疫缺陷病毒抗体、抗核抗体、抗双链 DNA 抗体及可提取核抗原抗体谱均为阴性。IgE 为 321 U/μL(参考值 0～100 U/μL),C3 为 0.6 g/L(参考值 0.9～1.8 g/L),CH50 为 17.4 U/mL(参考值 23～46 U/mL),HbA1c 6.2％(正常值 4.2％～6.5％),糖化血清白蛋白(GA)15％(正常值 11％～16％)。血清谷氨酸脱羧酶抗体(GAD-Ab)、酪氨酸磷酸化酶抗体(IA2-Ab)均阴性。空腹 C 肽为 0.01 nmol/L,餐后 2 h C 肽为 0.11 nmol/L。胸部 X 线摄片、心脏超声及胰腺 B 超、CT 检查均未见明显异常。

2. 疾病的演变过程和抢救经过

入院后,在急诊心电图检查过程中,该患者出现意识丧失,心跳、呼吸骤停,血压测不出,大动脉搏动消失,心电图示一条直线。立即予以胸外心脏按压,气管插管,人工气囊辅助呼吸,静脉注射肾上腺素、阿托品、利多卡因、尼可刹米、洛贝林,静脉滴注 5％碳酸氢钠 500 mL。15 min 后,患者心跳恢复,心电图示窦性心动过速。以呼吸机间歇正压通气(intermittent positive pressure ventilation,IPPV)模式辅助患者呼吸,但仍未恢复意识,查体示:双瞳孔等大等圆,直径为 3 mm,对光反射存在,继续以多巴胺静脉滴注,血压稳定在 120 mmHg/80 mmHg 左右。胃肠减压管引流液中未见咖啡色液体。心肺复苏后患者出现高热,体温达 40.5℃,予冰帽降温。谷丙转氨酶(ALT)、谷草转氨酶(AST)及心肌酶谱异常。患者心肺复苏后予补液,前 3 天补液量分别为 8 500 mL、4 000 mL、3 500 mL。酮症抢救前 3 天的胰岛素泵日用量分别为 144 U、82 U 和 68 U。血钾于补液后 4 h 即降至正常范围,随即开始补钾,前 3 天氯化钾剂量分别为 1.5 g、5.0 g、6.0 g。此外,予抗感染、醒脑等治疗后,病情明显好转。

3. 治疗结果及预后

患者治疗后 24 h 神志开始恢复,至 48 h 完全清醒,能正确回答问题并可执行指令性动作。治疗后第 3 天,酸中毒纠正,血、尿淀粉酶恢复正常。第 4 天酮体转阴。第 6 天血肌酐恢复正常。第 15 天血脂肪酶恢复至正常。同时肝功能、电解质、心肌酶谱均恢复正常。病情稳定后,行眼底摄片、神经传导速度、肾小球滤过率、微量白蛋白尿、血管超声等检查,均未见明显异常。静态心肌核素显像提示左心室后壁血流灌注低下。出院后患者采用胰岛素泵治疗,剂量约为 58 U/d。

患者实验室指标随时间动态变化情况如表 67-1 所示。

表 67-1　患者实验室指标随时间动态变化情况

时间 (d)	血淀粉酶 (U/L)	尿淀粉酶 (U/L)	血脂肪酶 (U/L)	ALT (U/L)	AST (U/L)	BUN (mmol/L)	Cr (mmol/L)
正常值	30～110	32～641	0～190	0～65	8～37	2.5～6.4	53～115
治疗前	—	—	—	34	19	15.4	277
1	416	2 319	859	449	801	15.8	255
2	264	2 125	967	378	396	14.2	192
3	72	186	739	240	152	10.6	119
4		465	441	210	101	6.4	96

时间 (d)	血淀粉酶 (U/L)	尿淀粉酶 (U/L)	血脂肪酶 (U/L)	ALT (U/L)	AST (U/L)	BUN (mmol/L)	Cr (mmol/L)
5	64	65	366	140	88	3.9	83
13	—	—	214	71	49	—	—
15			139	62	43		

时间(d)	血尿酸 (mmol/L)	CK 同工酶 (μg/L)	肌钙蛋白 (μg/L)	肌红蛋白 (μg/L)	血 CK (μg/L)	HbA1c (%)	GA (%)
正常值	210～430	0～5	0～1.5	0～110	21～190	4.2～6.5	11～16
治疗前	671	0.54	0.03	—	36		
1	1 309	42.71	1.27	>1 000	12 239	6.2	15
2	1 003	31.05	0.25	>1 000	11 187		
3	400	—	—	—	4 731		
4	—	—	—	—	2 809		
5	—	—	—	—	1 445		
13	240						
15	—	1.98	0.01	95.77	987	7.1	21

注：BUN，尿素氮；CK，肌酸激酶。

4. 诊治流程图

暴发性1型糖尿病合并心搏骤停的诊治流程如图67-1所示。

三、讨论与小结

本例患者起病急骤，上呼吸道感染症状出现后4天迅速发展至严重的DKA，起病时随机静脉血糖＞30 mmol/L，HbA1c水平略高于正常，GA水平在正常范围内，胰岛功能极差，GAD-Ab、IA2-Ab及其他自身抗体检查均为阴性，伴胰酶显著升高，而胰腺影像学检查无异常。因此，本例患者暴发性1型糖尿病的诊断成立。

暴发性1型糖尿病的病因未明，发病机制较为复杂。近年来的研究显示，其可能与遗传易感性、病毒感染、自身免疫及妊娠等因素有关。其发病机制可能为：①易感个体在病毒感染、妊娠等刺激下引起β细胞的破坏。②β细胞破坏使目标抗原减少，活化Tregs减少且功能下降，免疫应答无法抑制；同时TLR9通路激活，Foxp3启动子甲基化使Foxp3和CTLA-4表达减少，免疫抑制功能降低，β细胞大量死亡，引起FT1DM。③TLR9通路激活，Th1效应增强，Th2效应减弱，引起FT1DM。④巨噬细胞抑制胰高血糖素样肽1受体及Th2对淀粉酶的免疫调节可能也参与了本病的发生。在本病例中，患者血清C反应蛋白水平显著升高，提示非特异性免疫整体激活，且C3和CH50显著降低，IgE显著升高，提示免疫系统的功能紊乱可能参与其发病。此外，该患者起病时有上呼吸道感染症状，虽然各类病毒学IgM检测均为阴性，仍不能排除病毒感染的可能。

此类患者常同时合并存在包括胰腺、肝、肾、心脏、肌肉等多脏器的功能损害。该患者亦

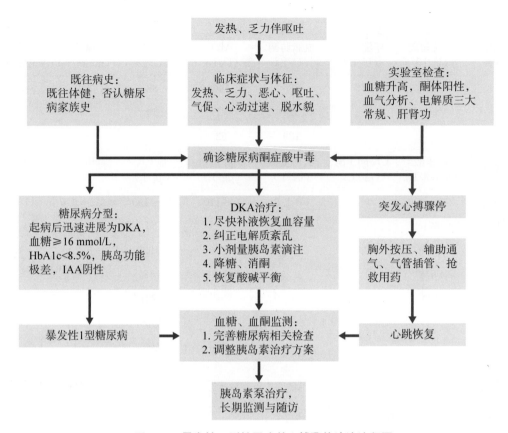

▲ 图 67-1 暴发性 1 型糖尿病并心搏骤停诊治流程图

存在多脏器损害的证据,如肝肾功能异常,心肌显像提示左心室后壁血流灌注低下,心肌酶谱呈急性心肌梗死样动态变化。此外,该患者还存在急性胰腺炎样胰淀粉酶、脂肪酶的动态变化,提示胰腺外分泌部受累。此类患者的水电解质酸碱平衡紊乱程度比 1A 型糖尿病患者严重,该患者出现的心搏骤停可能与 DKA 导致的电解质紊乱(高钾血症)有关。

综上所述,暴发性糖尿病起病急骤,进展迅速,存在多脏器功能损害,由于常发生于无相关病史的健康个体,临床早期诊断存在困难,一旦延误治疗可于数日内进展至危及生命的程度。因此,必须引起高度重视。及时诊断是抢救成功的关键,一旦发现高度可疑暴发性糖尿病病例,治疗必须立即开始。暴发性糖尿病的治疗与自身免疫性 1 型糖尿病并无区别,DKA阶段应进行静脉补液和常规应用胰岛素。一旦急性期结束,应采用皮下胰岛素注射或胰岛素泵治疗。

四、科主任点评

暴发性 1 型糖尿病(FT1DM)起病急骤,其特点是非常迅速的胰岛 β 细胞破坏,导致几乎完全的胰岛素缺乏,常在几天内进展至严重的 DKA 状态,是最为凶险的糖尿病亚型。本病例患者为青年男性,既往体健,此次以发热乏力、恶心呕吐为主诉入院,易与其他疾病混淆。患者入院时血钾高达 8.6 mmol/L,在检查结果尚未回报时就突发心搏骤停,经及时心肺复苏、气管插管辅助通气、血管活性药治等治疗后恢复,若患者稍晚片刻,到达医院发时生院外心搏骤停,可能难以得到及时救治而危及生命。在后续治疗中,FT1DM 患者胰岛功能极差,血糖波动大,易发生低血糖,DKA 纠正后长期治疗一般需要 4 针胰岛素或胰岛素泵以改善控制血糖。FT1DM 预后不佳,易与其他疾病混淆导致漏诊,临床医生应加强对本病的认识,早期发现、正确诊断和及时抢救。

五、参考文献

［1］Imagawa A, Hanafusa T, Miyagawa J I, et al. A novel subtype of type 1 diabetes mellitus characterized by a rapid onset and an absence of diabetes-related antibodies. Osaka IDDM Study Group ［J］. N Engl J Med, 2000,342(5):301-307.

［2］Imagawa A, Hanafusa T. Fulminant type 1 diabetes—an important subtype in East Asia ［J］. Diabetes Metab Res Rev, 2011,27(8):959-964.

［3］周健,包玉倩.暴发性 1 型糖尿病及诊断与处理［J］.实用糖尿病杂志,2010,06(4):3-5.

［4］Dhatariya K K, Glaser N S, Codner E, et al. Diabetic ketoacidosis ［J］. Nat Rev Dis Primers, 2020, 6(1):40.

［5］Andersen L W, Holmberg M J, Berg K M, et al. In-hospital cardiac arrest: a review ［J］. JAMA, 2019,321(12):1200-1210.

［6］应令雯,马晓静,周健.暴发性 1 型糖尿病病因及发病机制的研究进展［J］.中华糖尿病杂志,2017,9(2):139-142.

作者:吴量、周健、包玉倩

审阅专家:章振林

案例 68
甲亢伴亚急性肝衰竭

一、疾病概述及诊疗进展

格雷夫斯病（Graves disease，GD）是最常见的甲状腺机能亢进症，简称甲亢，它本质上是一种自身免疫性疾病，可以影响心血管系统、消化系统等，其中肝脏功能障碍是甲亢的常见并发症之一。肝功能损害常见于新诊断为甲状腺毒症/甲状腺功能亢进的患者，患病率为15%～76%。既往研究报道，严重肝衰竭的发病率为6.6%；由甲亢引发的急性肝功能衰竭（acute hepatic failure，AHF）相对罕见，治疗复杂，并且死亡风险较大。

人工肝支持系统（artificial liver support system，ALSS）是治疗急性肝衰竭的策略之一，通过体外机械、物理、化学和生物装置，清除体内各种有害物质，补充必需物质，改善内环境，暂时替代衰竭肝脏的部分功能。目前常用的手段有血浆置换（plasma exchange，PE）、血液灌注、血液滤过等。PE不仅可以清除毒素，还可以补充凝血因子、白蛋白、补体等有益物质，从而避免肝功能衰竭的进一步恶化。双重血浆分子吸附系统（dual plasma molecular adsorption system，DPMAS）是BS330胆红素吸附和HA330-II血液灌流的结合，一次可以净化和吸收6 000 mL以上的血浆，可以弥补PE对血制品的大量需求。PE联合DPMAS组成的ALSS是治疗肝衰竭的主要方法之一。人工肝支持技术提高了[131]I治疗GD和肝功能不全患者的安全性，对于甲亢并发重度黄疸患者的治疗结局改善起到了重要作用，显著提升了治愈率。

本案例分享了1例甲亢合并亚急性肝衰竭患者的救治过程。本院的医疗团队成功应用人工肝支持技术稳定了患者病情。

二、病历资料

1. 病史摘要

患者，女，54岁，因"乏力、体重降低7月余"入院。患者入院前7个月无明显诱因出现乏力。入院前5个月于外院查游离T3 40.3 pmol/L↑，游离T4 77.6 pmol/L↑，促甲状腺激素（TSH）<0.005 mIU/L↓，诊断为甲状腺功能亢进，给予甲巯咪唑10 mg qd治疗。同时查谷丙转氨酶（ALT）39 U/L，给予双环醇50 mg bid po治疗。治疗1个月后，患者体重减轻、乏力、手抖等症状较前好转，随访甲状腺功能较前好转，同时肝功能恢复正常，遂将双环醇减量为50 mg qd po。治疗3个月后患者复诊，查ALT升高至111 U/L↑，谷草转氨酶（AST）升高128 U/L↑，将双环醇加量至50 mg bid，甲巯咪唑减量至5 mg qd，随访1个月肝功能无好

转(ALT 185 U/L↑,AST 501 U/L↑,总胆红素 22.5 μmol/L),患者遂于外院住院治疗。期间查抗核抗体 1 为 320＋,抗心磷脂抗体 23.7 RU/mL↑,抗 SSA 抗体(±),乙肝病毒表面抗体(＋),其余病毒性肝炎抗体阴性。住院期间患者停用甲巯咪唑,以异甘草酸镁、双环醇、多烯磷脂酰胆碱保肝降酶治疗,利可君升白细胞治疗,复查肝功能有恢复,ALT 67 U/L↑,AST 140 U/L↑,γ-谷氨酰转肽酶 244 U/L↑,碱性磷酸酶 259 U/L↑,总胆红素 39.5 μmol/L↑,结合胆红素 21 μmol/L↑,出院后继续口服保肝药物治疗。患者出院后仍有乏力感,并出现尿色变黄、心慌等不适。治疗 5 个月后复查提示甲亢加重,肝酶再次明显升高,伴白细胞减少。遂来我院治疗。门诊拟"甲状腺功能亢进,亚急性肝功能衰竭(早期)"入院。

既往史:自诉 3 岁时曾有急性肝炎病史,口服中药治疗后痊愈。体检超声曾提示肝左叶实质性占位,考虑良性病变,平素长期口服多烯磷脂酰胆碱。

专科检查:全身皮肤重度黄染,无潮湿,双手掌小鱼际皮肤可见肝掌,巩膜重度黄染,双眼球无突出,双侧眼球活动无受限,伸舌震颤阴性,气管位置居中,甲状腺 II 度肿大,质软,活动可,无压痛,未触及结节,无震颤,双侧甲状腺可闻及血管杂音,双手水平细颤(＋),胫前黏液性水肿(－),无双下肢水肿。

2. 疾病的演变过程和抢救经过

患者入院时有明显乏力、黄疸进行性加重等肝功能不全表现,入院时查肝酶明显异常:ALT 369 U/L,AST 1 362 U/L。胆红素显著升高且较前进行性加重:总胆红素 256.9 μmol/L。凝血时间延长:凝血酶原时间(PT)延长大于 3 s(18.1 s,正常值高限 14 s),纤维蛋白原水平 2.29 g/L,D-二聚体水平 0.04 g/L,血小板计数 127×10⁹/L。甲状腺功能指标明显异常:游离 T3 29.6 pmol/L↑,游离 T4＞100 pmol/L↑,促甲状腺素＜0.005 mIU/L↓,促甲状腺素受体抗体 6.56 IU/L↑,甲状腺球蛋白抗体 217 IU/mL↑,甲状腺过氧化物酶抗体 35.2 IU/mL↑。完善肝炎病毒学检查示:乙型肝炎病毒(HBV)表面抗体、e 抗体及核心抗体阳性,余甲、丁、戊、庚肝炎病毒抗体均阴性;HBV DNA 正常,抗核抗体滴度 1∶320(胞浆颗粒型模型),自身免疫性肝炎相关抗体检测阴性。诊断:弥漫性甲状腺肿伴甲状腺功能亢进症(GD),亚急性肝衰竭(早期)。

治疗上予吸氧、卧床休息、忌碘饮食、营养支持。给予普萘洛尔(20 mg, po tid)控制心室率以改善高代谢症状,多烯磷脂酰胆碱(456 mg, po tid)、注射用谷胱甘肽(1.8 g, ivgtt qd)修复肝细胞膜,异甘草酸镁注射液(150 mg, vgtt qd)抗炎抗氧化,注射用丁二磺酸腺苷蛋氨酸(1 000 mg, ivgtt qd)利胆退黄。同时输注冰冻血浆 200 mL、新鲜血浆 100 mL,补充凝血因子。

考虑到患者已经出现肝酶、胆红素显著升高、低蛋白血症、凝血时间延长等肝衰竭表现,同时甲状腺激素水平明显升高,故联合肾脏内科、消化内科、核医学科会诊后,患者 5 天之内先后进行 3 次人工肝(联合应用膜型血浆分离器、血浆胆红素吸附器、HA330-II 灌流器)支持治疗,吸附胆红素退黄疸治疗,每次处理血浆 5.4 L,治疗后转氨酶虽较前好转,但胆红素改善不明显。第 3 次人工肝治疗当天,患者出现血小板计数下降(93×10⁹/L),纤维蛋白原降低(0.87 g/L,小于 1.0 g/L),PT 时间延长(17.3 s),CDSS 评分为 5 分。考虑患者肝功能不全合并凝血功能障碍,有发生弥散性血管内凝血风险,予告病危,给予纤维蛋白原 1.0 g 静滴 qd 治疗。

考虑患者肝功能不全由甲状腺功能亢进引起,需解决甲亢以从根本上解决肝损害的问题。患者第 3 次人工肝治疗后次日上午行[131]I 治疗（口服[131]I 10 mci）。治疗后患者未诉不适，监护心电、指末氧、血压，心率波动于 60～79 次/min。

　　3. 治疗结果及预后

　　[131]I 治疗后，患者心悸、黄疸减轻，乏力、食欲缺乏症状明显好转，凝血酶功能较前好转（纤维蛋白原 1.95 g/L，INR 1.34，PT 15.2 s），转氨酶较前明显好转（ALT 31 U/L，AST 46 U/L↑），胆红素也较前下降（总胆红素 177.4 μmol/L，直接胆红素 125.2 μmol/L），予熊去氧胆酸片 250 mg tid po 退黄，苦黄注射液 30 mL 静滴加强退黄治疗。患者一般状况趋于稳定，3 天后停病危，出院门诊随访。入院后患者甲状腺功能变化、肝功能变化分别如图 68-1、图 68-2 所示。出院后 2 个月随访，患者的甲状腺功能及肝功能均保持在正常参考值范围内，患者一般状况稳定。

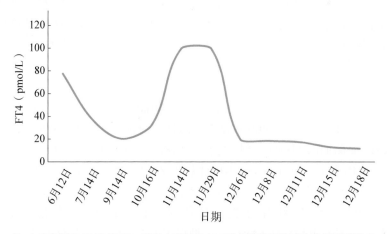

注：入院时间为 11 月 29 日。患者入院后经人工肝支持治疗迅速改善了甲状腺功能，并在后续通过[131]I 治疗进一步巩固疗效。

▲ 图 68-1　患者自甲亢起病以来游离 T4 水平的变化情况

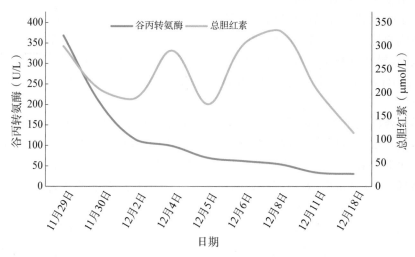

注：患者于 11 月 30 日、12 月 2 日、12 月 4 日进行人工肝支持治疗，12 月 5 日进行[131]I 治疗。

▲ 图 68-2　入院后患者肝功能变化情况

4. 诊治流程图

甲亢伴亚急性肝衰竭诊治流程如图 68-3 所示。

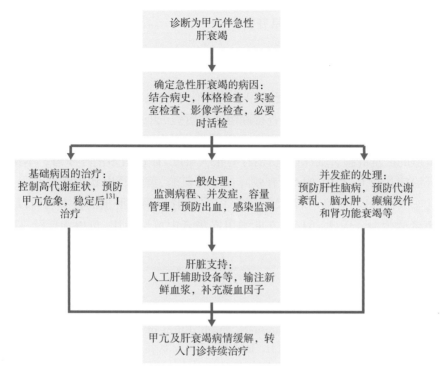

▲ 图 68-3　甲亢伴亚急性肝衰竭诊治流程图

三、讨论与小结

本例患者在发病初期药物治疗甲亢有效,但在治疗 3 个月左右出现了肝功能异常,在多种保肝药物治疗下肝功能仍无好转,同时甲亢进一步加重。患者需及时调整治疗方案,以免肝功能进一步恶化,出现肝性脑病等严重后果。

甲亢导致的肝损伤临床表现多样,从无症状的转氨酶升高,到严重肝功能异常、胆汁淤积性黄疸,甚至肝衰竭均可发生。甲亢导致肝损伤主要发病机制为:①甲亢高代谢状态可引起肝脏相对缺氧和供能障碍;②过多甲状腺激素对肝细胞的直接损伤;③甲状腺激素可影响肝内各种代谢酶活性;④免疫介导途径损伤肝细胞;⑤抗甲状腺药物本身可能引起肝损伤。此外,甲亢合并肝功能异常需排除肝脏及胆道系统本身病变。

甲亢严重肝损害时抗甲状腺药物及手术治疗均禁忌,多考虑 ^{131}I 治疗,但在甲亢未经控制的情况下采取 ^{131}I 治疗有极大的甲亢危象等风险。另一方面,若不控制甲亢,甲亢及肝损害均会进一步加重,从而形成恶性循环。临床上需要打断这个恶性循环,关键是在保肝及甲功稳定基础上尽快 ^{131}I 治疗。此时需要人工肝支持系统(ALSS)确保快速净化血液中的有害物质,以扭转肝功能衰竭和甲亢下疾病的恶化倾向。

ALSS 在不同类型肝衰竭中的应用、治疗时机、疗效以及安全性仍在探索。就急性肝衰竭而言,与传统药物治疗相比,ALSS 可以改善对乙酰氨基酚相关肝衰竭的 21 天存活率,但在 6 个月及 12 个月的生存率方面并无明显改善。ALSS 的疗效在终末期多个器官脏器已经衰竭的情况下不佳,另外禁止在合并严重未控制的感染时应用。目前可以确定的结论是,ALSS 在治疗肝性脑病、难治性瘙痒、减少胆汁淤积和减轻黄疸方面显示出有益效果,并且应该在肝性脑病(2~3 级)出现时尽早开始。

四、科主任点评

　　本例患者入院明确诊断为弥漫性甲状腺肿伴甲状腺功能亢进症(GD)合并亚急性肝衰竭,结合患者的病史及相关检查排除溶血性黄疸、胆道梗阻、病毒性肝炎、自身免疫性肝炎等引起的严重肝功能损害,考虑严重肝损伤为甲亢本身所致。甲亢本身引起的伴重度黄疸的严重肝损害临床少见,治疗有很大难度,存在诸多治疗矛盾。本例患者在常规保肝治疗基础上,利用 ALSS 有效降低了转氨酶、黄疸及甲状腺激素水平,在患者高代谢状态改善、肝功能稳定后,及时进行了[131]I 治疗以消除肝损的根本病因,最终成功挽救了患者的生命。因此,ALSS 在此类甲亢患者中可以使用,可以为后续[131]I 治疗创造机会。

五、参考文献

［1］Aydemir S, Bayraktaroglu T, Demircan N, et al. Effect of hyperthyroidism and propylthiouracil treatment on liver biochemical tests ［J］. Int J Clin Pract, 2005,59(11):1304-1308.

［2］Wang R, Tan J, Zhang G, et al. Risk factors of hepatic dysfunction in patients with Graves' hyperthyroidism and the efficacy of 131iodine treatment ［J］. Medicine (Baltimore), 2017, 96 (5):e6035.

［3］Sarin S K, Choudhury A, Sharma M K, et al. Acute-on-chronic liver failure: consensus recommendations of the Asian Pacific association for the study of the liver (APASL): an update ［J］. Hepatol Int, 2019,13(4):353-390.

［4］Keklik M, Kaynar L, Yilmaz M, et al. The results of therapeutic plasma exchange in patients with severe hyperthyroidism: a retrospective multicenter study ［J］. Transfus Apher Sci, 2013,48(3):327-330.

［5］Zhang Q, Guan Y, Xiang T, et al. Combination of molecular adsorbent recirculating system and radioiodine for the treatment of concurrent hyperthyroidism and severe liver dysfunction: a retrospective cohort study ［J］. Endocr Pract, 2017,23(2):141-148.

［6］Wickramasinghe R D, Luke W A, Sebastiampillai B S, et al. Thyrotoxic crisis presenting with jaundice ［J］. BMC Res Notes, 2016,9:320.

［7］Subekti I, Pramono L A. Current Diagnosis and Management of Graves' Disease ［J］. Acta Med Indones, 2018,50(2):177-182.

［8］Saliba F, Bañares R, Larsen F S, et al. Artificial liver support in patients with liver failure: a modified DELPHI consensus of international experts ［J］. Intensive Care Med, 2022, 48 (10): 1352-1367.

作者:邓子玄、李连喜、包玉倩

审阅专家:章振林

案例 69
胃癌根治术后脓毒症

一、疾病概述及诊疗进展

脓毒症是一种由感染引发的致命性疾病。根据《第三版脓毒症与感染性休克定义的国际共识》，脓毒症被定义为"由机体对感染的反应失调所引发的危及生命的器官功能障碍"。全世界每年约 5 000 万人患上脓毒症，其中约 1 100 万人因此丧生。脓毒症发病的诱因可以是任何类型的感染，若没有及时发现并迅速治疗，则可能会导致休克、多器官功能衰竭乃至死亡。脓毒症的诊断和筛查主要依赖于一些标准和评分，常用的包括全身炎症反应综合征（SIRS）标准、脓毒症相关性器官功能衰竭评价（SOFA）、快速 SOFA（qSOFA）等。在各项评分中，SOFA 评分运用较为广泛，其主要考察凝血、肝、肾功能，呼吸、神经以及循环系统的相关指标，以综合评估机体存在的器官功能障碍。通常而言，在感染的基础上 SOFA 评分较基准提升≥2 分即可确定为脓毒症。脓毒症的治疗主要包括早期复苏、感染控制、血流动力学管理、机械通气、其他支持治疗这 5 个方面。

二、病历资料

1. 病史摘要

患者，男，76 岁，因"上腹部隐痛不适 2 月余"收住我院胃肠外科病房，入院胃镜病理活检提示胃体近贲门部低分化腺癌，故诊断为胃恶性肿瘤。患者既往老年慢性支气管炎、肺气肿病史，且入院检查提示有下肢深静脉血栓、主动脉以及冠脉粥样硬化等情况存在。

2. 疾病的演变过程和抢救经过

经呼吸内科、血管外科以及心内科会诊排除手术禁忌，术前低分子肝素抗凝用药后，于 2021 年 8 月 24 日全麻下行全胃切除伴食管空肠 Y 型吻合术以及腹腔淋巴结清扫术。术中出血 100 mL，未输血，术后直接转入 ICU 观察、对症支持治疗。

术后第 1 天，患者感染指标升高，其中快速 C 反应蛋白升高至 50.14 mg/L，白细胞上升至 $11.4×10^9$/L，此外无发热、寒战等不适体征，考虑腹腔感染可能，予腹腔引流液培养，并予头孢曲松钠抗感染治疗。

术后第 2 天，患者低烧，凝血功能指标出现异常，其中 D-二聚体 7.98 mg/L FEU，纤维蛋白降解产物 17.2 mg/L，考虑患者血栓风险较高，予速碧林抗凝治疗，此时患者心率、血压均处于正常范围。

术后第3天,患者体温升高至38.7℃,监护心率由90次/min上升至115次/min,并出现喘息、呼吸急促,血气分析中PaO_2指标下降至67.00 mmHg,提示低氧血症可能,遂予高流量吸氧、雾化吸入化痰治疗,改善喘息症状。此外,患者凝血功能指标、感染指标进一步升高,其中快速C反应蛋白升高至146.19 mg/L,D-二聚体升高至13.19 mg/L FEU,改予特治星抗感染治疗,考虑肺部、腹腔感染可能,查胸部及上腹部CT平扫,并送检血、痰、腹腔引流液细菌培养,口服亚甲蓝排除吻合口漏。

术后第5天,患者经吸氧、化痰治疗后缺氧症状已明显缓解,心室率90次/min,但肝酶指标进行性升高,谷丙转氨酶117 U/L,谷草转氨酶160 U/L,遂予还原型谷胱甘肽护肝治疗。此外,患者虽感染指标无进一步升高,但开始出现腹泻症状,大便量平均每日4 000 mL,色墨绿、质稀烂,状似肠液,考虑腹腔感染,革兰氏阳性菌不除外,哌拉西林抗感染治疗外加用万古霉素口服,粪便送细菌培养并予蒙脱石散止泻对症处理。

术后第7天,患者痰培养提示铜绿假单胞菌感染,由于药敏试验提示该菌对哌拉西林/他唑巴坦敏感,感染指标未见明显升高,继续哌拉西林+万古霉素抗感染治疗,此时腹腔引流液开始出现淡黄色脓性液体,故继续送引流液微生物培养。

术后第8天,患者肝酶指标仍然偏高,谷丙转氨酶147 U/L,谷草转氨酶129 U/L,改予谷胱甘肽保肝降酶。患者体温目前维持38.0℃上下,考虑白细胞计数较前降低,中性粒细胞百分比69.4%,快速C反应蛋白39.85 mg/L,无法排除癌性发热可能,予新癀片退热。由于患者腹泻症状已有好转,粪便微生物培养未见大肠杆菌,沙门、志贺菌,停用蒙脱石散及万古霉素,予糖盐水空肠滋养。

术后第13天,患者发热已有所缓解,肝酶指标进行性下降,但腹腔引流仍有淡黄色絮状物,追踪培养结果。

术后第14天,患者体温再度上升至38.8℃,白细胞计数上升至$12.2×10^9/L$,中性粒细胞百分比上升至80.0%,腹腔引流液浑浊,此时腹腔引流液培养结果汇报为肺炎克雷伯菌+铜绿假单胞菌感染,考虑目前感染较前加重,铜绿假单胞菌出现耐药,根据药敏试验改用亚胺培南每隔6 h抗感染治疗。亚胺培南用药3天后,患者已无发热,感染指标无进一步升高,遂转回胃肠外科病房。患者于胃肠外科继续接受亚胺培南抗感染、低分子肝素抗凝、新癀片退热、半胱氨酸保肝、肠内营养等对症治疗措施。

3. 治疗结果及预后

患者术后第33天凝血功能、肝酶以及感染指标均恢复正常,无发热以及腹腔感染症状,予以出院。出院2周、1个月后随访,未再有发热、喘息等不适体征,血常规、上腹部+胸部CT平扫均未见异常。

4. 诊治流程图

术后脓毒症治疗流程如图69-1所示。

三、讨论与小结

该名患者术后当日即出现感染症状、纤溶指标异常,随后逐渐进展为低氧血症、肝功能异常,所幸病程中患者神志基本清醒,血压、乳酸水平处于正常范围,红细胞、血小板计数,血红蛋白未见明显下降,SOFA评分基本位于5分以下,这些都提示了患者预后较好。早期头孢曲松钠广谱抗生素的应用符合相关指南的推荐意见,也能对感染症状进行初步的控制。

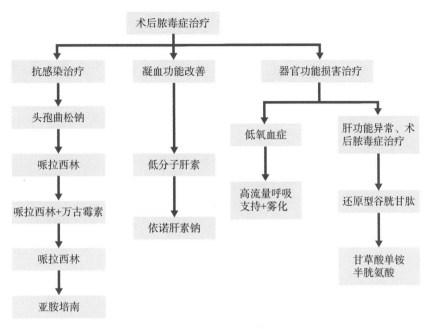

▲ 图 69-1　术后脓毒症治疗流程图

早期胸部、上腹部 CT 平扫有助于锁定肺部和腹腔感染灶,连续的血培养、痰培养、腹腔引流液培养、粪培养、中段尿培养有助于确定感染累及范围,以及细菌耐药性的变化。病程中,铜绿假单胞菌逐渐对特治星耐药,改换泰能足疗程用药,最终有效控制了感染。综上所述,脓毒症的治疗包含多个方面,治疗初期应完善评分,把握病情,在抗感染治疗过程中应注意早期广谱抗生素用药,及早完善影像检查以及各样本微生物培养,了解感染类型以及耐药变化,从而指导抗生素选择。

四、科主任点评

脓毒血症病死率极高,若是后续出现感染性休克,则病死率进一步增加。该患者为高龄患者,合并慢性支气管炎、肺气肿、下肢深静脉血栓和冠脉粥样硬化等情况,胃癌行全胃切除手术后早期出现脓毒血症导致多器官功能损伤综合征,进一步发展引起多器官功能衰竭,严重危及患者生命。该患者能够成功得到救治的主要原因在于早期及时发现患者症状并通过检查做出诊断后及时对患者进行治疗,根据经验使用有效抗生素,按照培养药敏结果及时调整抗生素,呼吸支持、营养支持、重症监护、多学科协作治疗(MDT)是成功救治的重要因素。

五、参考文献

［1］ Rudd K E, Johnson S C, Agesa K M, et al. Global, regional, and national sepsis incidence and mortality, 1990－2017：analysis for the Global Burden of Disease Study ［J］. Lancet, 2020, 18, 395

(10219):200-211.

［2］Evans L, Rhodes A, Alhazzani W, et al. Surviving sepsis campaign: international guidelines for management of sepsis and septic shock 2021[J]. Intensive Care Med, 2021,47(11):1181-1247.

作者:张正筠、陈杰、黄新余
审阅专家:杨庆诚

胆囊穿孔合并感染性休克

一、疾病概述及诊疗进展

胆囊结石伴胆囊炎在临床上诊断并不困难。通过详细询问病史,仔细的腹部体格检查,加上超声和腹部 CT 的辅佐,往往能够正确诊断。近年来,急性胆道疾病的发病率越来越高。当胆囊结石患者的结石嵌顿于胆囊颈管时,胆囊内压力增高,有引起胆囊穿孔的可能。诱发胆囊穿孔的因素包括胆石症、感染、恶性肿瘤、创伤、皮质类固醇治疗等。胆囊穿孔分为 3 类:Ⅰ类,急性穿孔,致游离性胆囊穿孔;Ⅱ类,亚急性穿孔,致胆囊周围脓肿;Ⅲ类,慢性穿孔,致胆囊内漏。胆囊穿孔患者的一般临床表现为急性腹痛,疼痛呈持续性钝痛或绞痛,伴有寒战、高热、黄疸加深等。腹部剧烈压痛、反跳痛及局限性腹肌强直,扩散至腹部其他区域甚至全腹时导致弥漫性腹膜炎,如得不到及时有效的治疗会加重病情,引起感染性休克甚至死亡。在临床实践中,老年人往往因内科合并症多且生理储备下降,且往往对疼痛不敏感,当突发胆囊穿孔时症状有可能会被掩盖,治疗较为棘手,围手术期病死率较高。

二、病历资料

1. 病史摘要

患者,女,82 岁,主诉"右上腹疼痛 2 天,加重半天"。查体:体温 38.2℃,心率 110 次/min,呼吸 30 次/min,血压 88 mmHg/56 mmHg。皮肤、巩膜无黄染。腹部膨隆,腹壁紧张,全腹压痛及反跳痛,以右肋缘下为甚,肝脾肋下未触及,墨菲征(+)。移动性浊音弱阳性,肝区叩击痛。

2. 疾病的演变过程和抢救经过

患者 2 天前无明显诱因下出现右上腹疼痛并有右肩背部放射痛感,且进行性加重,伴有恶心呕吐,无畏寒、发热。急诊腹部 CT 提示:慢性胆囊炎、胆囊结石;胆囊腺肌症可能。肝功能检查示:谷丙转氨酶 16 U/L,谷草转氨酶 21 U/L,总胆红素 14 μmol/L,血淀粉酶 70 U/L。诊断为胆囊结石伴急性胆囊炎,于内科观察室监护、抗炎、保肝等对症支持治疗。半天余前,患者突感腹痛加重,并弥漫至全腹疼痛。伴有气促和发热,体温上升至 38.2℃。血压下降至 88 mmHg/56 mmHg。急查血常规:白细胞 10.3×10⁹/L,中性粒细胞百分比 91.4%,C 反应蛋白 265.62 mg/L。急诊复查腹部 CT 检查提示:胆囊结石伴胆囊炎,伴周围渗出及腹腔积液,胆囊腺肌症可能。胃腔、十二指肠及部分空肠肠腔扩张积液。考虑患者本身有胆囊结石的病因,突发高热且腹痛主要由右肋缘下迅速扩散至全腹,并出现弥漫性腹膜炎和感染性休克的临床表现,胆囊穿孔的可能性极大。迅速做好术前准备后急诊行腹探查术。术中见:腹腔及盆腔可见大量胆汁性腹水及脓性渗出液约 800 mL。吸尽脓液后探查:胆囊充血肿胀明显,大小约 14 cm×9 cm×6 cm,胆囊表面呈化脓性炎症及坏疽样表现。胆囊三角充血水肿严重,与周围组织明显粘连。胆囊底部穿孔病灶约 0.5 cm,胆囊颈部可扪及巨大胆囊结石约 4 cm,胆总管直径约 0.8 cm,未扪及明显结石。小肠自屈氏韧带至回盲瓣肠管肠壁及肠系膜有大量脓苔附着,小肠肠管扩张,急诊行胆囊切除术,术后转入 ICU 进一步治疗。因患者存在感染性休克,循环状态不稳定,术后予口插管呼吸机维持通气,去甲肾上腺素维持循环稳定。根据外周血及引流液培养结果,针对性使用高级别抗生素,以及保肝、抑酸抑酶等对症支持治疗。

3. 治疗结果及预后

在肝胆外科与重症医学科协同治疗下,患者于术后 1 周拔除气管插管,术后 10 天转回普通病房治疗,术后 13 天复查化验指标正常,恢复良好,予出院。术前(2021 年 4 月 29 日)、术后(2021 年 5 月 1 日)腹部 CT 影像学改变如图 70-1 所示。

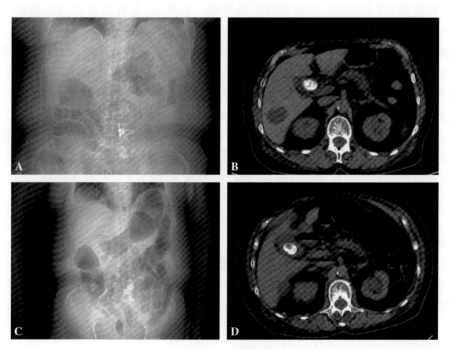

▲ 图 70-1 腹部 CT

(A—B)术前,结肠扩张明显,肝周渗出;(C—D)术后。

4. 诊治流程图

急性胆囊炎诊治流程如图 70-2 所示。

三、讨论与小结

围手术期的严密观察及得当处理,成为提高老年胆道患者救治率的关键因素。

1. 术前生理评估和准备

老年人最常见的心血管系统合并症为冠心病和高血压。术前 6 个月内曾有心肌梗死史

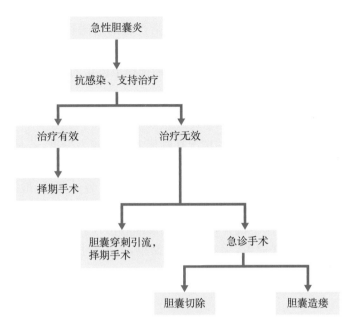

▲ 图 70-2 急性胆囊炎诊治流程图

的患者术中和术后发生心梗、猝死和脑血管意外的概率显著增加,故急性心梗 6 个月内不宜手术。对于合并高血压的患者,术前用药首选血管紧张素转换酶抑制剂。老年患者呼吸系统疾患以哮喘、慢支感染伴肺气肿为常见。急性支气管炎发作的患者最好视情况推迟手术时间,否则术后易引发难治性的肺部感染和肺不张,威胁患者生命。哮喘患者通过使用支气管扩张剂和激素治疗多能控制。对于合并糖尿病的患者,术前需调整血糖,避免酮症和电解质紊乱。若为急诊手术,则患者应在血糖监测下手术,术中静滴胰岛素,控制血糖不超过11.1 mmol/L。慢性肾功能不全并非手术禁忌证,但围手术期需注意保持尿量,维持一定血压,避免使用肾血管收缩的药物、肾毒性药物,注意维持水、电解质和酸碱平衡,术后出现肾功能衰竭时可考虑采用血液透析。

2. 术中注意事项

对于急性发作的胆囊炎和胆管炎患者,在监护的条件下可进行严密观察,采取积极有效的非手术治疗,若症状加重应考虑急诊手术。术中不过分强求手术的彻底性,应根据病情以解决问题为主,对于病情重、情况差或伴有严重合并症者,手术应力求简单,可先行胆囊造瘘手术,二期再手术切除胆囊;若无严重合并症,应尽量一期切除胆囊,术中避免过度牵拉胆囊三角,以免误损伤胆总管;若患者胆囊未穿孔,可考虑行胆囊穿刺引流,注意保持引流通畅,待一般情况好转后二期手术治疗,给微创手术提供一定的治疗机会。

3. 术后处理

对于生命体征不稳定或难以拔管的患者,术后应在 ICU 监护,严密观察生命体征、心肺功能、肝肾功能、血糖的变化,及时调整治疗方案。需密切注意水、电解质平衡,合适的补液量和充足的尿量对肾功能有利,避免因输液量过多造成心脏负荷增加引起心力衰竭。合理使用抗菌谱广、肝肾毒性低、胆道排泄率高的抗生素,后期可针对血培养及引流液培养结果针对性地选择合适抗生素。术后应常规使用制酸药物预防应急性溃疡,及时补充白蛋白和微量元素有助于患者的康复。术后应密切注意引流液的量和性质,保持各引流管的通畅。对于老年患者,应适当延长拆线和拔管时间。术后严密的监测和及时的对症处理是保证手术成功的重要因素,不可忽视。因此,在获得快速诊断的同时迅速对患者的病情及生理情况做出准确的评估尤为重要,须针对不同患者的病情选择个体化的治疗方案。

四、科主任点评

胆囊结石胆囊炎引起胆囊穿孔的情况在临床上一般较为少见,若是出现胆囊穿孔,可引起胆汁性腹膜炎,进一步则容易导致患者出现感染性休克,高龄患者由于腹壁薄弱,以及对疼痛的敏感性减弱,腹膜炎体征可能不易察觉,容易漏诊,最终引起感染性休克,导致患者死亡。因此,对于高龄患者出现急性胆囊炎时,应该密切观察患者的生命体征,及时进行实验室及影像学检查,尽快做出诊断和治疗。对于病情重、全身情况差、血压低或伴有其他严重合并症者,手术应力求简单,可先行胆囊造瘘加腹腔引流手术,二期再手术切除胆囊。

五、参考文献

［1］　Hussain T, Adams M, Ahmed M, et al. Intrahepatic perforation of the gallbladder causing liver abscesses: case studies and literature review of a rare complication ［J］. Ann R Coll Surg Engl, 2016, 98(6):e88-e91.

［2］　Chiapponi C, Wirth S, Siebeck M. Acute gallbladder perforation with gallstones spillage in a cirrhotic patient ［J］. World J Emerg Surg, 2010, 5:11.

［3］　Djaiani G N, Ali M, Heinrich L, et al. Ultra-fast-track anesthetic technique facilitates operating room extubation in patients undergoing off-pump coronary revascularization surgery ［J］. Cardiothorac Vasc Anesth, 2001, 15(2):152-157.

［4］　Hirosako S, Nakamura K, Hamada S, et al. Respiratory evaluation of the risk for postoperative pulmonary complications in patients who preoperatively consulted pulmonologists: studying both patients who underwent and who precluded planned surgery ［J］. Respir Investig, 2018, 56(6): 448-456.

［5］　Kochar K, Vallance K, Mathew G, et al. Intrahepatic perforation of the gall bladder presenting as liver abscess: case report, review of literature and Niemeier's classification ［J］. Eur J Gastroenterol Hepatol, 2008, 20(3):240-244.

［6］　Kochar R, Banerjee S. Infections of the biliary tract ［J］. Gastrointest Endosc Clin N Am, 2013, 23 (2):199-218.

作者:王蒲雄志、陈杰、黄新余
审阅专家:杨庆诚

中期妊娠合并胆总管囊肿伴急性胆管炎

一、疾病概述及诊疗进展

先天性胆总管囊肿又称胆总管扩张症,是以胆总管囊肿或梭状扩张,伴或不伴有肝内胆管扩张为特点的胆道畸形,是最常见的一种先天性异常。胆总管管壁的薄弱和胆管腔内压力的增加被认为是胆总管囊肿发病的关键因素。先天性胆总管囊肿一般有腹痛、腹部包块和黄疸三联征,但不一定会全部出现;在成人中临床表现多不典型,有 83.0% 的患者出现腹痛,13.2% 的患者出现黄疸,腹部肿块仅占 0.9%,通常有急性胆道炎症、胰腺炎表现。成人先天性胆总管囊肿的诊断率仅 20% 左右,而在妊娠期被诊出者更是罕见,但妊娠合并胆总管囊肿可伴有严重并发症,危及产妇和胎儿安全。

目前尚无针对胆总管囊肿的特异性实验室生化诊断指标,主要采用具有诊断价值的超声、CT 及 MRI 影像学检查。超声检查是主要筛查手段,但在妊娠期,因孕期子宫遮挡及肠腔积气会影响诊断;经内镜逆行胰胆管造影(endoscopic retrograde cholangio-pancreatography, ERCP)、CT 等检查因放射线对胎儿有影响,一般不主张使用;MRI 检查可作为诊断的首选方法,因为其既避免了辐射,也提高了诊断的准确性,可以确定胆总管囊肿的类型。胆总管囊肿共分为 5 个型别:Ⅰ 型为胆总管囊性扩张型;Ⅱ 型为肝外胆管憩室型;Ⅲ 型为胆总管脱垂入十二指肠肠腔型;Ⅳ 型为肝内外胆管多发囊肿型;Ⅴ 型为单发或多发的肝内胆管囊,即 Caroli 病。

胆总管囊肿患者的总体癌变率为 2.5%~30%,明显高于健康人群的胆道癌变率(0.01%~0.38%),且癌变率随年龄增加而递增。因此,不论是否有临床症状,一旦确诊为胆总管囊肿,应尽早行手术治疗。"切除病变胆管、处理继发病变、重建胆肠通路"为手术治疗原则。胆管空肠 Roux-en-Y 吻合术是目前胆道重建采用的标准手术方式,是临床应用最多、相对疗效最确定的术式。胆总管囊肿的癌变率高,术前诊断较困难,手术中应及时行快速冷冻切片病理学检查,对于确诊癌变的患者,应按胆管癌治疗原则处理。

对于一些体检发现胆总管囊肿而没有症状的待孕女性,建议孕前择期行胆总管囊肿切除手术。而没有明显症状的妊娠期胆总管囊肿患者,可以行保守治疗,待分娩后情况稳定,避开产褥期和囊肿的炎症期,择期行胆总管囊肿切除手术;对于伴发胆道感染的妊娠期胆总管囊肿患者,不管保守治疗是否有效,应及时行胆道引流,根据病情选择经皮肝胆管穿刺、ERCP(但放射线对母婴有影响)或手术放置 T 管引流,分娩后二期行手术治疗。

二、病历资料

1. 病史摘要

患者,女性,30 岁,孕 27^{+2} 周。因"右上腹疼痛 20 余天加重 2 周"入院。查体示:皮肤黏膜无明显黄染。右上腹压痛、反跳痛明显,Murphy 征(+),无明显宫缩。总胆红素 12 μmol/L,白细胞 9.0×10^9/L,中性粒细胞百分比 85.7%。B 超检查提示胆总管囊肿,大小约 103 mm×57 mm×76 mm。患者 6～7 岁时有黄疸型肝炎病史。

2. 疾病的演变过程和抢救经过

患者入院后考虑妊娠合并胆总管囊肿,急性胆囊炎,予以禁食、抗炎、解痉、保肝、补液对症支持治疗,患者腹痛缓解,行上腹部 MRI 增强检查,提示胆总管囊肿(图 71-1)。治疗期间,患者右上腹疼痛剧烈,难以忍受,经普外科、妇产科、消化科、超声科等多学科讨论,孕 27^{+3} 周,同时胆总管囊肿巨大,疼痛剧烈,考虑母儿安全,不宜行胆总管囊肿切除或 ERCP 引流,建议先行超声引导下经皮经肝胆总管囊肿穿刺引流术,减轻局部压力,以期尽量延长孕周,等待分娩后行外科手术。

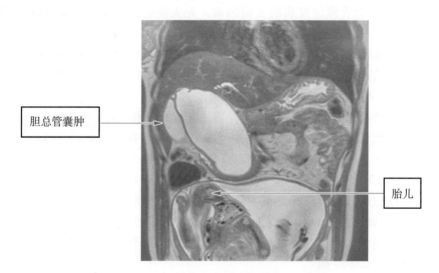

胆总管囊肿

胎儿

▲ 图 71-1 妊娠合并胆总管囊肿三维重建

3. 治疗结果及预后

2016 年 7 月 21 日,患者顺利行 B 超引导穿刺,第 1 天,引流出胆汁 800 mL,第 2 天引流胆汁 1 600 mL(图 71-2),患者腹胀明显好转,3 天后开放饮食。术后 1 周引流管内出现大量鲜红色出血,持续数天,伴引流量明显减少,予以生理盐水冲洗引流管,并行止血药物治疗。出血停止后两天,患者出现上腹痛伴寒战高热,伴血流动力学不稳定,胆汁引流液培养科氏葡萄球菌,血培养提示革兰氏阳性菌阳性,根据药物敏感试验结果(表 71-1)及多学科讨论,予以头孢哌酮/舒巴坦+利奈唑胺抗感染及支持治疗,症状缓解,体温正常,血液和胆汁培养阴性。数天后患者再次出血高热,血培养提示真菌感染,改用抗真菌治疗。为防止病情进一步发展,拟手术终止妊娠,遂于 2016 年 8 月 15 日行剖宫产。产 1 女婴,重 1 580 g,Apgar 评分为 10 分。产后患者全身状况明显改善,逐步恢复,出院。

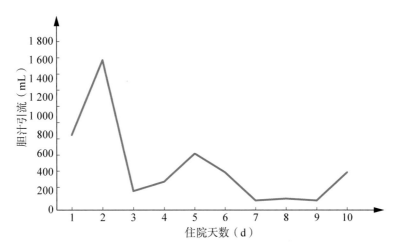

▲ 图 71-2　胆汁引流量变化趋势图

表 71-1　血培养胆汁引流液培养结果

细菌类型	药物名称	是否敏感
革兰氏阳性菌	利奈唑胺	敏感
革兰氏阳性菌	头孢哌酮/舒巴坦	敏感

产后 1 个月，患者再次胆管炎发作，保守治疗无效，于 2016 年 9 月 19 日行手术治疗。由于患者胆总管囊肿反复炎症感染，合并细菌和真菌败血症，囊壁充血水肿严重，与门静脉致密粘连，分离、切除囊壁十分困难，出血多，遂行部分囊壁切除、残余胆总管囊肿黏膜废损、肝总管空肠 Roux-en-Y 吻合术，病理证实为胆总管先天性囊肿伴炎性细胞浸润。术后恢复顺利，痊愈出院。随访 5 年，母女正常。

4. 诊治流程图

妊娠合并胆总管囊肿诊治流程如图 71-3 所示。

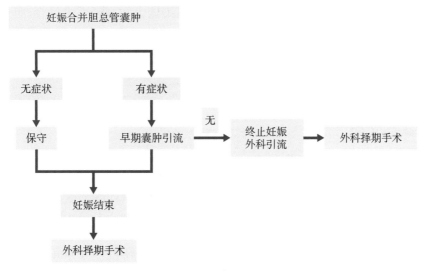

▲ 图 71-3　妊娠合并胆总管囊肿诊治流程图

三、讨论与小结

本文患者为一罕见的妊娠中期合并胆总管囊肿伴有胆道感染脓毒血症的病例,胆总管囊肿的并发症发生率为 $20.0\%\sim60.0\%$,常见并发症包括胆道结石、胰腺炎和胆道癌变。其他并发症有复发性胆管炎、自发性囊肿破裂等。患者入院对症治疗,缓解,予以保守治疗,延长孕期,治疗期间,无黄疸表现,但腹痛时有反复发作,对孕妇采取手术的并发症和胎儿死亡风险均较高,所以国内外均建议采取创伤小的囊肿直接穿刺引流或急诊 T 管外引流。我院遂对本病例行超声引导下经皮经肝胆总管囊肿穿刺引流术,通过囊肿引流减轻囊内压力,缓解胆道感染症状,同时保证腹中胎儿生长的自然环境,有利于妊娠的正常进行,在胎儿充分成熟时进行选择性剖宫产,待产妇恢复一段时间,生命体征平稳后进行外科标准化手术。患者的症状得到了明显的缓解,但引流后,患者出现胆道出血,虽经积极治疗后引流管没再出血,但引流管渐渐不通畅,引起急性胆管炎。正如文献报道,有部分孕妇,即使在孕期进行了非外科引流治疗,仍有发生胆管炎甚至囊肿破裂的风险。就此病例,如果急诊行一期胆总管囊肿切除和胆肠 Roux-en-Y 吻合术,手术创伤和麻醉药物等的影响可能诱发流产。该患者行分阶段治疗,先行胆道引流,待分娩后再二期行标准化手术治疗,确保了母婴平安。对于孕期细菌和真菌脓毒血症,选用对胎儿安全、有效的抗菌药物十分重要。

四、科主任点评

胆总管囊肿由于妊娠期的生理变化,容易诱发急性胆管炎。由于孕产妇免疫力低下,易导致细菌和真菌感染。如何在保障母婴安全的前提下去除病灶、重建胆道,是一个临床难点。因此,合理的手术时机、手术方式决策以及脓毒血症治疗药物选择是能否成功的重中之重。妊娠合并胆总管囊肿,一期行囊肿切除、胆肠重建手术有胎儿早产、死亡甚至是孕妇死亡的风险。所以,首先应行简单有效的外科引流手术,待分娩后,再行标准化外科治疗。胆总管囊肿被认为是一种癌前病变,应强调胆总管囊肿全切除的概念,应做到胰内胆总管囊肿完全切除,术中应常规送快速病理切片。囊肿根治手术避开产褥期和囊肿的炎症期有利于提高患者的抗感染能力和减轻手术风险,胆总管囊肿反复炎症感染,合并细菌和真菌败血症时囊壁充血水肿严重,与门静脉致密粘连,分离、切除囊壁十分困难,此时不可强行切除囊壁,行胆总管囊肿黏膜废损、肝总管空肠 Roux-en-Y 吻合术安全有效。

五、参考文献

[1] Wu X, Li B, Zheng C, et al. Clinical features and surgical management of bile duct cyst in adults [J]. Gastroenterol Res Pract, 2019,2019:2517260.

[2] Hwang H S, Kim M J, Lee S S, et al. Smooth muscle distribution patterns of choledochal cysts and their implications for pathogenesis and postoperative complications [J]. Am J Clin Pathol, 2020,153(6):760-771.

[3] 陈建敏,徐泽宽,钱祝银,等. 成人先天性胆总管囊肿的诊断和治疗[J]. 中华消化外科杂志,2012,11(5):440-443.

［4］王建军.磁共振对于先天性胆总管囊肿并发肝脏损害的诊断价值［J］.中国现代医生,2011,49(23)：65-66,75.

［5］Mabrut J Y, Bozio G, Hubert C, et al. Management of congenital bile duct cysts ［J］. Dig Surg, 2010,27(1):12-18.

［6］Machado N O, Chopra P J, Al-Zadjali A, et al. Choledochal Cyst in Adults: Etiopathogenesis, Presentation, Management, and Outcome-Case Series and Review ［J］. Gastroenterol Res Pract, 2015,2015:602591.

［7］中华医学会外科学分会胆道外科学组.胆管扩张症诊断与治疗指南(2017版)［J］.中华消化外科杂志,2017,16(8):767-774.

作者:陈杰、黄新余
审阅专家:杨庆诚

中期妊娠合并急性高脂血症性重症胰腺炎

一、疾病概述及诊疗进展

妊娠合并高脂血症性急性胰腺炎是一种较常见的疾病,其发病率近年来明显增加。由于生活水平的提高,越来越多的妇女在妊娠期(尤其是妊娠晚期)活动较少、营养补充过度,加上妊娠期激素水平变化对脂代谢的影响,高脂血症在妊娠合并急性胰腺炎病因中所占比例逐年增高,严重危害母胎生命安全。近年来有文献报道,高脂血症在妊娠合并急性胰腺炎的病因中占比高达 56%。

妊娠合并高脂血症性急性胰腺炎起病急,并发症多,易导致多器官功能衰竭,对母婴的健康造成很大威胁;可发生于妊娠的任何时期,以中、晚期妊娠为多见,孕产妇及围生儿病死率高达 20%~50%。急性胰腺炎典型的临床表现为突发的上腹部持续性绞痛或刀割样疼痛,伴有腰背部放射痛,多伴恶心、呕吐、发热等症状。但随着妊娠子宫的增大,腹腔脏器位置的变化,会与妊娠合并急性胆囊炎、阑尾炎等混淆。所以对妊娠合并不明原因的恶心、呕吐并伴有中上腹疼痛的患者,一定要把胰腺炎作为鉴别诊断的疾病之一。实验室检查中除了血尿淀粉酶升高以外,血脂水平较正常妊娠同期水平显著升高(甘油三酯在 5.65~11.3 mmol/L 且合并乳糜血,或甘油三酯≥11.3 mmol/L)更具有临床意义。影像学检查中,超声检查因其无创性而成为妊娠合并急性胰腺炎的首选检查方法,但准确性受到胎儿及肠管积气等因素的影响。CT 是诊断急性胰腺炎的金标准,不仅能准确反映急性胰腺炎的病变部位和范围,而且可用来评估预后,但其对孕早期胎儿的影响尚存在争议。

妊娠合并高脂血症急性胰腺炎的治疗强调根据孕妇本身情况和胎儿成熟情况等,制订"个体化"的治疗方案。非手术治疗主要是心电监护、禁食、胃肠减压、抑酸、抑制胰液分泌、快速降脂、抗感染、补液、纠正水电解质紊乱及营养支持,改善微循环,防止并发症。降血脂治疗在高脂血症性胰腺炎治疗中尤为重要,通常采取血浆置换联合连续性血液净化,能有效改善患者的总胆固醇及甘油三酯水平;此外,肝素、胰岛素等非口服药物可刺激脂蛋白酯酶活性,促进乳糜微粒降解,从而降低血脂。甘油三酯降至 5.65 mmol/L 以下可防止胰腺炎的进一步发展。

对于保守治疗效果差或合并严重腹腔感染者,应行手术治疗,手术的主要目的是清除坏死组织和充分引流。当积液较多时,可在超声引导下行经皮穿刺多点置管引流或经腹壁做小切口置管引流;当坏死组织较多且合并感染时,可经引流管窦道行经皮肾镜坏死组织清除,亦可在腹腔镜下或开腹行坏死组织清除和置管引流。

二、病历资料

1. 病史摘要

患者,女性,40 岁,因"孕 26^{+2} 周,持续腹痛 1 日"入院。查体示体温 37.8℃,心率 97 次/min,血压 103 mmHg/77 mmHg,腹部膨隆,上腹压痛,右上腹明显,Murphy 征(＋)。入院后查血常规,白细胞 17.6×10^9/L,中性粒细胞百分比 92.6%,尿淀粉酶＞12 000 U/L,血钙 1.32 mmol/L,总胆固醇 23.44 mmol/L,甘油三酯 53.46 mmol/L,降钙素原 0.993 ng/mL。

2. 疾病的演变过程和抢救经过

2023 年 3 月 28 日,患者因"孕 26^{+2} 周,晚餐进食油腻食物后持续腹痛 1 日"入外院。予以查尿淀粉酶 4 857.6 U/L,血清淀粉酶 629.2 U/L;白细胞 14.5×10^9/L,中性粒细胞百分比 83.4%。上中腹磁共振平扫提示:胰头肿胀、周围渗出明显,急性胰腺炎可能(图 72-1)。予禁食、胃肠减压,补液支持治疗,抑酸,预防感染,保胎后转入我院进一步治疗。当时患者血压低,予以去甲肾上腺素维持血压,血钙 1.32 mmol/L,予以静脉补钙。患者腹痛、腹胀持续加重,转入重症监护室病房,同时行全院会诊,加强母胎监护,禁食,胃肠减压,黄体酮保胎,思他宁(注射用生长抑素)抑酶,舒普深(注射用头孢哌酮钠舒巴坦钠)调整为美罗培南抗感染,胰岛素＋低分子肝素抗凝,输血浆改善凝血功能,静脉营养,维持水电解质平衡,维持循环功能稳定等治疗。入院后甘油三酯 53.46 mmol/L,总胆固醇 23.44 mmol/L,予以血浆置换＋血脂分离治疗后,复查甘油三酯 3.03 mmol/L,总胆固醇 3.55 mmol/L。入院后第二天,床旁超声检查发现胎心消失,予以药物引产,娩出一死胎。分娩后回奶,促进子宫收缩,辅以芒硝外敷。分娩后患者腹围进一步增大,腹胀进行性加重,CT 检查提示胰腺周围渗出进一步加重,于 4 月 7 日普外科行 CT 引导下穿刺多根引流置管(图 72-2)。

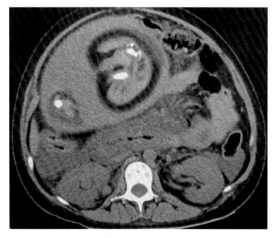

▲ 图 72-1　术前上中腹磁共振平扫示:
　　　　　胰腺渗出积液,宫内妊娠

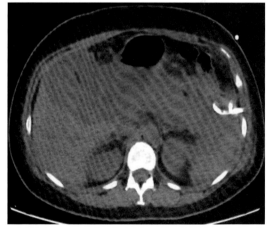

▲ 图 72-2　CT 引导下穿刺引流

3. 治疗结果及预后

CT 穿刺后,引出深褐色液体 800 mL,第二天引出 2 150 mL,患者腹胀缓解,腹围减小,患者病情好转,体温、血白细胞及中性粒细胞下降。引流液送培养:无菌生长。开放饮食,经过积极救治,患者逐渐转危为安,病情渐趋于稳定,予出院。门诊随访,患者一般情况良好,生活自理。治疗过程中，血淀粉酶及血钙、总胆固醇及甘油三酯、感染指标变化趋势分别如图72-3～图72-5所示。

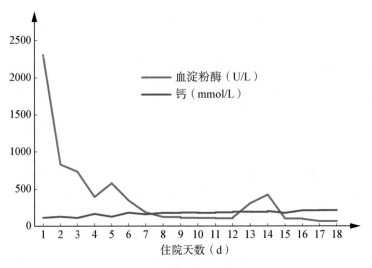

▲ 图72-3 血淀粉酶及血钙趋势图

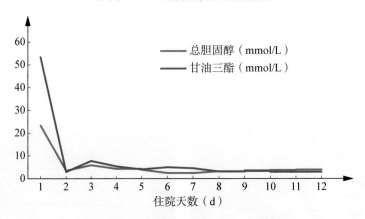

▲ 图72-4 总胆固醇及甘油三酯趋势图

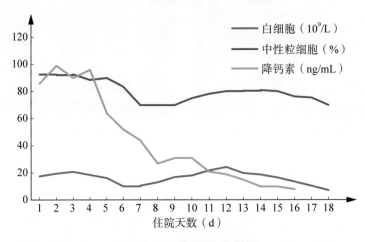

▲ 图72-5 感染指数趋势图

4. 诊治流程图

妊娠合并高脂血症性重症胰腺炎诊治流程如图 72-6 所示。

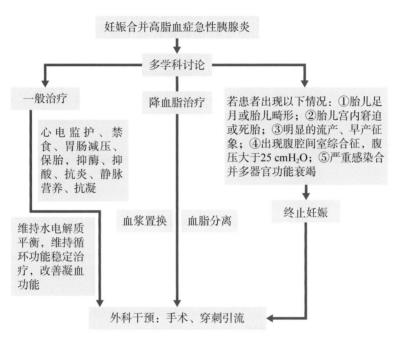

▲ 图 72-6　妊娠合并高脂血症性重症胰腺炎诊治流程图

三、讨论与小结

本例患者因妊娠合并高脂血症性急性胰腺炎由外院转入我院治疗,妊娠期间血脂水平较正常人明显升高,妊娠晚期甚至可达妊娠早期的 2~4 倍,血脂水平过度升高,是急性胰腺炎发展为重症的高危因素,高脂血症胰腺炎的治疗前提是快速、有效地降低甘油三酯。本例孕妇入院后查甘油三酯最高值达 53.46 mmol/L,行血浆置换＋血脂分离治疗两次后,甘油三酯降为 3.03 mmol/L,血甘油三酯清除率为 94.33%,远远高于文献报道的最高清除率(82%)。妊娠合并急性胰腺炎并不是终止妊娠的指征,把握终止妊娠的指征比较复杂棘手,是否终止妊娠需要综合考虑孕妇病情、胎儿发育情况、胎儿是否存活等因素。当出现以下情况应尽早终止妊娠:①胎儿足月或胎儿畸形;②胎儿宫内窘迫或死胎;③明显的流产、早产征象;④出现腹腔间室综合征,腹压大于 25 cmH$_2$O;⑤严重感染合并多器官功能衰竭。终止妊娠可使血脂迅速下降,且减轻子宫对胰腺的压迫,有效地减少腹腔间室综合征的发生,适时终止妊娠对母儿均有利。本例孕妇虽然血脂得到了明显的改善,但出现胎死宫内,在内环境趋于稳定、病情有所好转后,因宫颈未成熟,故给予米非司酮药物引产终止妊娠,分娩后在超声引导下经皮穿刺多点置管引流,引流后患者体温、血白细胞及中性粒细胞下降,腹胀趋于缓解。总的原则是尽可能兼顾孕妇及胎儿的双重安全,当无法兼顾时,在终止妊娠的决策过程中应以保全孕妇的生命为首要目标。

四、科主任点评

　　妊娠合并高脂血症性急性胰腺炎治疗德尔关键在于早诊断、早治疗、改善妊娠结局,抑酶抑酸的同时需快速降血脂,早期应用血浆置换＋血脂吸附技术,快速降低血脂水平是该病治疗的关键。产科、儿科、重症医学科、麻醉科、普外科、放射科、介入科及消化内科需多学科相互协作配合制订"个体化"的治疗方案,可通过手术或介入引流来减少炎症反应,缓解患者症状。在妊娠期间,均衡而合理的饮食,避免暴饮暴食及高脂油腻饮食等不良饮食习惯,控制体重,适当运动,定期产检,是预防妊娠合并高脂血症急性胰腺炎发生的重要措施。

五、参考文献

［1］Ducarme G, Maire F, Chatel P, et al. Acute pancreatitis during pregnancy: a review［J］. J Perinatol, 2014,34(2):87-94.

［2］潘蓉.不同妊娠期合并急性胰腺炎的临床分析[J].中国医师杂志,2014,33(6):816-818.

［3］Abdullah B, Kathiresan Pillai T, Cheen LH, et al. Severe acute pancreatitis in pregnancy［J］. Case Rep Obstet Gynecol, 2015,2015:239068.

［4］Zhang T, Wang G, Cao Z, et al. Acute pancreatitis in pregnancy: a 10-year, multi-center, retrospective study in Beijing［J］. BMC Pregnancy Childbirth, 2022,22(1):414.

［5］罗和生.妊娠急性胰腺炎的临床研究进展[J].临床内科杂志,2013,30(9):586-588.

［6］Lindberg D A. Acute pancreatitis and hypertriglyceridemia［J］. Gastroenterol Nurs, 2009,32(2):75-82; quiz 83-84.

作者:陈杰、黄新余

审阅专家:杨庆诚

中期妊娠合并降结肠癌伴闭襻性肠梗阻

一、疾病概述及诊疗进展

我国结肠癌的发病率和死亡率均保持上升趋势。妊娠期恶性肿瘤的发生率为 0.07%～0.1%,其中大肠癌的发病率约为 0.002%。妊娠不同时期的生理变化会干扰临床表现、限制临床检查,导致误诊或漏诊,孕妇体内生长激素等的变化会促进肿瘤生长、转移,因而妊娠合并肠癌常为晚期,治疗棘手,预后极差。

早期结肠癌可无明显症状,病情发展到一定程度可出现以下症状:排便习惯及大便性状改变,腹痛或腹部不适,腹部肿块,肠梗阻相关症状,以及贫血、消瘦等全身症状。目前,结肠癌的诊断依据主要有以下几方面:①实验室检查:包括血液生化、肿瘤指标等,粪便隐血试验也有重要价值。②影像学检查:常用的有腹部 CT、MRI,可用于判断临床分期和远处转移;超声造影检查可协助诊断有无肝转移病灶;PET/CT 可作为备选方法,有助于发现其他影像方法不能确定的远处转移病灶。③肠镜及病理组织学检查:肠镜下行活检明确病灶性质。

对于结肠癌患者,目前有手术和药物两种治疗方式。其中,手术治疗主要以外科手术为主,根据术前的诊断,可以行多学科讨论制订个体化治疗方案:①早期结肠癌,可采用内窥镜下切除、局部切除或肠段切除术。再根据术后病理情况确定进一步治疗方案,如果术后病理是分化程度差的组织学特征(如低分化腺癌、未分化癌等),黏膜下浸润深度≥1 000 μm,非完整切除、标本破碎、切缘无法评估,或者切缘阳性时,追加肠段切除术加区域淋巴结清扫。②进展期的结肠癌,首选根治性手术,可以行腹腔镜辅助相应结肠肠段的切除加区域淋巴结清扫;在有条件的医学中心可开展机器人辅助的结肠癌切除术、经自然腔道取标本手术(natural orifice specimen extraction surgery,NOSES)等手术方式。再根据术后病理分期及患者恢复状况来制订术后辅助化疗方案。③局部晚期的结肠癌,建议行新辅助治疗,可以降低局部复发、提高手术切除率。④结肠癌伴有转移病灶(如肝、肺等),建议术前化疗或化疗联合靶向药物治疗,治疗后 2～3 个月重新评估,并考虑是否行手术治疗或射频治疗。⑤对于已无法行根治性手术的晚期患者,如果并发出血、穿孔症状,可切除原发灶或行肠造口手术。对于并发肠梗阻的可切除结肠癌,可以行Ⅰ期切除吻合加近端预防性肠造口,或Ⅰ期肿瘤切除近端造口、远端闭合,还可以行支架植入术后限期切除;如果肿瘤局部晚期不能切除,可以行姑息性治疗(如近端造口术、支架植入术、肠梗阻导管置入术等)。

二、病历资料

1. 病史摘要

患者，女，30 岁，因"孕 26^{+4} 周，停止排气排便半月"入院。查体：心率 98 次/min，腹部膨隆，叩诊满腹鼓音，可及气过水声，腹软，可及肠型，有压痛及反跳痛。辅助检查：血常规：白细胞 $7.1×10^9$/L，血小板 $220×10^9$/L，血红蛋白 117 g/L，中性粒细胞百分比 71.8%，C 反应蛋白 3.68 mg/L。腹部 MRI 提示：小肠腔积气、扩张，肝右叶囊性灶，右肾、输尿管积水扩张。考虑肠梗阻，由当地医院转至我院。

2. 疾病的演变过程和抢救经过

患者经禁食、胃肠减压、肠外营养等保守治疗，仍有腹痛腹胀，复查腹部 MRI 提示：肠梗阻，降结肠占位（图 73-1）。联系内镜室，行肠镜检查示：进至降结肠脾曲发现内生肿块，占大部肠腔。放射介入科行数字减影血管造影（DSA）下结肠支架植入术，见肠腔完全闭塞，肠镜引导下，导丝通过病变段肠管进入远端正常肠腔后，随后透视造影证实明确病变长度约 2 cm，然后交换超硬钢丝，并且引入一枚 26 mm×80 mm 的肠道支架到位后释放，术后摄片显示支架在位良好。肠道支架放置术后，患者有排气、排便，腹痛、腹胀缓解，行肠道准备，一

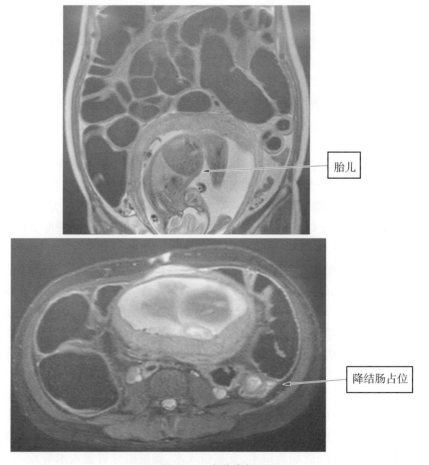

▲ 图 73-1 术前腹部 MRI

周后外科行左半结肠根治手术。术中见降结肠近脾曲可触及一直径 3 cm 大小的溃疡性肿块及肠道支架,穿透浆膜。近端横结肠扩张明显,左半结肠整块切除后,反复灌洗清洁肠道。术后病理提示:T4bN1bM0。

3. 治疗结果及预后

术后患者恢复顺利,经过多学科讨论,术后 2 周开始口服卡培他滨片化疗。孕 38 周,顺产 1 男婴。产后恢复可,产褥期后在肿瘤内科予以奥沙利铂 200 mg＋卡培他滨 1.5 g bid po. 标准化疗。门诊随访,患者一般情况良好,生活自理。

4. 诊治流程图

妊娠合并结肠梗阻诊治流程如图 73-2 所示。

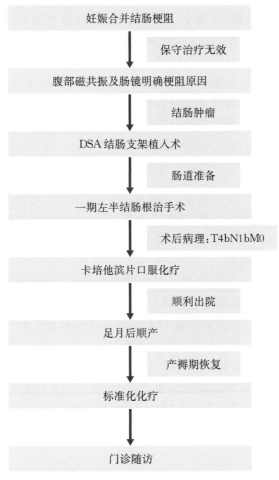

▲ 图 73-2   妊娠合并结肠梗阻诊治流程图

三、讨论与小结

妊娠期恶性肿瘤的发生率为 0.07%～0.1%。妊娠期常见的恶性肿瘤依次为:淋巴瘤、白血病、恶性黑色素瘤、乳腺癌、生殖道恶性肿瘤(宫颈癌、卵巢癌)、甲状腺癌及大肠癌(妊娠期大肠癌的发生率为 0.002%)。对于孕期发现大肠癌的患者,终止妊娠的时机主要取决于孕周:妊娠期≤20周在确诊后需立即进行手术切除病灶,以最大限度地阻止病情进展,同时,应根据个人意愿及生育要求考虑是否终止妊娠;孕周≥20周,如不存在紧急情况,则可以考虑将手术推迟到胎肺成熟或分娩后。本例患者因降结肠癌引起的闭襻性肠梗阻入院治疗,对于并发肠梗阻的可切除结肠癌,可以行Ⅰ期切除吻合加近端预防性肠造口,或Ⅰ期肿瘤切除近端造口、远端闭合,还可以行支架植入术后限期切除;如果肿瘤局部晚期不能切除,可以行姑息性治疗(如近端造口术、支架植入术、肠梗阻导管置入术等)。对于选择何种治疗方式,应该根据患者具体情况进行判断,针对此例患者,我院经过多学科讨论后,在肠镜引导下行DSA肠道支架植入术,行肠道准备后一期手术,避免急诊手术中对子宫污染以及二期手术对患者产生的痛苦。

此病例的矛盾在于术后治疗。患者中期妊娠,要求继续妊娠。治疗方案有3种:①终止妊娠后化疗,但如果终止妊娠,孕周小,早产儿新生儿存活率低下,可能出现肺透明膜病、肠坏死、脑瘫、严重感染等并发症;②继续妊娠,期待治疗,待孕34周后(胎儿出生后存活率相对增加)再终止妊娠以进行后续化疗;③孕34周后终止妊娠,但化疗药物可能对胎儿神经系统、心脏、血液系统等有一定影响,可能引起胎儿发育迟缓、胎死宫内、出生后远期不可预知的并发症。期间反复告知患者及其家属各种治疗的利弊,最终决定继续妊娠,妊娠期间进行卡培他滨片口服化疗,孕34周后终止妊娠。待足月后,顺利分娩,母子都顺利出院。

四、科主任点评

妊娠合并结肠癌在临床上罕见,发病率约为0.002%。妊娠早、中、后期生理变化如食欲减退、腹胀、腹痛、便秘、排便变细、贫血等,会干扰其临床表现,限制临床检查,导致误诊或漏诊。孕妇体内生长激素等变化会促进肿瘤生长、转移,因此,妊娠合并肠癌常为晚期,治疗棘手,预后极差。

妊娠早期确诊肠癌后需立即终止妊娠并进行肠癌手术切除;妊娠中后期,34周内胎儿出生后存活率较低,保胎者可继续妊娠,其间进行化疗,可选用对胎儿影响较小的化疗药物,待胎儿成熟后再终止妊娠,随后行手术切除肿瘤。对于结肠癌引起的闭襻性肠梗阻患者,可先行支架植入解除梗阻后考虑肿瘤切除,或行Ⅰ期切除吻合加近端预防性肠造口;对肿瘤晚期不能切除者,可以行姑息性治疗(如近端造口术、支架植入术等),辅以化疗或靶向治疗。针对此类特殊患者,应采取多学科讨论,制订一个有效、合理的个体化治疗方案,做到把孕妇及胎儿的生命放在第一位。

五、参考文献

［1］Grothey A, Sobrero A F, Shields A F, et al. Duration of adjuvant chemotherapy for stage Ⅲ colon cancer ［J］. N Engl J Med, 2018, 378(13):1177-1188.

［2］Sabiston D C. Sabiston textbook of surgery ［M］. 20 ed. Amsterdam: Elsevier, 2016.

［3］Hu H, Kang L, Zhang J, et al. Neoadjuvant PD - 1 blockade with toripalimab, with or without celecoxib, in mismatch repair-deficient or microsatellite instability-high, locally advanced, colorectal cancer (PICC): a single-centre, parallelgroup, non-comparative, randomized, phase 2 trial ［J］. Lancet Gastroenterol Hepatol, 2022, 7(1):38-48.

［4］Smirnov A V, Berelavichus S V, Dubrovsky A V, et al. ［Coloretal cancer in pregnant women］［J］. Khirurgiia (Mosk), 2015,5:83-85.

［5］Xu Y Z, Kong B H, Shen K. Adenocarcinoma of the ascending colon in a 31-year-old pregnant woman: A case report ［J］. Medicine(Baltimore), 2018,97(51):e13707.

［6］Biagi J J, Raphael M J, Mackillop W J, et al. Association between time to initiation of adjuvant chemotherapy and survival in colorectal cancer: A systematic review and meta-analysis ［J］. JAMA, 2011,305(22):2335-2342.

作者:陈杰、黄新余
审阅专家:杨庆诚

小肠血管畸形伴失血性休克

一、疾病概述及诊疗进展

不明原因的胃肠道出血(obscure gastrointestinal bleeding，OGIB)是指在上、下消化道内镜检查阴性的情况下，仍然有不明原因的持续或反复出血。内镜、数字减影血管造影(DSA)、钡造影有助于定位出血部位；随着胶囊内镜的发展，小肠病变引起出血的诊断率也有所提高，但仍有不少的出血病变无法确定出血原因。

小肠血管病变包括血管扩张、Dieulafoy病和动静脉畸形，是 OGIB 最常见的原因。由于通过常规内镜检查定位畸形血管存在困难，因此小肠血管畸形导致的下消化道出血常被诊断为"不明原因的下消化道出血"。目前对于小肠血管病变的诊断主要是通过内镜及影像学检查。胶囊内镜对 OGIB 的诊断率约为 59.4%，被推荐为评估小肠出血的一线检查方法，但其无法对病灶进行活检及治疗；小肠镜在治疗方面更有优势，但由于是侵入性操作，往往会导致一些并发症，例如胰腺炎、消化道穿孔、出血等。因此，对于慢性出血的患者，可先使用胶囊内镜进行诊断，再使用小肠镜进行治疗。影像学检查包括 CT 血管造影(CTA)、放射性核素扫描、肠系膜血管造影，对小肠的活动性出血有较好的诊断作用。当出血速度大于 0.3 mL/min 时，CTA 可准确定位出血区域。研究显示，CTA 检测活动性出血的敏感性和特异性分别高达 89% 和 85%。但对于部分间歇性出血及慢性渗血等出血速度较慢的 OGIB 患者，血管造影也难做出阳性诊断。

目前，小肠血管病变通常通过内镜、DSA、手术及药物进行治疗。内镜下治疗可直接使用生物夹钳夹止血或注射硬化剂，另外还可行黏膜下注射肾上腺素、电凝灼烧等，需根据病变的不同选择不同的治疗方法。由于病灶依然存在，有文章报道，内镜下治疗后小肠再出血率可高达 43%。对于内镜下治疗无效、血流动力学不稳定、出血量较大的患者，DSA 下进行栓塞是非常有效的治疗方式，使用微线圈进行超选择性导管栓塞的止血成功率高达 96%，且其可以对出血位置进行标记。虽然 DSA 下栓塞的疗效确定，但其再出血率也接近 20%，并且也可能出现小肠坏死、梗阻、动脉夹层等较为严重的并发症。对于其他治疗都不能有效止血且出血无法定位的患者，对病变的小肠进行外科手术切除即可完全根治；但是，对于在术前无法明确定位的患者，如何在术中进行定位以及判断小肠病灶数量，是外科手术的难点。另外，药物治疗(如生长抑素)也被证明可以减少小肠扩张患者的出血。

总之，诊治小肠血管病变的出血患者需要进行综合考虑和评估。对于慢性出血的患者，可以考虑循序渐进地进行诊治，以减少对患者的创伤；对于急性出血且血流动力学不稳定的患者,可能需要相对"激进"的处理。但无论何种情况,都应将拯救患者的性命放在第一位。

二、病历资料

1. 病史摘要

患者,男,61 岁,因"便血 1 周余"入院。查体示神志清楚,对答可,轻度贫血貌。入院后查血常规,白细胞 $5.2×10^9$/L,红细胞 $2.48×10^{12}$/L,血红蛋白 81 g/L。内镜检查示:结肠大量积血,小肠出血可能,未找出具体出血点(图 74-1)。

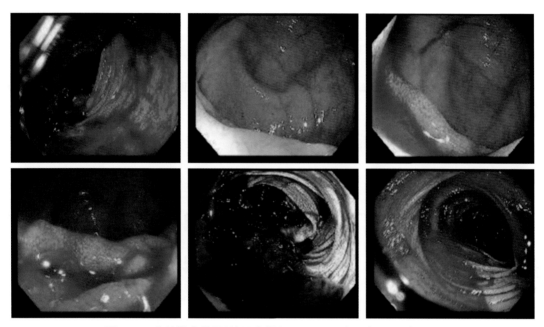

▲ 图 74-1　内镜检查结果(结肠大量积血,无明显出血点,小肠出血可能)

2. 疾病的演变过程和抢救经过

患者经禁食、全胃肠外营养、输血、生长抑素、止血等保守治疗,仍有便血,未呕血,血红蛋白持续下降,肠镜及胶囊内镜检查均未找出具体出血点,但结肠镜检查可以基本排除大肠出血,因此考虑患者为小肠出血可能性大。患者血色素最低达 58 g/L,红细胞、红细胞比容也下降明显,并出现心率加快、脉搏细速等休克早期表现,遂立即予以平衡盐溶液静滴、输血等扩容抗休克治疗,同时急诊行开腹探查术,术中可见空肠处一活动性出血点,伴局灶肠壁变薄及黏膜面溃疡。出血点所在肠段的病理学检查提示:小肠黏膜组织慢性炎症,黏膜下层见动静脉血管畸形,局部肠壁肌层变薄、不连续,黏膜面见溃疡。

3. 治疗结果及预后

术后患者恢复顺利,肠道出血情况得到有效遏制,术后第 9 天复查血常规:红细胞 $2.54×10^{12}$/L,血红蛋白 78 g/L,较术前有所好转,予出院,门诊随访。患者一般情况良好,生活自理,无明显肠道出血症状。治疗期间血红蛋白变化趋势如图 74-2 所示。

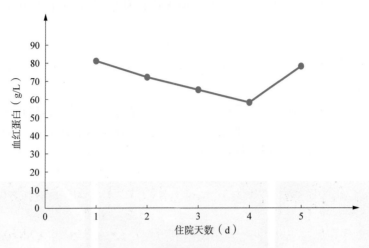

▲ 图74-2　患者血红蛋白变化趋势图

4. 诊治流程图

不明原因的胃肠道出血诊治流程如图74-3所示。

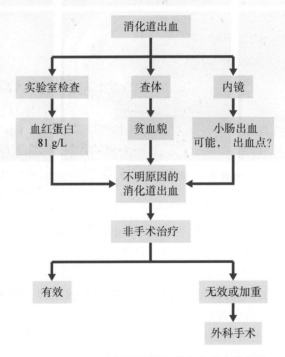

▲ 图74-3　不明原因的胃肠道出血诊治流程图

三、讨论与小结

本例患者因下消化道持续出血入院治疗,经结肠镜及胶囊内镜检查均未发现明显出血点,且保守治疗后出血未得到有效控制,另外患者便血情况持续存在,血红蛋白、红细胞及红细胞比容持续下降,并出现急性出血、血流动力学不稳定的情况,符合外科急诊手术指征,因而急诊下行剖腹探查术,明确出血点后切除出血点所在肠段,在获得小肠血管畸形这一确切诊断的同时也获得了较好的治疗效果。因此,对于不明原因的下消化道出血,现有的检查手段不一定能够准确判断出血位置,但可以帮助排除非出血部位,从而为诊断提供帮助。

对于选择何种治疗方式,应该根据患者具体情况进行判断,若患者血流动力学稳定,可以考虑行 DSA 栓塞止血或进行定位,但 DSA 的敏感性对患者的出血速度有需求,因此矛盾在于:若在患者出现急性出血且血流动力学不稳定的状态下行 DSA 检查,可能存在止血不成功、耽误手术时机的风险;若成功止血,也可能出现小肠缺血性坏死。DSA 优点在于可以对出血位置精准定位,为后续外科手术治疗提供帮助。此患者因前期行肠镜及胶囊内镜检查均未发现明显出血点,从而排除了结直肠出血及上消化道出血的可能。因患者保守治疗无效,且后续出现急性出血、休克等表现,故没有进行 DSA 下检查及治疗,从而选择急诊行剖腹探查寻找小肠出血部位。

术中寻找小肠出血的方法在于仔细、快速地寻找出血点,有时可见肠壁明显病变而快速找到出血部位,但多数情况可能因为出血而掩盖了出血点。根据笔者经验,出血部位往往位于小肠空虚和小肠积血出现的分界位置以下,因出血可能会倒灌,导致分界线高于出血部位。此时可于分界线上方切开小肠,将小肠黏膜翻出,仔细寻找出血点,必要情况下可分段切开小肠寻找或术中结合内镜辅助检查。具体情况依据术中情况而定,尽快找出出血点,进行止血,保护患者生命应放在第一位。

四、科主任点评

不明原因引起的消化道大出血常常因其病因难以诊断及出血部位难以定位,再加之出血量较大,导致该病极为凶险,是急诊较难处理的疾病之一。对不明原因的消化道大出血患者,在积极输血、抗休克的同时,对出血部位进行定位十分重要。胃肠镜检查、薄层增强 CT、DSA、胶囊小肠镜、同位素扫描等都是十分必要和有效的方法,但临床上有时定位非常困难,即使重复胃肠镜和 DSA 检查,仍可能查不明原因。对此类消化道大出血患者,在积极输血、抗休克的同时应及时进行剖腹探查手术治疗,必要时可行术中肠镜。

五、参考文献

［1］宋海湖,张宇登,徐传德.肠道血管畸形致下消化道出血的诊断与治疗体会[J].中国医药指南,2008,6(7):43-44.

［2］田剑峰.肠血管畸形的诊断与外科治疗[D].浙江大学医学部,2008.

［3］王为忠,李纪鹏.不明原因消化道出血的手术探查[J].中国实用外科杂志,2010,30(6):506-507.

［4］Sakai E, Ohata K, Nakajima A, et al. Diagnosis and therapeutic strategies for small bowel vascular lesions [J]. World J Gastroenterol, 2019,25(22):2720-2733.

［5］中华医学会消化内镜学分会结直肠学组,中国医师协会消化医师分会结直肠学组,国家消化系统疾病临床医学研究中心.下消化道出血诊治指南(2020)[J].中华消化内镜杂志,2020,37(10):685-695.

作者:王洪成、陈杰、黄新余

审阅专家:杨庆诚

新型冠状病毒感染相关
吉兰-巴雷综合征

一、疾病概述及诊疗进展

吉兰-巴雷综合征(Guillain-Barré syndrome，GBS)是一类免疫介导的急性多发性神经根神经病。年发病率为$(0.81\sim1.89)/10$万，男女患者比例为$3:2$。GBS常由感染诱发，其临床特征为急性起病的对称性迟缓性瘫痪，部分患者可出现呼吸衰竭。诱发GBS的感染因素主要包括空肠弯曲杆菌、巨细胞病毒、肺炎支原体、EB病毒、戊肝病毒、寨卡病毒等。

近年来，由于严重急性呼吸综合征冠状病毒2型(severe acute respiratory syndrome coronavirus 2，SARS-CoV-2；又称新型冠状病毒，简称新冠病毒)疫情，GBS发病有增加的趋势，已有多篇文献报道了SARS-CoV-2感染或者疫苗相关的GBS病例。静脉注射免疫球蛋白和血浆置换是治疗GBS的有效方法。由于GBS的临床异质性，诊断较为困难，临床医生应该意识到SARS-CoV-2大流行可能会导致更多的GBS病例。

二、病历资料

1. 病史摘要

患者，女性，39岁，因"咽痛、吞咽费力伴全身乏力2天，加重1天"入院。入院前25天"新型冠状病毒"感染，当时高热伴咽痛，对症治疗后逐渐好转。入院前2天出现咽痛、吞咽费力伴全身乏力感，外院就诊发现扁桃体明显肿大，诊断"急性扁桃体炎"，给予消炎治疗，症状无改善。入院当天患者全身无力加重，左侧肢体为著，独立行走困难，伴构音含糊、饮水呛咳、吞咽困难。至我院急诊就诊，以"后循环脑梗死可能"收住院。查体：体形肥胖，BMI $37\,kg/m^2$，神志清楚，构音含糊，咽反射减弱，左侧上肢肌力Ⅳ－级，右上肢肌力Ⅳ＋级，左下肢肌力Ⅲ级，右下肢肌力Ⅱ级，双侧腱反射(＋＋)，双侧巴氏征可疑阳性。初步诊断脑干梗死可能，给予抗血小板、降脂固斑、改善循环、抗感染等治疗。

2. 疾病的演变过程和抢救经过

入院第1天，患者肢体无力进行性加重，伴咳嗽、咳痰费力，查体双上肢肌力Ⅲ级，双下肢肌力Ⅱ级，上肢腱反射消失，下肢腱反射减弱。结合患者前驱感染史，考虑吉兰-巴雷综合征(GBS)可能性大；双侧巴氏征可疑阳性，脑干梗死、急性脊髓炎不排除。急查颅脑MRI及颈椎MRI提示：左额顶叶少许小缺血灶，$C_{3\sim4}$、$C_{4\sim5}$、$C_{5\sim6}$、$C_{6\sim7}$椎间盘膨隆。排除脑梗死和脊髓炎，诊断为GBS，立即予大剂量免疫球蛋白冲击治疗，同时告知家属患者可能随时出现呼吸衰竭，予心电、血压、指末氧监护，密切观察病情变化。

入院第 2 天,患者症状仍进展,咳痰无力,夜间出现呼吸急促,SpO₂ 下降,经吸痰、高流量吸氧后,SpO₂ 不能维持,患者口唇青紫,呼吸困难,精神烦躁,紧急予气管插管,转入重症监护病房呼吸机辅助通气。

入院第 3 天,完善腰椎穿刺,脑脊液生化:脑脊液糖 3.6 mmol/L↑,脑脊液蛋白 0.76 g/L↑,脑脊液氯 130 mmol/L,脑脊液腺苷脱氨酶 1.00 U/L。脑脊液常规:脑脊液白细胞 1×10^{6}/L,脑脊液红细胞 176×10^{6}/L,其中新鲜红细胞百分比 95.0%,潘氏试验阴性。检测血清和脑脊液周围神经抗体:血清抗 GM4 抗体 IgG(＋),抗 GD1a 抗体 IgG(＋),抗 GD1b 抗体 IgG(＋),脑脊液抗 GM4 抗体 IgG(＋);血清和脑脊液均未见寡克隆带。肌电图:上、下肢多发周围神经损害,累及运动、感觉纤维,下肢轴索为主,上肢轴索伴远端髓鞘损害(图 75-1)。结合辅助检查,确诊为 GBS,急性运动感觉轴突性神经病(acute motor-sensory axonal neuropathy,AMSAN)亚型。

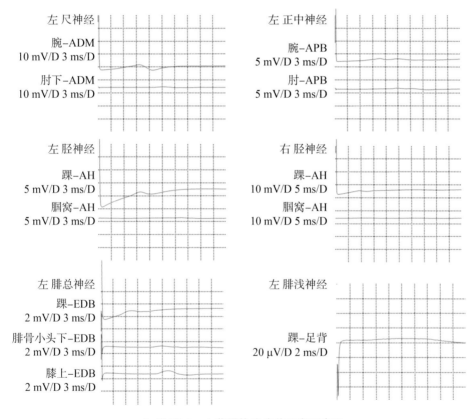

▲ 图 75-1　血浆置换治疗前肌电图表现

患者为 GBS 危重型,累及呼吸肌,进入监护室后继续大剂量免疫球蛋白治疗,但患者病情仍进一步进展。联合血透室、重症医学科讨论患者病情并与家属沟通后,考虑患者体重较大,免疫球蛋白用量大且起效较慢,为快速清除患者体内的异常抗体,决定行双重滤过血浆置换(double filtration plasmapheresis,DFPP)治疗。第 3 次 DFPP 时,患者症状开始逐渐好转。

入院第 13 天,患者脱机成功转回普通病房,继续血浆置换 2 次后,患者肢体无力显著好转,吞咽功能恢复,独立行走,自主经口进食。神经系统查体:神清,构音清楚,言语流利,咽反射正常,右侧肢体肌力 Ⅴ 级－,左侧肢体肌力 Ⅴ 级,双侧躯体感觉正常,双上肢腱反射

（＋＋），双下肢腱反射（＋＋），双侧巴氏征阴性。复查肌电图：右侧腓神经、双侧正中神经运动纤维损害可能（图 75-2），较前好转。

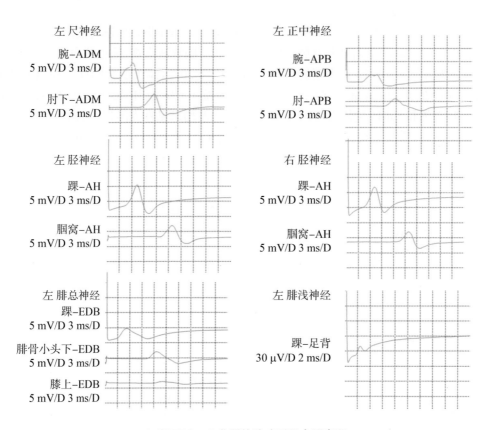

左 尺神经
腕–ADM
5 mV/D 3 ms/D

肘下–ADM
5 mV/D 3 ms/D

左 正中神经
腕–APB
5 mV/D 3 ms/D

肘–APB
5 mV/D 3 ms/D

左 胫神经
踝–AH
5 mV/D 3 ms/D

腘窝–AH
5 mV/D 3 ms/D

右 胫神经
踝–AH
5 mV/D 3 ms/D

腘窝–AH
5 mV/D 3 ms/D

左 腓总神经
踝–EDB
5 mV/D 3 ms/D

腓骨小头下–EDB
5 mV/D 3 ms/D

膝上–EDB
5 mV/D 3 ms/D

左 腓浅神经

踝–足背
30 μV/D 2 ms/D

▲ 图 75-2　血浆置换治疗后肌电图表现

3. 治疗结果及预后

院外随访，患者症状基本好转如常，恢复正常工作，查体四肢肌力Ⅴ级。复查肌电图：双侧正中神经运动纤维、右侧腓神经损害可能（图 75-3），较前好转。

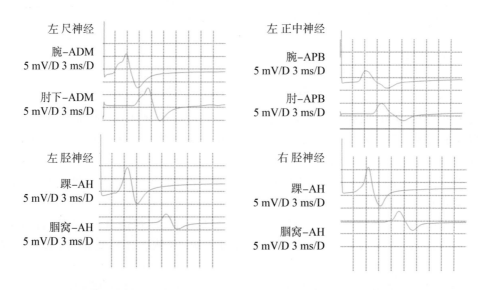

左 尺神经
腕–ADM
5 mV/D 3 ms/D

肘下–ADM
5 mV/D 3 ms/D

左 正中神经
腕–APB
5 mV/D 3 ms/D

肘–APB
5 mV/D 3 ms/D

左 胫神经
踝–AH
5 mV/D 3 ms/D

腘窝–AH
5 mV/D 3 ms/D

右 胫神经
踝–AH
5 mV/D 3 ms/D

腘窝–AH
5 mV/D 3 ms/D

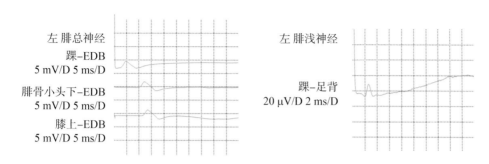

左 腓总神经
踝–EDB
5 mV/D 5 ms/D

腓骨小头下–EDB
5 mV/D 5 ms/D

膝上–EDB
5 mV/D 5 ms/D

左 腓浅神经

踝–足背
20 μV/D 2 ms/D

▲ 图 75-3　院外随访复查肌电图表现

4. 诊治流程图

新型冠状病毒感染相关吉兰-巴雷综合征诊疗流程如图 75-4 所示。

三、讨论与小结

新型冠状病毒(SARS-CoV-2)感染后 GBS 已有多篇报道,其发病机制尚不明确。"分子模拟"机制被认为可能是导致 GBS 发病的最主要机制之一。已有证据表明唾液酸在人类冠状病毒感染中起关键作用。SARS-CoV-2 与呼吸道黏膜表面的附着是由病毒刺突蛋白(S)介导的,该蛋白通过血管紧张素转换酶 2(ACE2)受体进入细胞内,也使唾液酸与宿主细胞表面神经节苷脂连接,触发免疫反应,这表明 SARS-CoV-2 可能与其他病原体诱发的 GBS 相似。另外,促炎细胞因子的释放、巨噬细胞的激活、病毒感染后自身免疫应答的增强等有可能是 SARS-CoV-2 增加 GBS 风险的机制。

GBS 是急性迟缓性麻痹最常见的原因,其临床表现和严重程度不一,由于可能累及呼吸肌出现呼吸衰竭,因此是神经病学中的急重症。GBS 的疾病谱存在多种形式,根据临床特征被分为不同亚型,各亚型之间有一定的重叠性。据文献报道,SARS-CoV-2 相关 GBS 以脱髓鞘型为主,急性炎症性脱髓鞘性多发性神经病(acute inflammatory demyelinating polyneuropathy,AIDP)亚型占 50.4%,本例患者的 AMSAN 亚型占 16.5%。该亚型部分患者的症状可在 24～48 h 内快速进展,更加容易累及自主神经以及出现呼吸衰竭。

GBS 在发病早期,由于症状不典型,诊断较为困难,有可能导致治疗延迟。GBS 需要与许多疾病进行鉴别,例如脑干或脊髓炎症、脑干卒中、脊髓亚急性联合变性、重症肌无力、电解质代谢紊乱、酒精性周围神经病、血管炎、神经梅毒等。本病例起病早期以咽部症状为主,故被考虑为扁桃体炎,后出现不对称性肢体无力,因患者早期腱反射保留以及巴氏征可疑阳性,故一度考虑患者为脑干卒中,之后患者快速出现咳痰费力及腱反射减弱,才考虑为 GBS。患者病情变化较快,临床医生通过对病情发展的密切观察及分析最终明确诊断,并预判了可能出现呼吸衰竭的情况,及时与患者家属沟通并制订抢救预案。部分 GBS 可表现为迅速进展,数小时至数天内出现呼吸功能不全,若不能尽早识别可能发生的呼吸衰竭,可能会延误救治甚至导致死亡。荟萃分析显示,SARS-CoV-2 相关 GBS 患者需要重症监护的比例高达 44.9%,需要机械通气比例为 38.1%,患者病死率达 10.9%。在疾病的早期和进展期,需要定期评估需要机械通气的危险因素,包括快速进展的肢体无力、延髓无力尤其是不能咳嗽以及血压心率变化等。本患者体重较大,心肺负担重也可能是导致患者迅速出现呼吸衰竭

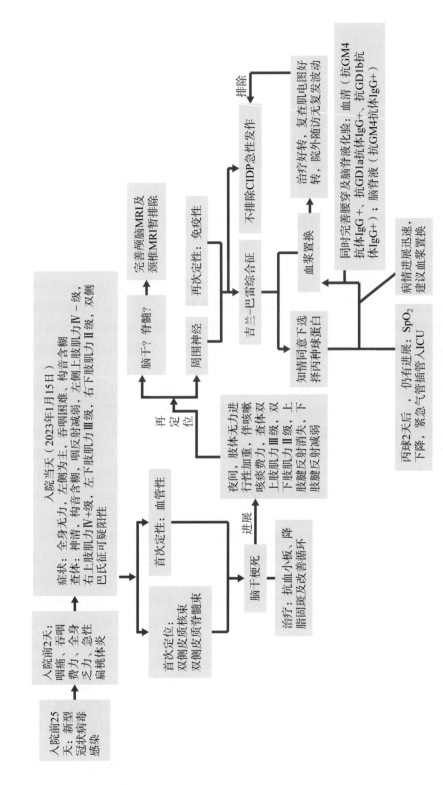

▲ 图 75-4 新型冠状病毒感染相关吉兰-巴雷综合征诊疗流程图

的原因之一。监测到患者快速进展的肢体无力、急剧下降的咳痰能力以及生命体征不稳定，在危险来临时积极给予呼吸机支持保证了生命体征的稳定，为后续的免疫治疗赢得了时间。

GBS 的免疫治疗包括血浆置换和静脉注射免疫球蛋白。欧洲神经病学会及周围神经学会发布的 2023 年最新 GBS 诊疗指南建议在如下患者中尽早开始血浆置换或 IVIG：①无法独立行走和发病 2～4 周内的 GBS；②以无力起病、4 周内仍能独立行走但病情迅速恶化、有呼吸机支持风险、吞咽困难、自主神经紊乱或预后不良的患者。研究显示，IVIG 治疗和血浆置换疗效相当，二者均可作为 GBS 的首选治疗方案。因 IVIG 使用方便且无创，是多数 GBS 患者治疗首选方案。本患者一经诊断，立即予 IVIG 静滴，但患者病情仍迅速发展至呼吸衰竭。为尽快清除患者体内异常自身抗体，改用血浆置换，患者病情逐渐好转。本患者住院 3 周出院时已能独立行走，预后良好。

对于病情进展快、早期延髓肌受累的 GBS 患者，一定要密切观察病情，随时做好气管插管准备，免疫治疗方面应用血浆置换可能较 IVIG 能更快地缓解病情。

四、科主任点评

该 GBS 患者发生在新型冠状病毒大流行的背景下。新型冠状病毒感染后相关的 GBS 与传统的 GBS 临床特征又不尽相同。该患者起病形式不典型，诊断有难度，但病情进展迅速，临床医生在病情变化时迅速做出 GBS 诊断，并积极进行免疫治疗。患者病情得到了控制并很快向好的方向发展。IVIG 和血浆置换均是 GBS 的一线治疗且疗效相当。因 IVIG 无创且使用方便，通常作为首选治疗。该患者在选择 IVIG 治疗时病情仍迅速进展，很快累及呼吸肌出现呼吸衰竭，及时选择血浆置换治疗，快速清除体内大量抗体，病情很快逆转。临床医生仔细的病情观察，早期正确的诊断，积极启动起始治疗，进行个体化的干预治疗是降低 GBS 的致残率和病死率的关键。

五、参考文献

［1］ Shahrizaila N, Lehmann H C, Kuwabara S. Guillain-Barré syndrome［J］. Lancet, 2021,397(10280): 1214-1228.

［2］ Fantini J, Di Scala C, Chahinian H, et al. Structural and molecular modelling studies reveal a new mechanism of action of chloroquine and hydroxychloroquine against SARS-CoV-2 infection［J］. Int J Antimicrob Agents, 2020,55(5):105960.

［3］ Qin C, Zhou L, Hu Z, et al. Dysregulation of immune response in patients with coronavirus 2019 (COVID-19) in Wuhan, China［J］. Clin Infect Dis, 2020,71(15):762-768.

［4］ Addeo A, Obeid M, Friedlaender A. COVID-19 and lung cancer: risks, mechanisms and treatment interactions［J］. J Immunother Cancer, 2020,8(1):e000892.

［5］ Zhang H L, Zheng X Y, Zhu J. Th1/Th2/Th17/Treg cytokines in Guillain-Barré syndrome and experimental autoimmune neuritis［J］. Cytokine Growth Factor Rev, 2013,24(5):443-453.

［6］ Huang C, Wang Y, Li X, et al. Clinical features of patients infected with 2019 novel coronavirus in Wuhan, China［J］. Lancet, 2020,395(10223):497-506.

［7］ van Doorn P A, Van den Bergh P Y K, Hadden R D M, et al. European Academy of Neurology/

Peripheral Nerve Society Guideline on diagnosis and treatment of Guillain-Barré syndrome [J]. Eur J Neurol, 2023,30(12):3646-3674.

[8] Bentley S A, Ahmad S, Kobeissy F H, et al. Concomitant Guillain-Barré Syndrome and COVID-19: A Meta-Analysis of Cases [J]. Medicina (Kaunas), 2022,58(12):1835.

作者:郑培兵、徐艳红、杨嘉君

审阅专家:任涛

自身免疫性胶质纤维酸性蛋白星形胶质细胞病

一、疾病概述及诊疗进展

自身免疫性胶质纤维酸性蛋白星形胶质细胞病是一种以胶质纤维酸性蛋白（glial fibrillary acidic protein，GFAP）抗体为标志物的神经系统自身免疫性疾病。其于 2016 年首次被报道，患者的中位起病年龄常在 40 岁以上，女性稍多于男性。迄今病因尚不明确。

自身免疫性 GFAP 星形细胞病以脑膜、脑、脊髓和视神经等受累为主要表现，可孤立或以任意组合形式出现。临床表现包括发热、头痛、脑病、不自主运动、长节段脊髓炎、视神经异常、共济失调、精神情绪异常、癫痫、自主神经功能异常和其他脑膜-脑炎的症状与体征。近 40% 的患者有前驱感染症状，个别患者发现了单纯疱疹感染的证据；约 20% 的患者可伴有自身免疫性疾病；部分患者合并其他抗体，如 NMDA-R 抗体、AQP4 抗体、MOG 抗体等。25% 的患者可伴发肿瘤，以卵巢畸胎瘤最为常见（约 75%）。肿瘤可在神经系统症状起病时就存在，或在之后（多在 2 年内）被发现。

自身免疫性 GFAP 星形细胞病患者的影像学表现多为非特异性的。约 50% 的患者在头部 MRI T2/FLAIR 序列上有异常高信号改变，磁共振弥散加权成像（diffusion weighted imaging，DWI）多正常。MRI 增强的典型表现为垂直于脑室的线样放射状血管周围强化，穿过白质区，也可见从第四脑室向周围发出的放射状强化；病灶常累及皮质及皮质下、侧脑室周围白质、基底节区、胼胝体、小脑半球，常沿中线两侧分布，其次为软脑膜、室管膜强化，脊髓病变多为长节段脊髓炎。这种强化在经过治疗后会消失，病理显示为脑膜炎和小血管周围炎，提示强化是由于钆从受损的血脑屏障渗漏所致。

自身免疫性 GFAP 星形细胞病患者的腰穿压力一般正常或轻度升高，脑脊液结果常提示呈炎性改变，白细胞升高，以淋巴细胞为主，同时常伴有蛋白水平升高，葡萄糖及氯化物水平多正常。脑脊液中的 GFAP 抗体是诊断该病的标志物，且脑脊液中 GFAP 抗体的阳性率及滴度明显高于血清。血清和脑脊液中常伴随其他的自身抗体，如 NMDA-R 抗体、AQP4 抗体或其他自身免疫疾病相关抗体。

目前关于本病的诊断尚无统一标准，主要诊断要点有：①急性或亚急性起病，临床表现为脑膜、脑、脊髓、视神经受累或各种症状的组合；②典型影像学可见脑室旁线样放射状强化和（或）脊髓长节段受累伴中央强化；③脑脊液 GFAP 抗体阳性；④脑活体组织检查提示小血管周围炎症伴小胶质细胞活化；⑤类固醇激素治疗有效；⑥排除其他可能疾病。

该病患者多数对类固醇激素敏感，目前缺乏统一的治疗方案。急性期治疗主要包括皮质类固醇冲击治疗、静脉注射免疫球蛋白和血浆置换,治疗总体反应较好,有少数患者可出现复发,需长期服用免疫抑制剂。

二、病历资料

1. 病史摘要

患者为老年男性,农民,66 岁,入院 5 个月前无明显诱因出现食欲缺乏,伴有腹胀,无腹痛,无恶心、呕吐,伴有全身乏力,可独立行走,就诊于当地医院,完善相关检查,考虑"胃肠功能紊乱",给予对症治疗,症状未见好转。4 个月前开始出现行走不稳,左右摇晃,有"踩棉花"感,伴有大便干燥、小便费劲,上述症状进行性加重,近期出现无法独立行走,需别人搀扶,同时伴有记忆力减退,无发热,无意识障碍,无抽搐,无头痛,为进一步诊治来我院就诊,门诊以"行走不稳待查"收入我科。既往有"阵发性心房颤动"病史,规律服用胺碘酮控制心律;否认高血压病、糖尿病病史。

入院后查体:血压 120 mmHg/85 mmHg,心率 98 次/min,呼吸 17 次/min,体温 36.7℃。神志清晰,构音障碍,双侧瞳孔等大等圆,直径 0.3 cm,双眼各项运动自如,对光反射灵敏,伸舌居中,咽反射正常,颈软,四肢肌张力增高,左侧肢体肌力Ⅳ级,右侧肢体肌力Ⅳ级一,双侧感觉查体未见异常,双侧共济查体稳准,双侧腱反射正常,双侧病理征阳性,闭目难立征阳性。

辅助检查:血常规、凝血常规、贫血三项、甲状腺功能、血糖、肿瘤标志物、肝肾功能及风湿相关指标均正常。电解质:血钠 134 mmol/L↓,血氯 96 mmol/L↓。心电图、心脏彩超、头部 MRA、颈椎 MRI 增强及腰椎 MRI 平扫未见明显异常。肌电图:所检肌肉未见明显自发电位,轻收缩时时限增宽。神经传导速度(NCV):正常范围。F 波:潜伏时延长。皮肤交感反应提示潜伏时延长。脑电图:未见明显异常。经颅多普勒超声(TCD)脑动脉自动调节:卧立位时血流调节指数异常,提示自主神经功能紊乱。正电子发射计算机断层显像(PET/CT)阴性。头颅 MRI 平扫:双侧额顶叶、半卵圆中心、侧脑室旁可见对称斑点状斑片状 T1W 等低信号,T2W、FLAIR 高信号影,DWI 为高信号;头颅 MRI 增强:与侧脑室垂直的放射状呈线样的血管周围强化影穿过脑白质区(图 76-1)。腰穿脑脊液常规生化:压力 160 mmH$_2$O,呈炎性改变,白细胞 38×10^6/L,淋巴细胞百分比 70%,蛋白、糖、氯化物正常。血清、脑脊液外送中枢脱髓鞘抗体、自身免疫性脑炎及副肿瘤相关抗体均正常;脑脊液 GFAP 抗体阳性(IgG 1∶10)(图 76-2),血清阴性。诊断为自身免疫性 GFAP 星形细胞病,给予激素、丙种球蛋白、硫唑嘌呤等治疗后症状明显改善。

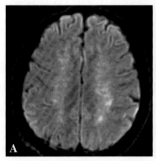
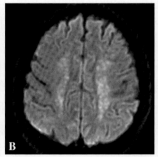
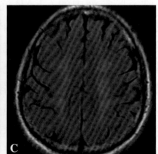

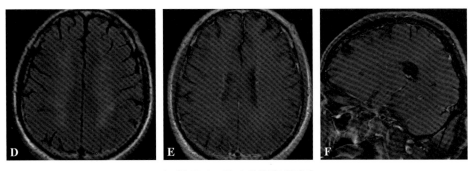

▲ 图 76-1 治疗前影像学改变

(A—B)磁共振 DWI 序列;(C—D)磁共振 T2/FLAIR 序列;(E—F)磁共振增强序列。

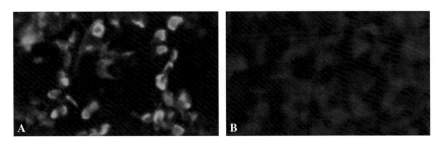

▲ 图 76-2 脑脊液 GFAP 抗体结果

(A)患者脑脊液;(B)阴性对照。

2. 疾病的演变过程及抢救经过

入院时患者行走不稳,肌张力增高,接诊时考虑不排除帕金森综合征可能。给予美多巴 0.125 g tid 口服治疗,症状并未改善,头颅 MRI 增强结果及外送脑脊液 GFAP 抗体阳性后,给予甲泼尼龙 1 g/d 联合丙球(0.4 g/kg)5 天静脉注射,5 天后改为醋酸泼尼松 60 mg qd 口服。后期激素逐渐减量,同时联合硫唑嘌呤 50 mg qd,硫唑嘌呤治疗随访过程中,患者肝功能异常,改用吗替麦考酚酯,目前吗替麦考酚酯维持剂量(0.5 g bid po)。

3. 治疗结果及预后

住院期间患者行走不稳症状逐渐改善,2 个月后患者门诊随访,症状进一步明显好转,饮食可,可独立行走,大小便正常,复查头部 MRI 提示病灶明显消失,增强后病灶无明显强化且线性增强消退(图 76-3)。随访至今已两年半,症状完全消失,病情痊愈,且至今未复发。

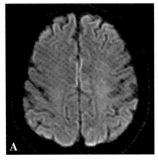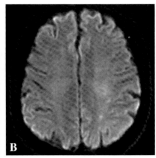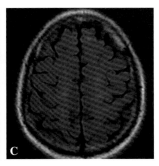

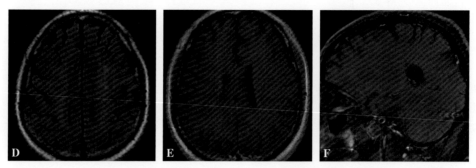

▲ 图 76-3 治疗后 2 个月复查影像学变化

(A—B)磁共振 DWI 序列；(C—D)磁共振 T2/FLAIR 序列；(E—F)磁共振增强序列。

4. 诊治流程图

自身免疫性 GFAP 星形细胞病诊治流程如图 76-4 所示。

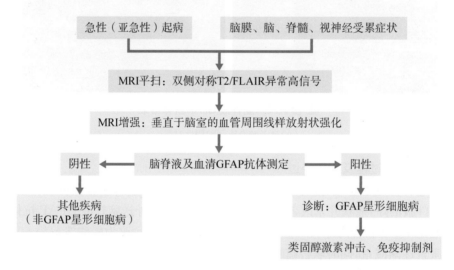

▲ 图 76-4 自身免疫性 GFAP 星形细胞病诊治流程图

三、讨论与小结

自身免疫性胶质纤维酸性蛋白(GFAP)星形细胞病是一种少见的炎性中枢神经系统疾病,发病率不高,同时患者临床表现不具有特异性,通过临床表现诊断该疾病往往比较困难,大部分患者均为自身免疫性抗体筛查发现 GFAP 抗体后才确诊为该疾病。

病程中常见的症候以脑症候为主,运动障碍亦较常见,也可表现为帕金森病,还可有自主神经功能障碍,这些症候在本患者都有表现。还常有视神经症状及部分患者有周围神经系统受累等。本患者发病时表现为自主神经功能紊乱的症状(食欲缺乏、腹胀、乏力),后期逐渐出现运动障碍(肌张力增高、行走不稳等),我院接诊时考虑不排除帕金森综合征可能,但本患者亚急性起病,且给予补充多巴胺治疗并未获得明显效果,为进一步明确诊断,给予完善头颅磁共振增强后看到典型的影像学改变为垂直于脑室的血管周围线性放射状强化。

为此我们送检了脑脊液及血清GFAP抗体,最终明确诊断,给予大剂量激素冲击后序贯治疗,患者症状得到明显的改善。

本文提供1例头颅MRI影像学上具有典型表现,同时具有罕见DWI异常高信号改变的GFAP患者,以提高大家对该疾病的认识。临床上磁共振检查为该病首选,也是诊断该疾病的突破口,当临床中发现头部MRI影像学表现为双侧对称T2/FLAIR异常高信号,同时伴或不伴有DWI弥散受限的脑白质病,需完善头部MRI增强。MRI增强典型表现为垂直于脑室的线样放射状血管周围强化,穿过白质区,也可见从第四脑室向周围发出的放射状强化。高度怀疑GFAP时,应进一步送检脑脊液GFAP抗体,避免漏诊或误诊,使患者得到及时、有效的治疗。

垂直于脑室的血管周围线性放射状强化是GFAP星形细胞病的典型影像学改变,脊髓病变多为长节段脊髓炎,并且这种强化在经过治疗后会消失,病理显示为脑膜炎和小血管周围炎,提示强化是由于钆从受损的血脑屏障渗漏所致。治疗后,血脑屏障迅速修复,强化消失。临床上对GFAP抗体阳性的患者建议进行全面的肿瘤筛查。GFAP患者的治疗目前尚无统一的标准或共识。急性期治疗一般包括大剂量糖皮质激素冲击、静脉注射免疫球蛋白和血浆置换等。长期治疗包括口服类固醇激素和免疫抑制剂。大约70%的患者对类固醇激素治疗反应良好。部分患者在激素减量过程中或停药后复发。复发后重新启动大剂量甲泼尼龙冲击治疗,临床症状仍可以得到有效的改善,提示本病对大剂量糖皮质激素较敏感,病情平稳后仍不宜快速停药。但药物应用的总疗程目前尚无统一定论。

四、科主任点评

自身免疫性GFAP星形胶质细胞病是一种近年来报道较罕见的免疫介导中枢神经系统炎性疾病。目前,国内外共报道患者500余例,报道较多的国家主要为美国、中国、意大利、日本、法国和英国。临床症状的多样与病变累及的部位与范围大小有关。该患者以自主神经功能障碍起病,有帕金森病的表现,早期易误诊。必须重视疾病之间的鉴别诊断。脑脊液GFAP抗体阳性以及脑活体组织检查提示小血管周围炎症伴小胶质细胞活化等是诊断的参考。在决定脑活体组织检查前要避免类固醇激素治疗(首次头MRI增强检查及抗体检测应尽量在激素治疗前进行)。尽早明确诊断、合理免疫治疗及后续免疫修正治疗可减轻病情进展,减少患者残疾率并改善其预后。

五、参考文献

[1] Fang B, McKeon A, Hinson S R, et al. Autoimmune Glial Fibrillary Acidic Protein Astrocytopathy: A Novel Meningoencephalomyelitis [J]. JAMA Neurol, 2016,73(11):1297-1307.

[2] Flanagan E P, Hinson S R, Lennon V A, et al. Glial fibrillary acidic protein immunoglobulin G as biomarker of autoimmune astrocytopathy: Analysis of 102 patients [J]. Ann Neurol, 2017,81(2):298-309.

[3] Kunchok A, Zekeridou A, McKeon A. Autoimmune glial fibrillary acidic protein astrocytopathy [J]. Curr Opin Neurol, 2019,32(3):452-458.

[4] Gravier-Dumonceau A, Ameli R, Rogemond V, et al. Glial Fibrillary Acidic Protein Autoimmunity: A French Cohort Study [J]. Neurology, 2022,98(6):e653-e668.

［5］ Kimura A, Takekoshi A, Yoshikura N, et al. Clinical characteristics of autoimmune GFAP astrocytopathy ［J］. J Neuroimmunol, 2019,332:91-98.

［6］ Yang X, Huang Q, Yang H, et al. Astrocytic damage in glial fibrillary acidic protein astrocytopathy during initial attack ［J］. Mult Scler Relat Disord, 2019,29:94-99.

［7］ 章殷希,郑扬,沈春红,等. 自身免疫性胶质纤维酸性蛋白星形胶质细胞病［J］. 中华神经科杂志,2020,53(4):317-320.

作者:杨传彬、刘帮健、杨嘉君

审阅专家:任涛

AMPAR 抗体相关脑炎

一、疾病概述及诊疗进展

脑炎是由脑实质弥漫性或多发性炎性病变导致的神经功能障碍。自身免疫性脑炎（autoimmune encephalitis，AE）泛指一类由自身免疫机制介导的脑炎，其患病比例约占脑炎的 10%～20%；AE 合并肿瘤者称为副肿瘤性 AE。α氨基-3-羟基-5-甲基-4-异噁唑丙酸受体（α-amino-3-hydroxy-5-methyl-4-isox-azolepropionic acid receptor，AMPAR）抗体相关脑炎不同于经典的副肿瘤性 AE，靶抗原位于神经元细胞表面，主要通过体液免疫机制引起相对可逆的神经元功能损害，免疫治疗效果相对良好。

AMPAR 抗体相关脑炎于 2009 年被首次报道，是一种少见的 AE 类型。由于 AMPAR 主要表达于海马、杏仁核、岛叶和扣带回皮质等部位，故 AMPAR 抗体相关脑炎最具代表性的症状是边缘性脑炎，典型症状包括：亚急性发作的意识混乱、定向障碍、记忆丧失、精神症状和癫痫。该病最常见于中年妇女，约 70% 的患者伴发肿瘤，以胸腺瘤、小细胞肺癌或乳腺癌最为常见。脑脊液检查可见淋巴细胞增多，血清和脑脊液中检测出 AMPAR 抗体对诊断具有重要意义。

AMPAR 抗体相关脑炎的诊断要点主要为：①青少年至老年人均可能发病，患者以中老年人为主，女性多见；②临床表现主要为边缘性脑炎，也可表现为单纯性遗忘，甚至爆发性重症脑炎；③3/4 的患者神经影像学异常，但无特异性，2/3 的患者脑电图异常；④所有患者脑脊液中 AMPAR 抗体阳性，2/3 的患者血清抗体阳性，多数患者脑脊液蛋白升高；⑤半数以上患者合并肺癌或者胸腺瘤；⑥预后较差，与是否合并肿瘤无明确相关性。

AMPAR 抗体相关脑炎的治疗包括免疫治疗、癫痫发作和精神症状的对症处理，以及支持治疗和康复治疗。

（1）免疫治疗：一线药物首选糖皮质激素，其次为静脉注射免疫球蛋白（IVIG）和血浆置换。一般情况下应联合应用糖皮质激素与 IVIG，重症患者可糖皮质激素冲击治疗并联用 IVIG，必要时可予多轮以 IVIG 为基础的强化一线免疫治疗。对于一线免疫治疗效果不佳的重症患者，可予二线免疫治疗，包括利妥昔单抗、环磷酰胺。维持免疫治疗包括：吗替麦考酚酯、硫唑嘌呤或者重复使用利妥昔单抗。对于难治性患者，可给予升级免疫治疗和添加免疫治疗。

（2）抗癫痫发作：对抗癫痫药物的反应较差的患者，可选用广谱抗癫痫药物。恢复期患者一般不需要长期维持抗癫痫药物治疗。

（3）控制精神症状：可选用奥氮平、氯硝西泮、喹硫平等，免疫治疗起效后应及时减停抗精神病药物。

二、病历资料

1. 病史摘要

患者,女,54 岁。因头晕、乏力 5 天,言语迟缓 2 天于 2023 年 10 月 19 日入院。患者于 2023 年 10 月 14 日无明显诱因下出现头晕、乏力,自觉脚步沉重,行走不稳,需要他人搀扶。无头痛,无恶心、呕吐,无视物旋转,无晕厥,无意识丧失,无四肢抽搐,无大小便失禁。第 2 天至外院就诊,头颅 CT 未见明显异常。电解质:钾 2.98 mmol/L↓,钠 128.5 mmol/L,氯 85.8 mmol/L,予补液、纠正电解质紊乱治疗,症状略无明显好转。次日家属发现其言语迟缓,反应迟钝,对部分事情不能回忆,生活不能自理,无肢体抽搐,遂至本院就诊。病程中有发热,最高体温 38.0℃,曾自行口服抗生素后体温恢复正常。既往有高血压病 5 年,最高达 150 mmHg/95 mmHg,规律口服降压药,血压控制尚可。

查体:体温 37.2℃,心率 82 次/min,呼吸频率 17 次/min,血压 136 mmHg/75 mmHg,SpO_2 100%。神志淡漠,精神萎靡,查体部分配合,以有限字数回答问题,部分切题,计算能力差,认知减退,计算能力下降,双侧瞳孔等大等圆,直径 0.3 cm,对光反射灵敏,双侧鼻唇沟对称,伸舌居中,咽反射不合作,四肢肢体肌张力正常,四肢肌力Ⅳ级,腱反射正常。巴氏征:左侧可疑阳性,右侧阴性。针刺觉检查不合作,共济运动无法完成,颈强直,布鲁辛斯基征(Brudzinski sign;简称布氏征)阴性,克氏征阴性。实验室检查:血常规:白细胞 $8.2×10^9$/L,红细胞 $3.87×10^{12}$/L,血红蛋白 121 g/L,血小板 $320×10^9$/L,中性粒细胞百分比 77.3%,淋巴细胞百分比 14.8%;高敏 C 反应蛋白 5.81 mg/L;D-二聚体 5.81 mg/L FEU↑;肝肾功能、电解质、血脂、同型半胱氨酸均正常;血糖 6.16 mmol/L。细胞因子(一),免疫分型(一),狼疮抗凝物筛选(一),抗 CCP 抗体(一)。腰穿检查:脑脊液压力 160 mmH₂O。脑脊液常规:无色,清,无凝固物,白细胞 $20×10^6$/L,红细胞 $5×10^6$/L,新鲜红细胞 40%,皱缩红细胞 10%。脑脊液生化:蛋白 0.27 g/L,糖 3.00 mmol/L,氯 120 mmol/L。血清中枢神经系统脱髓鞘相关抗体:AQP4 抗体(一),MOG 抗体(一),GFAP 抗体(一),MBP 抗体(一)。脑脊液 IgG-寡克隆区带:阳性,Ⅱ型(仅见于脑脊液中且条带数≥2 条,提示 CNS 有鞘内 IgG 合成)。血清和脑脊液:抗谷氨酸受体 2 型(AMPAR)IgG 抗体阳性,均为 1:30(CBA 法)。中枢神经系统病原体靶向检测:细菌、真菌、病毒、寄生虫、分枝杆菌、支原体、立克次体、螺旋体等均未发现。

10 月 20 日头颅 MRI 平扫:双侧顶叶、左额颞叶交界区、左颞叶及右枕叶皮质、左海马区多发 DWI 高信号影;双侧额顶叶多发缺血灶(图 77-1)。

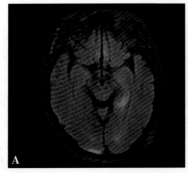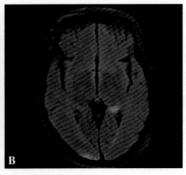

▲ 图 77-1 10 月 20 日头颅 MRI 平扫

(A)双侧顶叶、左额颞叶交界区、左颞叶及右枕叶皮质、左海马区多发 DWI 高信号影;(B)双侧额顶叶多发缺血灶。

脑电图及视频脑电地形图检查：基本电活动为低电位 θ 活动、δ 活动，调幅不规则，视反应不配合。视频脑电地形图以 θ、δ 频带功率占优势；脑干听觉诱发电位：右侧中枢段异常，潜伏期略延长。胸部 CT：未见异常。

2. 疾病的演变过程和抢救经过

患者于 10 月 21 日出现神志淡漠，精神萎靡，以有限字数回答问题，部分切题，计算能力差，认知减退，查体基本同前，给予抗病毒、甘油果糖、布美他尼及对症治疗。

10 月 23 日，患者症状渐加重，出现反应迟钝加重，无对答，不能自主进食。查体：神志淡漠，无对答，四肢肌张力增强，加用甲泼尼龙 500 mg（静脉注射，每天 1 次）冲击治疗，并予留置胃管、肠内营养及对症治疗。

10 月 24 日，患者出现呼之不应，对疼痛刺激无反应。查体：浅昏迷，两瞳孔直径 3 mm，对光反射灵敏，双上肢屈曲，肌张力增强；双下肢肌张力减弱，外送血清和脑脊液检查提示抗谷氨酸受体（AMPA2 型）IgG 抗体阳性。遂加用 IVIG 25 g 静脉点滴 qd×5 天，停阿昔洛韦。

10 月 26 日头颅 MRI 增强示：①双侧顶叶、左额颞交界区、左颞叶及右枕叶皮质、左海马区、背侧丘脑多发 FLAIR 高信号影，较前片有好转。②双侧额顶叶、左侧外囊多发缺血灶（图 77-2）。

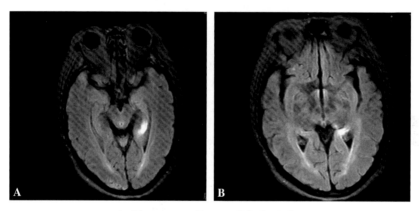

▲ 图 77-2　10 月 26 日头颅 MRI 增强

(A)双侧顶叶、左额颞交界区、左颞叶及右枕叶皮质、左海马区、背侧丘脑多发 FLAIR 高信号影；
(B)双侧额顶叶、左侧外囊多发缺血灶。

10 月 28 日，患者仍神志不清，无肢体抽搐。查体：浅昏迷，双眼向右上方凝视，双上肢肌张力增。继续 IVIG，甲泼尼龙减量至 250 mg。

10 月 30 日，患者可睁眼，有自主眨眼活动。11 月 1 日患者反应较前略改善，仅能按指令眨眼伸舌，无法按指令活动肢体，无肢体抽搐。11 月 3 日开始再次予 IVIG 25 g qd×5 天，甲泼尼龙减量至 120 mg；11 月 7 日停用 IVIG，甲泼尼龙减量至 60 mg。患者反应较前进一步改善，有少许不自主言语，可按指令活动肢体，11 月 12 日甲泼尼龙改为 48 mg qd 口服。

3. 治疗结果及预后

患者精神状态明显好转，能简单对答，可配合指令动作。查体：神清，反应可，查体配合，两侧眼球活动尚可，四肢肌张力正常，双侧巴氏征阴性。予出院转当地医院康复治疗。

4. 诊治流程图

AMPAR 抗体相关脑炎诊治流程如图 77-3 所示。

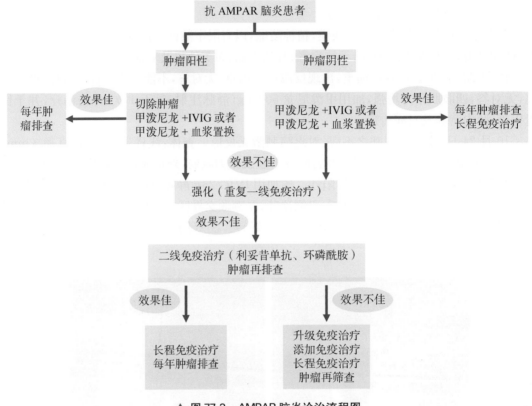

▲ 图 77-3 AMPAR 脑炎诊治流程图

三、讨论与小结

AMPAR 抗体相关脑炎是一种抗神经元表面抗原的 AE，在临床中非常少见。自 2009 年首次报道以来，共有病例报道 70 余例。有学者总结了 22 例诊断为 AMPAR 抗体相关脑炎患者的临床特点，发现 55% 的患者有边缘性脑炎的临床症状，主要为亚急性发作的意识混乱、定向障碍、记忆力减退、精神症状和癫痫发作，尤其是近期记忆力减退，常为患者的首发症状；本例患者虽首发症状表现为头晕、乏力、行走不稳等非特异性症状，但在病程第 3 天即出现反应迟钝、认知障碍、记忆减退等精神症状，虽未有癫痫发作，但也基本符合本病的临床表现。这也提示我们在临床工作中应密切关注患者病情的演变过程和症状变化。

本例患者的血清和脑脊液中 AMPAR 抗体阳性（IgG 均为 1∶30），为临床确诊提供了依据。疾病的临床复发及转归与脑脊液滴度升高的相关性优于与血清滴度的相关性，因此，需要对患者的血清和脑脊液进行联合检测，既提高了抗体的检出率，也为评估患者的复发和预后提供了依据。

研究显示，71% 的 AMPAR 抗体相关脑炎患者对免疫治疗有效。本例患者接受了大剂量激素冲击治疗联合 IVIG 治疗，在首轮 IVIG 治疗 1 个疗程后，患者的临床症状改善并不明显,属于难治性 AE 患者。根据《中国自身免疫性脑炎诊治专家共识(2022 年版)》的建议,再次予 IVIG 治疗后,患者症状明显改善,可以对答交流。可见,对于重症或难治性 AE 患者,多轮 IVIG 为基础的强化免疫治疗可很大程度改善患者的神经功能缺损程度。

AMPAR 抗体相关脑炎多合并系统性肿瘤,经病理证实肿瘤的患者占 64%,主要为小细胞肺癌或胸腺瘤。本例患者肿瘤筛查未发现有胸腺瘤或肺癌的临床依据,因此没有进行抗肿瘤治疗。我们应该加强对该患者的随访和肿瘤的筛查。

AMPAR 抗体相关脑炎代表了一种新型的自身免疫介导性脑炎,目前由于对该疾病的认识比较少,血清和脑脊液相关抗体检测又没有完全普及,临床上很容易漏诊。因此,临床上对 AE 患者应尽早启动血清和脑脊液联合检测,不仅实现疾病的早期诊断,更有助于早期治疗,改善患者的预后。

四、科主任点评

AMPAR 抗体相关脑炎是一种极为罕见的抗体介导的自身免疫性脑炎,在患者的血清及脑脊液中可发现 AMPAR 抗体,主要位于海马、杏仁核、岛叶及扣带回皮质等。

本例为老年女性,急性起病,表现为头晕,进行性认知障碍,意识障碍。脑电图呈弥漫性慢波,脑脊液白细胞增多,寡克隆带阳性,头 MRI 显示大脑皮质多发异常信号。血清和脑脊液 AMPAR 抗体阳性。给予大剂量激素冲击联合免疫球蛋白治疗,第一轮治疗后患者意识障碍并没有明显缓解。经全科疑难病例讨论,根据《中国自身免疫性脑炎诊治专家共识(2022 年版)》予重复一线免疫治疗后,患者意识障碍改善,转归良好,这与患者在我科得到及时确诊、积极免疫治疗有关。在治疗过程中,神经科医护人员配合密切,帮患者度过了疾病的危险期。

五、参考文献

［1］中华医学会神经病学分会神经感染性疾病与脑脊液细胞学学组.中国自身免疫性脑炎诊治专家共识(2022 年版)[J].中华神经科杂志,2022,55(9):931-949.

［2］中华医学会神经病学分会.中国自身免疫性脑炎诊治专家共识[J].中华神经科杂志,2017,50(2):91-98.

［3］中华医学会神经病学分会神经免疫学组.中枢神经系统自身免疫性疾病相关抗体检测专家共识 2022[J].中华神经科杂志,2023,56(3):257-268.

［4］Hoftberger R, van Sonderen A, Leypoldt F, et al. Encephalitis and AMPA receptor antibodies novel findings in a case series of 22 patients [J]. Neurology, 2015,84(24):2403-2412.

作者:程晓娟、陈静炯、付剑亮、曹立

审阅专家:任涛

案例 78

癫痫持续状态

一、疾病概述及诊疗进展

癫痫持续状态(status epilepticus，SE)是癫痫发作自行终止机制失败或异常持续发作的机制启动所致。它是神经重症学中最常见的急重症之一，除了意外死亡，大多数癫痫患者的死亡都发生在此期。SE 可致长期不良后果，如神经元死亡、神经元网络异常等。

SE 预后最重要的决定因素是基础病因和癫痫发作持续时间。据国际抗癫痫联盟(International League Against Epilepsy，ILAE)总结的引起 SE 的 164 种病因，涉及神经内科、神经外科、精神科、感染科及重症医学科等多个学科，因此 SE 的治疗亦涉及多个方面，但快速终止发作是其重点。部分 SE 可进展为难治性癫痫持续状态(refractory status epilepticus，RSE)和超级难治性癫痫持续状态(super refractory status epilepticus，SRSE)，患者预后差，病死率高。

临床实践中，最常用的 SE 分类是基于癫痫发作症状学，即癫痫发作活动的初始临床表现做出的，癫痫发作症状学的两个主要组成部分是：有无运动症状及意识障碍的程度。ILAE 依据癫痫发作症状学、病因学、脑电图等，将 SE 分为惊厥性癫痫持续状态和非惊厥性癫痫持续状态。

SE 的诊断评估应以临床表现为指导，通常应包括常规实验室检查、抗癫痫药物水平、疑似感染或自身免疫原因者的脑脊液检查、脑电图检查、CT 或 MRI 等影像学检查等。应尽可能快速地进行系统性评估，确定 SE 的类型和潜在病因，指导进一步治疗。

SE 处理应遵循的主要原则包括：稳定血流动力学、快速识别和终止癫痫发作、识别和治疗潜在病因、防止癫痫复发。紧急处置的重点是稳定患者的呼吸和循环状态。保持气道通畅至关重要，必要时气管插管，同时应快速建立静脉通路给药。

苯二氮䓬类是治疗 SE 的推荐一线抗癫痫发作药物(anti-seizure medications，ASMs)。首选初始药物包括地西泮、咪达唑仑等，用药途径包括静脉注射、肌肉注射，黏膜给药也已进入临床应用。约 1/3 的患者对一线药物治疗无效，通常应尽快启动二线 ASM 静脉给药。二线治疗对预防复发和控制可能持续的发作至关重要。在足剂量的一线和二线 ASM 治疗未能控制发作的情况下，1/3 的 SE 患者可能进展为 RSE，且对加用第三种 ASM 的反应低，建议快速启动静脉麻醉药物以缩短癫痫发作的持续时间并防止进展为 SRSE。

SE 作为一种急重症，与原发性神经损伤(如卒中、脑炎)或继发性神经损伤(如代谢紊乱或全身感染)相关，并可能引起广泛的急性和慢性全身并发症。早期发现潜在病因并及时治疗,对改善预后至关重要;对初始检查时病因不明确者,应在控制发作的同时,积极寻找潜在病因,尽早考虑自身免疫等其他原因,实施针对性治疗。

本文介绍 1 例癫痫持续状态治疗抢救成功的病例,报告如下。

二、病历资料

1. 病史摘要

患者,男性,79 岁,因出现间歇性肢体抽搐,每次抽搐约 10 min,间隔时间 5 min,有反应迟钝、呼之不应,至我院就诊。头颅 CT 提示:左侧额颞岛叶梗死、软化可能,脑干双侧基底节区级侧脑室旁腔隙腔梗灶,老年脑。初步诊断为癫痫持续状态、自身免疫性相关性脑病、梅毒、肺部感染、低钾血症、贫血,急诊予以静脉应用地西泮、丙戊酸钠并收入 ICU,进行抢救治疗。

患者于 1 个月前被诊断为症状性癫痫、自身免疫性脑炎、梅毒,使用免疫球蛋白治疗,并口服丙戊酸钠、左乙拉西坦,癫痫控制可。期间曾使用青霉素治疗梅毒,停用丙戊酸钠和左乙拉西坦,5 天后开始频繁出现癫痫发作,并出现意识障碍。

入院前辅助检查:头颅 MRI 示:双侧海马区信号异常,脑干、双侧额顶叶及侧脑室旁多发小缺血灶(图 78-1)。胸部 X 线片示:两肺间质性改变可能,心影增大,主动脉钙化,两侧胸膜增厚。血钾 3.3 mmol/L↓。红细胞 $2.92×10^{12}$/L,血红蛋白 92 g/L↓。

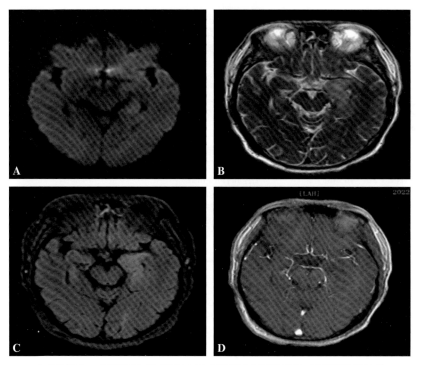

▲ 图 78-1　入院前头颅 MRI 平扫:双侧海马信号异常,呈 T1W 低信号

(A)T2W;(B)FLAIR;(C)高信号,增强;(D)后似有轻度强化,病变以左侧为著,结合实验室检查,考虑炎性病变可能。

2. 疾病的演变过程和抢救经过

患者入院第 1 天,意识不清,有发作性四肢抽搐。查体:体温 39℃,血压 103 mmHg/50 mmHg,呼吸频率 20 次/min,SpO₂ 87%,神志昏迷,双瞳等大等圆,直径 3 mm,对光反射迟钝,四肢发作性抽搐,两肺闻及湿啰音。进入 ICU 后,先后予以静脉应用地西泮、丙戊酸钠、咪达唑仑控制癫痫发作,同时维持气道通畅、无创呼吸机辅助通气、应用多巴胺等血管活性药物维持循环稳定。并在药剂科会诊指导下予以头孢曲松、米诺环素进行抗感染治疗。患者不能自主进食,予留置胃管,鼻饲营养支持,纠正低蛋白血症、维持水电解质平衡等,同时经鼻饲抗癫痫药物,逐渐停用静脉抗癫痫药物。经上述治疗后,患者癫痫发作次数减少。入院第 5 天后未再出现癫痫发作,体温回落,电解质紊乱逐渐好转。至入院后第 13 天,患者呼之能应,停用呼吸机,呼吸平稳。

3. 治疗结果及预后

经过积极抢救治疗,患者癫痫持续状态得到控制,意识好转,至入院 1 个月后能简单语言交流。查体:体温 36.6℃,血压 131 mmHg/74 mmHg,呼吸频率 19 次/min,SpO$_2$ 99％,神志清晰,构音含糊,双瞳等大等圆,直径 3 mm,对光反射灵敏,鼻唇沟对称,伸舌居中,四肢肌力 5 级。继续鼻饲左乙拉西坦及丙戊酸钠控制癫痫,出院后转入康复医院进一步康复治疗并随访。

4. 诊治流程图

终止全面性惊厥性癫痫持续状态的诊治流程如图 78-2 所示。

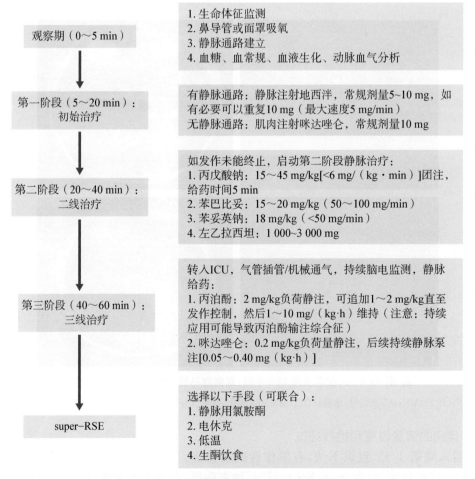

▲ 图 78-2　终止全面性惊厥性癫痫持续状态的诊治流程图

三、讨论与小结

SE 是一种常见的神经急重症,病死率高。SE 缺乏统一的生物标志物,异质性高,其病因多种多样,急性或慢性脑血管疾病、原发性或转移性脑肿瘤、脑外伤、中毒性代谢紊乱、退行性疾病和缺氧缺血性脑病是常见病因。而在最近的十余年中,随着研究的深入及诊断认识水平的提高,自身免疫性脑炎等相关病因越来越被关注。因为 SE 是多因性、异质性疾病,病因繁多机制复杂。多种不同机制的抗 SE 药物联合应用可能比单一机制的药物更符合 SE 的临床实际。

SE 的药物治疗传统上分为三个阶段。临床中经过一线和二线治疗,仍有高达 30% 的SE 发作持续存在或复发,演变为难治性 SE。难治性惊厥性 SE 根据指南通常建议在重症监护病房中进行麻醉治疗。

常用静脉麻醉剂包括咪达唑仑、丙泊酚及巴比妥类。在一项比较 3 种药物疗效的系统评价中,巴比妥类治疗效果最好,但不良反应最明显。故目前临床更多使用丙泊酚及咪达唑仑。咪达唑仑是首选用于成人难治性 SE 的苯二氮类药物。丙泊酚因其对呼吸的抑制作用及对血压的影响,通常在咪达唑仑治疗失败或不适合使用咪达唑仑时选用。使用丙泊酚可出现罕见但致命的丙泊酚相关输注综合征,表现为心律失常、横纹肌溶解、代谢性酸中毒和休克。因此,在静脉麻醉剂治疗过程中需严密监测。

根据研究显示,更积极的治疗和更高剂量的麻醉剂与更低的住院并发症、更短的机械通气时间和住院时间正相关。但也有研究报道持续静脉麻醉药,增加感染风险、胃肠功能紊乱等不良后果,但尚缺乏循证医学证据。在 RSE 治疗中,临床医生应该慎重权衡静脉麻醉剂的利弊。

四、科主任点评

癫痫持续状态可引起实质性脑部损害,联合应用多种机制的抗 SE 药物可尽早终止发作,改善患者预后。部分癫痫持续状态患者经规范的一线、二线抗癫痫药物治疗后,仍有发作,需予以麻醉药治疗。

使用麻醉剂治疗 SE 是国内外研究关注的重点之一,药物的选择、剂量和维持时间非常重要。在病程当中,并发症几乎是不可避免的,如可能出现感染、低血压、电解质紊乱等,但这些并发症可能与 SE 发作本身有关,而不是由治疗引起。应充分权衡麻醉治疗的风险和收益,制订更优的策略。

除了麻醉剂和 ASM 之外,在 SRSE 中尝试非药物干预措施,如通过肠内或静脉注射的生酮饮食、亚低温治疗等,可在更短时间内控制 SE,对于改善患者的预后具有极为重要的意义。

五、参考文献

［1］中国抗癫痫协会药物治疗专业委员会. 终止癫痫持续状态发作的专家共识［J］. 解放军医学杂志,2022,47(7):639-646.

［2］赵瑞,袁方,尹毅丹,等. 脑炎后癫痫持续状态进展为难治性癫痫持续状态及超级难治性癫痫持续状态

的早期预测因素［J］.临床神经病学杂志,2021,34(1):1-4.

［3］ 中国医师协会神经内科分会癫痫专委会.成人全面性惊厥性癫痫持续状态治疗中国专家共识［J］.国际神经病学神经外科学杂志,2018,45(1):1-4.

［4］ Claassen J, Hirsch L J, Emerson R G, et al. Treatment of refractory status epilepticus with pentobarbital, propofol, or midazolam: a systematic review ［J］. Epilepsia, 2002,43(2):146-153.

［5］ Bauerschmidt A, Martin A, Claassen J. Advancements in the critical care management of status epilepticus ［J］. Curr Opin Crit Care, 2017,23(2):122-127.

［6］ Specchio N, Pietrafusa N. New-onset refractory status epilepticus and febrile infection-related epilepsy syndrome ［J］. Dev Med Child Neurol, 2020,62(8):897-905.

［7］ Reznik M E, Berger K, Claassen J. Comparison of intravenous anesthetic agents for the treatment of refractory status epilepticus ［J］. J Clin Med, 2016,5(5):54.

［8］ Muhlhofer W G, Layfield S, Lowenstein D, et al. Duration of therapeutic coma and outcome of refractory status epilepticus ［J］. Epilepsia, 2019,60(5):921-934.

作者:黄立刚、薛丽霞、耿直、付剑亮、曹立
审阅专家:任涛

案例 79

急性缺血性脑卒中

一、疾病概述及诊疗进展

脑卒中已经成为导致人口死亡的一大重要原因,其中缺血性脑卒中患者占脑卒中死亡人数的 70%。急性缺血性脑卒中(acute ischemic stroke, AIS)是各种原因导致的脑组织血液供应障碍,并由此产生缺血缺氧性坏死,从而引起脑功能障碍的一类疾病。其具有高发病、高致残、高致死和高复发的特点,是我国第 3 位的死亡原因,严重威胁人民健康。

目前,早期静脉溶栓是治疗急性脑梗死最有效的方法之一,可迅速恢复梗死区域的脑血流量,使脑血管获得早期再灌注,缓解局部脑缺血造成的神经功能缺损症状和体征。目前公认静脉溶栓的时间窗为发病 4.5 h 内(阿替普酶或替奈普酶)或 6.0 h 内(尿激酶)。

溶栓后出血转化(hemorrhagic transformation, HT)指在急性缺血性卒中患者使用静脉溶栓治疗后一段时间内出现的出血性卒中,是再灌注过程中一种严重的并发症。据统计,静脉溶栓后症状性颅内出血(symptomatic intracranial hemorrhage, sICH)的发生率一般在 2%~7%。sICH 的诊断主要根据影像学和神经功能缺损症状,在阿替普酶静脉治疗 24 h 后进行 CT 或 MRI 成像,在开始抗栓之前排除出血;如果临床恶化发生,需及时复查脑成像排除出血转化。在传统 sICH 影像学分类方法的基础上,推荐根据影像学分类系统——海德堡出血分类(Heidelberg Bleeding Classification, HBC)诊断 sICH。大多数 sICH 发生在 24 h 内,其中 80% 在 12 h 内,约 10%~15% 发生在 24 h 后。sICH 出血转化的类型可分为 HI-1,HI-2,PH-1,PH-2,蛛网膜下腔出血或硬膜下出血。目前,影响 sICH 血肿面积的因素不明,尚不清楚出血转化的类型是否与血肿风险相关。脑实质出血(parenchymal hematoma, PH)-2 型占 sICH 病例的 64%。影像学出血与临床结局之间的关系在 PH-2 型(血肿面积≥30%梗死区域,且具有明显的占位效应)中最为一致,这类患者的自然病程很差,病死率接近 50%,其较差的结局是因 sICH 合并缺血事件造成。与没有出血的患者相比,PH-1 型(血肿面积<30%梗死区域,无明显占位效应)与早期神经功能恶化相关,但与长期结局恶化无关。出血性梗死(hemorrhagic infarction, HI)1 型(散在点状、无占位)和 HI-2 型(融合点状、无占位)与结局恶化无关。

目前研究显示,高龄、严重卒中、高血糖、高血压、充血性心力衰竭(心衰)、肾功能损害、糖尿病、缺血性心脏病、心房颤动(房颤)、抗血小板药物使用、白质疏松以及影像提示有急性脑梗死依据,以上因素均与 sICH 风险增加有关。治疗溶栓后出血的一般原则与治疗自发性脑出血一致,通过心血管和呼吸支持、血压管理、神经系统监测,预防血肿扩大,治疗出血引起的颅高压和其他并发症(如癫痫等)。

二、病历资料

1. 病史摘要

患者,女,55岁,于2021年2月4日12:50无明显诱因下突发口齿不清,口角歪斜,流口水,发病后患者无头痛、头晕,反应稍迟钝,无胡言乱语,无大小便失禁,遂至我院急诊。于当日15:03到达我院急诊,首诊血压150 mmHg/98 mmHg。神经系统查体:神清,查体合作,左侧鼻唇沟略浅,伸舌略偏左,口齿含糊,左下肢肌力Ⅲ级,余肢肌力Ⅳ级,左侧病理征阳性,余神经系统查体未见明显阳性体征。急诊美国国立卫生研究院卒中量表(National Institute of Health Stroke Scale,NIHSS)评分为4分。

2月4日15:37,急查头颅CT报告:①脑干及双侧岛叶小片低密度影,双侧基底节区、脑室旁腔隙腔梗灶;②老年脑,脑室周边白质变性(图79-1A)。头颅CTA示:颅内动脉粥样硬化(图79-2)。结合患者病史、体征及头颅CT、CTA检查结果,患者无溶栓禁忌证,可行静脉

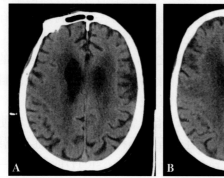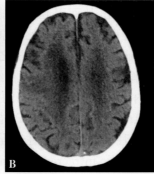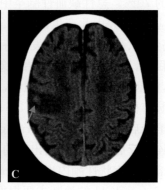

▲ 图 79-1　头颅 CT 平扫

(A)2月4日急诊:脑干及双侧岛叶小片低密度影,双侧基底节区、脑室旁腔隙腔梗灶;(B)2月5日溶栓后24 h:右顶叶小片梗死可能;(C)2月7日复查:右额叶小片梗死伴少量渗血。

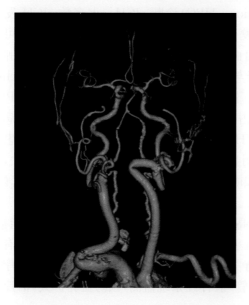

▲ 图 79-2　2 月 4 日急诊颅颈部 CTA:颅内动脉粥样硬化,右侧胚胎型大脑后动脉

溶栓指征,告知患者家属静脉溶栓的获益、出血转化风险及影响预后的可能,家属及患者本人同意静脉溶栓治疗,于 2 月 4 日 16:32 行静脉溶栓治疗,根据患者体重 46 kg,予以 rt‐PA 41 mg(弃置 9 mL),其中 4.1 mg 团注,其余泵点 1 h。随后收住入院进一步治疗。

患者既往有高血压、冠心病、慢性支气管炎病史 30 年。近期有咳嗽、咳痰、胸痛、呼吸困难史。入院后心电图提示房颤。静脉溶栓后 24 h 复查头颅 CT 提示:脑干及双侧岛叶小片低密度影,双侧基底节区、脑室旁腔隙腔梗灶(图 79-1B)。给予抗血小板治疗。患者 2 月 7 日头颅 MRI 报告:①右额颞叶小片梗死灶(亚急性期),伴少许渗血;②双侧额顶叶、侧脑室旁多发小缺血灶;③老年脑,脑白质变性,请结合临床(图 79-3)。

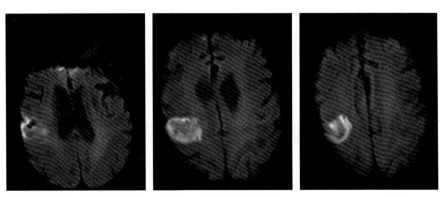

▲ 图 79-3　2 月 7 日 MRI 报告:右额颞叶小片梗死灶(亚急性期),伴少许渗血

2. 疾病的演变过程和抢救经过

为进一步明确渗血情况,复查头颅 CT 提示:少许渗血可能(图 79-1C)。结合患者入院后完善 24 h 心电图提示持续性房颤,入院后下肢血管超声提示右下肢深静脉血栓形成,综合血管外科会诊意见,暂停口服抗血小板药物并给予抗凝对症处理。2 月 10 日复查头颅 CT,未见明显渗血。患者住院期间进食差,并发电解质紊乱,积极给予对症处理。

3. 治疗结果及预后

病情稳定 2 周后,给予口服抗凝药预防脑卒中复发。住院后颈动脉超声提示双侧颈动脉硬化斑块形成,结合入院低密度脂蛋白 1.89 mmol/L,继续他汀强化降脂对症处理。经过规范脑卒中二级用药调整,患者症状好转。

4. 诊治流程

急性缺血性脑卒中的诊治流程如图 79-4 所示。

三、讨论与小结

该患者急性起病,既往有高血压、冠心病、房颤等病史,存在脑动脉硬化基础。本次突发左侧肢体无力,伴有口角歪斜、口吃不清。神经系统查体:神清,查体合作,左侧鼻唇沟略浅,伸舌略偏左,口齿含糊,左下肢肌力 III 级,余肢肌力 IV 级,左侧病理征阳性,余神经系统查体未见明显阳性体征,急诊 NIHSS 评分 4 分,发病 3 h 左右完成头颅 CT 平扫,未见出血病灶,CTA 未见明显大血管狭窄、闭塞。结合患者发病、病史、体征及急诊影像检查,考虑急性缺血性脑卒中诊断成立,核对静脉溶栓适应证及禁忌证,患者符合静脉溶栓要求,无禁忌,遂给予静脉溶栓治疗。24 h 后复查头颅 CT 排除出血转化,给予抗血小板治疗。患者入院后进

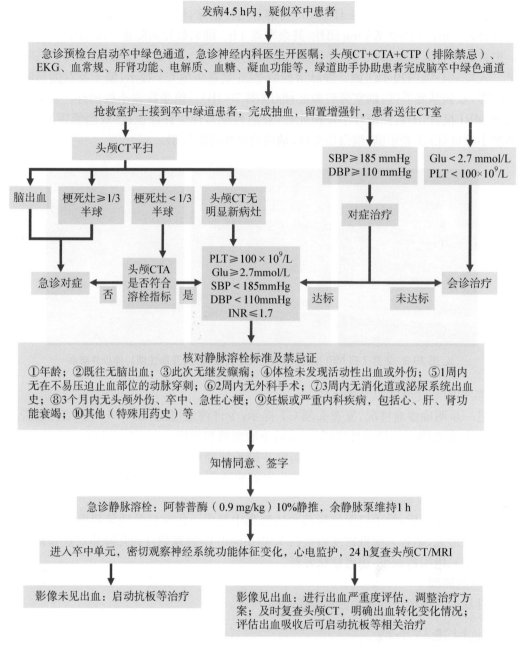

▲ 图 79-4　急性缺血性脑卒中的诊治流程图

一步完善头 MRI 检查,提示右额颞叶小片梗死灶(亚急性期),伴少许渗血。考虑头颅 CT 对渗血更加敏感,给予复查头颅 CT 仍提示渗血,遂停用抗血小板药物,并于 2 月 10 日进一步复查头颅 CT,报告显示未见明显渗血。根据患者一般情况、入院心电图、下肢超声、血管外科会诊意见等,综合评估后给予抗凝对症处理。住院期间因进食差,出现电解质紊乱等并发症,均给予积极对症处理。患者症状逐步好转。

由本案例可见,溶栓后出血转化(HT)指在急性缺血性卒中患者使用静脉溶栓治疗后一段时间内出现的出血性卒中。一般而言,溶栓治疗越早,HT 风险越低。溶栓治疗的常见并发症包括 HT、系统性出血、血管再闭塞、血管源性水肿以及过敏。提前预测及应对这些并发症有助于指导我们的临床工作,提高溶栓率。

溶栓后出血转化的发病机制目前尚未完全清楚,多数研究认为是由闭塞血管再通、再灌注损伤、侧支循环建立导致。闭塞血管再通:闭塞栓子堵塞血管后,其远端的血管缺血麻痹,栓子崩解或向远端移行后,血管通透性增加,从而引起血液的渗出。再灌注损伤:大面积梗死的团块效应及周围组织水肿,压迫梗死周围的血管,引起血液滞留,水肿减退后小血管发生再灌注,已发生坏死的小血管破裂致斑点状、片状渗血。侧支循环建立:由于新建成的侧支循环血管壁发育不健全,再通时受血液冲击引起出血。

根据目前的临床研究证据,应重点关注以下几点,以预防溶栓后出血转化:①根据预测因素评估高龄、糖尿病、严重卒中、影像学改变、时间、溶栓前血压、低血小板、既往抗栓药等,把握治疗时间窗(4.5 h)。②需要详细询问病史,仔细鉴别。③控制血压:SBP>185 mmHg、DBP>110 mmHg 为禁忌。④控制高血糖:血糖<2.7 mmol/L 或>22.2 mmol/L 为禁忌。⑤溶栓期间:密切监测神经功能状态、血压、心率;密切观察病情变化,病情出现恶化后及时复查 CT,否则在 24 h 内复查 CT。

对于出血转化的治疗,目前尚没有统一标准化的指南,大多数脑出血患者,可通过中断溶栓和抗凝治疗来控制出血。如在出血发生 4 h 内已使用肝素,则应考虑使用鱼精蛋白。对于少数使用保守治疗无效的患者,可输注血制品,包括冷沉淀物、新鲜冰冻血浆和血小板,每次使用后应做临床及实验室的再次评估。因阿替普酶的半衰期短,对凝血系统的影响轻微,所以一般不必给予凝血因子。如果患者是急性血肿,内科尚无好的解决办法,对于大的血肿,需要手术清除或缩小血肿。

四、科主任点评

缺血性卒中的治疗关键是血管再通,在发病 4.5 h 内静脉溶栓可有效改善患者预后,其主要风险在于溶栓后出血转化,机制较复杂,与闭塞血管再通、再灌注损伤、侧支循环建立以及药物诱导的凝血障碍等有关。目前有证据的溶栓后出血相关危险因素包括:卒中严重程度、高龄、高血压、房颤、糖尿病、肾功不全、充血性心衰、缺血性心脏病、抗血小板药物使用、影像学梗死灶已呈现、脑微出血等。此外,sICH 的发生率与使用阿替普酶的剂量也有关,但是低剂量并不能完全保证患者溶栓获益。

总之,溶栓后出血转化或许是许多基层医院不愿意去开展溶栓治疗的主要顾虑,如果能对患者进行更好的个体化评估,减少出血转化风险的发生,这将有利于扩大静脉溶栓治疗的受益人群。

五、参考文献

[1] 巢宝华,刘建民,王伊龙,等. 中国脑卒中防治:成就、挑战和应对[J]. 中国循环杂志,2019,34(7):625-631.

[2] 中华医学会神经病学分会脑血管病学组急性缺血性脑卒中诊治指南撰写组. 中国急性缺血性脑卒中诊治指南 2010[J]. 中华神经科杂志,2010,43(2):146-153.

［3］ Jensen M, Schlemm E, Cheng B, et al. Clinical Characteristics and Outcome of Patients with Hemorrhagic Transformation After Intravenous Thrombolysis in the WAKE-UP Trial ［J］. Front Neurol, 2020,11:957.

［4］吴展兴,邓哲.急性缺血性脑卒中静脉溶栓后出血转化相关危险因素的临床研究[J].航空航天医学杂志,2020,31(9):1042-1044.

［5］ Wen L, Zhang S, Wan K, et al. Risk factors of hemorrhagic transformation for acute ischemic stroke in Chinese patients receiving intravenous thrombolysis: A meta-analysis ［J］. Medicine (Baltimore), 2020,99(7):e18995.

［6］编译:董漪,桂莉,郑华光,等.2019 AHA/ASA 急性缺血性卒中早期管理指南全面解读(上)[J].中国卒中杂志,2019,14(12):1263-1269.

［7］董漪,桂莉,郑华光,等.2019 AHA/ASA 急性缺血性卒中早期管理指南全面解读(下)[J].中国卒中杂志,2020,15(1):63-74.

［8］ Kong L, Ma Y, Li L, et al. Advances in the study of mechanism of thrombolysis-induced hemorrhagic transformation and therapeutic drugs ［J］. Acta Pharmaceutica Sinica, 2018,53(9):1467-1476.

作者:赵飞、付剑亮、赵玉武、曹立

审阅专家:任涛

案例 80
基底动脉闭塞脑梗死

一、疾病概述及诊疗进展

急性基底动脉闭塞(basilar artery occlusion，BAO)占所有急性大血管闭塞性缺血性脑卒中(large vessel occlusion acute ischemic stroke，LVO - AIS)的 5%，致残、致死率极高。

基底动脉(basilar artery，BA)由双侧椎动脉在脑桥延髓连接处汇合形成，可以分为 3 段：远段、中段和近段。BA 远段发出双侧大脑后动脉(posterior cerebral artery，PCA)和小脑上动脉(superior cerebellar artery，SCA)。PCA 主要供应枕叶、颞叶下部，通过后内侧中央支(又称丘脑穿动脉)供应下丘脑乳头体区、结节区、垂体、漏斗及底丘脑部；PCA 后外侧中央支(又称丘脑膝状体动脉)供应内外侧膝状体和大部分丘脑外侧核团。SCA 在脑桥上缘水平自 BA 近终点处发出，主要供应小脑上蚓部、小脑半球上面、脑桥背盖前端、脑桥臂、中脑背盖外后侧部、松果体、第三脑室脉络膜丛组织。中段主要是脑桥穿支动脉供应脑桥。近段发出小脑前下动脉(anterior inferior cerebellar artery，AICA)，自 BA 下端发出，主要供应小脑半球的前下面、脑桥背盖尾侧部、脑桥臂下部、小脑下脚、第四脑室外侧孔附近的脉络丛。

急性 BAO 的常见病因包括栓塞、动脉粥样硬化、穿支动脉病变以及动脉夹层等。其中，动脉粥样硬化性狭窄是最常见的病因；椎动脉夹层可延伸至 BA，导致血流减少或无血流状态；脱落的栓子可导致远段栓塞。BAO 的常见症状是头晕和眩晕，但无特异性，动眼麻痹、口咽功能障碍、共济失调和肌力下降是最常见的神经功能缺损症状。BAO 患者症状的严重程度不一，症状较轻者有孤立性颅神经麻痹，症状严重者存在四肢瘫痪、闭锁综合征甚至是昏迷。其中最致命的症状是 BA 中段闭塞，导致双侧脑桥梗死，临床表现即为闭锁综合征(意识清醒而四肢瘫痪，仅保留垂直性眼球运动)。BA 远段发出 SCA 和 PCA，这个部位的闭塞表现为基底动脉尖综合征(top of the basilar artery syndrome，TOBS)，即"波动性"意识障碍，TOBS 发病过程中会出现短暂的意识障碍，清醒后可回答问题及配合查体，然后又出现意识障碍，也可能发病就完全昏迷。

急性脑梗死主要根据临床症状和辅助检查诊断，对伴有急性发作的持续神经系统症状的疑似脑血管病患者，需首先通过头颅 CT 排除出血及占位性疾病，然后根据 CTA 或 MRA 可明确是否为 BAO。发病 4.5 h 以内的 BAO 应首先考虑静脉溶栓治疗(intravenous thrombolysis，IVT)。因 BAO 症状通常呈进展性，出现非常严重的神经系统缺损表现，在发病 24 h 内可行血管内治疗(endovascular treatment，EVT)。2022 年，我国研究团队发表的 BAOCHE、ATTENTION 两大研究证实 BAO 血管内治疗优于标准药物治疗。本文介绍1 例基底动脉闭塞经血管内治疗抢救成功的患者。

二、病历资料

1. 病史摘要

患者,男性,64 岁,因"右侧肢体无力 2 天,加重 1 天"于我院就诊。患者于就诊前一天晨起时发现右侧肢体无力伴麻木,尚能持物、独立行走,无头痛、头晕,无恶心、呕吐,无反应迟钝,至外院就诊,查头颅 CT 未见出血,予以抗血小板、活血等治疗后返回家中。次日右侧肢体无力麻木加重,意识水平下降,遂来我院急诊。美国国立卫生研究院卒中量表(National Institute of Health Stroke Scale, NIHSS)评分 8 分,急诊头颅 CT 提示左侧小脑半球、丘脑及岛叶梗死可能。颅颈部 CTA 提示:颅颈部动脉粥样硬化改变,双侧椎动脉闭塞,左侧颈内动脉 C1 段重度狭窄(图 80-1)。心电图正常。血生化指标:谷丙转氨酶 28 U/L,谷草转氨酶 44 U/L,尿素 3.6 mmol/L,肌酐 78 μmol/L,血糖 6.9 mmol/L,高敏肌钙蛋白 I 0.013 μg/L,肌酸磷酸激酶同工酶 1.3 μg/L,肌红蛋白 59.1 μg/L。白细胞 9.5×10^9/L,红细胞 3.29×10^{12}/L,血红蛋白 101 g/L,血小板 353×10^9/L。既往曾因"口咽癌"行手术治疗,术后放化疗,目前行免疫治疗。否认高血压、糖尿病、外周动脉疾病、冠心病、心脏病病史。否认心律失常史。初步诊断为"急性基底动脉闭塞脑梗死,口咽恶性肿瘤术后"。

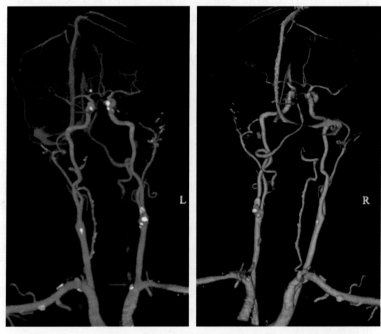

▲ 图 80-1　术前影像评估:左侧椎动脉、基底动脉闭塞(红色箭头所示)

2. 疾病的演变过程和抢救经过

急诊行介入血管内治疗。手术经过如下:患者仰卧位,局部麻醉下右侧腹股沟股动脉穿刺插管,放置 6F 导引导管于左侧锁骨下动脉造影,显示左侧椎动脉开口处闭塞,远端无显影。随后经导引导管引入微导丝及球囊导管,微导丝探寻真腔,通过闭塞段血管,进入左侧椎动脉 V2 段远端,引入球囊扩张椎动脉开口闭塞段,复查造影显示闭塞段开通,同时发现基底动脉中段闭塞。将抽吸导管引至基底动脉血栓近端,负压抽吸出较多血栓。造影显示基底动脉开通,远端分支显影,血流通畅。引入球囊扩张支架于椎动脉开口狭窄段,扩张并释放于狭窄段,复查造影后显示支架在位,支架内血流通畅,远端分支无缺损(图 80-2)。术中 DSA 平板 CT 未见出血,患者未见明显异常不适,术后缝合止血、包扎送返病房。

术后第 1 天查体:血压 133 mmHg/80 mmHg 神志清晰,构音清晰,双侧瞳孔等大等圆,直径 0.3 cm,对光反射灵敏,双侧鼻唇沟对称,伸舌居中,咽反射正常,颈软,四肢肢体肌张力正常,左侧肢体肌力Ⅴ级,右侧肢体肌力Ⅴ−级,左侧躯体感觉正常,右侧躯体感觉正常,双侧腱反射正常,双侧巴氏征阴性,克氏征阴性,心率 84 次/min,律齐,两肺呼吸对称,呼吸音清,未闻及湿啰音。复查头颅 CT 未见出血(图 80-3A)。查头颅 MRI 提示:左侧脑干、小脑、丘脑斑片脑梗死(图 80-3B)。

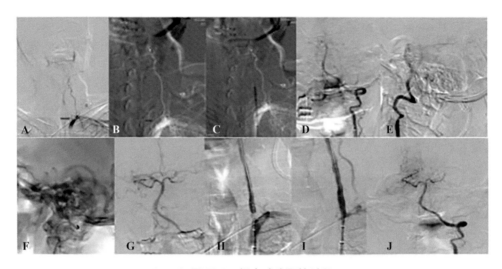

▲ 图 80-2　颅内动脉取栓过程

(A)左侧锁骨下动脉造影,示左侧椎动脉开口处闭塞(箭头所示);(B)微导丝通过闭塞段血管;(C)微导丝引入球囊扩张闭塞段;(D—E)球囊扩张左侧椎动脉开口后造影显示基底动脉中段闭塞;(F)抽吸导管在基底动脉血栓近端负压抽吸;(G)造影显示基底动脉完全开通,远端分支显影,血流通畅;(H)引入球囊支架导管于椎动脉开口狭窄段,扩张并释放于狭窄段;(I—J)复查造影显示支架在位,支架内血流通畅,远端分支无缺损。

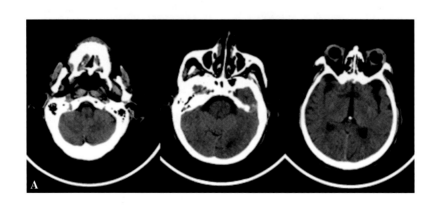

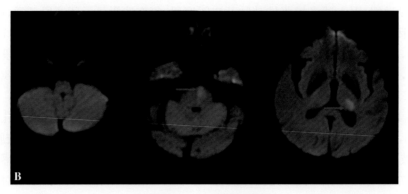

▲ 图 80-3　术后影像复查

（A）术后 24 h 复查头颅 CT 未见出血；（B）术后 48 h 复查头颅 MRI 提示左侧脑干、小脑、丘脑斑片亚急性梗死灶（红色箭头所示）。

3. 治疗结果及预后

患者住院 1 周出院，出院时 NIHSS 0 分，改良 Rankin 量表（modified Rankin Scale，mRS)1 分。查体：神志清楚，构音清晰，双瞳孔等大等圆，对光反射灵敏，左侧肢体肌力 V 级，右侧肢体肌力 V 级，左侧躯体感觉正常，右侧躯体感觉正常，双侧腱反射正常，双侧巴氏征阴性。出院 6 个月随访，患者一般情况良好，mRS 0 分，复查头颈 CTA 显示支架在位，支架内血流通畅（图 80-4）。

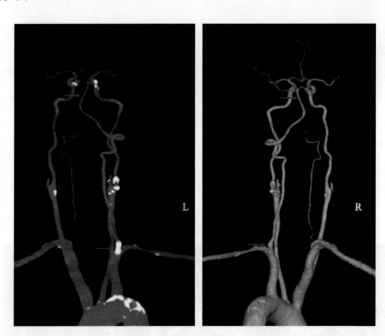

▲ 图 80-4　术后半年复查头颈 CTA：左椎动脉开口支架在位，血流通畅，远端血管无狭窄（红色箭头所示）

4. 诊治流程图

急性脑血管病诊治流程如图 80-5 所示。

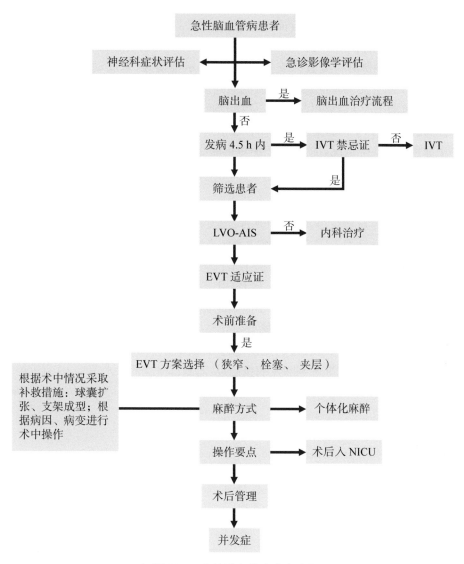

▲ 图 80-5　急性脑血管病诊治流程图

三、讨论与小结

BAO 是比较凶险的疾病，尽管发病率低，但其致残、致死率高。目前指南推荐时间窗内的前循环大血管闭塞性脑梗死进行血管内治疗（EVT），而后循环脑梗死在 BEST 和 BASSICS 研究中均未能证实血管内治疗优于标准内科治疗，但血管内治疗在临床实践中是最有效的治疗手段，直到 2022 年我国的 BAOCHE 和 ATTENTION 两大临床研究才揭露了血管内治疗在 BAO 中优于标准内科治疗。

血管再通是 BAO 良好预后的独立预测因素，需要尽早开通闭塞血管挽救缺血半暗带。《急性缺血性卒中血管内治疗中国指南（2023）》推荐大血管闭塞性卒中应尽早实施 EVT，在后循环大血管闭塞发病 24 h 以内采取 EVT 可降低致残、致死率。本例患者第一天出现偏侧肢体麻木无力，第二天症状加重并出现意识水平下降，急诊 CTA 检查明确左侧椎动脉闭塞、基底动脉中段闭塞,有血管内治疗指征,急诊脑血管造影提示左侧椎动脉闭塞,球囊扩张病变段后造影显示基底动脉中段闭塞,然后引入抽吸导管于基底动脉血栓近端接触抽吸,抽出较多血栓,最后在椎动脉开口处置入支架,最终造影示椎动脉、基底动脉血流通畅。术后半年复查头颈 CTA 显示支架在位,支架内血流通畅。

综上所述,抢救 BAO 需要尽早识别、尽快开通闭塞血管以挽救脑组织,节省时间是减少致残、致死的关键,结合《中国脑血管病临床管理指南——缺血性脑血管病临床管理推荐意见》和我院卒中绿色通道实际情况,优化流程、缩短再灌注时间对改善 BAO 预后有重要意义。

四、科主任点评

基底动脉闭塞性脑梗死极其凶险,致残、致死率极高,目前静脉药物溶栓和血管内治疗是急诊开通闭塞血管的重要治疗方法。本例患者发病时间不明确,无溶栓适应证。大血管闭塞考虑血管内治疗,急诊影像上提示本例患者发病机制可能为左侧椎动脉开口慢性狭窄的基础上形成血栓,血栓脱落栓塞 BA 中段。脑血管造影明确左侧椎动脉开口闭塞,在球囊扩张左侧椎动脉开口后进一步造影证实 BA 中段闭塞,采用血栓抽吸技术一次即达到 BA 完全再通,随后再次于椎动脉开口狭窄处植入支架。对本例患者先处理远端病变,再处理近端椎动脉开口病变,达到先恢复远端血流灌注的目的,对改善患者预后十分重要。同时,根据术前影像准确判断发病机制,从而制订适宜的手术策略,具有重要意义。

五、参考文献

［1］ Smith W S, Lev M H, et al. Significance of large vessel intracranial occlusion causing acute ischemic stroke and TIA ［J］. Stroke, 2009,40(12):3834-3840.

［2］ Singer O C, Berkefeld J, Nolte C H, et al. Mechanical recanalization in basilar artery occlusion: the ENDOSTROKE study ［J］. Ann Neurol, 2015,77(3):415-424.

［3］ Tao C, Nogueira R G, Zhu, Y. et al. Trial of Endovascular Treatment of Acute Basilar-Artery Occlusion ［J］. N Engl J Med, 2022,387(15):1361-1372.

［4］ 中国卒中学会,中国卒中学会神经介入分会,中华预防医学会卒中预防与控制专业委员会介入学组. 急性缺血性卒中血管内治疗中国指南 2023［J］. 中国卒中杂志,2023,18(6):684-711.

［5］ Turc G, Bhogal P, Fischer U, et al. European Stroke Organisation (ESO)-European Society for Minimally Invasive Neurological Therapy (ESMINT) guidelines on mechanical thrombectomy in acute ischemic stroke ［J］. J Neurointerv Surg, 2019,11(6):535-538.

［6］ Jovin T G, Li C, Wu L, et al. Trial of Thrombectomy 6 to 24 Hours after Stroke Due to Basilar-Artery Occlusion ［J］. N Engl J Med, 2022,387(15):1373-1384.

［7］ Zi W, Qiu Z, Wu D, et al. Assessment of Endovascular Treatment for Acute Basilar Artery Occlusion via a Nationwide Prospective Registry ［J］. JAMA Neurol, 2020,77(5):561-573.

［8］ Mohammaden M H, Haussen D C, Pisani L, et al. Lack of Reperfusion Rather Than Number of Passes Defines Futility in Stroke Thrombectomy: A Matched Case-Control Study ［J］. Stroke, 2021, 52(9):2757-2763.

作者:邓江山、付剑亮、曹立

审阅专家:任涛

案例 81

高血压小脑出血

一、疾病概述及诊疗进展

高血压小脑出血是高血压脑出血的一种,约占高血压脑出血的 10%。84% 的高血压小脑出血患者的出血点位于小脑半球的齿状核,主要的病理过程包括动脉血管破裂、血肿形成、血肿增大、血肿周围脑组织水肿形成,诱因大多是情绪激动或者用脑过度等引起血压极度增高,导致小脑部位的动脉血管破裂。

高血压小脑出血患者的临床表现较为多样化。当出血量较少时(通常<10 mL),患者可能只出现眩晕、呕吐等症状,而没有明显的神经功能损害和意识障碍。当出血量相对较多时(通常>10 mL),患者的症状可能会迅速加重,这是由于后颅窝的解剖结构特殊,空间十分有限,相对较多的小脑出血量和引起的水肿极易压迫脑干,堵塞四脑室,形成急性的梗阻性脑积水,造成颅内压急剧增加,出现枕骨大孔疝,导致患者昏迷,严重者引起呼吸循环衰竭,危及生命。

临床上针对高血压小脑出血的治疗,主要分为药物保守治疗和手术治疗。对于出血量较少、血肿直径<3 cm 或者血肿总量<10 mL 且无脑室阻塞,临床症状较轻且稳定的患者,给予药物保守治疗。对于血肿直径>3 cm 或者小脑半球出血总量>10 mL,小脑蚓部>8 mL,脑室阻塞,有明显占位效应,临床症状严重的患者,应首选并早期行手术治疗。

对于高血压小脑出血的患者,临床上需要尽早制订精准化的抢救治疗方案,降低其病死率,提高患者的生存质量。本院成功救治高血压小脑巨大血肿破入脑室、术前已无自主呼吸的极危重患者 1 例,现报告如下。

二、病历资料

1. 病史摘要

患者,男性,65 岁,因突发意识不清 1 小时,于 2021 年 3 月 22 日 2:10 来我院急诊就诊。急救科首诊,来院时患者已无自主呼吸,紧急予以口插管,呼吸机辅助呼吸。查体:体温 36.5℃,心率 80 次/min,血压 170 mmHg/110 mmHg。神志深昏迷,GCS 3 分,双侧瞳孔 2.5 mm,对光反射完全缺失,右侧肢体巴氏征阳性。初步诊断为脑卒中,开启绿色通道,紧急予以头颅 CT 检查示:右侧小脑半球及小脑蚓部脑出血、破入脑室系统,蛛网膜下腔出血(图 81-1)。予以乌拉地尔静脉给药降压。家属诉患者高血压病史多年,服药不规律,无糖尿病、冠心病病史。否认吸烟史和嗜酒史。

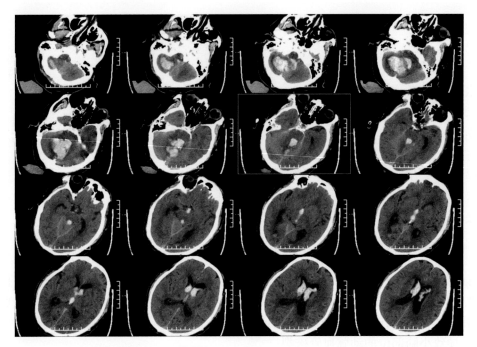

▲ 图 81-1　术前头颅 CT

2. 疾病的演变过程和抢救经过

患者手术指征明确,无绝对手术禁忌,于急诊全麻下行神经内镜下右侧小脑内血肿清除术＋去骨瓣减压术＋右侧脑室外引流术＋颅内压监护装置植入术,手术顺利。术后复查头颅 CT 示:右侧小脑半球及蚓部血肿清除术后,脑室系统积血,侧脑室引流中,少许蛛网膜下腔出血(subarachnoid hemorrhage,SAH)(图 81-2)。胸部 CT 示:双侧少量胸腔积液,双肺

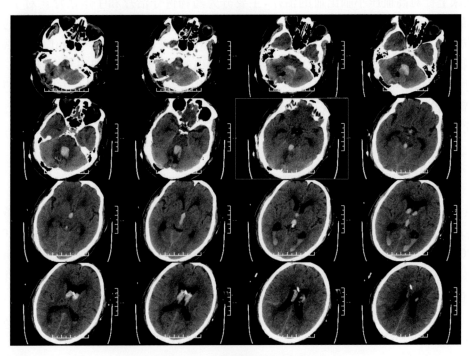

▲ 图 81-2　术后第 1 天头颅 CT

炎症,左侧较重。患者转入神经外科重症监护病房,予以止血制酸、抗感染、抗癫痫、改善脑代谢等对症支持治疗。脑室外引流量限量 50 mL/8 小时,并根据颅内压监护的数值进行调整。

术后第 1 天,留置深静脉导管及动脉,完善血相关指标、心电图及胸片的复查。

术后第 2 天,置入胃管,早期给予肠内营养,并逐渐加量,维持昏迷患者的全身营养状况。同时给予雾化,使用化痰药物,以减少肺部感染的发生、发展。每日监测患者出入量、体温、血压、心率等的变化情况,根据具体情况调整补液用药(包括抗生素的升级等)。定期复查血液学相关指标,予以对症纠正。

术后第 3 天,行暂时性气管切开术,并拔出小脑血肿腔内引流管。

术后第 6 天,行双下肢血管超声示:右股浅静脉闭塞,右侧腘静脉附壁血栓,左侧腘静脉闭塞,双侧颈后静脉、肌肉静脉血栓形成,予以低分子肝素抗凝治疗。

术后第 10 天,尝试夹闭脑室外引流管,发现颅内压力增高,查脑脊液相关指标及二代测序等,评估后继续脑室外引流。

术后第 18 天,拔除脑室外引流管和颅内压监护装置,同时行腰椎穿刺术放适量脑脊液治疗。同日成功脱离呼吸机予高流量吸氧。定期纤维支气管镜吸痰。

术后第 20 天,查体:神志不清,GCS 8 分,气管切开中,自主呼吸,高流量吸氧,双侧瞳孔 3 mm,对光反射存在。双下肢痛刺激见活动,病理征未引出。为继续后续康复治疗,血管外科放置滤器预防双下肢血栓脱落。

术后近 2 个月,复查头 CT 示:右侧小脑半球及蚓部血肿清除术后改变(图 81-3)。查体:神清,GCS 13 分,双侧瞳孔等大等圆,对光灵敏,气切试封管中,声音嘶哑,肢体活动可,病理征未引出。喉镜提示双侧声带不全麻痹,继续予以康复治疗,并转入普通病房。

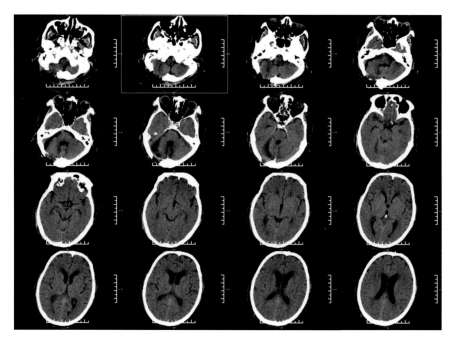

▲ 图 81-3 术后近 2 个月的头颅 CT

3. 治疗结果及预后

术后 4 个月,患者生命体征平稳,无主诉不适。查体:神清,GCS 13 分,双侧瞳孔等大等圆,对光反射灵敏,颈部气切切口愈合良好,声音嘶哑较前好转,肢体活动可,肌力、肌张力未见明显异常,病理征未引出。遂于 2021 年 6 月 22 日出院,家中继续康复。目前生活能够自理。

4. 诊治流程图

多学科协作成功抢救高血压小脑出血诊治流程如图 81-4 所示。

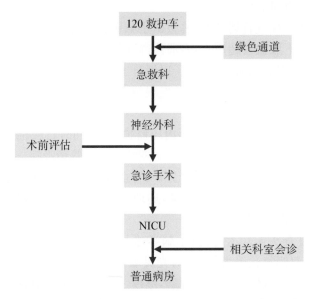

▲ **图 81-4　多学科协作成功抢救高血压小脑出血诊治流程图**

三、讨论与小结

高血压脑出血是脑血管病中病死率和致残率极高的一种疾病,好发于中老年人,近年来呈上升趋势。发病的原理通常是认为高血压患者脑内小动脉在血压骤升时破裂所致,少数高血压患者因出血动脉长期影响形成夹层动脉瘤而引发血管破裂出血。常见的出血部位有基底节出血、丘脑出血、脑干出血、小脑出血、脑叶出血及脑室系统内出血。小脑出血占所有脑出血的 10% 左右,但因其后颅窝特殊的解剖结构,其病死率可达 75%。因此,对于有明确手术指征的小脑出血患者,选择适当的手术方式及早进行手术对改善患者的预后至关重要。

本文中的高血压小脑出血破入脑室的患者,在进入我院急诊后,迅速开启绿色通道。根据影像学资料显示,患者有绝对的手术指征,术前充分评估患者全身情况,排除绝对禁忌后,急诊全麻下行神经内镜下右侧小脑内血肿清除术＋去骨瓣减压术＋右侧脑室外引流术＋颅内压监护装置植入术。术后患者进入神经外科重症监护病房,开启重症昏迷患者管理。维持患者水、电解质、酸碱平衡及全身营养-早期肠内营养,逐步加量,定期复查血相关指标,根据结果调整治疗方案。预防再次脑出血——术后 3 天内使用止血药物。管控颅内压力——通过调整脑室外引流量、体位、使用脱水药物、腰椎穿刺术释放脑脊液等。预防和治疗颅内、肺部及尿路感染——合理使用抗生素,颅内引流管留置不超过 3 天,脑室外引流管和颅内压监护电极通常不超过 10 天，但该患者病情极为严重，严密监控下进行超长时间外引流；使用雾化、化痰药，翻身拍背吸痰，必要时早期行气管切开术和纤维支气管镜吸痰；膀胱冲洗，定期更换尿管，尽量早期拔除等。抗癫痫-静脉持续泵入丙戊酸钠，通常不超过 7 天，后可改为胃管内给药；防治应激性溃疡——奥美拉唑的预防性使用；防治深静脉血栓的形成——适当抗血栓锻炼、弹力袜的穿戴、抗血栓药物的使用，必要时放置下腔滤器防止血栓脱落；保持全身脏器的正常功能——定期复查相关指标，根据结果进行治疗，并请相关科室会诊。早期功能恢复锻炼。对于高血压小脑出血破入脑室的患者，需要长期、合理、规范化的救治，才能尽可能减少此类患者的致残率及致死率。

四、科主任点评

高血压小脑出血破入脑室且出现呼吸停止的患者致死、致残率极高。对此类患者的救治，时间就是生命，手术方案正确及急性期神经重症的管理是关键，后续需要多学科通力合作。本文中所介绍的患者围手术期管理规范，抢救措施合理。目前小脑出血常见的手术方式主要包括传统开颅血肿清除术、后颅窝小骨窗开颅血肿清除术、显微或神经内镜手术、立体定向微创血肿穿刺引流术，但各种手术治疗小脑出血方案的效果依然存在争议。目前我科正在开展相关临床研究，期望能够提高高血压小脑出血尤其是小脑出血破入脑室患者的救治成功率。此外，该类患者的术后管理也极其重要，专科各种监护及处理必不可少，否则会前功尽弃。

五、参考文献

［1］曹合利，田恒力，陈世文，等.持续颅内压监测在高血压性脑出血中的应用［J］.中国微侵袭神经外科杂志，2012,17(8)：341-343.

［2］Arnone G D, Esfahani D R, Wonais M, et al. Surgery for Cerebellar Hemorrhage: A National Surgical Quality Improvement Program Database Analysis of Patient Outcomes and Factors Associated with 30-Day Mortality and Prolonged Ventilation［J］. World Neurosurg, 2017,106：543-550.

［3］van Essen T A, Menon D K, Lingsma H F. Unmeasured Confounding in Observational Studies of Management of Cerebellar Intracranial Hemorrhage［J］. JAMA, 2020,323(7)：665-666.

［4］袁方，田恒力.多模态监护下以最佳脑灌注压为导向的神经重症患者精准化治疗［C］//第十四届中国医师协会神经外科医师年会摘要集.

［5］田恒力.神经重症监护：从 ICP、Prx 到最佳 CPP［C］//第十四届中国医师协会神经外科医师年会摘要集.

作者：郭衍、居世明、丁军、袁方、荆尧、田恒力

审阅专家：滕银成

创伤性硬膜外/下血肿

一、疾病概述及诊疗进展

世界范围内每年有 5 000 多万人罹患创伤性脑损伤,而中国颅脑创伤数据库的初步统计结果显示,重型颅脑创伤患者的病死率>20%,重残率>50%;18 岁以下的群体遭受颅脑损伤的病例数多于其他年龄组。

创伤性脑损伤包括脑震荡、弥漫性轴索损伤、脑挫裂伤、脑干损伤、创伤性硬脑膜外血肿、创伤性硬脑膜下出血、脑内血肿等。创伤性硬脑膜外血肿通常发生在受力点及其附近,由于骨折损伤脑膜中动脉致硬膜外血肿占创伤性硬脑膜外血肿的 75%,其次是脑膜中静脉、板障静脉或静脉窦损伤而导致的血肿。创伤性硬脑膜下血肿可由脑挫裂伤所致动静脉破裂造成,也可由脑内血肿穿破皮质流到硬脑膜下腔导致,此类血肿大多由对冲性脑挫裂伤所致;此外,大脑加速-减速暴力运动时脑表面血管或桥静脉撕裂损伤也可导致硬脑膜下血肿。

急性硬膜外血肿手术指征包括:血肿>30 mL,颞部血肿>20 mL,中线移位>5 mm,后颅窝血肿>10 mL,CT 扫描有占位效应(第四脑室的变形、移位或闭塞,基底池受压或消失,梗阻性脑积水)。急性硬膜下血肿手术指征包括:血肿>30 mL,颞部血肿>20 mL,血肿厚度>10 mm 或中线移位>5 mm。急性硬膜外血肿的手术方式:按照血肿部位采取相应区域骨瓣开颅,清除血肿和彻底止血,骨窗缘悬吊硬脑膜,骨瓣原位复位固定;对于巨大硬膜外血肿、中线移位明显、瞳孔散大的患者,可采用去骨瓣减压。急性硬膜下血肿提倡采用标准大骨瓣开颅清除血肿,根据术前格拉斯哥昏迷评分(GCS)、有无脑疝以及术中颅内压的情况,决定保留或去骨瓣减压。双侧额颞顶急性硬膜下血肿应该行双侧标准外伤大骨瓣手术,也可采用前冠状开颅去大骨瓣减压术。GCS<8 分的重型颅脑创伤合并颅内出血的患者都应行颅内压监测。

对于儿童而言,去骨瓣减压术仍然值得斟酌,不同亚型颅脑损伤的去骨瓣减压术的适应证、时机和最佳手术技术仍不确定。缺失颅骨保护的大脑暴露于大气压下,颅内压力不平衡,可能引起脑组织移位、脑脊液动力学紊乱及脑血流灌注异常,重者出现癫痫,甚至产生脑积水、脑膨出;颅骨缺损还可导致头颅畸形,引起患儿生理及心理问题;同时,因患儿保护性差、好动、易摔倒,极易导致颅脑再次受损。术后患儿需要长期全面的、多学科的康复方案,以促进康复及顺利过渡到家庭和学校活动。医生应强调康复医师、家庭成员和老师之间进行早期和定期沟通的重要性,多方合作可以增加儿童获得积极预后的可能性。

二、病历资料

1. 病史摘要

患儿(8 岁)于 2023 年 2 月 25 日 13:00 骑电瓶车摔倒致头部外伤,左枕部、额部多处受力致局部头皮挫裂出血,伤后出现昏迷,昏迷呈持续性,伴有口鼻出血,至我院临港院区急诊救治,2 月 25 日 13:50 入急诊医学科后实施吸氧、输液、伤口包扎、心电监护等一系列急救措施。查体:脉搏 120 次/min,呼吸 18 次/min,血压 65 mmHg/40 mmHg,神志昏迷,GCS 5 分,呼吸急促,查体不合作。双侧有眼睑水肿。左瞳瞳孔直径 3.0 mm,对光反射消失,右瞳瞳孔直径 6.0 mm,对光反射消失,左侧枕部局部头皮挫裂伤,裂口约 6 cm,外敷料加压包扎。双鼻可见残留血迹。口腔可见残留血迹。四肢刺痛屈曲。左侧巴氏征阳性。2 月 25 日 14:33,CT 检查报告:双侧额部及右颞部颅板下示团片状高密度灶伴积气,病灶体积约 112 mL,双侧额骨、右侧颞骨、眶上壁、左顶骨、蝶窦骨折,部分骨折片陷入颅内,冠状缝增宽,右侧眼眶内侧壁骨皮质欠光整,大脑纵裂池密度增高,右额面部及左顶部皮下软组织肿胀,双侧副鼻窦多发积液。右侧脑室受压变窄,中线结构居中,脑沟脑裂未见明显增宽。检查结果示:①双侧额骨、右侧颞骨、眶上壁、左顶骨、蝶窦骨折,冠状缝增宽,右侧眼眶内侧壁骨皮质欠光整。②双侧额部及右颞部硬膜下及硬膜外血肿,少量蛛网膜下腔出血。③右额面部及左顶部皮下软组织肿胀,双侧副鼻窦多发积液(图 82-1)。

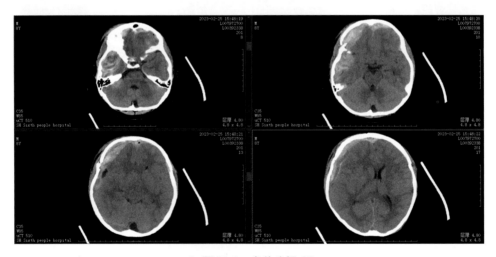

▲ 图 82-1　术前头颅 CT

2. 疾病的演变过程和抢救经过

根据患儿症状、体征、CT 图像等,考虑双侧硬膜外及硬膜下血肿伴脑疝形成,同时伴有失血性休克表现。紧急输血输液维持血压,行双侧颅内血肿清除术、双侧颅骨骨折复位术、颅压监护探极置入术、清创缝合术。手术过程如下:全麻生效后取双冠状头皮切口,右侧偏大,形成双冠状带蒂肌皮瓣并向蒂部翻转,暴露颅骨。见右侧额颞骨粉碎性骨折,骨折线延至翼点、中颅底深处,冠状缝分离。骨折缝多处渗血。使用铣刀形成左右两块游离骨瓣及数个骨折片,左右各形成骨窗约 6 cm×5 cm 大小,见硬膜外积血,脑搏动差。清除硬膜外血肿约 60 mL,清除血肿过程中见右侧脑膜中动脉主干破裂出血,予以电凝止血。悬吊硬膜止血后,分别切开双侧额颞部硬膜一小口探查,见硬膜下少量积血、蛛网膜下腔出血,予以清除硬膜下血肿约 15 mL。完善止血后,见双侧侧额颞顶叶塌陷明显,张力不高,脑搏动良好。硬膜下留置颅内压监测探头。骨瓣回纳及骨折片复位,使用颅骨固定夹固定。

3. 治疗结果和预后

术后入 ICU 监护治疗,患儿血压稳定,右侧瞳孔恢复正常大小,双侧瞳孔等大等圆,直径 3 mm。术后第 2 天患儿心率 146 次/min,血压 118 mmHg/62 mmHg[去甲肾上腺素 0.8 μg/(kg·min)],SpO$_2$ 99%,呼吸 28 次/min。复查颅脑 CT 显示:颅内血肿已清除,颅骨复位良好(图 82-2)。

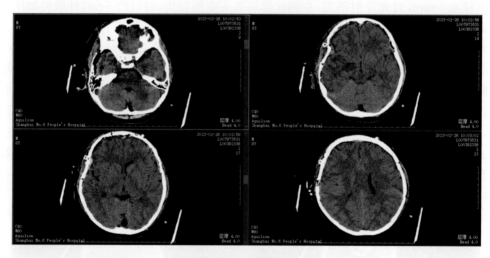

▲ 图 82-2　术后头颅 CT

患儿于 3 月 14 日转入神经外科普通病房时神志已清楚,精神可,无明显头痛,无恶心呕吐,无肢体抽搐,无咳嗽咳痰,尿量正常,大便无异常。查体:GCS 15 分,直径 3.0 mm,光反应可,头部切口愈合可,无渗出,四肢活动可。患儿术后半年复查颅脑 MRI 如图 82-3 所示。

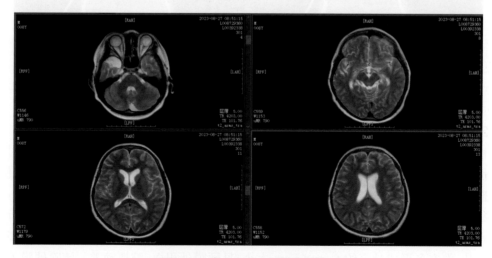

▲ 图 82-3　患儿术后半年复查颅脑 MRI

4. 抢救流程图

创伤性硬膜外/下血肿抢救流程如图 82-4 所示。

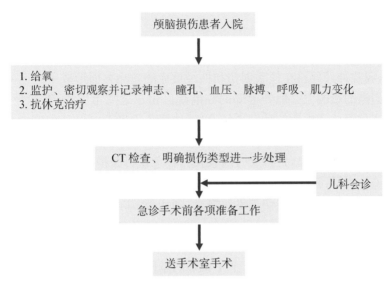

颅脑损伤患者入院

1. 给氧
2. 监护、密切观察并记录神志、瞳孔、血压、脉搏、呼吸、肌力变化
3. 抗休克治疗

CT 检查、明确损伤类型进一步处理　　　　儿科会诊

急诊手术前各项准备工作

送手术室手术

▲ 图 82-4　创伤性硬膜外/下血肿抢救流程图

三、讨论与小结

创伤性硬脑膜外/下血肿的局部占位效应造成颅内压增高,可引起脑移位、脑疝,导致脑干损伤引起死亡。儿童头部体积于全身占比较成年人高,颈部肌肉未发育完全,且安全意识较薄弱,多种原因导致儿童头部受撞击的可能性高于成人,因儿童颅骨骨缝仍疏松,颅脑损伤后骨缝分离情况较成人多见。儿童重型颅脑损伤特点表现为伤后原发性脑损伤表现重、生命体征变化快,急性创伤后,原发性昏迷多较突出,且持续时间较长,少数为意识朦胧或嗜睡,此与实际脑损伤程度不相一致。通常在创伤初期患儿周身反应较重,多有体温增高、脉搏加快及频繁呕吐,或出现惊厥与抽搐。这种伤后迅速发生的意识障碍和大脑功能失调,多与高代谢状态或交感神经张力升高、儿童脑皮质抑制能力差、脑干网状结构机能尚未健全所致,更可能发生在缺氧/缺血事件后。患儿颅脑遭受不同类型和程度的损伤,在短时间内可发生血容量减少及贫血现象,严重者则出现休克,病情常急剧恶化。颅内血肿并发的脑水肿,使颅内压力迅速增高,常发生脑疝。本例患儿入院时即有一侧瞳孔散大,光反应消失,出现左侧巴氏征阳性,紧急行手术并给予对症治疗后,患儿在短时期内生命体征趋于稳定,病情迅速改善。

正确、有效的创伤早期急救能显著降低严重创伤患儿的病死率和致残率。患者入院后重点控制体表活动性出血、保持呼吸道通常、进行液体复苏,及时手术可以挽救患儿生命,及时清除血肿,解除脑疝,警惕呼吸衰竭和脑缺氧,必要时行去骨瓣减压术。颅内压监测探头的置入可以早期检测儿童颅脑损伤颅内压增高,并可减少重度颅脑损伤儿童的病死率。对于患儿术后管理,目前的颅脑损伤指南强调预防二次损伤,如缺氧和低血压,并且对于重度颅脑损伤患者,应优化心肺生理、控制颅内压和维持脑灌注压。因儿童代谢率较成人高,营养支持对重症颅脑损伤患儿也至关重要,与此同时,患儿药物剂量需严格按体重计算给予。对于无禁忌证的患儿常规给予高压氧舱治疗,可加快中枢神经系统的代谢和氧合作用,促进功能恢复。

四、科主任点评

近年来,我院神经外科在颅脑创伤和神经重症的救治方面形成了自己的特色,在国内外具有相当高的影响力。地处远郊的临港院区由于远离市中心,在诊疗成人患者之外必须担负起救治儿童患者的社会责任,更好地服务于患者。

儿童重型颅脑损伤特点表现为伤后原发性脑损伤表现重、生命体征变化快,急性创伤后,原发性昏迷多较突出,且持续时间较长。在急诊科医护人员将初步抢救措施完善并完成了相关检查后,神经外科医生在麻醉医生的配合下第一时间进行了手术,及时的手术保证了患儿继发性颅脑损伤被迅速终止,脑疝被解除,其生命得到了挽救。

本例抢救,我们选择了正确时机和最正确的手术方式,不但成功挽救了患者生命,还保留了患儿的骨瓣,最大限度地保护了患儿的神经功能和颅骨系统的完整性,为患儿未来重新回到学校、重新回归社会打下了良好的基础。

五、参考文献

［1］李春伟,伊志强,李良.重型创伤性颅脑损伤的治疗进展［J］.中国微创外科杂志,2016,16(7):656-660.

［2］Maas A I R, Menon D K, Adelson P D, et al. Traumatic brain injury: integrated approaches to improve prevention, clinical care, and research ［J］. The Lancet Neurol, 2017,16(12):987-1048.

［3］中国医师协会神经外科医师分会,中国神经创伤专家委员会.中国颅脑创伤外科手术指南［J］.中华神经创伤外科电子杂志,2015(1):59-60.

［4］Coulter I C, Forsyth R J. Paediatric traumatic brain injury ［J］. Curr Opin Pediatr, 2019,31(6):769-774.

［5］黄涛,伊江浦,杨晨,等.儿童去骨瓣减压术后早期颅骨成形术的疗效分析［J］.中国临床神经外科杂志,2023,28(3):176-178.

［6］Araki T, Yokota H, Morita A. Pediatric Traumatic Brain Injury: Characteristic Features, Diagnosis, and Management ［J］. Neurol Med Chir (Tokyo), 2017,57(2):82-93.

［7］Ding J, Yuan F, Guo Y, et al. A prospective clinical study of routine repeat computed tomography (CT) after traumatic brain injury (TBI) ［J］. Brain Inj, 2012,26(10):1211-1216.

［8］Yuan F, Ding J, Chen H, et al. Predicting progressive hemorrhagic injury after traumatic brain injury: derivation and validation of a risk score based on admission characteristics ［J］. J Neurotrauma, 2012,29(12):2137-2142.

作者:黄宏鸣、陈鑫、田恒力

审阅专家:滕银成

案例 83
妊娠期合并颅脑损伤

一、疾病概述及诊疗进展

妊娠期合并颅脑损伤(pregnancy with traumatic brain injury，PTBI)患者的病情变化迅速，极易发展为中、重型颅脑损伤。这类患者的救治十分复杂，需要神经外科、妇产科、重症监护室、骨科等多学科协作诊治，且由于缺乏病例报道而没有统一的诊疗指南。

PTBI 对孕产妇和胎儿均有影响。PTBI 可能导致孕产妇的生命体征不稳定，如颅内压升高、血压波动等；由于患者发生意识障碍与昏迷，无法主诉其不适，对救治造成了极大的障碍；从长期来看，产妇在经历颅脑损伤后极可能出现神经功能障碍，影响日后的生活质量。PTBI 对于胎儿的影响主要取决于损伤的严重程度与孕产妇的身体状况，严重者可致胎儿出现宫内窘迫、早产甚至出现生长发育受限。尽管 PTBI 的发生率相对较低，但由于其后果严重，仍然是威胁孕产妇健康的重要因素，需尽早采取有效的个体化治疗方案，降低患者病死率。本院成功救治了该类患者，其中 1 例报告如下。

二、病历资料

1. 病史摘要

患者，女，36 岁，G_2P_1，孕 37 周。2022 年 11 月 11 日上午 9：00 被发现骑车摔倒于路边，半小时后由 120 送至我院急诊救治，受伤具体经过不详。入院时患者意识不清，GCS 评分为 7 分(1-1-5)。查体不合作，左侧瞳孔 2.5 mm，对光反射灵敏，右侧瞳孔 2.5 mm，对光反射灵敏。头颅 CT 示：左侧额颞顶急性硬膜下血肿、左额颞脑挫伤、创伤性蛛网膜下腔出血，右侧颞骨骨折(图 83-1)。胸部 CT 附见右侧锁骨骨折(图 83-2)。产科超声提示：单胎、头位、存活。胎盘与子宫壁间液性暗区，胎盘早剥可能。患者经查体、辅助检查及联合多学科会诊后，认定有急诊手术指征，遂收治入院准备与产科联合行手术治疗。

2. 疾病的演变过程和抢救经过

患者入院后迅速完善术前检查，排除手术禁忌。考虑患者当时尚未出现脑疝且存在胎盘早剥及胎儿窘迫风险，故由产科为患者先行剖宫产术。10：43 胎儿顺利娩出，11：50 剖宫产手术结束。经过神经外科、妇产科、麻醉科综合评估后，12：20 患者于全麻状态下继续行左侧颅内血肿清除术、颅压监护探极植入术、颅骨去骨瓣减压术。术中出血共 300 mL，输注悬浮红细胞 2 U。手术顺利，术后返回 ICU。于 ICU 继续予止血、预防感染、神经营养、脑保护、预防癫痫、止咳化痰、保护胃黏膜等对症治疗，产科予皮硝外敷，溴隐亭回奶。定期复查

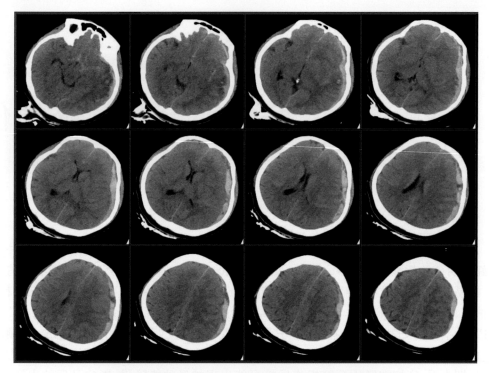

▲ 图 83-1　入院时头颅 CT 示：左额颞顶急性创伤性硬膜下血肿

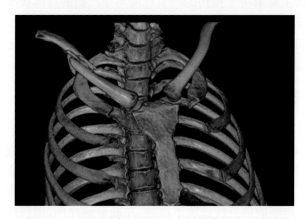

▲ 图 83-2　入院时胸部三维 CT：右侧锁骨中段粉碎性骨折

CT，伤口定期换药、拆线。患者术后因贫血于 11 月 13 日～14 日输注红细胞及新鲜冰冻血浆各 2 U。11 月 18 日组织全院大会诊，经产科、神经外科、重症医学科会诊评估后停病危转至神经外科普通病房治疗；11 月 22 日请骨科会诊，建议患肢悬吊制动、锁骨八字绑带固定治疗右锁骨骨折。患者伤后出现右侧面瘫，请耳鼻喉科会诊后建议予激素及神经营养药物治疗。经过 3 周治疗后患者颅内出血基本吸收，意识恢复良好，病情稳定，予以出院。出院时查体：神志清，GCS 15 分，双瞳等大等圆，对光反射灵敏，直径 2 mm。右眼睑有闭合不全、鼻唇沟变浅。头部、腹部伤口愈合良好，颅骨减压窗压力不高。八字绷带制动中，右上肢活动受限。

　　2023 年 2 月 8 日，患者再次入住神经外科，完善术前检查后于 2 月 10 日行左侧额颞顶颅骨缺损 peek 板修补术，颅骨修补术后头颅 CT 如图 83-3 所示。至此患者诊治过程全部完成。

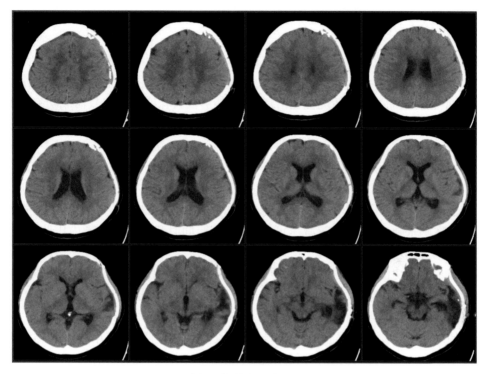

▲ 图 83-3　颅骨修补术后头颅 CT

3. 治疗结果及预后

患者经过近 3 个月的多学科联合诊治,基本恢复日常生活及工作能力,胎儿健康存活。患者儿女双全,成功挽救了患者整个家庭,取得了良好预后及社会影响力。

4. 诊治流程图

妊娠合并颅脑损伤诊治流程如图 83-4 所示。

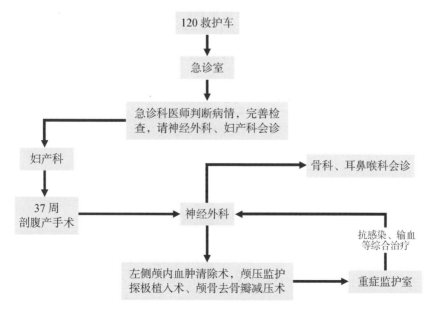

▲ 图 83-4　妊娠合并颅脑损伤诊治流程图

三、讨论与小结

妊娠晚期合并中、重度颅脑损伤的病例在神经外科并不多见，但因其严重威胁到孕妇及胎儿生命，需高度重视其诊治方法及流程。由神经外科、妇产科、重症医学科等多学科共同协作，并根据患者及胎儿具体情况优化治疗策略，能够极大程度上提高救治成功率。本例患者入院后首先由急诊医学科牵头，请神经外科、妇产科、重症医学科、麻醉科、骨科等多学科综合会诊，及时准确地评估病情。根据头颅 CT 显示，患者颅内出血量有绝对手术指征，但因超声提示存在胎儿窘迫风险，且患者瞳孔等大，尚未形成脑疝。故决定采取先行剖宫产术娩出胎儿，再在全麻下行颅内血肿清除术＋去骨瓣减压术＋颅内压探头植入术的联合手术方案。基于损伤控制原因，患者右侧锁骨骨折暂时采取保守治疗。急性硬膜下血肿合并脑挫伤术后存在脑水肿，因此去骨瓣减压可使患者获益，同时我们植入了颅内压监护装置，为后续的颅内压力管理提供了指导。

急诊手术的成功仅是救治妊娠合并重型颅脑损伤伴多发伤重症患者的第一步。维持患者出入量平衡，注重水、电解质、酸碱平衡及全身营养支持治疗也极为重要。早期给予肠内营养，逐步加量，定期复查血相关指标，根据结果进行纠正。为预防颅内再次出血，一般在术后 3 天内使用止血药物。根据颅内压监测数值，可通过体位调节，使用脱水药物等进行调整。患者术后抵抗力下降，为预防神经系统、呼吸系统、泌尿系统、生殖系统的多重感染，需请感染科会诊。一般采用广谱抗生素抗感染治疗。颅内引流管留置一般不超过 3 天。使用雾化吸入、化痰药、翻身拍背吸痰等措施预防肺部感染。予膀胱冲洗、定期更换尿管预防尿路感染。脑挫伤患者存在癫痫发作风险，可予静脉持续泵入丙戊酸钠（通常不超过 7 天），后可改为鼻饲给药加以预防。急性创伤及手术可能引起应激性溃疡，可使用质子泵抑制剂进行预防。患者围手术期均处于高凝状态，需高度重视预防深静脉血栓形成，可适当进行抗血栓锻炼：踩单车训练、气压泵治疗、穿戴弹力袜等。在综合评估患者颅内再出血风险后可予低分子肝素抗凝。多种药物的使用可能引起肝肾功能及血液系统异常，需定期复查相关指标，根据结果调整用药。上述这些治疗措施在患者的康复过程中均非常重要。此外，因病情原因，患者已不适合进行母乳喂养，需予皮硝外敷，溴隐亭口服回奶，避免出现急性乳腺炎。催产素肌注促进子宫收缩。积极预防产后各种并发症的发生。

四、科主任点评

妊娠合并重型颅脑损伤伴多发伤可对患者及胎儿的生命造成极大威胁，也会对患者整个家庭造成致命打击。对于此类患者的救治，需要多学科的全力协作，并迅速判断病情，区分轻重，抓住重点。本文中所介绍的患者围手术期的管理规范，抢救措施合理。我院作为全市危重症孕产妇诊疗中心之一，根据以往妊娠合并颅脑损伤的救治经验，建立了行之有效的诊治流程和诊疗规范。我们认为年龄、瞳孔反应性、GCS 评分、CT 特征、血糖、血红蛋白、D-二聚体、血清钙、颅内压、胎儿宫内情况是影响患者预后的独立风险因素。通过与妇产科、重症医学科、麻醉科、骨科等多学科共同协作，能够有效提升此类患者的救治成功率，从而取得良好预后及社会影响力。

五、参考文献

［1］ Leach M R, Zammit C G. Traumatic brain injury in pregnancy ［J］. Handb Clin Neurol, 2020, 172: 51-61.

［2］ Al Fauzi A, Apriawan T, Ranuh IGMAR, et al. Traumatic brain injury in pregnancy: A systematic review of epidemiology, management, and outcome ［J］. J Clin Neurosci, 2023, 107:106-117.

［3］ Di Filippo S, Godoy D A, Manca M, et al. Ten Rules for the Management of Moderate and Severe Traumatic Brain Injury During Pregnancy: An Expert Viewpoint ［J］. Front Neurol, 2022, 13:911460.

作者:陈世文、曹合利、王旭阳、张琳、徐晨、田恒力

审阅专家:滕银成

多发伤合并重型颅脑损伤

一、疾病概述及诊疗进展

重型颅脑损伤是由直接或间接暴力所致,GCS≤8分,伤后昏迷6小时以上或者再次出现昏迷的神经外科常见危急重症,具有病情危重、病情变化迅速等特点,可与其他部位的损伤合并存在,构成多发伤。常见的损伤原因包括交通事故、高处坠落等。

合并重型颅脑损伤的多发伤患者的临床表现多为意识障碍,伴或不伴有呼吸循环功能衰竭。接诊此类患者时,应首先确定患者是否存在失血性休克和呼吸道梗阻,如存在,应积极建立通畅、有效的静脉通道,进行扩容、输血、抗休克治疗,同时保持呼吸道通畅,必要时行气管插管或切开,呼吸机辅助呼吸。若病情允许,应尽可能对患者全身的重要脏器进行一次性彻底检查,综合检查结果进一步评估患者的病情,并制订后续的治疗方案。对于颅脑损伤与其他损伤均较重的患者,特别是休克患者,应多学科同时进行手术,因为长时间的低血压和手术时间过长可导致休克患者的肾脏血流量减少,呼吸循环中枢抑制,造成多器官的功能衰竭。对于颅脑损伤重合并多发轻伤的患者,救治的重点应放在颅脑损伤上,合并的多发轻伤如骨折等,应早期固定后择期处理。

对于合并重型颅脑损伤的多发伤患者,临床上需尽早采取有效的个体化治疗方案,降低其病死率,提高患者的生存质量。本院成功救治了众多该类患者,其中1例报告如下。

二、病历资料

1. 病史摘要

患者,男性,52岁,于2021年5月14日因高处坠落至头部外伤2小时,伤后出现呕吐、肢体抽搐及昏迷,遂来我院急诊就诊。查体:体温36.8℃,心率78次/min,呼吸14次/min,血压187mmHg/98mmHg。神志深昏迷,GCS 4分,自主呼吸,左侧瞳孔3mm,对光反射迟钝,右侧瞳孔5mm,对光反射缺失,四肢健侧肢体强直屈曲,左侧肢体巴氏征阳性。头颅CT示:右侧额颞顶部硬膜外血肿,右侧大脑半球受压,中线左移,左侧颞部颅板下出血,左侧颞叶血肿可能,蛛网膜下腔出血。右侧颞骨、顶骨骨折,累及右侧乳突,伴右侧乳突积液(图84-1)。胸部CT及右肩部CT示:右侧第4肋骨骨折、右锁骨骨折,胸外科及骨科会诊后行保守治疗。有神经外科急诊手术指征,家属否认高血压、糖尿病、冠心病等慢性基础疾病,否认吸烟史和嗜酒史。凝血相关指标及心肺功能等未见明显手术禁忌。

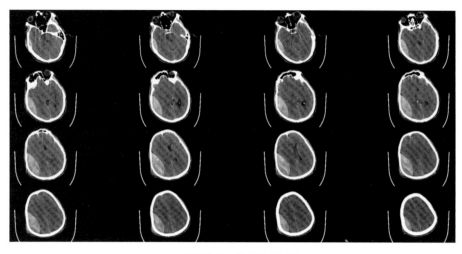

▲ 图 84-1 术前头颅 CT

2. 疾病的演变过程和抢救经过

患者于急诊全麻下,行右侧颅内血肿清除术＋去骨瓣减压术＋颅内压监护装置植入术。手术中出血 500 mL,输注悬浮红细胞 2 U。术后患者进入神经外科重症监护病房,予以止血制酸、抗感染、抗癫痫等对症支持治疗,于术后第 2 天置入胃管,开始早期给予肠内营养,并逐渐加量,维持昏迷患者的全身营养状况。同时给予雾化,使用化痰药物,以减少肺部感染的发生,根据颅内压监护数值调整脱水药物的使用情况。患者由于需要长期静脉补液,于术后第 2 天,在超声引导下行右侧锁骨下深静脉穿刺置管术。患者重症病房监护期间,每日监测患者出入量、体温、血压、心率等的变化情况,根据具体情况调整补液用药。定期复查血液学相关指标,予以对症纠正。复查头颅 CT:①右侧颞顶部及颞顶骨术后改变;②左侧颞叶少血出血后,左侧顶叶梗死灶可能。少量蛛网膜下腔出血(图 84-2)。术后第 3 天,拔出引流管及颅内压监护装置。患者由于病情危重,术后长期带口插管,术后第 6 天行气管切开术。术后第 10 天,患者尝试脱离呼吸机。术后第 14 天,患者成功脱机。

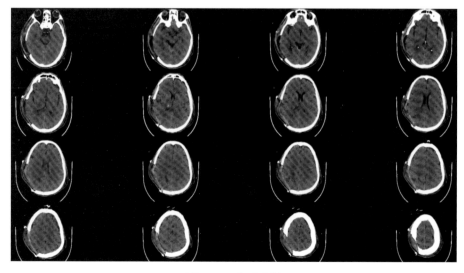

▲ 图 84-2 术后头颅 CT

3. 治疗结果及预后

患者经半个月的治疗后,情况趋于稳定,生命体征平稳,自主呼吸,气管切开状态。查体:神志浅昏迷,GCS 9 分,呼唤睁眼,右侧眼睑下垂,双侧瞳孔等大等圆(3 mm=3 mm),对光灵敏,肢体可见少量自主活动。其间请骨科会诊右侧锁骨骨折,建议悬吊固定,胸外科会诊右侧第 4 肋骨骨折,建议继续保守治疗。转入康复医院继续进行康复,半年后随访,格拉斯哥预后评分(Glasgow outcome score,GOS)为 3 分。

4. 诊治流程图

多发伤合并重型颅脑损伤诊治流程如图 84-3 所示。

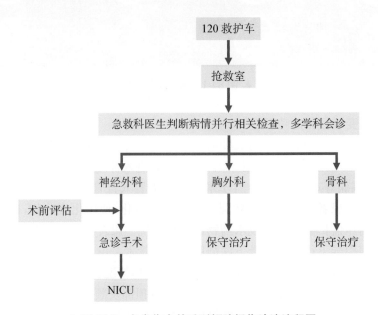

▲ 图 84-3　多发伤合并重型颅脑损伤诊治流程图

三、讨论与小结

重型颅脑损伤是所有颅脑损伤分型中致残、致死率最高的一种,同样可分为原发性损伤和继发性损伤。原发性损伤主要包括脑挫裂伤、弥漫性轴索损伤及原发性脑干损伤等,这些损伤在受伤时即可发生,往往是不可逆的。而继发性损伤,如脑组织损伤后出现的出血、水肿等,可通过药物和(或)及时手术的治疗方式减轻甚至逆转其发生、发展。对于重型颅脑损伤的患者,尽快充分评估其手术适应证,及早手术往往比药物保守治疗的效果更加明显。

本文中的合并重型颅脑损伤的多发伤患者,在进入我院急诊创伤中心后,迅速明确患者受伤的原因及目前患者的病情状况,在极短的时间请专科医生进行会诊,包括神经外科、骨科及胸外科,确定以神经外科的专科救治为主。根据影像学资料显示,患者有绝对的手术指征,术前充分评估患者全身情况,排除绝对禁忌后,急诊全麻下行右侧颅内血肿清除术+去骨瓣减压术+颅内压监护装置植入术。手术方式中包含去骨瓣减压术,对于急性硬膜外血肿,此种手术方式的使用目前存在争议,但根据患者的具体情况及救治此类患者的相关经验,我们认为本患者会因此获益,同时我们植入了颅内压监护装置,为后续的颅内压力管理提供了指导。

急诊手术的成功仅是救治合并重型颅脑损伤的多发伤重症患者的第一步。还应采取以下措施：①维持患者水、电解质、酸碱平衡及全身营养：早期进行肠内营养，逐步加量，定期复查血相关指标，根据结果进行纠正。②预防颅内再次出血：通常止血药物使用到术后 3 天，长期的止血药物使用增加血栓形成的风险。③管控颅内压：通过体位、冰帽、呼吸机过度通气、甘露醇和甘油果糖，以及高渗盐水、脱水药物等方式调整。④预防感染：合理使用抗生素，颅内引流管的留置一般不超过 3 天；减少痰液的产生，稀释痰液，促进痰液的排除，必要时早期行气管切开术；膀胱冲洗，定期更换尿管，尽量早期拔除等。⑤抗癫痫：静脉持续泵入抗癫痫药物，通常不超过 7 天，后可改为胃管内片剂给药。⑥防治应激性溃疡：通常使用奥美拉唑。⑦防治深静脉血栓的形成：适当抗血栓锻炼，弹力袜的穿戴，抗血栓药物的使用。⑧保持全身重要脏器的正常功能：定期复查血液、心肺功能等相关指标，根据结果进行治疗，必要时请相关科室会诊。上述这些治疗在患者的康复过程中都非常重要。因此，对于合并重型颅脑损伤的多发伤患者需要长期、合理、规范化的救治，才能尽可能减少此类患者的致残率及致死率。

四、科主任点评

合并重型颅脑损伤的多发伤并出现脑疝的患者死亡或残疾率极高。对于此类患者的救治，需要多学科的全力协作，并迅速判断病情，区分轻重，抓住重点。本文中所介绍的患者围手术期的管理规范，抢救措施合理。根据以往颅脑损伤的救治经验，我们建立了行之有效的诊治流程和诊疗规范，认为年龄、瞳孔反应性、GCS 评分、CT 特征、血糖、血红蛋白、D-二聚体、血清钙、颅内压是预后的独立因素。此外，我们目前临床正在开展关于颅脑损伤患者颅内压、脑灌注压和脑血管压力反应性指数动态监测及个性化诊治，希望今后能够更好地提高颅脑损伤尤其是重型颅脑损伤患者的救治率。

五、参考文献

［1］袁方,田恒力.正确认识与评价颅脑创伤的伤情和预后[J].上海医学,2017,40(11):642-645.

［2］王韧,田恒力,胡锦,等.重型颅脑损伤合并多发伤的临床救治[J].中国现代医学杂志,2006,16(18):2767-2769.

［3］Sulhan S, Lyon K A, Shapiro L A, et al. Neuroinflammation and blood-brain barrier disruption following traumatic brain injury: Pathophysiology and potential therapeutic targets [J]. J Neurosci Res, 2020,98(1):19-28.

［4］Nikolian V C, Dekker S E, Bambakidis T, et al. Improvement of Blood-Brain Barrier Integrity in Traumatic Brain Injury and Hemorrhagic Shock Following Treatment With Valproic Acid and Fresh Frozen Plasma [J]. Crit Care Med, 2018,46(1):e59-e66.

［5］Yuan F, Ding J, Chen H, et al. Predicting outcomes after traumatic brain injury: the development and validation of prognostic models based on admission characteristics [J]. J Trauma Acute Care Surg, 2012,73(1):137-145.

作者：高文伟、王韧、丁宛海、陈浩、陈炯、徐志明、杨佃旭、荆尧、田恒力

审阅专家：滕银成

具有肾脏意义的单克隆丙种球蛋白血症

一、疾病概述及诊疗进展

2012 年,国际肾脏病与单克隆丙种球蛋白病研究组(International Kidney and Monoclonal Gammopathy Research Group, IKMG)首次提出了肾脏意义的单克隆丙种球蛋白血症(monoclonal gammopathy of renal significance, MGRS)的概念,将那些由单克隆免疫球蛋白或其片段引起肾脏损伤的良性或低度恶性 B 淋巴细胞或浆细胞克隆性疾病命名为 MGRS。MGRS 的特点在于,虽然从血液肿瘤的角度看不需要治疗,但其肾损伤明确与单克隆丙种球蛋白有关。与意义未明的单克隆丙种球蛋白血症(monoclonal gammopathy of undetermined significance, MGUS)相比,MGRS 患者预后更差,肾脏生存期更短,且有更高的恶性血液肿瘤进展风险。此外,MGRS 患者的复发率高于 80%,常规免疫抑制治疗效果不佳。

流行病学数据表明,接受肾穿刺活检的 MGUS 患者中,有 40%~45%最终被诊断为 MGRS。MGRS 的临床表现多样,包括急性肾损伤、肾功能不全、蛋白尿和肾病综合征等,其中肾功能不全和蛋白尿最为常见。MGRS 相关肾损伤的机制主要包括:单克隆免疫球蛋白直接沉积在肾脏不同部位;补体系统通过 H 因子等调节蛋白激活;细胞因子如 VEGF 异常分泌导致的肾脏损伤;特定单克隆自身抗体的产生。MGRS 的诊断和分型依靠组织学检查,分为 3 大类,共 15 型,每种类型根据免疫荧光表现和电镜下特征进行区分。

治疗 MGRS 旨在延长肾脏生存期和缓解肾脏疾病进展,而非直接延长生存期。治疗方案包括蛋白酶体抑制剂(如硼替佐米、卡非佐米),烷化剂(如马法仑、环磷酰胺),免疫调节剂(如沙利度胺、来那度胺),甾体激素(如地塞米松),单克隆抗体(如利妥昔单抗、达雷妥尤单抗)以及自体造血干细胞移植等。治疗策略应根据克隆类型("克隆导向"治疗)定制,针对特定的 B 淋巴细胞或浆细胞克隆进行干预。例如,对于浆细胞异常克隆的患者,可以采用多发性骨髓瘤的治疗方案,包括硼替佐米、环磷酰胺和地塞米松的联合治疗。CD38 单克隆抗体达雷妥尤单抗在初步研究中显示了良好的疗效。而对于表达 CD20 的 B 淋巴细胞克隆,基于利妥昔单抗的治疗方案是一种有效选择,可以单独使用或与环磷酰胺和地塞米松联用,或与苯达莫司汀联用。

目前,对于 MGRS 的治疗研究主要是基于单中心病例系列报道或队列研究。未来,需要更多高质量的研究来提供更明确的治疗指南,从而最大限度地提高患者的益处。

二、病历资料

1. 病史摘要

患者,男性,50岁;因"进行性骨痛3年,行走困难半年,发现蛋白尿1月"入院。

3年前,患者无明显诱因出现双踝疼痛,活动后加重,休息后缓解,未予重视。2年前,疼痛累及双下肢,不能继续从事日常工作。1年前,疼痛累及全身,以胸廓及双下肢明显,另伴乏力,日常生活尚可自理。半年前,疼痛、乏力加重,需要在支具辅助下方可行走。期间患者辗转当地多家医院接受"腰椎间盘突出"相关治疗,症状无缓解,辅助检查结果提示血尿酸93 μmol/L,血磷0.33 mmol/L;血常规、血沉、HLA - B27、抗O正常。4个月前,患者不慎从电动车上跌落,疼痛剧烈,遂卧床1个月,来我院疼痛就诊,完善检查提示低血钾、低血磷、低血尿酸、高碱性磷酸酶;行^{68}Ga - PET/CT检查,提示胃部肿块伴示踪剂高摄取,考虑"肿瘤相关骨软化症"可能,于我院胃肠外科行手术切除,术中及术后病理均提示该肿物为异位胰腺,同时术后血磷无改善。为明确低磷原因,患者于我院骨质疏松与骨病专科就诊,查24 h尿蛋白定量7.71 g,血肌酐83.7 μmol/L,尿蛋白(++),尿葡萄糖(++++),拟"继发性Fanconi综合征"转诊至肾内科。

自起病以来,体重下降10 kg。

个人史:患者职业为煤矿工人,有长期吸烟及饮酒史,否认慢性病及家族史。

入院查体:神志清楚,一般情况可,轮椅推入,无法独立行走,巨舌(-),无皮损。颅神经(-)。肌力:双下肢3级,右上肢4-级,左上肢4+级;肌张力正常,共济运动正常,余无异常。

辅助检查:血常规无明显异常。尿常规:未见管型,pH 6.0,蛋白(++),葡萄糖(++++),余均正常。糖化血红蛋白:4.9%。血生化:总蛋白61.5 g/L,白蛋白45.7 g/L,γ球蛋白6.0%,AST 39 U/L,ALT 303 U/L↑,γ-谷氨酰酶129 U/L↑,总胆红素24.7 μmol/L↑,直接胆红素6.5 μmol/L↑,肌酐93.6 μmol/L↑,血钾3.07 mmol/L↓,血磷0.49 mmol/L↓,血钙2.26 mmol/L,二氧化碳19.3 mmol/L↓,余正常。骨代谢相关:β - CTX 3 454 ng/L↑,骨钙素40.32 ng/mL↑,甲状旁腺素12.06 pg/mL↑,25 -羟维生素D 13.01 ng/mL↓。血气分析:pH 7.31,PaCO$_2$ 34.7 mmHg,BE -8.8 mmol/L,尿β_2微球蛋白17 233 μg/L↑。

骨穿及活检:浆细胞比例12%,以成熟浆细胞为主;造血组织增生活跃,浆细胞散在可见。

血清免疫固定电泳:κ轻链可见单克隆条带。24 h尿检、补体、血清免疫球蛋白定量、血游离轻链、尿轻链检查结果如表85-1～85-5所示。

表85-1　24 h尿检

项目	结果	单位	参考值
尿蛋白定量	7.71↑	g	
尿钾	86.8	mmol/d	25～100
尿钙	18.24↑	mmol/d	18.24
尿磷	37.23	mmol/d	16.15～41.98
尿酸	4 464	μmol/d	1 460～4 880
尿糖	330.84↑	μmol/d	0.00～2.8

表 85-2　补　体

项目	结果	单位	参考值
C1q	95	mg/dL	159～233
C3	0.87 ↓	g/L	0.9～1.8
C4	0.17	g/L	0.1～0.4

表 85-3　血清免疫球蛋白定量

项目	结果	单位	参考值
IgG	4.22 ↓	g/L	7～16
κ 轻链	1.24 ↓	g/L	1.7～3.7
λ 轻链	0.52 ↓	g/L	0.9～2.1
IgA、IgM	低于可检出水平		

表 85-4　血游离轻链

项目	结果	单位	参考值
κ	1 200 ↑	mg/L	6.7～22
λ	12.5(κ/λ=95.8)	mg/L	6.3～27

表 85-5　尿轻链

项目	结果	单位	参考值
κ	1 560 ↑	mg/L	0～7.1
λ	21.1 ↑	mg/L	0～4.1

X 线片:(胸腰椎、双侧股骨)退变,轻度骨质疏松,骨盆假骨折可能。^{68}Ga-PET/CT:胃体局部结节影,约 2.4 cm×1.6 cm,边缘光滑,向胃壁外凸起,放射性摄取异常增高,多发肋骨骨折(图 85-1、图 85-2)。骶髂关节 CT:双侧髂骨近骶髂关节假骨折。骨扫描:多发肋骨骨

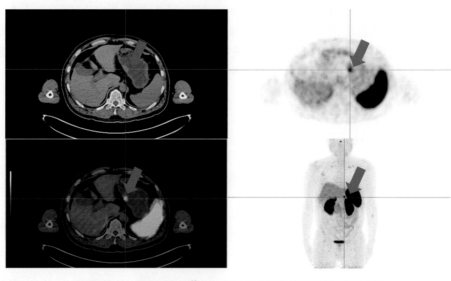

▲ 图 85-1　腹部 CT 及 ^{68}Ga-PET/CT 胃肿物伴示踪剂高摄取

折,全身多发骨代谢异常活跃灶(图 85-3)。

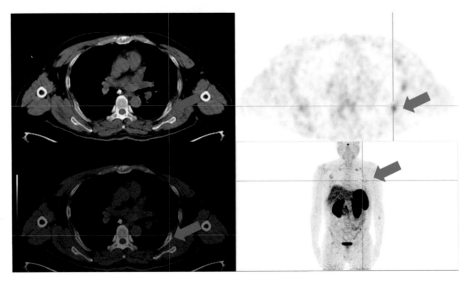

▲ 图 85-2　胸部 CT 及^{68}Ga - PET/CT 肋骨多发骨折

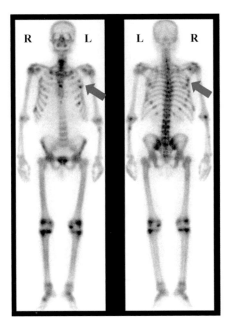

▲ 图 85-3　骨扫描:多发肋骨骨折

　　肾脏病理:光镜下可见近端小管细胞肿胀,周围炎细胞浸润,未见晶体形成及管型,小球正常(图 85-4)。免疫荧光可见近端肾小管胞浆 κ 不规则沉积,无 λ 沉积(图 85-5)。电镜下可见近端小管上皮细胞肿胀,小管细胞内溶酶体增加、肿胀,无晶体形成,κ 标记的胶体金颗粒于溶酶体内沉积(图 85-6);自身免疫抗体均正常。余检查结果均正常。

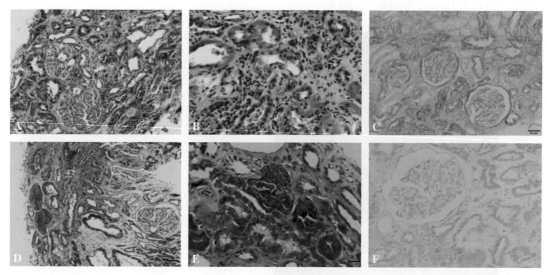

▲ 图 85-4　光镜表现（×200）

（A—B）HE 染色，小管间质炎细胞聚集，小管上皮细胞肿胀，部分刷状缘脱落，无晶体形成；（C）PAS 染色，小管上皮细胞浅染；（D—E）Masson 染色，小管上皮嗜复红物质沉积、无淀粉样蛋白沉积；（F）刚果红染色（−）。

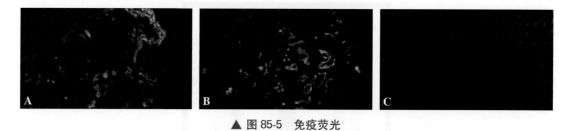

▲ 图 85-5　免疫荧光

（A）κ 轻链呈颗粒样沉积于小管上皮细胞；（B）肾小球 κ 轻链（−）；（C）λ 轻链（−）。

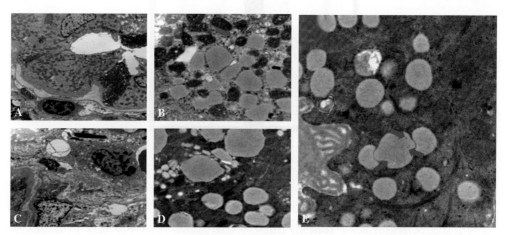

▲ 图 85-6　电镜及免疫电镜

（A，C，E）小管细胞肿胀，存在大量溶酶体及内体；（B）κ 标记的胶体金电子致密物沉积于溶酶体；（D）鲜有 λ 标记的电子致密物沉积。

2. 疾病的演变过程和抢救经过

该患者同时存在肾小管功能受损、低磷骨软化症、单克隆丙种球蛋白血症,涉及多个器官、系统,病情复杂,邀请多学科协助诊治。

血液科建议:患者存在单克隆丙种球蛋白血症,但无高钙血症,肾脏滤过功能正常,骨穿提示浆细胞比例12%,尚不满足多发性骨髓瘤诊断,建议行对侧髂骨穿刺,完善骨穿、活检及流式细胞检测。

核医学科建议:该患者无骨溶解及椎体压缩性骨折等典型骨髓瘤表现,建议完善脊柱及骨盆 MR 检查,进一步鉴别骨髓瘤相关骨损害。

骨质疏松与骨病专科建议:患者存在肾小管酸中毒、低钾血症、低磷血症,尿检提示肾性糖尿、肾耗磷,可予以骨化三醇促进尿磷重吸收,密切监测肾滤过功能、血磷、血钙及甲状旁腺素水平,必要时可口服补磷;另予以枸橼酸钾纠正酸中毒及低钾血症。

肾内科科内讨论:根据该患者的临床表现、实验室检查、影像学以及肾脏病理结果,单克隆 κ 轻链相关的近端肾小管损害较为明确,但无高钙血症、肾功能不全、骨损害、贫血,同时骨穿浆细胞比例<60%,需进一步完善骨穿、流式细胞检查、脊柱 MR 检查等以明确诊断。

根据多学科诊疗建议,对患者完善相关检查,结果回报如下:第二次骨穿示浆细胞比例13%;流式细胞检查示 5.2% 单克隆浆细胞,且伴免疫表型异常;脊柱 MR 示部分颈椎、腰椎、椎间盘膨隆,椎体退变;多个椎体信号不均。骨盆 MR:退变,骨质信号欠佳,双侧髂骨皮质不连续。

3. 治疗结果及预后

予以骨化三醇、枸橼酸钾口服液纠正酸碱失衡、电解质紊乱,另予硼替佐米＋地塞米松(BD)方案化疗,依帕司他、甲钴胺预防神经病变。目前患者已完成 3 周期 BD 方案治疗,患者 24 h 尿蛋白由 7.71 g 下降至 2.55 g,血游离 κ 轻链由 1 200 mg/L 下降至 588 mg/L,尿游离轻链由 1 560 mg/L 下降至 1 040 mg/L,已经显著改善;血肌酐水平、血红蛋白正常,低钾血症、酸中毒已得到纠正,血磷水平维持在 0.6 mmol/L 左右。患者诉疼痛、乏力较前好转。

4. 诊治流程图

具有肾脏意义的单克隆丙种球蛋白血症诊治流程如图 85-7 所示。

三、讨论与小结

单克隆丙种球蛋白血症(MGRS)是一种相对较新定义的疾病实体,由国际肾脏病与单克隆丙种球蛋白病研究组(IKMG)于 2012 年提出。MGRS 的核心特征在于血液系统中存在不需要治疗的肿瘤,而肾脏损伤明显与单克隆丙种球蛋白相关。这种病因的明确性区别于意义未明的单克隆丙种球蛋白血症(MGUS),后者虽然也以血液中单克隆蛋白的存在为特征,但不伴随具体器官损伤。MGRS 的诊断和治疗挑战在于其独特的病理生理机制,包括单克隆免疫球蛋白的直接沉积、补体系统激活、细胞因子分泌及单克隆自身抗体的产生等多种途径。

MGRS 的预后相较于 MGUS 而言较差,肾脏功能衰退迅速,复发率高,且对治疗的反应不佳。治疗上,尽管已采取了包括蛋白酶体抑制剂、烷化剂、免疫调节药物、甾体激素、单克

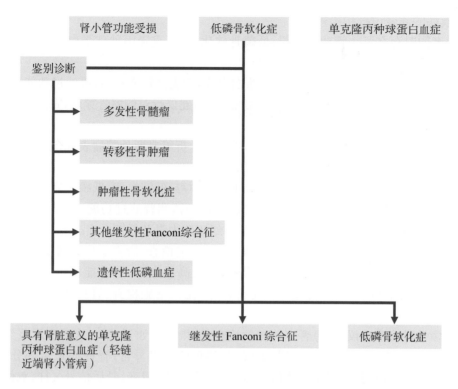

▲ 图85-7　具有肾脏意义的单克隆丙种球蛋白血症诊治流程图

隆抗体和自体造血干细胞移植等多种手段,但治疗效果仍然有限,部分原因可能在于治疗主要是"克隆导向"的,即针对异常克隆的B淋巴细胞/浆细胞进行干预,这要求对疾病机制有深入的理解和准确的诊断。

在鉴别诊断方面,MGRS需要与多种其他疾病区分,包括多发性骨髓瘤(multiple myeloma,MM)、转移性骨肿瘤、肿瘤性骨软化症(tumor induced osteomalacia,TIO)以及其他原因引起的Fanconi综合征等。这些疾病均可表现为肾脏损伤和(或)骨骼病变,但其病因、治疗和预后各不相同。因此,准确诊断MGRS不仅需要依赖组织学检查,还需要综合患者的临床表现、实验室检查结果及影像学资料,以排除其他病因。

总的来说,MGRS的特殊性在于其独特的病因机制和临床表现,以及治疗上的挑战。MGRS的研究仍处于初级阶段,目前的治疗方案主要基于对多发性骨髓瘤等相关疾病的理解。然而,由于MGRS具有高复发率和对治疗的低响应性,未来的研究需要更加深入地探索其病理生理机制,以发展更为有效的治疗策略,提高患者的生存率和生活质量。此外,鉴于MGRS与多种其他疾病在临床表现上的相似性,加强对此类疾病的鉴别诊断能力,也是提高治疗效果的关键。

四、科主任点评

MGRS是一种新型疾病,自2012年提出以来,涵盖多个学科,对临床医生而言较为陌生。本病例典型地展示了MGRS的临床表现、实验室和影像学检查以及肾脏病理,对于提升医生对 MGRS 诊治的认识具有重要教育意义。患者经过 3 个周期的 BD 化疗方案后,血液学表现显著改善,尿蛋白减少,肾功能正常,预后良好。患者化疗耐受性好,计划继续治疗至 6～8 周期,必要时考虑加用来那度胺或达雷妥尤单抗以优化治疗效果。对症治疗改善了血钾和酸中毒,血磷虽有所提高,但仍需继续监测和治疗,必要时可考虑口服补充中性磷,定期随访以评估治疗效果和调整治疗方案。

五、参考文献

［1］ Leung N, Bridoux F, Hutchison C A, et al. Monoclonal gammopathy of renal significance: when MGUS is no longer undetermined or insignificant［J］. Blood, 2012,120(22):4292-4295.

［2］ Leung N, Bridoux F, Batuman V, et al. The evaluation of monoclonal gammopathy of renal significance: a consensus report of the International Kidney and Monoclonal Gammopathy Research Group［J］. Nat Rev Nephrol, 2019,15(1):45-59.

［3］ Leung N, Bridoux F, Nasr S H. Monoclonal Gammopathy of Renal Significance［J］. N Engl J Med, 2021,384(20):1931-1941.

［4］ Klomjit N, Leung N, Fervenza F, et al. Rate and Predictors of Finding Monoclonal Gammopathy of Renal Significance (MGRS) Lesions on Kidney Biopsy in Patients with Monoclonal Gammopathy［J］. J Am Soc Nephrol, 2020,31(10):2400-2411.

［5］ Fermand J P, Bridoux F, Dispenzieri A, et al. Monoclonal gammopathy of clinical significance: a novel concept with therapeutic implications［J］. Blood, 2018,132(14):1478-1485.

［6］ Fermand J P, Bridoux F, Kyle R A, et al. How I treat monoclonal gammopathy of renal significance (MGRS)［J］. Blood, 2013,122(22):3583-3590.

［7］ Zand L, Rajkumar S V, Leung N, et al. Safety and Efficacy of Daratumumab in Patients with Proliferative GN with Monoclonal Immunoglobulin Deposits［J］. J Am Soc Nephrol, 2021,32(5):1163-1173.

［8］ Kastritis E, Theodorakakou F, Roussou M, et al. Daratumumab-based therapy for patients with monoclonal gammopathy of renal significance［J］. Br J Haematol, 2021,193(1):113-118.

作者:范瑛、汪年松
审阅专家:章振林

案例 86

尿毒症合并尿源性脓毒血症休克

一、疾病概述及诊疗进展

尿源性脓毒血症是由尿路感染引起的脓毒血症,其临床特征表现为全身炎症反应、器官功能障碍、持续性低血压及组织缺氧。尿源性脓毒血症十分凶险,具有起病急、进展快的特点,给患者可造成严重损害,住院患者病死率可高达 17.9%～27.8%,是泌尿系疾病中常见的急危重症。

普通的泌尿系统感染在某些危险因素的影响下可以迅速发展成尿脓毒血症,这些因素包括全身因素和局部因素,全身因素如高龄、糖尿病、免疫抑制(移植、化疗后、长期使用糖皮质激素),局部因素如尿路结石、尿路梗阻、神经源性膀胱和泌尿系统内镜手术等。

1. 尿源性脓毒血症的诊断标准

满足以下 2 个条件即可诊断:①根据实验室检查明确诊断存在泌尿系感染;②脓毒症相关性器官功能衰竭评价(SOFA)≥2 分,或快速 SOFA(qSOFA)(由呼吸≥22 次/min、意识状态变化、收缩压≤100 mmHg 3 项组成)符合 2 项及以上,即 qSOFA≥2 分也可诊断。

通常将尿源性脓毒血症分为 3 个阶段:

(1) 全身炎症反应综合征(SIRS)。满足以下条件中的 2 个即可诊断为 SIRS:①体温>38℃或<36℃;②心率>90 次/min;③呼吸频率>30 次/min 或 $PaCO_2$<32 mmHg;④白细胞计数>$12×10^9$/L 或<$4×10^9$/L,或者未成熟细胞>10%。

(2) 脓毒血症。脓毒血症由 SIRS 发展而来,由于感染导致炎症反应进一步扩大或加重而出现威胁生命的器官功能障碍,患者此时往往出现意识改变,收缩压≤100 mmHg。

(3) 感染性休克。感染性休克是在脓毒血症的基础上合并严重的循环、细胞、代谢紊乱,其病死率远高于脓毒血症。其临床特征为:动脉血压需血管加压药物维持下才能达到 65 mmHg,血清乳酸水平>2 mmol/L 或 18 mg/dL,有效血容量减少、组织器官灌注异常。

2. 尿源性脓毒血症的治疗

尿源性脓毒血症的治疗需联合治疗,包括维持血压、呼吸等生命支持、抗感染治疗和去除病因(解除尿路梗阻)等。

3. 上尿路梗阻引起的尿脓毒血症

上尿路梗阻的常见原因有输尿管结石和输尿管管外压迫(如妊娠、盆腔肿瘤),约 1/10 的尿源性感染性休克与泌尿道梗阻有关,有梗阻的尿源性感染性休克的病死率可达 27.3%。对于合并梗阻的尿源性脓毒血症患者应在 12 h 内进行引流,引流方式主要是输尿管支架置入术和经皮肾穿刺造瘘术,选择依据综合参考梗阻严重程度和患者的一般身体状况以及医生擅长的方式,争取以最短时间、最小损伤达到引流效果。尿源性脓毒血症是泌尿道感染中十分危重和紧急的情况,需引起高度重视,及早地抗感染和解除梗阻在治疗中起关键作用。

二、病历资料

1. 病史摘要

患者,女,43 岁,因"维持性血液透析 6 月余,持续发热 9 天"入院。

患者入院前半年无明显诱因下出现上腹部不适,饱胀感,有恶心、食欲缺乏,呕吐 2 次,呕吐物为胃内容物,无腹痛、腹泻,无尿急、尿痛等其他不适,未予重视。后出现尿量减少,伴腰酸、腹胀加重,就诊于我院。查肌酐 2 121 μmol/L,尿酸 729 μmol/L,尿素氮 40.08 mmol/L,白蛋白 37 g/L,肝功能正常范围内,C 反应蛋白(CRP)105 mg/L,白细胞(WBC)12.7×10^9/L,血红蛋白(Hb)70 g/L,血小板计数(platelet count,PLT)293×10^9/L;急诊超声提示左肾重度积水、左肾实质菲薄,右肾中度积水,右肾皮质回声增强,双侧输尿管畸形可能。当日收入我科后完善上下腹 CT、泌尿系 CTU 等相关检查,提示双肾积水,双侧输尿管全程扩张,请超声科及泌尿外科会诊后表示暂不行经皮肾造瘘。予连续性静脉-静脉血液透析(continuous venovenous hemodialysis,CVVHD)联合 HA330 灌流清除毒素、平衡容量、积极抗感染、纠正贫血等治疗。病情平稳后行右侧颈内静脉长期管植入术后出院,出院后于我院门诊规律血液透析治疗、随访。

出院后 1 个月曾至外院泌尿外科行双侧输尿管支架植入术,术后解小便顺利,24 h 尿量约 1 500 mL,门诊监测肾功能,评估后考虑无法脱离透析,遂于出院后 5 个月于我科行动静脉内瘘成形术。本次入院前 9 天患者出现发热,体温最高 40.1℃,无畏寒、寒战,无咳嗽、咳痰,无尿频、尿急、尿痛,无恶心、呕吐,无头痛,于我院发热门诊就诊后予头孢曲松 2 g 及左氧氟沙星 500 mg 静滴,后未继续治疗。本次入院前两天再次因发热至我院发热门诊,查降钙素原(PCT)>100 ng/mL,PLT 45×10^9/L,Hb 49 g/L,先后予左氧氟沙星、头孢曲松钠、拜复乐等积极抗感染,同时予输悬浮红细胞 1 U 及巨和粒升血小板治疗,并由急诊收入我科进一步治疗。

患者入院时神志尚清,对答切题,精神烦躁,自主体位,发育正常,营养较差。慢性病容,头面部可见散在分布痤疮,右侧颈内静脉长期管固定在位,隧道口无红肿,无异常分泌物,全身皮肤黏膜无黄染,无瘀点、瘀斑,结膜苍白,无充血,眼睑水肿。双肺呼吸音粗,未及明显干、湿啰音。心率 80 次/min,律齐,各瓣膜听诊区未及病理性杂音。腹平软,腹部轻压痛,无反跳痛,肝脾肋下未及。肝区无叩击痛,肾区轻叩痛,肠鸣音正常,双下肢无水肿。

既往史:患者因梗阻性肾病于我院维持性血液透析治疗。血压升高 6 个月,最高血压 187 mmHg/134 mmHg,口服硝苯地平控释片降压,血压控制不佳。

2. 疾病的演变过程和抢救经过

入院第 1 天,一般情况差,精神极其烦躁,急诊查血常规示 WBC 19.5×10^9/L,Hb 72 g/L,PLT 5×10^9/L,PCT>100 ng/mL,入院当天予莫西沙星联合美罗培南 1 g q12 h 抗感染、重组人血小板生成素(特比澳)升血小板、白蛋白、氨基酸营养支持的同时即开始行持续床旁血液净化治疗,治疗中予甲磺酸萘莫司他抗凝。

入院第 2 天,复查 PCT 仍>100 ng/mL,IL-6 500.2 pg/mL,NT-proBNP>30 000 ng/L,BNP 2 370 ng/L,白蛋白 21.3 g/L,D-二聚体 48.99 mg/L FEU,PLT 9×10^9/L,与此同时急

诊血培养回报提示肺炎克雷伯菌感染(多粘菌素及替加环素敏感)。考虑患者脓毒血症,虽然 D-二聚体高,但血小板极低,继续予甲磺酸萘莫司他抗凝下行 CVVHD 治疗,治疗过程中予多巴胺及去甲肾上腺素同时维持血压。患者 CVVHD 治疗过程中出现持续心动过速,心率最快达 140 次/min,考虑患者病情极其危重,同时请泌尿外科、血液内科、超声科、感染病科、重症医学科、心内科、药剂科、神经内科多学科会诊。重组人血小板生成素升血小板的同时,护送至超声科,在超声科协助下紧急行双肾造瘘,双肾引流出大量脓性液体,术后即刻转入重症医学科密切监测患者病情变化,积极营养支持、抑酸护胃、纠正贫血的同时予美罗培南 0.5 g q6 h 静滴联合多黏菌素 500 000 U q12 h 抗感染治疗,期间患者血小板最低降至 $1×10^9$/L,予重组人血小板生成素升血小板的同时输注血小板、冰冻血浆、冷沉淀等血制品,经重症医学科密切监测 5 天后,患者病情渐趋至平稳后转回肾脏内科。

入院第 7 天,继续积极抗感染、加强营养支持、保持双肾造瘘管通畅,多黏菌素治疗 12 天后请感染科会诊综合评估病情后,予调整抗生素为替加环素联合哌拉西林/他唑巴坦抗感染,治疗期间定期复查培养患者的造瘘引流液常规及微生物情况,引流的同时 B 超监测患者双肾积水情况。

入院第 8 天,B 超提示右肾仍有积水,遂于积水部位再次行肾造瘘引流,患者住院期间出现左肾造瘘管脱落,脱落后复查 B 超提示再次出现左肾重度积水,积极行左肾造瘘引流,考虑患者尿路畸形,请泌尿外科会诊后行逆行输尿管造影,造影后见双侧输尿管畸形,右侧输尿管下端狭窄,无法放置双 J 管。为明确患者分肾功能,完善双肾 ECT 检查,提示双侧肾脏肾小球滤过功能重度减低,左肾 GFR 为 0.758 mL/min,右肾 GFR 为 1.083 mL/min,考虑患者残肾功能差,继续血液净化、抗感染、营养支持、纠正贫血、护胃等治疗。

3. 治疗结果及预后

患者经多学科会诊、抢救、积极抗感染、营养支持、纠正贫血、血液净化等治疗后病情好转后出院。出院时患者神志清楚,精神状态可,体温正常,营养状态较入院时明显改善,双肾造瘘引流液颜色清亮。嘱患者出院后注意保持双肾造瘘管在位通畅,口服磺胺甲噁唑继续抗感染治疗,考虑患者残肾功能差,存在再感染致脓毒血症致命风险,建议患者营养状况改善后泌尿外科行双肾切除术。治疗过程中 CRP、白细胞、血红蛋白、血小板、降钙素原变化如图 86-1～图 86-5 所示。患者肾造瘘治疗前后双肾 CT 变化如图 86-6 所示。

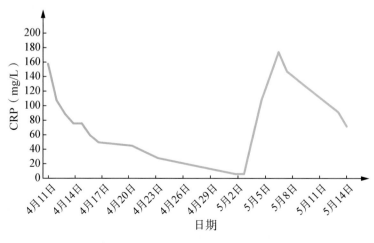

▲ 图 86-1　患者病程中 CRP 的变化情况

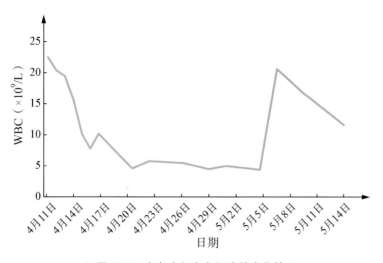

▲ 图 86-2　患者病程中白细胞的变化情况

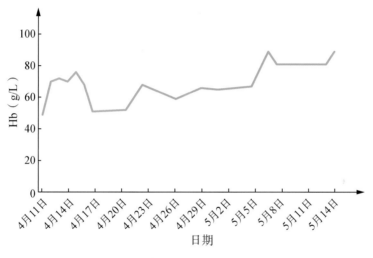

▲ 图 86-3　患者病程中血红蛋白的变化情况

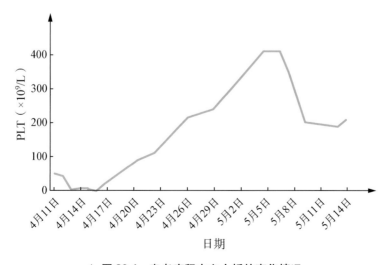

▲ 图 86-4　患者病程中血小板的变化情况

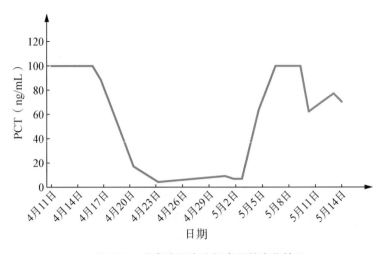

▲ 图 86-5　患者病程中降钙素原的变化情况

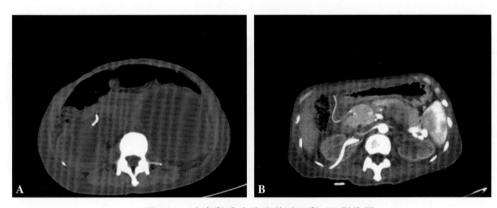

▲ 图 86-6　患者肾造瘘治疗前后双肾 CT 影像图

(A)治疗前;(B)治疗后。

4. 诊治流程图

尿毒症合并尿源性脓毒血症休克诊治流程如图 86-7 所示。

三、讨论与小结

尿源性脓毒血症是泌尿系疾病中常见的危急重症,多由输尿管结石、输尿管畸形、输尿管狭窄、输尿管肿瘤等致输尿管梗阻引起,患者出现输尿管梗阻后可继发尿路感染,同时使肾盂内压力升高,导致尿液中毒素、细菌等回流进入血液循环,进而导致全身性感染并刺激免疫系统释放炎症因子,进而形成瀑布样炎症反应,引发多器官衰竭。该患者为梗阻性肾病所致的慢性肾脏病(chronic kidney disease,CKD),入院时急诊查 PCT>100 ng/mL,PCT作为降钙素的前体,早在 1993 年就被首次提出作为细菌感染的标志物。它通常在机体被感染后 2~3 h 就开始上升,并在 24 h 后达到峰值。既往研究显示降钙素原可作为早期诊断脓毒血症的可靠生物标志物。与此同时,患者除贫血外同时出现血小板下降,既往研究表明血小板计数(PLT)与脓毒血症严重程度密切相关。脓毒血症患者中约有 20%~58%会出现血小板减少,其中严重的血小板减少约占 10%。PLT 降低是严重细菌感染或严重病毒感染的

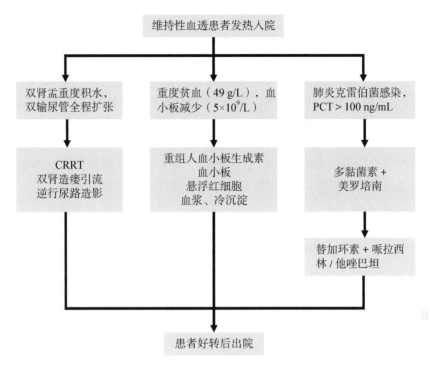

▲ 图 86-7　尿毒症合并尿源性脓毒血症患者诊治流程图

共同标志,下降的程度往往与脓毒血症的严重程度、器官功能障碍程度以及患者的死亡风险相关。一项研究将血小板减少主要分为 3 个不同程度:轻度为 PLT 在$(100\sim150)\times10^9/L$,中度为 PLT 在$(50\sim100)\times10^9/L$,重度为 PLT$<50\times10^9/L$。研究表明,PLT 重度减少和极重度减少的患者与 PLT 正常的患者相比,第 30 天死亡的风险增加。该患者入院时 PLT 即为 $5\times10^9/L$,最低甚至为 $1\times10^9/L$,患者的 PCT 及 PLT 均提示患者处于急危重症状态,此时除需控制患者炎症的同时急需解除患者的尿路梗阻,而极低的 PLT 使得患者行肾造瘘的风险极高,权衡利弊的情况下,经多学科合作,患者紧急行肾造瘘成功后转入重症医学科以密切监测病情变化。患者梗阻解除时引流出的大量脓液证实患者感染的严重性,经多学科积极的治疗后,患者得以好转出院,而这个好转的结局也得益于连续性的血液净化治疗。既往研究显示,在感染性休克患者中,联合 CRRT 治疗患者的预后优于传统抗生素疗法的患者。

通过本次抢救,我们获得的经验包括以下几点:①危重症患者需积极监测患者的 PCT 及 PLT,因为这两者都可以反映患者的病情状态,两者结合更有助于监测患者的病情变化;②对于这种有自发出血风险的危急患者,行操作治疗时需权衡利弊,必要时多学科合作以寻求最大的治疗保障;③对于脓毒血症患者早期经验性抗感染治疗的同时尽早根据微生物培养的结果调整抗生素的使用,治疗过程中密切监测患者病情变化;④危重症患者需要给予积极的营养支持,对于这种脓毒血症患者全身消耗的情况下,尤其要保证患者足够的能量供应及营养支持。

四、科主任点评

尿源性脓毒血症属于急危重症,发生在维持性血液透析患者中则死亡风险更大。该患者入院时血小板极低,行血液净化治疗即使萘莫司他抗凝仍存在出血风险,但CRRT治疗也能帮助改善患者的内环境。患者梗阻性肾病为脓毒血症的病因,危急情况下需尽早解除梗阻,而血小板极低为肾造瘘的禁忌,但多学科协作为肾造瘘创造条件。脓毒血症患者需尽早启动经验性抗感染治疗,微生物结果回报后及时调整抗生素的使用,且治疗过程中需注意降阶梯治疗。梗阻性肾病尿量较多时如引流不畅可致脓毒血症反复,如残肾功能极差,可考虑病情允许时切除无功能肾以清除感染灶。危重症患者同时需关注患者的营养支持。总之,多学科合作、密切监测患者病情变化是患者治疗成功的关键。

五、参考文献

［1］ Rivera M, Viers B, Cockerill P, et al. Pre-and Postoperative Predictors of Infection-Related Complications in Patients Undergoing Percutaneous Nephrolithotomy［J］. J Endourol, 2016,30(9): 982-986.

［2］ Shankar-Hari M, Phillips G S, Levy M L, et al. Developing a New Definition and Assessing New Clinical Criteria for Septic Shock: For the Third International Consensus Definitions for Sepsis and Septic Shock (Sepsis-3)［J］. JAMA, 2016,315(8):775-787.

［3］ Assicot M, Gendrel D, Carsin H, et al. High serum procalcitonin concentrations in patients with sepsis and infection［J］. Lancet, 1993,341(8844):515-518.

［4］ Duncan C F, Youngstein T, Kirrane M D, et al. Diagnostic Challenges in Sepsis［J］. Curr Infect Dis Rep, 2021,23(12):22.

［5］ Kim S J, Hwang S O, Kim Y W, et al. Procalcitonin as a diagnostic marker for sepsis/septic shock in the emergency department: a study based on Sepsis-3 definition［J］. Am J Emerg Med, 2019, 37 (2):272-276.

［6］ Vardon-Bounes F, Ruiz S, Gratacap M P, et al. Platelets Are Critical Key Players in Sepsis［J］. Int J Mol Sci, 2019,20(14):3494.

［7］ Hui P, Cook D J, Lim W, et al. The frequency and clinical significance of thrombocytopenia complicating critical illness: a systematic review［J］. Chest, 2011,139(2):271-278.

［8］ Claushuis T A, van Vught L A, Scicluna B P, et al. Thrombocytopenia is associated with a dysregulated host response in critically ill sepsis patients［J］. Blood, 2016,127(24):3062-3072.

作者:胡海燕、盛晓华、汪年松

审阅专家:章振林

案例 87
尿毒症合并重症新冠肺炎

一、疾病概述及诊疗进展

慢性肾脏病(chronic kidney disease, CKD)特别是透析患者是新冠病毒易感和高发人群,且感染后重症的发病率和病死率高。美国 2020 年的全国数据库显示,无肾脏疾病患者的全因住院死亡率为 9.3%,进展期 CKD 患者为 20.6%,而透析患者高达 19.4%。与没有肾脏疾病的患者相比,维持性透析患者感染后预后较差。

既往研究显示,透析患者感染新型冠状病毒发生呼吸衰竭需要呼吸支持及需要转入重症监护病房治疗的比例更高。美国一项针对入院重症监护病房的新冠病毒感染患者研究显示,一半的透析和非透析依赖的 CKD 患者在重症监护病房入院后 28 天内死亡,而在没有 CKD 的患者中,这一比例为 35%。高龄、男性患者、合并冠状动脉疾病、心衰、慢性阻塞性肺病是患者死亡的独立危险因素。与其他患者相比,维持性透析患者需要更多的时间清除病毒。研究发现,超过 2/3 的患者在感染 20 天后核酸检测仍为阳性。尽管国外的研究提示接种 2~3 剂疫苗可以显著降低透析患者重症新冠肺炎的风险,但由于各种原因,很多透析患者并没有完成疫苗的接种;这也给透析患者合并新冠病毒感染的治疗带来了挑战。

尽管近年来针对新型冠状病毒的新型药物层出不穷,但是多数临床试验因各种原因都把进展期 CKD 及透析人群排除在外。目前针对透析合并新冠病毒感染的治疗多参考非透析人群。除了吸氧及呼吸支持等对症性治疗外,糖皮质激素、抗凝预防血栓事件是治疗的基础。白介素-6 受体拮抗剂被建议用于重症/危重患者及炎症标志物升高的住院患者。此外,也有少部分研究发现,减量使用口服小分子新冠病毒治疗药物在透析患者中是安全可行的。上海疫情流行的研究发现,在合并 CKD 的感染患者中,口服小分子新冠病毒治疗药物早期治疗患者的全因病死率较低,估算肾小球过滤率(eGFR)降低、口服小分子新冠病毒治疗药物治疗、重症监护病房入院、高敏 C 反应蛋白是患者全因死亡的独立危险因素。研究认为,早期启动口服小分子新冠病毒治疗药物治疗可显著降低新型冠状病毒合并严重 CKD 患者的全因病死率、使用有创通气和重症监护病房住院的风险。此外,国产抗新冠病毒药物VV116 也可显著降低重症和死亡风险。透析合并新型冠状病毒感染患者往往进展迅速,对于此类患者,需要及早启动抗病毒治疗,积极呼吸支持,密切监测生命体征,必要时转入重症监护病房进一步治疗。

维持性透析患者合并新冠肺炎的处理原则:积极生命支持特别是呼吸支持,及早启动抗病毒治疗,加强对并发症的预防及干预,加强床旁透析维持容量电解质酸碱平衡;对于危重患者,应及时转重症监护病房治疗。预防措施:加强对透析患者常见合并症如心衰、高血压、贫血的管理;宣教积极疫苗接种的必要性,以减轻 CKD、终末期肾病患者易感人群的不良后果风险。对于感染患者及早启动抗病毒治疗,密切监测患者生命体征。

二、病历资料

1. 病史摘要

患者,男,28 岁,因"腹膜透析 2 年,咳嗽、咳痰半月余"入院。患者两年前体检时查尿蛋白(＋＋＋),未予重视,后未定期复查肾功能及尿蛋白。体检 1 个月后患者无明显诱因下呕吐,每天 2 次,持续 1 周,伴腹胀,偶有左侧腰痛,伴食欲缺乏、少尿,无腹痛腹泻,无发热,无胸闷胸痛,无咳嗽、咳痰等症状,于当地医院就诊,查血肌酐 2 494 μmol/L,尿蛋白(＋＋＋),予开同护肾、醋酸钙降磷,改善贫血等治疗,并在局麻下行腹膜透析置管术。出院后患者规律腹透治疗,目前方案:2.5％ DAPD×4 袋,艾考糊精腹透液过夜,每日腹透超滤约 1 200 mL,无小便。半个月前患者无明显诱因下出现咳嗽,伴黄色痰,量少,伴齿龈增生明显,无发热,不伴盗汗、恶心、呕吐、腹痛、腹泻等不适,现为求进一步诊疗,收入我科。

既往史:高血压病史 2 年,目前口服氨氯地平＋阿罗洛尔＋可乐定＋诺欣妥,近期血压控制不佳,因牙龈增生明显,暂停钙通道阻滞剂类药物治疗。

否认烟酒史。否认家族病史及家族遗传病史。

2. 疾病的演变过程和抢救经过

入院第 1 天,完善相关检查。予阿罗洛尔＋诺欣妥＋可乐定降压、复方 α 酮酸片(开同)营养、司维拉姆降磷、罗沙司他改善贫血、骨化三醇胶丸(罗盖全)补钙、阿托伐他汀调脂等对症支持治疗,舒普深抗感染,使用自动化腹膜透析(automated peritoneal dialysis,APD)加强超滤。因透析不充分,行右颈内静脉临时置管后行床旁连续性肾脏替代治疗(CRRT)。

入院第 4 天,因心衰血压控制不佳,予告病危,监护心电、血压、指末氧,强化降压治疗,退热等,抗感染由舒普深升级为美罗培南;APD 联合 CRRT 加强超滤;监测血常规、C 反应蛋白、肝肾电、凝血全套、心梗一套、NT - proBNP 等指标,密切关注病情变化。经积极治疗,患者病情好转,予以拔除右颈内静脉临时置管停 CRRT 改为 APD 治疗,并停病危。

入院第 20 天,患者新型冠状病毒核酸检测阳性,出现喘息、胸闷、气促,伴寒战,发热,体温 38.1℃。查看患者,心电监护示:脉搏 109 次/min,呼吸频率 25 次/min,血压 193 mmHg/144 mmHg,SpO$_2$ 波动于 40％～70％,查体双侧瞳孔等大,对光反射弱,双肺可闻及湿啰音,测血糖 7.2 mmol/L。予完善血检查,予异山梨酯、尼可刹米、洛贝林静推,急请呼吸科、重症医学科、感染科会诊,麻醉科气管插管,后患者气道反应明显,有大量咯血,并再次出现 SpO$_2$ 下降、心搏骤停,予以呼二联、阿托品＋肾上腺素＋利多卡因(心三联)反复静推,胸外按压,自主心率恢复。再次行右颈内静脉临时置管,暂停腹膜透析改为 CRRT 治疗,同时组织全院大会诊,予加强血透超滤、减轻容量负荷;控制血压;美罗培南＋卡泊芬净抗感染、抗真菌治疗;监测血气分析,维持酸碱平衡稳定;加强营养支持,密切观察病情变化。

入院第 28 天,患者呕咖啡色液体,量约 200～300 mL,消化科会诊考虑上消化道出血可能,予留置胃管,奥美拉唑肠溶胶囊(奥克)抑酸,生长抑素止血,输血对症治疗。转入 ICU

治疗,继续予镇静,抗感染、抑酸护胃,床旁 CRRT,积极生命支持等治疗,患者症状较前好转,呼吸机脱机成功。后转回肾脏内科,继续降压及营养支持,CRRT 加强超滤,并予降压、改善贫血及营养支持治疗。

3. 治疗结果及预后

治疗后患者体温恢复正常,血压平稳,无咳嗽、咳痰,复查炎性指标下降,NT‐proBNP 较前明显下降。经高流量吸氧过渡后改为鼻导管吸氧。复查床旁胸片提示肺部炎症及积液均较前明显吸收。后考虑患者腹膜透析不充分,予长期导管植入,改为血液透析加强超滤,后患者好转出院。治疗前后床旁胸片如图 87-1 所示。患者治疗过程中降钙素原、C 反应蛋白、NT‐proBNP 的变化分别如图 87-2～图 87-4 所示。

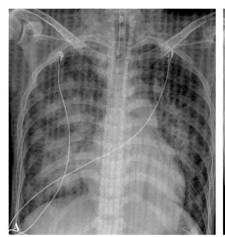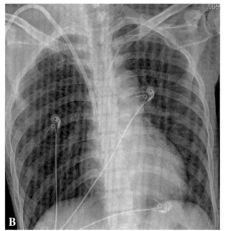

▲ 图 87-1　床旁胸片变化

（A)治疗前；(B)治疗后。

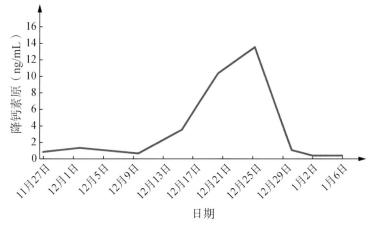

▲ 图 87-2　治疗过程中降钙素原变化

4. 诊治流程图

尿毒症合并重症新冠肺炎诊治流程如图 87‐5 所示。

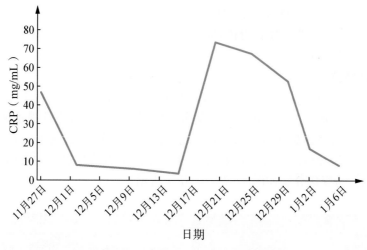

▲ 图87-3　治疗过程中C反应蛋白变化

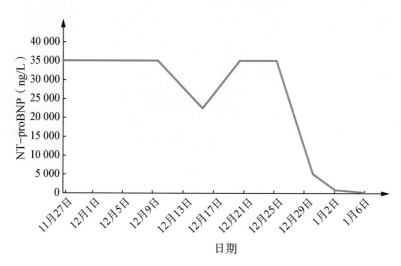

▲ 图87-4　治疗过程中NT–proBNP变化

三、讨论与小结

　　透析患者感染新冠风险远远大于正常人,且感染后预后欠佳,这可能和其常合并多种并发症以及免疫功能下降有关。英国肾脏疾病数据登记系统数据显示,与普通人群比较,感染新型冠状病毒透析患者的死亡风险显著增加(RR 45.4),往往在感染后迅速进展至病情恶化甚至死亡。透析患者感染新冠不仅症状重,进展速度也非常迅速。在国内,由于各种原因,维持性透析患者多数没有完成过强化新冠疫苗接种,很多患者从未接种过疫苗,这也是透析患者感染新冠后病情较重的原因。因此,透析合并新冠肺炎患者的治疗较为困难。

　　维持性透析患者特别是血液透析患者,由于需要每周3次在医院进行常规透析治疗,感染新冠的风险远高于普通人。而且透析常常合并低蛋白血症、营养不良,免疫功能低下,感染的风险和预后都显著高于正常人。国外研究显示,透析患者在接种疫苗后产生的免疫反应远远低于正常人,常需要3针疫苗的加强接种才能产生足够的抗体水平,达到降低重症率

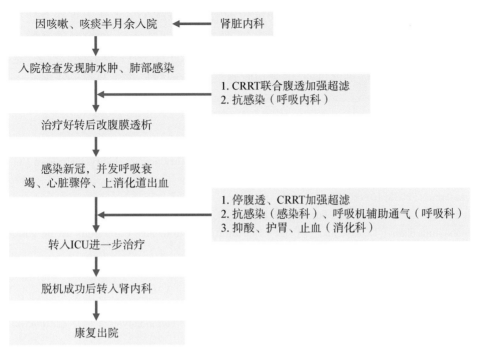

▲ 图 87-5　尿毒症合并重症新冠肺炎诊治流程图

及病死率的效果。但是，即使进行了疫苗的强化接种，由于新冠病毒的变异速度较快，既往疫苗的接种也会产生免疫逃逸。因此，建议组织开展多中心大样本透析患者的新型冠状病毒疫苗接种有效性和安全性的临床研究，提出指导意见，推进透析患者新型冠状病毒疫苗接种。目前，抗病毒药物在透析患者中的临床证据有限，多来自一些临床研究的亚组分析。国内外的研究发现，早期的抗病毒治疗能够显著降低患者重症肺炎的发生率及病死率。但是目前，没有针对透析患者合并新冠感染的治疗推荐相关的指南。

既往研究发现，高血压、冠心病、心衰及慢性肺病是透析患者死亡的独立危险因素。由于透析患者常合并症多，如果透析不充分特别是容量负荷重引起肺水肿也会加重呼吸衰竭。因此，在临床治疗中需要及时评估患者各种急慢性并发症，及时进行干预，以改善患者的预后。在该病例抢救过程中，患者由于腹膜透析不充分，血压控制极差，同时合并营养不良、肺水肿、心衰，这些急慢性并发症也是导致患者感染新冠后迅速进展的重要因素。对于透析不充分的患者，必要时及早加强透析，清除毒素，减轻容量负荷、加强营养支持都是以后需要注意的方向。只有对患者进行全面综合的管理，才能在以后的工作中，更好地处理此类患者。

四、科主任点评

维持性透析患者是新冠病毒感染的高危人群，患者感染后容易转为重症，病情进展迅速。对于透析人群，需要进行进一步宣教，加强疫苗接种；同时在疫情流行期间注意个人防护，避免感染。对于感染新冠肺炎的患者需要密切监测患者病情变化。对于腹膜透析的患者，必要时尽早改为血液透析，能更好地减轻容量负荷，维持水电解质酸碱平衡。在积极对症治疗基础上,及早启动抗病毒治疗可以减少患者转为重症及使用机械通气的概率,降低病死率。在治疗过程中,需要进行多学科会诊,注意其他系统并发症的预防及干预。对于生命体征不稳的患者,及早转入 ICU 进一步治疗。总之,透析合并新冠感染的患者疾病进展迅速,需密切监测患者生命体征,多学科综合管理。

五、参考文献

［1］He M, Wang Y, Li S, et al. Nationwide in-hospital mortality and morbidity analysis of COVID‐19 in advanced chronic kidney disease, dialysis and kidney transplant recipients ［J］. Front Med (Lausanne), 2023,10:1250631.

［2］Flythe J E, Assimon M M, Tugman M J, et al. Characteristics and Outcomes of Individuals With Pre-existing Kidney Disease and COVID‐19 Admitted to Intensive Care Units in the United States ［J］. Am J Kidney Dis, 2021,77(2):190-203. e1.

［3］Li P, Guan Y, Zhou S, et al. Mortality and risk factors for COVID‐19 in hemodialysis patients: A systematic review and meta-analysis ［J］. Sci Prog, 2022,105(3):368504221110858.

［4］Lingscheid T, Kinzig M, Kruger A, et al. Pharmacokinetics of Nirmatrelvir and Ritonavir in COVID‐19 Patients with End-Stage Renal Disease on Intermittent Hemodialysis ［J］. Antimicrob Agents Chemother, 2022,66(11):e0122922.

［5］Cai H, Yan J, Liu S, et al. Paxlovid for hospitalized COVID‐19 patients with chronic kidney disease ［J］. Antiviral Res, 2023,216:105659.

［6］国家肾病学专业医疗质量管理与控制中心,国家慢性肾病临床医学研究中心,肾脏疾病国家重点实验室.新型冠状病毒肺炎疫情防控期间血液透析质控专家共识[J].中华医学杂志,2022,102(26):1982-1986.

作者:许涛、尹建永、刘玉梅、汪年松

审阅专家:章振林

案例 88
高龄重症感染合并难治性心衰

一、疾病概述及诊疗进展

重症肺炎可出现显著的呼吸困难,同时存在严重的炎性状态,诱发其他器官功能衰竭,在慢性心、肾功能衰竭的患者中表现为心、肾功能的进一步恶化。双水平气道正压通气(bilevel positive airway pressure ventilation,BiPAP)呼吸机通过双向气道正压通气,在胸腔内造成正压,已被证实对合并中重度呼吸衰竭的心力衰竭(心衰)治疗有效。与传统氧疗相比,气道正压通气可有效减少呼吸窘迫和气管插管率。在急性呼吸衰竭和急性呼吸窘迫综合征的治疗中,无创呼吸机支持可改善氧合,同时保护肺和膈肌,减少气管插管和有创机械通气。通过高流量吸氧提供持续的呼气末正压,降低了呼吸窘迫时的吸气要求。高流量鼻导管吸氧被越来越多地使用在危重患者一线治疗中,期间严格的生命体征监测仍然是最重要的措施之一。

难治性心力衰竭指对传统的洋地黄、利尿剂、血管扩张剂、β-受体阻断剂等药物反应差,在休息期间仍有气急等症状,导致需反复住院治疗,在老年心衰患者中多见。正性肌力药物虽可有效改善呼吸困难症状和血流动力学稳定性,但未能明显改善预后,相反还可能因发生恶性心律失常导致病死率增加。重组人脑钠肽(recombinant human brain natriuretic peptide,rhBNP)可使全身动脉压降低,使肺毛细血管血压以及右房压降低,减轻心衰患者的呼吸困难症状,改善细胞氧供;拮抗去甲肾上腺素、内皮素以及醛固酮,扩张肾小球入球小动脉,促进钠排泄和利尿作用。血液透析技术是治疗难治性心衰最有效的治疗手段之一,通过超滤脱水,达到减轻心脏前负荷的目的,同时纠正合并的水电解质紊乱和酸碱失衡,可对人体内的毒素进行有效的清除。

该患者高龄、病重且合并症复杂,同时伴随血小板聚集和黏附功能障碍,因贫血、凝血因子减少及血管因素异常,表现为不同程度的出血倾向或出血症状(本例表现为消化道出血),因此血液透析时抗凝剂的选择是保证疗效及患者安全的重点。相较于普通肝素钠,枸橼酸钠抗凝用于高危出血倾向的持续性血液透析被证实安全可行,可用于深静脉留置导管的封管,局部应用不良反应发生率低,效果明确,广泛用于高危出血倾向的维持性透析。其产生抗凝作用的机制是枸橼酸根高浓度分布于肾皮质、肌肉组织及肝脏,参加机体三羧酸循环,迅速被代谢为碳酸氢根,通过可逆性配合作用降低血清钙离子浓度,阻断其参与机体凝血。因此,如果要恢复患者的凝血功能,只需加入足量的钙离子。

二、病历资料

1. 病史摘要

患者，女性，94岁，反复胸闷、气促8年。2021年5月1日凌晨突发胸闷、心悸、气急、端坐呼吸。急救车上出现寒战、高热。至我院急诊查血常规：快速C反应蛋白68.28 mg/L↑，白细胞34.3×10⁹/L↑，血红蛋白72 g/L↓，中性粒细胞百分比94.2%↑。胸部CT示：慢性支气管炎伴感染，双肺散在条索灶，两肺下叶间质增生；双侧胸腔内积液伴左肺下叶轻度膨胀不全。腹部CT示：①降结肠近脾曲肿块，内见支架影，局部淋巴结增大，网膜增厚，符合结肠癌表现；②胆囊未见明确显示，胆总管及肝内胆管轻度扩张，左肝管小结石可能，建议MRCP检查；③双肾萎缩，右肾低密度灶。尿白细胞800/μL。心电图提示：房性心动过速（伴房室传导阻滞），完全性右束支阻滞，ST段压低、T波改变。

既往史：长期留置导尿管，反复尿路感染；慢性支气管炎十余年；高血压病史9年，血压最高可达190 mmHg/105 mmHg；糖尿病史9年；慢性肾脏病6年，血肌酐170~250 μmol/L。心律失常史6年（阵发性房颤、房扑）。结肠恶性肿瘤史3年余，因高龄、基础疾病多，不能耐受手术及化疗，2019年因肠梗阻于肠镜下置入结肠支架。

2. 疾病的演变和抢救经过

立即收入病房，予以心电监护，告病危，吸氧，记出入量。痰培养提示耐药金黄色葡萄球菌，尿培养提示屎肠球菌，血涂片见G⁻杆菌，提示肺部、泌尿道及血源感染，予以美罗培南、利奈唑胺。由于感染导致心衰加重，NT-proBNP>12 500 ng/L，使用硝酸异山梨酯、大剂量利尿剂效果不佳，加用重组人脑钠肽（rhBNP）。5月10日气促加重，端坐呼吸，嘴唇发绀，予以BiPAP辅助通气。之后肾功能不全恶化，血清肌酐水平进行性上升，估算肾小球滤过率（eGFR）10.6 mL/min。出现少尿（400 mL/d）、全身水肿，合并高钾血症（血清钾6.56 mmol/L）、代谢性酸中毒。5月10日行心超示：①左心房扩大；②主动脉瓣瓣环老年性钙化伴反流（轻微~轻度）；③二尖瓣老年性钙化伴反流（轻度~中度）；④三尖瓣反流（轻度）；⑤肺动脉瓣反流（轻度）；⑥肺动脉压轻度增高；⑦未见节段性室壁运动异常。5月20日起行床旁连续性肾脏替代治疗（CRRT）。血透中突发SpO₂下降至74%，予以高流量吸氧纠正低氧。

近2~3年有间断下消化道出血，表现为新鲜血便，入院查血红蛋白最低46 g/L，输悬红细胞、血浆。患者凝血功能差，结肠肿瘤合并消化道出血，血透治疗中体外予以4%枸橼酸钠抗凝（240 mL/h），10%葡萄糖酸钙12 mL/h拮抗。5月27日左侧腹股沟穿刺处出现巨大血肿，超声提示假性动脉瘤。考虑病重，难以耐受手术，在超声定位下使用弹力绷带从血肿起始段开始将整个下肢环形包扎后抬高患肢。患者胃食欲缺乏，进食少许流质后就出现反复呕吐，查血清白蛋白29 g/L。6月2日重症医学科协助在超声引导下留置鼻肠管，予以胃肠减压，稳定后逐步开放肠内营养支持，同时输注人血白蛋白纠正低蛋白血症。6月20日患者出现发热，左侧腹股沟区血肿破溃出血，考虑血肿继发感染。于床旁扩大创口充分引流，并加压包扎，血肿逐步吸收。

3. 治疗结果及预后

6月20日起，患者无呕吐，进食无呛咳，胸闷、气促逐渐缓解，24 h尿量250 mL，一周3次维持性血透。普通鼻导管吸氧。SpO₂ 96%。左腹股沟区皮下出血逐步吸收，无肿胀。6

月21日床旁胸片：两肺炎症相较于5月20日明显吸收（图88-1）。相较于入院，出院时炎症指标下降，肾功能好转，高钾血症纠正，心衰指标好转，如表88-1所示。

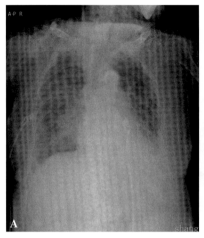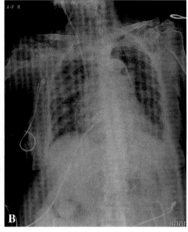

▲ 图88-1　床旁胸片

（A）5月20日，两肺多发炎症，双侧胸腔积液，心影增大；（B）6月1日，
两肺炎症较5月20日吸收，双侧胸腔积液，心影增大。

表88-1　入院和出院时炎症指标、肾功能、血清钾、NT－proBNP检测结果

项目	白细胞 （×10⁹/L）	中性粒 细胞（%）	CRP （mg/L）	降钙素原 （ng/mL）	肌酐 （μmol/L）	尿酸 （μmol/L）	血清钾 （mmol/L）	NT－proBNP （ng/L）
5月1日	34.3	94.2	68.28	2.860	219	733	6.56	24 600
6月21日	16.1	77.2	125.47	0.416	80	149	4.80	8 290

4. 诊治流程图

高龄重症感染合并难治性心衰诊治流程如图88-2所示。

三、讨论与小结

患者为高龄，病情危重、复杂，合并症多，我科联合其他多学科（重症医学科、肾脏内科、血管外科、放射介入科、药剂科、心内科），联合诊治抢救时间长达52天。

此次发病诱因为多重感染，包括泌尿系、呼吸道、血源性感染，培养见多重耐药 G＋及G－菌。患者有老年性心脏病、慢性心功能不全，因重症感染诱发心律失常（阵发性房颤、房扑、房速），消化道肿瘤、慢性消化道失血导致重度贫血，加重心衰。治疗上存在的矛盾：①重症感染，炎症指标异常升高，需要讨论制订抗炎治疗策略，防治二重感染。②给予常规洋地黄、利尿剂、硝酸酯类等抗心衰治疗手段后效果不佳，肾功能不全（eGFR 10.6 mL/min），部分抗心衰药物不能使用（如左孟西旦等）；同时合并心律失常，房颤、房扑及间歇性发作，严重窦性心动过缓（日间心率低至40次/min），考虑存在病态窦房结综合征，且合并支气管哮喘，不能使用β受体阻滞剂。由于窦缓间歇性发作且无晕厥发作等脑缺血症状，又考虑患者肿瘤终末期，以及家属的意愿，未安装起搏器。③患者有房颤、肿瘤、长期卧床，需抗凝治疗，但存在消化道反复出血、腹股沟血肿等禁忌证。

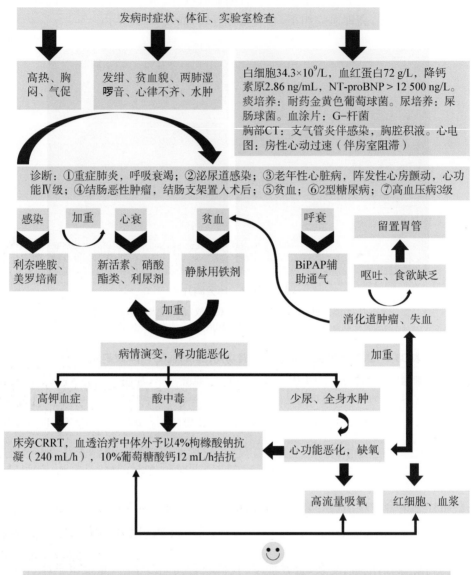

▲ 图 88-2　高龄重症感染合并难治性心衰诊治流程图

重症医学科会诊意见：广谱抗炎，覆盖 G＋（利奈唑胺）、G－（碳青霉烯类），反复微生物培养以及细菌二代测序（NGS），并与药剂师探讨抗生素的选择；肾小球滤过功能低下，监测血药浓度调整抗菌药物剂量；加强肠内营养支持，滋养肠道黏膜，防治肠道菌群紊乱，避免继发肠道感染；同时使用药物提高免疫力（胸腺肽、丙种球蛋白）。

该病例在早期急性心衰合并呼吸窘迫时，给予 BiPAP 辅助通气，有效改善了患者的缺氧状态。但后期又出现面罩漏气、腹胀、呕吐，故更换 BiPAP 面罩，改用高通量吸氧，保障供氧、气道正压支持的同时，耐受性更好，有效解决了面罩漏气，以及胃反流、误吸的风险。

因胃食管反流、呕吐，更换传统胃管为鼻肠管，经鼻肠管肠内营养可降低胃潴留发生率，提高热量摄入,降低呕吐、反流、误吸、腹泻、腹胀的发生率,安全性更好。

心衰经药物治疗(硝酸酯类、利尿剂、rhBNP),控制快速型心律失常(地尔硫䓬),效果不佳。遂行床旁血液透析,每日超滤量 2 000 mL。患者凝血功能障碍,予以输注新鲜血浆、凝血因子,同时血透时调整抗凝药:体外以 4%枸橼酸钠抗凝以及 10%葡萄糖酸钙拮抗。由于出血风险高(消化道肿瘤伴出血、腹股沟穿刺处形成血肿),不使用皮下注射抗凝药物。6 月10 日起血透时出现流量差,透析导管不畅,行右股静脉造影+穿刺置管+长期导管植入术,成功恢复血透导管血流。

腹股沟穿刺处巨大血肿伴感染,评估患者病情危重,无法耐受手术,在超声定位下使用弹力绷带从血肿近端开始将整个下肢环形包扎,并抬高患肢。腹股沟血肿局部引流,加强护理,治疗继发感染,血肿逐步吸收。

四、科主任点评

患者高龄,基础疾病多,多器官功能衰竭,病重复杂、危重,多学科团队(MDT)合作模式通过整合不同学科的专业知识,对疾病进行综合性诊治。重症医学科与药剂科在抗生素的选择和合理应用方面使炎症得到了良好的控制,去除了心衰的加重因素。此病例心衰的治疗,在传统药物治疗效果不佳后,肾脏内科予以床旁血透的介入,减轻容量负荷过重,改善了心功能。血管通路的建立是肾功能不全血液透析的前提,该病例选取一侧颈内静脉插管血透,另一侧颈内静脉用于静脉补液。然而长期中心静脉插管,可因一系列因素导致中心静脉局部狭窄,血流量降低。该病例同时存在心功能不全加重,透析导管血流量低,最终耗竭了双侧的颈静脉通路。肾脏内科和介入科联合行右股静脉造影,于股静脉内置入血透导管。股静脉留置长期血透导管的血流量、导管相关性感染和导管功能不良的发生率与颈内静脉置管无显著差异,是一种可行的替代方式。血管外科针对巨大血肿合并感染的保守处理方案成功避免了手术并发症的风险,也值得借鉴。

《2022 年 ACC/AHA/HFSA 心力衰竭管理指南》中,将心衰的治疗升级为"新四联"药物治疗:沙库巴曲缬沙坦(ARNI)、钠-葡萄糖共转运蛋白 2 抑制剂(SGLT-2i)、β受体阻滞剂和醛固酮受体拮抗剂(MRA),能够大幅度降低射血分数降低的心衰患者的病死率及再住院率。这一指南无疑给现阶段难治性心衰的治疗开辟了新纪元。

五、参考文献

[1] Masip J, Peacock W F, Price S, et al. Indications and practical approach to non-invasive ventilation in acute heart failure [J]. Eur Heart J, 2018,39(1):17-25.

[2] Grieco D L, Maggiore S M, Roca O, et al. Non-invasive ventilatory support and high-flow nasal oxygen as first-line treatment of acute hypoxemic respiratory failure and ARDS [J]. Intensive Care Med, 2021,47(8):851-866.

[3] Hothi D K. Managing heart failure in dialysis patients [J]. Pediatr Nephrol, 2021,36(8):2531-2535.

[4] Marques J, Duarte T I, Cotovio P, et al. Hemodialysis catheter heparin lock related bleeding: Hemorrhagic shock every other day [J]. J Vasc Access, 2022,23(3):455-457.

[5] Huang H M, Jiang X, Meng L B, et al. Reducing catheter-associated complications using 4% sodium

citrate versus sodium heparin as a catheter lock solution [J]. J Int Med Res, 2019,47(9):4204-4214.

[6] 王大云,向闻明.维持性血液透析患者局部运用高浓度枸橼酸钠抗凝治疗的疗效及安全性[J].四川医学,2012,33(3):496-498.

作者:邵琦、赵催春、黄引芳、杨露、杜冬梅、张倩、黄高忠

审阅专家:沈赞

急性胆源性胰腺炎(重症)

一、疾病概述及诊疗进展

急性胰腺炎(acute pancreatitis,AP)是多种病因引起胰酶激活,胰腺组织自身消化、水肿、出血甚至坏死的综合炎症反应。胆道因素引起的 AP 称为急性胆源性胰腺炎(acute biliary pancreatitis,ABP),近年来,随着肥胖和胆结石发病率的增加,其导致急性胰腺炎的发病率也在全球增加,在中国,ABP 约占到 AP 总数的 48.9%。本病起病急,进展迅速,易出现多器官功能不全。目前认为,胆管结石在向下迁移入十二指肠时,结石嵌顿于 Vater 壶腹部或 Oddi 括约肌,使该部位充血、水肿、痉挛及梗阻,从而阻塞胆胰管间的共同通道,出现胆汁反流及胰液流出障碍,进而造成胰管高压,损伤腺泡细胞而激活胰蛋白酶,并伴有炎症介质的释放,造成微循环障碍,导致胰腺及胰周组织水肿、出血、坏死等。

磁共振胰胆管成像(magnetic resonance cholangiopancreatography,MRCP)作为一种无创性检查方法,对胆管结石的检出率高,能识别出长径<3 mm 的胆管结石,还可以发现胰管破裂及胆胰管的解剖变异。超声内镜检查术(endoscopic ultrasonography,EUS)是胆管结石和微小结石最敏感和最具有特异性的诊断工具。EUS 还能够发现胰腺及胆管肿瘤和胰腺假性囊肿,并且可预测 AP 的严重程度。经内镜逆行胰胆管造影术(endoscopic retrograde cholangiopancreatography,ERCP)作为一种有效的影像学检查手段,诊断胰胆管疾病的准确率高,但是 ERCP 是一种有创检查,易出现穿孔、出血、胆管炎等并发症,且并发症的发生率高达 5%~10%,故单纯将其作为诊断手段仍有争议。随着内镜技术的发展和成熟,ERCP 以其所具有的损伤小、术后并发症发生率低、恢复快等优势,现已成为 ABP 的重要治疗手段。目前内镜技术主要包括 ERCP、内镜下十二指肠乳头括约肌切开(endoscopic sphincterotomy,EST)、内镜下鼻胆管引流(endoscopic nasal biliary drainage,ENBD)等。内镜治疗特别适用于伴胆管梗阻和胆管炎的 ABP 患者,可避免早期手术对机体造成的创伤。另外,对于病情危重、全身状态差、不能耐受手术的老人和孕妇,可首选内镜治疗解除梗阻,即使未能完全解除梗阻,也可通过放置 ENBD,通畅引流,缓解病情。内镜技术的优势是显而易见的,但也有其不足之处,结石残留及取石失败较为常见,此外,内镜操作会出现出血、穿孔等并发症,特别是 EST 后改变了胆、肠、胰的正常结构,引起胰-肠反流、胆-肠反流,极易引起胆管的感染。内镜治疗只是解决梗阻,但并未消除病因,若不及时处理胆囊病因,仍会有较高的复发率。因此,内镜治疗后应选择合适的时机行胆囊切除术。

二、病历资料

1. 病史摘要

患者,男性,67岁,因"腹痛1天"入院。否认既往胆结石及胆囊炎病史。入院体检:神清,气平。血压122 mmHg/72 mmHg,皮肤黏膜无黄染,无肝掌,无蜘蛛痣,全身浅表淋巴结无肿大。双肺呼吸音清,未及湿啰音,心率78次/min,律齐,无杂音。腹部膨隆,全腹无压痛、反跳痛及包块,肝脾肋下未及,移动性浊音(一),肠鸣音不亢,双下肢无水肿。辅助检查:血淀粉酶1705 U/L,尿淀粉酶5815 U/L。血常规:白细胞18.2×10⁹/L,血红蛋白163 g/L,中性粒细胞百分比93.4%,血钙2.15 mmol/L,谷丙转氨酶332 U/L,谷草转氨酶329 U/L,γ-谷氨酰酶325 U/L,碱性磷酸酶53 U/L,乳酸脱氢酶815 U/L,总胆红素60 μmol/L,非结合胆红素33 μmol/L,血沉7 mm/h。血清高敏C反应蛋白169.00 mg/L。急诊CT报告(图89-1):①急性胰腺炎;②胆总管末端小结石,胆囊炎可能;③双肾小囊肿;④腹腔少量积液。结合患者症状、体征及相关辅助检查,初步诊断考虑为:胆总管结石、急性胆管炎、胆囊炎、急性重症胆源性胰腺炎。

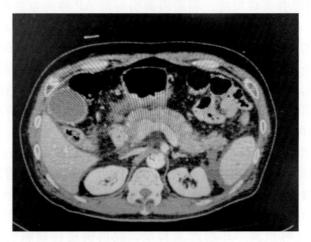

▲ 图89-1 入院CT图像

2. 疾病的演变过程和抢救经过

入院第1天,立即予以告病危,监护心电、指末氧。抑酶、抑酸、抗感染护肝及对症及支持治疗(包括在心功能允许条件下补充足够热量及液体,维持水电解质及酸碱平衡)。胃肠减压,同时联系外科、营养科、中医内科等多科会诊协同诊治。判定有急诊ERCP指征,充分告知患者及代理人行ERCP的目的及可能出现的风险,获取知情同意签字。

入院第2天,行ERCP、ENBD、胰管支架置入术(图89-2),同时完成空肠营养管置入术。根据ERCP术中所见,补充诊断胆总管多发结石伴胆管炎。术中预判病情危重,果断联系术后转入ICU治疗。

进入ICU时,患者已经开始出现神志淡漠,监护心率131次/min,血压83 mmHg/52 mmHg,呼吸25次/min,SpO₂ 83%。查体:昏睡,大声呼之可应。皮肤巩膜黄染,腹肌紧张,轻压痛,无反跳痛,双下肢无水肿。鼻胆管引流流畅,口腔中可吸出黄色液体。实验室检查:血气检验报告:pH 7.33,PaCO₂ 32.0 mmHg,PaO₂ 109.00 mmHg,乳酸2.10 mmol/L。床旁超声示:两下肺中等量B线,右侧中等量胸腔积液,左侧少量胸腔积液,两下肺肺不张;

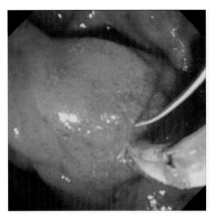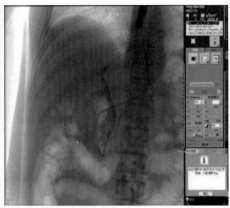

▲ 图 89-2　入院第 2 天行 ERCP

下腔静脉宽度约 0.8 cm;有少到中量腹腔积液;膀胱未见明显充盈。考虑存在感染性休克。处理措施如下:①开放中心静脉,快速补液,补充血容量,并申请输注血浆维持有效循环。②有创动脉监测,严密监测血压波动,若持续循环不稳定,可考虑行脉搏指示连续心排血量(pulse indicator continuous cardiac output,PiCCO)监测;予注射用哌拉西林钠他唑巴坦钠抗感染治疗,并送检相关培养。③严密监测尿量,床旁超声监测肾脏血流,酌情予肾脏替代治疗。④告知家属病情危重。

实验室检查提示:钙 1.41 mmol/L,总蛋白 52 g/L,白蛋白 26 g/L。纤维蛋白原 6.61 g/L,凝血酶原时间 18.9 s,D-二聚体 18.56 mg/L FEU。尿淀粉酶 3 643 U/L。BNP 57.00 ng/L。血淀粉酶 381 U/L。总蛋白 50 g/L,白蛋白 26 g/L,谷丙转氨酶 119 U/L,谷草转氨酶 35 U/L,总胆红素 36 μmol/L,尿素 28.3 mmol/L,肌酐 340 μmol/L,尿酸 346 μmol/L,血清脂肪酶 350.5 U/L。经上述治疗后,患者神志清楚,高流量氧疗(high-flow oxygen therapy)吸氧中(FiO$_2$ 55%),自主呼吸可。鉴于患者肌酐升高明显,尿量少,存在胸腔积液、腹腔积液、肾功能不全。当天开始行床旁连续性肾脏替代治疗(CRRT),并行胸腔引流+腹腔引流,积液均行常规生化+培养;后连续行床旁 CRRT 治疗(2 月 24 日、2 月 25 日、2 月 26 日、3 月 2 日、3 月 5 日),患者高凝,予分次输注(2 月 22 日、2 月 23 日、3 月 6 日)冰冻血浆,后患者逐渐病情稳定,各项指标好转。

术后 2 周,转回消化内科,尿量可、肌酐平稳后拔除血透管,胆汁培养见屎肠球菌。继续抗感染 1 周后行经内镜逆行胆道造影(endoscopic retrograde cholangiography,ERC)+内镜下十二指肠乳头括约肌切开(EST)+胆道塑料支架置入(图 89-3)。术后患者无腹痛、腹胀、呕血、黑便等不适,复查各项指标均好转:凝血酶时间 15.9 s,D-二聚体 1.37 mg/L FEU,总蛋白 89 g/L,白蛋白 45 g/L,谷丙转氨酶 91 U/L,谷草转氨酶 55 U/L,γ-谷氨酰酶 157 U/L,总胆红素 57 μmol/L,结合胆红素 10 μmol/L,尿 13.6 mmol/L,肌酐 150 μmol/L,尿酸 181 μmol/L,血淀粉酶 135 U/L,尿淀粉酶 141 U/L。血常规:快速 C 反应蛋白 19.01 mg/L,白细胞 7.2×10^9/L,血红蛋白 87 g/L,中性粒细胞百分比 74.3%。血钙 2.30 mmol/L,复查 CT 报告:①急性胰腺炎,周围多发渗出、小网膜囊包裹性积液形成;②鼻胆管引流中;③胆囊炎;④双肾小低密度影,双肾周少量渗出、肾周筋膜增厚;⑤腹腔少量积液;⑥附见双侧胸腔积液伴双下肺膨胀不全。

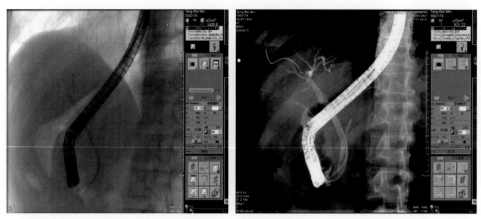

▲ 图 89-3 术后 3 周 ERC

3. 治疗结果及预后

患者于病情稳定 1 周后出院，门诊随访。

4. 诊治流程图

急性胆源性胰腺炎（重症）的诊治流程如图 89-4 所示。

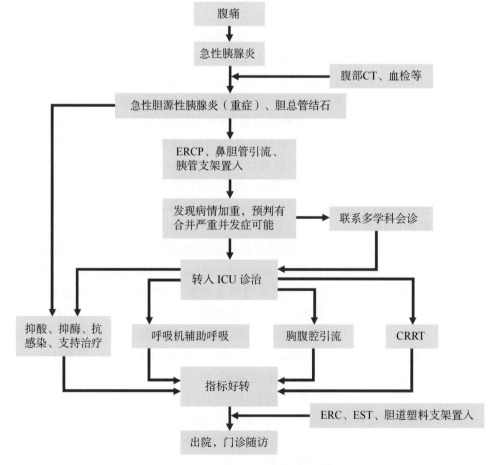

▲ 图 89-4 急性胆源性胰腺炎(重症)诊治流程图

三、讨论与小结

该患者入院后迅速完善各项相关检查，考虑诊断胆源性胰腺炎后积极予以生命体征监护，生长抑素维持抑酶，头孢曲松联合甲硝唑抗感染、质子泵抑制剂抑酸、多烯磷脂酰胆碱保肝及其他对症及支持治疗，在心功能允许条件下充分补充足够热量及液体，维持水电解质及酸碱平衡，同时给与胃肠减压。于入院次日行 ERCP 术，术中出现心率加快，术后转入 ICU。予以辅助呼吸，抑酸、抑酶、抗感染和积极对症支持治疗（输血浆、白蛋白、氨基酸、维生素等），并予以多次 CRRT，胸腹腔积液穿刺引流，待病情相对稳定后，拔除血透管，并再次行 ERC＋EST＋胆道塑料支架置入，术后患者无腹痛、腹胀、呕血、黑便等不适，出院随访。对于中重度 ABP 患者早期局部及全身症状较重，常合并器官功能衰竭，早期手术会出现较高的病死率。因此，现在多建议先行非手术治疗，随着内镜技术的不断发展，已越来越多地被应用，特别是对伴有急性胆管炎的患者，早期内镜治疗不但可以解除梗阻及通畅引流，还可以降低因早期手术而产生的较高病死率；待急性胆管炎症状缓解后，择期行胆囊手术及胰周坏死组织清除术显得至关重要。Fiocca 等认为，重症 ABP 患者入院 24 h 内急诊行 ERCP 与先行非手术治疗、72 h 内再行 ERCP 治疗相比，可明显降低病死率及并发症发生率。因此，重度 ABP 患者一经明确诊断，若无禁忌，可于 24 h 内急诊内镜治疗，以解除梗阻、改善全身症状。ABP 患者全身并发症包括全身炎症反应综合征、败血症、多器官功能障碍综合征、多器官功能衰竭和腹腔间隔室综合征，局部并发症包括急性胰周积液、急性胰腺坏死性积液、胰周坏死和胰腺假性囊肿。对于有败血症或器官衰竭且证实或怀疑坏死感染的患者，应立即开始干预。同时在诊治中，发挥收治科室为主、多学科联合诊治的特长优势，相互协作，对于重症患者尤其是伴有多器官功能衰竭的患者得到及时、有效的救治至关重要。

四、科主任点评

急性重症胆源性胰腺炎是消化内科临床常见的危重疾病，具有起病急、进展迅速、容易出现多种并发症的特点，严重危及患者生命。在该疾病的诊治过程中，必须处处体现"快和准"，即快速完善检查，快速明确诊断，快速给予相应药物及内镜治疗，同时准确判断当前病情严重度，准确预判病情趋势。本例患者在急性重症胆源性胰腺炎基础上合并多脏器衰竭，明确诊断后于 24 h 内进行 ERCP 干预，手术过程中预判患者病情可能加重，果断转入 ICU，及时给予药物、呼吸机辅助呼吸、CRRT、胸腹腔积液引流等，最后放置胆道支架后好转出院。在整个过程中，消化内科为主、多学科协同作战的模式充分发挥了在疾病诊治中的巨大优势，为今后类似疾病的诊治积累了宝贵的经验。

五、参考文献

［1］中华医学会消化病学分会胰腺疾病学组，《中华胰腺病杂志》编辑委员会，《中华消化杂志》编辑委员会. 中国急性胰腺炎诊治指南（2019·沈阳）［J］. 临床肝胆病杂志，2019,35(12):2706-2711.

［2］Shah A P, Mourad M M, Bramhall S R. Acute pancreatitis: current perspectives on diagnosis and management［J］. J Inflamm Res, 2018,11:77-85.

［3］Mandalia A, Wamsteker E J, DiMagno M J. Recent advances in understanding and managing acute pancreatitis [J]. F1000Res, 2018,7: F1000 Faculty Rev-959.

［4］孙力祺,金震东.内镜新技术在胆胰疾病诊断中的应用[J].临床肝胆病杂志,2018,34(3):467-472.

［5］Al-Mansour M R, Fung E C, Jones E L, et al. Surgeon-performed endoscopic retrograde cholangiopancreatography. Outcomes of 2392 procedures at two tertiary care centers［J］. Surg Endosc, 2018,32(6):2871-2876.

［6］Fiocca F, Santagati A, Ceci V, et al. ERCP and acute pancreatitis［J］. Eur Rev Med Pharmacol Sci, 2002,6(1):13-17.

作者:陈玮、达炜、朱金水
审阅专家:任涛

案例 90
急性化脓性胆管炎

一、疾病概述及诊疗进展

急性胆管炎是临床常见的急腹症之一。胆道结石和胆道梗阻是其主要发病原因。急性胆管炎病起病急,进展快,如进一步发展为急性化脓性胆管炎,其病死率高。根据患者的临床表现、影像学检查及实验室检查不难做出诊断。在明确诊断的基础上,积极的非手术治疗及外科干预是治疗关键。根据病因、病情的不同,需要考虑选择不同治疗方案,如内科抗感染保守治疗、经内镜逆行胰胆管造影术(ERCP)治疗、外科手术。保守治疗适用于早期,可适当地应用抗生素。根据病情发展和严重程度,再选择内镜或外科手术治疗,达到胆道减压引流的目的。但是,如果治疗延迟或病情进展太快,会导致感染性休克甚至死亡。

目前认为,胆道梗阻和细菌感染为急性胆管炎的最基本条件,常见的病因为:①胆道结石;②胆道寄生虫;③良性胆道狭窄(术后、急慢性胰腺炎、先天性异常等)及恶性胆道狭窄(胰腺癌、胆管癌等),胆道狭窄阻碍胆汁排泄。当胆道梗阻引起胆道内压力逐步增高时,胆管和肝血窦间的自然屏障会被破坏,肠源性细菌及内毒素逆行侵入肝血窦中,随血液流经全身引起肝脓肿、菌血症、毒血症、感染性休克、多器官功能障碍综合征,甚至死亡。

急性胆管炎的诊断需要根据临床表现、实验室检查和影像学检查结果综合判断。存在发热、黄疸和腹痛(Charcot 三联征)的患者应怀疑急性胆管炎。在更严重的情况下,急性梗阻性化脓性胆管炎患者可能会出现腹痛、寒战高热、黄疸、休克和精神症状(Reynolds 五联征)。《东京指南(2018)》是目前接受度最高的诊断标准,根据临床、实验室和影像学结果综合诊断。当存在全身性炎症[发热和(或)实验室检查数据]、胆汁淤积和影像学表现(胆道扩张)或影像学病因时,诊断明确。

患者一旦确诊为急性胆管炎,应立即进行控制感染、防治休克等支持治疗,及时纠正酸碱失衡和水电解质代谢紊乱。抗生素等支持治疗可以改善大多数程度较轻的急性胆管炎患者,若患者对补液等保守治疗方式反应较差,应立即实施急诊胆管引流措施。临床上常用的胆管引流方式包括:外科手术引流、ERCP 以及经皮经肝胆管穿刺引流术(percutaneous transhepatic cholangial drainage,PTCD)。目前多数学者认为,对急性胆管炎(acute cholangitis,AC)患者进行急诊胆管减压应遵循"救命第一、治病第二"的原则。尽量缩短手术时间,仅实施简单有效的胆道引流,待一般情况好转后再择期行根治性手术治疗。ERCP和 PTCD 在执行紧急胆道引流时,具有操作简单、快速的明显优势,为根治性的手术争取了宝贵时机。

二、病历资料

1. 病史摘要

患者,男性,61岁,因"上腹胀痛19天,皮肤巩膜黄染伴皮肤瘙痒2周,再发腹胀2天"入院。10天前因胆管多发结石在我科住院,行胆管多发结石ERCP取石。否认输血史。预防接种史不详。否认高血压病史、糖尿病病史、冠心病病史、慢性支气管炎病史、食物过敏史、药物过敏史、传染病史。有手术外伤史(患者曾因"阵发性房颤"行经皮环肺静脉电隔离术、经导管心脏冷冻消融术)。

入院体检:神清,气平。血压122 mmHg/78 mmHg,皮肤黏膜黄染,无肝掌,无蜘蛛痣,全身浅表淋巴结无肿大。双肺呼吸音清,未及湿啰音,心率80次/min,律齐,无杂音。腹部膨隆,全腹无压痛、反跳痛及包块,肝脾肋下未及,振水音(-),移动性浊音(-),肠鸣音不亢,双下肢无水肿。

院前辅助检查:血常规检验报告:快速C反应蛋白24.09 mg/L↑,白细胞15.3×10⁹/L↑,红细胞3.77×10¹²/L↓,血红蛋白117 g/L↓,细胞比积34.5%↓,中性粒细胞百分比89.2%↑;急诊诊化验提示γ-谷氨酰酶76 U/L↑,总胆红素(TBil)140 μmol/L↑,结合胆红素51 μmol/L↑,非结合胆红素25 μmol/L↑(表90-1)。急诊CT示:胆囊多发结石、急性胆囊炎,胆囊窝少许渗出(图90-1A)。MRCP检查结果示(图90-1B):胆囊结石、慢性胆囊炎,胆囊底小憩室;胆总管下段结石,胆总管壁轻度增厚伴强化,考虑炎性改变可能,伴肝内外胆管轻度扩张。超声内镜检查示:胆总管多发结石胆管壁增厚,慢性炎症可能慢性胆囊炎伴胆囊结石。ERCP内镜检查示(图90-2):胆管多发结石ERCP取石。

表90-1 实验室辅助检测化验报告变化

指标	结果						单位	参考
	8月24日白天	8月24日夜间	8月25日	8月28日	8月31日	9月4日		
C反应蛋白	24.09	45.4	102.21	/	/	/	mg/L	0.068~8.2
白细胞计数	15.3	17.1	21.8	8.1	9.7	6.1	×10⁹/L	3.5~9.5
中性粒细胞百分比	89.2	85.6	86.9	76.3	82.9	56	%	40.0~75.0
TBil	140	127	129	174	129	71	μmol/L	0~18

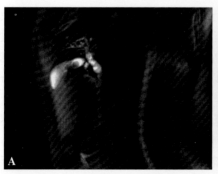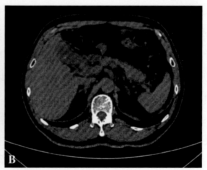

▲ 图90-1 入院前10天第1次ERCP前的检查图像

(A)CT;(B)MRCP。

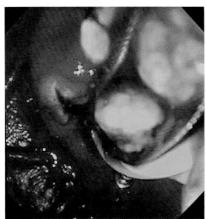
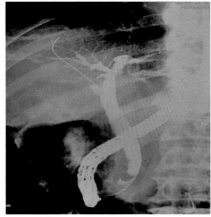

▲ 图 90-2 入院前 10 天第 1 次 ERCP 取石

综合患者症状、体征及相关辅助检查,初步诊断考虑为:①急性胆管炎;②梗阻性黄疸;③胆囊结石伴慢性胆囊炎急性发作;④肝囊肿;⑤心脏射频消融术后;⑥阵发性室上性心动过速;⑦轻度贫血;⑧低蛋白血症。

2. 疾病的演变过程和抢救经过

入院后立即予以抑酶、抑酸、抗感染护肝及对症和支持治疗(包括在心功能允许条件下补充足够热量及液体,维持水电解质及酸碱平衡)。同时联系肝胆胰外科会诊协同诊治。判定有急诊 ERCP 指征,充分告知患者及代理人行 ERCP 的目的及可能出现的风险,经知情同意签字后,于当日急诊行 ERCP(图 90-3),ERCP 术中 X 线片示:胆总管直径约 1.6 cm,胆管中部及下部可见数处絮状充盈缺损。以柱状扩张水囊扩张乳头口至 0.8 cm,创面少量渗血。以取石篮、取石气囊反复冲洗取出泥沙样黄色结石。取石后造影,充盈缺损影消失。循导丝置入直头鼻胆管,头端位于肝门部,可见有胆汁流出。

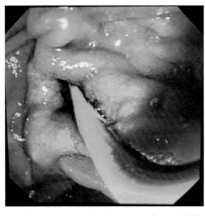
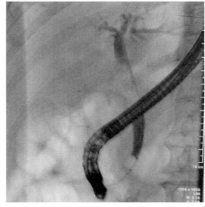

▲ 图 90-3 本次入院后急诊 ERCP 取石加鼻胆管引流

考虑患者存在胆囊结石伴慢性胆囊炎、慢性胆囊炎急性发作,经肝胆胰外科会诊,考虑转外科进一步行腹腔镜行胆囊切除术。转入外科后行腹腔镜中转剖腹探查术、胆囊切除术、腹腔粘连松解术,术中见胆囊充血水肿明显伴部分坏疽穿孔,大小 10 cm×3 cm×3 cm,张力大,胆囊颈管和壶腹部与胆总管粘连,结构不清,炎症较重,无法分离。故术中停止腔镜手术转开腹手术。探查腹腔见腹腔内少量腹水、渗出液。胆囊充血水肿明显伴坏疽穿孔,胆囊内扪及明显结石,胆囊与周围组织粘连,胆囊壁厚明显。胆囊积液,胆囊壶腹部巨大结石嵌顿,逐步游离,拟行将胆囊从胆囊床切除,结扎胆囊动脉,胆囊颈管水肿严重,逐步分离,Hemolock 结扎,确切止血。将胆囊完整切除,Winslow 孔处放置腹腔引流管一根引流。切下胆囊送病理检查。

3. 治疗结果及预后

临床症状体征、实验室检查及 CT 等检查提示好转后患者出院,门诊随访。

4. 诊治流程图

急性化脓性胆管炎诊治流程如图 90-4 所示。

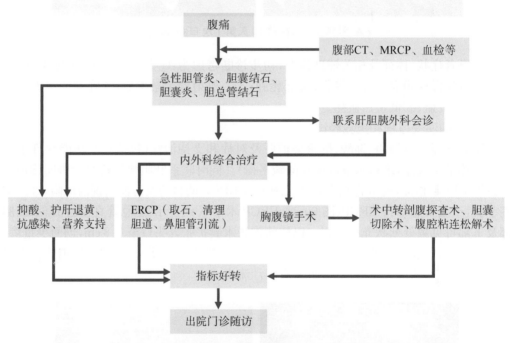

▲ 图 90-4 急性化脓性胆管炎诊治流程图

三、讨论与小结

胆囊结石、胆总管结石、急性胆管炎均是临床常见的胆道良性病变,常伴随发生,引起腹痛、寒战高热和黄疸等典型的 Charcot 三联征。如不及时治疗,病情可迅速发展,引起急性重症胆管炎、胆源性胰腺炎、感染性休克、多器官功能障碍等严重后果,甚至可导致患者死亡。

该患者入院后迅速完善各项相关检查,考虑诊断急性胆管炎后积极予以抗感染、质子泵抑制剂抑酸、保肝退黄及其他对症及支持治疗,在心功能允许条件下充分补充足够热量及液体,维持水电解质及酸碱平衡,于入院当日行急诊 ERCP 术,术中 X 线片示胆总管扩展,胆管中部及下部可见数处絮状充盈缺损。以柱状扩张水囊扩张乳头口,以取石篮、取石气囊反复冲洗取出泥沙样黄色结石,取石后造影,充盈缺损影消失,再循导丝置入直头鼻胆管,头端位于肝门部，可见有胆汁流出。内镜下胆道引流是急性胆管炎抗生素治疗效果较差的首选治疗方式。但 ERCP 并不是一项简单的操作，即使经验丰富的内镜医师对重症胆管炎患者实施 ERCP 仍然具有很大的风险。

四、科主任点评

　　急性胆管炎是临床常见的急腹症之一。如不及时治疗，病情可迅速发展，引起急性重症胆管炎、胆源性胰腺炎、感染性休克、多器官功能障碍等严重后果，甚至可导致患者死亡。在该疾病的诊治过程中，必须处处体现"快"和"准"，即快速完善检查、快速明确诊断，快速给予相应药物及内镜治疗，同时准确判断当前病情严重度，准确预判病情趋势。本例患者急性起病，明确诊断后于 24 h 内进行 ERCP 干预，诊治过程中请肝胆胰外科协助诊治，果断转入外科手术诊治，术后好转出院。在整个过程中，消化内科为主、多学科协同作战的模式充分发挥了在疾病诊治中的巨大优势，为今后类似疾病的诊治积累了宝贵的经验。

五、参考文献

［1］ Yokoe M, Hata J, Takada T, et al. Tokyo Guidelines 2018: diagnostic criteria and severity grading of acute cholecystitis (with videos)［J］. J Hepatobiliary Pancreat Sci, 2018,25(1):41-54.

［2］ 张凯. 急性梗阻性化脓性胆管炎诊疗的研究进展［J］. 临床与病理杂志,2020,40(7):1902-1907.

［3］ 张宇华. 急性胆道感染《东京指南(2018)》拔萃［J］. 中国实用外科杂志,2018,38(7):767-774.

［4］ 中华医学会消化内镜学分会 ERCP 学组,中国医师协会消化医师分会胆胰学组,国家消化系统疾病临床医学研究中心. 中国经内镜逆行胰胆管造影术指南(2018 版)［J］. 临床肝胆病杂志,2018,34(12):2537-2554.

［5］ 许兆祥. 微创技术在胆总管结石并发急性重症胆管炎的应用现状［J］. 临床医药文献电子杂志,2018,5(2):197-198.

作者：廖祥伟、郭静会、朱金水

审阅专家：任涛

小肠血管畸形破裂伴出血

一、疾病概述及诊疗进展

消化道出血多属内科常见急症,其包括上消化道出血、中消化道出血和下消化道出血,多数可通过胃镜或结肠镜检查明确病因,但仍有5%～10%通过常规胃肠镜检查不能明确出血来源,考虑为疑似小肠出血(small bowel bleeding,SBB)。小肠出血占消化道出血的5%～10%,主要疾病主要包括小肠血管畸形、小肠克罗恩病、小肠其他溃疡性病变、小肠肿瘤、小肠静脉瘤、小肠憩室及非甾体抗炎药相关性小肠黏膜损伤等。导致小肠出血的病变类型与年龄相关。毛细血管扩张和非甾体抗炎药继发小肠溃疡在40岁及以上的患者更为常见;年龄低于40岁者以克罗恩病和梅克尔憩室为主要病因;而小肠肿瘤(如胃肠道间质瘤、淋巴瘤、类癌、腺癌或其他息肉样病变)和Dieulafoy病变在年轻和年老人群中发病率相当。就全年龄段小肠出血病因而言,血管畸形最为常见,日本学者Yano-Yamamoto根据小肠血管病变的内镜下表现将其分为4类:①静脉/毛细血管病变伴或不伴渗血;②动脉病变;③动静脉畸形;④无法归入前述3类的病变。此外,门静脉高压导致的小肠异位静脉曲张及黏膜出血倾向是小肠出血的少见病因;其他引起小肠出血的罕见原因包括遗传性息肉病综合征、与获得性免疫缺陷综合征相关的卡波西肉瘤、普卢默-文森综合征、弹性纤维假黄瘤、埃勒斯-当洛综合征、过敏性紫癜、神经纤维瘤病和恶性萎缩性丘疹病等。

数字减影血管造影(DSA)对急性大量消化道出血的诊断率约为50%,对于经过积极复苏治疗血流动力学仍不稳定的大量小肠出血患者,应优先选择DSA诊治。大量活动性出血且血流动力学稳定者,也可行急诊小肠镜检查尽快明确出血原因并对检出的部分出血灶进行内镜下止血治疗,出血24 h内小肠镜检查的诊断率可达83%～100%。胶囊内镜可作为小肠少量出血患者的一线检查方法,以小肠镜作为金标准,胶囊内镜对疑似小肠出血的诊断准确率为41%～80%。小肠CT造影(computed tomography enterography,CTE)可全面显示消化道腔内外结构及病变,对炎症性病变、血管性病变、肿瘤性病变及消化道外病变累及消化道均有较好的诊断价值,可作为少量小肠出血的一线检查方法。核素扫描(99mTc-pertechnitate标记壁细胞)是检出胃黏膜异位的有效检查手段,适用于临床疑似由小肠胃黏膜异位引起的小肠出血。针对小肠出血的药物治疗研究有限,性激素类药物已被证实无效,生长抑素及其类似物和沙利度胺有一定疗效。

根据出血责任病灶的类型不同,小肠镜下可以采用金属夹夹闭、电凝、药物注射、药物喷洒等多种方法止血。若因持续大量出血导致生命体征不平稳者,应首选DSA联合介入治疗。经内科积极治疗仍有持续性出血伴生命体征不稳定时,需考虑急诊手术探查,同时联合术中内镜协助诊治。

二、病历资料

1. 病史摘要

患者,中年女性,因"反复黑便2年余,再次出现黑便5天"入院。患者于2年前无明显诱因下出现反复黑便8次,血红蛋白多数在100g/L左右,反复查胃镜示非萎缩性胃炎,肠镜未见异常。曾于长海医院行小肠镜检查示:保留幽门胰肠吻合术后;小肠镜检查未见明显异常。腹部增强CT(图91-1):①胰腺术后,左上腹小肠术后,未见异常强化病灶;②胆囊小息肉可能;③胃壁未见局限性增厚及异常强化;④子宫多发肌瘤可能大。发作时予质子泵抑制剂联合生长抑素等治疗可好转。此次再次出现黑便5天,每天1次,成形便,量少,无呕血,伴腹部隐痛、腹胀,伴心悸、头晕、乏力,无晕厥,无发热,无胸闷气促,自服凝血酶散,症状无好转。急诊查血常规:红细胞1.81×10^{12}/L↓,血红蛋白55 g/L↓,RBC血红浓度291 g/L↓。

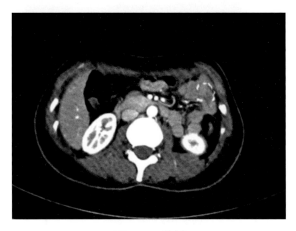

▲ 图91-1　腹部CT

入院查体:生命体征平稳,神志清醒,查体配合,对答切题,发育正常,体位自主。贫血貌,皮肤黏膜无黄染,无瘀点、瘀斑,肝掌(一),蜘蛛痣(一),全身浅表淋巴结未及明显肿大。颈软,无抵抗感,气管居中,双侧甲状腺未及肿大,颈静脉无怒张,肝颈静脉反流(一)。胸廓无畸形,双侧呼吸运动对称,呼吸音粗,未及明显干、湿啰音,心率90次/min,节律齐,未及早搏,未及明显杂音。腹部平软,见手术瘢痕,无腹壁静脉曲张,腹部无压痛,无反跳痛,全腹未及包块,肝肋下未及,脾肋下未及,移动性浊音(一),肝区叩痛(一),肾区叩击痛(一)。双下肢无水肿。生理反射正常,病理反射未引出。

既往史:曾因胰腺浆液性囊腺瘤行胰腺节段切除+胰肠Rou-en-Y吻合术;曾因消化道出血,中腹部小肠局部肠腔明显扩张,小肠吻合口粪块梗阻可能保守治疗;曾因下腹部巨大囊性灶,子宫肌瘤行卵巢囊肿+子宫肌瘤剔除术。

2. 疾病的演变过程和抢救经过

入院后完善血常规、肝肾功能、凝血功能、妇科激素水平、妇科超声、腹部增强CT等常规检查,予质子泵抑制剂、生长抑素、积极补液营养支持,积极输血纠正贫血等治疗,患者仍有消化道活动性出血,阴道流血,请妇产科会诊考虑阴道流血为绝经期月经紊乱所致,口服肾上腺色腙片后好转。为明确消化道出血的病因,经家属同意下再次行小肠镜检查(图91-2),并请麻醉科协助评估麻醉风险,术中见远端吻合口局部组织息肉样增生,一处有新鲜血痂附着及暗红色血迹,予钛夹夹闭血痂创面止血。

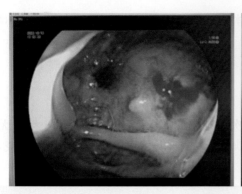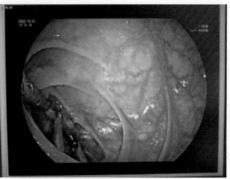

▲ 图 91-2　小肠镜

3. 治疗结果及预后

内镜治疗后患者大便转黄，血红蛋白稳定，好转出院。随访患者至今，未发生消化道出血。

4. 诊治流程图

小肠血管畸形破裂伴出血的诊治流程如图 91-3 所示。

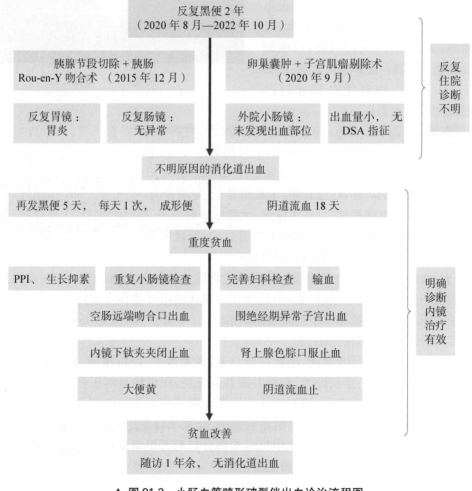

▲ 图 91-3　小肠血管畸形破裂伴出血诊治流程图

三、讨论与小结

患者为中年女性,因"反复黑便 2 年余,再次出现黑便 5 天"入院,患者 2 年内反复消化道出血 8 次,血红蛋白波动在 80～100 g/L,无呕血,多次胃肠镜检查未发现出血部位,因此考虑为小肠出血。常见的小肠出血原因有克罗恩病、小肠肿瘤、Meckel 憩室、杜氏病、血管扩张性病变、小肠息肉、缺血性肠病、寄生虫感染、过敏性紫癜、淀粉样变性、蓝色橡皮疱疹综合征等,需进一步完善小肠相关检查。因每次发病患者活动性出血量小,肠系膜动脉造影发现出血部位阳性率低,和患者沟通,患者表示拒绝,患者因胰肠 Rou-en-Y 吻合术,腹部 CT 曾提示吻合口狭窄,行胶囊肠镜有滞留风险,外院小肠镜也没发现出血部位,考虑可能和患者小肠镜检查时机有关。

患者连续 2 年不能明确消化道出血原因,本次因黑便 5 天再次入院,每日一次成形黑便,消化道出血量不大,但入院血红蛋白 55 g/L,贫血不能完全用消化道出血解释。因患者同时存在阴道流血,持续 18 天,考虑重度贫血为消化道出血和异常子宫出血共同所致失血性贫血。入院予质子泵抑制剂、生长抑素、补液等积极治疗后仍有黑便,无论消化道出血还是子宫异常出血,如患者仍持续性出血,病情危险,随时有失血性休克可能,迫切需要明确消化道出血原因。

患者同时存在消化道和阴道出血,需排除血液系统疾病导致的凝血障碍,但患者血小板、凝血功能正常,故不考虑。通过急诊科、消化科、麻醉科和妇科多学科共同诊治,给予积极输血支持,在尽量降低麻醉风险的前提下再次气管插管小肠镜检查,此次小肠镜检查发现空肠吻合口处有血痂和暗红色血迹,考虑出血原因为小血管破裂所致,予内镜下金属夹夹闭止血,吻合口周围黏膜水肿,活检质脆,存在吻合口炎。后患者大便转黄,随访 1 年多未再发生消化道出血,患者子宫异常出血为绝经期月经紊乱所致。

此病例带给我们的经验是:血管性出血需急性出血期内镜检查才能发现,内镜下治疗有效;对于不明原因的消化道出血反复胃肠镜未见异常,高度怀疑小肠出血的患者一次小肠镜未见异常,仍有必要再次复查小肠镜。此病例的后续注意事项是:继续关注患者消化道出血,如再次出现活动性出血应及时小肠镜检查和内镜下止血,如内镜止血效果差,必要时外科干预。

四、科主任点评

　　该患者为典型的复发性小肠出血,病因诊断困难,多次胃肠镜、两次小肠镜检查才明确病因。在消化道出血的病因诊断中,根据出血部位分为上、中、下消化道。因为出血处于活动期时,内镜检查才能提高阳性率,因此无论胃肠镜还是小肠镜,都强调急诊/早期的概念。急诊/早期内镜检查需要考虑两点:①需要血流动力学稳定;②评估肠道准备风险,选择最佳肠道准备方案。对于消化道出血,又强调少量出血和大出血,对于伴有血流动力学不稳定或 24 h 内血红蛋白下降 ≥20 g/L,考虑为大量消化道出血,血流动力学不稳定需要进行急诊动脉造影和动脉栓塞术,必要时外科手术探查和术中内镜检查。

五、参考文献

［1］ Mujtaba S, Chawla S, Massaad J F. Diagnosis and management of non-variceal gastrointestinal hemorrhage: a review of current guidelines and future perspectives ［J］. J Clin Med, 2020,9(2):402.

［2］ Havlichek D H 3rd, Kamboj A K, Leggett C L. A practical guide to the evaluation of small bowel bleeding ［J］. Mayo Clin Proc, 2022,97(1):146-153.

［3］ 中华医学会消化内镜学分会结直肠学组,中国医师协会消化医师分会结直肠学组,国家消化系统疾病临床医学研究中心.下消化道出血诊治指南(2020)［J］.中华消化内镜杂志,2020,37(10):685-695.

［4］ 中华消化杂志编辑委员会.小肠出血诊治专家共识意见(2018年,南京)［J］.中华消化杂志,2018,38(9):577-582.

［5］ Zhang Y, Wu S Y, Du Y Q, et al. Epidemiology of obscure gastrointestinal bleeding in China: a single-center series and comprehensive analysis of literature ［J］. J Dig Dis, 2018,19(1):33-39.

［6］ Gillespie C J, Sutherland A D, Mossop P J, et al. Mesenteric embolization for lower gastrointestinal bleeding ［J］. Dis Colon Rectum, 2010,53(9):1258-1264.

［7］ Hashimoto R, Nakahori M, Matsuda T. Impact of urgent double-balloon enteroscopy on the short-term and long-term outcomes in overt small bowel bleeding ［J］. Dig Dis Sci, 2019,64(10):2933-2938.

［8］ 中华医学会消化内镜学分会小肠镜和胶囊内镜学组,国家消化系统疾病临床医学研究中心(上海).中国小肠出血内镜诊治专家共识意见(2023版)［J］.中华消化内镜杂志,2023,40(12):949-960.

作者:郭静会、达炜、朱金水

审阅专家:任涛

重度溃疡性结肠炎

一、疾病概述及诊疗进展

炎症性肠病(inflammatory bowel disease，IBD)是一种肠道慢性非特异性炎症性疾病，主要包括溃疡性结肠炎(ulcerative colitis，UC)和克罗恩病(Crohn disease，CD)。IBD 往往较为迁延，在长期病程中并发症发病率、住院率和手术率均较高。溃疡性结肠炎易反复发作，且无年龄限制，严重影响生活质量。近年来，随着我国经济发展和生活方式的改变，致使 IBD 发病率逐年增高、IBD 患者呈膨胀式增长，消化科住院患者疾病谱发生明显转变，IBD 已成为消化科医师的重要挑战。既往在临床观察中发现 IBD 发病与环境、遗传、免疫和感染等因素关系密切，但目前尚未明确具体发病机制。有研究表明，溃疡性结肠炎发生的重要原因之一是肠道促炎因子动态失调。在诊断方面，国内外指南均指出 IBD 的诊断缺乏"金标准"，需要结合临床症状、实验室检查、内镜及影像学检查以及病理组织学检查综合判断。

针对 IBD 患者不同时期和不同合并症的处理方案不尽相同。如何优化患者的治疗方案是目前 IBD 诊治的难点与重点。IBD 治疗方法主要包括内科传统药物治疗方案(5-氨基水杨酸类药物、糖皮质激素、免疫抑制剂)、生物治疗、营养支持治疗与外科手术治疗。随着 1998 年英夫利西单抗(infliximab，IFX)被美国食品与药品管理局(FDA)批准用于治疗 CD 患者后，生物制剂逐步改变了 IBD 的治疗状况。目前生物制剂包括抗肿瘤坏死因子 α(TNF-α)抗体、抗整合素抗体和抗细胞因子抗体，是治疗中重度 UC 患者，尤其是激素和免疫抑制剂治疗无效、激素依赖或不能耐受激素和免疫抑制治疗患者的有效手段，并已成为中重度 UC 患者诱导和维持缓解的主要药物之一。近年来，IBD 的治疗模式趋向于由消化科医师主导、其他各科医师共同参与的综合治疗方式，其对 IBD 患者治疗的优越效果已得到广泛而一致的认可。

二、病历资料

1. 病史摘要

患者，女性，24 岁，因"腹泻、腹痛伴发热 2 周"入院。入院前 2 周起无明显诱因下出现腹泻，开始约每日 5～6 次，逐渐次数增多至每日 10 次以上，夜间次数较多；腹泻呈水样，开始为黄褐色，后偏红色。同时有左中腹、左下腹及脐周持续性疼痛，进食后腹痛加重。起病时伴有发热，最高达 39.5℃，曾抗生素输液治疗 5 天，腹痛、腹泻及发热症状无缓解。否认传染病史。

入院查体：神志清醒，呼吸平稳，皮肤黏膜无黄染，全身浅表淋巴结未及肿大。腹部平坦，左下腹、左中腹及脐周有压痛，无反跳痛，未及包块，肝、脾下未触及，移动性浊音（-），无肝区叩痛，无肾区叩击痛。双下肢无水肿。

实验室检查。血常规：快速 C 反应蛋白 105.63 mg/L，白细胞 7.3×10⁹/L，红细胞 2.81×10¹²/L，血红蛋白 79 g/L，血小板 428×10⁹/L。白蛋白 34 g/L，肌酐 58 μmol/L，降钙素原 0.372 ng/mL。D-二聚体 6.74 mg/L FEU，大便白细胞满视野/HP，大便红细胞满视野/HP。钾 2.7 mmol/L，钠 132 mmol/L，钙 1.85 mmol/L，凝血酶原时间 14.9 s。

辅助检查：胸部 CT 平扫未见明显异常。腹部 CT 报告：①左半结肠及直肠壁增厚，炎性可能，建议内镜随访；②脂肪肝，肝内低密度影。心电图报告：①窦性心动过速；②ST 段压低（Ⅱ Ⅲ aVF V2～V6 呈水平型 0.05～0.10 mV）伴 T 波改变；③QT 间期延长。

2. 疾病的演变过程和抢救经过

患者入院后考虑炎症性肠病合并感染可能，予告病危，吸氧，监护心电、血压、指末氧，禁食；治疗上予以抑酸护胃、抗感染等对症治疗，同时密切监测血常规、电解质、炎症指标、肝肾功能等相关指标变化，补充人血白蛋白，双歧杆菌调节肠道菌群，康复新液灌注保护肠道黏膜。行肠镜检查（图 92-1），插镜至距肛门 25 cm 左右，肠腔水肿狭窄明显，患者无法忍受，终止检查。所见直肠、乙状结肠处黏膜充血水肿明显，局部呈粗颗粒状。表面多发不规则白苔溃疡，局部黏液附着，暂未见明显活动性出血。进一步明确诊断为溃疡性结肠炎（重度、活动期、初发型、左半结肠），予醋酸泼尼松 40 mg qd 连续静脉输注 14 天，后改为口服 35 mg qd 连续 7 天，30 mg qd 连续口服 7 天，25 mg qd 连续口服 7 天，30 mg qd 连续口服 2 周，25 mg qd 连续口服 2 周，20 mg qd 口服至出院，同时予美沙拉嗪 3 g/d 及其他对症营养支持治疗。

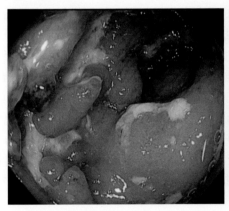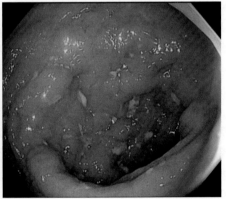

▲ 图 92-1 肠镜示直肠及乙状结肠广泛充血水肿、糜烂溃疡

3. 治疗结果及预后

患者自述症状较前明显好转，大便次数减少，无黏液、鲜血，无发热、腹胀、腹痛等不适。复查血常规红细胞 3.65×10¹²/L，血红蛋白 92 g/L，大便白细胞 1 个/HP，白蛋白 31.9 g/L，血清高敏 C 反应蛋白 4.63 mg/L。予出院门诊随访。

4. 诊治流程图

重度溃疡性结肠炎诊治流程如图 92-2 所示。

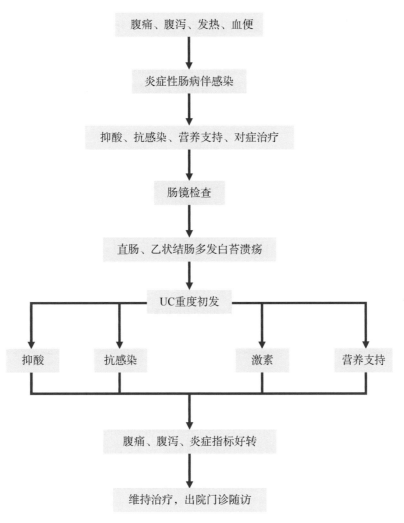

▲ 图 92-2 重度溃疡性结肠炎诊治流程图

三、讨论与小结

该患者入院后迅速完善各项相关检查,考虑诊断炎症性肠病合并感染可能,充分告知家属病情状况,吸氧,监护心电、血压、指末氧,禁食;治疗上予以抑酸护胃、抗感染、营养支持等对症治疗,同时密切监测血常规、电解质、炎症因子、肝肾功能等相关指标变化,补充人血白蛋白,双歧杆菌调节肠道菌群,康复新液灌注保护肠道黏膜,同时,防疫和疾病救治并重,在做好周密防护措施下及时行肠镜检查,进一步明确诊断。及时给予激素治疗后,症状很快得到缓解,炎症指标好转,贫血、电解质紊乱状态得到及时纠正和改善后出院随访。

在 IBD 患者的系统性检查中,消化内镜不仅在 IBD 的诊断和鉴别诊断、疗效评估、病情随访和监测中发挥重要作用,而且对于 IBD 的并发症(如狭窄性病变、穿透性病变、脓肿、消化道出血、肠道癌变等)还有治疗作用。因此,消化内镜是 IBD 诊断和治疗中不可或缺的基本诊疗方法和技术。由于 IBD 固有的临床特点,尤其是常常并发消化道狭窄和穿透性病变,

IBD患者的内镜检查和治疗以及术前的肠道准备也存在较高风险。

用激素进行静脉滴注冲击治疗是常用治疗手段,但在开始冲击治疗前需要详细评估患者情况和各种绝对及相对禁忌证,使用过程中密切观察患者症状、体征及实验室检查的变化。激素冲击的时机非常重要,可能直接影响到患者预后,因为重症患者往往同时伴有发热、严重便血、脓血便等,排除感染引起的上述症状,根据患者一般情况后方可实施。冲击治疗后改为口服激素治疗维持,且要逐渐减量,同时随访肠镜检查,了解黏膜愈合情况。

四、科主任点评

溃疡性结肠炎是目前消化科住院患者的重要病种之一,该病一般是慢性过程,多以腹痛、腹泻、黏液血便等起病,但部分初发病例往往来势汹汹,特别是伴有感染、大量黏液/脓血便时,多伴有剧烈腹痛、重度贫血、电解质紊乱、高热甚至感染性休克,穿孔风险也随之大大增高,一旦临床医生认识不够,或检查不够及时,治疗不够果断,往往会导致疾病的延误,甚至出现危及生命的情况。该病例住院正值新冠疫情肆虐之时,病情危重,在严格防疫同时,及时完成检查,明确诊断成为当务之急,通过各方协调,在严格落实防疫措施的前提下,完成了肠镜检查,同时给予早期、足量、规范的激素治疗,较快缓解了病症。及时检查、及时诊断、及时治疗是本病例给临床医疗带来的宝贵经验。

五、参考文献

［1］Ahluwalia B, Moraes L, Magnusson M K, et al. Immunopathogenesis of inflammatory bowel disease and mechanisms of biological therapies［J］. Scand J Gastroenterol, 2018,53(4):379-389.

［2］张金玲,杜光,李娟. 炎症性肠病免疫发病机制的研究进展［J］. 胃肠病学和肝病学杂志,2019,28(9): 1051-1055.

［3］黄丽娜,李冬. 益生菌与美沙拉嗪联合应用方案治疗溃疡性结肠炎的临床研究［J］. 中国实用医药, 2020,15(33):108-109.

［4］Magro F, Gionchetti P, Eliakim R, et al. Third European evidence-based consensus on diagnosis and management of ulcerative colitis. Part 1: definitions, diagnosis, extraintestinal manifestations, pregnancy, cancer surveillance, surgery, and ileo-anal pouch disorders［J］. J Crohns Colitis, 2017,11 (6):649-670.

［5］中华医学会消化病学分会炎症性肠病学组. 炎症性肠病诊断与治疗的共识意见(2018年,北京)［J］. 中华消化杂志,2018,38(5):292-311.

［6］Feuerstein J D, Isaacs K L, Schneider Y, et al. AGA Institute Clinical Guidelines Committee. AGA clinical practice guidelines on the management of moderate to severe ulcerative colitis ［J］. Gastroenterology, 2020,158(5):1450-1461.

作者:达炜、朱金水

审阅专家:任涛

白塞病相关冠状动脉瘤所致急性心肌梗死

一、疾病概述及诊疗进展

白塞综合征(Behçet syndrome,BS)又称白塞病(Behçet disease),属于血管炎的一种,是一种全身免疫性系统疾病,以复发性口腔溃疡、生殖器溃疡、眼炎为临床特征,同时可以出现消化系统、心血管系统、神经系统等多脏器受累,其中心血管系统累及的比例在 2.2%～50%,是白塞病最严重的表现之一。

在报道的白塞病相关冠状动脉瘤病例中,对此类疾病的处理主要根据其对冠脉血流与心肌损伤的影响分为两类。第一类处理方法为药物保守治疗。Mesut 等报道,如冠状动脉瘤对冠脉血流影响较小,病变相对稳定,且药物治疗效果较好,可以考虑仅使用药物治疗并定期随访。而对冠脉血流影响明显的冠状动脉瘤,冠脉血运重建往往是更好的选择。有文献报道,使用药物洗脱支架可以封堵冠状动脉瘤,从而达到开通血管的目的。然而,在冠状动脉瘤中,操控导丝精确通过病变存在技术困难与相对风险较高的弊端。此外,白塞病相关冠脉病变存在高栓塞风险,支架内血栓形成可能会导致二次心肌梗死的发生,但目前抗凝药物是否常规使用仍需更大规模的病例探索。因此,目前更多个案报道使用冠状动脉搭桥手术来处理此类病变。

二、病历资料

1. 病史摘要

患者,男性,23 岁,因"左胸部持续性疼痛 1 周,加重 1 天"入院。患者于 1 周前起无明显诱因出现左胸部持续性闷痛,可放射至左肩部,伴出汗,偶有发热,体温最高达 38.2℃,疼痛与呼吸无关,无恶心、呕吐,无心悸,无腹痛、腹泻,无流涕、咳嗽、呼吸困难等伴随症状,患者未予特殊处理。1 天前上述症状加重,伴恶心,呕吐胃内容物,无腹痛、腹泻,休息后无明显缓解,遂至我院急诊就诊。患者既往反复出现肌肉游走性疼痛,伴发热,夜间体温一般波动于 38.2～38.4℃,体温最高曾达 39℃,外院诊断为"白塞病",目前口服沙利度胺 20 mg 每晚 1 次,复方倍他米松 2 mL 每月 1 次肌内注射治疗。未婚未育,余个人史无殊。否认高血压、冠心病、心肌病及其他遗传疾病史。体格检查可见全身皮肤黏膜无皮疹,无黄染,口腔、外阴未见溃疡,心肺查体无殊,双下肢无水肿。患者入院当天病房心电图提示:窦性心动过速(图 93-1A)。查肌钙蛋白 I(cTnI)0.082 μg/L,肌酸激酶同工酶 1.6 μg/L,肌红蛋白 8.6 μg/L,NT-proBNP 531 ng/L。凝血全套:纤维蛋白原 5.06 g/L,活化部分凝血活酶时间 25.1 s,

D-二聚体 0.5 mg/L FEU。患者细菌血培养、常见病毒筛查、真菌 G 试验、结核抗体、结核菌感染 T 细胞斑点试验、结核菌素试验、风湿免疫自身抗体(包括抗心磷脂抗体、抗核抗体、抗中性粒细胞胞质抗体等)均为阴性,四肢血管超声、肾动脉超声、头颅 MRA 等血管相关检查均未发现明显异常。

2. 疾病的演变过程和抢救经过

患者入院 1 天后,心电图提示:多导联 J 点抬高(图 93-1B),入院 2 天后心电图显示 V3、V4 导联异常 Q 波,Ⅰ、aVL、V2~V4 导联 ST 段弓背向上形抬高,Ⅱ、Ⅲ、AVF 导联 ST 段上斜形抬高(图 93-1C)。患者入院后肌钙蛋白 I 进行性升高,最高达 9 μg/L。红细胞沉降率(erythrocyte sedimentation rate,ESR)及 C 反应蛋白升高与患者体温波动基本平行,ESR 最高 62 mm/h,C 反应蛋白最高 125 mg/L(表 93-1)。

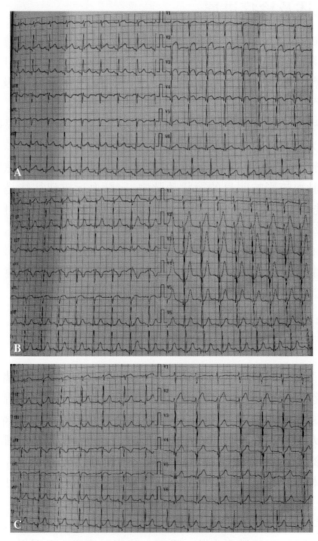

▲ 图 93-1 患者入院后 3 天的心电图变化

(A)入院当天心电图;(B)入院第 2 天心电图;(C)入院第 3 天心电图。

表 93-1　重要血液指标的数值变化

时间(d)	cTnI(μg/L)	ESR(mm/h)	CRP(mg/L)
0	0.082	20	60
1	4.9	/	/
2	8.3	/	108
3	9	/	/
4	7.9	62	125
5	/	58	80
7	2.8	24	50
10	0.8	30	27

　　入院后,患者心超提示:左室前壁前间隔中段、心尖前壁室间隔收缩运动稍减弱,左室射血分数 55%。遂行冠脉 CTA 检查,提示:左前降支可见巨大冠状动脉瘤伴血流受限(图 93-2)。进一步的心肌灌注 CT 提示:左室前壁、室间隔基底段至心尖段及心尖部心肌血流灌注显著减低,考虑透壁性心肌梗死伴局部微循环梗阻,存在部分存活心肌(图 93-3)。

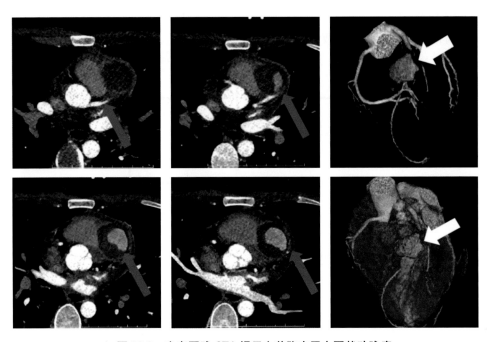

▲ 图 93-2　患者冠脉 CTA 提示左前降支巨大冠状动脉瘤

　　由于患者持续发热伴炎症指标升高,在排除外源性感染后抗炎方案改为:阿达木单抗 40 mg,皮下注射,2 周 1 次,至少 3 个月;吗替麦考酚酯 0.5 g bid;沙利度胺 20 mg qn。急性心肌梗死方面暂予药物保守治疗,包括利伐沙班 15 mg qd 抗凝、氯吡格雷 75 mg qd 抗血小板、阿托伐他汀 20 mg qn 稳定斑块、琥珀酸美托洛尔 47.5 mg qd 控制心率,同时严密监测患者肌钙蛋白变化趋势及生命体征,待患者炎症控制后择期行冠状动脉搭桥术。

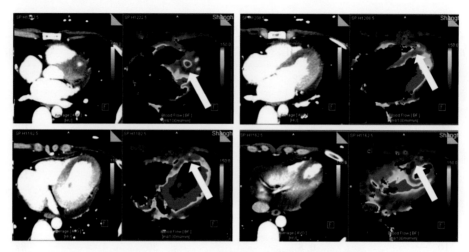

▲ 图 93-3　患者心肌灌注 CT 提示透壁性心肌梗死

3. 治疗结果及预后

患者接受强化抗炎及心肌梗死相关药物治疗 2 天后体温恢复至正常,胸痛明显好转,肌钙蛋白 I 及炎症指标逐步下降,待一般情况稳定后行微创冠状动脉搭桥术。术后患者恢复良好,已恢复正常生活工作。

4. 诊治流程图

白塞病相关冠状动脉瘤所致急性心肌梗死诊疗流程如图 93-4 所示。

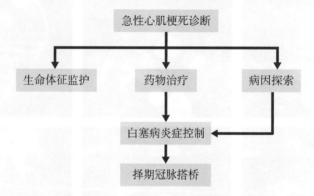

▲ 图 93-4　白塞病相关冠状动脉瘤所致急性心肌梗死诊疗流程图

三、讨论与小结

白塞病于 1937 年首次被 Behçet 所报道,表现为全身性自身免疫性血管炎,黏膜及皮肤最常受累,其症状中以口腔溃疡最为常见。文献报道中提到,此疾病如累及血管、消化道、神经系统,往往提示预后较差。在心血管系统中,白塞病相关心绞痛、心肌梗死、瓣膜疾病、心包炎以及血栓栓塞均有个案报道,但发生率较低。本案例所报道的患者于本中心诊断为白塞病相关冠状动脉瘤所致急性心肌梗死,其诊治经过具有参考价值,为今后临床遇到此类患者提供了经验。

该病例以发热、胸痛起病,既往有白塞病病史,长期使用免疫调节药物及糖皮质激素,在初始诊断中需要与感染、免疫相关性心肌炎相鉴别。在初始心电图、血生化严密监测下,我们发现患者除了发热及炎症指标升高外,心电图及肌钙蛋白 I 存在类似心肌梗死变化。在筛查病原学阴性后,患者的发热症状及炎症指标应以白塞病活动来解释。此外,心超筛查发现左室节段性室壁运动异常同样具有提示作用。因此,对于此类患者进行冠脉评估必不可少。我们在后续冠脉 CTA 及心肌灌注 CT 中发现了冠状动脉瘤及其相关急性心肌梗死的发生,提示我们在白塞病患者突发胸痛时需警惕冠脉变化,在控制炎症的同时对发生的冠脉各类血管炎性改变需及时诊断与处理。本例所采用的微创冠状动脉搭桥术具有创伤小、恢复快的特点,相较于传统开胸手术而言更适合此类单支冠状动脉瘤相关血管的病变。

而针对此类疾病的血运重建时机,本中心认为首先应控制白塞病相关炎症,除非冠状动脉瘤相关的急性心肌梗死程度严重或危及生命。首先,白塞病属于自身免疫性血管炎中的一种,其动脉相关改变均与炎症反应相关,在炎症反应急性期处理血管病变可能会并发新的血管问题或更容易出现相关的血管并发症。其次,炎症活动期的高凝状态也会使得血运重建存在更高的栓塞风险。因此,本例患者在炎症得到良好控制后,才接受了冠状动脉搭桥术,术后随访提示治疗方法有效,患者恢复良好,目前未再次发生其他心血管相关事件。

四、科主任点评

总体而言,白塞病相关冠状动脉瘤所引发的急性心肌梗死发病率较低,但一旦发生,将给患者带来生命危险。因此,控制炎症、及时血运重建是此类疾病治疗原则。同时,根据患者的实际情况选择合适的时机、合适的策略、采取相应的措施是此类疾病治疗的关键。因此,在今后的临床工作中,我们更应该对此类疾病提高警惕,尽早诊断并给予合理治疗,给患者带来最大获益。

五、参考文献

［1］王梦迪,周静威,孙卫卫,等.白塞病的临床研究进展[J].风湿病与关节炎,2017,6(4):70-74.

［2］Davatchi F, Chams-Davatchi C, Shams H, et al. Behcet's disease: epidemiology, clinical manifestations, and diagnosis [J]. Expert Rev Clin Immunol, 2017,13(1):57-65.

［3］Sismanoglu M, Omeroglu S N, Mansuroglu D, et al. Coronary artery disease and coronary artery bypass grafting in Behçet's disease [J]. J Card Surg, 2005,20(2):160-163.

［4］Soofi M A, Abdulhak A B, Alsamadi F, et al. Stenting for huge coronary artery aneurysm and stenosis in a patient with Behet's disease presenting with non-ST segment elevation myocardial infarction [J]. J Cardiol Cases, 2013,8(1):e3-e6.

［5］Tekin B, Özen G, Tekayev N, et al. Acute coronary syndrome in Behcet's disease caused by a coronary artery aneurysm and thrombosis [J]. Eur J Rheumatol, 2014,1(4):156-158.

［6］Farhat S B, Slim M. A coronary artery aneurysm revealing a Behçet's disease: a case report [J]. Pan Afr Med J, 2020,36:3.

［7］Messaoud M B, Bouchahda N, Belfekih A, et al. A giant aneurysm of the left anterior descending coronary artery in the setting of Behcet's disease [J]. Cardiovasc J Afr, 2020,31(1):e1-e3.

［8］Davatchi F. Behçet's disease [J]. Int J Rheum Dis, 2018,21(12):2057-2058.

作者:郭宜竞、沈虹、沈成兴

审阅专家:包玉倩

碘 - 125 放射性离子迁移
所致急性心肌梗死

一、疾病概述及诊疗进展

在实体肿瘤中植入放射性粒子是当前肿瘤近距离治疗中的一种重要手段。相关研究表明,该方法在各类原发或转移肿瘤中均具有确切疗效,且安全性良好。然而,放射性粒子因本身体积小、肿瘤病变血管丰富等特点存在迁移可能。

目前临床上所使用的碘 - 125 粒子制成直径 0.5 mm、长 3 mm 的碳棒,并外附钛管。作为肿瘤近距离治疗中的一种重要手段,碘 - 125 粒子的半衰期为 59.7 天,具有能量低、辐射范围适当的特点,这使其被广泛用于各种癌症。研究发现,这种放射性粒子可以通过抑制上皮-间充质转化和调节特定的细胞死亡途径来抑制肿瘤生长。

尽管目前相关报道普遍认为碘 - 125 粒子植入是安全的,但这种操作后仍可能会发生严重的并发症,而其中最主要问题在于粒子迁移可能导致栓塞。Calvert 等报道了一例患者在接受前列腺癌近距离治疗约 6 年后,由于右上叶肺动脉内的粒子迁移导致了肺栓塞。另一个严重的迁移案例于 2006 年报道,放射性粒子在植入 22 个月后迁移到右冠状动脉中导致急性心肌梗死。然而,此例患者粒子迁移处的冠状动脉存在 95% 的狭窄,慢性放射性损伤或原有的斑块可能是该患者心肌梗死的主要病理因素。

二、病历资料

1. 病史摘要

患者,男性,72 岁,因"放射性粒子植入术后 6 h,突发胸痛、意识丧失 10 min"由放射介入科请心血管内科急会诊。患者 6 h 前因结肠肿瘤肺转移行肺部病灶碘 - 125 放射性粒子植入术,手术顺利,患者术后返回病房休息。10 min 前患者突发剧烈胸痛,疼痛位于胸骨后,给予吸氧后仍持续不缓解,而后意识丧失,呼之不应。患者 2019 年有结肠癌手术病史,2020 年发现肿瘤肝转移及肺转移,行多次动脉灌注化疗栓塞治疗及碘 - 125 放射性粒子植入治疗。本次术前 X 线检查提示粒子均位于肿瘤灶内,未发现迁移,术前心电图未见明显异常(图 94-1A)。既往有 2 型糖尿病病史 5 年,自述药物控制尚可。无治游史、相关家族史。

查体时患者浅昏迷,压眶无明显反应;双侧瞳孔等大、等圆,对光反射存在;心脏听诊第一心音强弱不等,心律不齐,未闻及杂音;双肺呼吸音粗,未闻及啰音;双下肢无明显水肿;双侧巴氏征阴性。心电监护提示患者心率 160 次/min,律不齐,血压 103 mmHg/83 mmHg,SpO_2 100%。据介入科医生及家属描述,心电监护曾提示可疑房室传导阻滞,心率最低约

40次/min。床旁心电图提示心房颤动及Ⅱ、Ⅲ、aVF导联ST段弓背向上型抬高(图94-1B)。

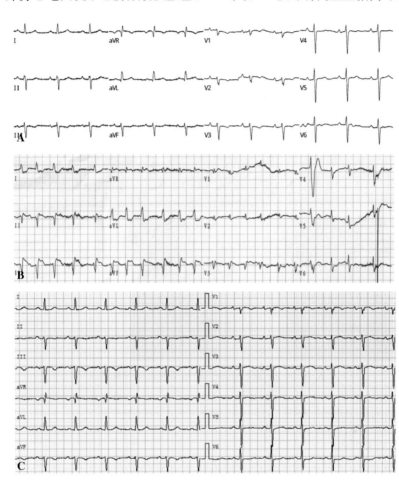

▲ 图 94-1　患者不同阶段心电图

(A)患者此次住院前心电图;(B)患者胸痛时心电图;(C)患者冠状动脉介入术后心电图。

2. 疾病的演变过程和抢救经过

患者在心率降至120次/min时清醒,诉胸闷、胸痛,无头晕,查体四肢肌力可,无病理征,与家属商议后决定先行冠脉造影明确病因。在转运至心导管室途中,患者突发意识丧失、四肢抽搐、双目凝视,颈动脉搏动未扪及,便携式指脉氧仪示SpO₂ 45%,考虑阿-斯综合征(Adams-Stokes syndrome),紧急予以心肺复苏,送回病房后行气管插管。心电监护提示室速,遂予200J同步电复律一次后转为房颤律,心率130次/min,血气分析提示酸中毒及低血钾,予以纠正内环境后患者生命体征逐步稳定。

再次告知家属病情并沟通后决定立即行冠脉造影。冠脉造影提示:右冠状动脉开口有3枚粒子,其中2枚粒子平行嵌顿,右冠状动脉血流TIMI0级,且左冠状动脉远端也有1枚粒子,远端血流通畅(图94-2A)。鉴于患者粒子嵌顿处为冠状动脉开口,导丝通过可能导致粒子继续迁移,心内科医生首先尝试指引导管抽吸,但仅抽吸出其中1枚,另外2枚粒子因嵌顿严重无法成功。考虑患者冠脉阻塞与恶性心律失常相关,紧急开通目标血管极其重要,心内科医生与放射介入科医生讨论后更改介入策略,导丝通过右冠状动脉病变后使用球囊小压力逐步扩张方法将粒子推送至右冠状动脉远端,以求恢复右冠状动脉血流的同时尽量减少心肌损害。在成功推送粒子至右冠状动脉远端后,造影可见前向血流即刻恢复(图94-2B),心电图转复窦律(图94-1C)。解决粒子迁移嵌顿后造影可见右冠状动脉中段及远段残余60%~80%狭窄,前降支及回旋支也有中度狭窄[图94-2(C—D)]。

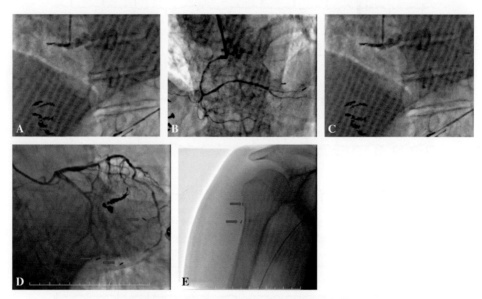

▲ 图94-2　冠状动脉造影结果及粒子迁移情况

(A)右冠状动脉开口3枚迁移粒子阻塞;(B)将粒子推送至右冠状动脉远端;(C)左冠状动脉造影;
(D)冠状动脉系统内剩余3枚粒子;(E)右肩关节附近存在3枚迁移粒子。

3. 治疗结果及预后

在患者住院期间,为进一步了解患者体内粒子迁移情况及其机制,患者进行了全身X线透视及右心超声声学造影检查。X线透视提示,除了冠状动脉系统内剩余的3枚迁移的粒子外,患者右肩关节附近血管内也存在3枚迁移的放射性粒子[图94-2(D—E)]。右心超声声学造影检查结果为阴性,提示无右向左分流通道,例如肺动静脉瘘、房间隔/室间隔缺损等。

术后第2天,患者心超提示未见明显节段性室壁运动异常,左室射血分数59%,超敏肌钙蛋白Ⅰ峰值为14.541 μg/L,患者无明显胸闷、胸痛,给予冠心病二级预防治疗药物后出院。

患者出院1个月后,门诊复查提示:超敏肌钙蛋白Ⅰ阴性,心超检查结果与术后心超检查结果基本一致,心功能良好。6个月后患者再次入院复查冠状动脉造影,造影可见右冠状动脉内2枚放射性粒子仍位于冠状动脉远端,右冠状动脉远段80%局限性狭窄予以药物球囊扩张,效果良好(图94-3A)。由于粒子具有一定放射性,我们给患者进一步完善了心肌核素显像,并未发现明确异常放射性信号(图94-3B)。

4. 诊治流程图

碘-125放射性离子迁移所致急性心肌梗死诊治流程如图94-4所示。

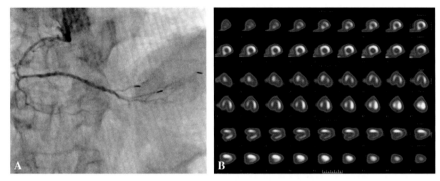

▲ 图 94-3 患者随访检查及处理

（A）患者复查冠状动脉造影时行右冠状动脉远段药物球囊扩张，迁移粒子仍位于冠状动脉系统内；（B）心肌核素显像未发现明确异常放射性信号。

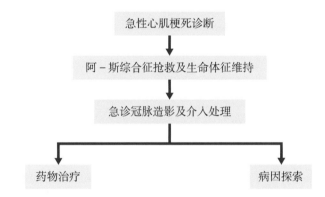

▲ 图 94-4 碘-125 放射性离子迁移所致急性心肌梗死诊治流程图

三、讨论与小结

本病例的介入策略是我们希望分享的重点。由于粒子嵌顿位置位于冠状动脉开口，抽吸导管及类似器械难以到位。在此情况下，将粒子抽出体外难以做到，但患者因冠脉阻塞而产生的恶性心律失常使得血运重建刻不容缓。由于原位支架释放可能会导致慢性冠状动脉内皮受损，开口病变使得这种处理方案存在再狭窄或者再次心肌梗死的风险。因此针对本例的情况，我们采用推送粒子至冠脉远端的方式，在尽快开通闭塞血管的同时尽可能减少粒子可能带来的远期危害。

而粒子的迁移机制是我们想要回答的另一个有趣而重要的问题。全身 X 射线透视发现了冠状动脉介入术后剩余的 6 个迁移的粒子，其中 3 个位于右肩关节附近，3 个位于心脏冠状动脉系统内。由于这些例子均来自左心系统后的冠状动脉及体循环，我们进一步查找病因，进行了右心超声声学造影，明确该患者脏器结构中不存在右向左的分流路线。因此，将放射性粒子误植入肺静脉系统是此例急性心肌梗死最可能的原因。在这种情况下，优化碘-125 放射性粒子植入策略将使该肿瘤近距离治疗方案更加安全。有研究探索了超声引导对粒子植入的辅助作用，证明了其技术的可行性和有效性。此外，三维打印技术的运用可以减少粒子植入手术时间，并有助于找到更安全的穿刺路径。然而，这些方法是否能够减少粒子迁移或栓塞仍需进一步研究。

幸运的是，这名患者通过及时的心肺复苏和适当的经皮冠状动脉介入治疗得以成功救治。我们也希望通过此病例加深对于特殊粒子迁移导致急性心肌梗死相关疾病的理解，并促使相关科室加强对于此类患者术后的观察与监护。

四、科主任点评

植入放射性粒子对于肿瘤的治疗一直被认为是比较安全的治疗方法，但本病例给我们敲响了警钟。本例患者在粒子迁移入右冠状动脉后即刻发生急性心肌梗死，经抢救及冠状动脉介入操作后好转，提示放射性粒子植入存在相关风险，给类似患者提供介入治疗经验的同时也提醒医务人员对于此类患者应加强术后监护，尤其是在相关科室操作后应注重患者术后的生命体征及主诉，必要时请心内科会诊协助诊治，共同保护患者安全。

五、参考文献

［1］de la Puente P, Azab A K. Delivery systems for brachytherapy ［J］. J Control Release, 2014,192:19-28.

［2］Zhang F, Wang J, Guo J, et al. Chinese expert consensus workshop report: Guideline for permanent iodine-125 seeds implantation of primary and metastatic lung tumors (2020 edition) ［J］. J Cancer Res Ther, 2020,16(7):1549-1554.

［3］Liu Q, Dai X, Zhou X, et al. Comparison of TACE combined with and without iodine-125 seeds implantation therapy for advanced stage hepatocellular carcinoma: a systematic review and meta-analysis ［J］. J BUON, 2019,24(2):642-649.

［4］Yan L, Chen L, Qian K, et al. Caudate Lobe Hepatocellular Carcinoma Treated with Sequential Transarterial Chemoembolization and Iodine 125 Seeds Implantation: A Single-Center Retrospective Study ［J］. Cancer Manag Res, 2021,13:3901-3912.

［5］Li Z Y, Gao H B, Zhang W H, et al. Preparation of ^{125}I brachytherapy seeds by iodinating carbon bars with a silver coating ［J］. Appl Radiat Isot, 2021,167:109426.

［6］Mayer C, Kumar A. Brachytherapy ［M］. Treasure Island (FL): StatPearls, 2021.

［7］Li D, Jia Y M, Cao P K, et al. Combined effect of ^{125}I and gemcitabine on PANC－1 cells: Cellular apoptosis and cell cycle arrest ［J］. J Cancer Res Ther, 2018,14(7):1476-1781.

［8］He Y, Li L, Liu J, et al. Iodine－125 seed brachytherapy inhibits non-small cell lung cancer by suppressing epithelial-mesenchymal transition ［J］. Brachytherapy, 2018,17(4):696-701.

［9］Calvert A D, Dyer A W, Montgomery V A. Embolization of prostatic brachytherapy seeds to pulmonary arteries: a case study ［J］. Radiol Case Rep, 2017,12(1):34-38.

［10］Zhu A X, Wallner K E, Frivold G P, et al. Prostate brachytherapy seed migration to the right coronary artery associated with an acute myocardial infarction ［J］. Brachytherapy, 2006,5(4):262-265.

作者：郭宜竞、沈虹、沈成兴

审阅专家：包玉倩

急性心肌梗死经皮冠状动脉介入治疗后突发脑卒中

一、疾病概述及诊疗进展

经皮冠状动脉介入治疗(percutaneous coronary intervention,PCI)的围手术期如果发生卒中,则患者预后极差,临床上应予以高度重视。2002年美国华盛顿地区PCI术后卒中的发生率为0.38%,院内病死率高达37.2%;部分大型研究证实PCI相关的卒中发生率在1%以下。

其发生机制主要包括以下几个方面:①心脑血管共同发病机制;②急性心肌梗死(acute myocardial infarction,AMI)后并发房颤;③AMI后易出现低血压,脑供血不足;④AMI后室壁运动失调,易形成心室附壁血栓;⑤右室梗死患者血容量相对不足;⑥导管操作致主动脉斑块脱落。

PCI围手术期发生脑卒中的高危因素:高龄(>75岁)、女性、低体重、心功能不全、严重冠脉病变、前壁心肌梗死、术中使用主动脉内球囊反搏、PCI治疗不理想、糖尿病、有脑卒中病史。需在术前对这些患者进行高危因素评估,做好术前谈话及调整抗栓药物剂量。

围手术期合并缺血性脑卒中的处理原则:①术前发生:术前2~4周发生,通常对后续PCI治疗并无太大影响,双联抗血小板治疗可常规应用,但抗凝剂用量适当减少。2周内发生,特别是3~7天发病且梗死面积较大者需特别警惕,因易造成出血性转化,需权衡利弊后再决定PCI时机。②术中发生:立即行脑血管造影,明确闭塞部位和病因。根据情况给予动脉内溶栓、机械抽吸栓子等。因已用双联抗血小板及肝素抗凝治疗,一般不宜开展静脉溶栓,以免发生出血性转化或其他脏器出血。③术后发生:头颅CT排除脑出血和明显脑组织肿胀迹象及术中未接受肝素或Ⅱb/Ⅲa受体拮抗剂、活化凝血酶时间正常患者,在严密观察下,给予静脉溶栓。可常规接受双联抗血小板治疗,不宜抗凝。

围手术期合并出血性脑卒中的处理原则:①出血急性期,停用抗凝和抗血小板药物1~2周,输新鲜冰冻血浆、凝血酶原复合物和维生素K对抗华法林,鱼精蛋白对抗肝素。②病情稳定7~10天后,给予氯吡格雷抗栓治疗。再发血栓风险相对较大和左主干病变患者,可于PCI术后3~5天开始接受氯吡格雷治疗。

预防措施:注重"三高"控制,避免血压波动过大、收缩压过低、血容量不足。合并糖尿病患者应严格控制血糖,强化降脂也是重要的预防措施。

二、病历资料

1. 病史摘要

患者,男性,55岁,因"反复胸闷2年,再发4天,加重5小时"入院。

患者2年前曾有发作性胸闷2次,无胸痛、气促,发作与活动无关,自服麝香保心丸后可缓解,每次持续5~10 min。平素活动耐量可,可步行10 000步。近4天感活动耐量较前下降,步行5 000步左右有乏力、胸闷不适,休息后可缓解。患者5 h前于睡眠中突感胸闷、气促,呈端坐位,伴有大汗淋漓、咳嗽、咳白黏痰,无胸痛、咯血,无头晕、头痛,无黑矇、晕厥、发热等,自服麝香保心丸后患者胸闷症状持续不能缓解,遂急诊来我院。即查高敏肌钙蛋白 I 3.873 μg/L↑,肌酸磷酸激酶同工酶4.4 μg/L,肌红蛋白153.7 μg/L↑;BNP 891.00 ng/L↑,D-二聚体1.39 mg/L FEU↑。心电图报告:窦性心动过速,ST段略抬高(aVR,aVL),ST段水平压低伴T波倒置(Ⅰ Ⅱ Ⅲ aVF V4~V6 0.05~0.25 mV)。急诊拟"冠心病"收入心脏监护病房。

既往史:高血压病史3年,血压最高170 mmHg/100 mmHg,平素服用硝苯地平控释片30 mg qd,盐酸贝那普利片10 mg qd,血压控制情况不详。2型糖尿病史3年,门冬30胰岛素早14 U、晚10 U皮下注射,阿卡波糖片1# tid 口服降糖,糖化血红蛋白控制在9%~10%。高血脂病史半年,曾服用辛伐他汀,现已停药。2年前有右眼底出血史,后复查已吸收。

个人史:否认烟酒史。有家族性冠心病史,其母亲和姐姐患冠心病。

2. 疾病的演变过程和抢救经过

入院第1天,完善相关检查,予双联抗血小板(阿司匹林100 mg qd+替格瑞洛90 mg bid 口服)、调脂、利尿抗心衰、减轻心脏负荷、改善重构等对症治疗。

入院第2天,心电图提示窦性心动过速,aVR aVL V1~V3 ST段抬高,结合心肌酶及心电图指标,考虑ST段抬高型心肌梗死导致心功能衰竭可能,欲予血运重建,但患者存在肾功能不全(肌酐336 μmol/L),告知家属造影剂有进一步加重肾损伤的可能,必要时需行暂时性或永久性肾脏替代治疗。

入院第3天,行冠脉造影提示左前降支血管开口-近段狭窄90%,中段次全闭塞,远端血流 TIMI1级,D1开口至近段狭窄90%;左回旋支血管管壁不规则,左回旋支的第一钝缘支中段狭窄70%;右冠状动脉远段狭窄80%,左室后支近中段狭窄60%。于左前降支血管开口-中段由远及近依次植入 Firehawk 2.25 mm×18 mm 支架、Integrity 2.75 mm×18 mm 支架、Integrity 2.75 mm×30 mm 支架(图95-1)。

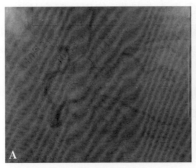
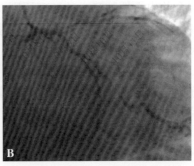

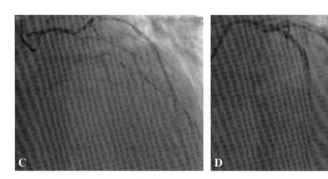

▲ 图 95-1　患者冠脉造影结果及左前降支血管 PCI 术后影像

(A)右冠状动脉造影结果；(B—C)左冠状动脉造影结果；(D)左前降支血管 PCI 术后影像。

入院第 5 天，术后患者肌酐进行性升高，肾内科会诊存在透析指征，予床旁连续性肾脏替代治疗(CRRT)。当天患者出现左侧面部麻木，视物模糊，头痛，耳鸣。神经内科考虑周围性面瘫可能大，行头颅 CT 排除脑出血(图 95-2)。

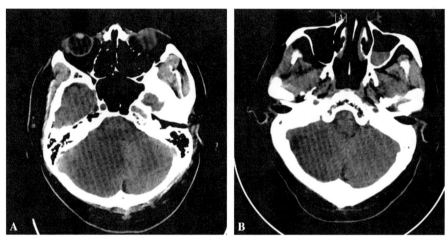

▲ 图 95-2　患者头颅 CT 影像

(A)小脑梗死伴梗阻性脑积水引流术前；(B)术后。

入院第 8 天，患者言语含糊较前加重，头颅 MRI 提示小脑梗死，右侧小脑半球肿胀明显，梗阻性脑积水。邀请神经内科会诊予脱水降颅压，神经外科会诊建议行颅内减压手术，防止脑疝发生。与家属沟通后表示理解，同意手术，同时停用阿司匹林，改为替格瑞洛 60 mg bid 单药抗血小板口服治疗。

入院第 9 天，转入神经外科行脑室外引流术＋颅压监护探极置入术。术后予以重症监护、脑室引流、抗炎、神经营养、脑保护、抗癫痫、脱水降颅压、保肾、血液透析、营养等对症治疗。

入院第 11 天，患者出现呼吸困难，SpO_2 下降，联系麻醉科行气管插管，呼吸机辅助通气。两周后试脱机，后脱机成功，予以拔除气管插管，行高流量吸氧。患者病情日趋稳定，遂转入心脏监护病房进一步治疗。当晚患者出现高热，体温最高 39.3℃，痰培养结果为肺炎克雷伯菌(替加环素敏感)，邀请呼吸内科、感染科、药剂科会诊，予替加环素＋美罗培南抗感染,多黏菌素雾化吸入,肺部感染治疗前后胸部 CT 影像如图 95-3 所示。继续加强监护,高流量吸氧,抗血小板,调脂稳斑,减轻心脏负荷,改善心肌重构,抗癫痫,脑保护、改善脑代谢,血液透析,雾化祛痰,改善营养等对症支持治疗。

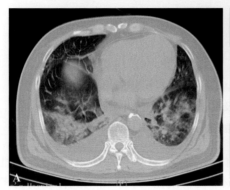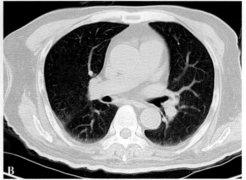

▲ 图 95-3 患者胸部 CT 影像

(A)肺部感染治疗前;(B)肺部感染治疗后。

3. 治疗结果及预后

治疗后患者心超提示射血分数 47％,较之前的 44％有所好转;体温恢复正常,炎性指标下降;肾功能稳定,尿量可,进食可。入院 1 个月后予拔除胃管、股静脉置管,试停高流量吸氧,予鼻导管吸氧。复查胸部 CT、头颅 CT,提示两肺炎症及脑室血肿均较前吸收,无咳嗽咳痰,可少量对答,查体配合,可见肢体自主活动,双侧病理征阴性。住院期间患者未再诉胸闷,肌钙蛋白未见进一步升高。

4. 诊治流程图

急性心肌梗死 PCI 治疗后突发脑卒中的诊疗流程如图 95-4 所示。

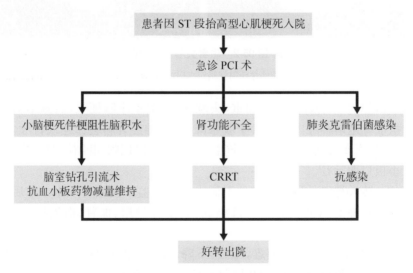

▲ 图 95-4 急性心肌梗死 PCI 治疗后突发脑卒中诊疗流程图

三、讨论与小结

PCI围手术期发生卒中虽概率不高,但一旦发生预后极差,这与疾病的叠加效应以及治疗的矛盾性相关。如为缺血性卒中,虽与冠心病相同需要抗血小板治疗,但PCI围手术期需持续使用双联抗血小板,而大面积脑梗死患者使用双联抗血小板会加重出血转化风险。如为出血性卒中则更为棘手,高栓塞高出血风险将对药物使用带来极大挑战。因此,PCI围手术期发生脑卒中,尤其是对PCI术后短期内发生脑卒中的患者治疗十分困难。

PCI围手术期发生脑卒中最常见的病因为房颤,而此病例患者脑梗死原因可能与AMI后附壁血栓形成或介入操作相关。由此,提醒我们术前应关注患者心律及有无心室心房内血栓形成,同时密切注意术后神经系统病理体征和症状的变化,及早防止脑血管意外的发生。在持续抗凝、抗血小板治疗过程中,如果仍发生缺血性卒中,提示此类患者抗凝治疗(华法林/新型口服抗凝药)的重要性。目前,临床上对于非瓣膜性心房颤动患者,PCI术后通常采用华法林+阿司匹林+氯吡格雷三联抗栓治疗(triple antithrombotic therapy,TAT)。TAT虽然能有效预防脑栓塞事件的发生,但是存在高出血风险,且与用药时间长短无关。因此,目前指南对于非瓣膜性心房颤动患者PCI术后抗栓治疗仍存在争议。

脑出血为患者PCI术后少见的并发症,双联抗血小板聚集治疗或双联抗血小板聚集加抗凝治疗是PCI术后脑出血的可能原因之一。此外,高血压病患者血压控制不佳、脑动脉畸形、脑动脉瘤、凝血功能障碍、硬脑膜动静脉瘘、烟雾病、静脉窦血栓等也是导致脑出血的因素。因此,严格抗凝是保障介入手术安全的前提,最好根据活化凝血时间(activated coagulation time,ACT)选择肝素用量,使ACT≥300 s;但是ACT≥400 s时,出血的发生率增加。对于患者服用抗血小板药物引起的脑出血,应立即停药。对曾经服用过抗血小板药物的脑出血患者,血小板输注的有效性尚不确定,使用重组人凝血Ⅶa因子、氨基己酸、氨甲环酸会增加动脉血栓栓塞风险。

文献表明,新发脑出血对患者一般影响小或仅在影像学上发现,对预后影响不大;若出血事件风险高,可考虑在停药后7~10天恢复抗血小板治疗,也可以根据病情适当减少抗血小板药物的种类或剂量,并严密观察。对于小脑伴神经功能恶化或脑干受压者应尽快手术。当上述情况危及患者生命时,诊疗团队应立即停用抗血小板药物,慎用止血药,进行多学科联合诊疗。目前,还没有急性心肌梗死患者PCI术后脑出血抗血小板治疗的指南。

四、科主任点评

PCI围手术期发生脑卒中属于急危重症,治疗上存在一定矛盾,尤其是对于NIHSS评分>3分的缺血性脑卒中及出血性脑卒中患者,抗血小板药物使用尤需谨慎,继续双联抗血小板治疗可加重出血风险,停用抗血小板药物可能导致支架内急性或亚急性血栓形成。因此,对于PCI围手术期发生卒中的患者,要做到早识别、早诊断、早治疗;及时停用抗凝药物,根据出血量及出血部位,调整抗血小板药物,还要结合冠状动脉支架植入的部位、数量、冠状动脉病变进行综合判断,权衡利弊,之后再决定停用或恢复服用抗血小板药物的时机,要注意药物服用的顺序及持续时间。本病例的治疗困难重重,在减量维持的单药抗血小板治疗基础上,果断行脑室钻孔引流术,实现了心、脑功能的两全保护。

五、参考文献

［1］Ibanez B, James S, Agewall S, et al. 2017 ESC Guidelines for the management of acute myocardial infarction in patients presenting with ST-segment elevation: The Task Force for the management of acute myocardial infarction in patients presenting with ST-segment elevation of the European Society of Cardiology (ESC) ［J］. Eur Heart J, 2018,39(2):119-177.

［2］Johnston S C, Easton J D, Farrant M, et al. Clopidogrel and Aspirin in Acute Ischemic Stroke and High-Risk TIA ［J］. N Engl J Med, 2018,379(3):215-225.

［3］中华医学会心血管病学分会动脉粥样硬化与冠心病学组,中华医学会心血管病学分会介入心脏病学组,中国医师协会心血管内科医师分会血栓防治专业委员会,等.冠心病双联抗血小板治疗中国专家共识［J］.中华心血管病杂志,2021,49(5):432-454.

［4］刘亚忠,江明宏,曹雪滨.PCI围手术期卒中的抗栓策略［J］.中国循证心血管医学杂志,2013(5):538-539.

作者:郭宜竞、沈虹、沈成兴

审阅专家:包玉倩

窦性停搏伴晕厥合并外伤性颅脑出血

一、疾病概述及诊疗进展

晕厥是指一过性全脑血流低灌注导致的短暂意识丧失(transient loss of consciousness，TLOC)，特点为发生迅速、一过性、自限性并能够完全恢复。发作时常因肌张力降低、不能维持正常体位而跌倒。

晕厥可分为神经介导性晕厥(反射性晕厥)、直立性低血压晕厥和心源性晕厥。心源性晕厥包括心律失常性晕厥和器质性心血管病性晕厥，心源性晕厥为晕厥第2位的常见原因。

晕厥初步评估的目的是：①明确是否是晕厥；②是否能确定晕厥的病因；③是否是高危患者。评估内容包括详细询问病史、体格检查和心电图检查。因病因不同，晕厥预后也不同，危险分层对指导治疗和减少复发及降低病死率都非常重要。神经介导性晕厥的病死率与普通人群相似，心源性晕厥患者心脏性猝死风险增加，6个月的病死率超过10%，其死亡的风险是其他晕厥的2倍。对于心源性晕厥需要结合心电监测(长程动态心电图、植入式事件记录仪)、心脏影像学检查、运动负荷试验、冠脉造影、心电生理检查等手段综合判断。

患者的心电图具有下列征象之一，即可诊断为心律失常性晕厥：①在清醒的状态下持续窦性心动过缓(<40次/min)、反复窦房传导阻滞或者窦性停搏>3 s，并且非体育运动训练所致；②二度Ⅱ型和三度房室传导阻滞；③交替性左、右束支传导阻滞；④室性心动过速或快速的阵发性室上性心动过速；⑤非持续性多形性室性心动过速合并长或短QT间期；⑥起搏器或植入型心律转复除颤器(implantable cardioverter-defibrillator，ICD)故障伴有心脏停搏。

对于窦房结疾病，起搏器治疗安全有效。传统起搏器是经静脉植入心内膜电极导线的埋藏式起搏器，问世至今已超过半个世纪。近年无导线起搏器的问世带来了革新性的变化，无导线起搏器是世界上最小的起搏器，总体积1.0 cm³，比传统起搏器小93%，重量仅2 g，直接经股静脉途径植入心脏中，因此植入时无须制作囊袋，在保持美观的同时避免了囊袋相关的并发症(感染、血肿、囊袋破溃)和导线相关的并发症(断裂、绝缘层损坏、静脉血栓及堵塞、三尖瓣反流)，以及经锁骨下静脉/腋静脉穿刺所致气胸/血气胸等并发症，而且植入时间更短。在无导线起搏器和传统起搏器之间进行选择时，应综合考虑患者的心律失常类型、基础心脏疾病、心功能情况、心脏大小以及预期心室起搏比例等因素，个体化评估其风险获益比，并关注起搏模式以外的获益，选择合适的起搏器和起搏方式。

冠心病与房颤合并存在时，联合应用抗血小板与口服抗凝(oral anticoagulation，OAC)

治疗可有效减少缺血及血栓栓塞事件，但会增加出血风险。在启动抗栓治疗前应对患者的血栓栓塞/缺血风险和出血风险进行评估。房颤患者经皮冠状动脉介入治疗（PCI）术后，三联抗栓治疗（OAC＋氯吡格雷＋阿司匹林）建议缩短至 1 周，最长 1 个月，然后双联抗栓（OAC＋氯吡格雷）治疗，1 年后单用 OAC；对于稳定型冠心病合并房颤，则单用 OAC 治疗。

二、病历资料

1. 病史摘要

患者，男性，84 岁，因"反复胸闷、心悸 10 年，加重 2 周，晕厥 1 次"入院。患者 10 年前无明显诱因下出现胸闷、心悸，程度较轻，每次持续 3～5 min，发作频率为 1 次/（2～3）月，无胸痛，无晕厥，无呼吸困难等。心脏超声提示"二尖瓣关闭不全，腱索断裂"，心电图示窦性心动过缓，未行治疗。9 年前突发晕厥 1 次，动态心电图示"窦性心动过缓，房室交界性逸搏"，心超结果同前，患者拒绝二尖瓣置换和植入心脏起搏器。2 年前因心悸、胸闷较前加重，每次持续 2～3 h，发作频率为 1～2 次/月。心电图提示房颤，同年 4 月于外院全麻下行二尖瓣置换＋三尖瓣修复＋双极迷宫（maze）术＋左心耳切除术，术后口服华法林、厄贝沙坦氢氯噻嗪片、倍他乐克缓释片、氨氯地平、呋塞米、螺内酯治疗，上述症状减轻。1 年前，患者胸闷、心悸加重，每次持续 5～6 h 以上，发作频率为 2～3 次/月，多次心电图和动态心电图示房扑或房颤伴长间期达 5 s，心超提示二尖瓣生物瓣置换术后，三尖瓣成形术后，左心房、右心房扩大，左室收缩功能减退（射血分数 43%）。本次入院 2 周前，患者胸闷、心悸再次加重，每次持续 5～6 h 以上，2～3 天发作 1 次。入院前 1 天，患者户外活动时突发晕厥，摔倒在地，持续约 2 min，后自行醒来，被送至我院急诊，心电图示：显著窦性心动过缓，窦性停搏（最长 R－R 间期长达 4 s），交界性逸搏。头颅 CT 示：右侧额部颅板下薄层血肿及额叶小血肿，蛛网膜下腔出血，枕部可见皮下血肿。患者有少许咳嗽、咳痰，胸部 CT 提示右肺中叶少许炎症。动态心电图示：平均心率 49 次/min，＞2.0 s 的窦性停搏 7 293 次，最长为 15.26 s。

既往史：冠心病、高血压和 2 型糖尿病病史。

入院体检：血压 143 mmHg/68 mmHg。神清，气稍促，双肺呼吸音粗，双肺底可及少量湿啰音，未及干啰音。心率 45 次/min，心律不齐，各瓣膜未及明显杂音。双下肢无水肿，四肢肌力正常，深浅反射存在，病理征阴性。脑膜刺激征阳性。

2. 疾病的演变过程和抢救经过

入院第 1 天，患者急诊就诊后立即异丙肾上腺素持续静滴（1 μg/min），心电、血压和指末氧监护提示心率 30～60 次/min，血压 143 mmHg/68 mmHg，SpO_2 98%。进行相关辅助检查（血常规、肝肾功能、电解质、凝血全套、心肌梗死血生物标志物一套、NT-proBNP、心电图、动态心电图、动态血压、胸片等）：血肌酐 170 μmol/L，血钾 5.6 mmol/L，NT-proBNP 909.40 ng/L，予呋塞米改善心功能、降钾。胸片提示肺部感染，给予抗感染（头孢替安），因颅脑损伤出血，给予捷凝止血、德巴金抗癫痫。

入院第 2 天，在超声引导下行颈内静脉穿刺植入临时起搏电极导管至右室心尖部，调整起搏参数，起搏心率 60 次/min。

入院第 5 天，复查头颅 CT 提示：右侧额部颅板下薄层血肿及额叶小血肿，少许蛛网膜下腔出血，较前（2020 年 9 月 3 日）略有吸收。

入院第 12 天，在局部浸润麻醉下行无导线永久起搏器植入术，将 Micra MC1VR01 起搏器植入右室间隔部(图 96-1)。

入院第 13 天,患者开始口服利伐沙班 10 mg qd。

入院第 19 天,患者诉头晕,复查头颅 CT 示:左侧额部硬膜下出血,范围较前增大。多科联合会诊后予停利伐沙班,再次给予止血、预防性抗癫痫治疗,并随访头颅 CT 后提示病灶较前相仿。经治疗后,患者肺炎好转,高钾血症得以纠正。

入院 1 个月后,动态心电图提示出现房扑,起搏器的测试提示功能正常,加用胺碘酮口服控制房扑,之后随访心电图未见房扑发作。复查心超:左房内稍高回声,血栓不除外。经食管超声心动图检查示:左房附壁血栓。故重启抗凝治疗,充分告知患者及家属出血包括颅内出血的风险,采用利伐沙班片 10 mg qd 口服,动态随访头颅 CT 及经食管心脏超声。上述治疗 1 个月后复查头颅 CT 示:双额

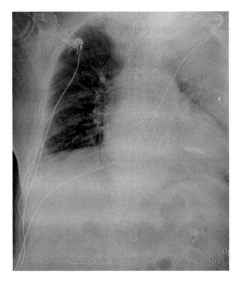

▲ 图 96-1　无导线起搏器植入后
X 线片影像

部硬膜下积液、积血(慢性期),与前大致相仿(图 96-2)。经食管超声心动图检查示:血栓缩小(图 96-3)。继续维持目前治疗方案,之后病情趋于稳定。

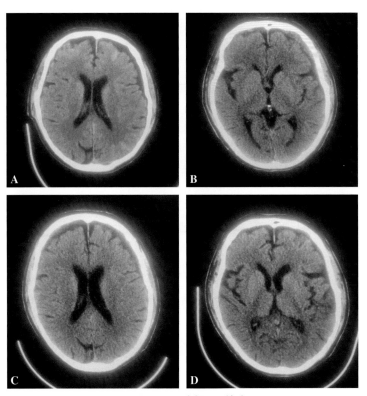

▲ 图 96-2　头颅 CT 检查
(A)2020 年 9 月 1 日;(B)2020 年 9 月 24 日;(C)2020 年 10 月 16 日;(D)2020 年 11 月 23 日。

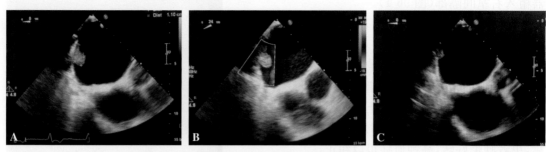

▲ 图 96-3　经食管超声心动图检查

(A—B)2020 年 10 月 23 日,左房血栓;(C)2020 年 11 月 25 日,左房血栓明显减小。

3. 治疗结果及预后

患者无晕厥再发,多次复查头颅 CT,提示双额部硬膜下积液、积血均较前吸收,经过 3 个月进入慢性期。复查经食管心脏超声示左房血栓明显减小且稳定。患者一般情况好转,无明显不适,无出血表现。查体配合,双侧病理征阴性。

4. 诊治流程图

窦性停搏伴晕厥合并外伤性颅脑出血诊治流程如图 96-4 所示。

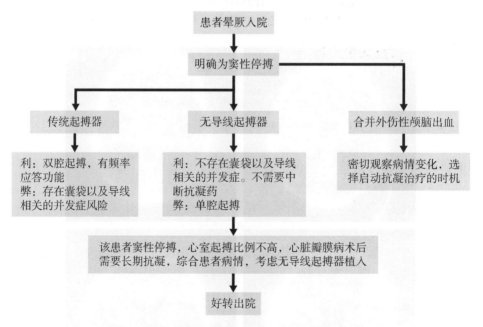

▲ 图 96-4　窦性停搏伴晕厥合并外伤性颅脑出血诊治流程图

三、讨论与小结

心律失常性晕厥危险性高,预后较差。心电监测特别是长时程心电监测是明确心律失常性晕厥的主要方法。对无创检查不能明确病因且高度怀疑为心律失常性晕厥的患者可进行侵入性电生理检查。对于窦房结疾病,起搏治疗适用于经证实由间歇性窦性停搏或窦房阻滞所引起的心律失常性晕厥。

该患者高龄,基础疾病多且复杂。10年前有证据显示存在病态窦房结综合征,当时医生建议行永久起搏器植入术,但患者坚决拒绝,以至于后来发生晕厥跌倒,造成严重颅脑外伤。在晕厥的鉴别方面,需要排除颅脑外伤所致颅高压和高钾血症引起的缓慢心律失常,该患者在颅脑外伤稳定以及纠正高钾血症后,动态心电图仍记录到窦性停搏15 s,结合既往病史,永久起搏器植入指征十分明确。在永久起搏器的选择上,传统起搏器因有囊袋及伤口,存在囊袋感染及血肿的风险,而无导线起搏器经股静脉穿刺植入,避免了传统起搏器需要锁骨下静脉/腋静脉穿刺所导致气胸/血气胸的风险,也不存在囊袋感染和血肿的风险,且手术时间也缩短。该患者为老年患者,手术耐受性差,且需要抗凝治疗,故无导线起搏治疗对该患者是一个更好的选择。冠心病合并房颤的抗栓治疗十分棘手,发生硬膜外出血和蛛网膜下腔出血后需要平衡血栓栓塞和出血风险,调整治疗方案。该患者入院半月后因颅脑出血较前吸收,尝试口服抗凝药后脑出血反而加重,只能暂停抗凝药,但1个多月后发现了左房附壁血栓,多学科会诊讨论后决定采用小剂量利伐沙班抗凝,并充分告知出血包括颅内出血的风险,动态随访头颅CT及经食管心脏超声。在为期3个月的整个治疗过程中,患者的病情就像推倒的多米诺骨牌,主要矛盾不断转化,险象环生。经过多学科的密切配合,精心诊治,患者转危为安。需要反思的是,假如患者10年前接受了医生的建议,植入了永久起搏器,也不至于现在因窦性停搏出现晕厥导致外伤性颅脑出血。

四、科主任点评

心律失常性晕厥,危险性高,预后较差,属于急危重症。治疗前应全面评估病情、治疗的获益与风险以及是否存在心源性猝死的其他危险因素。需要结合心电监测、心脏影像学检查、运动负荷试验、冠脉造影、心电生理检查等多种检查手段综合判断病因。对于窦房结疾病,起搏器治疗适用于经证实晕厥明确由间歇性窦性停搏或窦房阻滞引起者。

该患者二尖瓣置换术后长期口服华法林抗凝,晕厥后的外伤性颅脑出血使得治疗过程变得十分复杂,治疗上存在很大矛盾。在脑出血停止后常需重启抗凝治疗。临床决策困难时,须由多学科协商决定,权衡缺血/血栓栓塞和出血风险,并考虑患者意愿。在考虑到抗凝、手术时间以及手术并发症等多方面问题后,相较于传统起搏器植入,该患者最后选择无导线起搏器植入无疑是更好的选择。因此,对于高危的心源性晕厥患者要做到早识别、早诊断、早治疗。本病例历经多重磨难,在植入无导线起搏器后,在治疗上可以集中精力处理颅脑外伤后出血、心房血栓的问题。

五、参考文献

[1] 中华心血管病杂志编辑委员会,中国生物医学工程学会心律分会,中国老年学和老年医学学会心血管病专业委员会,等.晕厥诊断与治疗中国专家共识(2018)[J].中华心血管病杂志,2019,47(2):96-107.

[2] Costantino G, Sun B C, Barbic F, et al. Syncope clinical management in the emergency department: a consensus from the first international workshop on syncope risk stratification in the emergency

department［J］. Eur Heart J, 2016,37(19):1493-1498.

［3］Shen W K, Sheldon R S, Benditt D G, et al. 2017 ACC/AHA/HRS guideline for the eva luation and management of patients with syncope: a report of the American College of Cardiology/American Heart Association Task Force on Clinical Practice Guidelines and the Heart Rhythm Society［J］. Heart Rhythm, 2017,14(8):e155-e217.

［4］中华医学会心血管病学分会,中国生物医学工程学会心律分会. 心房颤动诊断和治疗中国指南［J］. 中华心血管病杂志,2023,51(6):572-618.

［5］禹子清,宿燕岗. 无导线起搏器研究进展［J］. 实用心电学杂志,2023,32(4):254-260.

作者：王延鹏、李京波

审阅专家：包玉倩

高龄孕妇反复顽固性室上性心动过速发作伴低血压状态

一、疾病概述及诊疗进展

导管消融操作中通常需要在 X 线的透视下辅助进行,但孕妇等特殊人群需要减少 X 线暴露,致使其在出现严重的快速性心律失常、需要行导管消融时存在困难。为此,研究人员一直在探索,如何在减少 X 线暴露的前提下,在上述特殊人群中实施导管消融手术。

既往有学者报告,伴随着 X 线的暴露时间减少,甚至零 X 线暴露,相关导管操作的并发症,包括过度贴靠所致的心包压塞、贴靠不良所致消融失败或易复发等的发生率增高。零射线状态下实现射频消融一直为此领域的一大瓶颈。EnSite 与 Carto 等三维标测系统的问世为零射线射频消融的广泛开展提供了可能。术者根据其三维电场或磁场确定在心血管腔内电极导管的大概位置,结合腔内电图确定其精确位置,通过连续采集电极导管在心血管腔内的移动轨迹,构建血管、心脏三维几何结构,实时显示电极导管所处的位置及其运动,精确引导手术操作继而代替 X 线的指引。与此同时,术者可以全程实时观察,必要时可以采取冻结、回放,观察分析瞬间的电极位移与局部电位及其关系;除此之外,该方法也实现了从任意视角观察导管的空间位置,因而能更准确地标测和消融。患者在妊娠状态下,进行零射线状态下的“绿色”消融同样也无须特殊操作处理。

二、病历资料

1. 病史摘要

患者,女性,36 岁,G_1P_0、孕 37^{+3} 周,因拟行剖宫产收治我院产科。入院后患者反复发作性心悸(既往有类似发作病史多年),心电图提示阵发性室上性心动过速(paroxysmal supraventricular tachycardia, PSVT),发作时最快心率高达 220～240 次/min,伴有低血压,血压一度降至 70 mmHg/50 mmHg,给予维拉帕米或三磷酸腺苷(adenosine triphosphate, ATP)静脉推注治疗后可一过性终止心动过速,但很快再次反复发作,产科病房请求心内科急会诊(图 97-1)。

入院后心超检查提示:各房室大小正常,左室射血分数正常。肌钙蛋白 0.02 μg/L,肌酸激酶同工酶 2.6 μg/L,NT - proBNP 425 μg/L,D -二聚体 2.6 mg/L FEU。

查体(心动过速发作时):神清,半卧位,血压 70 mmHg/46 mmHg,心率 230 次/min,呼吸 18 次/min,SpO₂ 100%,双下肢不肿。

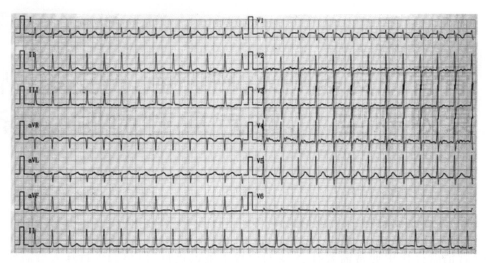

注：心率150次/min，律齐，V1导联上可见逆行P波（假r波），RP′＜70 ms，提示房室结折返性心动过速。

▲ 图97-1 室上性心动过速发作时心电图（静脉推注维拉帕米时记录）

2. 疾病的演变过程和抢救经过

我科电生理团队讨论认为，患者反复室上速发作且药物治疗无效，发作时伴有血流动力学障碍，有行导管消融治疗指征。但是患者为孕妇，考虑到常规DSA室X线指导下导管消融对胎儿存在的潜在危害，遂决定行完全零射线下的"绿色"消融术。

3. 治疗结果及预后

完善术前常规检查后，在手术全过程中给予吸氧，并进行连续的心电、血压、血氧饱和度等监测。手术过程简述如下：穿刺股静脉成功后放置6 F鞘管。首先以体表心电图为参考电极，BARD蓝把加硬消融导管进行建模标测，轻柔操作，使其顺利到达心腔。通过这根导管，在EnSite NavX三维标测系统的指导下构建髂静脉、下腔静脉、上腔静脉、右房、右室和三尖瓣环。借助三维影像的指导和心腔内电位图的特征，分别放置10极冠状静脉窦电极和两根4极标测电极（图97-2）。在三维背景图上，借助以往的电生理检查方法，明确诊断为房室结折返性心动过速（atrioventricular nodal reentrant tachycardia，AVNRT）（慢-快型）（图97-3）。之后在三维标测系统指导下，成功交换SR0长鞘管，然后经长鞘管送入射频消融导

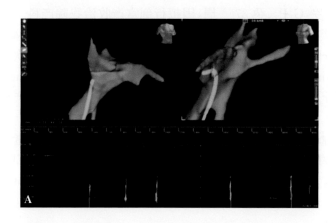

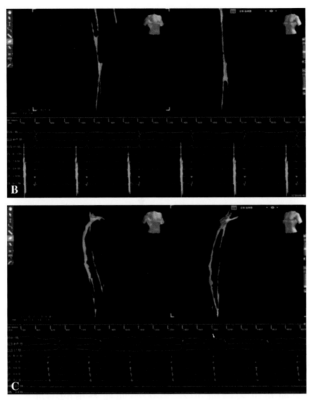

▲ 图 97-2　借助 EnSite NavX 系统在右前斜 30°(RAO)和左前斜 45°(LAO)
实现零射线下的电极导管放置

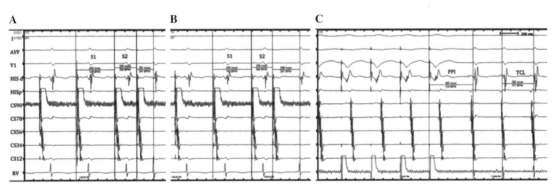

HIS—希氏束；CS—冠状静脉窦；RV—右心室；PPI—起搏后间期；TCL—心动过速周长。

▲ 图 97-3　心电生理检查情况

(A—B)心房 S1S2 递减刺激，出现 AV 跳跃，并诱发心动过速；(C)心动过速发作时腔内电图：心动过速发作时冠状窦逆行
A 波在一条直线上，以 HIS 略领先，并且 VA 小于 70 ms，心动过速时行心室拖带 PPI-TCL＞115 ms，诊断为房室结折返
性心动过速(慢-快型)(走纸速度 100 mm/s)。

管，借助 EnSite 示踪行慢径消融，最后以原相同刺激方案行电生理检查，心动过速不再诱发
及房室结跳跃现象消失为消融终点。术后嘱咐穿刺侧肢体制动，同时行心电、血压及氧饱和
度检查，并于次日复查产科胎心监测等正常后转回产科。

4. 诊治流程图

高龄孕妇反复顽固性室上性心动过速发作伴低血压状态诊治流程如图97-4所示。

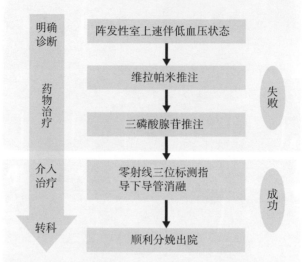

▲ 图97-4　高龄孕妇反复顽固性室上性心动过速发作伴低血压状态诊治流程图

三、讨论与小结

女性在妊娠状态下血容量会增加30%~50%，而血容量的增加刺激心肌细胞，诱发心肌细胞早期去极化，不应期缩短，传导速度减慢，潜在折返环长度延长，增加了相关心律失常的发生概率。对于高龄产妇而言，心脏储备功能明显下降，其耐受心动过速的能力降低。在妊娠基础上若伴发PSVT影响孕妇生活质量的同时，更容易导致孕妇血流动力学不稳定的发生，引起子宫的血流量减少，胎儿相对缺氧等不良情况。因此，如不及时治疗，孕妇和胎儿都将面临生命危险。目前对于PSVT发作的高龄孕妇群体，仍然首要采取药物保守治疗。但糟糕的是，部分患者在药物治疗下PSVT仍然反复发作。如遇到此类情况，需及时考虑"绿色"消融根治PSVT。心内科本次行完全零射线电生理检查和导管消融，再次为国内外提供了证据：对于妊娠合并PSVT的患者在药物治疗无效、反复发作、血流动力学障碍的情况下，即使患者为高龄孕妇，也可考虑完全零射线的导管消融，以此保障孕妇安全顺利度过妊娠期和分娩期。截至目前，大量证据表明该技术具有明显的技术优势与潜在的临床效益。

我院心内科于2017—2018年在零射线三位标测系统指导下处理了类似病例4例，且就该技术在2020年《中国心脏起搏与心电生理杂志》发表论文1篇。

四、科主任点评

妊娠合并快速性心律失常是临床处理的难题，药物治疗根据不同的妊娠期受到不同的限制，尤其是影响到患者血流动力学的快速性心律失常者，更是临床上面临的挑战。

患者为高龄孕妇，反复发作室上性心动过速伴有血流动力学障碍，因为药物治疗失败,最后采用零射线三维标测系统指导下导管消融,不仅避免了常规导管消融 X 射线对胎儿的潜在危害,而且消融成功根治了该患者的心动过速,为进一步的分娩创造了条件。这充分展现了心内科电生理团队敢于打破传统思维、面对危重病例勇挑重担的精神和扎实过硬的导管操作技术水平。

五、参考文献

［1］林开斌,黄冬,王延鹏,等.高龄妊娠合并反复发作难以终止的阵发性室上性心动过速行零射线标测与消融四例[J].中国心脏起搏与心电生理杂志,2020,34(3):317-319.

［2］Enriquez A D, Economy K E, Tedrow U B. Contemporary management of arrhythmias during pregnancy [J]. Circ Arrhythm Electrophysiol, 2014,7(5):961-967.

作者:黄冬、李京波

审阅专家:包玉倩

妊娠合并心律失常

一、疾病概述及诊疗进展

不论是否存在结构性改变,心律失常都是妊娠期最常见的心脏并发症。在妊娠期间,心律失常可首次出现,既往存在的心律失常也可能因妊娠而恶化。明确有心律失常或结构性心脏病的女性在妊娠期发生心律失常的风险最高。因此,妊娠期一旦出现心律失常,都应进行完整的临床评估,包括全面病史采集、心脏体格检查、心电图和经胸超声心动图寻找有无结构性心脏病证据。

心脏结构正常者最常见的心律失常是阵发性室上性心动过速(paroxysmal supraventricular tachycardia,PSVT),包括房室结折返性心动过速(atrioventricular nodal reentrant tachycardia, AVNRT)和房室折返性心动过速(atrioventricular reentrant tachycardia,AVRT)。PSVT 可采用多种房室结阻滞剂治疗。如果血流动力学明显受损,应行直流电心脏复律。

妊娠期房颤和房扑比 PSVT 少见,且常见于有结构性心脏病的孕妇。对于房颤妊娠女性,新发房颤者优选心律控制。心律控制不能实现或者不太可能成功时,可开始心室率控制。妊娠是一种高凝状态,开始抗凝治疗的门槛常比非妊娠状态低。目前尚无妊娠期标准抗凝方案,应根据具体情况选择抗凝治疗。

一般来说,妊娠期心律失常的治疗方法和非妊娠患者类似。然而,抗心律失常药对胎儿有理论上或明确的不良影响,所以只有在有明显临床症状或血流动力学受损时才使用。目前缺乏相关药物的随机对照试验,并且几乎没有妊娠期抗心律失常药物安全性和有效性的数据,因此治疗推荐受限。治疗选择主要是基于有限的动物研究、病例报告、观察性研究和临床经验。有关妊娠期抗心律失常药物的使用信息如表 98-1 所示。

表 98-1 妊娠期抗心律失常药物

药品	怀　孕	哺　乳
胺碘酮	与严重的不良反应有关。先天性甲状腺肿/甲状腺功能减退症和甲状腺功能亢进症可在子宫内暴露后发生。其他潜在风险包括新生儿 QT 间期延长。	不推荐,因为新生儿有甲状腺功能减退症的潜在风险。

（续表）

药品	怀孕	哺乳
β受体阻滞剂	没有证据表明致畸风险增加,但某些药物(尤其是阿替洛尔)在妊娠中期和晚期长期使用可能会损害胎儿生长。仅在妊娠晚期使用与胎儿重量减轻有关。临近分娩服用这些药物的患者的新生儿有发生心动过缓、低血糖和其他β阻剂症状的风险。 在这类药物中,阿替洛尔似乎对出生体重的不利影响最大。	AAP认为这些药物适合母乳喂养,但应观察新生儿是否有β受体阻滞剂的迹象。阿替洛尔是一种弱碱,会在牛奶中蓄积。由于其水溶性、低蛋白结合、很少或没有肝脏代谢和肾脏排泄特性,蓄积作用增强。因为它与哺乳婴儿的β受体阻滞作用和发绀有关,所以最好在母乳喂养期间避免使用。
索他洛尔	索他洛尔同时具有β受体阻滞剂和Ⅲ型抗心律失常特性,不致畸,使用它与胎儿生长受限无关。它在临近出生时的使用与新生儿心动过缓有关。	索他洛尔集中在母乳中,乳汁中的浓度比母体血浆中的浓度高几倍,因此建议密切监测心动过缓、低血压、呼吸窘迫和低血糖。
腺苷	没有证据表明致畸风险增加或胎儿/新生儿不良影响风险增加。	无信息。由于半衰期非常短,不太可能对新生儿产生任何不良影响。
地高辛	没有证据表明致畸风险增加或胎儿/新生儿不良影响风险增加。	AAP认为地高辛与母乳喂养相容。
维拉帕米	没有证据表明致畸风险增加或胎儿/新生儿不良影响风险增加。	AAP认为维拉帕米适合母乳喂养。
普鲁卡因胺	没有证据表明致畸风险增加或胎儿/新生儿不良影响风险增加。	AAP将普鲁卡因胺分类为与母乳喂养相容。然而,接触对哺乳期婴儿的长期影响尚不清楚,尤其是潜在的药物毒性(例如,产生抗核抗体和狼疮样综合征)。
奎尼丁	没有证据表明致畸风险增加。在治疗剂量下,很少观察到奎尼丁的催产特性,但高剂量可产生这种作用,并可能导致早产或流产。	AAP认为奎尼丁适合母乳喂养。
氟卡尼	已经注意到动物的发育毒性,但关于早期妊娠接触对人类造成的风险的信息有限。当用于难治性胎儿心律失常时,这种风险似乎很低。它可能是水肿胎儿心动过速的治疗选择。	AAP认为氟卡尼适合母乳喂养。

注:AAP,美国儿科学会。

二、病历资料

1. 病史摘要

患者,女,26岁。因"G_1P_0,孕29^{+3}周,胸闷2月,加重3天。"入院。

该孕妇平素月经规则,量中,无痛经史。末次月经:2020-12-14。停经30天余,测尿人绒毛膜促性腺激素(＋),确诊早孕,早孕反应不明显,孕早期无发热、药物、猫狗、射线及有害物质接触史。孕14周在我院正规产检,无创DNA低风险,我院大畸形筛查未见明显异常。葡萄糖耐量试验:空腹血糖 3.99 mmol/L,餐后 1 小时血糖 6.72 mmol/L,餐后 2 小时血糖 3.53 mmol/L,提示糖耐量正常。患者产检时心率 136～146 次/min,无心悸、胸闷不适,心内科就诊后未予特殊处理,嘱其密切随访,余常规检查无殊。孕 16 周自感胎动至今。患者孕 21 周无明显诱因下出现胸闷,爬 2 楼或平地走路 200 m 后胸闷、心悸症状明显加重,休息 5 min 后自行缓解,患者未就医用药。患者孕 23 周转出产检大卡,回安徽待产。3 天前患者休息时再次出现胸闷,伴头晕、心悸,症状持续数小时不能缓解,无胸痛、头痛、视物旋转、手臂后背放射痛、恶心、呕吐、腹痛、腹泻、意识丧失等不适。外院就诊,查心电图提示心率 160 次/min,房性心动过速。心超:EF 47%。为求进一步诊治,遂叫 120 转至我院急诊,急诊查心电图提示:心率 193 次/min,房性心动过速,故拟"严重心律失常"收入我院产科。

查体:体温 36.8℃,脉搏 190 次/min,呼吸频率 20 次/min,血压 104 mmHg/63 mmHg。产科检查:29^{+3} 周,宫高 95 cm,腹围 144 cm,臀位。胎心:147 次/min。宫缩:偶有,宫缩弱且不规则。臀先露不固定,先露高低 S^{-3},胎膜未破。宫颈质地:中。无宫颈扩张,宫颈 Bishop 评分:1 分。估计胎儿大小:1000 g。坐骨棘不突,胎儿衔接情况浮。跨耻征阴性。查体:神清,气平,无贫血貌,双肺听诊呼吸音粗,未及干、湿啰音。心浊音界大致正常,心率 190 次/min,律齐,P2＝A2,各瓣膜区未闻及病理性杂音。腹部膨隆,腹壁柔软,无腹部压痛。双下肢无水肿。

2. 疾病的演变过程和抢救经过

入院第 1 天,立即予心电监护、告病危,心内科会诊后予维拉帕米转律治疗,患者心率维持在 100～125 次/min。

入院第 2 天,0:20 患者心率再次升高至 200～220 次/min,血压 92 mmHg/49 mmHg,SpO_2 100%。患者诉胸闷、心悸,伴头晕,难以平卧,呼吸困难。心肺听诊:双肺呼吸音粗,下肺可及湿啰音。心率 200 次/min,律齐,A2＝P2,各瓣膜区未及明显杂音。凌晨急查 NT-proBNP 1230.00 ng/L↑,高敏肌钙蛋白 I 0.015 μg/L。再次予以维拉帕米转律,患者自感胸闷症状减轻,0:25 心率降至 110 次/min,心电图呈窦性心动过速,偶见房性早搏。当天早晨转入心脏监护病房。患者此时心室率 150 次/min 左右,血压 97 mmHg/64 mmHg,心电图示房性心动过速、阵发性心房颤动(图 98-1),症状较前相仿,尝试多种抗心律失常药物包

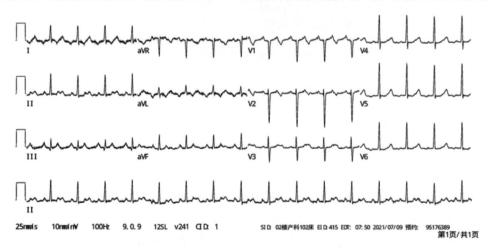

▲ 图 98-1　心电图提示房性心动过速

括艾司洛尔、美托洛尔、去乙酰毛花苷、地高辛控制心室率以及普罗帕酮转律,利尿减轻心脏负荷,低分子肝素抗凝等治疗,下午患者心率降至 100 次/min,血压 97 mmHg/64 mmHg,心电图呈窦性心动过速,偶见房性早搏、阵发性心房颤动。

入院第 3 天,患者 24 h 动态心电报告平均心率是 134 次/min,分析的心搏数为 163 473 个。最慢心率是 74 次/min,最快心率是 197 次/min。室性异位搏动 20 个。结论:阵发性房性心动过速伴房室阻滞,室性早搏(多源性),未见传导异常,未见明显缺血性 ST - T 改变。病程中,患者胸闷心悸逐渐好转,偶有头晕不适。心肺听诊:双肺呼吸音粗,未及明显湿啰音。心率 80～120 次/min,律齐,A2＝P2,各瓣膜区未及明显杂音。心电图呈窦性心律,偶见房性早搏、短阵房性心动过速。

入院第 5 天,停用美托洛尔,改予索他洛尔行节律控制。

入院第 6 天,复查 B 型钠尿肽前体降至 181.00 ng/L↑。复查心超:三尖瓣反流(轻度);二尖瓣反流(轻度);心包腔微量液体;各房室大小正常范围;未见节段性室壁运动异常,射血分数 56%。

入院第 8 天,患者无明显胸闷、心悸,无头晕、呼吸困难等不适,生命体征平稳,经上级医师查房后予以出院。

3. 治疗结果及预后

出院两个月后患者再次入院,在腰麻下行子宫下段横切口剖宫产术。术中娩出男婴,体重 2 690 g,Apgar 评分 10 分,胎盘完整,胎膜完整,脐带 50 cm,羊水量 800 mL,羊水质稀、清,手术经过顺利,术中出血 200 mL。

患者为求进一步治疗心律失常,于产后第 16 天行经皮环肺静脉电隔离术。术中诊断:阵发性心房颤动、房性心动过速,消融成功,术后患者无不适,维持窦性心律。

4. 诊治流程图

妊娠合并心律失常诊治流程如图 98-2 所示。

三、讨论与小结

患者为年轻妊娠女性,因胸闷不适入院治疗,由于既往无基础疾病,病因相对单一,仅对妊娠合并心律失常进行讨论。

妊娠期心律失常的机制:确切机制不详,但可能与血流动力学、激素和自主神经功能改变有关。妊娠期血流动力学会发生改变,其中很多都可能引发心律失常。血管内容量增加,继而心室前负荷增加以及心房心室扩大。心房和心室心肌牵拉后,离子通道活动激活,引起细胞膜去极化、不应期缩短、传导减慢,以及不应期和传导的空间离散,从而可能导致心律失常发生。妊娠期激素和自主神经改变对心律失常影响的相关研究很少。虽然妊娠期儿茶酚胺水平似乎并无变化,但肾上腺素能反应性提高。研究显示雌激素能增加心肌细胞 α-肾上腺素能受体数目,这可能导致自主神经功能增强,从而触发心律失常。

妊娠期心律失常的治疗:

(1) 急性处理:如果血流动力学不稳定,应实施直流电心脏复律。患者血流动力学稳定时,短暂阻断房室结传导即可终止急性 PSVT 发作,如迷走神经刺激法(如 Valsalva 动作或颈动脉窦按摩),静脉给予腺苷,或静脉选择性 β_1 受体阻滞剂。

(2) 预防再发作:若无预激综合征,可使用房室结阻滞剂来预防 PSVT,其中选择性 β_1 受

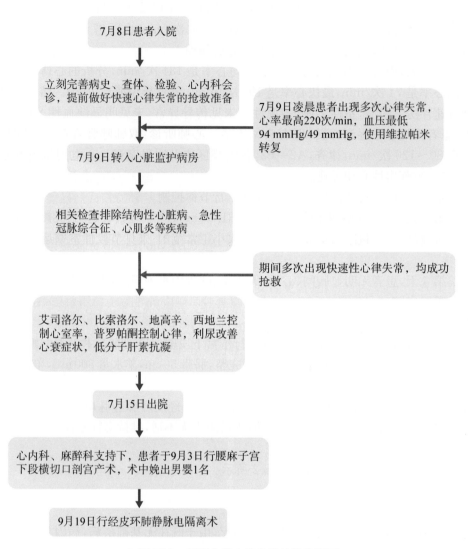

7月8日患者入院

立刻完善病史、查体、检验、心内科会诊，提前做好快速心律失常的抢救准备

7月9日凌晨患者出现多次心律失常，心率最高220次/min，血压最低94 mmHg/49 mmHg，使用维拉帕米转复

7月9日转入心脏监护病房

相关检查排除结构性心脏病、急性冠脉综合征、心肌炎等疾病

期间多次出现快速性心律失常，均成功抢救

艾司洛尔、比索洛尔、地高辛、西地兰控制心室率，普罗帕酮控制心律，利尿改善心衰症状，低分子肝素抗凝

7月15日出院

心内科、麻醉科支持下，患者于9月3日行腰麻子宫下段横切口剖宫产术，术中娩出男婴1名

9月19日行经皮环肺静脉电隔离术

▲ 图 98-2 妊娠合并心律失常诊治流程图

体阻滞剂(除阿替洛尔)优于维拉帕米，若无结构性心脏病，且房室结阻滞剂不能控制 PSVT，可考虑用氟卡尼、普罗帕酮或索他洛尔来预防 PSVT。此外，地高辛在妊娠期用药也比较安全。

（3）手术治疗：药物控制不佳的症状性心律失常患者应该考虑在妊娠前行消融治疗。由于消融需要 X 线透视，妊娠期通常避免开展这种治疗。妊娠期实施射频导管消融术可能使胎儿暴露于电离辐射，一般不开展。但在极少数情况下，如妊娠期重度药物抵抗性心律失常可考虑射频消融。常规消融期间胎儿辐射暴露风险很小（整个妊娠期＜1 mGy），且主要来自母体胸部的散射。

（4）抗凝：血栓形成风险较高妊娠女性首选低分子量肝素。华法林可能会引起胚胎和胎儿病变，妊娠期通常不应使用。新型口服抗凝剂在大剂量时可能有胎儿毒性，目前尚无妊娠期用药安全数据，因此也不推荐。

（5）妊娠风险评估：如表98-2 所示。

表 98-2　心脏病妊娠妇女风险分级及分层管理

妊娠风险分级	疾病种类	就诊医院级别
Ⅰ级（孕妇病死率未增加，母儿并发症未增加或轻度增加）	（1）无合并症的轻度肺动脉狭窄和二尖瓣脱垂；小的动脉导管未闭（内径≤3 mm） （2）已手术修补的不伴有肺动脉高压的房间隔缺损、室间隔缺损、动脉导管未闭和肺静脉畸形引流 （3）不伴有心脏结构异常的单源、偶发的室上性或室性早搏	二、三级妇产科专科医院或者二级以上综合性医院
Ⅱ级（孕妇病死率轻度增加或者母儿并发症中度增加）	（1）未手术的不伴有肺动脉高压的房间隔缺损、室间隔缺损、动脉导管未闭 （2）法洛四联症修补术后且无残余的心脏结构异常 （3）不伴有心脏结构异常的大多数心律失常	二、三级妇产科专科医院或者二级以上综合性医院
Ⅲ级（孕妇病死率中度增加或者母儿并发症重度增加）	（1）轻度二尖瓣狭窄（瓣口面积＞1.5 cm²） （2）Marfan 综合征（无主动脉扩张），二叶式主动脉瓣疾病，主动脉疾病（主动脉直径＜45 mm），主动脉缩窄矫治术后 （3）非梗阻性肥厚型心肌病 （4）各种原因导致的轻度肺动脉高压（＜50 mmHg） （5）轻度左心功能障碍或者左心射血分数为 40%～49%	三级妇产科专科医院或者三级综合性医院
Ⅳ级（孕妇病死率明显增加或者母儿并发症重度增加；需要专家咨询；如果继续妊娠，需告知风险；需要产科和心脏科专家在孕期、分娩期和产褥期严密监护母儿情况）	（1）机械瓣膜置换术后 （2）中度二尖瓣狭窄（瓣口面积 1.0～1.5 cm²）和主动脉瓣狭窄（跨瓣压差≥50 mmHg） （3）右心室体循环患者或 Fontan 循环术后 （4）复杂先天性心脏病和未手术的紫绀型心脏病（SpO₂ 85%～90%） （5）Marfan 综合征（主动脉直径 40～45 mm）；主动脉疾病（主动脉直径 45～50 mm） （6）严重心律失常（房颤、完全性房室传导阻滞、恶性室性早搏、频发的阵发性室性心动过速等） （7）急性心肌梗死，急性冠状动脉综合征 （8）梗阻性肥厚型心肌病 （9）心脏肿瘤，心脏血栓 （10）各种原因导致的中度肺动脉高压（50～80 mmHg） （11）左心功能不全（左心射血分数为 30%～39%）	有良好心脏专科的三级甲等综合性医院或者综合实力强的心脏监护中心
Ⅴ级（极高的孕妇病死率和严重的母儿并发症、属妊娠禁忌证；如果妊娠，须讨论终止问题；如果继续妊娠，需充分告知风险；需由产科和心脏科专家在孕期、分娩期和产褥期严密监护母儿情况）	（1）严重的左室流出道梗阻 （2）重度二尖瓣狭窄（瓣口面积＜1 cm²）或有症状的主动脉瓣狭窄 （3）复杂先天性心脏病和未手术的紫绀型心脏病（SpO₂＜85%） （4）Marfan 综合征（主动脉直径＞45 mm），主动脉疾病（主动脉直径＞50 mm），先天性的严重主动脉缩窄 （5）有围产期心肌病病史并伴左心功能不全 （6）感染性心内膜炎 （7）任何原因引起的重度肺动脉高压（≥80 mmHg） （8）严重的左心功能不全（左心射血分数＜30%）；纽约心脏病协会心功能分级Ⅲ～Ⅳ级	有良好心脏专科的三级甲等综合性医院或者综合实力强的心脏监护中心

该患者在住院期间最高心律 220 次/min，出现低血压伴头晕，一度危及生命。但在我院心内科、妇产科的合作下，迅速确定了原发病因，数次成功处理了心动过速，并使用了合适的口服药物进行预防。期间虽经几次波折，但患者仍在安全的保护下娩出一名男婴，是一例成功的抢救病例。

四、科主任点评

对于妊娠合并心律失常，应做到以下 4 点：①及时发现心血管疾病；②掌握妊娠风险评估技能，把好妊娠关；③多学科联合管理，个体化专病监护；④母亲安全为优先，把握好终止妊娠时机。

在本病例中，虽然心律失常大多是由于妊娠期血流动力学变化引起，但也有如急性冠脉综合征、电解质紊乱、激素紊乱（如甲亢）、心肌炎等疾病导致心律失常的可能性。因此在处理该类患者时，需要进行全面的临床评估。在排除结构性心脏病之后，我科又对心律失常进行了精准、安全而有效的药物治疗，并与产科一起参与了该孕妇后期的检查及分娩。

该患者作为Ⅳ级高危孕产妇，能够安全生产，离不开我科对心律失常的精准治疗以及与产科的强强联合。

五、参考文献

［1］ Drenthen W, Boersma E, Balci A, et al. Predictors of pregnancy complications in women with congenital heart disease ［J］. Eur Heart J, 2010,31(17):2124-2132.

［2］ Regitz-Zagrosek V, Roos-Hesselink J W, Bauersachs J, et al. 2018 ESC guidelines for the management of cardiovascular diseases during pregnancy ［J］. Eur Heart J, 2018,39(34):3165-3241.

［3］ 林建华. 国内外妊娠合并心血管疾病的指南和专家共识解读［J］. 实用妇产科杂志,2020,36(8): 588-590.

［4］ 中华医学会妇产科学分会产科学组. 妊娠合并心脏病的诊治专家共识(2016)［J］. 中华妇产科杂志, 2016,51(6):401-409.

［5］ Blomström-Lundqvist C, Scheinman M M, Aliot E M, et al. ACC/AHA/ESC guidelines for the management of patients with supraventricular arrhythmias—executive summary: a report of the American College of Cardiology/American Heart Association Task Force on Practice Guidelines and the European Society of Cardiology Committee for Practice Guidelines (Writing Committee to Develop Guidelines for the Management of Patients With Supraventricular Arrhythmias) ［J］. Circulation, 2003,108(15):1871-1909.

作者：张宇杰、沈虹、沈成兴
审阅专家：包玉倩

案例 99

室性心动过速电风暴

一、疾病概述及诊疗进展

经典的室性心动过速电风暴是指 24 h 内反复发作至少 2 次以上的血流动力学不稳定的室性心动过速（ventricular tachycardia，VT）或心室颤动（ventricular fibrillation，VF），常需要电复律或除颤终止。在植入型心律转复除颤器（implantable cardioverter defibrillator，ICD）时代，室性心动过速电风暴是指 24 h 内发生至少 3 次以上室速或室颤事件，需要装置干预或监测为持续性室速（≥30 s）。室性心动过速电风暴以单形性室速常见，亦可见多形性室速或室颤。室性心动过速电风暴可以自行终止，但因可能引起血流动力学不稳定，常常需要抗心律失常药物或电复律/超速抑制治疗。持续时间＞1 h、血流动力学稳定的室性心动过速称为无休止室性心动过速。根据《2020 室性心律失常中国专家共识（2016 共识升级版）》（本案例下文简称《共识》），对于室性心动过速的急诊处理流程图如图 99-1 所示。

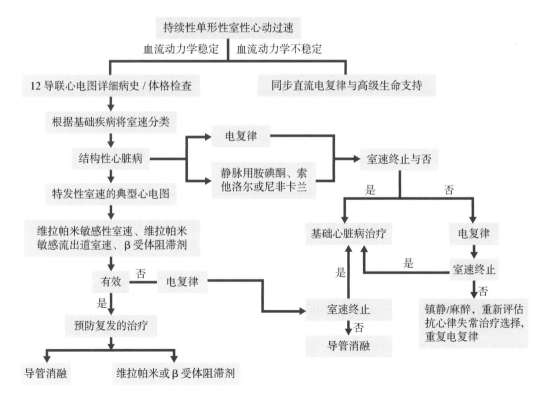

▲ 图 99-1　室性心动过速的急诊处理流程图（参考《共识》）

在血流动力学稳定后,针对室性心律失常的治疗,《共识》建议的缺血性心肌病心源性猝死的一级预防诊疗流程图如图 99-2 所示。

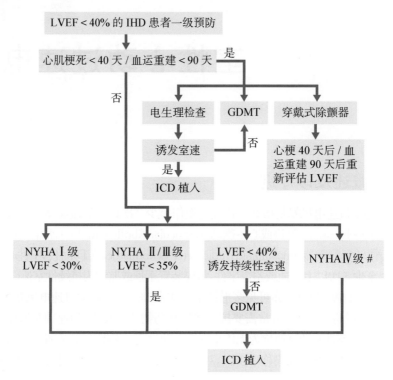

注:♯,有起搏器适应证或室速引起的晕厥患者,存在早期 ICD 植入的情况。
LVEF,左室射血分数;IHD,缺血性心脏病;GDMT,指南指导的管理和治疗。

▲ 图 99-2　缺血性心肌病心源性猝死的一级预防诊疗流程图(参考《共识》)

对于缺血性心脏病植入 ICD 后反复发生室速/室颤,《共识》推荐的诊疗流程如图 99-3 所示。

二、病历资料

1. 病史摘要

患者,男性,74 岁,因"胸闷、心悸 2 小时"入院。

患者于入院 2 h 前搬运重物劳累后,出现胸闷、心悸,自数脉搏 160～170 次/min,无头晕、意识丧失,自行口服胺碘酮 0.4 g＋美西律 300 mg 未见缓解,至我院急诊就诊。查心电图:室性心动过速,血钾 3.5 mmol/L,血肌酐 121 μmol/L↑,高敏肌钙蛋白 I 0.035 μg/L↑,CKMB 2.0 μg/L,肌红蛋白 44.8 μg/L,NT－proBNP 1 150.00 ng/L↑;就诊过程中患者室速自行转为窦律。现患者为进一步诊治以"室性心动过速"收入院。

追问病史:患者 27 年前(1996 年)无明显诱因下出现胸痛,位于心前区,呈闷痛,伴心悸,持续不缓解,就诊于外院,行冠脉造影,具体造影结果不详,诊断为"急性心肌梗死",当时无 PCI 技术,予药物治疗后好转出院。19 年前(2004 年)再发胸痛,性质基本同前次,就诊于我院急诊,诊断为"急性心肌梗死",于我院急诊行经皮冠状动脉介入治疗(PCI),术中共植入支

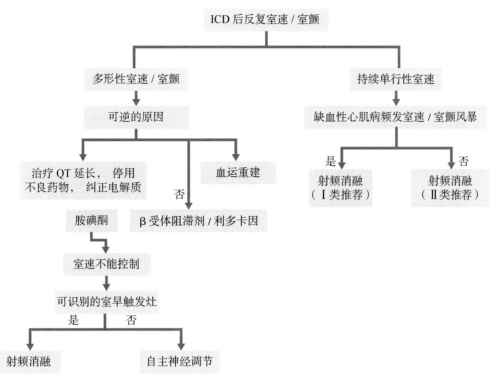

▲ 图 99-3　缺血性心脏病植入 ICD 后电风暴诊疗流程图(参考《共识》)

架 4 枚。术后患者规律服用药物治疗,门诊规律随诊。9 年前(2014 年)门诊复诊时听诊心律不齐,无自觉心慌、心悸,无头晕、黑矇等不适,查心电图检查示"短阵室性心动过速",收住入我科,建议患者植入 ICD,患者及家属拒绝,药物治疗好转后出院。半年前(2022 年 11 月)患者再次无明显诱因出现胸痛,性质同前两次,心电图示:室性心动过速。即刻行同步电复律 4 次后转律,急诊行 PCI 术,术中见:冠脉三支病变。于左前降支血管病变处植入支架一枚,再次建议患者行 ICD 植入术,患者及家属拒绝,继续予胺碘酮控制心律。半年前(2022 年 12 月)患者活动后出现胸闷、心悸,心电图示:室性心动过速,急诊静脉给予胺碘酮未能转律,出现血压下降,同步直流电复律转为窦性心律后收入院。复查冠脉 CTA:①右冠状动脉支架植入术后,支架内膜增生伴轻度狭窄;②前降支、第一对角支、第二钝圆支支架植入后,支架内未见明显再狭窄;③后降支开口狭窄约 60%～70%,第二钝圆支支架后远段狭窄约 70%～80%;④右冠状动脉中段狭窄约 20%～30%。予胺碘酮抗心律失常治疗,出院后患者定期门诊随访,1 个月前患者因甲状腺功能异常停用胺碘酮,调整抗心律治疗方案为美西律 100 mg q8 h＋美托洛尔 47.5 mg qd 治疗。患者平素一般体力活动不受限,快走等剧烈活动后出现气急、胸闷等不适,故纽约心功能分级 NYHA Ⅱ 级。

2. 疾病的演变过程和抢救经过

入院第 1 天,患者进行心肌梗死血生物标志物一套、电解质等检查均大致正常,给予美西律 150 mg q8 h＋美托洛尔 95 mg bid,抗血小板(阿司匹林、替格瑞洛),调脂稳定斑块(瑞舒伐他汀、依折麦布)及抑制心肌重构(达格列净、沙库巴曲缬沙坦钠片)等治疗。

入院第 2 天,患者诉心悸、胸闷不适,夜间心电监护提示室速,心率 150～160 次/min,血压 138 mmHg/98 mmHg，心律失常发作时心电图如图 99-4 所示。予利多卡因后 20 min 仍未转为窦性心律，且患者出现心悸、胸闷加重，为防止心动过速引发心衰发作，给予咪达唑仑镇静后，心脏直流同步电复律，转为窦性心律。次日复查心超，左室节段性室壁运动异常伴左室收缩功能减退。射血分数 38%。根据患者射血分数值及反复的持续性室速发作史，建议患者 ICD 植入作为二级预防。

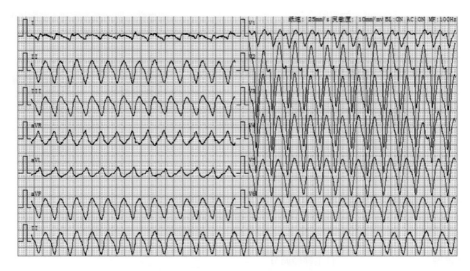

▲ 图 99-4　室速发作时心电图

入院第 4 天，植入心脏除颤器（ICD）。术后继续药物抗心律失常治疗。植入 ICD 次日凌晨，患者反复发生持续性室性心动过速，心电监护示 ICD 多次超速抑制后室速转为窦性心律（图 99-5），使用利多卡因静脉维持仍效果不佳。即使改为胺碘酮静脉维持，患者仍在住院期间反复多次发生持续性室性心动过速，均在 ICD 超速起搏后转为窦性心律。

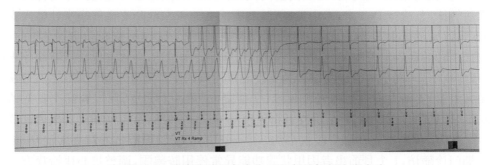

▲ 图 99-5　患者室速反复发作，ICD 超速抑制治疗成功

植入 ICD 后第 8 天，为减少患者室性心动过速发作，决定行室性心动过速射频消融术。术前冠脉 CTA 未见明显血管狭窄，可见左室侧壁、下壁大片瘢痕区，考虑室性心动过速与心肌梗死后瘢痕相关。在 CARTO3 三维标测系统指导下行室速射频消融术。患者基础心律为窦律，根据室速发作时心电图 Ⅱ、Ⅲ、aVF 负向，aVR 直立，胸前导联 V1、V2 rS 型，考虑室速左侧来源。经右股动脉送入 DECA 10 极标测导管，行左室解剖重建及基质标测，可见左

室侧壁从心尖至基底部大片低电压区,占左室面积 20%(75 cm²),与冠脉 CTA 所示解剖学瘢痕区对应。基质标测下瘢痕区面积占比 23.3%(电压阈值 0.5～1.5 mV)至 11%(电压阈值 0.1～0.5 mV)。射频消融时,消融导管标测局部异常心室激动(local abnormal ventricular activation,LAVA)电位,行左室侧壁低电压区基质改良及 LAVA 电位消融。该患者面积大瘢痕,共进行 100 余位点消融(见图 99-6)。消融结束后心室高频刺激,S1S1 300 ms 刺激未诱发室速。S1S1 280 ms 刺激时未诱发临床室速,而是诱发了另外一种非临床型室速,下壁导联呈 Rs 型,Ⅰ aVL 负向,V1 导联呈 Rs 型,在高侧壁基底部消融终止,继续巩固行低电压区消融。消融结束后再次心室高频刺激未诱发心动过速(图 99-6)。射频消融术后,继续给予抗心律失常药物(胺碘酮＋美托洛尔)治疗,患者住院期间无室速发作。

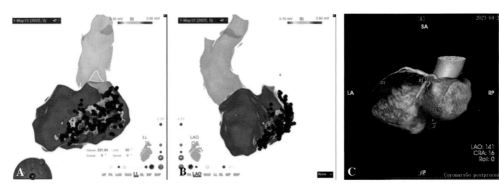

玫红色为正常区域,红色及绿色为低电压区。

▲ 图 99-6　三维标测下室速的射频消融治疗

(A—B)基质标测,可见左室侧壁大片低电压区,射频消融方案为瘢痕区域均质化消融改良及 LAVA 电位消融(图中红点);(C)冠脉 CT,解剖瘢痕区与 A、B 中的低电压区相对应。

3. 治疗结果及预后

射频消融术后,住院期间患者无再次室性心动过速发作。术后 1 个月门诊随访,患者无心悸、胸痛发作。术后 1 个月 ICD 程控,患者无再次室性心动过速发作,无 ICD 治疗及放电记录。截至 2024 年 2 月,患者门诊随访均未再次发生室性心动过速,抢救成功。

4. 诊治流程图

室性心动过速电风暴诊治流程如图 99-7 所示。

三、讨论与小结

室性心动过速电风暴的临床危险性极高。血流动力学稳定的患者,可出现反复心悸、黑矇、晕厥前兆或晕厥等症状;血流动力学不稳的室性心律失常患者则表现为心搏骤停。无休止性 VT 患者的症状相似,例如晕厥前兆、晕厥、心悸、胸痛、呼吸困难等,也是取决于 VT 的心室率和血流动力学是否稳定。极少数情况下,无休止性 VT 患者的心室率较慢(<150 次/min)时,可能持续数日或更长时间都无症状且血流动力学稳定。这类患者的首发表现可能为心力衰竭症状,表明无休止性 VT 引发了心动过速型心肌病。临床研究表明,室性心动过速电风暴是非猝死性心源性死亡的显著独立危险因素(RR 2.4),病死率极高,根据文献报道,病死率在 14%～53%。

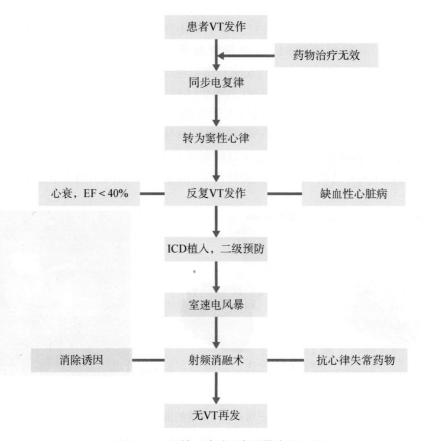

▲ 图 99-7　室性心动过速电风暴诊治流程图

室性心动过速电风暴的急诊治疗方案取决于血流动力学是否稳定。对于血流动力学稳定的电风暴或无休止 VT 患者，静脉给予抗心律失常药物，尤其是有器质性心脏病患者，可选择胺碘酮、索他洛尔等。因患者多伴有肾上腺素能活性增加，推荐加用 β 受体阻滞剂。对于血流动力学不稳定患者，尽早给予电复律。在给予抗心律失常药物同时，对电解质紊乱、心肌缺血、心衰加重等诱因一并治疗。

室性心动过速电风暴患者的长期治疗包括 ICD 的植入及射频消融治疗。正如上文表述，对于合并心功能不全的患者，推荐植入 ICD 进行 Ⅰ 级或 Ⅱ 级预防。该患者患有冠心病、陈旧性心肌梗死、心功能不全合并持续性室速，有明确指征植入 ICD。在植入 ICD 后，发生室速电风暴，ICD 给予患者超速起搏抑制（抗心动过速起搏治疗）治疗有效。

ICD 植入后发生电风暴在药物治疗及诱因纠正后仍反复发作，导致 ICD 频繁干预（抗心动过速起搏治疗、复律或除颤），推荐射频消融治疗。该患者为心肌梗死相关的室性心动过速，在三维标测系统中，可清晰显示陈旧性心肌梗死的瘢痕区域及 LAVA 电位。患者陈旧性心肌梗死面积大，射频消融的部位多，术中精准标测，联合拖带等技术精准消融，取得良好的结果。

对该类患者的救治体会：快速识别高危患者，如药物治疗不佳则应及时电复律。在后续的治疗过程中，遵循指南推荐，联合药物、ICD 植入及射频消融多种治疗手段，实现良好的临床预后。

四、科主任点评

室性心动过速电风暴是一危险的临床事件,有较高的病死率。ICD 植入的二级预防 AVID 的研究结果显示,在 3 年的随访中,室性心动过速电风暴的患者与未发生电风暴的患者相比,病死率为 38%,增高了 2.4 倍,故室性心动过速电风暴需要积极干预。

该患者为缺血性心肌病,伴有持续性室速,且 EF<40%,有植入 ICD 的明确指征。ICD 植入后发生电风暴导致 ICD 频繁干预(抗心动过速起搏治疗),药物效果不佳,不仅严重影响了患者的生活质量,而且也可能导致患者心功能进一步下降。遵循指南,对该患者室速进行精确标测并行射频消融,取得良好效果,至今随访 10 个月未见室速发作,患者日常生活未受影响,生活质量明显提高。

该患者的成功救治取决于:对高危患者的快速识别;基础疾病的治疗以及诱发因素的纠正;抗心律失常药物的正确应用;ICD 的植入以及植入后的合理程控,减少和避免不必要或不适当的放电;因室速仍频繁发作,须 ICD 干预行射频消融。整个治疗流程环环相扣,严格遵循指南,采用最先进的治疗手段,不仅改善了患者的生活质量,而且延长了患者的生存时间。

五、参考文献

[1] 中华医学会心电生理和起搏分会,中国医师协会心律学专业委员会.2020 室性心律失常中国专家共识(2016 共识升级版)[J].中华心律失常学杂志,2020,24(3):188-258.

[2] Jaïs P, Maury P, Khairy P, et al. Elimination of local abnormal ventricular activities: a new end point for substrate modification in patients with scar-related ventricular tachycardia [J]. Circulation, 2012, 125(18):2184-2196.

[3] Zeppenfeld K, Tfelt-Hansen J, de Riva M, et al. 2022 ESC Guidelines for the management of patients with ventricular arrhythmias and the prevention of sudden cardiac death [J]. Eur Heart J, 43(40): 3997-4126.

[4] Komatsu Y. Substrate-based approach for ventricular tachycardia in structural heart disease: Tips for mapping and ablation [J]. J Arrhythm, 2014,30(4):272-282.

[5] Brunckhorst C B, Stevenson W G, Jackman W M, et al. Ventricular mapping during atrial and ventricular pacing. Relationship of multipotential electrograms to ventricular tachycardia reentry circuits after myocardial infarction [J]. Eur heart J, 23(14):1131-1138.

[6] Exner D V, Pinski S L, Wyse D G, et al. Electrical storm presages nonsudden death: the antiarrhythmics versus implantable defibrillators (AVID) trial [J]. Circulation, 2001,103(16):2066-2071.

作者:李帅、李京波
审阅专家:包玉倩

嗜铬细胞瘤合并应激性心肌病

一、疾病概述及诊疗进展

嗜铬细胞瘤(pheochromocytoma,PCC)起源于肾上腺髓质,副神经节瘤(paraganglioma,PGL)起源于肾上腺外的交感神经链。两者均为具有激素分泌功能的神经内分泌肿瘤,主要合成、分泌和释放大量儿茶酚胺(catecholamine,CA),引起患者血压升高和代谢性改变等一系列临床症候群,并造成心、脑、肾、血管等严重并发症。PCC 与 PGL 两者合称为嗜铬细胞瘤和副神经节瘤(pheochromocytoma and paraganglioma,PPGL)。目前国内尚无发病率或患病率的确切数据。国外报道 PCC 的发病率为 2～8 例/(百万人·年)。PPGL 在各年龄段均可发病,发病高峰为 30～50 岁,男女发病率基本相同。PPGL 的发生与致病基因(如 *SDHB* 基因)的种系突变有关。

PPGL 的临床表现差异较大,包括:①血压变化:高血压占 90%～100%;阵发性、持续性、持续性高血压基础上阵发性加重,体位性低血压占 70%。②三联征:头痛占 59%～71%,心悸占 50%～65%,多汗占 50%～65%。③其他特征性临床表现:腹痛/胸痛占 20%～50%。15% 的患者在查体时可触及腹部肿块并因压迫肿块而致血压升高。

PPGL 的诊断包括 3 个方面,即定性诊断、定位诊断、基因诊断。①定性诊断:测定 CA 及其代谢产物水平,首选血浆游离或尿液甲氧基肾上腺素(methoxyepinephrine,MN)、甲氧基去甲肾上腺素(methoxynorepinephrine,NMN)浓度测定。②定位诊断:首选的影像学检查为 CT,表现为密度不均匀的圆形或类圆形软组织影,肿瘤内常有坏死、出血或钙化,瘤体可被造影剂增强。③推荐所有 PPGL 患者均应到有条件的正规实验室进行基因检测,对所有转移性 PPGL 患者应检测 *SDHB* 基因。

确诊 PPGL 后应尽早手术切除肿瘤,但手术前应服用 α-受体阻滞剂做充分的术前准备。对大多数 PCC 行腹腔镜微创手术,对肿瘤直径＞6 cm 或者侵袭性 PCGL 进行开放式手术以确保完整切除肿瘤。对小肿瘤、非侵袭性 PGL 可以行腹腔镜手术。双侧 PCC 应采取保留皮质的肾上腺切除术,以避免发生永久性肾上腺皮质功能减退。转移性 PPGL 的治疗是一较大的难题,也是进展比较快的领域,目前已经开展和正在进行临床试验的有下述治疗:①[131]I - MIBG 治疗;②[177]Lu-Dotatate 治疗;③抗肿瘤药物联合化疗;④酪氨酸激酶抑制剂靶向治疗;⑤程序性死亡受体 1(PD - 1)抗体;⑥奥曲肽等。

二、病历资料

1. 病史摘要

患者,男,46 岁,主因"反复上腹痛 2 日,再发加重 1 日"由急诊科收入心脏监护病房。

患者 2 天前夜间饮酒后出现上腹痛,位于剑突下,呈绞痛,伴恶心、呕吐胃内容物,乏力、头晕。无放射痛,无转移性腹痛,无发热、腹泻。症状持续半小时无缓解,呼叫 120 至我院急诊科。体格检查:血压 139 mmHg/100 mmHg,脉搏 123 次/min,体温 37.2℃。神志清,呼吸频率 25 次/min,双肺(一),未闻及杂音,腹软,上腹压痛,无反跳痛。辅助检查:血常规示白细胞 19.1×10^9/L,中性粒细胞百分比 86.4%;血淀粉酶 412 U/L;肌钙蛋白 I 0.1 μg/L。心电图示:窦性心动过速,完全性右束支阻滞,电轴右偏,aVL 导联呈 QS 型伴 ST 段略抬高,aVR 导联 ST 段略抬高,ST 段压低(Ⅱ、Ⅲ、aVF 呈水平型、上斜型 0.10~0.15 mV,QTc 间期延长)。腹部 CT:肝胆胰脾双肾未见明显异常,左侧肾上腺区占位。诊断:急性胃炎、急性胰腺炎、左侧肾上腺区占位。给予禁食、山莨菪碱、奥美拉唑、奥曲肽等对症处理,腹痛症状稍有缓解。次日患者仍间断上腹痛,伴头晕,血压 180 mmHg/90 mmHg,脉搏 111 次/min,复查肌钙蛋白 I 上升至 12.8 μg/L;NT - proBNP 8 740 ng/L。心电图:窦性心动过速,完全性右束支阻滞,aVL 导联呈 QS 型伴 ST 段略抬高,aVR 导联 ST 段略抬高,Ⅱ、Ⅲ、aVF 导联 ST 段压低。心脏超声:左室节段性室壁运动异常,各房室大小正常范围,射血分数 50%。主动脉 CTA(一),颅脑 CT(一)。急诊拟"急性冠脉综合征"收入心脏监护病房。

2. 疾病的演变过程和抢救经过

患者入心脏监护病房后,初步诊断"冠心病急性非 ST 段抬高型心肌梗死 Killip 1 级,急性胰腺炎,左侧肾上腺区占位"。给予告病危、吸氧、心电血压监护,禁食;予抗血小板(阿司匹林＋替格瑞洛)、抗凝(低分子肝素)、调脂(阿托伐他汀)、降低心肌耗氧(倍他乐克)、抑酸护胃(奥美拉唑)、抗炎(头孢曲松)、补液等药物治疗,症状稍有改善。次日再发上腹痛,呈阵发性发作,每次持续数小时,伴大汗、心悸、头晕,监测血压在(90~200) mmHg/(60~100) mmHg 波动,给予甲磺酸酚妥拉明以 0.2 mg/min 的速度静脉泵入,以及多沙唑嗪 4 mg qd 口服后,患者未再诉腹痛,血压稳定在(90~110)mmHg/(60~70)mmHg。同时进行相关检查:血甲氧基肾上腺素(MN)422.2 pg/mL,血甲氧基去甲肾上腺素(NMN)471.3 pg/mL(表 100-1)。结合腹部增强 CT:左侧肾上腺区占位(图 100-1),"嗜铬细胞瘤"的诊断明确。同时,动态观察

表 100-1　血 MN、NMN 检测(单位:pg/mL)

项目	结果	参考值
MN	422.20 ↑	0~98.5
NMN	471.30 ↑	0~164.70

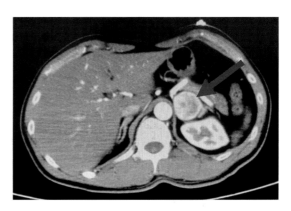

▲ 图 100-1　肾上腺增强 CT

心电图及心肌损伤标志物较入院时逐渐好转,结合冠脉CTA排除冠心病,心超随访"节段性室壁运动异常"恢复,修正诊断"应激性心肌病",故停用冠心病二级预防用药。患者腹部CT未见胰腺炎表现,考虑淀粉酶升高与嗜铬细胞瘤相关。住院期间患者出现低钙血症、甲状腺功能异常,均考虑与嗜铬细胞瘤相关,给予补钙等治疗后复查恢复至正常范围。经治疗后患者病情相对稳定,要求出院返回当地行外科手术治疗。

3. 治疗结果及预后

患者未再诉腹痛,血压稳定在(90~110)mmHg/(60~70)mmHg,心率70~80次/min。复查肌钙蛋白较入院时明显下降,心电图ST-T改变消失,心脏超声提示左室室壁运动恢复至正常(射血分数59%),血淀粉酶、血钙、甲状腺功能均恢复至正常范围。治疗期间,肌钙蛋白I(TnI)、血压/心率及血淀粉酶变化趋势分别如图100-2~图100-4所示。

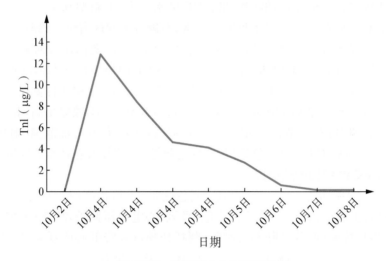

▲ 图100-2 肌钙蛋白I变化趋势图

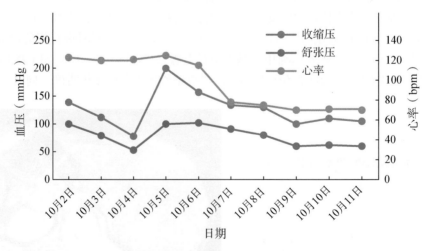

▲ 图100-3 血压、心率变化趋势图

4. 诊治流程图

嗜铬细胞瘤合并应激性心肌病诊治流程如图100-5所示。

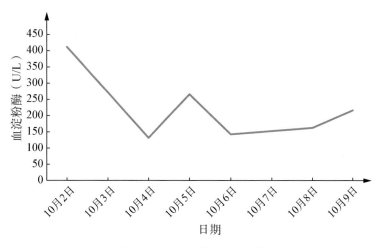

▲ 图 100-4　血淀粉酶变化趋势图

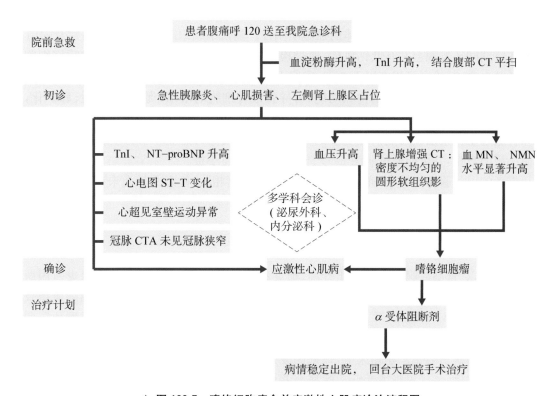

▲ 图 100-5　嗜铬细胞瘤合并应激性心肌病诊治流程图

三、讨论与小结

　　嗜铬细胞瘤是一种少见的内分泌疾病,同时并发应激性心肌病、高淀粉酶血症、低钙血症、甲状腺功能异常则更为罕见。

　　嗜铬细胞瘤合成并分泌释放大量儿茶酚胺类物质导致心肌重塑,称为儿茶酚胺性心肌病(catecholamine cardiomyopathy),表现为三种类型:扩张型心肌病、肥厚型心肌病和

Takotsubo 心肌病（Takotsubo cardiomyopathy，或称应激性心肌病）。无论亚型如何，儿茶酚胺性心肌病有许多共同特征：显著的临床表现、可逆性心肌病，类似复极化心电图改变，轻中度心脏生物标志物升高，冠脉造影见冠状动脉正常。该患者被诊断为"应激性心肌病"。其病理生理机制为：嗜铬细胞瘤在应激条件下可以释放大量肾上腺素和肾上腺髓质素，使得整个循环系统都暴露在"儿茶酚胺风暴"中，导致急性多血管痉挛及心肌顿抑。由肾上腺髓质释放的肾上腺素和由分布在心脏及心脏以外的交感神经释放的去甲肾上腺素与血管壁上的肾上腺素能受体结合，引起血管快速收缩，进而导致体循环血压明显升高，心脏后负荷增大。与此同时，由于交感神经释放儿茶酚胺增多及再摄取减少，血液循环中儿茶酚胺浓度进一步升高，与分布于心肌细胞的肾上腺素能受体结合，进而导致心脏毒性。另外，高浓度的儿茶酚胺可以导致氧自由基增多，而过多的氧自由基会干扰心肌细胞的钠钙交换，引起钙内流增多，导致心肌细胞钙超载，进而导致心肌细胞功能障碍，最终导致 Takotsubo 心肌病。

因患者以"急性胰腺炎"首发病症来院，后予以排除该诊断，通过检索文献发现嗜铬细胞瘤可并发高淀粉酶血症，为 S 型淀粉酶。高淀粉血症可能是由肿瘤产生或含淀粉酶组织的缺血损伤（肺内膜细胞）引起的，可被认为是副肿瘤现象。对肿瘤组织进行免疫组化，大多数肿瘤细胞显示出抗唾液淀粉酶抗体的强胞质阳性。建议继续跟踪患者后续的治疗及随访。

住院期间还发现合并有低钙血症，通过检索文献发现有 3 篇病例报道讲述嗜铬细胞瘤合并低钙血症，其机制可能有以下 3 点：①肾上腺髓质素分泌过度导致骨沉积增加。肾上腺髓质素与降钙素具有相似的结构和功能，可导致成骨细胞的增殖，促进骨骼生长和矿化，并可能导致集钙和低钙血症。②儿茶酚胺小泡的胞吐作用需要钙离子的参与，嗜铬细胞瘤产生和释放过量儿茶酚胺可能消耗更多的钙离子，并导致低钙血症。③肾上腺素增加了循环中血小板的数量，并可能通过刺激 α_2 受体启动钙流入血小板。

患者的甲状腺功能异常，亦不能除外与嗜铬细胞瘤相关，检索文献尚未有相关的病例报道，其机制还需进一步探讨。

四、科主任点评

患者以"饮酒后腹痛合并血压升高、血淀粉酶异常"来院，首诊"急性胰腺炎"，因肌钙蛋白升高、心电图 ST－T 改变考虑"急性冠脉综合征"，后结合患者阵发性高血压及腹部 CT、血 NMN、冠脉 CTA、心超等检查结果，最终排除"胰腺炎、急性心肌梗死"，明确诊断为"嗜铬细胞瘤合并应激性心肌病"，以"一元论"很好地解释了该患者在住院期间所发生的病情变化。在临床上，该病因发病率低、症状不典型而易被医生忽视，遇到疑难危重病例，临床思维需活跃。腹痛合并血压异常增高在诊断方面还要排除主动脉夹层，本病例在急诊科已行主动脉 CTA 鉴别。本病例的不足是未能进行遗传学检测，建议进一步跟踪患者院外手术情况并长期随访。

五、参考文献

［1］Garcia-Carbonero R, Matute Teresa F, Mercader-Cidoncha E, et al. Multidisciplinary practice guidelines for the diagnosis, genetic counseling and treatment of pheochromocytomas and paragangliomas［J］. Clin Transl Oncol, 2021, 23(10)：1995－2019.

［2］ 曾正陪.嗜铬细胞瘤和副神经节瘤诊断治疗专家共识［J］.中华内分泌代谢杂志,2020,36(9):737 – 750.

［3］ Kumar A, Pappachan J M, Fernandez C J. Catecholamine-induced cardiomyopathy: an endocrinologist's perspective［J］. Rev Cardiovasc Med, 2021,22(4):1215 – 1228.

［4］ Y-Hassan S, Falhammar H. Pheochromocytoma- and paraganglioma-triggered Takotsubo syndrome ［J］. Endocrine, 2019,65(3):483 – 493.

［5］ Perrier N A, van Heerden J A, Wilson D J, et al. Malignant pheochromocytoma masquerading as acute pancreatitis—a rare but potentially lethal occurrence ［J］. Mayo Clin Proc, 1994,69(4):366 – 370.

［6］ Olson S W, Deal L E, Piesman M. Epinephrine-secreting pheochromocytoma presenting with cardiogenic shock and profound hypocalcemia ［J］. Ann Intern Med, 2004,140(10):849 – 851.

作者:臧嘉斌、沈虹、沈成兴
审阅专家:包玉倩

一、疾病概述及诊疗进展

主动脉夹层(aortic dissection，AD)是一种严重的心血管急症。由主动脉内膜出现破口，血液由此进入主动脉中层，形成夹层血肿，并逐渐延伸、剥离、撕裂主动脉的内膜和中膜。主动脉夹层发生率约为每年 3/100 000，其中男性比女性更常见。急性 Stanford A 型主动脉夹层由于累及升主动脉，病死率更高，患者发病初始 24 h 内，每过 1 h 病死率增加 1%～2%，1 周内病死率高达 50%。主动脉夹层的诱发因素包括长期高血压、吸烟、血脂异常、结缔组织病等。

主动脉夹层有两种常用的解剖学分类方法：Debakey 分型和 Stanford 分型。Debakey 分型根据内膜撕裂的来源和剥离的范围将其分为Ⅰ型、Ⅱ型和Ⅲ型：Ⅰ型，剥离、撕裂起源于升主动脉，向远端扩展至包括主动脉弓，通常是降主动脉；Ⅱ型，剥离、撕裂仅限于升主动脉；Ⅲ型，剥离撕裂起源于降胸主动脉，最常向远端扩展。Stanford 分型根据是否累及升主动脉而将夹层分为两类：Stanford A 型，所有累及升主动脉的夹层，而不考虑内膜撕裂的部位；Stanford B 型，不累及升主动脉的所有夹层(包括累及主动脉弓)。

对主动脉夹层的快速诊断是优化预后的必要条件。CT 血管造影(CTA)是目前首选的诊断方式。

对于 Stanford A 型主动脉夹层患者，根据主动脉破裂的部位和范围，可选择主动脉修补术或置换术；根据是否累积主动脉瓣，可选择是否进行瓣膜置换或修补。若夹层撕裂累及胸腹主动脉，可考虑植入人工支架来治疗灌注不良和减少晚期主动脉远端并发症。

对于 Stanford B 型主动脉夹层患者，目前常用的治疗方式有药物保守治疗、手术治疗和介入治疗。

(1) 药物治疗：Stanford B 型患者都需要药物治疗，旨在控制疼痛、保持血流动力学稳定和器官灌注，这样可降低围手术期病死率以及并发症发生率。药物治疗最重要的是心率和血压的控制及疼痛缓解。β受体阻滞剂可快速实现血压和脉搏率控制，使目标心率低于 60次/min。有β受体阻滞剂禁忌证的患者可代替使用非氢吡啶钙通道阻滞剂，另外可能需要使用血管扩张剂进行额外的降压治疗，以实现 100～120 mmHg 的目标收缩压。

(2) 开放修复手术治疗：开放手术的目标是在主动脉真腔中重建血流。开放修复手术需要进行开胸，手术创伤大，术中操作时间长，容易出现缺血、缺氧等并发症。

(3) 介入治疗：临床上胸主动脉腔内修复术(thoracic endovascular aortic repair，TEVAR)是治疗的标准方法。近年来，人们对主动脉夹层认识的不断深入以及腔内技术的完善发展，使临床上越来越多的患者选择了 TEVAR 治疗。

二、病历资料

1. 病史摘要

患者,女性,59 岁。主诉"胸骨后撕裂样疼痛 3 小时,晕厥 20 分钟"。患者于 2021 年 10 月 14 日 21:28 由 120 救护车送入我院急诊。患者入院前 3 h 在单位加班时突发胸骨后剧烈撕裂样疼痛,疼痛呈持续性,来院前患者出现持续约 20 min 的晕厥。患者自诉右臂有麻木感,无声音嘶哑、吞咽困难等症状。心外科医生询问患者及其家属病史后得知,患者既往有高血压病史数年,曾于 2016 年因 B 型主动脉夹层在外院植入大血管支架一个。患者入院时血压为 80 mmHg/52 mmHg,我科考虑患者为急性 A 型主动脉夹层,由于患者已有休克表现,需尽快接受手术治疗。多学科团队协作,患者紧急进行了术前的相关检查。

急诊化验示:血浆 D-二聚体 5.85 mg/L FEU,纤维蛋白降解产物 28.3 mg/L。

病房心超示:患者主动脉窦部明显增宽,最宽处约为 53 mm;主动脉夹层累积主动脉瓣,无冠瓣明显受累,主动脉瓣舒张期关闭时对位对合差;主动脉弓部可见撕裂内膜,左无名动脉、左颈总动脉、左锁骨下动脉受累;主动脉瓣中度反流;降主动脉内可见支架强回声。

外院主动脉 CTA:主动脉夹层 A 型,主动脉夹层 B 型支架植入术后,夹层累及头臂干、左颈总动脉、左锁骨下动脉。

2. 疾病的演变过程和抢救经过

心外科医生紧急术前讨论后,对患者行分期复合手术,一期手术在急诊全麻下体外循环手术。待患者脱离生命危险,生命体征进一步稳定后,限期行二期"胸主动脉支架植入术"。

术中探查:心包腔大量血性液体,建立体外循环后,打开升主动脉,可见夹层分离,右冠状动脉开口上方 0.5 cm 处可见横行夹层破口。予以行"升主动脉置换＋升主动脉-无名动脉人工血管搭桥术、升主动脉-左颈总动脉搭桥术、升主动脉左锁骨下动脉搭桥术"。手术于第二天凌晨 2:00 完成,术中患者出血 1 000 mL,输入晶体液 2 000 mL,胶体液 500 mL,红细胞悬液 4 U,血浆 500 mL,冷沉淀 20 U,回输自体血 800 mL。

手术完成后,患者带心包、纵隔引流管入 ICU,口部插管连接呼吸机支持。术后第 1 天心超提示基本正常。患者生命体征相对稳定。当天下午 15:00,患者血常规报告示:红细胞 2.97×10^{12}/L,血红蛋白 89 g/L。提示患者血容量不足。在输入 1 U 红细胞制剂与 5 U 冰冻血浆后,患者症状改善,复查血气示血红蛋白 133 g/L。

3. 治疗结果及预后

术后第 5 天查房时,见患者停用镇静剂后意识较前清醒且痰液不多,吸尽气道、口腔分泌物后为患者拔除气道导管。

术后第 7 天,患者生命体征平稳,病情基本稳定,由 ICU 转回心外科普通病房。于 2021 年 10 月 27 日在复合手术室为患者行"胸主动脉支架植入术"。患者于 2021 年 10 月 30 日痊愈出院。术后复查主动脉 CTA:未见明显异常,人工血管及分支血管血流通畅,植入支架形态正常,位置良好,无内漏(图 101-1)。

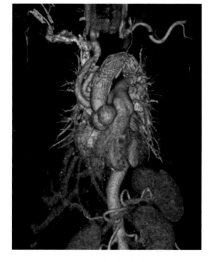

▲ 图 101-1　患者主动脉夹层术后复查主动脉 CTA

4. 诊治流程图

A型主动脉夹层的诊治流程如图101-2所示。

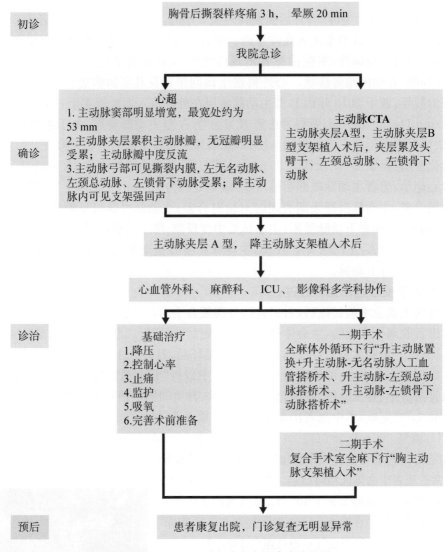

▲ 图101-2　A型主动脉夹层诊治流程图

三、讨论与小结

主动脉夹层的危急性与严重致命性不言而喻。2022年美国心脏病学会/美国心脏协会发布的《主动脉疾病诊断和管理指南》指出，A型夹层的患者，症状出现后的早期每小时病死率增加1%～2%。若出现心脏填塞、急性心肌缺血或梗死、中风或器官灌注不良等并发症时，患者的病死率会进一步增加。B型夹层的患者，无并发症时，患者的30天病死率为10%。然而，当急性B型主动脉夹层患者出现并发症，如灌注不良或破裂时，病死率在第2天增加到20%，在第30天增加到25%。

主动脉夹层患者，尤其是A型主动脉夹层患者，往往是在夹层破裂后出现胸痛、背痛等症状时初次入院,大大增加了心外科医生救治患者的难度。通过对该患者的救治,我们也总结、反思了诊疗过程中的经验与不足。

首先是重视问诊与查体的过程。除了影像学报告,我们在接诊患者时应重点关注患者的现病史、既往史与体格检查,在患者确诊前考虑患者可能罹患的疾病及相应的诊疗措施。其次是重视多学科的配合。这次顺利救治患者,离不开各个科室的通力合作以及医院的全力支持。术前影像科的图像资料及诊断对我们确立治疗方案起着重要的作用;术中麻醉科医生们精确的给药与监测为患者耐受手术保驾护航;术后重症监护病房的医生与护士们精心照料,帮助患者在术后顺利恢复。该患者在术后第一天于重症监护病房出现血红蛋白降低,分析后我们认为可能是术中止血不够彻底,患者心包与纵隔仍有少量出血或渗出导致。同时患者术后 3 天体温一直在 38℃左右,除了考虑非感染性发热外,我们也应警惕导尿管、深静脉置管、气道导管等外来管路的感染。

四、科主任点评

A 型夹层治疗难度大,围手术期对医院硬件设备、急诊接诊人员的诊断及鉴别诊断、急诊手术协调制度、外科技术及相关辅助科室可谓是一次大考验。涉及的围手术期诊疗、监测技术包括:主动脉 CTA、经胸(食管)超声心动图、术前富血小板血浆采集、术中脑氧饱和度监测、术中经皮多普勒脑血流监测、截瘫高危患者预防性/术后脑脊液引流、体外循环单泵双管/多管、选择性脑灌注、经静脉逆行灌注去除脑部微气/血栓、早期急性肾功能损伤患者连续性肾脏替代治疗等。随着经验的积累,上述保障措施会愈发成熟,客观上反哺了相关学科的发展,进而促进了医院整体医疗水平的提高。

20 多年来,A 型夹层的诊疗水平不断进步,对我国主动脉外科的发展意义重大。大批危重患者得到成功救治,外科及相关技术不断改进成熟,也提升了医院的整体诊疗水平。虽然 A 型主动脉夹层的诊疗取得了一定的成绩,但挑战仍在,如全胸腹主动脉置换围手术期脏器保护技术尚不成熟、急性夹层脏器灌注不良患者的救治尚不完善等。希望通过同道们一起努力,取得进一步的提高,让更多患者受益。

五、参考文献

[1] Nienaber C A, Clough R E. Management of acute aortic dissection [J]. Lancet, 2015, 385(9970): 800-811.

[2] Criado F J. Aortic dissection: a 250-year perspective [J]. Tex Heart Inst J, 2011, 38(6): 694-700.

[3] Isselbacher E M, Preventza O, Black J H, et al. 2022 ACC/AHA Guideline for the Diagnosis and Management of Aortic Disease: A Report of the American Heart Association/American College of Cardiology Joint Committee on Clinical Practice Guidelines [J]. Circulation, 2022, 146(24): e334-e482.

[4] Parker F B, Neville J F Jr, Hanson E L, et al. Management of Acute Aortic Dissection [J]. The Ann Thorac Surg, 1975, 19(4): 436-442.

[5] Elsayed R S, Cohen R G, Fleischman F, et al. Acute Type A Aortic Dissection [J]. Cardiol Clin, 2017, 35(3): 331-345.

作者:付亮、励峰

审阅专家:樊友本

一、疾病概述及诊疗进展

心脏穿透伤是心外科的危急重症病,病死率较高。近年来发生率有增加的趋势,常见于年轻人。通常由枪伤、刺伤或炸药/弹片造成。随着快速医疗运输系统的日益使用,患者存活率正在提高。卡拉奇的一项研究报告说,所有刺伤死亡病例中,有 7.6% 涉及心脏。重视心脏穿透伤的诊断救治有着极其重要的意义。

根据患者入院时的临床表现,我们可以把心脏穿透伤分为 3 型,即亚临床型、心脏压塞型和失血性休克型,其中亚临床型的病死率是 3.76%,心脏压塞型的病死率为 10.85%,失血性休克型的病死率是 28.42%。

对于心脏外伤患者,不能过多依赖辅助检查,应根据临床表现、胸部体表伤口,行简单伤口扩创后做出判断并及早行开胸探查术,同时快速建立静脉输液通道,紧急扩容、抗休克,这是保证手术成功的关键。对于明确有胸腔积液的患者,在麻醉的同时安置胸腔闭式引流,在没有肺、气管破裂等污染情况下,回收自身血并回输,暂时缓解血源紧张状态,保证血容量。必须安置中心静脉压监测,指导输液量和输液速度,适量应用升压药,必要时安置动脉测压管。观察血压对保证心、脑、肾等重要器官的血供及避免或减少术后并发症的发生有重要意义。

心脏位于胸前区,易损伤部位依次为:右心室(42.5%),左心室(35.2%),右心房(15.4%),左心房(6.9%)。右心室位于心脏前侧,损伤率较高。同时右心室较左心室腔内压力低,损伤收缩后出血量较左心室少。心房肌层薄,损伤出血量较大,不易止血。心脏损伤部位可根据胸部伤口位置做出初步判断并选择快速进胸路径。开胸以前外侧切口为佳,具有进胸快、显露好等优点。对于肌层薄弱的心房损伤,可直接缝合或用无创伤血管钳夹后用滑线连续缝合。由于心室肌损伤较严重,宜选用手指压迫、无创伤缝线或滑线带片褥式、8 字缝合。心脏伤口位于冠状动脉旁者,可行血管下方潜行褥式缝合。切忌因切口选择不当、显露不佳而错失抢救时机,造成不良后果。

二、病历资料

1. 病史摘要

患者,男性,24 岁。2021 年 3 月 19 日 17:09,患者 120 急救送至我院。患者 4 h 前胸部刀刺伤(自杀)。急诊体格检查时可见患者左侧第 4 肋间有一尖刀(水果刀)刺入胸腔,随胸廓呼吸起伏。患者痛苦貌,神志淡漠,配合欠佳。心外科医生在抢救室询问患者及其同行好友相关情况后,迅速进入紧急救治流程。急诊胸片如图102-1所示。急诊胸部 CT 平扫:患者左侧胸壁异物穿透达心包表面,心包增厚、伴有积血,左侧胸腔有积血,如图102-2所示。急查血红蛋白 157 g/L,白细胞 18.2×10⁹/L,肌钙蛋白-Ⅰ 0.231 μg/L。

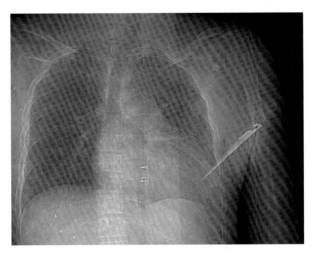

▲ 图 102-1　胸片可见刀具刺入左侧胸腔

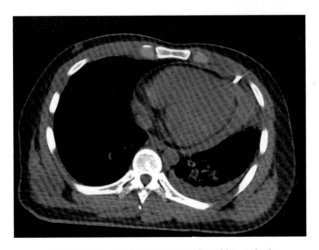

▲ 图 102-2　胸部 CT 可见刀尖已刺入心包内

2. 疾病的演变过程和抢救经过

心外科立即进行紧急术前讨论,为防止患者心包、胸腔积血进一步加重,引起心包填塞、失血休克等危及生命,决定紧急对患者行“开胸探查,备心脏破裂修补术”。术前讨论之后,对患者进行快速交叉配血的同时,积极联系急诊手术室,在医院各部门与科室的大力支持与协调下,第一时间完成了相关术前检查并将患者送入手术室进行急诊手术。消毒铺巾,胸骨锯开胸,打开心包后,探查可见有中量血性积液。搬动心脏探查时,发现患者左心室靠近心尖部有三处浅表伤口,渗血为主,分别用缝线带垫片进行修补,彻底止血后观察 15 min,未见活动性出血后关胸。术中出血 100 mL,输晶体液 1 000 mL,术后放置心包与纵隔引流管,转入 ICU，口插管接呼吸机辅助支持。

3. 治疗结果及预后

术后第 1 天生命体征平稳，心率 80 次/min，律齐，各瓣膜区未闻及病理性杂音，心包及纵隔引流出 50 mL 淡红色液体，患者腹软，无压痛，双下肢不肿。胸片显示患者左侧胸壁皮下积气，左肺少量渗出。渐停呼吸机，拔除患者口插管，对症支持治疗。

术后第 3 天，患者心包腔 24 h 引流 65 mL，心电监护显示患者心率 65 次/min，血压 125 mmHg/70 mmHg，SpO$_2$ 99%。患者神志清楚，双肺呼吸音粗，未闻及干、湿啰音，胸部正中切口愈合良好，无渗出。于是拔除患者心包与纵隔的引流管，由 ICU 转入普通病房。嘱托患者开始适当下地活动并进行心理辅导。3 月 29 日，患者病情稳定，痊愈出院。

4. 诊治流程图

心脏穿透性损伤的诊治流程如图 102-3 所示。

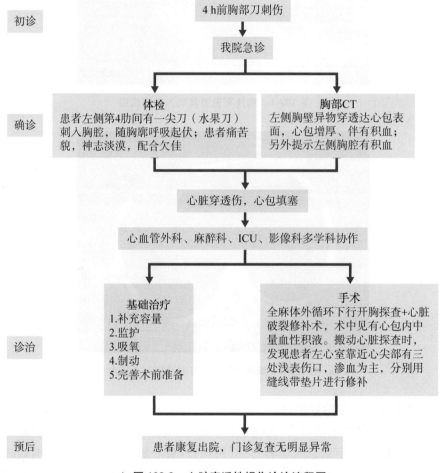

▲ 图 102-3　心脏穿透性损伤诊治流程图

三、讨论与小结

心脏穿透伤作为危急重症，病情发展是很迅速的，自然病程也很短，这是它与其他疾病最大的不同。这也要求心外科医生及时为患者提供救治,在患者病情进一步恶化之前,确定诊疗方案。通过这次对患者的抢救,我们也总结了很多关于心脏穿透伤患者诊治的经验。首先便是详略得当的问诊与查体,患者病情很紧急,但不可因此放松对患者的常规检查,以免在当前心脏穿透伤之外对患者造成多余的、不必要的伤害。其次是各个科室与部门的配合。这次对患者的顺利救治离不开医院各个科室的通力合作以及各部门的全力支持。术前影像科的图像资料对我们确立治疗方案起着重要的作用;术中麻醉科医生们精确的给药与监测为患者耐受手术保驾护航;术后重症监护病房的医生与护士们精心照料,帮助患者在术后顺利恢复。我们还应熟练掌握体外膜肺氧合(ECMO)与心室辅助装置的使用。该患者心脏穿透伤口较浅,没有形成大破裂,加上救治及时,预后良好。为了避免在诊治损伤较重的心脏穿透伤患者时耽误病情,我们也应掌握好 ECMO 与心室辅助装置的使用。同时,对于心脏穿透伤的患者,无论是自身因素还是外界因素导致,术后的心理疏导非常重要。

四、科主任点评

刀刺伤所致心脏破裂的伤员,是急诊医学科及胸心外科最危重病的患者之一,由于伤势危重,若不采取直接、果断的抢救治疗,病死率极高。近几年,随着急诊手术室建立及胸心外科的合作,临床医生对心脏破裂的认识不断提高,积极、快速开展急诊开胸探查手术,使许多伤者转危为安,挽救了伤者生命。心脏穿透伤患者病情危重,死亡原因主要为失血性休克和急性心包填塞,因此,快速诊断是心脏穿透伤患者能否抢救成功的关键。心脏穿透伤患者的伤情进展取决于心肌损伤程度和心包引流通畅情况。临床分型对于心脏穿透伤患者的治疗决策有一定的指导意义。心脏穿透伤原则患者上均应紧急手术治疗。一旦考虑有心脏裂伤,应直送手术室甚至直接床旁开胸探查。对抢救心脏穿透伤患者,应争分夺秒。建立急诊手术室后,为患者手术抢救争取了时间。

五、参考文献

［1］Bellister S A, Dennis B M, Guillamondegui O D. Blunt and Penetrating Cardiac Trauma ［J］. Surg Clin North Am, 2017,97(5):1065-1076.

［2］Rahim Khan H A, Gilani J A, Pervez M B, et al. Penetrating cardiac trauma: A retrospective case series from Karachi ［J］. J Pak Med Assoc, 2018,68(8):1285-1287.

［3］周泽强,杨径,韩庆,等.心脏穿透伤的诊断和紧急处理［J］.中国急救医学,2004,24(8):609-610.

［4］王平,陈冠中,梁大昌,等.心脏穿透伤的诊断及手术治疗体会［J］.中国心血管病研究杂志,2005,3(9):718-719.

作者:付亮、励峰
审阅专家:樊友本

多发伤、连枷胸、双侧多发肋骨骨折、创伤性血气胸、Ⅰ型呼吸衰竭

一、疾病概述及诊疗进展

肋骨骨折在胸部外伤中最为常见,占其40%~80%。序列性多根多处肋骨骨折造成的胸壁软化称为连枷胸。它导致患者出现异常呼吸,引发低氧血症甚至呼吸衰竭。文献报道连枷胸是威胁生命的严重胸部损伤,病死率高达15%。以往对于连枷胸的治疗方式是以镇痛和呼吸机支持为主的保守治疗,近年来手术治疗连枷胸越来越受到学者们的关注。

连枷胸患者有剧烈胸痛,因此镇痛治疗是必要的。剧烈胸痛可导致患者呼吸道分泌物排出不畅、增加肺部感染发生率和住院时间延长。有荟萃分析结论显示,虽然硬膜外镇痛可以显著缓解连枷胸患者的疼痛,但在重症监护室住院时间、总住院时间、病死率以及并发症发生率等方面均未产生有益的影响。另外,随着镇痛药物剂量增加所带来的恶心、呕吐等不良反应也延缓了连枷胸患者的康复。呼吸机支持治疗是消除异常呼吸、纠正呼吸障碍的有效方法,但在这种治疗方式下的连枷胸患者也往往出现重症监护室住院时间较长、肺炎发生率高、病死率高和医疗费用高等情况。

目前大多数研究和文献建议对连枷胸患者进行肋骨骨折内固定术。学者们认为手术治疗可以明显缩短疼痛持续时间,降低重症监护室住院时间、机械通气时间、并发症发生率、病死率和治疗费用;同时,手术也可以达到稳定胸壁、消除异常呼吸、改善呼吸的作用,并有消除二次损伤以及提高远期生活质量的作用。

当然,目前对于连枷胸患者手术时机的选择仍有争议,以往的损伤控制理论要求患者伤后病情稳定后再行骨折内固定的手术。对于连枷胸患者来说,现在越来越多的研究表明,在生命体征基本稳定的情况下尽早实施内固定手术可以有效地减少并发症,加速患者康复。早期固定术可以避免炎症、血肿、凝固血胸、脓胸、胸壁畸形僵硬和早期骨痂形成。当然,手术时机必须根据患者整体临床状态来决定,有时会因处理其他并发症而使手术日期推迟。

其次,针对骨折断端是否需要全部予以内固定治疗也有不同意见,早期的研究文献中提出支撑肋骨的概念,即第4~8肋主要起到维持胸廓稳定性的功能,所以主要推荐针对第4~8肋的内固定治疗,其余肋骨骨折不予固定,但随着快速康复外科的发展,非支撑肋骨骨折的内固定治疗也越来越获得大家的认可。

临床上连枷胸中的高龄患者并不少见,而且其在连枷胸后更容易出现呼吸衰竭并由此导致生命意外;即使早期没有呼吸衰竭也可能在后期治疗过程中发生应激性溃疡、坠积性肺炎并且长时间卧床制动及持续而剧烈的疼痛等因素均会影响保守治疗的效果,文献证实对

于接受了手术治疗的高龄连枷胸患者,其病死率低于保守治疗组。

二、病历资料

1. 病史摘要

患者,男性,80岁。2022年8月23日因"外伤后全身多处疼痛4小时"入我院急诊科。自诉胸闷、胸痛、气促、有痰难咳出。查体:神清,血压102 mmHg/63 mmHg,呼吸浅快,达30次/min,气管居中。胸廓不对称,左侧胸壁见异常呼吸、局部捻发感,胸壁压痛(＋),胸廓挤压征(＋)。两肺呼吸音粗,左侧呼吸音减弱,双肺散在湿啰音。心率90次/min,律齐,未及杂音。腹部平软,未及压痛。双下肢活动受限。检验:红细胞3.85×10^{12}/L,血红蛋白120 g/L,D-二聚体26.25 mg/L FEU,pH 7.38,PaO_2 137 mmHg,$PaCO_2$ 39 mmHg,SpO_2 99%。CT示:右侧第3~7肋骨及左侧第2~10肋骨骨折,左侧胸廓塌陷呈连枷胸表现,皮下气肿,左侧血气胸,左肺挫伤伴膨胀不全(图103-1)。左髂骨、双髋臼、双耻骨骨折,髋关节不稳。颅脑及腹部未见外伤改变。心电图:窦性心律,Ⅰ型房室传导阻滞,T波改变。

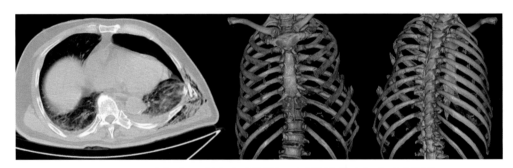

▲ 图103-1　连枷胸、双侧多发肋骨骨折、左侧创伤性血气胸、左侧肺伤

2. 疾病的演变过程和抢救经过

急诊科抢救治疗后入重症医学科给予心电监护,高流量吸氧(氧流量30 L/min,FiO_2 60%),右锁骨下静脉置管,胸带固定胸壁,雾化祛痰,镇痛抑酸,预防感染并完善检查。

入院第2天(8月24日)上午查血常规:红细胞2.62×10^{12}/L,血红蛋白81 g/L,D-二聚体11.66 mg/L FEU,pH 7.38,PaO_2 125 mmHg,$PaCO_2$ 35 mmHg,SpO_2 99%。发现患者氧合满意,但血红蛋白较前明显下降。下午复查:红细胞2.18×10^{12}/L,血红蛋白66 g/L。复查结果考虑患者体内有出血,部位可能为胸腔、腹腔、骨盆。查床边胸片提示:左侧液气胸较前进展,右侧少量胸腔积液。腹部B超:无异常。予左侧胸腔闭式引流,留置胸管后未见活动性血胸表现。临床判断为骨盆骨折导致的血红蛋白下降。予以输注悬浮红细胞4 U,白蛋白20 g等治疗。

入院第3天(8月25日),高流量吸氧(指标同前)。查血常规:红细胞2.35×10^{12}/L,血红蛋白71 g/L,D-二聚体14.75 mg/L FEU,pH 7.44,PaO_2 76 mmHg,$PaCO_2$ 41 mmHg,SpO_2 98%。患者生命体征及内环境稳定,血色素无再次下降,但仍有剧烈胸痛,呼吸频率达28次/min,自主咳嗽咳痰差,出现Ⅰ型呼吸衰竭。经科室讨论,患者连枷胸诊断明确,目前处于低氧状态且高龄,胸痛导致无法有效排痰,考虑保守治疗无效,决定手术治疗。

入院第4天(8月26日),患者于全麻下行左侧多发肋骨骨折切复内固定术＋胸腔镜探

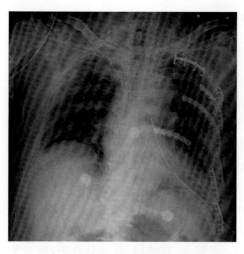

▲ 图 103-2 术后第 1 天胸片

查术。术中行左侧第 3～8 肋骨骨折内固定术＋肺修补＋血块清除。

入院第 5 天(8 月 27 日),同时为胸外科术后第 1 天。患者主诉胸痛明显好转,排痰改善,呼吸频率 13 次/min,高流量吸氧(指标同前)。查红细胞 2. 96×10¹²/L,血红蛋白 90 g/L,D-二聚体 18. 35 mg/L FEU,pH 7. 47,PaO₂ 161 mmHg,PaCO₂ 42 mmHg,SpO₂ 100%。胸片提示左侧肋骨骨折术后,双肺炎症渗出,较前好转(图 103-2)。

3. 治疗结果及预后

患者疼痛感下降,自主咳嗽排痰能力好转,静息状态下呼吸频率下降,同等流量及浓度吸氧下 PaO₂ 上升。

术后第 3 天(8 月 29 日),患者发热,体温达 38. 9℃。查 C 反应蛋白 111. 96 mg/L,白细胞 7. 2×10⁹/L,红细胞 3. 27×10¹²/L,血红蛋白 98 g/L。痰培养:肺炎克雷伯菌(＋＋)。血培养:革兰氏阳性菌(＋)。B 超发现胆囊炎可能。处理:经药剂科会诊使用盐酸万古霉素＋头孢哌酮钠舒巴坦钠抗感染。胸管引流量少、质清、色淡,予依诺肝素钠抗凝治疗。

术后第 4 天(8 月 30 日),患者发热,体温 38. 9℃。查 C 反应蛋白 117. 11 mg/L,白细胞 8. 5×10⁹/L,红细胞 3. 23×10¹²/L,血红蛋白 96 g/L,D-二聚体 16. 68 mg/L FEU,pH 7. 48,PaO₂ 103 mmHg,PaCO₂ 35 mmHg,SpO₂ 99%。

术后第 5 天(8 月 31 日),患者体温下降并恢复正常,自觉胸部情况良好,能自主有效排痰,呼吸频率 14 次/min,高流量吸氧(指标同前)。查 C 反应蛋白 130. 52 mg/L,白细胞 7. 7×10⁹/L,红细胞 3. 43×10¹²/L,血红蛋白 102 g/L,D-二聚体 13. 27 mg/L FEU,pH 7. 44,PaO₂ 185 mmHg,PaCO₂ 41 mmHg,SpO₂ 100%。胸片检查示:血气胸及双肺渗出较前明显吸收,肺复张完全。

9 月 1 日晚患者解黑便 2 次,共 500 mL。患者神志清楚,心电监护提示:心率 89 次/min,血压 112 mmHg/75 mmHg,SpO₂ 100%。考虑上消化道出血,送检粪常规,查血常规:白细胞 11. 5×10⁹/L,红细胞 2. 3×10¹²/L,血红蛋白 69 g/L。

9 月 2 日查房,停用依诺肝素钠,奥美拉唑抑酸止血,输红细胞悬液 2 U。下肢彩超:左侧腓静脉深静脉血栓形成,双侧小腿肌间静脉血栓形成。血管外科会诊出血情况下的抗凝治疗方案。

9 月 3 日查房,患者体温正常,查白细胞 16. 6×10⁹/L,红细胞 2. 37×10¹²/L,血红蛋白 73 g/L,D-二聚体 18. 09 mg/L FEU。氧合稳定且良好,pH 7. 48,PaO₂ 103 mmHg,PaCO₂ 35 mmHg,SpO₂ 98%。

9 月 7 日查房,患者黑便停止。高流量吸氧指标较前下调(氧流量 30 L/min,FiO₂ 45%)且体温正常,查血常规:白细胞 6. 4×10⁹/L,红细胞 3. 04×10¹²/L,血红蛋白 92 g/L,D-二聚体 6. 23 mg/L FEU,pH 7. 43,PaO₂ 125 mmHg,PaCO₂ 39 mmHg,SpO₂ 99%。当日骨科全麻下行多发骨盆骨折切开复位内固定术。

9 月 13 日为骨盆内固定术后第 6 天。患者鼻导管吸氧(3 L/min),自主呼吸良好。心电监护心率 76 次/min,血压 135 mmHg/72 mmHg,SpO_2 100%。查白细胞 $6.1×10^9$/L,红细胞 $3.78×10^{12}$/L,血红蛋白 115 g/L,D-二聚体 11.15 mg/L FEU,pH 7.47,PaO_2 80 mmHg,$PaCO_2$ 35 mmHg,SpO_2 99%。患者各项指标稳定,转康复医院进一步治疗。住院期间患者动脉血气分析、血常规、D-二聚体变化分别如图 103-3~图 103-5 所示。

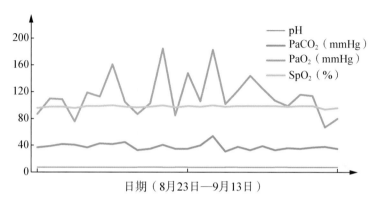

▲ 图 103-3　患者住院期间动脉血气变化

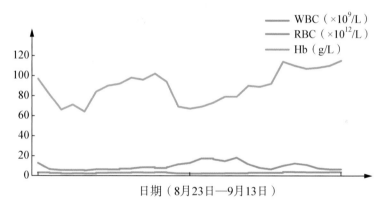

▲ 图 103-4　患者住院期间血常规变化

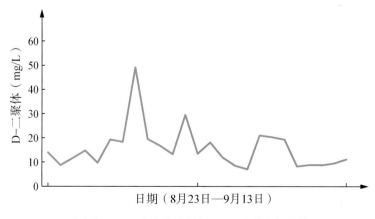

▲ 图 103-5　患者住院期间 D-二聚体指标变化

4. 诊治流程图

连枷胸、双侧多发肋骨骨折、创伤性血气胸、Ⅰ型呼吸衰竭诊治流程如图 103-6 所示。

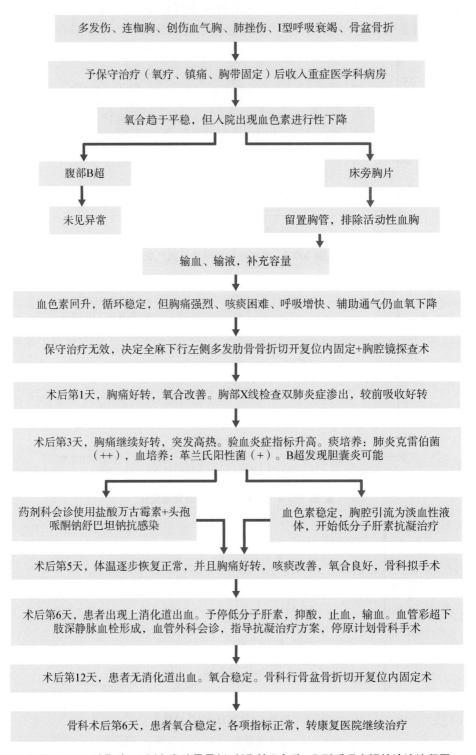

▲ **图 103-6　连枷胸、双侧多发肋骨骨折、创伤性血气胸、Ⅰ型呼吸衰竭的诊治流程图**

三、讨论与小结

回顾患者的诊治过程,总结为以下几点:

(1) 危重性:患者外伤后导致连枷胸形成和Ⅰ型呼吸衰竭出现;同时严重胸痛导致患者自主咳嗽排痰能力下降。若不积极处理连枷胸所造成的病理生理改变并且积极有效地缓解疼痛,患者极有可能在短时间内因呼吸衰竭进一步加重而需要导致气管插管并呼吸机治疗。

(2) 特殊性:①患者系高龄患者,手术耐受能力需要跟患者本人及其家属充分了解既往身体状况后进行评估;②患者骨折后导致出血,但伤后心肌酶、D-二聚体明显升高,存在心肺栓塞可能,需综合考虑病情,合理应用止血药物及抗凝药物;③患者入院后第1天即出现血红蛋白进行性降低,提示体内活动性出血,需尽快明确出血部位并采取相应治疗措施。根据病史和入院前后各项检查考虑可能出血位置(胸腔、腹腔出血、骨盆)并及时处理;④术后出现黑便,考虑下消化道出血,血管彩超提示下肢深静脉血栓形成,此时患者病情再次面临出血与栓塞并存的情况,需要再次评估止血与抗凝的平衡。

(3) 获得的经验:①患者虽高龄,但既往身体状况良好,虽多发伤,但以胸部连枷胸为主,因此积极早期手术内固定治疗既稳定了胸壁结构,改善了肺通气,又缓解了疼痛,有助于排痰,防止继发肺部感染;②手术内固定治疗以解决导致异常呼吸的错位肋骨骨折为主,对于非错位明显的肋骨骨折采取保守治疗,以减少手术带来的二次伤害;③患者伤后第1天出现血色素明显下降,需要迅速判断出血部位并制订治疗方案;④术前术后都面临出血和栓塞同时存在的棘手问题,需要根据实际情况,决定以止血为主,还是以抗凝为主;⑤术后出现高热,需要警惕肺部感染、胸腔内感染、切口感染以及其他部位感染可能,需要根据相关检查结果指导抗生素使用。

四、科主任点评

患者为高龄男性,外伤后全身多发骨折,入院后优先稳定呼吸循环功能,明确有无急诊手术指征。在创伤初期密切监测患者各项生命体征及血生化检查,在发现活动性出血后快速判断出血部位,积极采取相应措施。在手术指征把握、手术时机选择、各科室手术次序的选择上优先考虑以改善患者呼吸循环为重点,其次是功能恢复性手术,同时综合考虑手术相关风险因素,在保证手术安全的前提下解决当前影响患者预后的主要问题,减少手术创伤,降低手术风险。在整个诊治过程中,患者出现两次出血与栓塞同时并存的情况,因此在深静脉血栓的预防和治疗上,应当结合当时病情具体情况采取相应措施。

五、参考文献

[1] Lodhia J V, Konstantinidis K, Papagiannopoulos K. Surgical management of multiple rib fractures/flail chest [J]. J Thorac Dis, 2019,11(4):1668-1675.

[2] He Z, Zhang D, Xiao H, et al. The ideal methods for the management of rib fractures [J]. J Thorac Dis, 2019,11(Suppl 8):S1078-S1089.

[3] Peek J, Smeeing D P J, Hietbrink F, et al. Comparison of analgesic interventions for traumatic rib

fractures: a systematic review and meta-analysis ［J］. Eur J Trauma Emerg Surg, 2019, 45(4):597-622.

［4］ Beks R B, de Jong M B, Houwert R M, et al. Long-term follow-up after rib fixation for flail chest and multiple rib fractures ［J］. Eur J Trauma Emerg Surg, 2019, 45(4):645-654.

［5］ Pieracci F M, Coleman J, Ali-Osman F, et al. A multicenter evaluation of the optimal timing of surgical stabilization of rib fractures ［J］. J Trauma Acute Care Surg, 2018, 84(1):1-10.

［6］ de Campos J R M, White T W. Chest wall stabilization in trauma patients: why, when, and how? ［J］. J Thorac Dis, 2018, 10(Suppl 8):S951-S962.

［7］ Majak P, Næss PA. Rib fractures in trauma patients: does operative fixation improve outcome? ［J］. Curr Opin Crit Care, 2016, 22(6):572-577.

［8］ Hoepelman R J, Beeres F J P, Heng M, et al. Rib fractures in the elderly population: a systematic review ［J］. Arch Orthop Trauma Surg, 2023, 143(2):887-893.

作者:吴伟铭、杨昇

审阅专家:滕银成

案例 104
胸腺瘤侵犯上腔静脉

一、疾病概述及诊疗进展

胸腺瘤是一种较为罕见的胸部肿瘤,其发病率约为 0.2/100 000。近年来,随着医学技术的不断进步,对于胸腺瘤的治疗和评价也在不断改进和提高。

胸腺瘤起源于胸腺上皮细胞,根据 WHO 分类标准,可分为 A 型、AB 型、B 型、C 型等类型。胸腺瘤的发病年龄多在 40 岁以上,男性略多于女性。胸腺瘤的临床表现多种多样,常见的有胸痛、气促、咳嗽、乏力、消瘦等,部分患者可无明显症状。

传统的胸腺瘤诊断方法包括胸部 X 线、CT、MRI 等影像学检查。近年来,随着医学技术的不断发展,正电子发射计算机断层成像(PET/CT)在胸腺瘤的诊断中发挥了越来越重要的作用。PET/CT 能够准确地评估胸腺瘤的大小、位置及全身转移情况,对于制订治疗方案具有重要意义。

胸腺瘤的治疗方法主要包括手术、放疗、化疗及免疫治疗等。手术是治疗胸腺瘤的首选方法,但对于手术难以完全切除或患者身体状况较差的病例,放疗和化疗可作为辅助治疗手段。近年来,免疫治疗在胸腺瘤治疗中的应用逐渐受到关注。免疫治疗通过激活或增强机体免疫系统对肿瘤细胞的杀伤作用,有望为胸腺瘤患者带来新的希望。随着对胸腺瘤分子生物学机制研究的深入,一些针对特定基因突变或信号通路的靶向药物逐渐被应用于临床。例如,针对胸腺瘤中常见表皮生长因子受体(epidermal growth factor receptor,EGFR)基因突变的靶向药物,如吉非替尼、厄洛替尼等,已显示出一定的疗效。此外,针对胸腺瘤细胞表面抗原的免疫治疗,如嵌合抗原受体 T 细胞免疫疗法(chimeric antigen receptor T cell immunotherapy,CAR‐T),也取得了一定的进展。

胸腺瘤是一种发病率低的胸腺疾病,近年来,医学技术的不断发展,手术、放疗、化疗及免疫治疗等综合治疗手段取得了显著进展。此外,针对胸腺瘤分子生物学机制的靶向治疗和免疫治疗有望为患者带来新的希望。然而,由于胸腺瘤的发病率较低,相关研究及临床经验相对较少,仍需广大医学工作者共同努力,为胸腺瘤患者提供更加精准、有效的治疗方案。

二、病历资料

1. 病史摘要

患者,男,66 岁。2021 年 5 月 19 日以"胸部疼痛不适 1 周"入院。既往高血压病史,无肿瘤家族史,无吸烟及饮酒史。

体格检查:眼裂正常对称,四肢肌力正常,上肢及头颈部无肿胀;胸廓无畸形,胸壁未见曲张静脉,双侧触觉语颤对称。双侧叩诊对称。双肺呼吸音清,呼吸运动对称,未及啰音。心前区无异常隆起,心界无扩大,心律齐,无杂音。辅助检查:胸部增强 CT 提示前纵隔见不规则形软组织密度影,CT 值约 39 HU,范围约 70 mm×27 mm,内见团片状钙化灶,病灶部分向中纵隔延伸,增强后动脉期、静脉期 CT 值分别为 79 HU 和 71 HU,考虑胸腺瘤可能。

2. 疾病的演变过程和抢救经过

患者因胸部疼痛行胸部 CT 检查后发现纵隔肿瘤。入院后积极完善相关检查,明确诊断,无明显手术禁忌后于 5 月 24 日在全麻开胸下行纵隔肿瘤切除术(心包切除术)+右肺楔形切除术+上腔静脉人工血管置换术+纵隔淋巴结清扫术,手术顺利。术后给予抗炎、止痛、止血、化痰等对症处理。病理结果:(纵隔肿瘤)胸腺瘤,B3 型,肿块大小 8 cm×8 cm×2.5 cm,肿块包膜局部与肺胸膜粘连,未见明确胸膜侵犯。免疫组化结果:CK5/6(+),CKpan(+),P40(+),P53(−),CD5(T 细胞+),CD117(−),TdT(−),Ki67(+,热点5%)。淋巴结(纵隔淋巴结)内未见肿瘤累及(0/33)。

3. 治疗结果及预后

手术完全切除胸腺瘤及与之关系紧密的肺、心包和上腔静脉,并行上腔静脉人工血管置换术,治疗结果及预后良好。手术前后 CT 影像对比如图 104-1 所示。

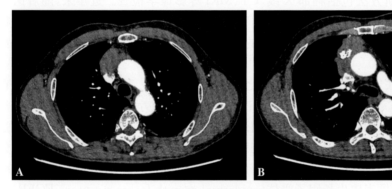

▲ 图 104-1 胸部增强 CT 图像

(A)术前;(B)术后。

4. 诊治流程图

胸腺瘤侵犯上腔静脉诊治流程如图 104-2 所示。

三、讨论与小结

胸腺瘤是一种发病率较低的胸腺疾病,占所有胸部肿瘤的 0.2%～0.4%,且胸腺瘤的治疗和管理具有一定的挑战性。但随着技术的进步,我们对于该疾病的认识和了解也不断地提高。

(1)胸腺瘤的危重性:①恶性程度高:胸腺瘤有良性和恶性之分,恶性胸腺瘤占比较高,且容易侵犯周围组织和器官,如心包、大血管等,增加了治疗难度。②症状隐匿:胸腺瘤早期症状不明显,往往在病情进展到一定程度时才会出现胸痛、气促、咳嗽等症状,导致延误诊断

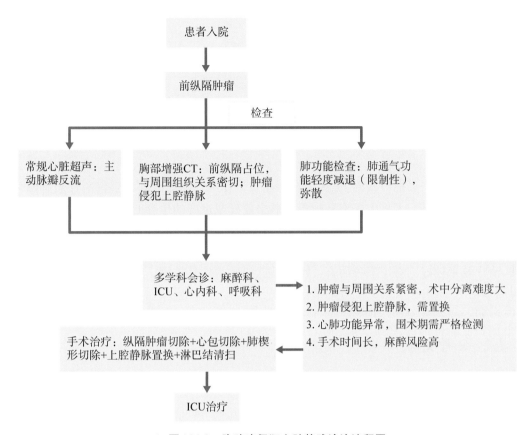

▲ 图 104-2　胸腺瘤侵犯上腔静脉诊治流程图

和治疗。③并发症多:胸腺瘤患者易出现并发症,如重症肌无力、纯红细胞再生障碍等,严重影响患者的生活质量和预后。

（2）胸腺瘤的特殊性:①发病机制:胸腺瘤的发生与胸腺发育异常、自身免疫功能紊乱等因素有关,其发病机制复杂,尚不完全明确。②临床表现:胸腺瘤的临床表现多种多样,除了常见的胸痛、气促、咳嗽等症状外,还可能伴有重症肌无力等自身免疫性疾病的表现。③治疗方法:胸腺瘤的治疗方法包括手术、放疗、化疗等,但其疗效和预后因患者个体差异而异,治疗方案的选择需要综合考虑多种因素。

（3）患者救治过程中积累的宝贵经验:①早期诊断、早期治疗:早期发现、早期治疗是提高胸腺瘤治愈率的关键。对于出现胸痛、胸闷、咳嗽等症状的患者,应及时进行影像学检查,如 X 线、CT 等,以明确诊断。②综合治疗:根据患者的具体情况,采用手术、放疗、化疗等多种方法的综合治疗,以提高治疗效果。③个性化治疗:根据患者肿瘤的不同类型、分期和全身状况,制订个体化的治疗方案。例如,本病例中,在对患者术前影像学评估时发现,胸腺肿瘤与周围组织关系密切,且已侵犯上腔静脉,因此我们在术前准备时,充分完善手术方案,做好开胸准备,备好人工血管以行上腔静脉置换,请麻醉科、ICU 等相关科室密切配合手术时及围术期管理,最终确保了术中及术后的患者安全。④密切随访:治疗结束后,患者应进行定期随访,以监测病情变化,及时调整治疗方案。

四、科主任点评

　　胸腺瘤是一种少见但可致命的疾病,给患者和家庭带来了极大的困扰和痛苦。但随着医学的发展,胸腺瘤的治疗方法也得到了较大的进步。首先,胸腺瘤的治疗方式包括手术、放疗和化疗。手术是治疗胸腺瘤的首选方法,通过切除胸腺及周围淋巴结来清除肿瘤。对于不能手术的患者,放疗和化疗是常用的方法。放疗可以缓解症状并延长生存期,而化疗则可以减少肿瘤负荷并改善症状。此外,针对胸腺瘤分子生物学机制的靶向治疗和免疫治疗近年来也取得了较大的进步和发展。其次,对于胸腺瘤的治疗效果,评价标准包括局部控制率、无病生存率和总生存率。局部控制率是指治疗后肿瘤未复发或进展的比例,无病生存率是指治疗后未复发或进展的生存时间,而总生存率是指治疗后的生存时间。根据文献报道,手术治疗恶性胸腺瘤的局部控制率可达80%以上,无病生存率和总生存率也较高。综上所述,胸腺恶性瘤虽然少见,但治疗手段日趋成熟,治疗效果较好。对于患者而言,及时就医、科学治疗是关键。同时,医务人员应不断提高诊治水平,为患者提供更好的治疗方案。

五、参考文献

［1］ Scorsetti M, Leo F, Trama A, et al. Thymoma and thymic carcinomas ［J］. Crit Rev Oncol Hematol, 2016,99:332-350.

［2］ Kantzou I, Sarris G, Kouloulias V, et al. Radiotherapy for tumors of the mediastinum-state of the art ［J］. Kardiochir Torakochirurgia Pol, 2023,20(4):255-262.

［3］ Kalhor N, Moran C A. Thymoma: current concepts ［J］. Oncology (Williston Park), 2012,26(10): 975-981.

［4］ Morgenthaler T I, Brown L R, Colby T V, et al. Thymoma ［J］. Mayo Clin Proc, 1993,68(11): 1110-1123.

［5］ 徐欣瑶,赵琦睿,管靓,等.胸腺瘤伴重症肌无力外科治疗的研究进展［J］.中国临床新医学,2023,16 (6):564-568.

［6］ 李知衡,许建萍.胸腺肿瘤的内科治疗进展［J］.癌症进展,2020,18(22):2272-2276,2315.

［7］ 廖裕彬,冯家宁,陆剑豪.胸腺瘤手术治疗及进展［J］.佛山科学技术学院学报(自然科学版),2018,36 (1):79-81.

作者:范正洋、成少飞

审阅专家:滕银成

案例 105
髓外复发难治性多发性骨髓瘤

一、疾病概述及诊疗进展

多发性骨髓瘤(multiple myeloma，MM)是由克隆性浆细胞异常增生引起的血液系统恶性肿瘤，临床症状包括高钙血症、肾功能损害、贫血、骨质破坏等。多数情况下，MM 病灶局限于骨髓内，但部分 MM 患者的病变克隆性浆细胞会发展为软组织浆细胞瘤，并累及骨髓外组织器官，称为髓外多发性骨髓瘤(extramedullary multiple myeloma，EMM)。相比于骨髓内 MM，EMM 是相对少见的骨髓瘤亚型，其发生、发展和治疗具有特殊性。根据欧洲血液和骨髓移植学会(European Society for Blood and Marrow Transplantation，EBMT) 2018 年公布的研究报告，EMM 的发病率从 2005 年的 6.5％上升至 2014 年的 23.7％。近期总结分析显示，在新诊断的 MM 患者中，EMM 的发病率为 0.5％～4.8％，而复发/难治性多发性骨髓瘤(relapsed/refractory multiple myeloma，RRMM)的发病率为 3.4％～14％。

1. EMM 的分类与预后

相对于病灶局限于骨髓内的 MM，EMM 患者的预后较差。按照发生的时间顺序，可分为原发性 EMM 和继发性 EMM，诊断 MM 时即伴有髓外病灶的称为原发性 EMM，而在 MM 治疗过程中发生髓外病灶的认为是继发性 EMM，通常继发性 EMM 的结局更差。 EMM 可发生在全身多个部位，在新诊断的患者中，EMM 多见于皮肤和软组织；而继发性 EMM 受累的典型部位包括肝脏、肾脏、淋巴结、中枢神经系统、乳腺、胸膜和心包。其中，中枢神经系统 EMM 相对罕见，预后更差。根据髓外病灶发生的部位，可将髓外病变分为骨相连型 EMM(EMM-bone related，EMM－B)和骨外 EMM(EMM-extraosseous，EMM－E)。其中 EMM－B 指骨髓瘤通过破坏中轴骨骨皮质直接浸润至邻近的软组织，EMM－E 则是骨髓瘤通过血行转移至不相邻骨病变的、不连续的内脏和软组织形成的结节、肿块或弥漫浸润器官。总的说来，EMM－E 较 EMM－B 具有更差的预后。

2. EMM 的治疗

目前关于 EMM 的治疗尚无统一指南和共识，其治疗数据来自回顾性研究分析。作为目前一线抗骨髓瘤药物，免疫调节剂(immunomodulatory drug，IMiD)和蛋白酶体抑制剂 (proteasome inhibitor，PI)也是 EMM 治疗的一线用药。相对传统化疗(如烷化剂、类固醇)，免疫调节剂和蛋白酶体抑制剂的使用有助于改善 EMM 患者的预后。基于新靶向药物的治疗方案显示出一定的疗效，自体造血干细胞移植、CAT－T 细胞治疗等也显示出具有前景的疗效，但由于缺乏前瞻性对照研究，尚无统一推荐的治疗方案。因此，伴发 EMM 患者的治疗仍面临巨大挑战。本病例中,我们报道了一例复发难治性 EMM－E 病例,患者对多种 PI 和 IMiD 耐药,应用抗 B 细胞成熟抗原嵌合抗原受体 T 细胞(anti-B-cell maturation antigen chimeric antigen receptor T cell,BCMA－CART)治疗后,有效控制了患者疾病,成功挽救了患者生命。

二、病历资料

1. 病史摘要

患者,男性,72 岁,于 3 年前被诊断为多发性骨髓瘤(λ 轻链,DS Ⅲ A 期,ISS－R Ⅱ期,t(11;14))。经过规范的诱导和巩固治疗,疗效评估达到严格意义的完全缓解(complete response,CR),随后进入维持治疗。1 个月前患者左下颌骨肿块进行性肿大伴疼痛,考虑骨髓瘤复发。既往史:患者既往身体健康,否认传染病史,预防接种按计划进行,否认手术外伤史,否认药物食物过敏史。体格检查:神清、气平,轻度贫血貌,皮肤黏膜未见新鲜出血点,左侧颈部、腋窝可触及肿大淋巴结,心率 78 次/min,律齐,双肺呼吸音粗,未闻及明显啰音,腹软,无明显压痛及反跳痛,双下肢轻度水肿。

2. 疾病演变过程和抢救经过

患者 1 个月前发现左下颌肿块进行性肿大,活检穿刺考虑多发性骨髓瘤复发。即予 KPd 方案(卡非佐米＋泊马度胺＋地塞米松)治疗 1 个疗程,治疗 2 周后出现呼吸道感染症状,急诊查血常规:白细胞 2.9×10^9/L,血红蛋白 97 g/L,血小板 1×10^9/L,中性粒细胞绝对值 1.3×10^9/L。伴牙龈出血及双下肢出血点,于急诊收治入院。予心电血压监护,止血药物预防出血,重组人血小板生成素、免疫球蛋白、激素升血小板,头孢他啶抗感染,恩替卡韦抗乙肝病毒治疗。复查骨穿提示产板巨核细胞减少,血小板小簇少见,浆细胞占 1%。骨髓活检提示组织切片浆细胞散在可见,未见成簇分布的骨髓瘤细胞,FISH(－)。髓系肿瘤基因突变及多发性骨髓瘤基因突变检测均为阴性。流式检测:CD34 0.3%,浆细胞占 0.5%。筛查自身免疫指标无异常,血小板抗体弱阳性。予海曲泊帕促血小板生成,醋酸泼尼松口服,输血小板支持治疗,患者血小板较前回升,维持在 20×10^9/L。因患者血小板未完全恢复,予 Kd 方案(卡非佐米＋地塞米松)化疗 2 个疗程。患者左下颌肿块无明显缩小。患者于化疗期间反复出现肉眼血尿,行泌尿系造影检查提示右肾盂可疑类圆形充盈缺损区,Kd 方案化疗后血尿症状无明显好转。

1 个月后患者再次入院就诊,查体发现左侧颜面部、左侧胸壁及腋窝淋巴结较前肿大。行左胸壁肿块穿刺活检,病理结果符合多发性骨髓瘤髓外肿瘤浸润。予 DKPd 方案(卡非佐米＋泊马度胺＋达雷妥尤单抗＋地塞米松)化疗,患者服用泊马度胺(4 mg/d)5 天后,再次出现血小板下降,暂停泊马度胺,同时予以海曲波帕及重组人血小板生成素升血小板。考虑到患者目前疾病属于髓外复发的复发难治性多发性骨髓瘤,病情危重,预后非常差。

化疗后 1 个月,患者复查 PET/CT 提示全身广泛骨质破坏灶,左侧部分肋骨术区胸膜增厚,葡萄糖代谢活性较前明显增高,除此之外,骨髓瘤还累及左腋窝、双颈部、左锁骨区淋巴结及右肾盂(图 105-1)。科室进行疑难病例大讨论,结合患者诊治现状进行国内外治疗进展查新学习,经过多方讨论,向患者家属详细交代病情,建议患者采用 CAR－T 治疗挽救生命。患者家属慎重考虑,决定采用 BCMA－CART 方案治疗。

经过前期洗脱期及相关准备,患者行外周血单个核细胞采集术,采集过程顺利,共采集单个核细胞 110 mL 进行 BCMA－CART 制备。予 X－DKd 方案（塞利尼索＋达雷妥尤单抗＋卡非佐米＋地塞米松）化疗，化疗后患者淋巴结明显缩小，但其余部位肿块无明显变化。

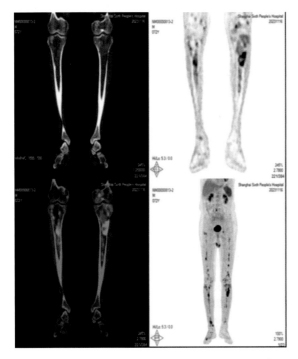 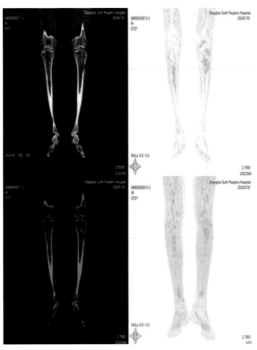

▲ 图 105-1　BCMA－CART 治疗前 PET/CT 图像　　▲ 图 105-2　BCMA－CART 治疗后 PET/CT 图像

化疗 2 周后，联系放疗科评估病情，给予左侧下颌骨、左侧胸壁及左下肢胫骨上段骨髓腔内病灶行姑息性放疗，放疗后，患者上述部位肿块明显缩小。并继续予 X－DKd 方案化疗。期间患者出现发热，查胸部 CT 提示肺部感染，先后给予美罗培南、卡泊芬净及替考拉宁抗感染治疗。患者感染控制后，于放疗结束后两周予 FC 方案（氟达拉滨＋环磷酰胺）清淋化疗，并按时回输 BCMA－CART 细胞 20 mL，过程顺利。

患者于回输后第 3 天出现发热，伴咳嗽加重，查 IL－6 明显升高，出现持续低纤维蛋白原血症，考虑 CAR－T 导致的炎症因子风暴，予托珠单抗治疗。根据病原学检测结果调整抗生素治疗，将抗生素升级至泰能＋万古霉素＋卡泊芬净，患者感染得到控制。患者 CAR－T 治疗后三系血细胞减少，间断予细胞因子、罗沙司他、海曲波帕促进骨髓造血。回输后 1 个月复查 PET/CT（图 105-2），与 BCMA－CART 治疗前全身广泛骨髓瘤肿瘤病灶浸润比较，患者全身肿瘤代谢活性明显减低，提示肿瘤治疗有效。

3. 治疗结果及预后

经过积极的 BCMA－CART 治疗，患者双下肢、左侧胸壁及右侧肾脏肿瘤活性明显降低，疾病得到有效控制，生命得到挽救。如图 105-1 所示，BCMA－CART 治疗前，PET/CT 结果提示：全身广泛骨质破坏灶，双颈部、左锁骨区、左腋窝多发肿大淋巴结，左侧部分肋骨及右肾盂结节葡萄糖代谢显著增高，骨髓瘤病变累及可能性大。如图 105-2 所示，BCMA－CART 治疗后，PET/CT 结果提示：①复查多发性骨髓瘤，全身骨骼、骨髓腔、左侧胸壁葡萄糖代谢较前明显减低；②原左侧腋窝、双颈部、左锁骨区肿大淋巴结及右肾盂结节明显缩小，未见明显葡萄糖代谢。综上,肿瘤治疗有效、活性减低,建议定期复查随诊。

4. 诊治流程图

BCMA-CART 救治髓外复发难治性多发性骨髓瘤流程如图 105-3 所示。

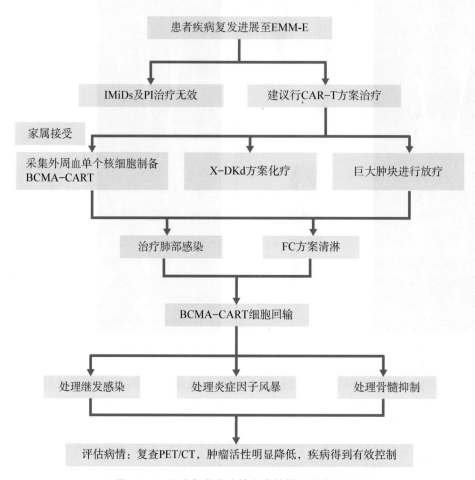

▲ 图 105-3 髓外复发难治性多发性骨髓瘤诊治流程图

三、讨论与小结

　　患者复发后病情危重,在治疗方案选择上非常棘手。患者曾被诊断为多发性骨髓瘤(λ轻链型,DSⅢA 期,ISS-R Ⅱ期,t(11;14)),经过 4 个疗程的 VAd 方案诱导、4 个疗程的RVd 方案巩固治疗后,患者取得严格意义的完全缓解,随后先后予来那度胺、伊沙佐米维持治疗。本例患者初次诊断时骨髓瘤累及并侵犯胸膜,经过我科治疗后,无进展生存期(progression-free survival, PFS)持续达到 36 个月,其复发前治疗无疑是非常成功的。后患者出现多发性骨髓瘤髓外复发,复发后骨髓瘤肿瘤细胞除了导致患者出现广泛性骨质破坏外,还累及左颌下、胸壁、淋巴结及肾脏。根据梅奥诊所最新的研究结果,原发性 EMM-E中位 PFS 为 12.9 个月,中位总生存期(overall survival, OS)为 3.6 年,而继发性 EMM-E的中位 PFS 为 2.9 个月,中位 OS 仅为 8.4 个月。该患者疾病复发后进展迅速并发展至

EMM-E,多种PI及IMiD治疗后仍未达临床预期,效果均不理想。再加上患者治疗过程中并发特发性血小板减少性紫癜(idiopathic thrombocytopenic purpura,ITP),血小板对多种治疗无法耐受。因此,该患者复发后治疗方案选择非常棘手。

近年来,CAR-T免疫治疗的创新应用,为EMM患者的治疗带来新的希望。多项研究报道了靶向BCMA的CAR-T细胞疗法对RRMM患者特别是伴发EMM的患者取得不俗的疗效。近期一项评估CAR-T细胞治疗对EMM患者髓外病灶治疗疗效的研究中,20例继发性EMM患者接受了CAR-T治疗,总缓解率为75%,中位PFS为4.9个月。因此,经过充分的文献学习和论证,我们认为,患者可以从BCMA-CART治疗中获益。同家属进行充分沟通并取得其知情同意后,进入BCMA-CART治疗流程。患者进行外周血单个核细胞采集进行BCMA-CART制备。随后给予患者当前能选择的最佳X-DKd方案进行治疗,经过治疗,患者淋巴结明显缩小,但左下颌、左侧胸壁及左下肢胫骨上段仍有巨大肿块。患者局部肿瘤负荷过高,不仅不利于BCMA-CART进入发挥疗效,还增加了BCMA-CART治疗后发生严重炎症因子风暴的风险,患者的这种特殊情况对医生及患者都是巨大挑战。因此,我们联系放疗科,给予患者上述部位进行放射治疗。幸运的是,患者肿瘤对放疗敏感,进行分批次放射治疗后,肿瘤体积缩小超过70%以上,为后续BCMA-CART顺利治疗提供了强有力的支持。患者在BCMA-CART回输前后,经历了肺部感染及细胞因子释放综合征(cytokine release syndrome,CRS),科室共同努力,帮患者安全渡过上述难关。最后,在BCMA-CART回输1个月后,患者复查PET/CT提示肿瘤活性明显降低,疾病得到有效控制。宣布该患者治疗取得初步阶段性胜利。

该患者的成功救治给予我们诸多启示。首先,对患者认真负责促使我们查阅最新治疗进展,提高救治水平。其次,打破学科间壁垒,多学科合作有助于患者更好的救治。最后,在临床工作中,不忘初心,谦虚谨慎,通力协作,才能更好地服务于患者。

四、科主任点评

目前,EMM的治疗仍面临着巨大挑战。该患者疾病复发后属于预后最差的EMM-E。从治疗方面来看,患者对RRMM的多种治疗手段不敏感或者无法耐受,治疗方案选择非常棘手。经过多方讨论及论证,我们认为,患者可以从BCMA-CART治疗中获益。但该患者治疗难点在于:疾病复发后进展迅速并发展至EMM-E,多线治疗后仍未达临床预期,全身多发骨质破坏伴巨大包块,肿瘤负荷非常高。此外,患者血象基线水平偏低。上述因素限制了CART发挥疗效并增加了患者治疗过程中的风险。然而,我科通过精心准备及实施,联合化疗及放疗降低患者肿瘤负荷,成功回输BCMA-CART,帮助患者安全克服了CART回输后的各种不良反应,30天后疗效评估显示患者肿瘤活性显著受到抑制,有效控制了疾病进展,挽救了患者生命。

五、参考文献

[1] Gagelmann N, Eikema D J, Iacobelli S, et al. Impact of extramedullary disease in patients with newly diagnosed multiple myeloma undergoing autologous stem cell transplantation: a study from the Chronic Malignancies Working Party of the EBMT [J]. Haematologica, 2018,103(5):890-897.

［2］Bladé J, Beksac M, Caers J, et al. Extramedullary disease in multiple myeloma: a systematic literature review ［J］. Blood Cancer J, 2022,12(3):45.

［3］Bansal R, Rakshit S, Kumar S. Extramedullary disease in multiple myeloma ［J］. Blood Cancer J, 2021,11(9):161.

［4］Sevcikova S, Minarik J, Stork M, et al. Extramedullary disease in multiple myeloma-controversies and future directions ［J］. Blood Rev, 2019,36:32-39.

［5］Montefusco V, Gay F, Spada S, et al. Outcome of paraosseous extra-medullary disease in newly diagnosed multiple myeloma patients treated with new drugs ［J］. Haematologica, 2020,105(1):193-200.

［6］Zanwar S, Ho M, Lin Y, et al. Natural history, predictors of development of extramedullary disease, and treatment outcomes for patients with extramedullary multiple myeloma ［J］. Am J Hematol, 2023,98(10):1540-1549.

［7］Raje N, Berdeja J, Lin Y, et al. Anti-BCMA CAR T-cell therapy bb2121 in relapsed or refractory multiple myeloma ［J］. N Engl J Med, 2019,380(18):1726-1737.

［8］Gagelmann N, Ayuk F, Atanackovic D, et al. B cell maturation antigen-specific chimeric antigen receptor T cells for relapsed or refractory multiple myeloma: A meta-analysis ［J］. Eur J Haematol, 2020,104(4):318-327.

作者:张征、常春康

审阅专家:汪年松

老年急性白血病

一、疾病概述及诊疗进展

急性髓系白血病(acute myelogenous leukemia，AML)是成人最常见的急性白血病类型，但超过 50% 的 AML 发生在 ≥60 岁的老年患者，老年 AML 患者大多具有前驱血液病史、预后不良的遗传学和多合并症等，与年轻 AML 患者相比，对化疗药物耐受能力差、诱导缓解率低、移植相关病死率高、总生存率低。随着造血干细胞移植(hematopoietic stem cell transplantation，HSCT)技术的发展和支持治疗水平的不断提高，HSCT 在老年 AML 治疗中逐渐得到重视。目前一些研究显示，60~70 岁的 AML 患者行 HSCT 成为一种趋势。NCCN 指南把减低剂量预处理异基因造血干细胞移植(allogeneic hematopoietic stem cell transplantation，allo - HSCT)作为完全缓解(CR)后 ≥60 岁的 AML 患者的一种可选择的治疗方案。《成人急性髓系白血病(非急性早幼粒细胞白血病)中国诊疗指南(2023 年版)》也推荐年龄 <70 岁的合适的老年患者可行 allo - HSCT 治疗。美国一项多中心的大样本前瞻性 II 期临床试验表明，≥60 岁的 AML 患者在获得第一次完全缓解后进行减低剂量预处理 allo - HSCT 的 2 年 DFS 和 OS 分别为 42% 和 48%，明显优于以化疗作为维持治疗的历史对照组。这些研究表明，allo - HSCT 可能更适合作为老年 AML 患者优先选择的缓解后巩固治疗方案。但是，这部分群体选择 allo - HSCT 作为缓解后治疗需要在众多问题中权衡利弊，即哪些老年患者适合 HSCT、移植方式、供者和干细胞来源、预处理方案、移植物抗宿主病(graft versus host disease，GVHD)的预防方案等，仍需要进一步的探索。

近年来，尽管各移植相关的领域取得了重大的进展，但移植相关的非复发病死率仍在 20%~25%，尤其老年 AML 患者具有异质性强、一般情况差、合并症多、不良预后因素多等特点，导致继发器官毒性、GVHD、感染等众多并发症，如何迅速进行诊断及鉴别诊断，给予及时、恰当的抢救和治疗，给血液科临床医师带来了很大的挑战。

二、病历资料

1. 病史摘要

患者，男，62 岁，因"发现单核细胞增高 5 年，确诊急性髓系白血病 1 月余"入院。

患者曾体检血常规时发现单核细胞增多，白细胞 5.47×10^9/L，单核细胞 41.7%，血红蛋白 128 g/L，血小板 194 g/L，骨髓涂片提示单核细胞比例增高占 18.6%，考虑 MDS/MPN-CMML 可能，未予特别治疗。后定期复查血常规，单核细胞比例维持在 22.5%~54.3%，血红蛋白 89～130 g/L。

体检后第 4 年,复查骨髓增生异常综合征(myelodysplastic syndrome,MDS)相关基因提示:Ⅰ类突变,*DNMT3A* 基因突变率 44.9%,*TET2* 基因突变率 49.3%,*ZRSR2* 基因突变率 83%;Ⅲ类突变,*ASXL1* 基因突变率 47.9%。予沙利度胺调节免疫治疗。体检后第 5 年复查血常规:白细胞 6.9×10⁹/L,血红蛋白 129 g/L,血小板 54×10⁹/L,单核细胞百分比 35%↑,涂片示原始细胞 37%,幼稚单核样细胞 9%。骨髓涂片示有核细胞增生明显活跃。髓细胞占 83%,其中原始细胞(Ⅰ+Ⅱ)型占 51%,幼稚单核细胞占 7%,提示急性髓细胞白血病(tAML-M4),流式免疫分型提示原始幼稚细胞 CD34⁺CD117⁺ 51.9%。予阿扎胞苷 130 mg 第 1～7 天+Bcl-2 抑制剂(维奈克拉片 400 mg 第 1～14 天)靶向治疗,2 周后复查骨穿提示 AML 完全缓解。为行异基因造血干细胞移植,收治血液内科。患者自起病以来,精神可,食欲可,大小便如常,无长期发热,体重未见明显下降。

体格检查:体温 36.9℃,脉搏 62 次/min,呼吸频率 20 次/min,血压 128 mmHg/66 mmHg,ECOG 评分 1 分,神志清醒,呼吸平稳,步入病房,自主体位。皮肤黏膜:无黄染,无瘀点、瘀斑,无贫血貌,无肝掌,无蜘蛛痣。浅表淋巴结:无全身浅表淋巴结肿大。无眼睑肿胀,无巩膜黄染,无结膜苍白。鼻外形正常,鼻道通畅,无分泌物,无副鼻窦区压痛。无乳突压痛。唇红润,牙龈正常,无鹅口疮,伸舌居中,扁桃体无肿大。颈软,气管居中,颈静脉无怒张,甲状腺无肿大。胸部:外形正常,无胸骨压痛。肺:呼吸平稳,呼吸音清,未及啰音。心率 62 次/min,节律齐,无杂音。腹部平坦,无腹部压痛,无反跳痛,肝肋下未及,脾肋下未及,无移动性浊音,无肝区叩击痛,无肾区叩击痛,肠鸣音正常。无椎体压痛,无下肢水肿。四肢肌力、肌张力正常对称。生理反射存在,病理反射未引出。

既往史:否认高血压病史。否认糖尿病病史。否认药物过敏史。否认肝炎、结核等传染病史。

实验室及辅助检查如下。5 年前体检时血常规:白细胞 5.47×10⁹/L,单核细胞 41.7%,血红蛋白 128 g/L,血小板 194 g/L。骨髓形态学:骨髓增生活跃,晚幼粒比例偏高,余未见明显异常。体检后第 4 年血常规:白细胞 4.5×10⁹/L,血红蛋白 116 g/L↓,血小板 159×10⁹/L,单核细胞 1.6×10⁹/L↑,中性粒细胞 1.0×10⁹/L↓。骨髓形态学:有核细胞增生活跃。①粒细胞系占 66.5%,对 200 个有核细胞进行分类,其中原始细胞(Ⅰ+Ⅱ)型占 0.5%;②单核细胞占 6%,其中幼稚单核细胞占 3%;③红细胞系统未见明显病态造血;④全片可见巨核细胞约 5 个,裸巨核细胞 1 个,颗粒型巨核细胞 3 个,产板型巨核细胞 1 个。外铁染色阳性,内铁染色未见环形铁粒幼细胞。骨髓象提示:MDS/MPN-慢性粒单核细胞白血病(chronic myelomonocytic leukemia,CMML)可能。骨髓染色体核型分析:46,XY[20]。

2. 疾病的演变过程和抢救经过

入院后充分告知家属患者病情、预后、治疗手段、异基因干细胞移植的风险及获益,签署知情同意书后,按异基因移植标准操作规程启动造血干细胞移植。行 AZA+维奈克拉方案移植前桥接化疗。

移植前 7 天(d-7)起,采用 FLU-BU-MEL 方案(FLU 50 mg d-7～d-3,BU 96 mg q12 h d-7～d-6,美法仑 100 mg d-4～d-3)预处理,同时予左氧氟沙星+甲硝唑预防感染,更昔洛韦静滴抗病毒,低分子肝素+前列地尔预防肝小静脉闭塞病,氯硝西泮预防癫痫,地塞米松＋欧赛止吐,以及碱化利尿补液等对症支持治疗。

移植当天(d0),行异基因外周血造血干细胞输注移植,系女供父半相合,血型为患 A＋供 A＋,共计 436 mL。过程顺利,心率 70 次/min,血压 91 mmHg/58 mmHg,SpO$_2$ 100％,体温 37.6℃。干细胞数量分析:MNC 6.61×10^8/kg,CD34$^+$ 3.7×10^6/kg。

移植后第 3～4 天(d3～d4),患者反复高热,最高体温 40.2℃,伴畏寒寒战。明显腹胀,恶心伴呕吐,水样便 10～14 次,量约 700 mL,口腔黏膜充血肿胀,伴出血点。提示大剂量化疗后进入骨髓抑制极期,白细胞及中性粒细胞、血小板进行性下降,继发粒缺感染,消化道黏膜损伤,予禁食,静脉营养,加用生长抑素对症处理,予以细胞因子、重组人血小板生成素促造血,积极申请输注照射血小板及红细胞,予以广谱抗生素美罗培南 1.0 g q8 h＋替加环素 100 mg q12 h＋卡泊芬净 50 mg qd 抗感染。

移植后第 6 天(d6),患者消化道症状加重,反复呕吐及腹泻,水样便 30 次,腹胀加重,难以忍受,予胃管置入,胃肠减压。

移植后第 7 天(d7),患者体温逐渐平稳。血常规:白细胞 0.0×10^9/L↓,血红蛋白 77 g/L↓,血小板 38×10^9/L↓。继续抗感染,细胞因子促造血,输血小板支持等治疗。

移植后第 11 天(d11),腹胀好转,无呕吐,仍有腹泻,水样便,量 1 090 mL。血常规:白细胞 0.0×10^9/L↓,血红蛋白 90 g/L↓,血小板 43×10^9/L↓。

移植后第 14 天(d14),查外周血嵌合 99.47％,分选 T 细胞 99.79％,达到完全嵌合状态。患者腹泻转为绿色稀便,每天 20 次左右,白介素－2 受体＞7 500 U/mL↑,考虑合并急性肠道排异Ⅱ级(急性 GVHD Ⅲ度),遂加用甲泼尼龙治疗。

移植后第 28 天(d28),患者腹胀明显好转,无呕吐,无腹痛腹泻,无发热,无皮疹。白介素－2 受体 887.00 U/mL,较前回落,提示急性 GVHD 逐渐控制。血常规检验报告:白细胞 3.7×10^9/L,血红蛋白 84 g/L↓,血小板 69×10^9/L↓。骨髓涂片报告:骨髓有核细胞增生活跃,提示 AML－CR。流式细胞检测未见异常原始幼稚细胞,MRD 阴性。嵌合结果:骨髓血中供者细胞占比 99.39％,骨髓血 T 细胞中供者细胞占比 92.6％。考虑 T 细胞嵌合下降,予地西他滨 5 mg/m^2×5 d 治疗,一周后复查外周血嵌合上升,嵌合 99.67％,分选 T 细胞 99.48％。d60 复查骨髓 CR,骨髓嵌合 99.87％,分选 T 细胞 99.18％。

移植后第 42 天(d42),患者外周血巨细胞病毒(＋),定量为 1.03×10^9/L,考虑合并巨细胞病毒血症,予更昔洛韦抗病毒治疗,后复查巨细胞病毒转阴后停药。

3. 治疗结果及预后

患者经过积极抗感染,PT－Gy＋FK506 预防 GVHD,甲泼尼龙治疗肠道急性 GVHD,细胞因子促造血,输血小板红细胞支持,更昔洛韦抗巨细胞病毒感染,以及积极营养支持等对症处理,顺利渡过重度骨髓抑制期,异体干细胞成功植入(d14 粒系植活,d18 血小板植活),急性白血病获完全缓解,GVHD 等并发症控制好转,一般情况良好,予以出院。

随访至截稿,移植后无病生存 35 个月。移植前后骨髓涂片结果对比如图 106-1 所示。

4. 诊治流程图

单倍体异基因造血干细胞移植救治老年急性白血病流程如图 106-2 所示。

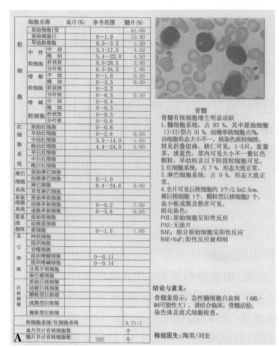

▲ 图 106-1　骨髓涂片结果

（A）移植前；（B）移植后。

三、讨论与小结

老年人是 AML 的主要患病人群，随着新型靶向药物的应用，使老年 AML 诱导缓解率得到明显提高，然而这些获得缓解的患者绝大部分最终还是因复发而死亡。越来越多的研究表明，allo-HSCT 可使老年 AML 患者获益。但由于老年患者更多属于高危，因此其总体移植效果不如年轻患者。尤其有合并症的患者通常对药物及移植后相关并发症的耐受更差。因此老年 AML 患者治疗方案的选择需要根据患者一般情况和疾病的生物学特征进行综合性、个体化评估。异基因造血干细胞移植治疗过程复杂，并发症多，需要做好全程的管理，及时预判和处理。

胃肠道急性移植物抗宿主病（gastrointestinal acute graft-versus-host disease, GI-aGVHD）是 allo-HSCT 的常见并发症，主要表现为水样腹泻、腹痛、便血和肠梗阻，Ⅲ/Ⅳ级 GI-aGVHD 严重影响患者的预后及生活质量，导致移植相关早期病死率增高。因此需要做出快速的诊断和处理，应注意与引起腹泻的其他原因相鉴别，包括感染（艰难梭菌、巨细胞病毒、EB 病毒、腺病毒、轮状病毒等），预处理毒性、消化性溃疡等。应重视胃肠道休息、减少或停止经口摄入，部分或全部胃肠外营养补充热量，重视水电酸碱平衡。在诊断明确后，应及时加用甲泼尼龙治疗。本例患者在移植初期出现大量水样便，考虑为预处理相关的黏膜损伤，予胃肠减压、生长抑素、制酸剂、抗感染等对症支持后好转，但在细胞植入后再次出现水样便，结合细胞因子等检测结果，迅速判断为Ⅱ级肠道 GVHD，及时加用甲泼尼龙治疗后好转。

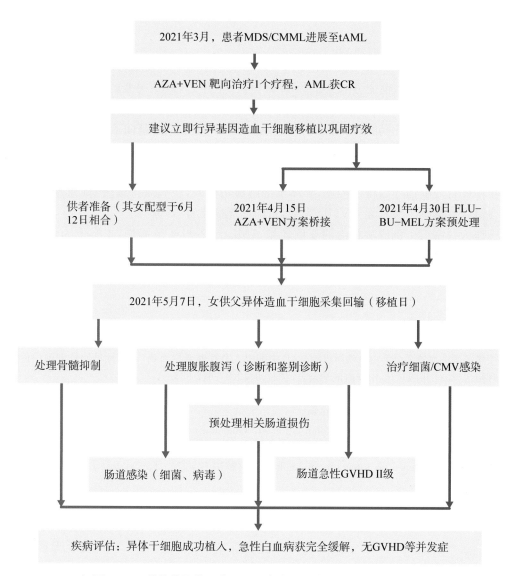

2021年3月，患者MDS/CMML进展至tAML

AZA+VEN 靶向治疗1个疗程，AML获CR

建议立即行异基因造血干细胞移植以巩固疗效

供者准备（其女配型于6月12日相合）

2021年4月15日 AZA+VEN方案桥接

2021年4月30日 FLU-BU-MEL方案预处理

2021年5月7日，女供父异体造血干细胞采集回输（移植日）

处理骨髓抑制

处理腹胀腹泻（诊断和鉴别诊断）

治疗细菌/CMV感染

预处理相关肠道损伤

肠道感染（细菌、病毒）

肠道急性GVHD II级

疾病评估：异体干细胞成功植入，急性白血病获完全缓解，无GVHD等并发症

▲ 图 106-2　单倍体异基因造血干细胞移植救治老年急性白血病流程图

巨细胞病毒（cytomegalovirus，CMV）是导致异基因造血干细胞移植患者感染和预后不良的主要原因之一。CMV 可导致 CMV 病、急/慢性移植物抗宿主病、机会感染、骨髓抑制等多种不良事件，严重影响移植患者预后。血标本 RT - qPCR 是移植后 CMV 病毒血症监测的首选方法。因此建议每周检测 1 次 CMV 血症，一旦阳性，更昔洛韦或膦甲酸钠可作为抢先治疗的一线药物。该例患者每周监测 CMV - DNA，d42 发现阳性，立即启动更昔洛韦静滴抗病毒治疗，避免了后续继发 CMV 肺炎等严重并发症。

本例患者为不良预后的老年急性白血病，起病时肿瘤负荷高，移植过程中相继发生各类并发症，经多学科的协助会诊治疗，病患转危为安，单倍体异基因干细胞成功植入并获得长期无病生存。

四、科主任点评

　　如何采用 Allo-HSCT 技术使老年 AML 患者获益仍面临着巨大的挑战。本例是 62 岁的 tAML 患者，前驱 MDS/CMML 病程长，伴有 *ZRSR2* 突变的不良风险，预后极差。治疗团队制订了一套完整的方案，优化移植每一阶段的治疗抢救措施，选择 Bcl-2 抑制剂联合去甲基化药物（hypomethylating agent，HMA）的靶向治疗，后续立即桥接减低剂量预处理，随后进行女供父单倍体 Allo-HSCT，期间患者历经重度骨髓抑制，粒缺合并感染高热，急性胃肠黏膜损伤，Ⅲ度 aGVHD，巨细胞病毒血症等严重并发症，均在积极有效的治疗后得以控制，异体干细胞成功植入，疾病获持续缓解（血象正常，微小残留病灶持续阴性），无 GVHD 表现，目前已无病生存 35 月。

　　作为科室第 1 例成功救治的高危老年 AML Allo-HSCT 病例，本案例为后续的移植工作积累了宝贵的经验。后续更多的老年患者顺利完成了 Allo-HSCT，并获得了良好的生存结局。

五、参考文献

［1］中华医学会血液学分会白血病淋巴瘤学组. 中国成人急性髓系白血病（非急性早幼粒细胞白血病）诊疗指南（2021 年版）［J］. 中华血液学杂志，2021，8，42（8）：617-623.

［2］Mcdonald G B. How I treat acute graft-versus-host disease of the gastrointestinal tract and the liver［J］. Blood, 2016,127(12):1544-1550.

［3］Ljungman P, de la Camara R, Robin C, et al. Guidelines for the management of cytomegalovirus infection in patients with haematological malignancies and after stem cell transplantation from the 2017 European Conference on Infections in Leukaemia (ECIL 7)［J］. Lancet Infect Dis, 2019, 19(8): e260-e272.

作者:吴东、常春康

审阅专家:汪年松

骨髓增生异常综合征异基因造血干细胞移植后多脏器功能衰竭

一、疾病概述及诊疗进展

骨髓增生异常综合征(MDS)是血液科常见疾病,以骨髓发育不良、无效造血及向白血病转化的高风险为特征。目前异基因造血干细胞移植是唯一可治愈 MDS 的手段。

过去 15 年,移植技术虽取得一些重大进展,但仍具有高投入、高技术难度、高风险的特征。移植相关的非复发病死率仍在 20%～25%,死亡原因包括器官毒性、移植物抗宿主病(GVHD)、感染等众多并发症。植入综合征(engraftment syndrome,ES)是造血干细胞移植后较常见的一种早期发生的临床综合征。其临床上可表现为非感染性发热、斑丘疹、体重增加、非心源性肺水肿,甚至可出现多器官功能衰竭。ES 的临床表现与急性 GVHD 相似,加大了临床上诊断及鉴别诊断的难度。

ES 的发病机制复杂,诊断困难,诊断标准较多。2020 年 Grant Andrewz 诊断标准为:满足以下 2 个主要标准,或满足以下 1 个主要标准和 2 个次要标准。主要标准:①体温≥38℃(非感染性发热);②非药物所致的红斑性皮疹,累及全身 25% 以上的皮肤。次要标准:①体重增加≥基础体重的 2.5%;②非心源性、非感染性肺部体征,包括肺水肿、肺浸润(影像学证实);③非感染性腹泻(24 h 内 2 次稀便)。

轻症 ES 一般为自限性疾病,可自行恢复,对于造血干细胞移植后发生轻度 ES 的受者,如表现为短期低热、少量皮疹,血液学恢复及停用生长因子后,大多症状可消失,因此一般不需要治疗。对于临床症状较重、肺部受累的 ES 患者,则需要积极治疗,短期内可迅速进展为脑病及多器官功能衰竭,需 ICU 等多学科的器官替代和生命支持。ES 治疗的适应证:①温度＞39℃;②毛细血管渗漏综合征,尤其肺部受累。停 G‐CSF 等药物,短程静脉注射激素治疗 ES 具有良好的疗效,这可能是通过抗炎效应和免疫抑制效应发挥作用。首选甲泼尼龙,起始剂量为 1～2 mg/(kg·d),连用 2～7 天,在症状好转后迅速减量。如果发热或皮疹等持续存在,则需要延长激素治疗;如出现严重呼吸系统损害等并发症,则可能需要给予更高剂量的激素治疗,大剂量激素在弥漫性肺泡出血的患者中疗效尤为显著。有研究表明,对水肿表现的 ES 患者,由于毛细血管通透性增加,循环血量减少,利尿剂的使用需谨慎,呼吸支持是挽救患者的必要措施。其他免疫抑制剂如他克莫司、霉酚酸和依那西普在 ES 的治疗中没有明确的作用。未来研究可能聚焦于以下领域:①进一步评估生物标志物,探索 ES、围移植期呼吸窘迫综合征(peri engraftment respiratory distress syndrome,PERDS)和 GVHD 之间的内在联系;②明确激素的治疗启动时间、标准起始剂量和治疗持续时间;③优化 ES 的诊断标准。

二、病历资料

1. 病史摘要

患者,男性,35 岁。因"头晕、乏力 3 月余,确诊 MDS 3 个月"入院。

患者 3 个月前无明显诱因下出现进行性加重的头晕、乏力,活动后症状加重,日常活动无受限,无出血,无齿衄,不伴发热,因"喉部息肉"就诊于当地医院,查血常规:白细胞(WBC)2.9×10^9/L↓,血红蛋白(Hb)54 g/L↓,血小板计数(PLT)22×10^9/L↓。骨穿涂片稀释,活检造血活跃,CD34 细胞占比 2%,后予阿扎胞苷去甲基化治疗 1 个疗程。后转来我院门诊复查骨髓:骨髓有核细胞增生偏低,原始细胞(1+2 型)占 5.5%。骨髓活检:骨髓造血组织增生活跃,三系发育异常象。染色体:46,XY,t(11;19)(q23;p13.3)[17]。分子病理检查:WT1 基因突变频率 33.2%(1437×)。确诊 1 个月后患者完善移植前相关检查,为行同胞半相合异基因干细胞移植入院。

入院前实验室及辅助检查如下。

血常规:C 反应蛋白 19.17 mg/L↑,白细胞 4.7×10^9/L,红细胞 1.98×10^{12}/L↓,血红蛋白 57 g/L↓,血小板计数 30×10^9/L↓。

骨髓检查:骨髓有核细胞增生偏低,粒系占 53%,原始细胞(1+2 型)占 5.5%,可见假性佩-许样细胞。红细胞系统见病态造血,成熟红细胞形态大小不一,全片可见巨核细胞约(30~35)个/(2.5 cm×2.5 cm),病态巨核细胞易见。

染色体核型分析:46,XY,t(11;19)(q23;p13.3)[17]。

分子遗传学:WT1 NM_024421:c. 1156_1159 dup(p. A387Vfs * 4)exon 7,突变频率 33.2%(1437×)。

2. 疾病的演变过程及抢救经过

患者入院后,充分告知家属患者病情、预后、治疗手段、异基因干细胞移植的风险及获益可能,转入百级无菌层流仓。按异基因移植标准操作规程启动造血干细胞移植。

移植前第 7 天(d−7)起,FLU−BU−MEL 方案(福达拉滨 50 mg d−7~d−3,白舒非110 mg q12h d−7~d−6,美法仑 70 mg/m^2 d−4~d−3)开始预处理,GVHD 防治方案为移植后环磷酰胺联合他克莫司。同时左氧氟沙星、甲硝唑预防性抗感染,更昔洛韦静滴抗病毒治疗,低分子肝素联合前列地尔预防肝小静脉闭塞病(hepatic venular occlusive disease,HVOD),氯硝西泮预防癫痫,异甘草酸镁保肝、奥美拉唑护胃、盐酸帕洛诺司琼止吐,碱化利尿。

移植当天(d0),行异基因外周血造血干细胞输注,系同胞妹供哥半相合,血型为患 A 供A,共计 442 mL。供者外周血采集物干细胞数量分析:单个核细胞 9.3×10^8/kg,CD34＋细胞 7.5×10^6/kg。血常规:白细胞 0.4×10^9/L↓,血红蛋白 55 g/L↓,血小板计数 7×10^9/L↓。总蛋白 77.6 g/L,白蛋白 41.9 g/L,白/球比例 1.2↓,谷丙转氨酶(ALT)83 U/L↑,谷草转氨酶(AST)42 U/L↑,γ-谷氨酰酶 73 U/L↑,尿素 7.8 mmol/L↑,血清钠 134 mmol/L↓,磷 1.82 mmol/L↑。C 反应蛋白 4.52 mg/L↑。IL−6 17.88 pg/mL↑。肿瘤坏死因子-α18.7 pg/mL↑,IL−2 受体 805.00 U/mL↑,IL−10 12.60 pg/mL↑。真菌 G 试验 226.8 U/mL↑。加异甘草酸镁、还原性谷胱甘肽保肝降酶治疗,人免疫球蛋白静滴,亚胺培南＋伏立康唑继

续抗感染治疗,输注血小板及红细胞支持。

移植第 2 天(d2),患者持续两日发热,体温最高 39.4℃,并诉心悸、心慌、恶心,予美罗培南联合伏立康唑抗感染治疗,体温 39.8℃不退,患者咽部有充血、红肿,右侧小腿前侧有出血点,体重较前增加较多。神志清晰,气略促,贫血貌。

移植第 3 天(d3),患者体温最高 40.5℃,予新癀片、氨基比林、布洛芬及物理降温,体温仍维持在 39℃以上,大便 5 次,均为糊状稀便,饭后口服蒙脱石散 1 包。查房腹围体重较前增加较多,日入量 5 335 mL,出量 2 775 mL。

移植第 4 天(d4),患者出现腹胀明显难忍,尿量减少,触摸腹部柔软,予以留置胃管及胃肠减压。患者体温最高 40.3℃,予以布洛芬、吲哚美辛栓,调整抗感染方案为:替加环素、亚胺培南、伏立康唑三联抗感染治疗。胃肠引流液初为血性液体,带有黏液及血丝,后为绿色液体。大便 13 次/天,便稀,继续服用蒙脱石散。

移植第 6 天(d6),患者腹围明显增大,由 91 cm 增至 95 cm,入量 6 910 mL,出量 3 755 mL,8:50 左右患者突发四肢抽搐,颜面、唇发绀,神志不清,心电监护示心率 200 次/min 左右,律不齐,SpO$_2$ 85%。动脉血气分析:PaO$_2$ 85 mmHg,PaCO$_2$ 57 mmHg,余报告如表 107-1 所示。考虑出现多器官功能障碍,心室颤动,急性肺水肿,呼吸功能衰竭,急性肾功能损伤,立即予除颤、气管插管等处理,并请心内科、麻醉科、ICU 急会诊,复律,维持机械通气氧供,指氧恢复至 100%后转运至 ICU。颜面部红肿,前胸部片状皮疹,下肢散在出血点,两肺呼吸音清,左肺底及少量湿啰音,心率 88 次/min,律齐,无杂音。腹部膨隆,腹软,无压痛。无移动性浊音,无下肢水肿。入 ICU 后予持续心电监护、机械通气维持氧供,平衡出入量,随访血气、肝肾功能、电解质、凝血全套、血常规、降钙素原、C 反应蛋白、体温、完善微生物培养;持续有创性血压监测;积极治疗原发病,甲泼尼龙剂量为 1～2 mg/(kg·d),根据微生物培养及药敏结果积极抗感染治疗;积极治疗过敏反应,芦可替尼及兔抗人胸腺细胞免疫球蛋白预防排异;保肝、降酶、护肝;血浆、红细胞、血小板、白蛋白输注;予连续性肾脏替代治疗清除炎症介质、纠正酸碱失衡,改善肾功能。

3. 治疗结果及预后

移植第 9 天(d9),给予上述积极抢救治疗后,患者意识清醒,脱机后自主呼吸可,予拔除气管导管后自主呼吸良好,改鼻导管高通量吸氧(氧流量 50 L/min,FiO$_2$ 50%);患者肝肾功能较前逐渐恢复,脱离透析,肾功能肌酐降至 194 μmol/L。

移植第 14 天(d14),粒系、巨核系植活转回血液内科继续治疗。骨髓 T 细胞嵌合状态分析结果:骨髓血中供者细胞占比 99.05%,骨髓血 T 细胞中供者细胞占比 99.87%。期间巨细胞病毒 DNA 331.56 IU/mL。患者巨细胞病毒阳性,增加更昔洛韦抗病毒治疗。根据他克莫司谷浓度调整药物剂量抗免疫排斥。

移植第 56 天(d56),患者全身未见明显皮疹及水疱。无发热,一般情况可,无恶心/呕吐、腹胀腹泻不适。血常规:白细胞 3.5×10^9/L,血红蛋白 96 g/L↓,血小板计数 95×10^9/L↓,中性粒细胞计数(absolute neutrophil count,ANC)2.4×10^9/L,患者一般情况良好,予以出院。随访至截稿,移植后无复发生存 17 个月。

治疗期间患者实验室检查结果变化如表 107-1 所示。患者同种异体移植物移植后嵌合检测(transplantation chimerism assessment,TCA)结果如表 107-2 所示。

表 107-1　患者实验室检查趋势表

	d1	d2	d3	d5	d6	d8	d9	d10	d11	d12	d13	d16	d22	d56
WBC($\times 10^9$/L)	0.6	0	0.1	1.6	1.5	0.1	0.1	0.2	0.3	0.6	1.2	2.6	7.5	3.5
ANC($\times 10^9$/L)	0.5	0	0	0.1	0.1	0	0	0	0	0	0.9	1.8	6.6	2.4
Hb(g/L)	52	52	63	71	67	94	81	95	89	96	93	84	73	96
PLT($\times 10^9$/L)	62	14	9	5	5	10	15	15	18	24	39	62	56	95
ALT(U/L)	83	143	110	260	277	146	119	126	122	136	116	79	22	12
AST(U/L)	42	67	71	616	730	167	136	109	101	89	62	44	35	34
TBil(μmol/L)	12.5	57.9	64.5	101	104	130	128	92	76	68	66	54.3	35.1	11.1
DBil(μmol/L)	3.2	37.1	41.5	44	49	68	57	29	17	6	5	5	7	4.5
sCr(μmol/L)	63.7	81.6	165.6	397	377	194	165	131	105	93	88	76.6	55.6	74.3
IL-6(pg/mL)			3 686	54.15	38.12	8.86	10.59				17.6	5.48	8.2	2.76
IL-8(pg/mL)			1 143	142	190	177					117	45.1	10.3	17.9
IL-2受体(U/mL)			>7 500	>7 500	>7 500	>7 500					>7 500	4 670	2 057	951
PaCO$_2$(mmHg)				49	57	36	35	32	31	34				

注：TBil,总胆红素；DBil,直接胆红素；sCr,血肌酐。

表 107-2　患者同种异体移植物 TCA 结果

检测次数	采样日期	检测日期	嵌合率(%)	样本编号	样本类型
1	2021-07-20	2021-07-21	99.75	D21STR25161	外周血
1	2021-07-20	2021-07-21	99.30	D21STR25161-T	外周-T细胞分选
2	2021-08-02	2021-08-04	99.76	D21STR27291	外周血
2	2021-08-02	2021-08-04	99.71	D21STR27291-T	外周-T细胞分选
3	2021-08-11	2021-08-14	99.05	D21STR28641	骨髓血
3	2021-08-11	2021-08-14	99.87	D21STR28641-T	骨髓-T细胞分选
4	2021-08-20	2021-08-23	99.79	D21STR29804	外周血
4	2021-08-20	2021-08-23	99.86	D21STR29804-T	外周-T细胞分选
5	2021-10-14	2021-10-16	99.83	D21STR37502	骨髓血

4. 诊治流程图

骨髓增生异常综合征异基因造血干细胞移植后多脏器功能衰竭诊治流程如图 107-1 所示。

三、讨论与小结

随着造血干细胞移植被广泛应用于 MDS 在内的多种恶性血液病的治疗,相关的并发症

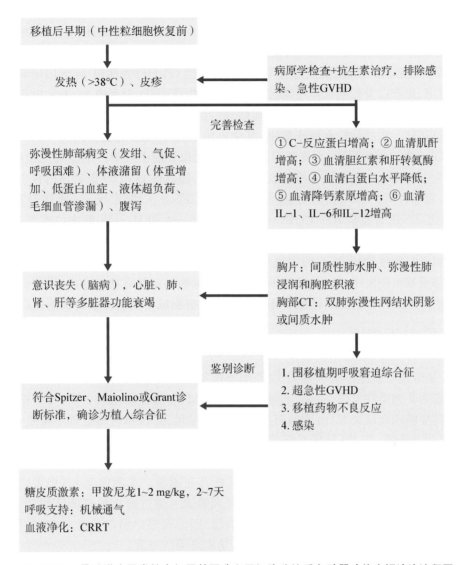

移植后早期（中性粒细胞恢复前）

↓

发热（>38℃）、皮疹　←　病原学检查+抗生素治疗，排除感染、急性GVHD

完善检查

弥漫性肺部病变（发绀、气促、呼吸困难）、体液潴留（体重增加、低蛋白血症、液体超负荷、毛细血管渗漏）、腹泻

① C-反应蛋白增高；② 血清肌酐增高；③ 血清胆红素和肝转氨酶增高；④ 血清白蛋白水平降低；⑤ 血清降钙素原增高；⑥ 血清IL-1、IL-6和IL-12增高

↓

胸片：间质性肺水肿、弥漫性肺浸润和胸腔积液
胸部CT：双肺弥漫性网结状阴影或间质水肿

意识丧失（脑病），心脏、肺、肾、肝等多脏器功能衰竭

鉴别诊断

1. 围移植期呼吸窘迫综合征
2. 超急性GVHD
3. 移植药物不良反应
4. 感染

符合Spitzer、Maiolino或Grant诊断标准，确诊为植入综合征

↓

糖皮质激素：甲泼尼龙1~2 mg/kg，2~7天
呼吸支持：机械通气
血液净化：CRRT

▲ 图 107-1　骨髓增生异常综合征异基因造血干细胞移植后多脏器功能衰竭诊治流程图

也凸显出来,而植入综合征是造血干细胞移植后较常见的一种早期发生的临床综合征。ES是造血干细胞移植后中性粒细胞恢复初期发生的一种临床综合征,其在临床上可以表现为非感染性发热、斑丘疹、毛细血管渗漏、体重增加、非心源性肺水肿,可迅速进展为脑病和多器官功能衰竭。

　　ES的发病机制由多因素共同作用,可能和T细胞与单核细胞、其他效应细胞间的相互作用,以及补体的激活及促炎症因子的产生和释放有关。目前比较认可ES的发生与促炎症反应导致的局部和全身性内皮损伤有关,促炎性细胞因子(IL-1、干扰素γ和肿瘤坏死因子-α)的释放直接和间接触发大量中性粒细胞局部迁移浸润血管、中性粒细胞脱颗粒、氧化代谢等过程,使血管通透性增加,导致血管内皮细胞损伤,细胞坏死,进而导致ES的发生。

　　本例ES患者的临床表现与移植后多种包括急性GVHD在内的早期并发症的临床表现

相似或者重叠,加大了临床上诊断及鉴别诊断的难度,不及时处置将严重危及生命。我科移植团队及时完善相关检查,除外包括:①植入前免疫反应:造血干细胞移植后,白细胞植入前6天以前出现的非感染性发热、腹泻、皮疹以及较基础体重增加10%,而ES一般在植入前后5天内出现上述症状。②超急性、急性GVHD:超急性GVHD为移植14天内出现的非感染性发热、腹泻、皮疹以及较基础体重增加10%,而急性GVHD为移植14天后出现的上述症状。GVHD主要累及胃肠道及肝,以不能解释的高热、皮疹、肝损和腹泻为主要表现,一般不累及肾脏和肺。皮肤活检有助于鉴别,其免疫组织化学表现为血管周围CD2+、CD3+、CD4+、CD5+淋巴细胞浸润,而皮肤型ES免疫组化以表皮中CD4+细胞为主和CD1a细胞数量下降为主要特征。细胞因子检测也有助于鉴别,超急性GVHD患者体内仅IL-6水平显著升高,而急性GVHD患者体内主要是IL-6、IFN-γ和TNF-α水平升高,与急性GVHD相比,ES患者血浆IL-1β、IL-6、IL-12、IL-4和IL-13的中位水平显著升高;IL-1β升高表明,ES可能是一种炎症介导的现象。

本例患者临床症状较重,起病表现为高热、明显的毛细血管渗漏综合征及体液超负荷,尤其是肺部受累出现发绀、气促、呼吸困难,进展为脑病和多器官功能衰竭,经启动跨学科多学科积极治疗,患者转危为安,同胞半相合异基因干细胞成功植入并获得长期无进展生存。

四、科主任点评

ES是造血干细胞移植术后、中性粒细胞恢复过程中发生的一种临床综合征,主要临床表现为非感染性发热、皮疹、毛细血管渗漏和非心源性肺水肿。ES与移植后多种早期并发症临床表现类似,由于具有相似的发病时间、症状和病理生理学特点,并可能与ES的发生重叠,将ES从围移植期呼吸窘迫综合征(PERDS)、超急性GVHD、药物不良反应、感染等疾病中鉴别出来具有挑战性。同时不排除ES与PERDS、GVHD之间存在内在的联系和重叠。其诊断与鉴别诊断存在困难。本例重度ES患者进展为脑病、多器官功能衰竭,移植相关的非复发病死风险大。通过跨学科多团队的共同努力,涉及检验科、血库、ICU、心内、呼吸、肾内、消化、影像等多学科的合作,成功救治MDS异基因造血干细胞移植后ES引发的多脏器功能衰竭的患者。

五、参考文献

[1] 韩婷婷,许兰平.造血干细胞移植后植入综合征研究进展[J].中华移植杂志(电子版),2012,6(3):204-208.

[2] Grant A, Chapman L R M, Mitchell R, et al. Engraftment syndrome following hematopoietic stem cell transplant: A review of the literature [J]. Clin Transplant, 2020,34(6):e13875.

[3] Spitzer T R. Engraftment syndrome following hematopoietic stem cell transplantation [J]. Bone Marrow Transplantation, 2001,27(9):893-898.

[4] Maiolino A, Biasoli I, Lima J, et al. Engraftment syndrome following autologous hematopoietic stem cell transplantation: definition of diagnostic criteria [J]. Bone Marrow Transplantation, 2003,31(5):393-397.

[5] Patel K, Rice R D, Hawke R, et al. Pre Engraftment Syndrome after Double-Unit Cord Blood Transplantation: A Distinct Syndrome not Associated with Acute Graft-Versus-Host Disease [J]. Biol

Blood Marrow Transplant, 2010,16(3):435-440.

［6］Betticher C, Bacher U, Legros M, et al. Prophylactic corticosteroid use prevents engraftment syndrome in patients after autologous stem cell transplantation ［J］. Hematol Oncol, 2020,39(1): 97-104.

作者:宋陆茜、常春康
审阅专家:汪年松

一、疾病概述及诊疗进展

视网膜动脉阻塞是一组以单眼无痛性视力下降为常见表现的眼病,是眼科急症之一,可分为视网膜中央动脉阻塞、视网膜分支动脉阻塞及视网膜毛细血管前小动脉阻塞。

视网膜对血液循环障碍极其敏感,视网膜中央动脉来自颈内动脉的分支之一的眼动脉,属于末梢动脉,正常情况下相互间无交通支相连,一旦发生阻塞,其供应的视网膜由于急性缺血、缺氧而水肿,视细胞迅速死亡,从而引起视力下降、视野缺损。视力受损的程度因阻塞所在的部位、血管大小及阻塞程度而有差异。在兔眼中,当中央动脉完全阻塞后,视网膜于半小时内出现坏死。

该病多见于老年人,患者平均年龄大于 60 岁,男性多于女性,左右眼无明显差异。

视网膜动脉阻塞的原因可主要归纳为栓塞、动脉管壁改变与血栓形成、血管痉挛或以上因素的综合。临床上,多数患者难以确定其发病的确切病理生理机制,但 90% 的患者都能查出一些相关的全身情况。

视网膜动脉完全阻塞时,视力即刻或于几分钟内完全丧失。部分患者发病前可有先兆症状,出现无痛性一过性黑矇,数分钟后可缓解,反复发作数次后视力骤然下降。视网膜分支动脉阻塞表现为视力下降或视野缺损,主要是因为动脉供应区域内视网膜水肿混浊,其余视网膜正常。眼底典型表现为病变部位视网膜灰白色水肿,累及黄斑区可出现"樱桃红斑"。

视网膜动脉阻塞治疗的目的在于恢复视网膜血液循环及其功能。视网膜对局部缺氧极其敏感,治疗愈早,效果愈好。因此,需要当作眼科急症对待,要紧急抢救,分秒必争。治疗方法包括扩张血管和降低眼压治疗,前者包括药物治疗及气体吸入,后者包括前房穿刺术或青光眼降眼压药物治疗。除此之外,还包括调节自主神经治疗、激光、手术等。溶栓治疗也是各类血管阻塞的治疗方法之一。有研究显示,在一定的时间窗内进行溶栓治疗可以改善视力预后,但同时溶栓治疗也存在诱发脑出血的风险,所以应谨慎选择。

二、病历资料

1. 病史摘要

患者,女,69 岁。因"左眼视力突发无痛性下降 3 日"于 2023 年 11 月 13 日 10:47 急诊入院。既往史:高血压、高血脂病史多年,不规律服用药物,自觉病情稳定;否认糖尿病、冠心病等全身慢性疾病史,否认免疫相关疾病史,否认药物过敏史。

专科查体:视力(裸眼):右眼 0.3,左眼视力指数/5 cm。眼压:右眼 19.0 mmHg,左眼 13.0 mmHg。双眼睑未见红肿及畸形,球结膜无充血,角膜清亮,前房清、常深,虹膜纹理清,瞳孔圆,右眼直径约 3 mm,对光反应(+),左眼直径 3.5 mm,对光反应(迟钝),RAPD+,双眼晶状体混浊,小瞳下眼底:右眼盘界清、色可,C/D 约 0.5,A/V 约 1/3,后极部网膜平,黄斑中心凹反光清,左眼视盘界清、色略淡,C/D 约 0.5,动脉细,颞下分支动脉阻塞,颞下视网膜灰白、水肿,黄斑中心凹下方樱桃红斑;挤压双眼泪囊无分泌物。

辅助检查:11 月 13 日验光:右眼 0.8(+1.00 DS),左眼矫正无助。视野:左眼上方及中心视野缺损,右眼敏感度下降、颞侧暗点、中心及上方周边相对性暗点。RNFL:双眼视神经纤维层厚度正常范围。眼底照相:右眼视盘边界清,C/D 约 0.5,动脉细,后极部视网膜平伏、色红,黄斑中心凹反光未见,左眼视盘界清、色可,C/D 约 0.5,动脉细,颞下分支动脉阻塞,颞下视网膜灰白、水肿,黄斑中心凹下方樱桃红斑。光学相干断层扫描(optical coherence tomography,OCT)示:右眼黄斑结构大致正常,左眼黄斑下方神经上皮层间水肿增厚,上方神经上皮层变薄。11 月 14 日 11:40 眼底荧光素血管造影(fundus fluorescein angiography,FFA)示:右眼眼底未见明显异常,左眼视网膜动脉充盈时间延长,后极部黄斑区上下血管弓分支动脉轻度迂曲,动脉充盈可,黄斑区上方可见点状强荧光,晚期未见明显荧光渗漏。

全身辅助检查:血常规、尿常规、凝血功能、免疫、感染相关指标均未见明显异常。血脂:总胆固醇 7.51 mmol/L↑,甘油三酯 2.20 mmol/L↑,高密度脂蛋白 1.99 mmol/L,低密度脂蛋白 4.67 mmol/L↑,小而密低密度脂蛋白胆固醇 659.63 mg/L↑,载脂蛋白 A(ApoA) 11.66 g/L,载脂蛋白 B(ApoB)1.41 g/L↑,载脂蛋白 E 42 mg/L,脂蛋白 a 11.4 mg/dL,ApoA/ApoB 1.18↓。

球后血管彩色多普勒超声检查结果:双侧颈动脉硬化伴斑块形成,双侧颈静脉未见明显异常,双侧椎动脉显示段未见明显异常;左侧眼动脉血流速度减低,双眼其余血管血流情况请结合临床。

MR 检查(11 月 15 日 10:38):①双侧基底节、侧脑室旁及额顶叶散在缺血灶;②老年脑。

2. 疾病的演变和抢救过程

入院后完善相关检查,请高压氧科、心血管内科会诊,入院后即时给予血管扩张药物、营养神经药物、抗凝治疗,降血脂治疗,局部降眼压、氧气吸入、按摩眼球。11 月 14 日 7:00 左右患者述视力再次下降,于 7:19 给予山莨菪碱球后注射 1 次(9:00 左右再次查房时患者述视物模糊有改善),11 月 14 日起给予高压氧舱治疗共 7 次。11 月 17 日起每日颞旁注射复方樟柳碱治疗共 8 次。使用多种治疗方法,改善缺氧、减轻水肿、修复神经。

3. 治疗结果及预后

患者自觉左眼视物较前明显好转。专科查体:视力(裸眼)右眼 1.0,左眼 0.4。非接触式眼压计(NCT):右眼 18 mmHg,左眼 15 mmHg;右眼球结膜无充血,角膜清亮,前房清、常深,虹膜纹理清,瞳孔圆,直径约 3 mm,对光反应(+),晶状体混浊。小瞳下眼底:视盘界清、色可,C/D 约 0.5,A/V 约 1/3,后极部网膜平,黄斑中心凹反光清;左眼球结膜无充血,角膜清亮,前房清、常深,虹膜纹理清,瞳孔圆,直径约 3 mm,对光反应(+),晶状体混浊,小瞳下左眼底视盘界清、色略淡，C/D 约 0.5，动脉细，颞下分支动脉阻塞，颞下视网膜灰白、水肿缓解，黄斑中心凹下方樱桃红斑。

11 月 23 日于眼科门诊行眼部检查示：右眼黄斑中心凹结构未见明显异常，左眼黄斑中心凹鼻侧及下方视网膜神经上皮层厚度增加。双眼视神经纤维层厚度（retinal nerve fiber layer，RNFL）处于正常范围。中心视野检查：右眼旁中心暗点，左眼中央 5°内颞上方视野缺损。

患者 11 月 13 日及 14 日左眼视力无明显提高，均为指数/5 cm 左右，16 日起视力逐渐提升，出院时稳定在 0.4 左右（图 108-1）。治疗期间，眼压变化、FFA 检查结果对比、眼底变化、OCT 视网膜水肿变化、视野改变情况分别如图 108-2～108-6 所示。

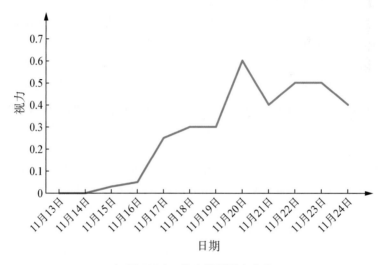

▲ 图 108-1　治疗期间视力变化

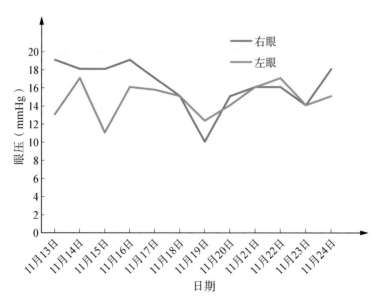

▲ 图 108-2　治疗期间眼压变化

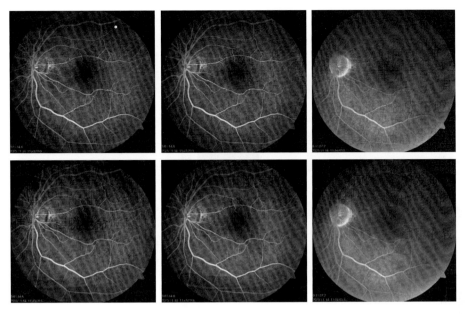

▲ 图 108-3　FFA 检查结果

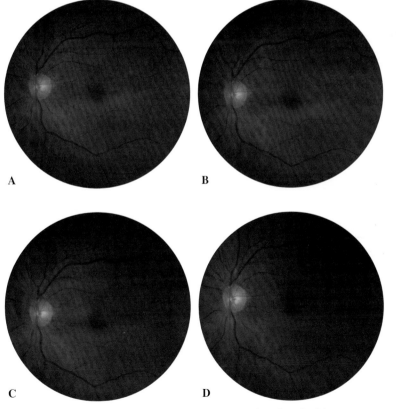

▲ 图 108-4　治疗期间眼底改变：斑水肿程度逐渐减轻

(A)11 月 13 日；(B)11 月 16 日；(C)11 月 21 日；(D)12 月 26 日。

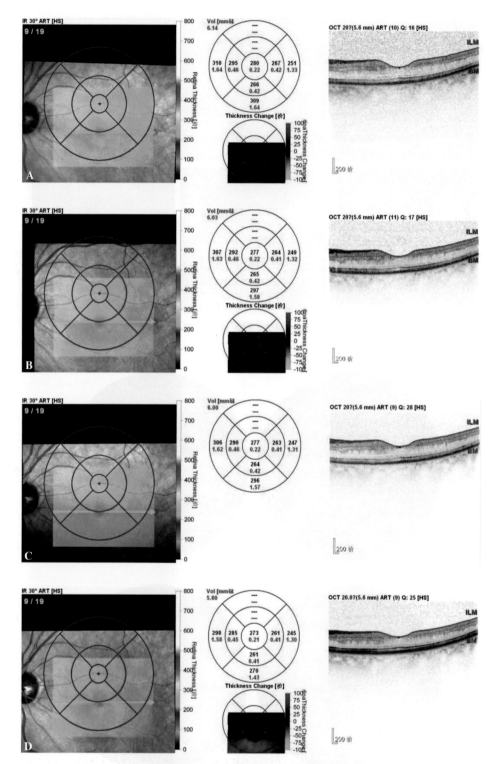

▲ 图 108-5　治疗期间 OCT 视网膜水肿变化

(A)11 月 16 日；(B)11 月 20 日；(C)11 月 21 日；(D)12 月 26 日。

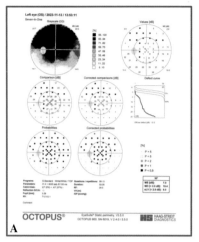
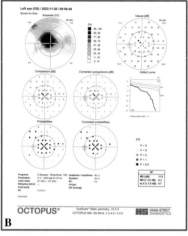
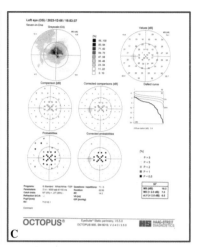

▲ 图 108-6　治疗期间视野改变情况：患者视野缺损范围逐渐减小

（A）11 月 13 日左眼；（B）11 月 20 日左眼；（C）12 月 8 日左眼。

4. 诊治流程图

视网膜分支动脉阻塞诊治流程如图 108-7 所示。

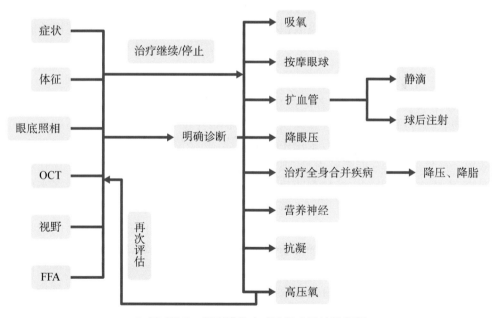

▲ 图 108-7　视网膜分支动脉阻塞诊治流程图

三、讨论与小结

视网膜动脉阻塞是一组严重影响视力的疾病，如果没有得到及时而有效的治疗，均可导致不同程度的视力损伤，甚至永久性的视力丧失。

有研究利用恒河猴动物模型评估了视网膜对急性缺血的耐受时间，结果显示视网膜在缺氧97 min内未发现明确可检测到的损伤，缺血发生240 min以内接受治疗可以恢复部分视网膜功能。视网膜发生不可逆损伤的准确时间尚不可知，但通常认为在6～6.5 h。因此，任何疗法的有效性与治疗的最佳时间密切相关。

视网膜动脉阻塞治疗方法很多，临床上应结合患者病情，采取多种治疗手段的综合治疗，以达到最好的治疗效果。

当动脉阻塞导致组织缺血时，光感受器在短时间内缺氧便可发生不可逆的死亡。因此，视网膜动脉阻塞的急诊处理原则是在最短时间内增加眼组织的供氧，扩张血管是其中方法之一。其方法包括球后注射阿托品或山莨菪碱，舌下含服硝酸甘油滴丸或吸入亚硝酸异戊酯气雾剂，静脉滴注扩张血管剂；另外还可配合反复的压迫眼球以改善灌注。

高压氧吸入可以提高血氧含量、血氧有效扩散距离和组织储氧量，从而缓解视网膜缺血，直至血管自发再通。研究发现，高压氧治疗可以改善视网膜中央动脉阻塞的视力预后，但主要决定因素在于从发病到接受高压氧治疗以及视网膜缺血-再灌注的时间间隔。

樟柳碱是从茄科自主唐左特山莨菪中分离出来的一种生物碱，可作用于自主神经系统，具有较强中枢镇静作用，能解除小血管痉挛、改善微循环、抗休克等。复方樟柳碱可通过调节注射部位颞浅动脉旁皮下的自主神经末梢，调节眼部血管舒缩功能，缓解眼部血管痉挛，改善眼部微循环。

该患者从发病至就诊时已约72 h，入院当时视力仅存眼前指数，但经一系列抢救措施后，患者视力仍有提高，视野情况明显改善。由此可见，视网膜动脉阻塞发病后应及时诊治，虽然错过最佳抢救时间，仍可通过采取积极措施尽可能地改善眼底血供，提高视功能。

四、科主任点评

本例患者在指南及临床经验的指导下使用多重手段干预，使超过72 h的分支动脉阻塞视力、视野得到明显改善。临床工作中应积极主动，采取综合治疗，不放弃任何救治希望。多结合祖国传统医学，采用中医药结合、高压氧等综合治疗，可能取得良好治疗效果。虽然溶栓治疗能溶解血栓，血管再通，明显提高视力预后，但由于存在脑出血的风险，在临床上并没有广泛开展。另外，据文献报道，视网膜动脉阻塞患者卒中风险增加，所以需对其进行神经科评估及预防性治疗。视网膜动脉阻塞的风险因素与脑卒中和心血管疾病（如动脉粥样硬化）的风险因素基本一致，视网膜动脉阻塞的治疗目标不仅包括恢复视力，同时还应更加注重心脑血管疾病的管理和治疗；对合并有高血压、糖尿病等内科疾病的患者及时协调多学科会诊，严格控制相关疾病；对其他危险因素如吸烟、高胆固醇血症以及微血管疾病家族史的患者，都应进行系统的宣教及管理。另外还应注意健康的饮食习惯及生活方式，此外，规律运动也是必要的。

五、参考文献

［1］Hayreh S S, Zimmerman M B, Kimura A, et al. Central retinal artery occlusion. Retinal survival time［J］. Exp Eye Res, 2004, 78(3):723-736.

［2］Chen S, Lee W, Campbell B, et al. Efficacy of intravenous tissue-type plasminogen activator in central retinal artery occlusion: report from a randomized, controlled trial［J］. Stroke, 2011, 42(8):

2229-2234.

［3］葛坚.眼科学［M］.北京:人民卫生出版社,2010.

［4］Aisenbrey S, Krott R, Heller R, et al. Hyperbaric oxygen therapy in retinal artery occlusion［J］. Ophthalmologe, 2000,97(7):461-467.

［5］钟晓东,梁婧,何爱群.复方樟柳碱注射液治疗缺血性视神经病变的疗效观察［J］.国际眼科杂志, 2005,5(5):1068-1070.

［6］吴星,白永恽,魏世辉.复方樟柳碱治疗缺血性眼病的荟萃分析［J］.中国中医眼科杂志,2012,6(22): 183-187.

［7］Chang Y S, Chu C C, Weng S F, et al. The risk of acute coronary syndrome after retinal artery occlusion; a population-based cohort study［J］. Br J Ophthalmol, 2015,99(2):227-231.

作者:魏洁、陆斌

审阅专家:樊友本

鼻咽癌放疗后颅底坏死

一、疾病概述及诊疗进展

鼻咽癌是头颈部常见的恶性肿瘤之一，放疗是其主要治疗方式。放疗虽能提高鼻咽癌的生存率，但放疗引起的不良反应也不容忽视。放射性颅底坏死是鼻咽癌放疗后严重的并发症之一，一般发生于放疗后数月到数年，临床表现为头痛、恶臭等，严重时可并发颅内感染或致命性大出血。初治鼻咽癌首次放疗后颅底坏死的发生率为 2%～10%，而复发鼻咽癌再次放疗后 2 年内发生颅底坏死率高达 30% 以上。由于颅底涉及多个解剖区和重要的神经血管结构，颅底组织坏死和感染可影响重要的神经血管，严重的会造成颈内动脉（internal carotid artery，ICA）破裂。放射性颅底坏死的临床疗效欠佳，是鼻咽癌临床诊治的难点，加之颅底结构复杂，一旦发生则抢救困难。

放射性颅底坏死波及 ICA，以咽旁段、破裂孔段受累多见。可通过多种影像学手段综合评估坏死与 ICA 的毗邻关系、血管的健康状况，从而选择合适的干预或治疗方式。增强 MRI 可评估颅底坏死范围及其与 ICA 的毗邻关系；颈动脉 CTA 可评估 ICA 管腔和血流情况；数字减影血管造影（DSA）则可进一步评估血管是否受累，并通过患侧 ICA 球囊闭塞试验（ballon occlusion test，BOT）评估对侧 ICA、椎基底动脉及 Willis 环的代偿情况。但目前关于颅底骨坏死侵犯 ICA 的评估与处理尚未有统一的认识。ICA 栓塞、保护性支架植入及颅内外动脉搭桥均是可选的方案。对于 BOT 阴性的患者，可行 ICA 栓塞。BOT 阳性患者不能耐受 ICA 闭塞，此时采取血管内支架保护可保持双侧 ICA 血供，减少远期缺血事件的发生。针对不适合行血管内介入治疗的患者，还可考虑颅内外动脉搭桥或旷置栓塞 ICA。

二、病历资料

1. 病史摘要

患者于 20 余年前（2001 年）行扁桃体切除术＋鼻咽部活检，术后鼻咽活检病理提示"鳞癌"，后于上海肿瘤医院进行放疗 38 次，化疗 2 次（具体剂量及末次治疗时间不详），治疗后 10 年内定期随访。3 个月前患者出现剧烈头痛、鼻塞脓涕、涕中带血、嗅觉明显减退、鼻内异味、双耳闷胀感、听力明显下降，饮水偶有呛咳。患者为求明确诊治，就诊于我院门诊。

2022 年 11 月 7 日 CT 报告：①鼻咽部肿块伴周围骨质破坏，累及左侧颈内动脉 C1 远端为著；②颅颈部动脉粥样硬化；③左侧锁骨下动脉发自主动脉弓；④右侧大脑前动脉 A1 段发育不良。结合患者既往病史及影像学检查，考虑放疗后颅底坏死伴深溃疡、颈动脉裸露，建议住院进一步治疗,保护血管。

2. 疾病的演变过程和抢救经过

患者入院后于 11 月 10 日行内镜下鼻咽部活组织检查。病理(鼻咽部肿物):坏死组织内见少量游离上皮。免疫组化结果:CK(上皮＋),CK5/6(上皮＋),P40(个别＋),Ki67(1%＋)。患者目前可选择颈内动脉支架置入术治疗或内科保守治疗。若选择保守内科治疗,虽避免了手术创伤及风险,但是血管闭塞可能会进行性加重,出现新发脑梗症状或原有脑梗加重,严重者可危及患者生命。按照患者目前情况,选择颈内动脉支架置入术治疗方案为最佳选择。11 月 14 日转入介入科行脑保护伞下颈动脉支架置入术,术后患者一般生命体征平稳。患者局部深溃疡,内科保守治疗无效,11 月 21 日行内镜下鼻窦检查,鼻咽部见坏死组织,予清理坏死组织。

3. 治疗结果及预后

左侧颈内动脉成功置入血管支架保护血管,避免颈内动脉裸露引起颈动脉爆裂综合征。局部清理坏死组织,修复深部溃疡,减轻放疗后颅底坏死引起的头痛、发热、恶臭等症状。患者治疗前后影像学对比如图 109-1 所示。

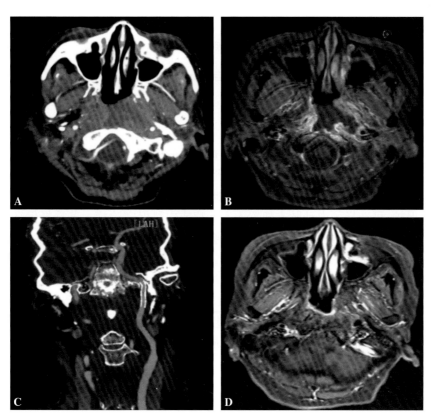

▲ 图 109-1　患者治疗前、后影像学检查结果

(A—B)患者治疗前的 CT 和 MRI 图像;(C)左颈动脉支架置入术后;(D)血管支架植入术后及多次局部清创后。

4. 诊治流程图

鼻咽癌放疗后颈动脉出血的诊治流程如图 109-2 所示。

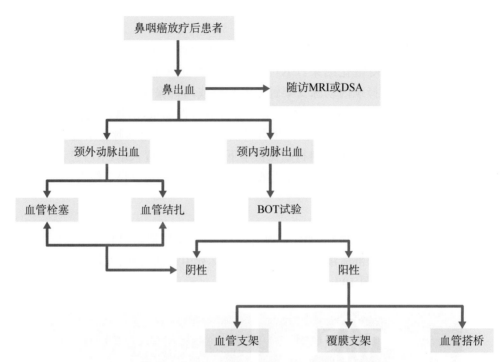

▲ 图 109-2　鼻咽癌放疗后颈动脉出血的诊治流程图

三、讨论与小结

患者鼻咽癌放疗后出现头痛发热不适,检查提示颅底坏死,诊断虽明确,但手术难度大,风险高。放疗后引起的颅底坏死造成局部深溃疡,CT 及 MRI 可见颈内动脉近乎裸露,一旦发生颈动脉爆裂,即刻危及患者生命,抢救困难。需对患者行预防颈动脉爆裂处理,针对患者颈内动脉保护,可选择颈内动脉支架置入术治疗或内科保守治疗。若选择保守内科治疗,虽避免了手术创伤及风险,但是血管闭塞可能会进行性加重,出现新发脑梗症状或原有脑梗加重,严重者可危及患者生命。根据患者情况,选择颈内动脉支架置入术治疗方案为最佳选择。介入手术中存在血管痉挛等风险,术中需注意充分肝素化,规范、细致地操作,防治并发症。颈内动脉植入血管支架保护血管,避免颈动脉爆裂综合征。针对颅底坏死及局部深溃疡,内科保守治疗无效,内镜下局部清理坏死组织修复深部溃疡,减轻放疗后颅底坏死引起的头痛、发热、恶臭等症状,提高了患者的生活质量。

四、科主任点评

放射性颅底坏死是鼻咽癌放疗后严重的并发症之一。鼻咽癌患者在放疗期间及放疗后应坚持鼻咽冲洗,必要时进行内镜下清理,减少鼻咽黏膜的感染损伤。疾病的早期诊断与干预是改善预后的关键,对于放射性颅底坏死采用最大限度的坏死骨质和软组织清创及软组织重建是重要的干预措施。游离血管皮瓣的颅底重建与放射性颅底坏死复发风险较低显著相关;采用血供良好的组织,包括转移皮瓣,有助于伤口愈合。坏死累及 ICA 是影响患者预后的独立危险因素,应动态评估 ICA 受累情况,并根据血管状况给予干预,防止 ICA 破裂大出血,提高患者生存率。对于单侧颅底骨坏死,应考虑血管介入保护;BOT 阳性患者可考虑血管内支架保护;可耐受 ICA 闭塞的患者,应根据 MDT 意见综合评估后选择。此外,正在进行活动性癌症治疗的放射性颅底坏死患者,应仔细进行手术干预,这类患者的复发风险更高。

五、参考文献

［1］ Chen Y P, Chan A T C, Le Q T, et al. Nasopharyngeal carcinoma ［J］. Lancet, 2019, 394(10192): 64-80.

［2］ Leonetti J P, Weishaar J R, Gannon D, et al. Osteoradionecrosis of the skull base ［J］. J Neurooncol, 2020, 150(3): 477-482.

［3］ Li X Y, Sun X S, Liu S L, et al. The development of a nomogram to predict post-radiation necrosis in nasopharyngeal carcinoma patients: A large-scale cohort study ［J］. Cancer Manag Res, 2019, 11: 6253-6263.

［4］ Hu J, Huang Q, Gao J, et al. Clinical outcomes of carbon-ion radiotherapy for patients with locoregionally recurrent nasopharyngeal carcinoma ［J］. Cancer, 2020, 126(23): 5173-5183.

［5］ Xu X, Ong Y K, Loh W S, et al. Clinical predictors of internal carotid artery blowout in patients with radiated nasopharyngeal carcinoma ［J］. Head Neck, 2021, 43(12): 3757-3763.

［6］ 茆松, 唐如, 刘世贤, 等. 鼻咽癌放射性颅底骨坏死的治疗现状与进展［J］. 中华耳鼻咽喉头颈外科杂志, 2022, 57(11): 1354-1358.

［7］ Zou X, Wang S L, Liu Y P, et al. A curative-intent endoscopic surgery for postradiation nasopharyngeal necrosis in patients with nasopharyngeal carcinoma ［J］. Cancer Commun (Lond), 2018, 38(1): 74.

［8］ To Y P, Lok C S, On T C, et al. Comparison of treatment modalities in postirradiation carotid blowout syndrome: A multicenter retrospective review ［J］. World Neurosurg, 2021, 152: e666-e672.

作者:杨晓静、付杰

审阅专家:沈赞

案例 *110*
复发宫颈癌伴出血

一、疾病概述及诊疗进展

复发性宫颈癌指宫颈癌患者经过治疗达到临床治愈，以后再出现与原来肿瘤同类型的肿瘤病灶。按照首次治疗方法，复发性宫颈癌可分为放疗后复发和手术后复发；按复发部位，可分为中心性复发（包括宫颈、阴道或宫体）、宫旁复发（包括盆壁）及远处复发（盆腔外全身不同部位的肿瘤转移）。对于既往接受过放疗的中心性复发患者，美国国立综合癌症网络（National Comprehensive Cancer Network，NCCN）发布的《2023 子宫颈癌临床实践指南（第 1 版）》中推荐的治疗方式为盆腔廓清术或近距离放疗。盆腔廓清术是指对复发肿瘤所累及的相邻解剖结构进行多脏器根治性切除，从而达到肿瘤完全切除的目的。然而因手术范围及损伤大、围术期及术后并发症多，对患者年龄、身体状况的要求很高。这类手术很少用于初始治疗，仅适用于不适合盆腔放疗或既往接受过盆腔放疗后局部进展且不适合再次放疗者。常规的外照射放疗方式，因周围正常组织限量，再程放疗可能导致严重并发症，需谨慎选择。近距离放射治疗的优点是局部放疗剂量极大，肿瘤边缘放疗剂量迅速下降，从而很好地保护了肿瘤周围的正常组织器官。

根据植入技术的不同，常见的近距离放疗可分为腔内近距离放疗（intracavitary brachytherapy，ICBT）、插植近距离放疗（interstitial brachytherapy，ISBT）。ISBT 是指将针或导管直接插入肿瘤中，使靶区得到高剂量照射的同时，减少周围正常组织的照射剂量。与 ICBT 相比，ISBT 更适用于以下几种情况：肿瘤体积较大、肿瘤向宫旁延伸、肿瘤累及阴道下段以及解剖结构的限制。传统的以 X 射线为基础的二维近距离放疗以 A 点剂量代替靶区受照剂量，以膀胱、直肠参考点剂量分别代替膀胱、直肠受照剂量。随着放疗技术及影像学的不断发展，以 CT/MRI 引导的三维近距离放疗技术使放疗计划更加个体化，可根据剂量-体积分布图（dose-volume histogram，DVH）评估靶区及危及器官的受照情况。随着图像引导技术的日益精进，近距离放射治疗可获得更好的剂量分布，从而显示出良好的疗效和可耐受的毒性，为既往接受过放疗的复发宫颈癌患者提供了进一步的治疗选择。

二、病历资料

1. 病史摘要

患者，女性，72 岁，2019 年 8 月因"绝经后阴道不规则流血 2 个月"就诊于外院。2019 年 8 月 27 日在外院放疗科针对宫颈原发灶＋转移淋巴结行根治性放疗，予 66 Gy/30 Fx，针对盆腔淋巴引流区予48Gy/24Fx,共TP方案化疗5次(具体剂量及末次化疗时间不详)。化疗期间于2019年9月11日行宫颈电热圈环切术＋宫颈活检,活检病理:高度鳞状上皮内病变。后续每年定期复查2次,病灶稳定。近一年患者无诱因下出现阴道不规则流血,量少,未予处理。

2023年11月1日于外院随访复查,盆腔CT示:宫颈癌放化疗后,宫颈及会阴右侧软组织增厚,右侧腹股沟淋巴结增大,建议MRI增强检查,示盆腔少许积液,骶前软组织稍肿胀。进一步行PET/CT示:①宫颈癌治疗后,阴道残端糖代谢增高软组织病灶,体积较前(2021年11月24日)明显增大,活性较前增高,考虑复发;②两侧腹股沟淋巴结显示伴代谢,目前考虑炎性可能,建议密切随访除外其他;③骶前软组织肿胀。患者阴道出血不止,遂进一步就诊于我科,入院后查血常规提示血小板减少,为97×10^9/L,再次复查血小板为79×10^9/L,结合患者病情,考虑患者宫颈癌复发伴出血、血小板降低。

2. 疾病的演变过程和抢救经过

患者外院上腹CT及PET/CT检查结果提示:肝硬化,脾大。入院后查血常规提示血小板减少,予以重组人血小板生成素升血小板对症治疗,同时行骨髓活检排除骨髓侵犯可能。骨穿结果提示:①骨髓造血组织增生活跃,脂肪组织部分可见液性坏死;②髓细胞系细胞增生活跃,原始幼稚前体细胞散在可见,以中晚幼粒及成熟粒细胞增生为主。③红细胞系增生活跃,幼红细胞簇可见,见于骨小梁间区;④巨核细胞增生减低,形态未见明显异常;⑤组织切片浆细胞散在可见,未见明显成簇分布的异常细胞;⑥Gomori(MF-1)。血液骨髓细胞形态学检查:骨髓有核细胞增生活跃,未见明显异常细胞,请结合临床。排除骨髓转移后继续予重组人血小板生成素升血小板治疗。考虑患者血小板偏低,伴肝硬化、高血压、糖尿病、房颤等基础疾病,予暂缓化疗。患者既往接受过外照射治疗,此次复发不再考虑外照射治疗,待血小板稳定至100×10^9/L以上,即排除放疗禁忌证后,于12月11日起行阴道内近距离插植后装治疗,30Gy/5F。后装治疗期间监测血象变化,后装结束后行免疫治疗。

3. 治疗结果及预后

经重组人血小板生成素注射液对症治疗后,患者血小板上升,排除放疗禁忌后行阴道内近距离插植后装治疗,经1次后装治疗后,患者阴道出血明显减少,5次后装治疗后无阴道出血、阴道肿块明显缩小。患者治疗期间血小板变化如图110-1所示。治疗前后MRI对比如图110-2所示。

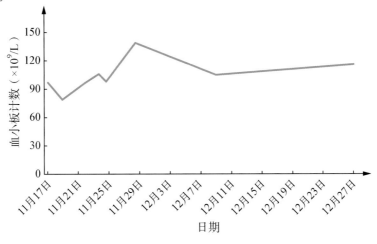

▲ 图 110-1　患者治疗期间血小板变化

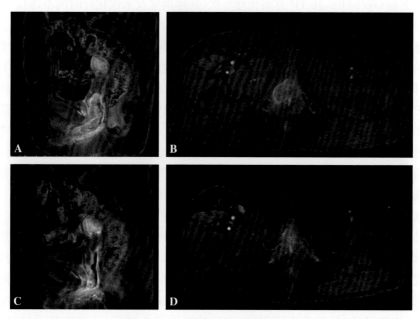

▲ 图 110-2　患者治疗前后 MRI 对比

（A—B)为治疗前矢状位及横断位图像；(C—D)为治疗后 T1 增强序列矢状位及横断位图像。

4. 诊治流程图

复发宫颈癌的诊治流程如图 110-3 所示。

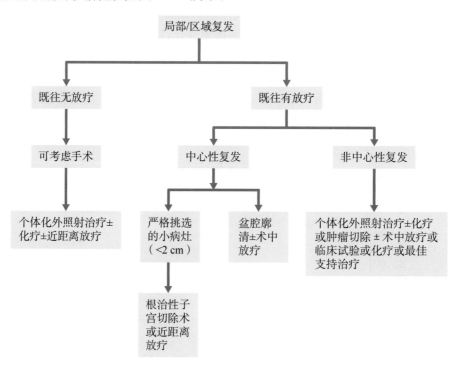

▲ 图 110-3　局部/区域复发宫颈癌诊治流程图

三、讨论与小结

本例患者为宫颈癌复发伴出血,且血小板偏低,存在出血不止的倾向。患者既往接受过盆腔外照射治疗,复发后不宜再次行外照射治疗。患者复发病灶为阴道下段,且肿块已突出阴道至外阴,不适合行手术治疗。患者血小板偏低,伴肝硬化、高血压、糖尿病、房颤等基础疾病,全身化疗无法耐受且疗效不佳。患者能采取的治疗手段非常有限。近距离放射治疗是该患者可选的择治疗手段,但因患者阴道肿块大、偏心,常规 ICBT 无法满足均匀的剂量分布。在患者血小板升至 $100\times10^9/L$ 以上后,我们采用 ISBT 对患者进行治疗,使得肿块剂量分布均匀,周围正常组织器官受量在可耐受范围内。经过 1 次后装治疗,患者阴道出血明显减少,经过 5 次后装治疗后阴道肿块明显缩小。后继续给予患者全身免疫治疗以期达到局部缓解。

四、科主任点评

复发宫颈癌患者的治疗效果欠佳,治疗风险明显增加。治疗前需充分考虑并平衡放疗、化疗、免疫治疗等治疗手段的优缺点,加强综合治疗,在提高整体疗效的同时减弱各治疗方式的不良反应。宫颈癌初次治疗后出现局部复发的患者可能是根治性再治疗的候选者,通过全身治疗能够控制已经存在的复发病灶或可能存在的远处转移,并且可以减少癌灶体积,缩小再程放疗的靶区,利于肿瘤区的推量和降低正常组织受量。

五、参考文献

［1］ Cohen P A, Jhingran A, Oaknin A, et al. Cervical cancer ［J］. Lancet, 2019, 393(10167):169-182.

［2］ Shen Z, Qu A, Jiang P, et al. Re-Irradiation for Recurrent Cervical Cancer: A State-of-the-Art Review ［J］. Curr Oncol, 2022, 29(8):5262-5277.

［3］ Abu-Rustum N R, Yashar C M, Arend R, et al. NCCN Guidelines® Insights: Cervical Cancer, Version 1.2024［J］. J Natl Compr Canc Netw, 2023, 21(12):1224-1233.

［4］ Llewelyn M, Taylor A. Re-irradiation of cervical and endometrial cancer ［J］. Curr Opin Oncol, 2017, 29(5):343-350.

［5］ Tanderup K, Ménard C, Polgar C, et al. Advancements in brachytherapy ［J］. Adv Drug Deliv Rev, 2017, 109:15-25.

［6］ Murakami N, Ando K, Murata M, et al. An Asian multi-national multi-institutional retrospective study comparing intracavitary versus the hybrid of intracavitary and interstitial brachytherapy for locally advanced uterine cervical carcinoma ［J］. J Radiat Res, 2022, 63(3):412-427.

［7］ Prisciandaro J I, Zhao X, Dieterich S, et al. Interstitial High-Dose-Rate Gynecologic Brachytherapy: Clinical Workflow Experience from Three Academic Institutions ［J］. Semin Radiat Oncol, 2020, 30(1):29-38.

［8］ Mayadev J, Viswanathan A, Liu Y, et al. American Brachytherapy Task Group Report: A pooled analysis of clinical outcomes for highdose-rate brachytherapy for cervical cancer ［J］. Brachytherapy, 2017, 16(1):22-43.

作者:杨晓静、付杰

审阅专家:沈赞

一、疾病概述及诊疗进展

肿瘤溶解综合征(tumor lysis syndrome，TLS)是一种比较常见的肿瘤急症，常发生于血液系统恶性疾病、快速增殖的实体瘤如小细胞肺癌、生殖细胞肿瘤等。TLS 是由肿瘤细胞自发性或治疗后死亡，细胞内物质快速释放入血所致，主要表现为高尿酸血症、高钾血症、高磷酸血症及低钙血症等一系列代谢异常综合征。肿瘤细胞自发性或治疗后死亡，细胞内容物如尿酸、钾、磷酸盐等快速释放形成高尿酸血症、高钾血症、高磷酸血症，超过肾脏代谢能力，是肿瘤溶解综合征的致病机制。由于代谢异常，可导致磷酸钙、大量尿酸及其他代谢产物沉积于肾小管内，损害肾功能，甚至引起急性肾衰竭。临床表现为无力、恶心/呕吐、肌肉疼痛，由于急性高血钾血症导致心律失常、晕厥、猝死；低钙血症导致神经肌肉兴奋性增强，表现为肌肉抽搐、口周和指尖麻木针刺感，腱反射亢进、癫痫等。

国内外专家将发生 TLS 的风险分为三类：低危、中危和高危，低危组需动态监测、水化±别嘌醇预防，中危组需动态监测、水化和别嘌醇预防，高危组需动态监测、水化和拉布立酶预防。在 2023 年修订的 Delphi 流程中，国际专家共识委员会给出了 TLS 风险和并发症的预防、监测和管理的详细建议，其中水化是 TLS 预防和管理的关键要素。TLS 急性效应管理和长期肾脏效应预防指南还包括高钾血症、低钙血症、高磷血症和高尿酸血症的管理。

二、病历资料

1. 病史摘要

患者因间断胸腹腰部疼痛 1 个月，2020 年 4 月就诊于外院。腹部超声：腹腔少量积液，双侧卵巢增大，右下腹混杂较低回声团。2020 年 4 月 28 日胸部 CT：右肺中叶及左肺下叶炎症，双侧胸腔积液。2020 年 5 月 4 日外院复查胸部 CT：双侧胸腔积液伴两肺后部膨胀不全，较前稍进展，右肺中叶实变影，心膈角肌左侧内乳淋巴结肿大，两侧前胸壁局部软组织增厚。腹部 CT：上腹腔少量积液，腹膜不均匀增厚，腹腔多发淋巴结肿大。盆腔 CT：双侧附件区肿瘤伴周边侵犯，双侧盆壁及腹股沟淋巴结增大，建议宫腔活检。2020 年 5 月胃镜：胃体息肉，胃黏膜下慢性浅表性胃炎。2020 年 5 月肠镜：回盲部占位，直肠黏膜增厚(外压可能)；肠镜活检提示恶性肿瘤，首先考虑非霍奇金淋巴瘤，建议酶标。

2020 年 5 月 13 日就诊于我院，经我院病理会诊为弥漫大 B 淋巴瘤。结合患者症状、体征及相关辅助检查,初步诊断考虑为:弥漫大 B 淋巴瘤,临床分期Ⅲ期,大肿块型。

2. 疾病的演变过程和抢救经过

考虑患者发生肿瘤溶解综合征可能性大,向患者及家属详细交代,指出存在高钾、肾衰等不良反应,严重者危及生命。患者化疗前予别嘌醇 150 mg 2 次/天口服,同时予 2 000 mL 生理盐水静滴水化预防肿瘤溶解综合征。5 月 19 日行化疗:醋酸泼尼松 50 mg 口服 d1＋环磷酰胺 0.5 g ivgtt d1＋长春地辛 2 mg ivgtt d1。化疗当日 14:00 患者心率 100 次/min,伴腹胀不适,急查生化示:血清钾 6.9 mmol/L↑,血清钠 132 mmol/L↓,血清氯 90 mmol/L↓,二氧化碳 16 mmol/L↓,钙 1.98 mmol/L↓,镁 1.22 mmol/L↑,磷 3.87 mmol/L↑,尿素 10.8 mmol/L↑,肌酐 641 μmol/L↑,尿酸 1 008 μmol/L↑,提示患者发生肿瘤溶解综合征,立即停止化疗,予呋塞米 20 mg 静推,同时继续水化,碱化尿液,请心内科、肾内科会诊。18:30 分肾内科开始给患者透析治疗,透析后患者血钾下降至 5.7 mmol/L。5 月 20 日再次行透析治疗 1 次,后续监测患者肾功能指标逐渐下降,期间患者多次出现低钾血症,予补钾对症支持治疗后电解质恢复正常。

3. 治疗结果及预后

患者于 5 月 24 日再次复查 CT 示腹部肿块明显缩小。经肾内科积极血透治疗后患者肌酐、血钾、血钙、血磷、尿酸等均恢复正常,心电图 T 波高尖消失,于 5 月 25 日出院。肿瘤溶解综合征发生时和恢复后的心电图对比如图 111-1 所示,患者治疗前后影像学对比如图 111-2 所示。

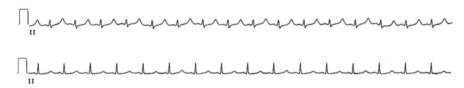

▲ 图 111-1 2020 年 5 月 19 日肿瘤溶解综合征发生时(上)和恢复后(下)的心电图

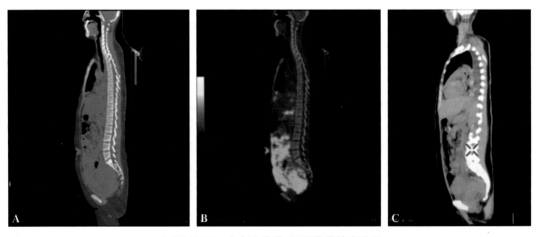

▲ 图 111-2 患者治疗前、后影像学检查结果

(A—B)患者治疗前 PET/CT 图像;(C)患者治疗后 CT 图像。

4. 抢救/诊治流程图

肿瘤溶解综合征治流程如图 111-3 所示。

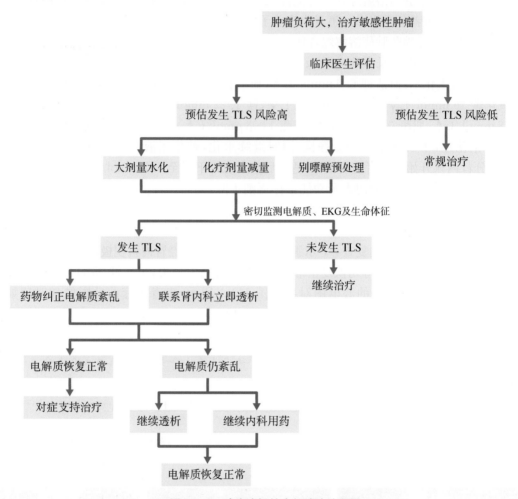

▲ **图 111-3 肿瘤溶解综合征诊治流程图**

三、讨论与小结

该患者为年轻女性,诊断为弥漫大 B 淋巴瘤(Ⅲ期,大肿块型),考虑到患者肿瘤负荷大,化疗前别嘌醇 150 mg 2 次/天口服,同时予 2 000 mL 生理盐水静滴水化预防肿瘤溶解综合征,同时 CHOP 方案化疗用量减量至常用剂量的 50%,环磷酰胺 0.5 g 静滴完成后即采血急诊检验电解质及肝肾功能,患者主诉心悸及腹胀后预估患者发生肿瘤溶解综合征,未进一步继续静滴表柔比星化疗,为抢救赢得了时间。临床诊疗中需熟悉、掌握疾病发生、发展的机制,充分预估到疾病进程给患者带来的风险,及时采取针对性措施,挽救患者生命。

四、科主任点评

　　肿瘤溶解综合征是肿瘤细胞自发性或治疗后死亡,细胞内容物如尿酸、钾、磷酸盐等快速释放形成高尿酸血症、高钾血症、高磷酸血症,超过肾脏代谢能力导致的严重危害患者生命疾病。其危险因素包括肿瘤负荷大(如广泛转移)、肿瘤细胞增殖快(如乳酸脱氢酶在治疗前超过正常值 2 倍)、肾功能损害及肿瘤恶性程度高(如急性淋巴细胞白血病)等,处理重在预判、预防,临床医师在治疗前应充分估计患者的肿瘤负荷量,注意肿瘤的治疗敏感性,同时注意患者肾脏功能、血电解质情况,预防性应用大剂量液体及必要的保心、保肾药物。结合本例患者,临床救治的关键是早期预防、早期发现、早期救治,一旦发生立即组织全科工作人员进行抢救,同时联系肾内科及时透析,纠正电解质紊乱,使患者摆脱生命危险。

五、参考文献

［1］周小钢,于亚平.肿瘤溶解综合征诊断及治疗进展［J］.现代肿瘤医学,2010,18(6):4.

［2］Durfee E M. Tumor Lysis Syndrome［J］. Crit Care Nurse, 2022,42(3):19-25.

［3］Arnaud M, Loiselle M, Vaganay C, et al. Tumor Lysis Syndrome and AKI: Beyond Crystal Mechanisms［J］. J Am Soc Nephrol, 2022,33(6):1154-1171.

［4］Basile D P. Crystals or His(stones): Rethinking AKI in Tumor Lysis Syndrome［J］. J Am Soc Nephrol, 2022,33(6):1055-1057.

［5］Alqurashi R M, Tamim H H, Alsubhi Z D, et al. Tumor Lysis Syndrome in Patients With Solid Tumors: A Systematic Review of Reported Cases［J］. Cureus, 2022,14(10):e30652.

［6］Davidson M B, Thakkar S, Hix J K, et al. Pathophysiology, clinical consequences, and treatment of tumor lysis syndrome［J］. Am J Med, 2004,116(8):546-554.

［7］Howard S C, Jones D P, Pui C H. The tumor lysis syndrome［J］. N Engl J Med, 2011,364(19):1844-1854.

［8］Perissinotti A J, Bishop M R, Bubalo J, et al. Expert consensus guidelines for the prophylaxis and management of tumor lysis syndrome in the United States: Results of a modified Delphi panel［J］. Cancer Treat Rev, 2023,120:102603.

作者:杨晓静、付杰

审阅专家:沈赞

案例 112
肺癌切除术后复发伴恶性心律失常

一、疾病概述及诊疗进展

随着医学技术的不断进步,肺叶切除手术已经成为治疗肺部疾病的有效手段之一。然而,肺叶切除术后,患者的心脏病发病率却一直居高不下,给患者的健康带来了严重威胁。肺叶切除术后心脏病的发病率因研究人群和患者术前心功能状况的不同而有所差异。一项针对肺癌患者的研究显示,肺叶切除术后 30 天内心血管事件的发生率为 11.6%,其中心肌梗死和心力衰竭的发生率分别为 2.3% 和 4.7%;另一项研究发现,术前有心血管疾病的患者术后心血管事件的发生率为 27.3%,远高于无心血管疾病患者的 4.1%,其中,心绞痛、心肌梗死和心律失常是最常见的 3 种心脏病。此外,肺叶切除术后患者的心脏病发病率与手术方式、手术时间等因素密切相关。

肺叶切除术后心脏病的发病原因复杂多样。一方面,肺叶切除术可能导致心肌缺血、心肌损伤和心功能下降等病理改变;另一方面,术后的并发症如肺部感染、呼吸衰竭等也可能加重患者的心脏负担,引发心脏病。

肺叶切除术后心脏病的治疗方法主要有保守治疗、介入治疗和外科治疗。保守治疗主要包括药物治疗和生活方式干预。药物治疗包括抗血小板治疗、降脂治疗、扩血管治疗等;生活方式干预包括戒烟、控制体重、适量运动等。介入治疗主要包括冠状动脉介入治疗和心律失常介入治疗。冠状动脉介入治疗可以通过球囊扩张或支架植入等方式改善心肌缺血;心律失常介入治疗可以通过射频消融或起搏器植入等方式纠正心律失常。对于肺叶切除术后严重心脏病患者,外科手术可能是必要的选择。外科手术包括冠状动脉旁路移植术、心脏瓣膜置换术等。近年来,随着医学技术的不断进步,肺叶切除术后心脏病的治疗取得了显著进展。例如,经皮冠状动脉介入治疗(PCI)和心脏起搏器植入术等技术的应用已经取得了良好的临床效果。总之,肺叶切除术后心脏病的治疗需要综合考虑患者的病情和治疗方案。在保守治疗、介入治疗和外科手术等多种治疗方法中选择最适合患者的方案,以期取得最佳疗效。

二、病历资料

1. 病史摘要

患者,男,67 岁,2023 年 3 月 31 日因"左肺癌术后 4 年,发现右肺占位 3 年,进食梗阻半月余"入院。患者于 2019 年因"左肺癌伴淋巴结转移"行左肺全切术,术后行辅助化疗 4 周期,因疫情原因未行进一步治疗。2020 年复查发现右肺占位,自行口服中药治疗。2023 年 3 月患者出现进食梗阻伴进行性加重,伴胸闷、气促、咳嗽、咳痰加重,就诊于我院急诊。2023 年 3 月 31 日胸部 CT 平扫提示:①右肺多发占位、伴炎症,考虑肿瘤性病变,请结合临床病史、建议 CT 增强检查。②左肺术后改变可能;左肺大量包裹性积液,胸膜增厚。③右侧胸腔少量积液,右侧腋下肿大淋巴结。④食管中段壁可疑增厚,请结合临床及内镜检查。⑤冠脉分支钙化;心包少量积液。⑥肝左叶小囊性灶。4 月 3 日为进一步治疗就诊于我科,以"左肺癌术后、右肺多发占位"收住入院。

入院时查体:卡氏评分(Karnofsky performance score,KPS)60 分,神清、吸氧中,慢性病容,活动后气促明显。听诊左肺呼吸音无,右肺呼吸音粗,可闻及少量干、湿性啰音。腹部平坦,无压痛及包块,双下肢无水肿。入我科后予积极化痰、平喘、吸氧、营养支持、对症治疗,患者一般情况改善,病情趋于稳定,为明确患者进食梗阻原因,4 月 3 日行胃镜检查:进镜约 25 cm 见食管管腔狭窄,所见黏膜表面尚光滑,镜身无法继续通过,提示食管狭窄(图 112-1)。心电图示:窦性心动过速(116 次/min),完全性左束支阻滞,V1~V4 T 波高尖,QTc 间期延长;心脏超声示:心动过速状态,左室壁运动不协调。淋巴结超声示:双侧颈部淋巴结肿大,较大者位于右侧,大小 23 mm×10 mm,皮髓质分界不清并可见部分融合,右侧锁骨下淋巴结肿大。4 月 4 日胸部 CT 增强示:左侧胸腔大量包裹性积液,纵隔稍左移,右肺散在斑片模糊影,提示散在间质性炎症,右肺多发软组织肿块影,较大者约 50 cm×62 cm,增强后轻度强化,考虑肿瘤性病变,转移可能,食管中段壁增厚,考虑肿瘤性改变可能(图 112-2)。4 月 7 日骨扫描示:右侧第 6 后肋溶骨性骨质破坏伴代谢轻度升高,不除外转移可能。血常规:白细胞 15×10⁹/L↑,CRP 116.83 mg/L,D-二聚体 3.08 mg/L FEU,生化、肿瘤、甲功、心肌酶等无特殊异常。

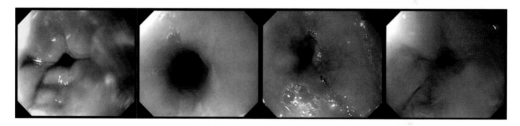

▲ 图 112-1 食管镜

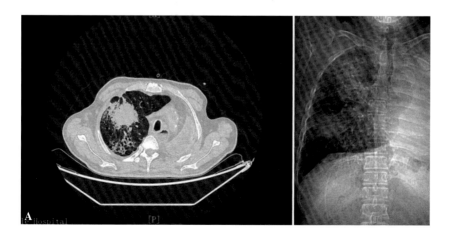

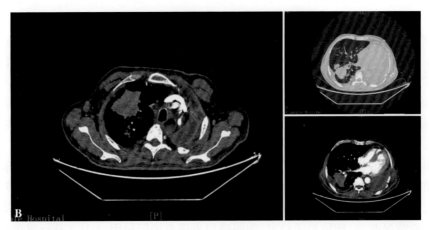

▲ 图 112-2　胸部 CT

2. 疾病的演变过程和抢救经过

评估患者病情,同时予积极化痰、平喘、营养支持、对症治疗。患者右肺多发占位性病变伴颈部淋巴结肿大,为明确右肺占位性质,待患者病情稳定排除手术禁忌,4 月 6 日行 CT 引导下肺部肿块穿刺活检,待病理回报。因患者食管狭窄导致无法进食,为改善其生活质量,与家属沟通病情并签署知情同意书后,排除手术禁忌,4 月 7 日于我院介入科行数字减影血管造影(DSA),予食管支架植入术,过程顺利,患者术后安返病房。

患者于 4 月 7 日 17:55 出现气喘,呼吸急促、濒死感,意识模糊,立即予心电监护、平喘对症处理。心电监护示宽大 QRS 波,心率 166 次/min,血压 166 mmHg/112 mmHg,SpO$_2$ 89%,立即予床旁心电图示:心房扑动(快心室率,房室呈 2∶1 传导),完全性左束支阻滞,电轴左偏。请心内科急会诊,予利多卡因、胺碘酮转复窦律,患者 SpO$_2$ 进行性下降,予急查血气示Ⅰ型呼吸衰竭及代谢性酸中毒,心肌酶、血常规、生化、电解质无明显异常,予吸痰、加大氧流量、纠酸治疗,SpO$_2$ 降至 60%,告知患者家属患者缺氧、呼吸衰竭、病情危重合并心律失常,随时可能有生命危险,建议予气管插管。家属商议后拒绝气管插管,予反复吸痰通畅气道、高流量吸氧、药物复律、补液支持治疗,并密切观察患者生命体征及神志变化。

3. 治疗结果及预后

4 月 7 日 19:00 左右,患者 SpO$_2$ 升至 90% 左右,神志转清,心率下降稳定至 110 次/min,心电监护仍宽大 QRS 波,持续予胺碘酮泵入。为预防血栓排除出血禁忌,予利伐沙班预防性抗凝治疗。第 2 天复查血气分析示 pH 正常,呼吸衰竭改善,SpO$_2$ 维持在 93%,神清、气平,心率 100 次/min,复查心电图患者心律转为窦律,病情趋于平稳。治疗前心电图结果为:心房扑动(快速心室率,房室呈 2:1 传导);完全性左束支传导阻滞;电轴左偏。治疗后心电图结果为:窦性心动过速;完全性左束支传导阻滞;电轴左偏。治疗前后心电图变化如图 112-3 所示。

4. 诊治流程图

肺癌切除术后复发伴恶性心律失常诊治流程如图 112-4 所示。

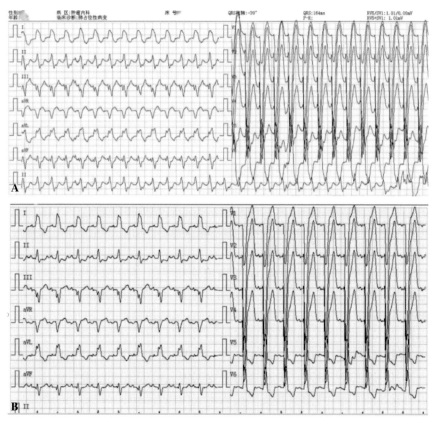

▲ 图 112-3 治疗前后心电图变化

(A)治疗前;(B)治疗后。

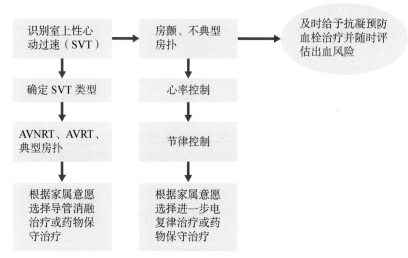

注:SVT，supraventricular tachycardia，室上性心动过速;AVNRT，atrioventricular node reentrant tachycardia，房室结折返性心动过速;AVRT，atrioventricular reentrant tachycardia，房室折返性心动过速。

▲ 图 112-4 肺癌切除术后复发伴恶性心律失常诊治流程图

三、讨论与小结

肺叶切除术后心脏病的危重性和特殊性主要体现在以下几个方面:首先,肺叶切除术后患者的心脏功能普遍下降。一项研究显示,肺叶切除术后患者的心排出量降低 $15\%\sim20\%$,这一变化可能导致患者出现心功能不全、低血压等临床症状。其次,肺叶切除术后患者易发生心律失常。一项针对肺叶切除术后患者的调查发现,心律失常的发生率高达 15%。心律失常不仅会加重患者的心脏负担,还可能导致心排血量减少,引发血压下降、头晕等症状。此外,心律失常还可能导致左心室射血分数降低,增加患者发生栓塞、心力衰竭和心肌梗死的风险。部分心律失常患者可能出现恶性心律失常,如室性心动过速和心室颤动,导致患者猝死。针对肺叶切除后心脏病的危重性和特殊性,建议在术前进行全面的心脏功能评估,以评估患者的心脏耐受能力。此外,术后应积极进行心脏保护和康复治疗,以减轻患者的心脏负担。临床医生还应注意术后的并发症,如心律失常、心功能不全等,并采取相应的治疗措施。

肺叶切除术后心脏病的抢救经验:①早期识别和干预:对于肺叶切除术后的患者,应密切监测其心功能状态,及时发现和处理心脏病并发症,以降低病死率。②综合治疗:对于术后出现心脏病并发症的患者,应采取综合治疗措施,包括药物治疗、机械通气和循环支持等。③多学科协作:肺叶切除术后心脏病的抢救需要多学科协作,包括胸外科、心血管内科、麻醉科和 ICU 等科室的密切配合。④个体化治疗:针对患者的具体病情和危险因素,制订个体化的治疗方案,以提高治疗效果。此患者食管支架置入术后出现心律失常,结合患者出院当天于搬动后再次出现房颤,考虑食管支架植入术仅为患者出现心律失常的诱因。

四、科主任点评

心律失常抢救的关键在于早期识别和及时治疗。对于心律失常的抢救,首先要进行快速的诊断,包括心电图检查和血液生化检查等。其次,要根据患者的具体情况选择合适的治疗方法,包括药物治疗、电击复律等。最后,要对患者进行密切的监测和随访,以防止病情复发。对于心律失常的抢救,时间是至关重要的。一旦发现患者出现晕厥、胸痛等症状,应立即进行心电图检查,以确定患者是否出现心律失常。同时,应进行血液生化检查,以评估患者的心肌损伤程度。这些检查结果将为医生提供关键信息,以便迅速地确定最佳治疗方案。在治疗方面,对于不同类型的心律失常,应采用不同的治疗方法。例如,对于室性心律失常,可采用电击复律或药物治疗。对于心房颤动,可采用抗凝治疗和复律治疗。此外,对于某些复杂的心律失常病例,可能需要进行导管消融等介入治疗。总之,心律失常抢救的关键在于早期识别和及时治疗。医护人员应加强对心律失常的认识,提高诊断和治疗水平,以降低患者的病死率和复发率。同时,患者也应积极配合医生的治疗,并定期进行随访,以确保病情得到控制。

五、参考文献

[1] Powell B, Bolton W D. Management of Lung Cancer with Concomitant Cardiac Disease [J]. Thorac Surg Clin, 2018, 28(1):69-79.

［2］Yoon D W, Shin D W, Cho J H, et al. Increased risk of coronary heart disease and stroke in lung cancer survivors: A Korean nationwide study of 20,458 patients［J］. Lung Cancer, 2019, 136: 115-121.

［3］Carvalho Guerra N. Lung cancer simultaneous to cardiac disease-should we accept lesser treatments?［J］. Rev Port Cir Cardiotorac Vasc, 2019, 26(1):11-12.

［4］成思瑶,耿旭红,潘烁,等.肿瘤治疗患者的 QT 间期监测及临床风险评估［J］.实用心电学杂志,2024, 33(1):8-13,18.

作者:朱洪玲、闵大六、沈赞

审阅专家:汪年松

创伤性湿肺合并急性
呼吸窘迫综合征

一、疾病概述及诊疗进展

创伤性湿肺(traumatic wet lung，TWL)也称为肺震荡，最早由 Burford 等于 1945 年提出，是指由各种创伤所致的急进性呼吸衰竭，其主要的病理特征为肺内小血管的广泛损伤和通透性的增加，最终导致弥漫性肺水肿和肺泡塌陷，临床表现为难以缓解的低氧血症和进行性加重的呼吸窘迫。急性呼吸窘迫综合征(acute respiratory distress syndrome，ARDS)是指在严重感染、创伤、休克及烧伤等非心源性疾病过程中，肺毛细血管内皮细胞及肺泡上皮细胞损伤造成弥漫性肺间质和肺泡水肿，导致的急进性低氧性呼吸功能不全或衰竭。1967年，Ashbaugh 等提出了非创伤性"休克肺"，与创伤性湿肺统称为"急性呼吸窘迫综合征(ARDS)"，现已被广泛采用。外科常见的 ARDS 病因多为严重创伤，故临床仍习惯沿用"创伤性湿肺"的名称。

创伤性湿肺为常见的肺实质性损伤，多为迅猛的钝性伤所致，例如撞击、挤压、车祸和坠落等。其在胸部钝性伤的发生率约占 30%~75%，病理过程为，强烈的冲击力使胸腔体积突然下降，压力增高，压迫肺组织，引起末梢细小支气管和肺泡毛细血管破裂形成水肿、出血。当外力去除后，胸腔内产生瞬间负压，使原损伤肺组织进一步加重。最终导致微血管受损，肺泡内发生渗出和出血改变，主要见于受创伤同侧的肺组织，亦可见于对侧肺组织(即对冲伤)。主要病理生理机制:肺泡上皮和毛细血管内皮屏障的损伤引起了气体交换，呼吸生理和影像学改变。肺泡-毛细血管屏障的通透性增加，导致富含蛋白质的肺渗出物从血管系统渗漏到肺泡，导致肺泡内水肿，引起通气血流比例失调，分流增加，气体交换严重受损。同时表面活性物质失活，导致肺不张和呼气末肺泡塌陷、肺顺应性降低，需要更高的吸气压力和增加呼吸功。此外，肺内皮上促凝通路的激活可导致肺微血管血栓形成，导致无效腔增大，严重影响气体交换。微血管血栓形成和对微血管床的严重损伤可导致肺动脉高压和急性右心室功能障碍。临床上多表现为急性进行性低氧血症和呼吸窘迫逐渐加重，影像学表现为肺部非均一性的渗出性病变。

轻型肺挫伤无须特殊治疗，而重型肺挫伤是外伤后急性呼吸衰竭的最常见原因。据报道，严重创伤伴有胸部损伤和肺挫伤的患者病死率为 15%~60%，这取决于创伤的总体严重程度。治疗在于维护呼吸和循环功能以及适当处理合并伤。约 5% 的钝性创伤患者可能会发生 ARDS。在重度 ARDS 的治疗中，呼吸机的管理是其治疗环节的重中之重。

二、病历资料

1. 病史摘要

患者,女,15 岁,因"高空坠落伤致呼吸困难 48 小时"入我院重症医学科治疗。入院 2 天前,患者于 16 楼高空坠落,伴有意识丧失,家属立即送往奉贤区中心医院,CT 示:右侧上颌窦前壁骨折伴窦腔积血,右侧气胸,两肺挫伤,左侧股骨、胫腓骨及右股骨远端骨折并右侧膝关节脱位;骶椎骨折。立即转入外院 ICU,当时查体:心率 150 次/min,血压 90 mmHg/41 mmHg,呼吸频率 34 次/min,SpO₂ 80%,昏迷状态,双侧瞳孔直径 3 mm,对光反射迟钝,右侧胸部叩诊呈鼓音,左肺呼吸音粗,可及湿啰音,心律齐,腹软,会阴裂伤,左侧下肢见股骨骨折断端刺出皮外,右下肢畸形。外院给予患者床旁胸腔穿刺闭式引流,气管插管呼吸机辅助通气,清创外固定术,复温、镇痛镇静,抗休克,抗感染等治疗,治疗过程中,患者出现 SpO₂ 持续下降,最低仅维持在 30%～40%,外院纤支镜检查发现气管内异物,并急诊行纤支镜异物夹取,处理后,氧饱和度有所改善,但仍然不稳定。患者仍持续顽固性低氧血症,氧合指数最高仅 60 mmHg,与家属沟通后,转至我院进一步治疗。既往否认慢性病史,预防接种史随社会,否认家族性遗传病史。

入科查体:体温 37℃,心率 138 次/min,血压 91 mmHg/42 mmHg(去甲维持血压),SpO₂ 81%(纯氧),呼吸频率 33 次/min,神志不清,气管插管呼吸机辅助通气,全身皮肤多处软组织裂伤,口角裂伤,心律齐,双肺呼吸音粗,可及湿啰音,右侧接胸腔引流管。腹软,肠鸣音无,会阴部裂伤,骨盆及左下肢骨折外固定支架固定中,左足花斑,右侧膝关节脱位,右下肢皮肤淤青肿胀,双侧巴氏征阴性。

血常规提示:血红蛋白 82 g/L,白细胞 18×10⁹/L,中性粒细胞百分比 78.7%,血小板 66×10⁹/L,降钙素原 16.27 ng/mL。血气分析:pH 7.40,PaO₂ 52 mmHg,PaCO₂ 45 mmHg,乳酸 3.5 mmol/L,标准碳酸氢盐 27 mmol/L。凝血功能:INR 1.39,APTT 27.2 s,PT 15.9 s,纤维蛋白原 3.94 g/L,D-二聚体 14.94 mg/L FEU。生化:白蛋白 36 g/L,肌酐 98 μmol/L,尿素氮 12.5 mmol/L,肌钙蛋白 I 2.498 μg/L,肌酸激酶同工酶 29.2 μg/L,肌红蛋白＞4 007 μg/L,BNP 2 454 ng/L。心电图:窦性心动过速,室性早搏,ST 段水平压低(Ⅰ,Ⅱ,Ⅲ,aVF 0.05～0.1 mV),T 波改变倒置。头颅 CT 示:双侧顶叶及右侧枕叶多发斑片状低密度灶;右侧上颌窦前臂骨折伴右侧上颌窦积血。胸部 CT 示:双肺多发炎症,右侧少量气胸,右侧胸腔引流中;双侧肋骨多发双边影,呼吸伪影可能(图 113-1)。腹部 CT 示:上腹部 CT 平扫未见明显脏器损伤,腹腔少量积液;下腹部 CT 平扫未见明显脏器损伤,盆腔积液。

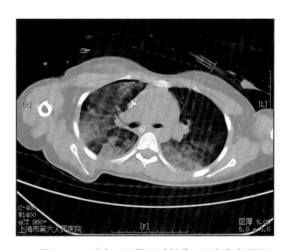

▲ 图 113-1　胸部 CT 提示肺挫伤,双肺渗出明显

2. 疾病的演变过程和抢救经过

患者入我科后,采取以下几方面措施。①密切监测生命体征,开通静脉通路,颈托固定

颈椎,外固定支架固定骨盆及下肢,导尿管及胃管护理,胃肠减压,右侧胸腔引流管接水封瓶。②继续呼吸机辅助通气,进行镇痛镇静及肌松剂、甲泼尼龙激素治疗,优化调整呼吸机参数,滴定呼气末正压(positive end-expiratory pressure,PEEP),监测呼气末二氧化碳。超声评估患者全身情况,床旁扫查心超、肺超、下腔静脉、腹腔等。心超可见:患者右心室扩张明显,左室收缩功能尚可,未见明显心包积液。肺部渗出明显,双肺可见大量 B 线,未见明显胸腔积液,下腔静脉直径 2.0 mm,宽大固定,塌陷率小于 50%(图 113-2)。根据超声评估结果,给予反向容量复苏。同时进一步加强气道管理,给予床旁纤支镜检查＋吸痰术,镜下可见主气道黏膜充血水肿,糜烂伴溃疡,无明显活动性出血(图 113-3)。左主支气管,管腔肿胀狭窄,管腔形态不规整,左下叶内前外后基底段开口可见条索及团块样新生物,伴有少许条索痰液栓,予以活检钳取出,右侧支气管黏膜充血伴水肿,分泌物不多,给予负压吸除。③血管活性药物维持血压,动态随访血气分析,脉搏指示连续心排血量(PiCCO)有创血流动力学监测提示:心率 102 次/min,心脏指数 2.84 L/(min·m²),脉搏搏动体积变异 19%,血管外肺水指数 17 mL/kg。④抗炎、抗休克治疗,乌司他丁抑制炎症因子;容量管理指导下液体复苏;经验性抗感染治疗,留取微生物培养,根据培养结果调整抗生素;脏器功能保护与支持治疗。⑤外伤部位换药,全身多处软组织裂伤给予清创缝合,营养支持治疗,告病危。

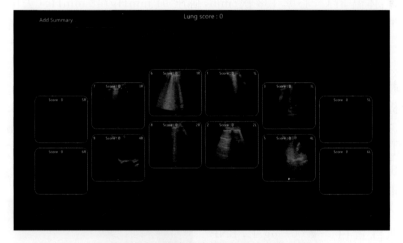

▲ 图 113-2　床旁超声提示:双肺大量 B 线

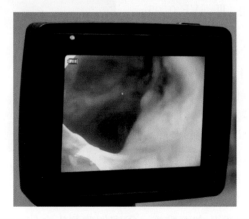

▲ 图 113-3　纤支镜检查结果:可见主气道及隆凸部位组织溃烂

经积极治疗，患者入院 1 周后，病情较前有所改善，呼吸机参数下调为 PC 模式，吸氧浓度由入院时的 100％ 下调至 65％，PEEP 水平较前明显降低，由入院时 15 cmH$_2$O 下调至 10 cmH$_2$O；PiCCO 技术监测有创血流动力学参数：心脏指数 3.38 L/(min·m^2)，血管外肺水指数 9 mL/kg。但患者病情仍重，神志不清，昏迷状态，纤支镜检查发现气道水肿仍然较严重，痰培养提示泛耐药鲍曼不动杆菌，经评估，患者短期内，仍无法脱离呼吸机辅助通气，入院 1 周，行气管切开术。同时继续每日评估患者全身情况，根据患者情况，调整容量管理方案，以及进行呼吸机参数调整。根据病情，间断行纤支镜治疗，加强气道管理，实施以呼吸为目标导向的镇痛镇静方案。患者入院 3 周后，呼吸衰竭纠正，生命体征稳定，镇痛镇静减量使用，计划行第 1 次择期下肢外科手术治疗，术后继续返回我科监护治疗。入院第 4 周，停镇静，呼吸机参数调整为 PSV 模式，同时尝试间断脱机，高通量氧气序贯治疗。当时查体，患者自主睁眼，但无遵嘱动作，无法对答，双侧瞳孔直径 3 mm，对光反射存在。入院第 5 周，行第 2 次下肢外科手术治疗。入院第 6 周，患者神志转清，可以遵嘱动作，可自主经口进食，进食吞咽无呛咳，自主咳嗽、咳痰能力好，给予气管造口处封管。入院第 7 周，行第 3 次下肢外科手术治疗。术后患者恢复良好，生命体征稳定，神志清楚，对答切题，与家属沟通后，嘱出院行康复治疗。

3. 治疗结果及预后

经积极治疗及抢救后，成功挽救了患者生命，患者顺利出院。患者治疗前后 X 线胸片对比如图 113-4 所示。

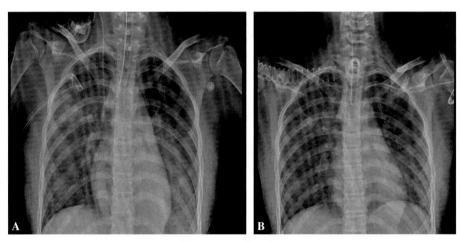

▲ 图 113-4　X 线胸片对比

(A)治疗前；(B)治疗后。

4. 诊治流程图

创伤性湿肺诊治流程如图 113-5 所示。

三、讨论与小结

自 20 世纪 80 年代以来，随着创伤救治体系的完善、损害控制性手术的普及，我国多发伤的规范化救治得以快速发展，建立了由多学科团队协作共同负责多发伤的急诊复苏、紧急手术、重症监护病房治疗、确定性手术的整体化救治模式。胸部创伤大多伴有血气胸，应考

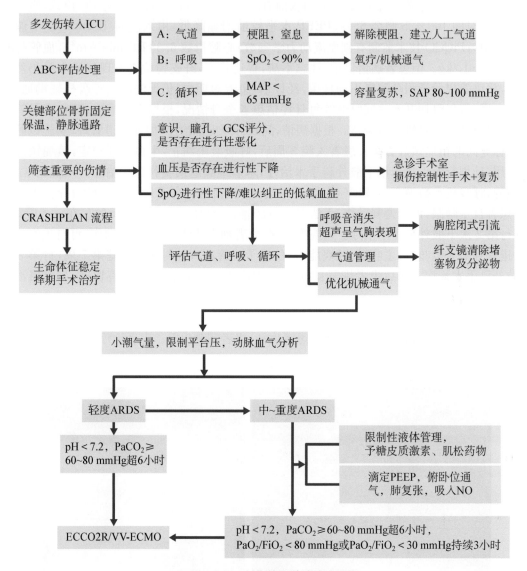

▲ 图 113-5 创伤性湿肺诊治流程图

虑行胸腔闭式引流。

本例患者由 16 楼高空坠落,为严重多发伤,全身受伤系统部位涉及头面部、颈椎、呼吸系统、骨盆和下肢。其中患者呼吸系统并发症最为致命,该患者符合重度 ARDS 诊断标准。外院急诊经过容量复苏、胸腔穿刺闭式引流、紧急气管插管、骨折外固定后,转入重症监护病房。患者因顽固性低氧血症,转入我院。我院进行了 CT 检查、床旁心超、双肺超声等,充分评估患者全身容量状况,精确容量管理,不断优化调整呼吸机模式参数,为后续治疗提供了重要方向及依据。

保持呼吸道通畅,是肺挫伤治疗的重要组成部分。对于呼吸道被分泌物或血液堵塞的患者,可在支气管镜下疏通清除。本例患者入院后行纤支镜检查+治疗,清除了气道异物,氧饱和度得到改善。

　　ARDS 患者的镇痛镇静管理非常具有挑战性,其主要目的为降低氧耗,改善人机协调,降低呼吸驱动,减少呼吸机相关肺损伤或自身诱导肺损伤。早期重度 ARDS 在调节呼吸机参数设置并给予镇痛镇静等治疗后,仍不改善高驱动状态,可在深镇静基础上短程使用神经-肌肉阻滞剂。中重度 ARDS 患者,在诊断 24 h 内,可使用糖皮质激素治疗。建议 ARDS 患者在循环稳定的基础上采用限制性液体管理策略。本例患者,入我科后,立即给予充分镇痛镇静及肌松,同时根据床旁超声评估结果,进行反向容量复苏,经积极治疗后,患者低氧状况有所改善。

　　小潮气量和限制性平台压是肺保护性通气策略的重要参数,同时需注意驱动压的数值。PEEP 是 ARDS 治疗的一个重要方面,其优点包括肺泡复张、减少肺内分流和改善动脉氧合根据肺保护性同期策略,中重度 ARDS 患者保留高 PEEP,需要注意 PEEP 的上限,在设置过程中要保护右心室功能。ARDS 患者肺不张较为常见,肺复张可减少肺内分流,增加功能残气量,被认为是一种"肺开放方法",使用肺复张手法前,需评估患者肺的可复张性,把握正确的时机。体外膜肺氧合(ECMO)被认为是 ARDS 的挽救性治疗,使用中应考虑其相对禁忌证。本例患者,入院后,采用了小潮气量、限制平台压的通气策略,在充分镇痛镇静及肌松的前提下,进行了肺复张,并滴定了 PEEP。患者受伤部位较多,存在骨盆骨折和创伤性颅内出血,经权衡利弊后,决定暂时不给予 ECMO 治疗。经积极处理后,患者病情逐渐稳定,呼吸衰竭最终得到纠正,为后续的骨科手术治疗提供了机会。

四、科主任点评

　　创伤性湿肺是严重创伤或手术后可能出现的肺部并发症,主要表现为急性肺水肿和急性呼吸窘迫综合征(ARDS)。在治疗创伤性湿肺时,关键在于早期干预、镇痛镇静、有效呼吸支持、液体管理、炎症控制以及多学科团队协作,为患者量身定制个体化治疗方案。ECMO 技术作为治疗创伤性湿肺的手段之一,具有诸多优势,包括提供有效氧合和二氧化碳清除,降低气管插管和肺损伤的风险,从而提高患者生存率。然而,ECMO 也带有高风险,可能引发血栓形成、出血、感染、多器官功能衰竭等长期潜在并发症,同时治疗费用昂贵,需消耗大量医疗资源和资金。我们根据该患者的具体情况,选择了最经济的治疗方式,并取得了最佳疗效。

五、参考文献

[1] Karcz M K, Papadakos P J. Noninvasive ventilation in trauma [J]. World J Crit Care Med, 2015, 4 (1):47-54.

[2] Burford T H, Burbank B. Traumatic wet lung; observations on certain physiologic fundamentals of thoracic trauma [J]. J Thorac Surg, 1945, 14:415-424.

[3] Gattinoni L, Citerio G, Slutsky A S. Back to the future: ARDS guidelines, evidence, and opinions [J]. Intensive Care Med, 2023, 49(10):1226-1228.

[4] Rendeki S, Molnár T F. Pulmonary contusion [J]. J Thorac Dis, 2019, 11(Suppl 2):S141-S151.

[5] 中国医师协会胸外科医师分会创伤外科学组,中国研究型医院学会胸外科专业委员会,中国医药教育协会胸外科专业委员会,等.肋骨胸骨肺部创伤诊治专家共识(2022 版)[J].中国胸心血管外科临床杂志,2023,30(1):1-9.

［6］ Russell R T, Leeper C M, Spinella P C. Damage-control resuscitation in pediatric trauma: What you need to know ［J］. J Trauma Acute Care Surg, 2023,95(4):472-480.

［7］ Zingg S W, Millar D A, Goodman M D, et al. The Association Between Pulmonary Contusion Severity and Respiratory Failure ［J］. Respir Care, 2021,66(11):1665-1672.

［8］ Matthay M A, Arabi Y M, Siegel E R, et al. Phenotypes and personalized medicine in the acute respiratory distress syndrome ［J］. Intensive Care Med, 2020,46(12):2136-2152.

［9］ Grasselli G, Calfee C S, Camporota L, et al. ESICM guidelines on acute respiratory distress syndrome: definition, phenotyping and respiratory support strategies ［J］. Intensive Care Med, 2023, 49(7):727-759.

作者:李从烨、周全红
审阅专家:封启明

凝血功能障碍合并深静脉血栓

一、疾病概述及诊疗进展

凝血功能紊乱是由多种因素引起的血液凝固异常。凝血功能紊乱可增加静脉血栓栓塞（venous thromboembolism，VTE）的风险。VTE 包括深静脉血栓形成（deep venous thrombosis，DVT）和肺血栓栓塞症（pulmonary thromboembolism，PTE）。重症监护病房患者常处于卧床制动状态，伴有多病共存、感染，需要镇静、中心静脉置管、机械通气等，VTE 的风险更高。

血栓形成存在以下三要素：血管壁因素、血流淤滞、血液成分异常。因此，能够直接或间接影响上述 3 个基本环节的各种病理生理变化都可导致 VTE 的发生。VTE 多见于下肢，可造成不同程度的慢性深静脉功能不全，严重时可致残。当内源性或外源性的血栓堵塞肺动脉主干或分支后即造成 PTE。PTE 对于循环和呼吸系统均有影响。对于循环系统，肺血管阻塞和缺氧引发的肺血管收缩可导致肺血管阻力增加。对于呼吸系统，气体交换障碍导致机体缺氧、呼吸困难，同时诱发心肌缺氧而加剧心肌损伤。因此呼吸系统与循环系统互为因果，最终引起心肺功能障碍。

目前，静脉血栓栓塞（VTE）的预防和治疗受到了广泛的关注和重视。VTE 一旦发生，后果严重，因此 VTE 的管理应当重在预防。VTE 预防措施包括基础预防、物理预防和药物抗凝预防。VTE 治疗的目的是抑制血栓蔓延、清除血栓、恢复静脉的通畅性及保护静脉瓣膜的结构和功能，预防和降低肺栓塞的发生率和病死率。基于上述目的，主要治疗方法有抗凝治疗、溶栓治疗、取栓术、机械吸栓术等。同时要进行 PTE 后慢性血栓栓塞性肺动脉高压（chronic thromboembolic pulmonary hypertension，CTEPH）的治疗。

二、病历资料

1. 病史摘要

患者，男，54 岁。因"发热伴胸痛 2 天"入院。2022 年 10 月 18 日从加拿大回国，11 月 4 日出现发热，体温最高 38.5℃，无咳嗽、咳痰等伴随症状，未予重视，未行特殊诊治。11 月 5 日出现胸痛气促并伴有发热，体温最高至 38.5℃，遂来我院就诊，查胸部 CT 见双肺下叶多发炎症（图 114-1），考虑诊断肺部感染，为求进一步诊治，收入我院感染科。

入感染科后先予左氧氟沙星＋头孢曲松抗感染治疗，患者症状未见明显好转，11 月 6 日改用莫西沙星＋美罗培南抗感染治疗，11 月 7 日复查胸部 CT 提示双肺感染较前加重，遂改

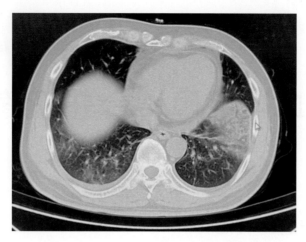

▲ 图 114-1 11 月 5 日胸部 CT 提示双肺炎症

用替加环素＋美罗培南抗感染治疗。11 月 9 日无明显诱因出现右下肢肿胀,下肢静脉超声提示下腔静脉及下肢静脉多发血栓形成。遂请全院大会诊,决定急诊行介入手术治疗,术后为行进一步诊治转入 ICU。

追问病史,患者既往有反复 2 次下肢深静脉血栓形成病史,最早发生于 30 余年前,既往曾长期口服利伐沙班抗凝治疗,深静脉血栓控制可,后自行改为口服伟素抗凝至今。既往否认家族性凝血功能紊乱遗传病史。

入科查体:心率 87 次/min,血压 180 mmHg/90 mmHg,SpO₂ 100％,呼吸频率 15 次/min。神清,气稍促。高流量吸氧,自主呼吸(氧流量 45 L/min,FiO₂ 50％)。两肺呼吸音粗,双肺可及散在湿啰音。右下肢手术切口处敷料干燥,无明显渗血渗液。双下肢显著水肿。

辅助检查:血常规提示血红蛋白 122 g/L,白细胞 12.6×10⁹/L。感染相关指标:血淀粉样蛋白 A 367.8 mg/L,C 反应蛋白 167 mg/L,降钙素原 0.103 ng/mL,白介素- 6 49.70 pg/mL,红细胞沉降率 113 mm/h。凝血功能:INR 1.28,APTT 42.0 s,PT 14.7 s,纤维蛋白原 5.74 g/L,D-二聚体 84.33 mg/L FEU。风湿免疫相关:抗核抗体、抗平滑肌抗体、抗线粒体抗体、髓过氧化物酶抗体、蛋白酶 3 抗体、pANCA、cANCA、抗单双链 DNA 抗体、抗心磷脂抗体等均为阴性。肿瘤标志物相关筛查均为阴性。胸部 CT:双肺下叶多发炎症。

2. 疾病的演变过程和抢救经过

患者入我科后,采取以下几方面措施。①特级护理,告病危,监护心电、血压、指末氧,开通静脉通路。②监测炎症相关指标并完善病原学相关检查,依据药敏试验结果予美罗培南联合替加环素抗感染治疗,患者感染相关指标均较前逐渐改善,CT 提示两肺炎症较前显著吸收(图 114-2)。③监测患者凝血功能相关指标,并完善风湿免疫、肿瘤标志物、易栓症相关基因等筛查进行鉴别诊断,明确凝血功能紊乱病因,结果均提示阴性。入科后先后予低分子肝素和肝素钠抗凝。病程中患者仍持续有血栓形成。因患者基础抗凝血酶Ⅲ(antithrombin Ⅲ,AT-Ⅲ)活性较低且病程中进行性下降,考虑低 AT-Ⅲ活性导致低分子肝素和肝素抗凝效果差。同时由于大量血栓形成,纤维蛋白原消耗性地进行性下降,APTT 进行性上升,继续抗凝存在极大的出血风险。因此首先予新鲜冰冻血浆输注并使纤维蛋白原水平保持在 1 g/L 以上,减少患者抗凝后的出血风险。后再予补充外源性 AT-Ⅲ,使得低分子肝素的抗凝效果得到改善。但后续予速碧林抗凝治疗后,患者AT-Ⅲ仍进行性下降(表114-1),最终将抗凝方案调整为利伐沙班口服抗凝。④多次介入手术过程:11月9日入科前术中造影示下肢静脉多发血栓。经溶栓及反复抽吸仍残留大量血栓。11月11日再次行介入手术治疗,左髂总静脉重度狭窄近闭塞,下腔静脉残留血栓。左上肺动脉栓塞较前好转。对左上肺动脉栓塞行碎栓治疗。在髂总静脉及下腔静脉滤器下方狭窄处分别置入支架。11月15日患者深静脉血栓较前再次加重,血管外科再行介入手术治疗,术中见下肢静脉及下腔静脉多发血栓形成,予溶栓并置入多个支架(图114-3)。

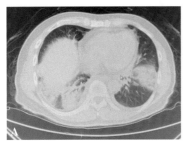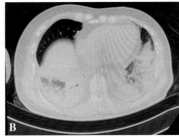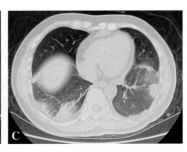

▲ 图114-2 治疗过程中胸部CT动态变化

(A)11月7日:双肺下叶多发炎症较11月5日进展;(B)11月9日:两侧胸腔积液伴两肺下叶膨胀不全,双肺下叶多发炎症,较11月7日实变增多;(C)11月21日:两下肺炎症渗出较前有吸收,局部梗死不除外。

表114-1 凝血功能相关指标病程中动态变化

	纤维蛋白原	凝血时间	凝血酶原时间	抗凝血酶Ⅲ	D-二聚体
11月9日	5.74	14.7	42.0	45.6	84.33
11月10日	3.24	17.2	49.2	36.8	219.99
11月11日	0.47	16.5	50.3	29.9	177.93
11月12日	0.39	17.7	72.2	28.4	78.18
11月13日	0.30	19.5	62.1	29.3	49.33
11月14日	0.43	16.2	47.3	34.3	26.44
11月15日	1.19	16.7	124.9	92.1	17.60
11月16日	2.17	15.2	46.2	82.2	5.75
11月17日	2.14	14.0	36.3	66.0	7.09
11月18日	2.38	18.3	45.5	52.1	5.14
11月19日	2.10	17.9	39.4	48.1	4.84
11月20日	2.02	17.8	41.1	46.1	3.76
11月21日	1.96	16.6	37.7	38.9	5.27
单位	g/L	s	s	%	mg/L FEU
参考值	2.00～4.00	13.0～21.0	11.0～14.0	75.0～125.0	0～0.5

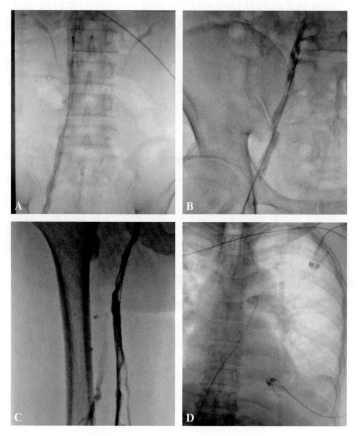

▲ 图 114-3　介入手术术中造影图像

(A)下腔静脉；(B)股静脉；(C)髂静脉；(D)肺动脉。

3. 治疗结果及预后

患者肺部感染控制可，予停用抗生素。经积极抗凝及多次外科介入治疗后，患者下肢及下腔静脉栓塞较前显著改善。后长期口服利伐沙班抗凝治疗。患者 11 月 15 日第三次介入术后出现血小板升高，予调整抗凝抗板治疗方案为利伐沙班联合阿司匹林。后患者凝血功能恢复正常，生命体征稳定。经积极治疗及抢救后，成功挽救了患者生命，顺利出院。

4. 诊治流程图

深静脉血栓形成的诊治流程如图 114-4 所示。

三、讨论与小结

血流动力学改变、高凝状态和血管组织受损均会导致 VTE。患者既往有多年下肢深静脉血栓病史，提示患者长期存在凝血功能紊乱。病程中发现病患 AT-Ⅲ水平低。AT-Ⅲ是凝血酶的抑制物，通过与凝血酶相结合，使酶失活，从而起到抗凝作用。因此在本病例中，考虑患者基础 AT-Ⅲ水平低下导致患者长期血液高凝。而患者既往长期口服利伐沙班抗凝治疗效果可，后自行改为伟素抗凝。但值得注意的是，伟素依赖于 AT-Ⅲ作用于游离凝血酶而发挥抗凝效应。可见患者平素的抗凝方案并没有很好地起到作用。患者在本次发病前

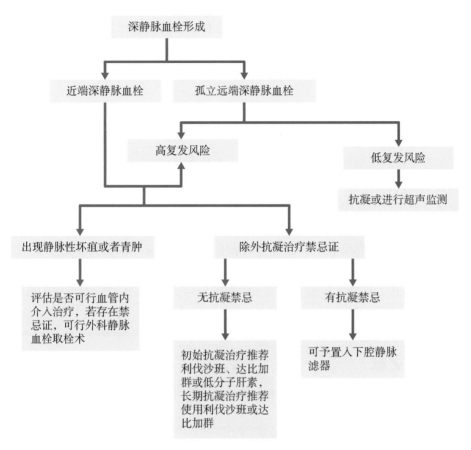

▲ 图 114-4　深静脉血栓形成诊治流程图

有长途旅行导致久坐的病史,这可能是导致本次血栓形成的一大诱因。此外,本病例中肺部感染诊断明确,后完善相关检查排除了原发性以及除感染以外的继发性易栓症病因。最终明确是肺部感染对本就较差的凝血功能雪上加霜,导致了全身凝血功能紊乱。

　　抗凝是治疗 VTE 的核心。目前推荐使用新型口服抗凝药。在本病例中,入院后先后予低分子肝素及肝素抗凝,但效果均不佳。肝素通过与 AT‑Ⅲ 结合,催化灭活凝血因子来抗凝。本例患者 AT‑Ⅲ 水平低下,这导致了肝素抗凝效果不理想。低分子肝素同样是通过增强 AT‑Ⅲ 的活性来发挥抗凝效应。因此在本病例中使用低分子肝素抗凝的效果也不佳。而利伐沙班通过抑制各种状态的 Xa 因子减少凝血酶的生成,并不依赖于 AT‑Ⅲ。因此,在本病例中,后续改用利伐沙班抗凝后,全身各处血栓均较前有改善。

　　除了抗凝药物的选择外,抗凝的具体策略也非常重要。本例患者是否使用抗凝治疗存在矛盾。病程中,大量的血栓形成导致纤维蛋白原等凝血因子消耗性下降,APTT 进行性升高。此时若继续抗凝,全身出血风险极高,但患者血栓仍在进行性生成,若不抗凝,凝血因子只会继续下降,同时会有肺栓塞、脑梗死、心肌梗死等风险。在这样的两难境地下,当时选择首先补充血浆及纤维蛋白原补充凝血物质,减少了患者出血风险,之后再予补充 AT‑Ⅲ,使得低分子肝素的抗凝效果得到改善。在两难中权衡利弊,将出血和栓塞的风险尽可能地降到最低。

介入治疗也是 VTE 治疗中非常重要的一环。在有抗凝禁忌证的患者中推荐下腔静脉滤器。有研究指出，下腔静脉滤器置入对于 PTE 有积极的预防作用。在本病例中，患者予置入下腔静脉滤器预防 PTE，预防了致命性梗阻性休克的发生。正是通过及时、果断的介入手术治疗以及后续充分有效的抗凝、抗感染治疗，才最终使患者脱离生命危险，顺利康复出院。

四、科主任点评

这是一个极具挑战性和启发性的病例。患者患有 AT-Ⅲ 缺乏症，属于易栓体质。患者在大学期间曾经历过一次严重的下肢静脉血栓形成，经过抗凝治疗后痊愈。随后另一条腿又发生过一次类似情况，同样得到有效治疗。平时患者口服利伐沙班片维持抗凝治疗。然而，患者因听信他人的建议，转用伟素作为新的抗凝药物。这次发生肺栓塞的主要原因是肺部感染加上长途旅行的影响。肺部感染导致患者本已不足的 AT-Ⅲ 活性进一步降低，使得伟素的抗凝效果受到严重削弱。经过紧急抢救，我们不仅挽救了患者的生命，还为他数十年来易栓体质的根源进行了明确的诊断，为今后的抗凝治疗提供了清晰的方向。

五、参考文献

［1］宋景春，张伟，张磊，等.重症患者凝血功能障碍标准化评估中国专家共识[J].解放军医学杂志，2022，47(2)：107-117.

［2］中国老年医学学会重症医学分会，浙江省重症医学临床医学研究中心.老年重症患者静脉血栓栓塞症预防中国专家共识(2023)[J].中华老年病研究电子杂志，2023，10(2)：1-13.

［3］中华医学会血液学分会血栓与止血学组.易栓症诊断与防治中国指南(2021 年版)[J].中华血液学杂志，2021，42(11)：881-888.

［4］Watson C, Saaid H, Vedula V, et al. Venous Thromboembolism: Review of Clinical Challenges, Biology, Assessment, Treatment, and Modeling [J]. Ann Biomed Eng, 2024,52(3):467-486.

［5］Stevens S M, Woller S C, Kreuziger L B, et al. Antithrombotic Therapy for VTE Disease: Second Update of the CHEST Guideline and Expert Panel Report [J]. Chest, 2021,160(6):e545-e608.

［6］Mismetti P, Laporte S, Pellerin O, et al. Effect of a retrievable inferior vena cava filter plus anticoagulation vs anticoagulation alone on risk of recurrent pulmonary embolism: a randomized clinical trial [J]. JAMA, 2015,313(16):1627-1635.

［7］张凌宇.DSA 引导下置入腔静脉滤网对深静脉血栓形成后 PE 的预防作用观察[J].现代诊断与治疗，2014,25(18):4147-4148＋4213.

作者：张一帆、周全红

审阅专家：封启明

创伤性休克后严重毛细血管渗漏

一、疾病概述及诊疗进展

创伤性毛细血管渗漏综合征（trauma-induced capillary leak syndrome，TICS）指手术或各种严重创伤后，继发的毛细血管内皮损伤，通透性增加，血管内血浆蛋白等大分子物质渗漏到组织间隙，出现低蛋白血症、有效循环血量不足，导致低血容量休克、急性肾缺血等的临床综合征，严重时可发生多器官功能衰竭（multiple organ failure，MOF）。

TICS 发病机制最大的特点是严重创伤后早期大量失血，血清白蛋白严重丢失，血流稀释。机体受到创伤发生应激，肝脏大量合成炎症介质，血清总蛋白合成减少 3%，大量剩余氨基酸随血流运送至重要脏器和受损伤部位，会进一步加重低蛋白血症。大量液体将从毛细血管漏入组织间隙引起水肿，一旦发生多器官功能衰竭，此种代谢反应还会进一步被放大。此外，严重创伤会损伤大量软组织淋巴系统，使其回吸收功能下降，水肿加重，若未及时纠正，极易引起腹腔间隙综合征，危及生命。

机体受到严重损伤时，释放大量氧自由基或通过 NO 通路介导，使内皮细胞对一些刺激因子如脂多糖发生作用而引起内皮细胞凋亡，增加毛细血管渗透性，进而改变静水压、降低胶体渗透压、引起组织缺氧。此外，严重创伤毛细血管通透性改变也容易继发形成微血栓，使微血管分流、红细胞变形性下降、粒细胞功能障碍，这些都会大大增加多器官功能衰竭的发生率。

二、病历资料

1. 病史摘要

患者，女，24 岁，因"重物砸伤致右下肢肿胀 6 小时"于 2021 年 3 月 1 日就诊于我院，CT显示患者右侧股骨中段错位骨折、右侧胫腓骨中段错位性骨折。患者入院时神志清楚、可对答，心率 85 次/min，血压 124 mmHg/84 mmHg，可见患者右下肢肿胀、畸形、压痛，右小腿近段外侧局部皮肤脱套，约 4 cm×5 cm，右股骨及胫骨中段可及反常活动及骨擦感，足趾远端感觉及活动良好，足背动脉搏动可及，末梢血运良好。患者既往体健，未婚未育，月经正常。患者伤情明确，右小腿简单清创后包扎克氏针固定，完善术前检查后，于 2021 年3 月 3 日行"右股骨骨折切开复位内固定＋右胫腓骨骨折切开复位内固定术"。手术共历时 4 h，术中失血估测 1 000 mL 以上，输注自体血 120 mL，共输平衡液 1 500 mL，术中尿量未记录。

2. 疾病的演变过程和抢救经过

入我科时患者已拔除气管导管,嗜睡状态,呼之可应,全身湿冷,口唇苍白;监护显示心率 122 次/min,无创血压 93 mmHg/62 mmHg,SpO_2 85%,呼吸频率 25 次/min,体温 35.8℃。入室血气:pH 7.23,$PaCO_2$ 40 mmHg,PaO_2 65 mmHg,乳酸 8.6 mmol/L,细胞压积 18%,BE −9.8 mmol/L。血常规:白细胞 13.4×10^9/L,红细胞 2.26×10^9/L,血红蛋白 67 g/L,血小板 94×10^9/L,中性粒细胞百分比 76.6%。凝血功能:PT 15.3 s,APTT 35.7 s,INR 1.35,纤维蛋白原 1.95 g/L,D-二聚体 3.46 mg/L FEU,纤维蛋白降解产物 9.7 mg/L。考虑患者存在低血容量性休克,立即开放深静脉通路,监测有创动脉血压,持续液体复苏,同时给予高流量吸氧(氧流量 50 L/min,FiO_2 50%)改善患者氧合,申请输注红细胞悬液及血浆等血制品,监测凝血功能、血栓弹力图指导输血,液体加温、复温毯保温等治疗。一共输注红细胞悬液 3 U,血浆 1000 mL,冷沉淀 6 U,平衡液 1000 mL。后患者休克明显好转,至次日患者神志清楚,监护显示心率 90 次/min,血压 126 mmHg/72 mmHg,SpO_2 100%。

入 ICU 后第 3 日凌晨,患者突发呼吸困难,SpO_2 持续下降,最低至 80%,心率增快至 102 次/min,血压 130 mmHg/80 mmHg。双肺听诊布满湿性啰音,床旁急查血气:pH 7.24,$PaCO_2$ 39 mmHg,PaO_2 76 mmHg,乳酸 5.7 mmol/L,立即予无创面罩加压通气,症状改善不明显;立即行紧急气管插管,大量粉红色泡沫痰自气管导管涌出,同时予强心、利尿治疗;床旁超声示双侧胸腔大量积液,胸腔穿刺引流出大量血性胸水;充分镇静镇痛后,呼吸机支持通气[同步间歇指令通气(synchronized intermittent mandatory ventilation,SIMV),压力支持(pressure support,PS)12 cmH_2O,呼气末正压(positive end-expiratory pressure,PEEP)8 cmH_2O,FiO_2 60%]。复查血气示:pH 7.38,$PaCO_2$ 37 mmHg,PaO_2 189 mmHg,乳酸 1.0 mmol/L。抢救后患者心率恢复至 85 次/min,血压 128 mmHg/60 mmHg,SpO_2 100%。行床旁超声示:两肺大量 B 线,胸管在位;下腔静脉宽度约 19 mm,扩张率大于 12%,估测右房压 15 mmHg,左室收缩功能正常,射血分数 64%。实验室检查显示肌钙蛋白 0.02 μg/L,肌酸激酶同工酶 2.4 μg/L,肌红蛋白 56.8 μg/L,基本排除急性心衰所致肺水肿。

排除心源性肺水肿,考虑患者可能出现创伤后毛细血管渗漏综合征,连续 3 天使用 1 mg/kg 甲泼尼龙持续泵注给药,同时连续 3 天给予 40 g 的白蛋白负荷,后改为 20 g/d 白蛋白维持静脉输注以减轻渗漏。入 ICU 后第 4 天,患者尿量持续减少,肌酐持续升高,KDIGO 分级为 3 级;行股静脉穿刺置入临时血透管,CVVH 模式,治疗中予枸橼酸抗凝。为阻断患者体内炎症因子级联反应,减轻毛细血管渗漏,第一个 24 h 使用百希瑞滤器,持续超滤 24 h;后逐渐改为普通滤器,超滤持续 8～12 h。

3. 治疗结果及预后

患者气管导管于第 6 天拔除,高流量吸氧序贯支持治疗;患者尿量于第 11 天逐渐恢复,于第 15 天拔除血透管,同日拔除患者胸腔引流管,后患者顺利出院,正常生活和工作。治疗过程中 X 线胸片如图 115-1 所示。胸部 CT 前后对比如图 115-2 所示。

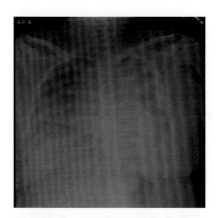

▲ 图 115-1　术后第 3 天 X 线胸片

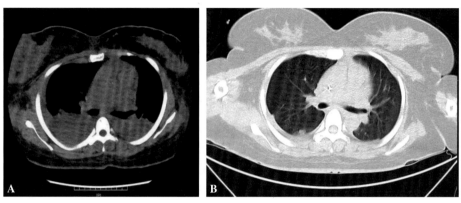

▲ 图 115-2　胸部 CT

（A）术后第 3 天；（B）恢复后。

4. 诊治流程图

毛细血管渗漏综合征诊治流程如图 115-3 所示。

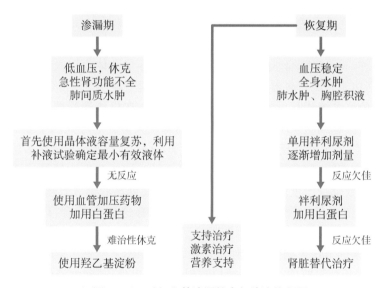

▲ 图 115-3　毛细血管渗漏综合征诊治流程图

三、讨论与小结

本例患者在创伤后出现了严重的失血性休克，我们团队遵循损伤控制性复苏的原则：纠正低体温最小化晶体液的输注，同时优化血浆、红细胞输注的不平衡，通过凝血功能检查的结果指导输血等，对患者实施了积极的抢救。即使在合理的时间区间内对患者采取了积极的液体复苏，失血带来的组织器官低灌注仍然对患者造成了一系列的功能损伤。低灌注造成细胞水平的氧供不足，无氧代谢带来了乳酸、氧自由基的堆积，最终造成血管内皮细胞保护性糖萼脱落，毛细血管通透性明显增加，血管内血浆蛋白等大分子物质渗漏到组织间隙，最终表现为全身水肿、渗出性浆膜腔积液、肺水肿、间隔室综合征等一系列器官功能不全的症状。

　　本例患者最突出的临床表现为急性呼吸窘迫综合征(ARDS)。创伤后,机体发生了严重免疫系统紊乱,激活的单核巨噬细胞系统,释放大量的炎症因子,形成机体的全身炎症反应。此时肺脏作为对全身炎症反应最敏感的脏器,会立即出现严重的肺间质水肿及胸腔积液。因此,对于本例患者,我们团队采用了小剂量的激素,通过抑制炎症因子的合成与释放,同时刺激肝细胞内白蛋白 mRNA 的合成,减轻患者的毛细血管渗漏症状;外源性补充白蛋白进一步改善患者的相关症状。本例患者另一个突出的脏器损伤就是急性肾功能不全。大量炎症因子在肾小管上皮细胞的堆积,以及血管渗漏后造成的相对循环血量不足,均对患者的肾脏造成了严重的打击。而连续性肾脏替代治疗(CRRT)可以通过清除体内炎症因子、减轻肺水肿、稳定内皮细胞等多种途径改善患者的脏器功能不全。此病例抢救成功得益于我们团队熟练的穿刺技术、成熟的床旁超声技巧及精湛的床旁 CRRT 技术,以及多学科的协作治疗,为我们未来抢救严重创伤患者提供了宝贵的临床经验。

四、科主任点评

　　"创伤性休克后严重毛细血管渗漏 TICS"是指严重创伤后出现的一组以毛细血管对蛋白等大分子物质通透性增加、血液中富含蛋白的液体向组织间隙渗漏为病理特点,表现为低血压、血液浓缩、低蛋白血症的症候群,可导致患者发生全身水肿、渗出性浆膜腔积液、肺水肿、间隔室综合征,严重时可出现低血容量性休克以及多器官功能障碍综合征或多器官功能衰竭。多器官功能障碍综合征严重影响预后。该病的发病机制可能有多种,其中免疫系统紊乱可能是比较重要的因素。在机体遭受严重创伤后的一周左右,患者的单核巨噬细胞系统常常被激活,从而释放大量肿瘤坏死因子 α、白介素-1、白介素-2、白介素-6、血小板活化因子等促炎因子,这些因子进一步激活多形核白细胞和内皮细胞等效应细胞,刺激氧自由基、蛋白酶等释放,加速花生四烯酸代谢并释放更多的炎症介质,导致全身严重反应综合征。该患者是在创伤后第 3 日出现严重肺水肿、低氧血症、血浆蛋白降低,并伴有大量胸腔积液,所有这些都符合 TICS 的临床表现。TICS 一旦发生,肾功能、肝功能也可能明显受损,从而进一步加重蛋白丢失以及生成障碍。该患者后续也出现了明显的急性肾损伤,通过 CRRT 治疗后肾功能得以逆转。

　　对 TICS 的治疗策略中,除积极地控制创伤出血以外,限制性液体复苏可减少 TICS 患者渗漏期液体的正平衡,减少并发症,降低病死率。创伤患者早期应用目标导向治疗原则进行 TICS 的液体管理有效。早期使用较大分子的胶体进行补液,扩容效果较好,在治疗 TICS 中应用较多。但是在严重渗漏期,应用分子量较小的血浆、白蛋白、胶体等可能会持续渗漏,加重病情。因此,根据病情的演变,输注不同类型的液体对于预防和治疗 TICS 非常重要。本病例中复苏的早期采用了晶体液和胶体液联合输注,并关注凝血因子的补充,从而避免了大量出血后的凝血功能异常。另外,该患者的治疗中还积极纠正低体温和酸中毒,有效地防止了创伤后致死性三联征(低体温、凝血障碍、酸中毒)。而在之后的渗漏期,患者出现休克和急性肾前性肾功能障碍。此时的主要矛盾在于体内有过多的液体,但有效循环血量严重不足。我们的治疗经验在于优先提高血压,维持重要器官灌注,并使用小剂量糖皮质激素快速纠正休克。小剂量糖皮质激素不仅可以抑制 TICS 的炎症反应,还可以避免大剂量激素的免疫抑制作用。最后,CRRT 可直接净化血液中的多余水分,代谢废物、细胞因子、炎症介质,减轻肺水肿,补充有效循环血量,调节机体免疫功能。本案例体现了上海六院救治严重创伤合并症的综合能力及各科室间的团队协作能力。

五、参考文献

[1] Plank L D, Hill G L. Sequential metabolic changes following induction of systemic inflammatory response in patients with severe sepsis or major blunt trauma [J]. World J Surg, 2000, 24(6): 630-638.

[2] Gustot T. Multiple organ failure in sepsis: prognosis and role of systemic inflammatory response [J]. Curr Opin Crit Care, 2011, 17(2):153-159.

[3] Vincent J L, Nelson D R, Williams M D. Is worsening multiple organ failure the cause of death in patients with severe sepsis? [J]. Crit Care Med, 2011, 39(5):1050-1055.

[4] Mizobata Y. Damage control resuscitation: a practical approach for severely hemorrhagic patients and its effects on trauma surgery [J]. J Intensive Care, 2017, 5(1):4.

[5] Cannon J W. Hemorrhagic Shock [J]. N Engl J Med, 2018, 378(4):370-379.

[6] Stein D M, Scalea T M. Capillary leak syndrome in trauma: what is it and what are the consequences [J]. Adv Surg, 2012, 46:237-253.

[7] Lenz A, Franklin G A, Cheadle W G. Systemic inflammation after trauma [J]. Injury, 2007, 38(12): 1336-1345.

[8] Hatton G E, Isbell K D, Henriksen H H, et al. Endothelial Dysfunction is Associated With Increased Incidence, Worsened Severity, and Prolonged Duration of Acute Kidney Injury After Severe Trauma [J]. Shock, 2021, 55(3):311-315.

作者:谭沁、汪伟
审阅专家:封启明

冠状动脉左主干病变合并心力衰竭

一、疾病概述及诊疗进展

冠状动脉粥样硬化性心脏病（coronary atherosclerotic heart disease，CHD）是冠状动脉血管发生动脉粥样硬化病变而引起血管腔狭窄或阻塞，造成心肌缺血、缺氧或坏死而导致的心脏病，常常被称为"冠心病"。有 $4\%\sim6\%$ 的患者存在严重的冠状动脉左主干病变（left main coronary artery disease，LMCAD），定义为冠状动脉造影狭窄超过 50%。大约 70% 的 LMCAD 患者同时合并冠状动脉多支病变。对于这一类患者，及时进行血运重建是改善生存率的方法，常见的血运重建方法包括冠状动脉旁路移植术（coronary artery bypass graft，CABG）和经皮冠状动脉介入术（percutaneous coronary intervention，PCI）。Nerlekar 等进行的随机试验和观察性研究表明，对于某些 LMCAD 患者，这两种血运重建的死亡风险和心肌梗死（myocardial infarction，MI）相当。

静脉-动脉体外膜肺氧合（venous artery-extracorporeal membrane oxygenation，VA-ECMO）是一种替代患者心肺功能的临时性机械循环支持和体外气体交换措施。VA-ECMO 能为心源性休克患者提供有效的体外循环支持，有效预防因灌注不足引起的器官功能衰竭，从而降低病死率。ECMO 治疗的心脏适应证包括：①严重暴发性心肌炎，使用其他所有方法后血流动力学仍然不能维持时；②急性心肌梗死伴严重心源性休克，血运重建、药物治疗和主动脉内球囊反搏（intra-aortic balloon pump，IABP）等治疗无效时；③不伴有不可逆的多脏器功能障碍患者出现心搏骤停（骤停时间不超过 30 min）；④终末期心肌病等待植入心室辅助装置或心脏移植时的过渡；⑤心脏外科手术后严重低心排血量，其他治疗方法无效时；⑥顽固性心律失常、急性可逆性右心室功能衰竭。ECMO 治疗的禁忌证包括：①主动脉夹层、周围血管严重畸形或者病变；②合并不可逆的心肺功能、中枢神经系统损伤甚至多器官功能衰竭、无法纠正的感染性休克、晚期恶性肿瘤等无法恢复的原发疾病；③存在严重活动性出血、3 个月内发生的脑血管事件、凝血功能严重障碍等抗凝禁忌情况；④较高机械通气设置下（FiO$_2$ > 90%，平台压 > 30 cmH$_2$O），通气时间超过 7 天；⑤年龄大于 70 岁；⑥免疫抑制。

二、病历资料

1. 病史摘要

患者，男性，77 岁，因"反复发作性心前区及喉部灼烧痛 1 周"于 2024 年 1 月 2 日就诊于我院心内科。完善术前检查后，于 2024 年 1 月 9 日上午行冠状动脉造影术，术中见左主干开口至前降支近段狭窄 90％伴严重钙化,前降支中段狭窄 60％,远端血流 TIMI3 级;左回旋支开口至近段狭窄 80％,第一钝缘支中段狭窄 70％,远端血流 TIMI3 级;可见左冠末梢形成侧支供应右冠状动脉远段血流;右冠状动脉近段完全闭塞,远端血流 TIMI0 级。术中诊断:急性冠脉综合征,冠状动脉左主干病变(LMCAD),冠状动脉三支病变,右冠状动脉完全闭塞,心力衰竭。予托拉塞米利尿,IABP 植入辅助循环后,心衰仍未改善,同时患者不耐受进一步介入治疗。请我科会诊后评估病情,考虑患者目前心肌梗死合并心源性休克,经 IABP 辅助后症状仍未改善,有 VA－ECMO 植入指征,与患者家属充分沟通病情,排除相关禁忌后,于 2024 年 1 月 9 日下午,我科与心内科联合,于 VA－ECMO 保护下行 PCI 手术,于 LM－LAD 病变处植入支架,术后在 ECMO 转机情况下安全转运至我科。

入重症监护病房时,患者口插管接呼吸机辅助通气,ECMO 体外循环支持中,流量 2.6 L/min,FiO$_2$ 100％,气流量 4 L/min。监护示体温 36.4℃,脉搏 101 次/min,呼吸 14 次/min,血压 114 mmHg/73 mmHg,去甲肾上腺素 0.19 μg/(kg·min)泵注维持血压。查体:双侧瞳孔等大正圆,直径 3.0 mm,对光反射迟钝,双肺可及少量湿性啰音;腹软,压痛反跳痛不能配合查体;右下肢 IABP 植入术后,皮温低,可见花斑,左下肢 ECMO 置管中,皮温低,双侧足背动脉可及。入室血气分析示 pH 7.43,PaCO$_2$ 43 mmHg,PaO$_2$ 107 mmHg,乳酸 1.2 mmol/L,BE 3.7 mmol/L。其他相关实验室检查示白细胞计数 11.9×10^9/L,血红蛋白 83 g/L,血钾 6.8 mol/L,血肌酐 306 μmol/L,谷丙转氨酶 87 U/L,谷草转氨酶 468 U/L,部分凝血酶原时间(APTT)不凝,D-二聚体 107.80 mg/L FEU,肌钙蛋白 I 185.943 μg/L,肌红蛋白>4 102.0 μg/L,降钙素原 33.150 ng/mL。

2. 疾病的演变过程和抢救经过

患者入科后,续告病危,监测生命体征,调整呼吸机参数,加强气道雾化,充分镇痛及镇静治疗。予胃管置入并胃肠减压。予超声评估全身情况,床旁超声筛查心超、肺超、胸腹腔等,心超见左室收缩功能减弱,未见明显心包积液,下腔静脉塌陷,双肺可见 B 线,未见明显胸腹腔积液。监测 ECMO 转机参数,q2 h 监测 ACT 及血气,调节肝素泵剂量,同时 q4 h 监测双下肢皮温及足背动脉搏动。患者左主干-左前降支予支架置入,循环不稳定,予去甲肾上腺素静脉泵入维持血压。患者术中出现持续低血压,密切监测瞳孔,警惕脑出血及脑疝。患者手术时间较长,予头孢曲松抗感染治疗。既往有肾功能不全病史,尿量较少,监测尿量、肌酐及电解质水平。

入室后 2 h 血气回报:pH 7.16,PaCO$_2$ 22 mmHg,PaO$_2$ 447 mmHg,乳酸 7.5 mmol/L,BE －19.2 mmol/L,K$^+$ 7.3 mmol/L。予碳酸氢钠静滴,床旁 CRRT,纠正酸碱失衡及电解质紊乱。入室第 2 天复查心超,提示左室收缩功能严重减弱,左室射血分数 26％。VA－ECMO 持续转机中,患者的血流动力学逐渐稳定,去甲肾上腺素剂量进行性下降。根据病原学培养结果,先后予头孢曲松、哌拉西林他唑巴坦、美罗培南、万古霉素等抗感染治疗,同时间断床旁 CRRT,严格监测出入量。入室第 4 天(VA－ECMO 上机第 4 天),床旁超声筛查患者心脏泵功能较前恢复,心超示左室射血分数约 40％,去甲肾上腺素降至 0.05 μg/(kg·min);炎症指标明显下降,肝肾功能明显好转;气管插管接呼吸机辅助通气,FiO$_2$ 50％,氧合指数大于 350 mmHg,评估心肺功能皆达到撤机水平,与心血管外科联合进行 ECMO 撤机。入室第 15 天(ECMO 撤机第 12 天)复查心脏超声(图 116-1),提示左室收缩功能较前明显好转,左室射血分数恢复至 49％。

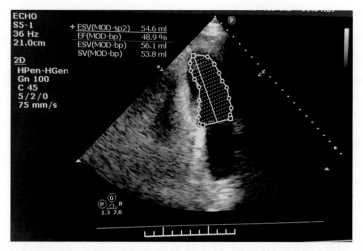

注：图中圈出部位为收缩期两腔心截面左心室单平面描记图形，图中红线标记处显示左心室射血分数（EF）49％。

▲ 图 116-1　2024 年 1 月 23 日心脏超声图

3. 治疗结果及预后

综合患者病情，成功在 VA‐ECMO 保护下行 PCI 术，术后患者心脏泵功能恢复良好，成功撤机，进行下一步康复治疗。

4. 诊治流程图

冠状动脉左主干病变合并心力衰竭诊治流程如图 116-2 所示。

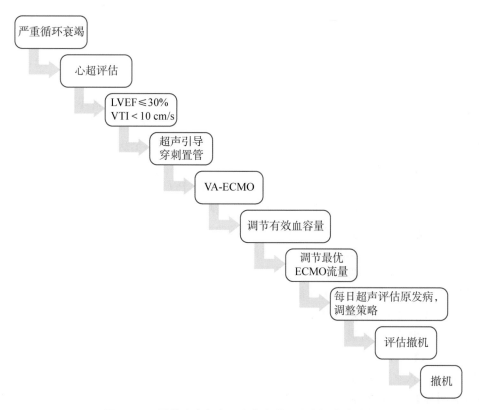

▲ 图 116-2　冠状动脉左主干病变合并心力衰竭诊治流程图

三、讨论与小结

大多数严重 LMCAD 患者会有相应症状,且发生心血管事件的风险较高,这是因为左主干闭塞会影响至少 75% 流向左心室的血流,除非其受到侧支循环或开放的旁路移植血管(至左前降支或回旋支)的保护。若患者未接受血运重建,则 3 年生存率低至 37%。IABP 是最常用的机械支持装置,其置入简单快捷,花费低,而且无须技术支持人员连续监测,但缺点是只能提供较少的血流动力学支持和心肌保护。此外,临床试验显示,IABP 不能降低心源性休克患者的病死率,因此针对高危经皮冠状动脉介入术,尝试在 VA-ECMO 保护下行 PCI 术可能改善患者预后。

该患者急性心肌梗死伴严重心源性休克,予 IABP 置入后治疗仍无效,通过 VA-ECMO 可以一定程度保障组织灌注。Ouweneel 等的荟萃分析纳入了 13 篇相关研究,结果显示在心搏骤停的情况下,与未接受 VA-ECMO 组相比,VA-ECMO 组患者的 30 天存活率提高了 13%;对于心源性休克患者,单独使用 VA-ECMO 组 30 天存活率比单独使用 IABP 组高 33%。Beurtheret 等研究证明,经常规药物治疗无效的难治性心源性休克患者住院病死率达 50%~60%,而 VA-ECMO 可能是有效降低心源性休克病死率的措施,已获美国心脏学会和欧洲心脏学会心源性猝死预防指南的推荐,我国心血管病的相关指南同样推荐对急性心肌梗死合并心源性休克,在使用 IABP 仍然不能纠正或不足以改善循环时应立即启用 ECMO 或直接启用 ECMO 治疗。该患者取股动脉及股静脉置管,将血液从股静脉引出,经过提供血液气体交换的密闭式膜氧合器(膜肺)后,通过股动脉回输完成氧合的含氧血,改善循环供氧,让心脏得到更充分的休息,减少缺氧给其他脏器功能带来的损害,为心脏泵功能的恢复赢得了时间,最终改善了预后。同时,在病程中,床旁超声筛查,密切监测患者的左室射血分数,动态评估患者病情。近年来,以心肺超声为基础的床旁超声在急危重患者的快速评估中得到越来越普遍的应用,心脏超声可以动态监测心泵功能,指导血管活性药物的使用;联合肺超声,可以评估容量状态;观测下腔静脉呼吸变异度可以评估容量反应性。本病例充分体现了危重患者在有效保护措施(VA-ECMO)下行高危(LMCAD)介入手术的必要性,同时体现了床旁超声在疾病监测过程中的作用,印证了危重患者救治的复杂性和困难性;在救治过程中,与心血管内科、心血管外科精诚合作,体现了多学科诊疗协作的理念。

四、科主任点评

这是一个充分体现团队协作的典型病例。重症医学科、心内科、心外科和麻醉科密切合作,在充分评估了患者病情后,征得家属同意,在 ECMO 的支持下进行了冠脉支架植入手术。该患者的冠脉存在多支病变,导致心源性休克。通过提供 ECMO 支持,患者得到了心脏功能的有力支持,维持了心血管系统的稳定,降低了手术风险,还延长了 PCI 手术时间,使医生能够有更多时间进行复杂操作,从而提高了手术成功率。ECMO 辅助 PCI 帮助患者度过危险期,改善了预后,降低了不良事件和病死率。

在这个过程中,各科室的专家通力合作,发挥各自专业的优势,保障了手术的顺利进行及患者的安全。这种多学科团队协作的模式在重症患者的治疗中显得尤为重要,为患者提供了更全面、更高效的医疗服务。

五、参考文献

［1］ Ragosta M, Dee S, Sarembock I J, et al. Prevalence of unfavorable angiographic characteristics for percutaneous intervention in patients with unprotected left main coronary artery disease ［J］. Catheter Cardiovasc Interv, 2006,68(3):357-362.

［2］ Taggart D P, Kaul S, Boden W E, et al. Revascularization for unprotected left main stem coronary artery stenosis stenting or surgery ［J］. J Am Coll Cardiol, 2008,51(9):885-892.

［3］ Serruys P W, Morice M C, Kappetein A P, et al. Percutaneous coronary intervention versus coronary-artery bypass grafting for severe coronary artery disease ［J］. N Engl J Med, 2009,360(10):961-972.

［4］ Nerlekar N, Ha F J, Verma K P, et al. Percutaneous Coronary Intervention Using Drug-Eluting Stents Versus Coronary Artery Bypass Grafting for Unprotected Left Main Coronary Artery Stenosis: A Meta-Analysis of Randomized Trials ［J］. Circ Cardiovasc Interv, 2016,9(12):e004729.

［5］ Ouweneel D M, Schotborgh J V, Limpens J, et al. Extracorporeal life support during cardiac arrest and cardiogenic shock: a systematic review and meta-analysis ［J］. Intensive Care Med, 2016,42(12): 1922-1934.

［6］ Beurtheret S, Mordant P, Paoletti X, et al. Emergency circulatory support in refractory cardiogenic shock patients in remote institutions: a pilot study (the cardiac-RESCUE program) ［J］. Eur Heart J, 2013,34(2):112-120.

［7］ O'Gara P T, Kushner F G, Ascheim D D, et al. 2013 ACCF/AHA guideline for the management of ST-elevation myocardial infarction: a report of the American College of Cardiology Foundation/ American Heart Association Task Force on Practice Guidelines ［J］. J Am Coll Cardiol, 2013,61(4): e78-e140.

［8］ Ibánez B, James S, Agewall S, et al. 2017 ESC Guidelines for the management of acute myocardial infarction in patients presenting with ST-segment elevation ［J］. Rev Esp Cardiol (Engl Ed), 2017,70 (12):1082.

作者:张中伟、宋钰萌、周全红

审阅专家:封启明

急性坏疽性胆囊炎

一、疾病概述及诊疗进展

急性坏疽性胆囊炎(acute gangrenous cholecystitis，AGC)多由单纯性胆囊炎进展而来,此类型胆囊炎病情重、预后差,是急性胆囊炎中最为严重的一种类型,可导致胆囊穿孔、胆汁性腹膜炎、胆囊周围脓肿、胆囊十二指肠瘘、胆囊-胆管瘘等。本病患者多有胆囊结石病史,临床表现可有 Murphy 征阳性、右上腹压痛及可触及压痛等体征。若病程进展至胆囊坏疽、穿孔,胆汁或脓液进入腹腔,可继发弥漫性腹膜炎,病死率极高。

超声检查作为急性胆囊炎最常用的影像学检查方式,若提示胆囊壁水肿、不对称及局部不规则改变或胆囊扩张、胆囊周围积液,应警惕坏疽性胆囊炎的可能。CT 和 MRI 检查在评估和指导治疗方面具有重要的临床价值,两者表现相似,多显示为胆囊扩张、腔内膜、胆囊壁不规则强化或低强化、胆囊壁溃疡、隆起或缺损。

手术治疗是急性胆囊炎的首选治疗方式,而坏疽性胆囊炎因其特殊的发病机制,一经发现应立刻进行手术干预。腹腔镜下胆囊切除术(laparoscopic cholecystectomy，LC)、开腹胆囊切除术和胆囊引流术＋择期 LC 是目前常用的三种手术方式。

感染性休克(septic shock)又称脓毒性休克,是指经充分的液体复苏后,仍需要使用血管活性药物以维持平均动脉压≥65 mmHg,且血乳酸浓度＞2 mmol/L。随着病情进展,患者会出现严重脓毒症伴低血压的体征和症状。值得注意的是,在休克早期"代偿"阶段,血压可能会保持不变,患者表现四肢发热、毛细血管快速充盈,称为暖休克。这一阶段的休克,如果通过液体复苏和血管活性药物积极支持管理,可以逆转。随着感染性休克的进展进入失代偿期,患者可能出现四肢冰凉、毛细血管充盈延迟和脉搏细速,也称为冷休克。之后,随着持续的组织低灌注,休克可能是不可逆的,迅速发展为多器官功能障碍综合征和死亡。

目前感染性休克 1 小时 bundle 治疗,包括:①监测乳酸水平;②抗生素使用之前留取血培养;③使用广谱抗生素;④低血压或乳酸≥4 mmol/L,给予 30 mL/kg 的晶体液进行迅速的液体复苏;⑤液体复苏中或液体复苏之后,如果患者存在持续低血压,给予血管活性药物以维持平均动脉压≥65 mmHg。

二、病历资料

1. 病史摘要

患者,84 岁,女性,因"右上腹部疼痛 1 周"于 2023 年 10 月 4 日 14：00 至我院急诊就诊。

患者 1 周前因"胆囊结石伴急性胆囊炎"于外院予以抗感染等对症处理,但效果不佳,遂转至我院进一步检查治疗。患者既往有胆囊结石、冠状动脉粥样硬化性心脏病、2 型糖尿病、高血压 3 级(极高危)。

　　患者于急诊查体:血压 82 mmHg/48 mmHg,心率 109 次/min,SpO₂ 85%,体温 38℃,神志淡漠,呼吸急促,呼吸音清,未闻及明显干、湿啰音,胸廓正常,无胸骨压痛,腹部平坦,无腹式呼吸,腹壁稍紧张,上腹部有压痛,肝脾未触及,无腹部包块,无移动性浊音。血气示:pH<7.36,PaO₂ 58 mmHg,PaCO₂ 29 mmHg,乳酸>1.9 mmol/L,指尖快速血糖 18.2 mmol/L,尿酮(++)。血常规示:白细胞计数 21.3×10⁹/L,血红蛋白 107 g/L,谷丙转氨酶 20 U/L,谷草转氨酶 27 U/L。胸腹部 CT 示:胆囊结石、胆囊炎,肝周包裹性积液、少量积气,胆囊穿孔待排,右侧胸腔积液伴膨胀不全。考虑"胆囊结石伴急性坏疽性胆囊炎伴穿孔待排,感染性休克,糖尿病酮症酸中毒可能,Ⅰ型呼吸衰竭",予吸氧、抗感染、抑酸等扩容对症处理,告知家属,急诊行剖腹探查术。术中见腹腔内较多胆汁样脓性浑浊液体,探查可见胆囊体部有破口,约 2 cm×1 cm 大小,术中血压低,血糖高伴酮症酸中毒,术后转入重症监护病房。

　　2. 疾病的演变过程和抢救过程

　　患者入重症监护病房时体温 36.8℃,心率 157 次/min,口插管呼吸机辅助呼吸,呼吸 16 次/min,血压 77 mmHg/42 mmHg,SpO₂ 99%。查体示右肺底可闻及湿啰音,腹腔引流管颜色偏浑浊胆汁样。入室血气分析示:pH 7.07,PaCO₂ 57 mmHg,PaO₂ 77 mmHg,乳酸 5.9 mmol/L,BE −13.6 mmol/L,HCO₃⁻ 14.1 mmol/L。白细胞计数 25.6×10⁹/L,中心粒细胞百分比 91.2%,血红蛋白 115 g/L,谷丙转氨酶 25 U/L,谷草转氨酶 39 U/L,降钙素原 1.56 ng/mL。床旁胸片见右侧胸腔积液伴右肺膨胀不全,多发渗出(图 117-1A)。

　　术后患者白细胞、中性粒细胞、降钙素原及 C 反应蛋白较前升高,但合并出现血压下降、氧合难以维持的情况。此时血气分析示 pH 7.46,PaCO₂ 38.0 mmHg,PaO₂ 57.00 mmHg,血乳酸 3.50 mmol/L,红细胞比容(hematocrit, HCT)35.0%,BE 3.1 mmol/L。床旁超声及胸片提示:右侧胸腔积液伴右肺膨胀不全,右肺多发渗出,左肺下叶渗出(图 117-1B)。行纤支镜检查,见以右肺下叶各分级支气管内较多浆液性黏痰为主。

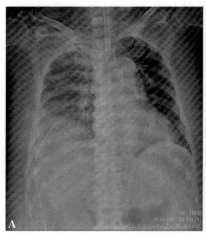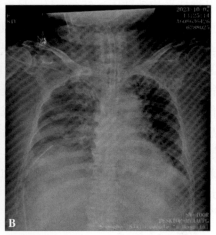

▲ 图 117-1　胸部 X 线平片

(A)术前;(B)术后。

对于患者目前状况,结合实验室及胸片等辅助检查,考虑脓毒性休克、急性坏疽性胆囊炎、双侧胸腔积液、高血压 3 级(极高危)、2 型糖尿病。在调整呼吸机参数,并辅以纤维支气管镜吸痰,送检痰、腹腔引流液、中段尿等相关培养后,积极抗感染治疗,联合使用"美罗培南＋万古霉素"的广谱抗生素,予以输注血浆、白蛋白等扩容,去甲肾上腺素血管活性药物维持循环稳定等积极对症处理。

10 月 9 日血气分析示:pH 7.52,$PaCO_2$ 44.0 mmHg,PaO_2 98.00 mmHg,血乳酸 1.60 mmol/L。血常规:白细胞计数 $7.1 \times 10^9/L$,中心粒细胞百分比 76.5%,降钙素原 0.353 ng/mL,炎症指标明显下降。患者入院以来的炎症指标变化如图 117-2 所示。当天停镇静后,患者意识清醒后脱机自主呼吸良好(氧流量 3 L/min),查得血气 pH 7.51,$PaCO_2$ 47.0 mmHg,PaO_2 98.00 mmHg,血乳酸 1.50 mmol/L,吸尽气道及口腔分泌物后拔出气管插管,予以高流量吸氧(FiO_2 50%)。患者血培养、痰培养、腹腔引流液培养以及中段尿培养为阴性,无阳性菌感染证据,停用万古霉素,复查胸腹部 CT:右上腹部引流中,肝周包裹性积液较前吸收,双侧胸腔积液伴膨胀不全(图 117-3)。

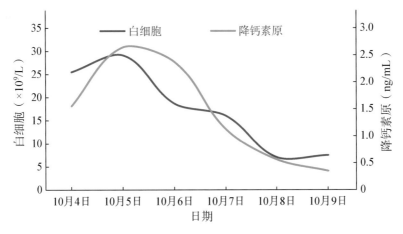

▲ 图 117-2　白细胞、降钙素原趋势图

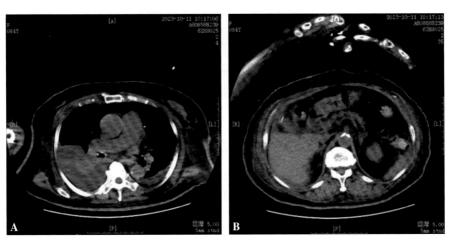

▲ 图 117-3　复查胸腹部 CT

(A)胸部 CT 平扫;(B)腹部 CT 平扫。

　　患者目前感染指标较前明显下降且无发热等感染症状,继续目前抗感染治疗方案,尽管患者胸部 CT 平扫示胸腔积液,量尚可,且患者呼吸频率、指末氧均正常,暂不考虑予以胸穿引流。

　　患者于 10 月 13 日晚胆囊造瘘管脱落,10 月 14 日开始患者白细胞、降钙素原等炎症指标开始升高,同时伴随体温升高,拔管后的炎症指标变化如图 117-4 所示。床旁超声及胸腹部 CT 示:右侧胸腔积液较前明显增多(图 117-5)。行胸腔穿刺置管引流术。

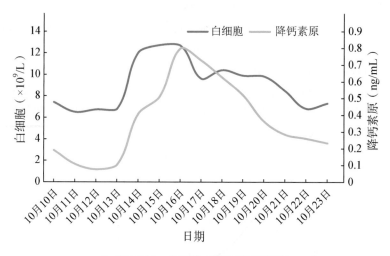

▲ 图 117-4　白细胞、降钙素原趋势图

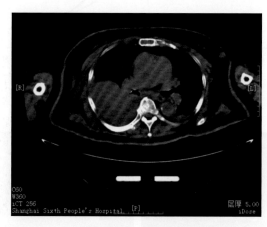

▲ 图 117-5　胸部 CT 平扫

　　送检血培养、痰培养等相关培养,血涂片找到热带念珠菌,加用卡泊芬净抗真菌治疗,动态复查血涂片及真菌 G 试验。同时联系外科手术医生,请超声科会诊,行超声引导下经皮经肝胆囊穿刺置管术。积极对症处理后,于 10 月 23 日从 ICU 转入普通病房,10 月 25 日顺利出院。患者出院后随访至今,生命体征平稳,一般状态良好。

　　3. 诊治流程图

　　急性坏疽性胆囊炎诊治流程如图 117-6 所示。

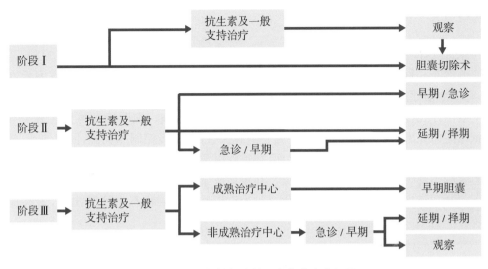

▲ 图 117-6 急性坏疽性胆囊炎诊治流程图

三、讨论与小结

本例患者因急性坏疽性胆囊炎伴脓毒性休克入院,入院时血压较低,神志淡漠,病情危急。危重患者常常由于休克或意识障碍无法表现出阳性的临床体征,这种假阴性结果或延迟诊断会导致严重后果。而目前被誉为医生护士的"第三只眼"的超声,在危急重症患者的救治工作中起着不可替代的作用。从超声引导下的各种穿刺到各脏器功能的监测,以及各种类型休克、呼吸困难、循环衰竭等临床状况,均可以快速、准确地获取患者的临床信息,在诊断方面发挥着非常重要的作用,同时也为危急重症治疗方案的制订提供依据、指明方向。

急性胆囊炎的严重程度可分为轻度、中度、重度三级,治疗方法和预后亦不同。一旦明确诊断,在评估是否需手术切除或胆囊穿刺引流的同时,应先禁食、补液,维持水、电解质、酸碱平衡。早期应用抗菌药物,持续监测生命体征和血流动力学指标,维持内环境稳定。手术能否需结合胆囊炎的严重程度、全身状况和合并症情况综合评估。

LC 是目前较为普遍的手术方式,对患者创伤也较小,有利于术后快速康复。但在实际工作中,LC 较多应用于慢性胆囊炎、轻度急性胆囊炎以及胆囊壁坏疽水肿较轻、胆囊三角区解剖清晰、胆囊未穿孔的中度急性胆囊炎患者,且需要由手术经验丰富的医师主刀。LC 虽是坏疽性胆囊炎的理想手术方式,但对于病史、体征、影像学等辅助检查高度提示坏疽性胆囊炎且存在死亡高危因素时,应慎行 LC,建议行开腹胆囊切除,这样虽然手术创伤较大,但更适用于疾病进展快、穿孔风险高、解剖不清的坏疽性胆囊炎患者。对于本例患者来说,由于术中胆囊周围坏疽水肿,解剖不清,胆囊切除风险较大,采用胆囊造瘘引流术是较为合理的手术方式,因此,胆囊引流术是无法耐受手术和保守治疗失败且存在手术高危因素患者的常用替代治疗方式。

坏疽性胆囊炎是一类严重的复杂性胆囊炎,病情进展快、病死率较高,熟悉和掌握坏疽性胆囊炎的疾病特征、早期诊断、术前充分评估、合理的治疗方案和时机是降低坏疽性胆囊炎病死率、并发症和缩短术后住院时间的关键。

四、科主任点评

> 脓毒症休克是一种感染引起的循环衰竭和细胞代谢异常的严重全身性疾病,需要迅速的诊断和积极的治疗。"拯救脓毒症"倡导的脓毒症休克集束化治疗方案旨在快速、有效地治疗患者,最大限度地提高存活率。该治疗方案包括早期血培养、液体复苏、抗生素治疗、乳酸水平监测和中心静脉压监测等关键措施。在明确坏疽性胆囊炎导致的脓毒症休克后,我们立即对患者实施了剖腹探查术,积极控制感染源,同时快速、规范的集束化治疗,迅速控制了病情。然而,在重症医学科中,患者病情变化多端,比如本例中胆囊造瘘管脱落导致再次全身感染。在重症医学科医护人员的密切监护和多学科协作下,我们及时发现并应对病情变化,成功将患者从危急状态中挽救出来,最终康复出院。

五、参考文献

［1］ Kimura Y, Takada T, Strasberg S M, et al. TG13 current terminology, etiology, and epidemiology of acute cholangitis and cholecystitis［J］. J Hepatobiliary Pancreat Sci, 2013,20(1):8-23.

［2］ Gurusamy K, Samraj K, Gluud C, et al. Meta-analysis of randomized controlled trials on the safety and effectiveness of early versus delayed laparoscopic cholecystectomy for acute cholecystitis［J］. Br J Surg, 2010,97(2):141-150.

［3］ Yokoe M, Hata J, Takada T, et al. Tokyo Guidelines 2018: diagnostic criteria and severity grading of acute cholecystitis (with videos)［J］. J Hepatobiliary Pancreat Sci, 2018,25(1):41-54.

［4］ Kim K H, Kim S J, Lee S C, et al. Risk assessment scales and predictors for simple versus severe cholecystitis in performing laparoscopic cholecystectomy［J］. Asian J Surg, 2017,40(5):367-374.

［5］ Singer M, Deutschman C S, Seymour C W, et al. The Third International Consensus Definitions for Sepsis and Septic Shock (Sepsis－3)［J］. JAMA, 2016,315(8):801-810.

［6］ Schmidt G A, Koenig S, Mayo P H. Shock: ultrasound to guide diagnosis and therapy［J］. Chest. 2012,142(4):1042-1048.

［7］ Wakabayashi G, Iwashita Y, Hibi T, et al. Tokyo Guidelines 2018: surgical management of acute cholecystitis: safe steps in laparoscopic cholecystectomy for acute cholecystitis (with videos)［J］. J Hepatobiliary Pancreat Sci, 2018,25(1):73-86.

作者:梁明军、周全红

审阅专家:封启明

甲状腺恶性肿瘤术后 并发急性高危肺栓塞

一、疾病概述及诊疗进展

肺栓塞是以各种栓子阻塞肺动脉或其分支为其发病原因的一组疾病或临床综合征的总称,其中肺血栓栓塞症(pulmonary thromboembolism, PTE)为肺栓塞的最常见类型。引起 PTE 的血栓主要来源于下肢的深静脉血栓(deep venous thrombosis, DVT)形成。肺栓塞是一种需要临床紧急应对的疾病,伴有血流动力学不稳定的肺栓塞患者病死率明显增加。

1. 超声在肺栓塞的诊断及鉴别诊断中的作用

肺栓塞没有特异性的临床表现,其明确诊断成为临床医生面临的一项难题。目前肺栓塞诊断的金标准仍然是肺动脉 CT 血管造影(CTA),对于生命体征极度不稳定的患者或没要条件进行肺动脉 CTA 检查的医疗机构,诊断肺栓塞更多需要评估患者的肺栓塞危险因素、肺栓塞的典型征象以及肺栓塞的危险程度分级。超声能够发现与血流动力学不稳定相关的右心系统应变、血管内血栓、右心系统内栓子、肺内梗死及局部胸腔积液。整合超声检查与传统的肺栓塞评估可以提高肺栓塞诊断率。肺栓塞的超声心动图表现包括直接征象和间接征象。直接征象主要是肺动脉近端和(或)右心血栓。但研究表明,经超声发现右心栓子仅占肺栓塞患者的 5.6%。超声心动图的间接征象是指由于肺栓塞引起肺血管收缩和右心室后负荷增高导致肺动脉高压、右心室过负荷和功能障碍,并进一步限制左心室充盈而产生的一系列改变,主要表现为扩大的右心室和(或)右心房;反常的室间隔运动,心室可呈"D"字征,左心室充盈受限;肺动脉增宽、高压;右心室功能障碍的特殊征象如 60/60 征、McConnell's 征,四腔切面三尖瓣环收缩期位移<1.6 cm、右心室壁运动减退、右心室面积变化分数<35%等。超声心动图已成为《欧洲心脏病学会急性肺栓塞诊断和管理指南》推荐的可疑高危或大面积肺栓塞不能立即行肺动脉 CTA 检查患者的一线检查手段。尽管超声并不推荐用于血流动力学稳定患者的肺栓塞诊断,但对识别其中有右心室功能障碍的高风险人群有一定的作用。

2. 急性肺栓塞的溶栓治疗

急性肺栓塞后溶栓治疗可迅速溶解部分或全部血栓,恢复肺组织再灌注,减小肺动脉阻力,降低肺动脉压,改善右心室功能,降低了高危 PTE 病死率,减少复发率。

溶栓的主要适应证是高危 PTE 和中高危 PTE 患者出血风险较低时。目前临床较为常用的全身溶栓药是重组组织型纤溶酶原激活剂(recombinant tissue plasminogen activator, rt-PA)，美国 FDA 批准治疗 PTE 的剂量是在 2 h 内输注 100 mg(标准剂量)。

基于国内外的人种差异，以及 100 mg rt-PA 溶栓方案存在较高的出血风险，国内进行了低剂量溶栓的随机对照试验，结果显示体重<65 kg 的患者中，50 mg(低剂量)组出血发生率明显低于标准剂量组；而两组溶栓治疗后的病死率、复发率差异均无统计学意义。在低体重亚洲人群中进行的另一项随机对照临床试验中，同样认为低剂量 rt-PA 是安全和有效的。基于有限证据，目前欧美指南仍然推荐标准剂量作为溶栓的推荐剂量，但国内指南、共识多推荐 50 mg 的低剂量开始溶栓。临床上仍有待大样本前瞻性研究来验证 rt-PA 的最低有效剂量和最大安全剂量问题。

二、病历资料

1. 病史摘要

患者，女性，68 岁，身高 155 cm，体重 65 kg。因"发现颈前区肿物 8 月"于 2021 年 4 月 30 日入我院甲乳疝外科。8 个月前发现颈部肿物，无颈部压迫感，无吞咽及呼吸困难，无体重明显下降，无心悸多汗。既往有高血压病史，口服硝苯地平片降压治疗。

于 2021 年 5 月 7 日在全麻下行"左侧甲状腺癌扩大根治术＋右侧甲状腺全切＋右侧腋窝淋巴结清扫术"，术中出血 300 mL，术后生命体征稳定，返回病房后予止痛、抗感染(头孢西丁＋左氧氟沙星)、补液等治疗。5 月 10 日(术后第 3 天)，患者出现胸闷、气促、血氧饱和度降低。血气分析:pH 7.40，$PaCO_2$ 34 mmHg，PaO_2 86 mmHg，乳酸 1.3 mmol/L，红细胞比容(HCT)32%，BE −3.2 mmol/L。凝血检验报告:PT 12.9 s，APTT 29.4 s，D-二聚体 18.23 mg/L FEU，FDP 45.4 mg/L。心肌梗死指标:高敏肌钙蛋白 I 0.256 μg/L，肌酸激酶同工酶 8.5 μg/L，肌红蛋白 23.0 μg/L。心电图:窦性心动过速，房性早搏，Ⅲ、AVF、V1 导联 ST 略抬高，Ⅰ、AVL 导联 ST 段水平型压低(0.05 mV)。以"低氧血症原因待查"，转入 ICU 治疗。

2. 疾病演变和抢救经过

当日 19:10 转入 ICU 时，患者神志清楚，对答切题，感胸闷、气促。查体:脉搏 105 次/min，呼吸 25 次/min，血压 162 mmHg/87 mmHg，SpO_2 85%，双肺呼吸音粗。予高通量吸氧(流速 45 L/min，FiO_2 50%)，患者 SpO_2 升至 95%，血压 128 mmHg/90 mmHg，心率 95 次/min。入室血气分析示:pH 7.46，$PaCO_2$ 28 mmHg，PaO_2 73 mmHg，乳酸 1.0 mmol/L，HCT 33%，BE −3.1 mmol/L。床旁超声提示下腔静脉宽度 1.7 cm，双肺无明显 B 线，无明显胸腔积液，下肢静脉超声提示右股静脉分支血栓，心超筛查无明显异常改变。追问病史，术后 2 日内未进行常规术后抗凝。考虑肺栓塞可能，予那屈肝素钙 4100AXaIU 抗凝、下肢制动、扩张支气管、抗感染，待氧合改善后第 2 天日间完善肺动脉 CTA 等处理。

23:10 患者突发 SpO_2 下降至 72%，查体可见口唇发绀，并有意识不清。床旁血气:pH 7.27，$PaCO_2$ 43 mmHg，PaO_2 42 mmHg，乳酸 2.3 mmol/L。立即予经口气管插管接呼吸机辅助呼吸[模式为 SIMV，潮气量(tidal volume，TV)475 mL，呼吸频率 18 次/min，PS 10 cmH_2O，PEEP 8 cmH_2O，FiO_2 100%]。插管后 SpO_2 波动于 73%～76%，心率最高 140 次/min，血压下降至 67 mmHg/53 mmHg。复查血气:pH 7.15，$PaCO_2$ 60 mmHg，PaO_2 59 mmHg。心电图示:窦性心律～T 波改变(Ⅲ AVF V2～V5 低平、倒置)。床旁心超可见肺动脉增宽，右心室扩大，主动脉瓣、肺动脉瓣轻度反流。超声发现下肢深静脉血栓，结合呼

吸、循环衰竭临床表现,遂诊断为急性肺栓塞(高危)。获得家属知情同意后,立即开始溶栓治疗,予阿替普酶 50 mg 负荷剂量后持续泵注 1 h。1 h 后观察患者 SpO_2 升至 83%~85%(FiO_2 100%),呼吸氧合未明显改善,循环仍极度不稳定,需大剂量去甲肾上腺素维持。当即追加阿替普酶 50 mg,持续泵注 1 h。溶栓 2 h 后患者循环趋于稳定,氧合改善,血压回升,波动于(110~158)mmHg/(72~96)mmHg[去甲肾上腺素输注量 $0.2\,\mu g/(kg \cdot min)$],心率降至 80~90 次/min。凌晨 2:18 血气分析:pH 7.28,$PaCO_2$ 40 mmHg,PaO_2 108 mmHg(FiO_2 90%)。凌晨 5:36 血气分析:pH 7.40,$PaCO_2$ 32 mmHg,PaO_2 290 mmHg(FiO_2 75%)。

次日,循环稳定停用去甲肾上腺素后,完善肺动脉 CTA 检查,可见溶栓后,右中下肺动脉及左下肺动脉开口及分支肺栓塞(图 118-1)。继续予那屈肝素钙 6150AXaIU q12 h 序贯治疗。5 月 11 日 7:44 查凝血功能:PT 14 s,APTT 35.6 s,纤维蛋白原 2.158 g/L,D-二聚体 282.43 mg/L FEU,FDP 773.5 mg/L;当日 17:56 复查凝血功能:PT 14.6 s,APTT 42.9 s,纤维蛋白原 1.02 g/L,D-二聚体 73.55 mg/L FEU,FDP 219.6 mg/L。颈部外科术后伤口渗血,予输注新鲜冰冻血浆及悬浮红细胞对症处理。

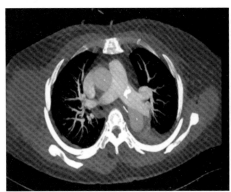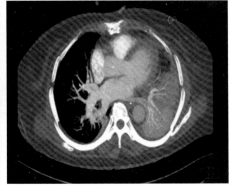

▲ 图 118-1 5 月 13 日肺动脉 CTA

患者经过呼吸机辅助呼吸、镇静镇痛、营养支持、抗感染、抑酸保胃、维持内环境稳定等治疗后,生命体征逐渐平稳,氧合功能逐步改善。5 月 17 日患者生命体征稳定,停用镇静药物后神志清楚,遵嘱配合良好,咳嗽反射正常。血气分析:pH 7.46,$PaCO_2$ 43 mmHg,PaO_2 125 mmHg(FiO_2 50%),乳酸 0.9 mmol/L,HCT 25%,BE 6.2 mmol/L。此时脱机拔除气管导管,改鼻导管吸氧后生命征稳定,且颈部伤口无渗血,转回外科后继续予"那屈肝素钙 6150 AXaIU q12 h"抗凝,后改为"口服利伐沙班片 10 mg bid"抗凝治疗。

3. 治疗结果及预后

5 月 22 日,患者复查肺动脉 CTA 示:右侧肺动脉分支及左下肺动脉分支开口内肺栓塞,较 5 月 13 日栓塞有所吸收(图 118-2)。最终患者于 5 月 28 日顺利出院,嘱出院后口服利伐沙班片继续抗凝治疗。出院后门诊随访患者恢复良好,生活质量基本同前。

4. 诊治流程图

肺栓塞诊治流程如图 118-3 所示。

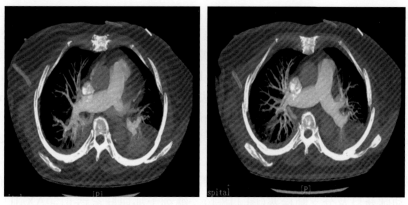

▲ 图 118-2　5 月 22 日复查肺动脉 CTA

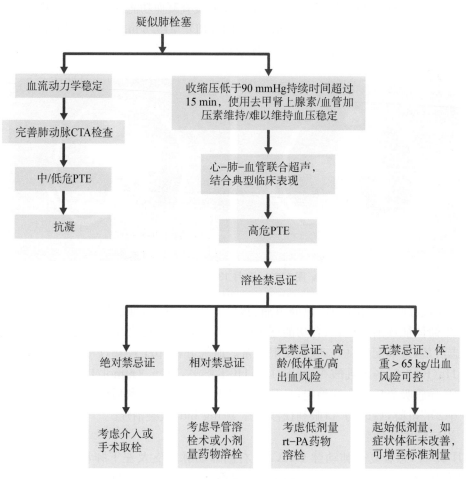

▲ 图 118-3　肺栓塞诊治流程图

三、讨论与小结

伴有血流动力学不稳定的肺栓塞患者病死率明显增加。超声检查无创，可在床旁进行，并可以迅速得到结果,对于血流动力学不稳定的患者或者难以进行肺动脉 CTA 检查的患者来说,超声能够发现与血流动力学不稳定相关的右心系统应变、血管内血栓、右心系统内栓子以及肺内梗死及局部胸腔积液。整合超声与传统的肺栓塞可能性评估可以进一步提高肺动脉 CTA 的验前概率,对于提示 PTE 诊断和排除其他疾病具有重要价值,宜列为疑诊 PTE 时的一项优先检查项目;若同时发现下肢 DVT 的证据,则更增加了诊断的可能性。同时,全面的超声检查在除外肺栓塞的同时还有助于寻找出其他可能的病因。因此,心-肺-血管联合的多器官超声检查能够在肺栓塞的逐级诊断过程中发挥不可替代的作用,理应成为重症医生诊断肺栓塞的必备检查。另外,多部位超声的联合或者超声联合临床可能性评估及 D-二聚体检测提高了肺栓塞诊断的准确性。对 Wells 评分>4 分或 D-二聚体≥500 μg/L 的可疑肺栓塞患者进行心、肺、下肢联合超声检查,以肺动脉 CTA 作为诊断标准,结果显示三联超声检查的敏感性为 90%,特异性为 86%,阳性似然比为 6.5,阴性似然比为 0.1。因此,多器官联合超声可以减少 CTA 检查率。心、肺、下肢超声联合检查诊断肺栓塞已越来越受到关注。在《中国重症超声专家共识》中,亦提到心-肺-血管的联合超声可以提高肺栓塞诊断的准确性。然而,多器官联合超声检查在其他临床可能性评估方法或年龄调整的 D-二聚体界值下是否具有同样的安全性及有效性,以及其在不同亚组患者中(如造影剂过敏、肾功能异常、血流动力学不稳定、孕妇)诊断肺栓塞的价值,尚有待于大样本、多中心的前瞻性研究加以证实。本例患者采用心、肺、下肢静脉多器官联合超声检查,对肺栓塞做出了快速诊断和及时行溶栓治疗,成功抢救了患者,后续行肺动脉 CTA 检查也进一步明确了肺栓塞诊断。

肺栓塞溶栓治疗最常用的药物是 rt-PA,治疗 PTE 的批准剂量是在 2 h 内输注 100 mg(标准剂量)。虽然有研究显示小剂量 rt-PA(0.6 mg/kg,2 h 最大输注 50 mg)与标准剂量一样有效,但仍缺乏大样本的前瞻性研究来验证全身溶栓药的最低有效剂量和最大安全剂量问题。目前国内临床上,针对高出血风险患者,亦有更低 rt-PA 溶栓剂量的报道。笔者认为,在确定溶栓治疗方案时,应充分考虑患者个体(年龄、性别、体重等)差异,血栓栓塞严重程度,溶栓后出血风险控制及临床症状改善情况以综合决断。本例肺栓塞溶栓治疗方案,起始应用小剂量 50 mg rt-PA 方案,同时床旁密切观察患者溶栓治疗后的临床症状,在初始治疗后呼吸氧合未明显改善,且循环仍极度不稳定情况下,予追加 50 mg rt-PA 继续溶栓治疗,取得较好溶栓效果,患者临床症状明显改善,最终顺利出院。

四、科主任点评

　　急性肺栓塞是常见的致命性疾病,在心脑血管疾病死亡原因中排名第三,仅次于冠心病和卒中。临床确诊急性肺栓塞需要结合症状、体征和肺动脉 CTA。这位患者因为血流动力学不稳定,我们依靠床边超声检测快速排除各种混杂因素,明确梗阻性休克,并按照相关指南推荐剂量进行溶栓和抗凝。在整个治疗过程中,连续的动态超声监测帮助我们进行溶栓和抗凝剂量的调整,最终使患者转危为安。这位患者能够快速诊断肺栓塞并得到有效的治疗,受益于我院对急性肺栓塞的高度重视以及重症医学科床边超声技术的深入运用。

五、参考文献

［1］ Summaries for Patients. Evaluation of Patients With Suspected Acute Pulmonary Embolism: Best Practice Advice From the Clinical Guidelines Committee of the American College of Physicians［J］. Ann Intern Med, 2015,163(9):I34.

［2］ Kurzyna M, Torbicki A, Pruszczyk P, et al. Disturbed right ventricular ejection pattern as a new Doppler echocardiographic sign of acute pulmonary embolism［J］. Am J Cardiol, 2002, 90(5): 507-511.

［3］ Dresden S, Mitchell P, Rahimi L, et al. Right ventricular dilatation on bedside echocardiography performed by emergency physicians aids in the diagnosis of pulmonary embolism［J］. Ann Emerg Med, 2014,63(1):16-24.

［4］ Konstantinides S V, Meyer G, Becattini C, et al. 2019 ESC Guidelines for the diagnosis and management of acute pulmonary embolism developed in collaboration with the European Respiratory Society (ERS)［J］. Eur Heart J, 2020,41(4):543-603.

［5］ Wang C, Zhai Z, Yang Y, et al. Efficacy and safety of low dose recombinant tissue-type plasminogen activator for the treatment of acute pulmonary thromboembolism: a randomized, multicenter, controlled trial［J］. Chest, 2010,137(2):254-262.

［6］ Hoang B H, Do P G, Le L D, et al. Safety, Efficacy of an Accelerated Regimen of Low-Dose Recombinant Tissue-Type Plasminogen Activator for Reperfusion Therapy of Acute Pulmonary Embolism［J］. Clin Appl Thromb Hemost, 2021,27:10760296211037920.

［7］ Rivera-Lebron B, McDaniel M, Ahrar K, et al. Diagnosis, Treatment and Follow Up of Acute Pulmonary Embolism: Consensus Practice from the PERT Consortium［J］. Clin Appl Thromb Hemost, 2019,25:1076029619853037.

［8］ 王小亭,刘大为,于凯江,等. 中国重症超声专家共识［J］. 中华内科杂志,2016,55(11):900-912.

作者:尚嘉伟、周全红

审阅专家:封启明

案例 119

失血性休克合并
心源性休克

一、疾病概述及诊疗进展

异位妊娠是指受精卵未能在子宫中着床发育的异常妊娠。有 1.3%～2.4% 的妊娠为异位妊娠。异位妊娠所致失血性休克若得不到及时救治，将导致一系列严重的后果，如多器官功能衰竭综合征（multiple organ dysfunction syndrome，MODS）、急性呼吸窘迫综合征（ARDS）、败血症甚至死亡，因异位妊娠而死亡的患者占所有妊娠相关死亡人数的 2.7%。心源性休克（cardiogenic shock，CS）是指各种心脏病出现严重的心排血量降低，导致周围组织灌注不足和终末器官功能损害的临床状态。临床表现为低血压和组织低灌注，其中组织低灌注是核心问题，相应出现一系列的临床症状、体征和生化指标异常。此时，心排血量降低以血流动力学监测心脏指数 $<2.2\,L/(min \cdot m^2)$ 为标准。导致心源性休克的原因，既有心脏本身的病理因素，如急性冠脉综合征（最常见）、急性暴发性心肌炎、急性感染性心内膜炎、急性心包填塞等；也可能继发于急性肺栓塞、急性主动脉疾病等；还有可能为 MODS 后心功能衰竭的表现。

目前心源性休克管理的主要原则是去除休克的潜在原因、稳定血流动力学以及改善组织低灌注。静脉-动脉体外膜肺氧合（venous-arterial extracorporeal membrane oxygenation，VA-ECMO）是一种替代患者心肺功能的临时性机械循环支持和体外气体交换措施。VA-ECMO 能为心源性休克患者提供有效的体外循环支持，有效预防因灌注不足引起的器官功能衰竭，从而降低病死率。

ECMO 治疗的适应证包括：①肺部适应证：严重呼吸衰竭、急性呼吸窘迫综合征出现严重低氧血症，常规呼吸器无法改善时。②心脏适应证：严重暴发性心肌炎，使用其他所有方法后血流动力学仍然不能维持时；急性心肌梗死伴严重心源性休克，血运重建、药物治疗和主动脉内球囊反搏等治疗无效时；不伴有不可逆的多脏器功能障碍患者出现心搏骤停（骤停时间不超过 30 min）；终末期心肌病等待植入心室辅助装置或心脏移植时的过渡；心脏外科手术后严重低心排血量，其他治疗方法无效时；顽固性心律失常、急性可逆性右心室功能衰竭。

ECMO 治疗的禁忌证包括：①主动脉夹层、周围血管严重畸形或者病变；②合并不可逆的心肺功能、中枢神经系统损伤甚至多器官功能衰竭、无法纠正的感染性休克、晚期恶性肿瘤等无法恢复的原发疾病；③存在严重活动性出血、3 个月内发生的脑血管事件、凝血功能严重障碍等抗凝禁忌情况；④较高机械通气设置下（$FiO_2>90\%$，平台压 $>30\,cmH_2O$），通气时间超过 7 天;⑤年龄大于 70 岁;⑥免疫抑制。

二、病历资料

1. 病史摘要

患者,女性,42 岁,妊 1 产 1,因"恶心、呕吐、腹泻 10 小时,意识不清 2 小时余"于 2021 年 6 月 15 日 6:00 就诊于外院急诊科。既往无特殊疾病史,平时月经不规则,本次距末次月经 30 余天时自行尿检人绒毛膜促性腺激素(human chorionic gonadotropin,HCG)无阳性结果。

患者于急诊入院前 10 h 开始出现恶心、呕吐伴腹泻,当时自行考虑胃肠炎,服药后未就医,进入急诊前 2 h 出现意识不清,四肢湿冷,家属遂呼叫 120 至某医院急诊。急诊就诊时查体示血压测不出,神志不清,口唇苍白,四肢湿冷,无自主呼吸,双侧瞳孔散大。急查血气分析示:pH<7.00,PaO_2 39 mmHg,$PaCO_2$ 41 mmHg,乳酸>17 mmol/L,指尖快速血糖 25.8 mmol/L,血酮为 0.1 mmol/L,尿酮(−)。血常规示白细胞计数 $34.05×10^9$/L,血红蛋白 87 g/L,血肌酐 232 μmol/L。急诊初步考虑"感染性休克可能,糖尿病酮症酸中毒可能",予气管插管机械通气,补液扩容,儿茶酚胺类药物维持血压,亚胺培南西司他丁钠抗感染治疗,同时完善超声、CT 等相关检查。腹部超声见患者腹腔内大量游离液体,诊断性穿刺后腹腔穿刺出不凝血,同时尿 HCG 呈阳性,遂考虑诊断为"异位妊娠后腹腔内出血,失血性休克"。紧急转入我院,于 1h 后急诊手术剖腹探查,行右侧输卵管切除术。术中见右侧输卵管壶腹部破裂约 2 cm,探查得腹腔内积血及血块约 2500 mL,术中输注悬浮红细胞 10 U、血浆 1500 mL、冷沉淀 10 U、血小板 2 U、凝血酶原复合物 2000 IU、纤维蛋白原 4 g,并回输自体血 519 mL。术后转入 ICU。

2. 疾病演变和抢救经过

入 ICU 时患者体温 36.8℃,心率 115 次/min,口插管呼吸机辅助呼吸,呼吸 19 次/min,血压 103 mmHg/59 mmHg,SpO_2 99%。查体示双肺底可闻及湿啰音,腹部切口少许渗血,留置导尿见淡血性尿液。入室血气分析示:pH 7.13,$PaCO_2$ 52.4 mmHg,PaO_2 68.2 mmHg,乳酸 14.7 mmol/L,BE −11.7 mmol/L,HCO_3^- 15.3 mmol/L。术后实验室检查示白细胞计数 $28.11×10^9$/L,血红蛋白 126 g/L,血肌酐 157 μmol/L,ALT 271 U/L,AST 464 U/L,APTT 47.1 s,D-二聚体 94.5 mg/L FEU,肌钙蛋白 I 2.132 ng/mL,肌红蛋白>1000 ng/mL,降钙素原 5.080 ng/mL。予留置脉搏指示连续心排血量(PiCCO)行有创血流动力学检测,PiCCO 参数示中心静脉压 15 mmHg,心脏指数 4.45 L/(min·m^2),外周循环阻力指数 1874,血管外肺水 11 mL/kg,全心射血分数 30%。床旁胸片见两肺呈明显弥漫性渗出影(图 119-1)。为维持患者循环容量、减轻肺水肿、改善呼吸氧合,术后及时给予连续性肾脏替代

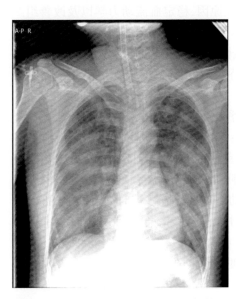

▲ 图 119-1　术后胸部 X 线平片:两肺呈明显弥漫性渗出影

治疗(CRRT)。

术后患者白细胞及 C 反应蛋白(CRP)较前升高,AST、ALT、血肌酐、PT、APTT、BNP 等实验室指标进一步上升,高敏肌钙蛋白 I 骤升至 25.236 μg/L,合并出现血压下降、氧合难以维持的情况。此时血气分析示:pH 7.37,PaCO$_2$ 49.0 mmHg,PaO$_2$ 54.00 mmHg,血乳酸 12.80 mmol/L,红细胞比容 33.0%,BE 2.4 mmol/L。PiCCO 示心脏指数下降至 2.36 L/(min·m^2),全心射血分数下降至 13%,血管外肺水上升至 22 mL/kg。心脏超声见左心室收缩功能严重减弱至消失,下腔静脉扩张至 24 mm,左心房扩大,双平面射血分数 33%(图 119-2)。床旁胸片见两肺多发渗出较前明显加重(图 119-3)。行纤支镜检查,见双侧主支气管及各分级支气管大量淡血性泡沫样痰涌出。

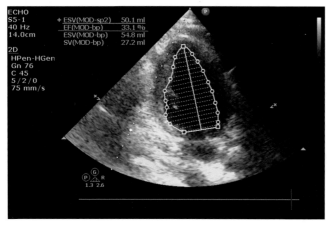

注:图中圈出部位为收缩期两腔心截面左心室单平面描记图形,红线标记处显示左心室双平面射血分数(EF)33%。

▲ 图 119-2 术后心脏超声图

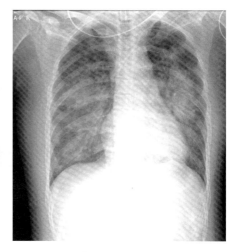

▲ 图 119-3 复查胸部 X 线片图:双肺多发渗出性改变进行性加重

考虑此时患者可能出现心源性休克、ARDS、急性肾损伤、弥散性血管内凝血、急性肝功能损伤等多器官功能衰竭,白细胞计数、CRP 等感染指标明显升高,感染性休克以及脓毒性心肌病不能排除,在调整呼吸机参数,提高 FiO$_2$ 至 100%,氧合仍不能改善;使用大剂量去甲肾上腺素[1 μg/(kg·min)]仍无法维持血压,生命体征极度不稳定的情况下,紧急行 VA-ECMO 治疗。VA-ECMO 上机后患者的血流动力学迅速稳定,氧合指数明显上升。在"美罗培南+万古霉素+卡泊芬净"的广谱抗生素方案保护下,予糖皮质激素及乌司他丁抑制全身炎症反应,同时以连续肾脏替代治疗为手段进行比较严格的容量管理,肝素持续抗凝治疗。

3. 治疗结果及预后

ECMO 上机后 1 周左右,患者心泵功能明显恢复,炎症指标明显下降,肝肾功能明显好转。在 VA-ECMO 上机后第 7 天,患者氧合指数达到 350 mmHg 以上,在停止使用血管活性药物的情况下,评估心超示左心室射血分数约 46%～54%。此时患者血流动力学平稳,评估心肺功能皆达到撤机水平,予 ECMO 撤机。

ECMO 撤机后,行头颅、胸部、上下腹 CT 检查,见患者腹腔内少许积液,双侧胸腔积液伴双下肺部分膨胀不全,双侧额叶少许小缺血灶,右侧附件区术后局部积液。患者神志清楚,各器官功能明显好转,于1周后成功撤除机械通气,改为高流量吸氧支持。4天后患者自主尿量基本恢复正常,予拔除血透导管,停止连续肾脏替代治疗,并于22天后顺利出院。患者出院后随访3个月,生命体征平稳,一般状态良好,生活质量基本同前。

4. 诊治流程图

休克诊治流程如图119-4所示。

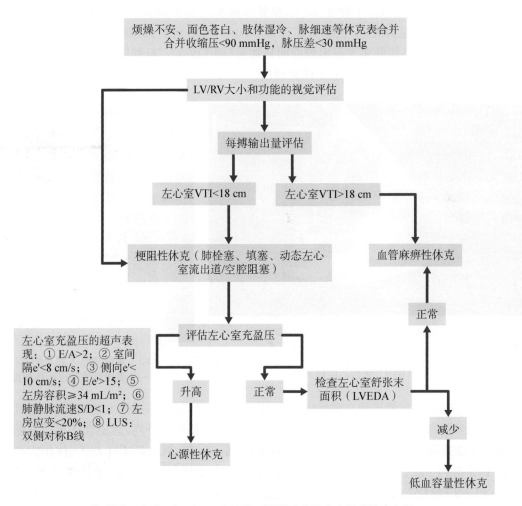

注:VTI, velocity time integral,速度-时间积分;LV,左心室;RV,右心室。

▲ 图 119-4　休克诊治流程图

三、讨论与小结

本例患者因异位妊娠导致失血性休克入院,入院时血压低至测不出,病情危急。危重患者常常由于休克或意识障碍无法表现出阳性的临床体征,这种假阴性结果或延迟诊断俱会导致严重后果。近年来,以心肺超声为基础、临床征象为导向,有目的、有重点的床旁超声在急危重患者的快速评估中得到越来越普遍的应用。针对临床常见的危急征象——休克,床旁超声不仅可快速鉴别休克的病因、动态监测心肺功能,还可优化复苏决策评估、治疗效果等,因而被称为"休克超声"或"复苏超声"。针对休克病因进行快速超声筛查的流程有多种,多以心、肺、腹腔为主。休克患者的心脏超声检查是超声评估血流动力学的基石与传统的超声心动图检查不同,血流动力学的心超检查侧重于心泵功能的评估。在休克复苏期间,心脏超声可以动态监测心泵功能,指导血管活性药物的使用;联合肺超声,可以评估容量状态;观测左心室流出道速度-时间积分(VTI)、下腔静脉呼吸变异度可以评估容量反应性,进而指导液体复苏策略。

在及时手术、输血补液及容量复苏的情况下,患者很快出现心功能衰竭,考虑为失血性休克低灌注继发的心源性休克。对于心源性休克,治疗的主要目标是稳定血流动力学以及改善组织低灌注。Ouweneel 等的荟萃分析纳入了 13 篇相关研究,结果显示在心搏骤停的情况下,与未接受 VA-ECMO 组相比,VA-ECMO 组患者的 30 天存活率提高了 13%。对于心源性休克患者,单独使用 VA-ECMO 组 30 天存活率比单独使用主动脉内球囊反搏(IABP)组高 33%。经常规药物治疗无效的难治性心源性休克患者住院病死率达 50%~60%,而 VA-ECMO 可能是有效降低心源性休克病死率的措施,已获美国心脏学会和欧洲心脏病学会心源性猝死预防指南的推荐,我国心血管病相关指南同样推荐对于血流动力学不稳定的爆发性心肌炎患者尽早使用 ECMO 进行治疗,在使用 IABP 仍然不能纠正或不足以改善循环时,应立即启用 ECMO 或直接启用 ECMO 治疗。本例患者在已经出现心、肾等多脏器功能受损、高水平呼吸机辅助下机体氧供仍不能改善、血流动力学极不稳定的情况下,紧急采用 VA-ECMO 治疗,取右侧股动脉及右侧颈内静脉置管,将血液从颈内静脉引出,经过提供血液气体交换的密闭式膜氧合器(膜肺)后,通过股动脉回输完成氧合的含氧血,改善循环供氧,让心脏得到更充分的休息,减少缺氧给其他脏器功能带来的损害,为心脏功能和后续治疗及机体恢复赢得了时间,最终挽救了患者的生命。本病例充分体现了危重患者通常在原发病基础上合并多器官功能损伤,去除病因(失血性休克)的同时要及时、有效地(VA-ECMO)处理各种并发症(心源性休克),再次印证了危重患者救治的复杂性和困难性。

四、科主任点评

　　该患者的原发病非常隐匿,入院前已有不适,完全表现为消化道的症状,同时实验室检验结果也提示似乎是高血糖高渗性昏迷。科主任到达会诊后立刻给患者行做了重症超声 fast 流程,发现腹腔内有大量液体,最终明确患者昏迷的原因—失血性休克。紧急行手术治疗,术中大量输血、补液维持生命体征。由于缺血再灌注损伤,该患者的心功能受到严重打击,出现顿抑。此时快速实施的 VA-ECMO 帮助患者度过最困难的应急时期。在 VA-ECMO 支持和纠正出凝血障碍、抗感染、强心利尿减轻液体负荷和营养支持等治疗下,患者的呼吸循环功能逐渐改善,7 天后 ECMO 顺利下机。经过后续的抗感染、营养及康复等治疗,患者得以完全康复。这个病例体现了重症医学科的团队快速应对急危重症患者复杂病情的综合治疗实力。

五、参考文献

[1] Farquhar C M. Ectopic pregnancy [J]. Lancet, 2005,366(9485):583-591.

［2］ Kong F, Li Y, Liu X. Effect and clinical value of coagulation test on adverse reactions of blood transfusion in patients with major bleeding in ectopic pregnancy ［J］. Exp Ther Med, 2018, 16(6): 4712-4716.

［3］ Ghane M R, Gharib M H, Ebrahimi A, et al. Accuracy of Rapid Ultrasound in Shock (RUSH) Exam for Diagnosis of Shock in Critically Ill Patients ［J］. Trauma Mon, 2015, 20(1): e20095.

［4］ Romero-Bermejo F J, Ruiz-Bailen M, Guerrero-De-Mier M, et al. Echocardiographic hemodynamic monitoring in the critically ill patient ［J］. Curr Cardiol Rev, 2011, 7(3): 146-156.

［5］ Blanco P, Aguiar F M, Blaivas M. Rapid Ultrasound in Shock (RUSH) Velocity-Time Integral: A Proposal to Expand the RUSH Protocol ［J］. J Ultrasound Med, 2015, 34(9): 1691-1700.

［6］ Ouweneel D M, Schotborgh J V, Limpens J, et al. Extracorporeal life support during cardiac arrest and cardiogenic shock: a systematic review and meta-analysis ［J］. Intensive Care Med, 2016, 42(12): 1922-1934.

［7］ O'Gara P T, Kushner F G, Ascheim D D, et al. 2013 ACCF/AHA guideline for the management of ST-elevation myocardial infarction: a report of the American College of Cardiology Foundation/American Heart Association Task Force on Practice Guidelines ［J］. Circulation, 2013, 127(4): e362-e425.

［8］ Ibánez B, James S, Agewall S, et al. 2017 ESC Guidelines for the management of acute myocardial infarction in patients presenting with ST-segment elevation ［J］. Rev Esp Cardiol (Engl Ed), 2017, 70 (12): 1082.

作者:汪伟、尚嘉伟、周全红

审阅专家:封启明

案例 *120*
晚期宫颈癌并发失血性休克

一、疾病概述及诊疗进展

失血性休克是指机体大量失血所致有效循环血量减少、组织灌注不足、细胞代谢紊乱和器官功能受损的病理生理过程。救治目标是解除危及生命的情况,控制出血,保持呼吸道通畅。

心肺复苏后的脑保护策略为联合床旁超声检查,随时监测患者血流动力学、心肺及脑功能状态。①基础监测,包括连续心电监护、神志变化、脉搏氧饱和度、中心静脉压、中心静脉血氧饱和度、动脉血气分析、血糖、血常规、C反应蛋白、电解质、肝肾功能、凝血功能、体温、尿量、格拉斯哥昏迷评分、APACHEII评分、实时床旁超声评估容量状态、肺部情况、NRS评分。②血流动力学监测,包括有创动脉持续监测、有创或无创心排量监测、实时床旁超声评估心功能等。③中枢神经系统(脑)监测,包括床旁超声脑血流TCD检查、脑血流量、脑灌注压、颅内压、脑CT及MR、脑电图、BIS检测等。脑保护的主要措施包括降温、脱水、防抽搐、高压氧疗,以促进早期脑血流灌注。

此外,其他措施包括:①气道与呼吸管理:鼻导管吸氧、高流量吸氧、机械通气、纤维支气管镜维持气道通畅与吸痰等。②循环通路建立与液体复苏:首选建立有效的外周通路,并建立中心静脉通路。③输血与液体治疗:及早进行快速输血维持血容量。④容量复苏:限制性容量复苏,维持收缩压80 mmHg或触及颈动脉搏动。⑤控制出血:止血剂、逆转抗凝剂的应用,联合介入治疗。⑥血管活性药物与正性肌力药物使用。⑦凝血障碍的预防与处理。⑧失血性休克低体温预防与处理。⑨维持内环境稳定,监测肝肾功能,必要时床旁连续性肾脏替代治疗(CRRT)。

二、病历资料

1. 病史摘要

患者,女性,37岁,既往宫颈癌病史2年,因远处多发转移未手术。2021年6月14日无明显诱因下突发剧烈下腹痛,呈持续性,伴阴道出血较多,于凌晨3:40左右入外院急诊治疗,入抢救室后急查血及完善超声检查,血常规提示血红蛋白18 g/L,重度贫血,腹部CT不详。急诊立即予输血补液、升压支持。就诊过程中,患者血压逐渐下降,凌晨5:00血压脉搏不出,立即予以心外按压、电除颤、气管插管、肾上腺素静推等抢救治疗。凌晨5:37心跳恢复继续予多巴胺维持血压,输红细胞支持,共输悬浮红细胞10 U。中午12:00复查血红蛋白

75 g/L，血压 110 mmHg/70 mmHg，心率 102 次/min，SpO$_2$ 96％。患者呼吸机支持，参数：SIMV＋VC，呼吸频率 14 次/min，TV 450 mL，PEEP 5 cmH$_2$O，FiO$_2$ 80％，同时出现凝血功能异常，神志不清，遂请我院会诊后予转院治疗。

2. 疾病的演变过程和抢救经过

患者于 6 月 14 日下午入 ICU 后，继续予呼吸机机械通气支持，完善检查，床旁超声筛查心肺、腹部及脑内血流情况，予超声引导下左侧锁骨下静脉穿刺中心静脉置管术，输注红细胞制剂 4 U，冷沉淀 4 U，纠正凝血功能异常。根据患者神志进行 GCS 评分，对症镇静镇痛治疗。查体：患者昏迷中，疼痛刺激有反应，床旁超声 FAST 筛查：两肺大量 B 线，未见明显胸腔积液；下腔静脉宽度 14 mm，左室收缩有力，射血分数正常；双侧视神经鞘宽度 5 mm。急诊化验检验报告：高敏肌钙蛋白 I 3.148 μg/L↑，肌酸激酶同工酶 18.4 μg/L↑，肌红蛋白 276.4 μg/L↑。报危急值，提示心搏骤停后心肌缺血表现。给予患者桡动脉血压监测，冰帽物理降温，维持镇静状态，降低脑代谢；同时给予脑保护药物，甘露醇及甘油果糖脱脑水肿、抑酸、补液营养支持。患者肿瘤晚期，炎症指标高，降钙素原 22.680 ng/mL，考虑全身感染重，予抗生素美罗培南（1.0 g 静滴 q12 h）加强抗感染治疗，并行微生物培养；输血浆 400 mL，补充凝血因子。每日予床旁超声评估心脏收缩、肺水肿及下腔静脉宽度，腹部情况，肾脏血流，视神经鞘宽度等；每日镇静评分，维持在－3～－2 分；采用 GCS 评估神志情况。

6 月 15 日，患者持续凝血功能异常，继续给予新鲜冰冻血浆 400 mL。肝肾功能检查：肌酐 836 μmol/L↑，淀粉酶 300 U/L↑。患者目前肿瘤晚期，出现多器官功能损伤，表现在肺部转移，肝肾功能不全，且原发病灶可能仍有出血。炎症指标高，降钙素原 16.04 ng/mL，继续抗感染治疗；血常规提示血小板 59×10^9/L↓，申请输注血小板。

6 月 16 日，根据患者基础代谢及营养状况，制订营养目标，给予三升袋肠外营养支持。

6 月 17 日，患者行美罗培南血药浓度监测，根据血药浓度调整剂量；予小剂量肠内营养支持，维持肠道屏障功能；继续予以呼吸机支持通气、镇静镇痛、控制血压，纠正电解质紊乱。

6 月 19 日，经过 5 天积极抢救及处理，患者神志清楚，床旁超声评估肺部功能，予脱机拔管，高流量通气支持，复查白蛋白 34 g/L↓，谷丙转氨酶 81 U/L↑，谷草转氨酶 136 U/L↑，肌酐 365 μmol/L↑，淀粉酶 250 U/L↑。BNP 924.00 ng/L↑。降钙素原 1.690 ng/mL↑。患者基本脱离生命危险。

6 月 22 日，患者床旁胸片提示右侧气胸（图 120-1），予超声评估下行右侧胸腔闭式引流术。

6 月 23 日，患者胸片及 CT 检查提示：肺已复张（图 120-2）。予以拔除胸腔引流管后出院。

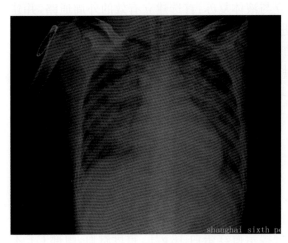

▲ 图 120-1　6 月 22 日胸片

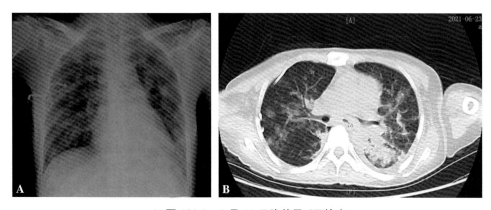

▲ 图 120-2 6 月 23 日胸片及 CT 检查

(A)胸片;(B)CT。

3. 治疗结果及预后

患者经过 10 天积极抢救,阴道出血控制,失血性休克纠正,成功脱机拔管,神志转清,脑功能恢复正常,肝肾功能、心功能、凝血功能等各项脏器功能指标恢复,顺利出院。

4. 诊治流程图

对于失血性休克患者,通过肺部超声检查(BLUE - plus 方案)进行鉴别诊断的流程如图 120-3 所示。

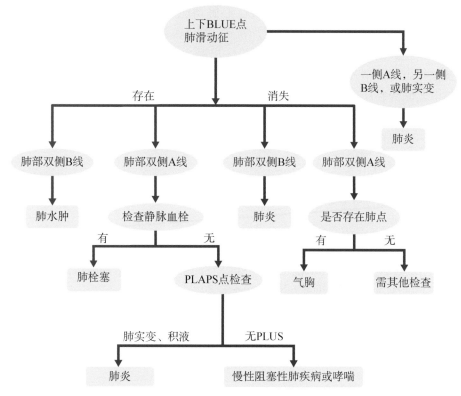

注:上下 BLUE 点:上蓝点(大致位于肺上叶)、下蓝点(大致位于肺中叶);PLAPS 点:后外侧肺泡点。

▲ 图 120-3 晚期宫颈癌并发失血性休克通过肺部超声检查进行鉴别诊断的流程图

三、讨论与小结

随着时代与技术的进步,超声的临床应用在很大程度上,替代了医生原先的诊疗方式,让临床医生能更真切、客观地观察患者,诊断病情。随着各科室超声的普及,尤其是重症医学科,每天的查房和日常诊疗、抢救病人,更离不开床旁超声的应用。该患者从诊断及治疗原则,并无复杂性,但是如何更精准地进行评估患者各脏器功能,尤其是心、肺、脑、血管及腹部情况,是我们临床医生,尤其是重症科医生的当务之急。目前床旁超声应用于肺部检查,取得了和胸片相等的临床效果,和胸部 CT 相比,更有快速、方便、重复性好的优势,形成优势互补。在应对肺水肿、气胸、胸腔积液等疾病方面,更具有优势。同时在日常操作中,超声更可应用于深静脉穿刺、动脉置管、血透管置管、胸腔积液穿刺引流等,大大减少并发症的发生。通过该患者多脏器功能衰竭的抢救,让我们不断积累经验,增长技能,进而形成重症医学科独有的诊疗规范及流程。

四、科主任点评

该患者为晚期肿瘤并发大出血,严重失血和肿瘤导致免疫力低下,进而引发多器官功能衰竭,甚至心搏骤停。在紧急抢救下,仅用了短短的 10 天,该患者实现了生命的奇迹。这样快速而成功的抢救归功于我们先进的监测技术,使患者得到了精准的治疗。

首先,我们不再只关注基础生命体征,如血压和心率,而是通过超声进行动态血流动力学分析,观察下腔静脉直径、肺部状况、心脏功能等。这些数据让医生能更全面地了解机体内部情况,指导我们的操作更加准确,避免医源性损伤。另外,与前期治疗策略不同的是,在大出血后,我们的团队更关注出凝血的平衡,通过输注凝血因子、血小板,以及根据患者病情及时进行抗凝的措施,使得该患者的凝血功能得到及时的纠正。最后,脑电监测为临床医师提供了关于心肺复苏后患者脑功能康复治疗的及时信息,使患者不仅在生理上得到康复,也最大限度地促进了心肺复苏后认知功能的恢复。

五、参考文献

［1］Sweeney R M, McAuley D F. Acute respiratory distress syndrome ［J］. Lancet, 2016, 388(10058): 2416-2430.

［2］Evans L, Rhodes A, Alhazzani W, et al. Surviving sepsis campaign: international guidelines for management of sepsis and septic shock 2021［J］. Intensive Care Med, 2021, 47(11): 1181-1247.

［3］Singer P, Blaser A R, Berger M M, et al. ESPEN guideline on clinical nutrition in the intensive care unit ［J］. Clinical nutrition (Edinburgh, Scotland), 2019, 38(1): 48-79.

［4］McClave S A, Taylor B E, Martindale R G, et al. Guidelines for the Provision and Assessment of Nutrition Support Therapy in the Adult Critically Ill Patient: Society of Critical Care Medicine (SCCM) and American Society for Parenteral and Enteral Nutrition (A. S. P. E. N.)［J］. JPEN J Parenter Enteral Nutr, 2016, 40(2): 159-211.

作者:张中伟、周全红

审阅专家:封启明

索引

Index